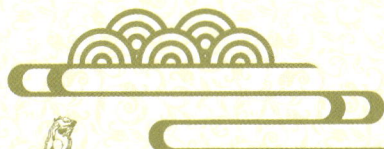

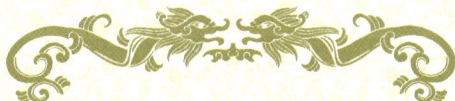

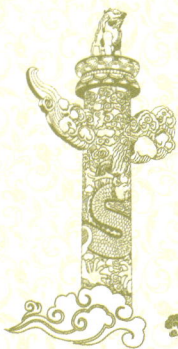

谨以此书回馈母校以感谢老师的培养与教诲
谨以此书回馈社会以感谢大众的信任与理解
谨以此书回馈同仁以感谢他们的支持与合作
谨以此书回馈家人以感谢亲人的奉献与关怀

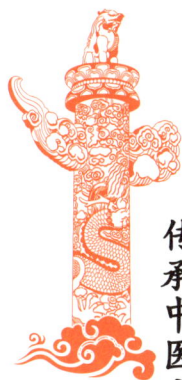

传承中医文化 开启中医之门

中医学传承

主 编 张玉亮

副主编 郑 军 徐成林 汪宗发

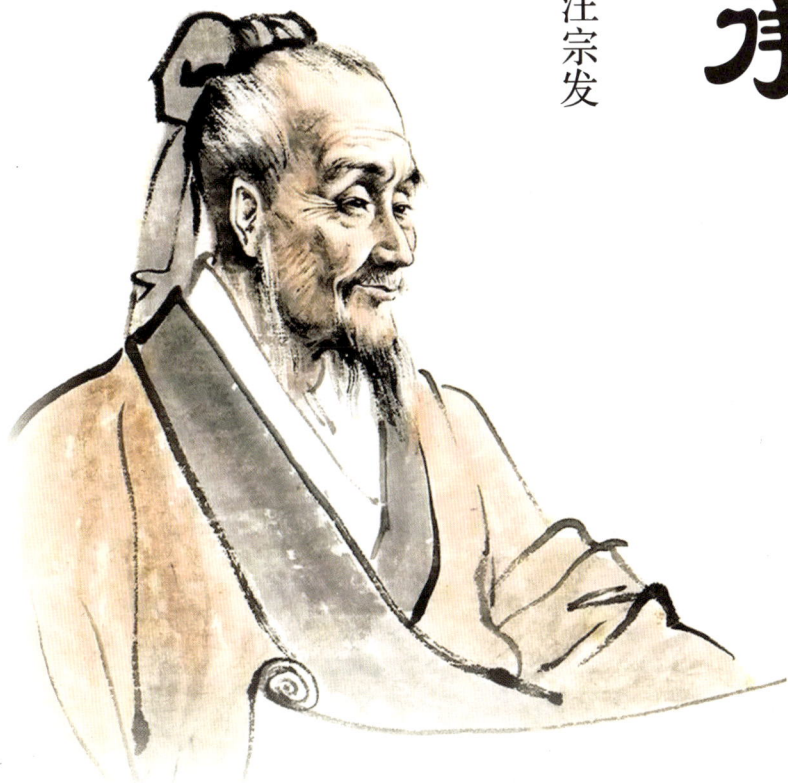

郑州大学出版社

图书在版编目(CIP)数据

中医学传承／张玉亮主编；郑军，徐成林，汪宗发副主编. — 郑州：
郑州大学出版社，2023.1
ISBN 978-7-5645-9291-2

Ⅰ.①中… Ⅱ.①张…②郑…③徐…④汪… Ⅲ.①温病-中医临床-经验-中国-现代 Ⅳ.①R249.7

中国版本图书馆 CIP 数据核字(2022)第 235082 号

中医学传承

ZHONGYIXUE CHUANCHENG

选题策划	李振川 王 勇		封面设计	苏永生
责任编辑	李振川 张锦森		版式设计	苏永生
责任校对	王 勇 徐学斌 薛 晗		责任监制	李瑞卿

出版发行	郑州大学出版社		地 址	郑州市大学路 40 号(450052)
出版人	孙保营		网 址	http://www.zzup.cn
经 销	全国新华书店		发行电话	0371-66966070
印 刷	河南瑞之光印刷股份有限公司			
开 本	787 mm×1 092 mm 1／16			
印 张	55.5		字 数	1 318 千字
版 次	2023 年 1 月第 1 版		印 次	2023 年 1 月第 1 次印刷

书 号	ISBN 978-7-5645-9291-2		定 价	868.00 元

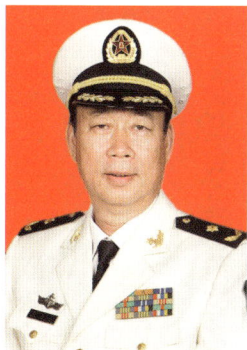

主编简介

张玉亮，主任医师、教授、硕士研究生导师，技术三级，原中国人民解放军第421医院院长、专家组组长。毕业于中国人民解放军第一军医大学中医系。曾任世界中医联合会自然疗法委员会常务理事、全军中医药学会常委、海军中医药学会主任委员、原广州军区中医药学会顾问、广东省中医药学会终身理事、广东省中西医结合学会理事、广东省中西医结合资深专家委员会委员等学术职务。原第一军医大学、第二军医大学及湖南中医药大学、广州中医药大学兼职教授。

张玉亮生长于河南南阳的一个中医世家，自幼跟随叔祖张宗怀学习中医，传承家学。从医50余年，潜心研究中医，理论联系实际，造诣深厚，学术上突出中医特色，弘扬中医文化，师古不泥，勇于创新，走中西医结合的道路，临床经验丰富，领悟了岭南中医特色，辨证用药独有所长，擅长中医内科病和疑难杂症的治疗，在肿瘤、男科病、妇科病的治疗方面积累了较丰富的经验。在治疗血液病疾病方面，与全军医学科学研究院血液病科研专科组成员一道，经过数年科技攻关，成功研制了"生物激活免疫造血疗法"。在"十五""十一五"期间，担任首席专家，承担了一系列重大课题，研制出"金龙利咽口服液""阴阳平衡口服液""和胃宝胶囊""护肝宝"等产品，疗效确切，深受广大患者欢迎。在抗击"非典"期间，根据中医理论配制了"抗非典1号方和2号方"口服液，提供给官兵进行预防，保证了驻地官兵零感染，受到原中国人民解放军"四总部"的表彰。他曾多次赴西沙、南沙等岛屿为岛礁官兵服务，并对官兵健康进行调研，为总部决策提供依据。作为院长，他是一位称职的管理者；作为医生，他是一位医技精湛、爱岗敬业的优秀专家。《人民日报》《解放军报》《健康报》《中国青年报》《广州日报》《南方日报》《南方都市报》《科技报》《战士报》《后勤杂志》等，都报道过他的先进事迹。

在国内医学期刊上发表学术论著100余篇。主编出版专著8部，参编3部。先后获得"军队科技进步二等奖"1项、"军区科技创新奖"1项、"军区科技进步奖"8项、"军区医疗成果奖"6项，受到国家卫生部，原中国人民解放军四总部、广州军区、南海舰队的多次表彰，享受"军队优秀科技干部特殊津贴"。

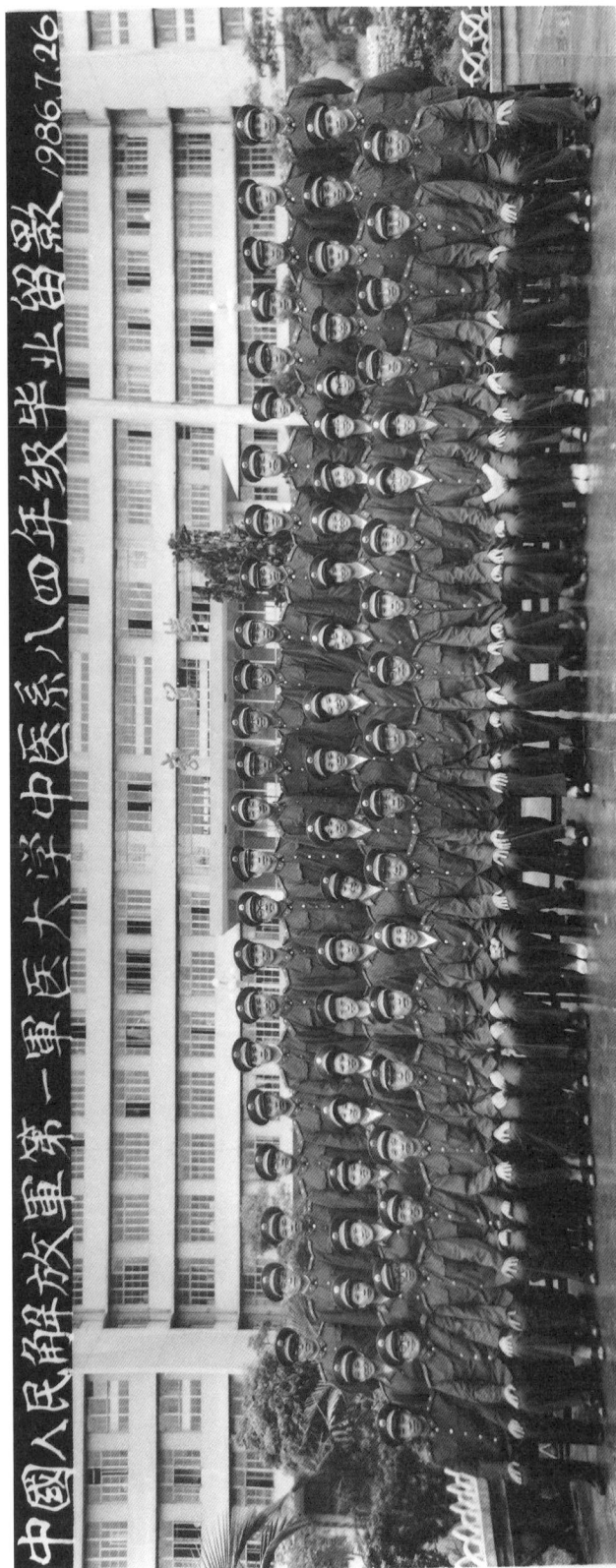

中國人民解放軍第一軍醫大學中醫系八四年級畢業留影 1986.7.26

第一军医大学中医系 1984 年级毕业与学校、系和队领导及部分老师合影

1

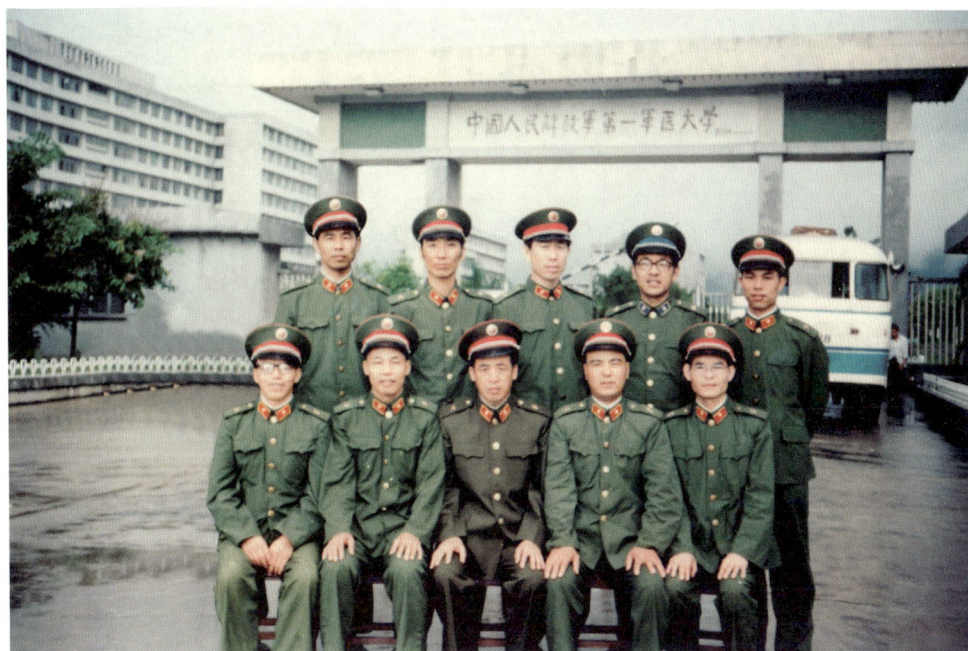

第一军医大学中医系 1984 年级一班

前排左起：汪宗发、张瑜华、李士林、张炳谦、舒相海

后排左起：袁建成、王　勇、谭京恺、朱　白、吴小春

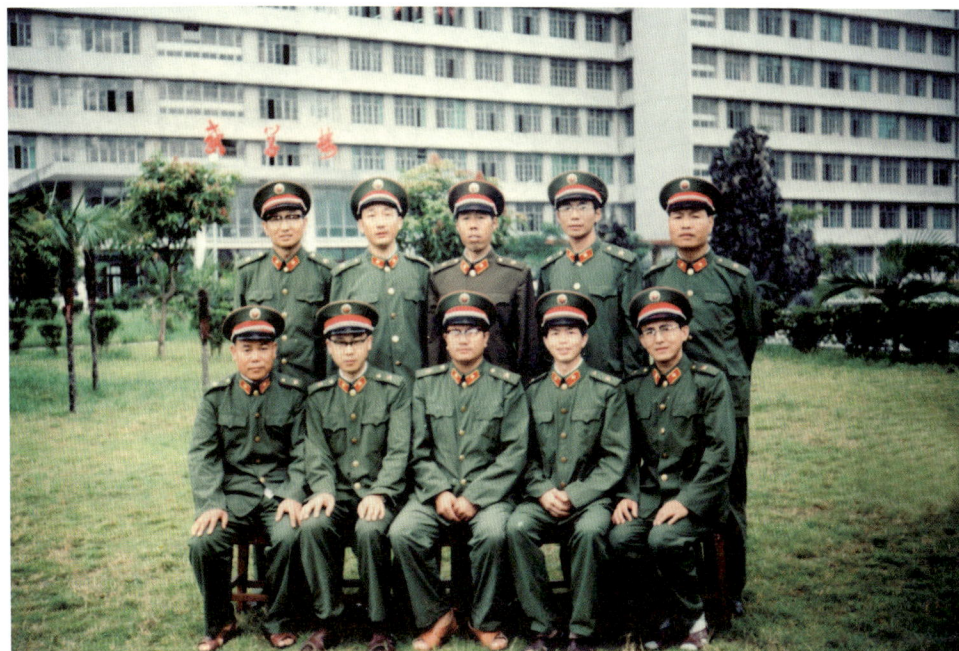

第一军医大学中医系 1984 年级二班

前排左起：刘其升、郑宏成、曾光汉、樊国珊、张晓威

后排左起：徐学斌、徐成林、李强森、李振川、李恒谋

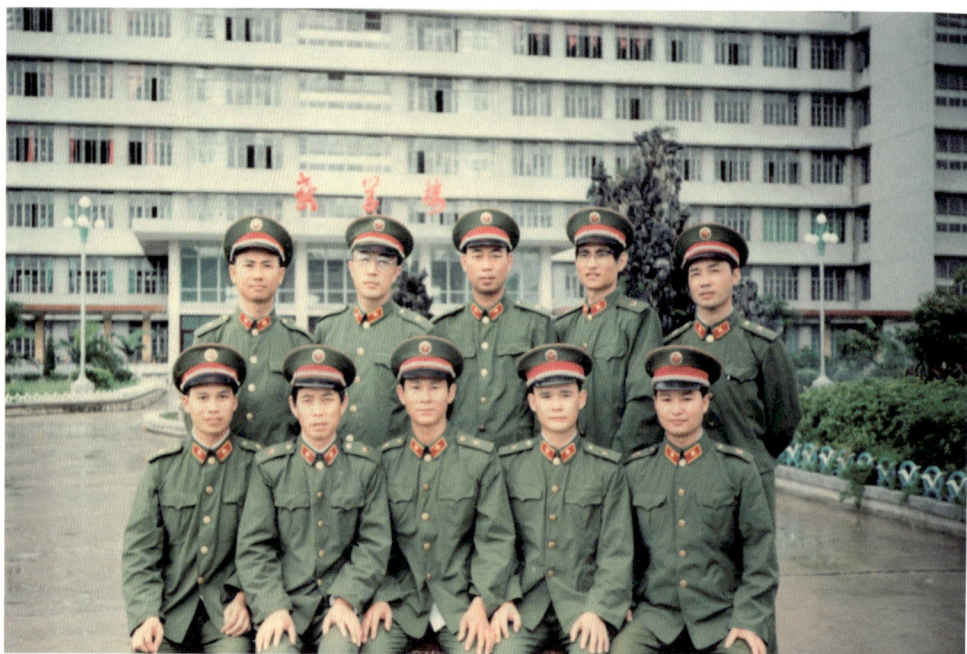

第一军医大学中医系 1984 年级三班

前排左起:喻兴明、朱福林、姜胜基、林昌举、王义渠

后排左起:陈川鑑、路　明、张玉亮、徐荣海、罗有才

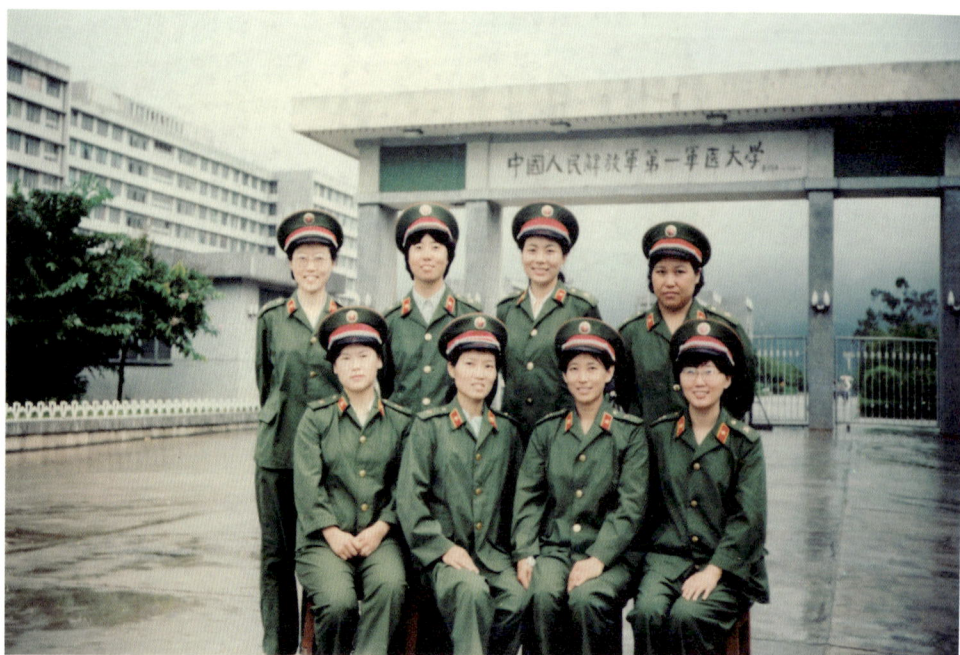

第一军医大学中医系 1984 年级四班

前排左起:郭志红、王凤美、杨素丹、曹沙平

后排左起:孟建秋、宁　静、雷　晋、袁路生

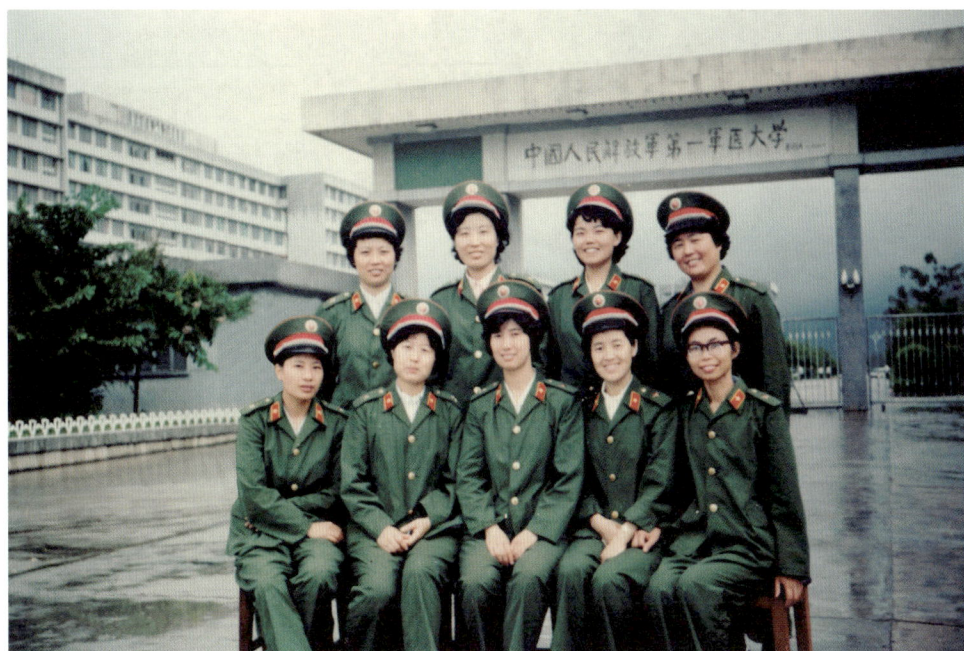

第一军医大学中医系 1984 年级五班

前排左起：林俊碧、白玉峰、王　华、朴香竹、郑　军

后排左起：汤少玲、王小平、朱艳平、牛晓勤

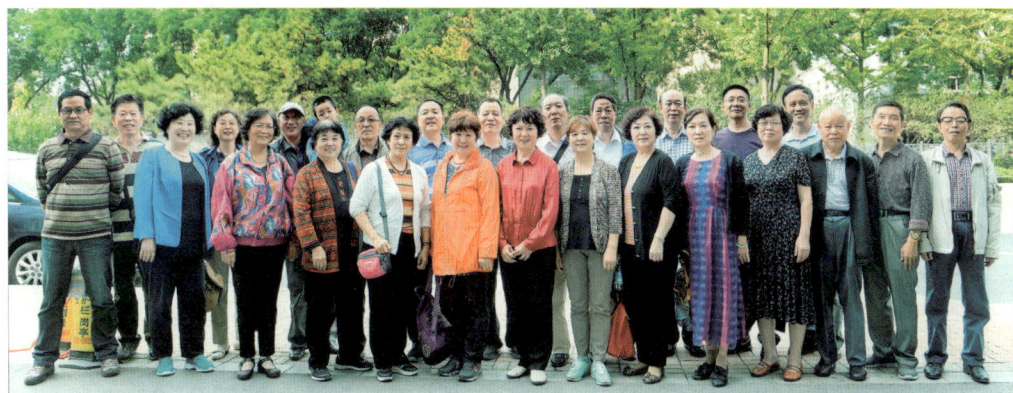

第一军医大学中医系 1984 年级部分同学毕业 30 年（2016 年）合影

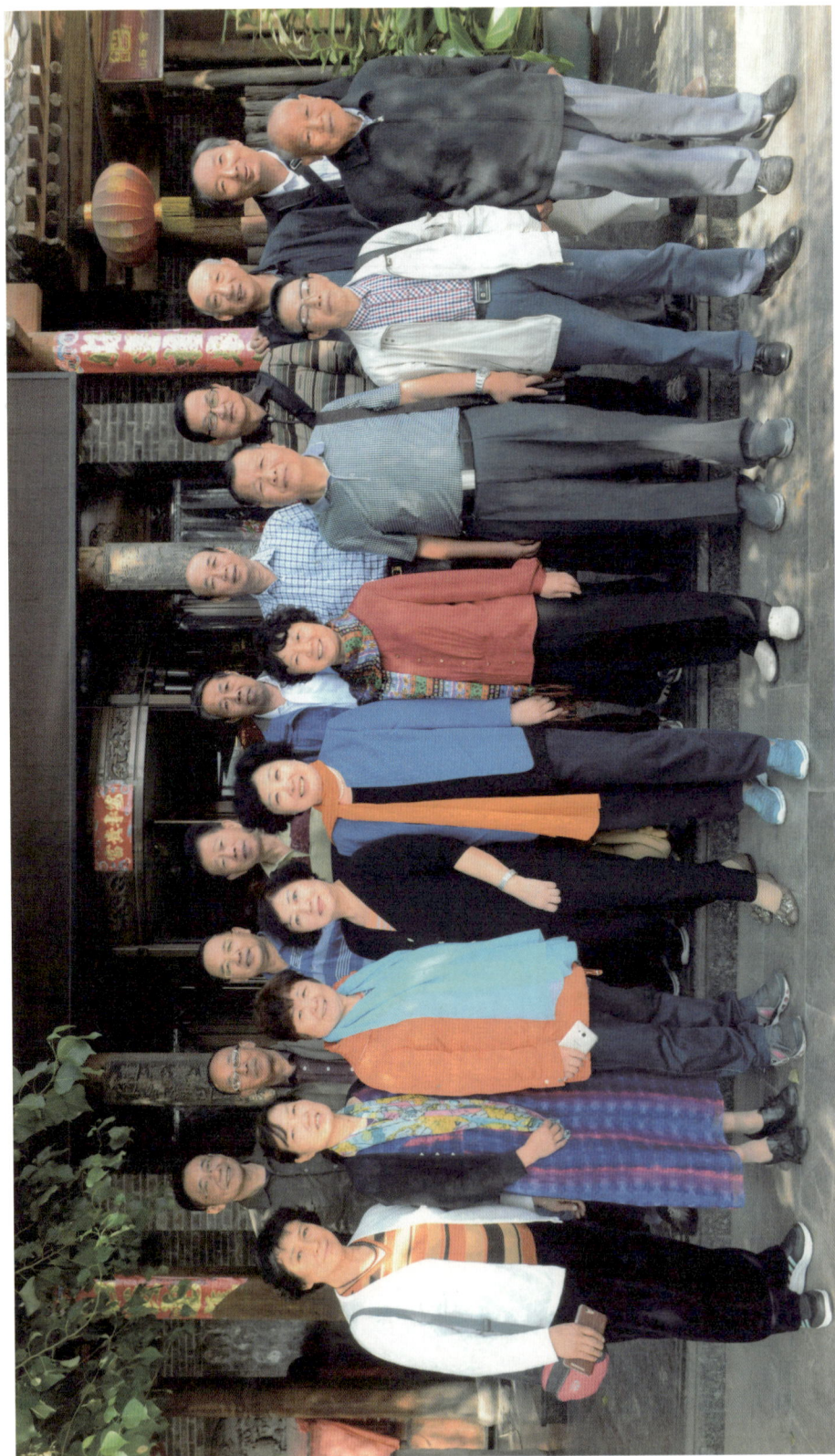

第一军医大学中医系 1984 年级部分同学毕业 30 年（2016 年）合影

序

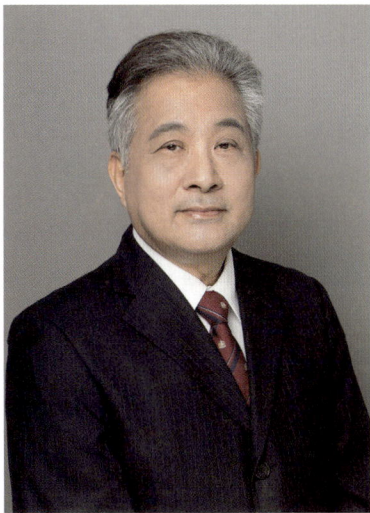

时光荏苒，岁月如歌，38年过去，弹指一挥间，子在川上曰："逝者如斯夫"。38年前，在国家大力开展"西学中"教育政策鼓舞和指引下，原第一军医大学涌现出一大批积极学习传统中医药的西医背景学员，西学中学员经过系统规范的中医学教育，成为学贯中西的中西医结合医学骨干人才。这批学员在祖国的四面八方、军队各个战区的岗位上，中西医结合、中西药并用，学用于临床实践、知出于临床实践。虽言闻道有先后，传承却不必分早晚。"西学中"既是对中医学的继承，又为加快中医学的发展做出了较大贡献，促进了我国医疗卫生事业的发展。

回首往事，恍如昨日，我作为当时原第一军医大学中医系的年轻教员，和这批西学中学员亦师亦友，教学相长，相得益彰，从中获益匪浅，收获颇丰。我几十年坚守三尺讲台和育人初心，见证了中西医结合教育事业的发展，见证了这批当年播下的"中西医结合"的种子在军队这片沃土上茁壮成长，如今已枝繁叶茂，花叶递荣，并硕果累累。作为战友，我倍感欣慰，并常引以为骄傲自豪。

中医学是我国的传统医学，最早文字记载可追溯到《五十二病方》，其后朝代更迭，然中医传承千年、余续不衰，中医学不仅是绚烂中华文化的体现，更是中国人民数千年来同疾病斗争过程中积累的极为丰富的经验智慧和理论知识。中华人民共和国成立后，随着"中西医结合"方针的提出，医疗界中西医互学活动应运而生。习近平总书记在致中国中医科学院成立60周年贺信中就明确指出："中医药学是中国古代科学的瑰宝，也是

1

打开中华文明宝库的钥匙。"欣逢盛世，中医药事业高质量发展恰逢其时，十八大以来更是把中医药发展上升为国家战略，这将吹响中医药事业在新历史时期实现跨越式发展的伟大号角。在医学教育"中西并重"、临床实践"中西并施"、国家战略"中西并举"的新时代背景下，中医药事业将有很大的发展空间。创新发展中医药事业，传承是基石，传承的根基在文化，传承的根源在经典，传承的根本在人才。因此，我们必须强固根基，夯实中医药文化基础，坚定中医药文化自信；溯本清源，夯实中医药经典理论基础，坚定中医药理论自信；坚守根本，夯实中医药传承专长人才基础，坚定中医药道路自信。

纵观中医学的发展史，中医的理论始终在不断传承中完善与丰富，所谓"守正创新"，中医学理论基础、思辨哲理、中医经典当守正，理法方药、药理基础、循证依据当创新。中医的传承发展涉及方法学的内容，而《中医学传承》的编写目的，正是为广大临床工作者提供有价值的理论借鉴，满足临床工作的实践要求。"金气秋分，桂子香远"，于此年丰时稔、穰穰满家之际，适逢由张玉亮教授携原第一军医大学中医系84届同窗学友及其学生领衔主编的《中医学传承》一书完稿，不日付梓成书，以期为欣欣向荣的中西医结合事业贡献自己的绵薄之力。

该书分成三部分。第一部分总叙中医基础理论、中医诊断、中药基础知识、中药方剂、中医养生理念等内容；第二部分为临证治验与研究，包括一众编者的论著、理论探讨、临床研究和临证治验介绍；第三部分对清代名医张泰恒的《伤寒类证解惑》作校注整理，所谓"勤求古训，博采众方"，正当如是。该书内容丰富，条理清楚，文辞简练，通俗易懂，方便阅读，可作为临床医师、医学院校学生、初学中医者和中医爱好者的参考书。

当下，中医药事业高质量发展迎来了天时地利人和的大好发展机遇，中医学传承与发展进入了新时代，广大中医人要不忘初心、牢记使命，为中医药的人才培养、现代化研究、临床应用、国际教育、传播传媒贡献自己的力量，为中医学的腾飞谱写新的华章，故欣然命笔，是以为序。

南方医科大学（原第一军医大学）吕志平

序配乐朗诵

2022 年 10 月于广州

吕志平，二级教授，主任医师，博士生导师，南方医科大学中医药学院原院长，全国名中医，全国中医教学名师，全国优秀教育工作者，享受国务院特殊津贴。

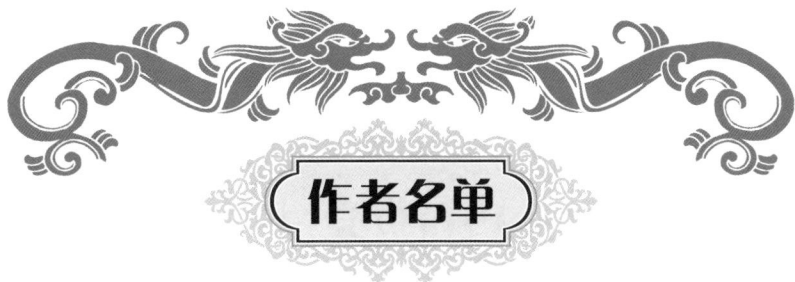

作者名单

主　　　　编　张玉亮

副　主　编　郑　军　徐成林　汪宗发

编　　　　委　（以姓氏笔画为序）

王　华　王　勇　王小平　王凤美　牛晓勤

宁　静　朱　白　朱艳平　刘其升　汤少玲

李士林　李振川　李强森　杨素丹　吴小春

汪宗发　张玉亮　张炳谦　张晓威　林俊碧

郑　军　孟建秋　姜胜基　徐成林　徐学斌

徐荣海　郭志红　曹沙平　曾光汉　雷　晋

路　明　谭京恺

其他参编人员　（以姓氏笔画为序）

王　欢　王颖杰　龙锦兴　付凯莹　司徒茗茵

吕雨璇　向书智　刘　茜　刘龙锋　李明月

李京平　陈学丰　陈荣杰　罗国威　钟　强

洪文艳　姚晨平　徐　虹　黄艳丽　鞠中峰

主编助理　李强森　谭京恺　李振川　王　勇

内容提要

　　本书是一部介绍中医学基础知识和临床实践的专著。全书共分 3 个部分,约 131.8 万字。第一部分系统介绍了中医学基础知识——理法方药,内容包括中医文化和简史、阴阳与五行学说,脏腑学说,经络学说,病因病机学说,中医诊断,预防、治则和八法知识;中药基础与临床应用,介绍了中药基础知识,并以歌诀、性味归经、功效与作用、临床应用、药理研究、使用禁忌的形式介绍了各种常用中药临床应用知识;中药方剂,以方歌、组成、功效、主治、用法、禁忌的形式介绍了各种常用中药方剂知识;中医养生理念,介绍了中医有关养生的指导思想、依据,以及生活起居、情志、饮食、病证后期调理与健康等内容。第二部分临证治验与研究,包括编者的论著、理论探讨、临床研究和临证治验介绍。第三部分古籍整理,是对清代名医张泰恒著《伤寒类证解惑》的校注整理。本书深入浅出地介绍了中医学基础知识"理法方药"和临证治验与研究,内容丰富,条理清楚,文辞简练,通俗易懂,方便阅读,可作为临床医师、医学院校学生、初学中医者和中医爱好者的参考书。

前 言

"长风破浪会有时,直挂云帆济沧海"。当我们这群毕业于第一军医大学中医系的莘莘学子,乘着改革开放的浩荡长风,踏着历史向前的滚滚的巨浪,从 20 世纪 80 年代奔向 21 世纪第三个十年的时候,仰望实现中华民族伟大复兴的风帆,那"邃密群科""难酬蹈海"的济世情怀油然而生,共鸣形成了编撰一部书籍,描绘一段历史,放飞一腔激情,梦回一份心愿以感恩培养我们的亲爱的母校,报答教育我们的尊敬的老师,纪念同窗数载的深厚友谊,回馈传承中医和中西医结合伟大的事业的强烈愿望!

"人生到处知何似,应似飞鸿踏雪泥"。20 世纪 80 年代,根据军队建设需要,总部决定在全军重点陆续培养一批中西医结合骨干,面向全军选送西医院校毕业从事临床工作三年以上的军医到第一军医大学中医系接受系统培训,我们是其中 1984 年级学员。经过系统规范的中医学教育,较好地掌握了中医学理法方药的基础知识,并在临床工作中发挥了应有的作用,为中西医结合事业的发展做了有益的工作。回首征程,自我们从白云山下的第一军医大学走来,奔向祖国的四面八方、军队的各个战区,无论我们走到什么地方,无论在哪一个岗位,从事哪一项事业,都在传承中医与中西医结合的道路上或多或少,或深或浅,或轻或重地洒下了滴滴汗水,留下了点点足迹。"飞鸿掠影""雪泥鸿爪",38 年弹指一挥间,我们将这点点滴滴闪光的印记拾起,汇编成书,寄以向亲爱的母校、尊敬的恩师、火热的军营、蓬勃的祖国交上一份真诚的答卷。

"一首华年一弦梦,璀璨星河划长空。乐与瑰宝舞春夏,喜和珍奇共秋冬"。中医是人类历史长河中的璀璨文化,是中华文明的珍奇瑰宝。在历史不断发展的进程中,作为军队院校中医系毕业的学生,传承和弘扬中医,走中西医结合的道路,是我们责无旁贷的责任与担当。

"大风泱泱,大潮滂滂,中华文化,日月同光。中医药史,源远流长;博大精深,卓越

1

辉煌"。正如毛泽东主席在20世纪高瞻远瞩地指出："中国医药学是一个伟大的宝库,应当努力发掘,加以提高",亦如习近平总书记在21世纪高屋建瓴地论述："中医药学是中国古代科学的瑰宝,也是打开中华文明宝库的钥匙"。中医学是我国人民独创的一门医学科学,是自然科学的重要组成部分;是中华民族几千年来同疾病做斗争、保持身体健康的临证实践经验总结和系统理论结晶,其中蕴藏着丰富的临床经验,中医学以阴阳五行学说、"生气通天"与"正邪纷争"学说、养生预防思想和经络藏象、病因病机、辨证论治、方剂药物、针灸导引等一系列理论和方法,形成了具有中国特色的系统理论,渗透着我国古代自发唯物主义和朴素辩证法的哲学思想。历代医家秉持这一理论经过数千年的临证实践考验而不断发展,卓越地指导着今世医者的临床实践,与现代医学一起,为国内外亿万民众的医疗健康事业做出了重要贡献。中医学与西方近现代医学是有许多差异的,它的发展与地理、气候环境,以及社会的经济结构、科学技术、哲学思想和文化传统等都有着密切的联系。但这并不妨碍中医学成为人类共同文明的组成部分。中医学是中华优秀传统文化和现代先进文明的融合体和交融剂。

"云母屏开,珍珠帘闭,防风吹散沉香"(南宋·辛弃疾《满庭芳》)"传承精华,守正创新,实现中国梦想"。当前,中医药振兴发展迎来天时、地利、人和的大好时机,广大中医药工作者满怀民族自信,勇攀医学高峰,深入发掘中医药宝库中的精华,充分发挥中医药的独特优势,推进中医药现代化,推动中医药走向世界,切实把中医药这一祖先留给我们的宝贵财富在建设健康中国、实现中国梦的伟大征程上继承好、发展好、利用好。

为传承和弘扬祖国中医学文化,满足和帮助初学者和爱好者学习中医学基础知识的需求,同时感谢母校老师的培养教育、感谢大众的信任与理解、感谢同仁的支持与合作,我们在张玉亮教授的带领下共同编写了这本《中医学传承》以回馈母校、回馈社会,以飨读者。编写本书的目的和意义在于为祖国传统医学薪火相传做点贡献! 为同仁、中医爱好者和初学者提供参考资料,为了三十余载同窗情深留下文字记忆! 同时也是对我们所从事的中西医结合工作的小结和汇报。

全书共分三个部分,第一部分是中医学基础知识,以通俗易懂的文辞系统介绍了中医学理法方药的基础知识,内容包括中医学文化和简史,中医整体观念、辨证论治和治未病思维理念及中西医结合,阴阳与五行学说,脏腑学说,经络学说,病因病机学说,中医诊断、预防、治则和八法知识;中药临床应用介绍了中药基础知识,并以歌诀、性味归经、功效与作用、临床应用、药理研究、使用禁忌的形式介绍了各种常用中药知识;中药方剂以方歌、组成、功效、主治、用法、禁忌的形式介绍了各种常用中药方剂知识;中医养生理念,介绍了中医有关养生的指导思想、依据,以及生活起居、情志、饮食、病证后期调理与健康等内容。第二部分临证治验与研究,是我们部分同学毕业后撰写的论著、理论探讨、临床研究和临证治验(按文章名称笔画排序)。意在与同仁和同专业在校同学交流分享,以弘扬和传承中华医学瑰宝为期。第三部分,是张玉亮教授对其先祖清代名医张泰恒所著《伤寒类证解惑》一书的校注整理,旨在弘扬中医文化和仲景学术思想,对中医教学与临床实践均有积极的指导意义。

本书内容丰富,条理清晰,文辞简练,通俗易懂,方便阅读,是初学者、爱好者、在校同学、临床医师以及中医教学、科学研究等人员的参考书。前路漫漫亦灿灿,人类迈进新世纪。后世医者当不懈努力,与时俱进,胸怀天下,不负韶华行且知,为普天下众生健康事业做出更大的贡献。医学是一门不断发展的学科,其观念、方法、药物不断推陈出新,虽然我们对书中内容进行了反复审阅,但因编者知识水平所限,其中的不足之处在所难免,我们真诚希望广大读者不吝匡正,以便再版时予以进一步修订完善。

在此,我们由衷的感谢原第一军医大学(现南方医科大学)中医系的老师和领导辛勤教育,感谢广大患者的信任,感谢同仁的合作,感谢家人的支持!同时感谢郑州大学出版社给予的大力支持和帮助,使本书得以面世。

编者

2022 年 10 月

前言配乐朗诵

目录

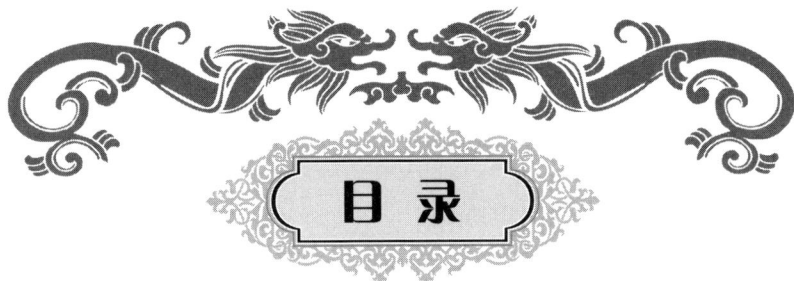

第一部分　中医学基础知识——理法方药

16

第二部分　临证治验与研究

第三部分　古籍整理——伤寒类证解惑

33

第一部分

中医学基础知识——理法方药

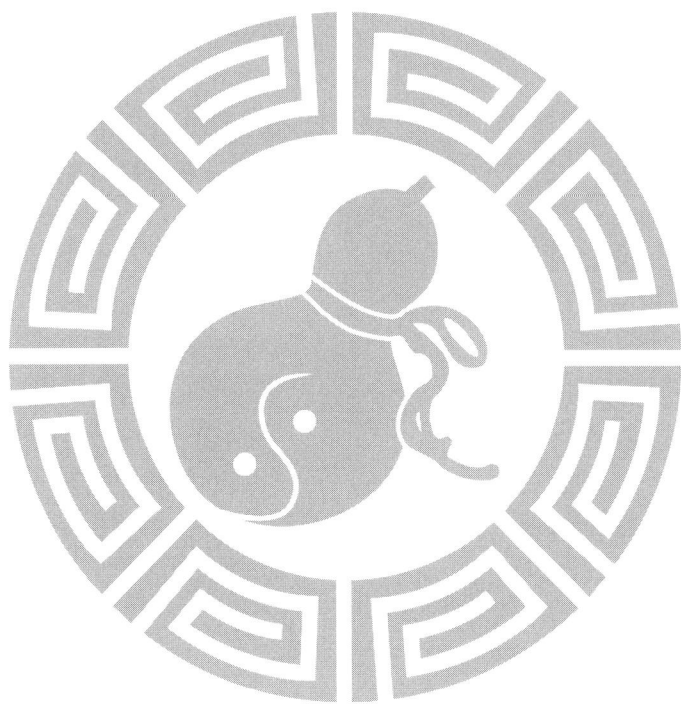

内容概览

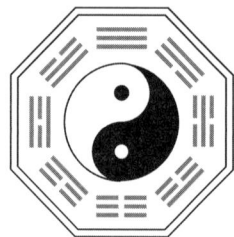

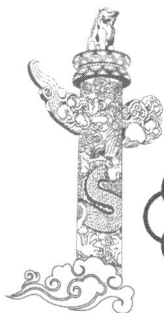

第一篇　中医学基础

第一章　概　论

第一节　中医学文化简介

文化是什么？习近平总书记深刻指出："文化是一个国家、一个民族的灵魂"。当我们借用卫星定位的方式，由远而近、由大到小、由宏至微地依次对人类"文化"—"中华传统文化"—"中医学文化"进行洞察，最终对中医学进行精准定位的时候，就能深刻领悟到为什么文化是一个国家、一个民族乃至一个学科的灵魂。

首先，让我们来领略人类文化

人类传统观念认为：文化是一种社会现象，它是由人类长期创造形成的产物，同时又是一种历史现象，是人类社会与历史的积淀物。广义的文化是指人类在社会实践过程中所获得的物质、精神生产能力和创造的物质、精神财富的总和。狭义的文化指精神生产能力和精神产品，包括一切社会意识形态，如自然科学、技术科学、社会科学，有时又专指教育、科学、艺术等方面的知识与设施。从哲学角度认识，文化是相对于经济、政治而言的人类全部精神活动及其产品。

文化是凝结在物质之中又游离于物质之外的，能够被传承和传播的国家或民族的思维方式、价值观念、生活方式、行为规范、艺术文化、科学技术等。它是人类相互之间进行交流的普遍认可的一种能够传承的意识形态，是对客观世界感性上的知识与经验的升华。

文化是人类在不断认识自我、改造自我的过程中，在不断认识自然、改造自然的过程中，所创造的并获得人们共同认可和使用的符号（以文字为主、以图像为辅）与声音（语言为主，音韵、音符为辅）的体系总和。用更简练的文字表达：文化是语言和文字的

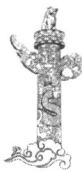

总和。

文化是智慧群族的一切群族社会现象与群族内在精神的既有、传承、创造、发展的总和。它涵盖智慧群族从过去到未来的历史,是群族基于自然的基础上所有活动内容。是群族所有物质表象与精神内在的整体。人类文化内容指群族的历史、风土人情、传统习俗、生活方式、宗教信仰、艺术、伦理道德,法律制度、价值观念、审美情趣、精神图腾等等。

简而言之,文化是社会现象,文化是意识形态,文化是语言文字,文化是精神图腾。文化属于上层建筑领域,它源于人类对生产、生活等社会实践的理性认识,又对人类的生产、生活等社会实践起到巨大的与引导、促进和制约作用。

文化是人类各民族繁衍发展的命脉所在,灵魂所系。

其次,让我们来知晓中华传统文化

中华传统文化是指在中华民族文化历史发展过程中,自夏、商、周以来至鸦片战争前,中国奴隶社会和封建社会时期的文化,是世代相传的,具有中华民族特色的文化。当我们穿越时空,俯瞰人类文化历史长河的时候就会发现,中华民族的优秀传统文化以其骄人的长度、宽度和深度傲立于世界民族之林。

中华传统文化有最长的历史——从远古的三皇五帝至近代,有文史记载悠悠五千年岁月。全世界以承载各族文化为特征的四大古文明中其他三大古文明早已消失,唯有中华传统文化以其顽强旺盛的生命力生生不息,流淌至今。中华传统文化悠悠万世,源远流长。

中华传统文化有最宽的范畴——它博大精深,广涉旁通,"上极天文,下穷地纪,中悉人事,大而阴阳变化,小而草木昆虫、音律象数之肇端,脏腑经络之曲折"(明代张介宾《类经·序》),涵盖了思想、文字、语言、六艺(礼、乐、射、御、书、数)以及之后衍生出来的中医、书法、国画、音乐、诗词、戏曲、棋艺、曲赋、气功、武术、对联、灯谜、射覆、酒令、歇后语、民俗、节日、历法等方方面面。还包括了生活在中国的各地区、各少数民族的传统文化。中华传统文化洋洋洒洒,海阔天空。

中华传统文化有最深的内涵——传统的伦理道德是中华传统文化核心,在道德价值的最终目标上追求"天人合一",人与自然和谐交融的境界。以古代先哲老子哲学、孔子思想为代表的"道""德"思想为主流的中华传统文化精髓,超越时空,至今仍有强大的生命力。中华传统文化浩浩渺渺,深邃无穷。

中华传统文化是中华文明成果根本的创造力,也是民族历史上道德传承、各种文化思想、精神观念形态的总体。在中华上下五千年文明历史的发展历程中,我国各族人民经过不屈不挠的不懈努力,通过辛勤的劳动,用血和汗水的浸泡,共同创造出了源远流长、博大精深的中华文化,为中华民族的繁衍昌盛提供了强大无比的精神力量,也为全人类的进步做出了不可磨灭的贡献。5 000年来,中华民族秉承着强大的号召力、凝聚力和向心力,其源泉是中国优秀的传统文化。

中华传统文化是中华民族的兴旺发达的源泉所在,灵魂所系。

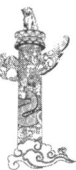

最后,让我们明了中医学文化

中医学文化是中华文化历史长河的一条支流,是中华传统文化的载体,是中华民族优秀传统文化核心组成部分之一。在人类文化的氛围中生生不息,以其旺盛之生命力自立于古今学科之林,不断获得新的生命力和继续存在的价值。

中医学文化是中华民族传统优秀文化的瑰宝。中医学文化是在不断适应社会发展需求,不断推陈出新,在不断创新的过程中一点一点发展壮大,具有创新文化的潜质。

中医学文化也是我国5 000年传统文化中延续至今而不被淘汰的富有中国文化特色的医学文化。它具有系统的理论体系、独特丰富的诊疗方法和显著易见的临床疗效等特征。中医学文化在中华民族5 000年的历史长河中,始终担负着促进健康的重要角色,是中华民族长期同疾病做斗争的智慧结晶,为中华民族的繁衍昌盛发挥着主要的作用。

中医文化是中医学生生不息的根植所在,灵魂所系。

当我们由远而近地领略、通晓、明了了人类文化、中华传统文化、中医文化,就能最终聚焦中医学这一中华民族的殊世瑰宝,懂得它的来龙去脉,为传承中医夯实基础。

一、中医学文化是中华民族优秀传统文化的瑰宝

中医是中国的医学。中医学文化是中华民族传统优秀文化的重要组成部分和瑰宝。中医学文化是在不断适应社会发展需求,不断推陈出新,在不断创新的过程中一点一点发展壮大,具有创新文化的潜质。

中华民族优秀的传统文化源远流长、博大精深,如同高山、沃土、苍穹、大海,蕴藏、根植、孕育着无数瑰宝,而中医学文化是中华传统文化宝库中最具代表性、基因最强、烙印最深的瑰宝之一。

(一)中医学文化是蕴藏在中华传统文化深山里的珍奇宝藏

中华传统文化由儒、道、释3种流派思想长期融合而来,三位一体,不可分割。儒学中的天人合一,以人为本,以和为贵,中庸等思想;道家的祸福相倚,对立统一,沉静无为等思想;佛教中的众生平等,慈悲为怀等思想,均对中医学文化的形成与发展影响深远。尤其是强调人与自然界协调统一的"天人合一"观,不仅是中国传统文化的精髓之一,也直接缔造了中医学文化的基本框架,为中医学的起步与发展找到了出发点与归宿。中医学文化天人相应的整体观念,五行相贯的藏象学说,阴阳互根的治疗原则无不打上了中国古代哲学的烙印。这些源自中华传统文化的中医学文化,保障了中华民族子孙万代繁衍生长,族群兴旺。

如果把中华传统文化中的哲学思想比作深山,中医文化中的精髓就是源自深山中的珍奇宝藏。

(二)中医学文化是根植于中华传统文化沃土中的绚丽奇葩

有人说《周易》是中华文化的主干线,是中国哲学、自然科学、社会科学相结合的巨著。那么,受其影响最深的《黄帝内经》就是中医人体生命科学的主干线,因为《黄帝内

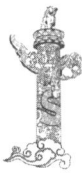

经》的基本观点源于《周易》又相互照耀,即肯定事物的变迁,重视事物之间的联系,更重视对立面的统一。在中华民族五千多年的医疗实践中,历代被称为岐黄、青囊、悬壶、杏林的行医者们沿着这条主干线遍尝百草、历尽千辛、勤求古训、博采众方,编著了一部部流芳千古的经典之作,如与《黄帝内经》同样不朽的《神农本草》《难经》《伤寒杂病论》四大经典以及随后而来的《千金要方》《本草纲目》《脉经》《针灸甲乙经》《肘后备急方》《诸病源候论》《外台秘要》等一系列中医典著。这些经典名著历经数千年流传至今,是中医学用文字记载的宝贵财富。

如果把中华传统文化中的源头巨著比作沃土,中医文化中的传世经典就是根植在沃土中的绚丽奇葩。

(三)中医学文化是闪耀在中华传统文化苍穹里中的璀璨星辰

在中华传统文化的历史长河中,诸子百家的出现灿若群星,产生了非常深远的影响。诸子百家是先秦"百花齐放,百家争鸣"时期对各个学术学派的总称。它包括道家、儒家、法家、墨家、阴阳家、农家、小说家、兵家、医家等。其中道家和儒家对后世影响最广泛、最深远。以老子和孔子为代表的传统伦理道德是中国传统文化的核心,在道德价值的最终目标上追求人与自然和谐交融的境界,讲求"仁、义、礼、智、信、忠、孝、慈",这些价值观深深渗透于中医文化之中,形成了中医"大医精诚""悬壶济世""以人为本"的道德观。中医历史中流传着许许多多如神农尝百草、扁鹊救死复生、华佗开颅治头风以及悬壶济世、虎守杏林等鲜活的故事;出现了许许多多像黄帝、伊尹、扁鹊、华佗、张仲景、王叔和、皇甫谧、葛洪、巢元方、孙思邈、李时珍、张景岳等仁心仁术、流芳千古的大医。

如果把中华传统文化中的道德伦理思想比作苍穹,中医文化中的大医精诚的先贤就是孕育在苍穹中的璀璨星辰。

(四)中医文化是孕育于中华传统文化大海中的惊世明珠

中华民族崇拜自然,对自然现象和对物性的认识起于理性的观察,阴阳就是人们认识自然的一种理性的概括,而"五行"(木、火、土、金、水)用以说明物与物之间的关系。中医是在中华传统文化基础上产生的医学,中医的生命观和疾病观渗透着阴阳五行的古代辩证思维方法,认为生命的发生是由天地合气而成的,这种"天人合一"的宇宙观衍生出"观象"的方法认识生命,阴阳是最大的象,用以说明物性,五行用以说明象与象之间的关系。这种方法认识生命,把人体看成一个小天地,人体的脏腑、经络、气血都是象,具有自然属性;中医的疾病观认为自然界的万象生克制化,保持平衡,一旦平衡破坏就会产生疾病;在自然宇宙观以及阴阳五行的认识论影响下,中医学还产生了许许多多历经数千年沿用至今的诊疗医术技法,如望、闻、问、切"四诊",阴阳、表里、虚实、寒热"八纲",病因、经络、气血津液、三焦、脏腑、六经、卫气营血辨证,治病求本、扶正祛邪、同病异治、异病同治、寒者热之、热者寒之治则,汗、吐、下、和、温、清、消、补"八法",君、臣、佐、使的方剂,四气、五味的本草,以及砭石、针刺、汤药、艾灸、导引、布气、祝由、推拿、按摩、正骨、刮痧、气功、养生等传统医术和技能。这一系列有关自然界和宇宙的认知与实践,如一颗颗耀眼的明珠,镶嵌在中医学文化的完整体系之中。

如果把中华传统文化中的自然宇宙观比作大海,中医文化中的各种医理医术就是

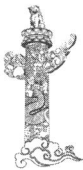

孕育于大海中的惊世明珠。

中医是历史,得学会品味;中医是文化,需要后人传承;中医是科技,要探索它的历史价值和现实价值。中医是永远不竭的"健康泉水"。中医是治病救人的医学,同时,中医也是哲学,是文化,是有着深厚文化底蕴的医学体系。

郑晓红博士提出了中医学文化核心价值体系的理论架构设想。她认为,中医学文化的核心价值观体现在以下11个方面:①天人合一、道法自然的宇宙观、自然观、生态观、发展观;②重视正气、中和平衡的生命观、生活观、治疗观;③燮理阴阳、身心共养、形神兼具、动静相宜、刚柔并济,重预防的顺势适时养生观;④以人为本、济世活人的价值追求;⑤大医精诚、淡泊名利的精神追求;⑥不为良相则为良医、医病—医人—医国的社会责任感;⑦以仁存心的医德医风;⑧整体观念、辨证论治的临证思辨模式;⑨凸显自然人文物理的理法方药临床诊治模式;⑩勤求古训、博采众方、观乎时变、继承创新的治学方式;⑪重人文、重师承,重实践、重体悟、重创新的人才培养方式。

研究中医、挖掘中医、运用中医、传承中医、发展中医,这不仅是民生的需要,也是世界的需要,更是民族的情结。

二、传承中医学文化

中医学作为中华民族原创的医学科学,是中华民族的伟大创造,是中华文明的杰出代表。如何更好地传承中医学文化? 应从思想、制度、教育、人才等方面认识和思考。

(一)高瞻远瞩,领悟中医学文化传承的正确思想

传承好中医药文化,首先必须要有正确的指导思想。中医学文化承载着数千年的历史文明,没有"看苍茫大地谁主沉浮"的胸怀气度,没有"指点江山激扬文字"的雄才大略,没有"自信自强踔厉奋发"的复兴梦想,是难以形成指导中医学文化传承的正确思想的。

1. 毛泽东医学思想是指引中医学文化传承的思想源泉　指引中国革命和建设取得胜利的武器是毛泽东思想,毛泽东思想包含有政治思想、军事思想、经济思想和文化思想,毛泽东医学思想是毛泽东思想不可或缺的组成部分。

毛泽东对中医学有过一系列完整的论述。1913年轻的毛泽东就在《讲堂录》中写道:"医学分中医和西医,中医讲究气脉,西医讲究实验。然气脉者,理太微妙,常人难识,故常失之虚。言实验者,专求实而气则离矣,故常失其本,则二者有各有所偏矣。"这是迄今为止发现的毛泽东对中西医学方面最早的思考和记录。而早在延安时期,毛泽东就提出中西医合作的主张,1944年5月24日,毛泽东在延安大学开学典礼上讲话指出"我们边区政府的李鼎铭同志是中医,还有些人学的是西医,这两种医生历来就不大讲统一战线。我们提出这样的口号:这两种医生要合作"。中华人民共和国成立时,面对一个疫病丛生、缺医少药、医疗卫生条件异常落后的严峻局面,毛泽东在1949年9月接见第一届全国卫生行政会议代表时就指出:"只有很好地团结中医,提高技术,搞好中医工作,发挥中医力量,才能担负起几亿人口艰巨的卫生工作任务。"1950年8月毛泽东专门为第一届全国卫生工作会议做了"团结新老中西各部分医药卫生人员,组成巩固的

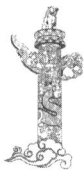

统一战线,为开展伟大的人民卫生工作而奋斗"的题词。建国伊始,在不到一年时间里,毛泽东两次高度评价中医的贡献,力主中西医团结合作,为新中国中医药事业的发展定下了基调。20世纪50年代,毛泽东从中医贡献世界的高度多次指出"我们中国如果说有东西贡献全世界,我看中医是一项。""中国对世界有三大贡献,第一是中医。""对中医问题,不只是给几个人看好病的问题,而是文化遗产的问题,要把中医提高到对全世界有贡献的问题。"充分体现了毛泽东对中医学历史使命的重视,同时毛泽东发出"西医学习中医"的号召,主张兼取中医和西医之长,创造一个既高于中医,又高于西医的新医学,为建设新中国服务。1958年10月11日,毛泽东亲笔批示:"中国医药学是一个伟大的宝库,应当努力发掘,整理,提高。"并提出"西医学习中医是光荣的,因为经过学习、教育与提高,就可以把中西医界限取消,成为中国真正统一的医学,以贡献于世界。""学习各国的东西,是为了改进和发扬中国的东西,创造中国独特的新东西。""就医学来说要以西方近代的科学来研究中国传统医学的规律,发展中国的新医学。"等一系列关于中西结合,创造中国独特的新医学的指导性论述。

从毛泽东关于中医学的论述中可以看出:"古为今用,洋为中用"是毛泽东医学思想对中医独一无二的科学定位;创造一个兼取中西医之长贡献世界的新医学是毛泽东医学思想为中医指明的发展方向;以西方近代科学研究和发展中医学是毛泽东医学思想为中西医相结合提供的科学方法;"发掘宝库,整理提高"是毛泽东医学思想传承弘扬中医学文化的精髓所在。毛泽东医学思想构成了指引中国特色新医学道路的思想源泉。

2. 习近平新时代中国特色社会主义思想是指导中医学文化传承的理论基础 跨入21世纪以来,习近平新时代中国特色社会主义思想成为指引中华民族伟大复兴的理论基础。其思想体系中,有一系列关于中医药学传承发展的重要论述。

2015年,习近平在致中国中医科学院成立60周年贺信中明确指出:"中医药学是中国古代科学的瑰宝,也是打开中华文明宝库的钥匙。"习近平还强调:"中医药学包含着中华民族几千年的健康养生理念及其实践经验,是中华文明的一个瑰宝,凝聚着中国人民和中华民族的博大智慧。"党的十八大以来,习近平多次提出:"坚持中西医并重,推动中医药和西医药相互补充、协调发展;发挥中医药在治未病、重大疾病治疗、疾病康复中的重要作用;努力实现中医药健康养生文化的创造性转化、创新性发展,使之与现代健康理念相融相通,服务于人民健康。""希望广大中医药工作者推进中医药现代化,推动中医药走向世界,切实把中医药这一祖先留给我们的宝贵财富继承好、发展好、利用好。"强调"要遵循中医药发展规律,传承精华,守正创新;建立健全中医药法规;用开放包容的心态促进传统医学和现代医学更好融合。""要促进中医药传承创新发展,坚持中西医并重和优势互补。""要做好中医药守正创新、传承发展工作,建立符合中医药特点的服务体系、服务模式、管理模式、人才培养模式,使传统中医药发扬光大。"在中国人民抗击"新冠"疫情的伟大斗争中,习近平指出:"要科学总结和评估中西药在治疗新冠肺炎方面的效果,用科学的方法说明中药在治疗新冠肺炎中的疗效。""中西医结合、中西药并用,是这次疫情防控的一大特点,也是中医药传承精华、守正创新的生动实践"2022年5月12日,习近平再次指出:"中医药学包含着中华民族几千年的健康养生理念及其

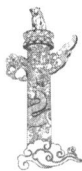

实践经验,是中华民族的伟大创造和中国古代科学的瑰宝。要做好守正创新、传承发展工作,积极推进中医药科研和创新,注重用现代科学解读中医药学原理,推动传统中医药和现代科学相结合、相促进,推动中西医药相互补充、协调发展,为人民群众提供更加优质的健康服务。"

习近平聚焦促进中医药传承创新发展这个时代课题,充分肯定中医药独特优势和作用,为新时代中医药传承创新发展明确了任务、指明了方向。习近平新时代中国特色社会主义思想是指导中医药文化传承的理论基础。

遵循高瞻远瞩,深刻领悟毛泽东医学思想、习近平新时代中国特色社会主义思想,才能确保中医学文化传承沿着正确的方向和道路永不迷航。

(二)高屋建瓴,做好中医学文化传承的顶层设计

要传承好中医学文化,除了要有正确的思想指导,还要有国家层面的顶层设计。党和政府的大政方针、法律、规划是中医学文化传承的制度保障。

党和政府高度重视中医药事业发展。中华人民共和国成立初期,把"团结中西医"作为三大卫生工作方针之一,确立了中医药应有的地位和作用。1986年,国务院成立相对独立的中医药管理部门,各省、自治区、直辖市也相继成立中医药管理机构,为中医药发展提供了组织保障。第七届全国人民代表大会第四次会议将"中西医并重"列为新时期中国卫生工作五大方针之一。2003年,国务院颁布实施《中华人民共和国中医药条例》;2009年,国务院颁布实施《关于扶持和促进中医药事业发展的若干意见》,逐步形成了相对完善的中医药政策体系。

党的十八大以来,党中央、国务院把中医药摆在更加突出的位置,做出一系列重大决策部署,顶层设计日臻完善。中国共产党第十八次全国代表大会和十八届五中全会提出"坚持中西医并重""扶持中医药和民族医药事业发展";2016年2月22日国务院印发《中医药发展战略规划纲要(2016—2030年)》,把中医药发展上升为国家战略,对新时期推进中医药事业发展做出系统部署;2016年12月6日国务院新闻办公室发表《中国的中医药》白皮书,向世界展示中国发展中医药的方针政策和成就;2016年12月25日《中华人民共和国中医药法》颁布,中医药迈入依法发展新时代;2018年6月4日国家中医药管理局印发《中医药传承与创新"百千万"人才工程》(岐黄工程)——国家中医药领军人才支持计划,首次制定高层次人才培养专项,以高层次人才队伍建设为抓手,带动中医药人才队伍建设和能力提高;2022年3月29日国务院办公厅印发《"十四五"中医药发展规划》,这是中华人民共和国成立以来首个由国务院办公厅印发的中医药五年发展规划,进一步对中医药发展做出的全局性、战略性、保障性谋划,是"十四五"时期贯彻落实党中央、国务院关于中医药工作的决策部署,推动中医药振兴发展的纲领性文件。《规划》全面对接新发展阶段、新发展理念和新发展格局,统筹医疗、科研、产业、教育、文化、国际合作等重点领域,全面发挥中医药多元价值,规划了中医药高质量发展的新思路和重点任务。

党中央、国务院的一系列决策部署,描绘了全面振兴中医药、加快医药卫生体制改革、构建中国特色医药卫生体系、推进健康中国建设的宏伟蓝图,中医药事业进入新的

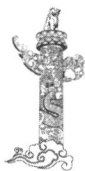

历史发展时期。

遵从高屋建瓴,认真落实国家传承发展中医药的顶层设计,才能夯实中医学文化传承的制度保障。

(三)高文典册,筑牢中医学文化传承的理论根基

中医学文化源远流长,中医学经典浩瀚如海,汗牛充栋,其深不可测,其广不可量,在中医学理论体系的确立及中医学术的发展过程中,做出了卓越的贡献。从《黄帝内经》起到1949年10月1日这个时间段内,中医药有12 124种古籍。这些高文典册是我们中医理论的源头,历经岁月的使命而价值永存,跨越千年的更替而留存不朽。①经典著作是中医治学的根基。晋·葛洪《抱朴子》言:"欲致其高,必丰其基;欲茂其末,必深其功。"中医治学的根基就是中医学的经典著作。学习中医学如果不熟读经典著作打好根基,就像无源之水、无本之木,理论水平不高,基础不牢。②经典著作是造就名医的需要。中医经典著作是中医学的精髓,蕴涵着理、法、方、药等丰富的理论,反映了中医药诊治疾病的思维方法,对于中医的科学研究与临床实践都有着重要的指导作用。中国历代名医没有一个不是熟读经典的。③经典著作是中医学发展创新的源泉。经典是个后延性很大的早熟的文化,是历久弥新的东西,只有熟读经典"思求经旨"以"演其所知",才能把握中医药的学术特点和文化内涵,进而吸纳现代科学技术成果,丰富和发展中医药学。

遵学高文典册,亲近经典,走进经典,熟读经典,继承经典,才能筑牢中医学文化传承的理论根基。

(四)高才大德,培养中医学文化传承的后继人才

中医学文化传承需要一代又一代的"大医"引导,而"大医"必须要有高才大德,如《大医精诚》所述:医道是"至精至微之事",必须"博极医源,精勤不倦";且要有高尚的品德修养,"见彼苦恼,若己有之"怀"大慈恻隐之心",救"普救含灵之苦",不得"自逞俊快,邀射名誉""恃己所长,经略财物"。

如何才能培养出这样的精诚"大医"即中医学文化传承的优秀人才? 有3个基本途径:一是师承教育,二是院校教育,三是多重教育。

1. 师承教育 师承教育是培养优秀中医学人才的传统途径,是中医学文化传承的"厚重土壤"。中医师承教育是独具特色、符合中医人才成长和学术传承规律的教育模式,是中医药人才培养的重要途径,是中医学文化历经几千年不衰的重要因素之一。这种传统的传承方式由父子、师徒代代相传,通过言传身教,读经践典来领悟中医的精髓,至今仍有其价值和生命力。中华人民共和国成立后,党和政府十分重视中医药的发展,不仅加强了对中医药师承教育的指导和管理,还把中医药师承教育纳入了国家统一管理的轨道。尤其是2003年国家中医药管理局启动"岐黄工程",旨在全国范围内培养百名中医领军人物(岐黄学者)、千名中医优秀人才、万名中医骨干人才。这是"十三五"期间以师承方式为主要抓手,培养中医人才的重要举措。通过这项工程,在师承教育的厚土上,收获了预期的"百、千、万"丰硕之果,搭建了领军人才、骨干人才、年青拔尖人才这样有序衔接的高层次人才队伍,也提升了中医人才的培养能力。

2. 院校教育 院校教育是培养优秀中医学人才的现代途径,是中医学文化传承的

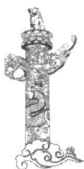

"加速器"。中华人民共和国成立后,党和政府不仅将中医药师承教育纳入了国家统一管理的轨道,也积极发展中医药院校教育,构建了独具特色的现代中医药高等教育体系。自1956年国务院批准设立北京、上海、广州、成都4所中医学院以来,中医药高等教育已经走过了60多年历程,迈上了加速发展的快车道,教育规模不断扩大,专业结构不断优化,教育改革不断深化,教育质量不断提升。目前全国有高等中医药院校成十上百倍地增长,院校教育已成为中医药高等教育的主体,实现了由传统教育方式向现代教育方式的转变,初步形成了以院校教育为主体,多层次、多类型协调发展的办学格局。院校教育打破传统的师承教育规模小,成效慢的瓶颈,成为培养中医学优秀人才的"加速器",已经为国家累计培养了数十万高等中医药人才,其中有的成为发展中医药事业的中坚力量和领军人物,中国工程院院士、国医大师、全国名老中医,更有在平凡岗位"敬佑生命、救死扶伤、甘于奉献、大爱无疆"的卫生与健康工作者。

3. 多重教育　多重教育是培养优秀中医学人才的未来途径。是中医学文化传承的"永动机"。面对新时代创新型国家建设以及健康中国战略和中医药发展的新要求,构建"以扎实的中医药理论和实践能力为主体,以宽广的现代科学、医学知识和创新思维为一翼,以较深厚的中医传统文化底蕴为另一翼"的"一体两翼"人才培养目标,围绕"什么是最好的中医药教育""如何培养传承创新并重的中医药人才"的时代命题,提出了全方位协同育人的新思路、新举措,即:①建立内涵清晰、模式丰富、机制健全的中医药教育制度;②构建院校教育、毕业后教育、继续教育三阶段有机衔接,师承教育贯穿始终,符合中医药事业发展要求和学科特色的中医药人才培养体系;③探索在"院校-师承-家传"三相结合基础上的长学制学历教育;④研究推进中医教育国际化的既对接国际标准又融入中医特色的"中医药学术共同体",打造"国际水平、中国风格"教育模式的典范等等。多重教育是可持续发展提升中医人才培养水平的"永动机"。

遵崇高才大德,加强各种途径相结合的中医学教育,才能源源不断地培养中医学文化传承的后继人才。

第二节　中医发展简史

中国医学史是中华文化历史长河的一条支流,在人类文化的氛围中生生不息,以其旺盛之生命力自立于古今学科之林,不断获得新的生命力和继续存在的价值。历代学者研究总结历史经验者颇不乏人,他们的医史性著作虽有历史局限性,但均在不同程度上给予我们许多启示,例如司马迁《史记》中的《扁鹊仓公列传》,中国历代修史,为医学家立传,记述疾病流行,详列医学文献等,几乎成为必须遵循的传统。特别是传记体医史研究,有唐代甘伯宗《名医传》、宋代周守忠《历代名医蒙求》、明代李濂《医史》,清代医史类著作逐渐增多,如王宏翰的《古今医史》,徐灵胎的"中国医学通史类、专科史类"等专门著作的出版也很活跃。

中医有着悠久的历史,自从有了人类,有了疾病,就有了医学。中医学的发展史可分以下为7个时期。

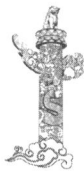

一、筚路蓝缕的萌芽期（远古）

人类的医疗保健活动是和生产、生活实践紧密相连的。依靠古代的传说和现代的考古发现，可以知道中国传统医学在没有文字的远古时期已经发源。

约170万年前，我们的祖先为了生活和生存，在与自然和疾病作斗争中，逐步积累了不少医学知识。上古之人已懂得为了避免狂风暴雨和野兽侵害，构木为巢，居住在树上，后来又发展到建造房屋，使居住条件日渐符合安全和卫生的要求。用兽皮和树皮作衣可避寒防邪等。氏族公社后，部落间时常发生冲突，当人们受伤后采用泥土、树叶、草茎等涂裹伤口的外用疗法。定居下来后，通过对动植物的长期观察和尝试，认识到更多的动植物和药物，并用于病人，《史记》中记载："神农氏尝百草，一日遇七十毒。"以寻求安全的饮食，并在这个过程中认识了某些药物。这就是通常所说的"神农尝百草，始有医药"和"医食同源"。

当古人应用简陋的石器和木棒挖掘地下的植物根茎，捕猎凶猛的野兽，切割动物的肌肉，敲碎骨髓等的同时，也会用这些简单的工具和动物骨器切开脓包、割除腐肉、刺破放血等，可以说这是最早的医疗器具。在发明制陶技术后，人们曾利用尖锐碎陶片来切割脓包或浅刺身体某些部位进行治疗。当冶金术发明之后，又出现了各种金属制造的医疗工具和针刺用具。这些在使用石器作为生产工具的过程中，人们发现人体某一部位受到刺伤后反能解除另一部位的病痛，从而创造的运用砭石、骨针治疗的方法，逐渐发展为针刺疗法，以致后来形成了经络学说。

据2 000多年前多种文献记载和考古发掘发现，古代常用砭石作为治疗器具。砭石是具有锐利边缘或突起的打制石器。这本是石器时代的生产工具，当它被用来刺激或切开人体某一部位，达到治疗目的时，人们称之为砭石。为保证砭刺的安全有效，砭石逐渐向制作精细化、形态多样化发展。砭石用于治疗，一般被视为是中医针刺疗法工具和外科手术工具的起源。此后随着生产力的发展，砭石逐渐被金属制成的针具或刀具取代。

火的发明与使用不仅对当时穴居部落起了重要作用，如熟食有利消化食物，御寒、照明、驱散山洞中潮湿而改善居住条件减少疾病，而且为人类繁衍发展提供了许多医疗条件，如在烘火取暖中，发现用兽皮、树皮包上烧热的石块或沙土作局部取暖可以消除因受冷而引起的腹疼或寒湿造成的关节痛，而逐渐产生了热熨法。

古代传说常把医药保健的发明归附于某些神话人物。这些神话人物实际上可视为某一历史阶段的原始人群的化身。传说原始社会中后期为人类做出卓越贡献的部落或部落联盟首领"三皇五帝"中伏羲（羲皇）、神农（炎帝）、黄帝三位圣贤传下了最早的医药知识：伏羲画卦，有了阴阳学说；神农尝百草，有了中医的药物学知识；黄帝与天师岐伯的问答，有了后来的《黄帝内经》。

"筚路蓝缕，以启山林"。远古时期，中华民族的祖先在为了在严酷的自然环境中生存繁衍，风餐露宿，历尽艰苦，钻木取火，砭石疗疾，不断尝试摸索，开启了最早的医疗保健"山林"，此时为中医学史上的"萌芽期"。

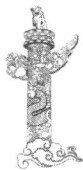

二、栉风沐雨的奠基期(夏商周)

夏、商、周时期,随着社会生产力和文化的发展,医学也得到相应发展。周代,人们已懂得凿井饮水。如《左传》记载"土厚水深,居之不疾"和"土薄水浅……其恶易觏"的论述,说明当时已知水土等居住条件与人体健康的关系,并开始进行灭鼠、除虫、改善环境卫生,预防疾病等活动。

中国传统医学的最早文字资料可见于甲骨卜辞。甲骨文是刻在龟甲兽骨上的文字。今存的甲骨卜辞可以反映殷代武丁时期的许多医学知识和医学活动。甲骨文中,殷人对人体表面构造的认识已比较具体,并记有20余种疾病的名称,以及关于生育、梦的内容。有病则求神占卜,是当时的常见现象。这一时期巫师掌握着奉祀天帝鬼神以及为人祈福禳灾的大权,因而此时的巫、医是不分的。巫用以治疗疾病的主要方式是祷祝,但也有的巫采用药物或其他方法治病。《山海经》中就记有十巫采药的故事。巫彭、巫咸的名字也见于甲骨文记载,可能是当时的名医。

随着社会的发展和医疗经验的积累,人们对自然和疾病有了较多的认识,巫医的势力逐渐消退,医药卫生逐渐摆脱巫术的制约而趋于独立发展,到春秋战国时期,已出现了不少真正的职业医生,如医和、医缓、扁鹊等。他们的医学见解和治疗活动已见于史书记载。《诗经》《山海经》《尚书》《周易》等古典著作中,已散在地记载了当时有关疾病、病因、药物及其他疗法的知识。《周礼》中的"巫祝"已和"医师"分开,宫廷有了初步的医事管理制度,医学分工已初步形成。

早在夏商周时期就已出现药酒及汤液。中药汤液由夏末商初时商国宰相伊尹首创,他发现人们服用药物大都是把单味药物嚼碎后吞下,存在服用不便,药效不能充分发挥,服用的药物品种和数量有限等诸多弊端,于是将饮食烹调中的煎煮方法引入药物制剂中,汤剂不仅具有口味好、药味多、服用方便、起效快捷等优点,而且从中医学理论来讲,汤液中多味药物按照一定原理配合使用,已经初步具备了"君臣佐使"和"辨证论治"的雏形,为中医方药理论的形成和发展奠定了基础,中药汤剂至今仍是中医药中应用最广泛的剂型。

此外,周代已经开始使用望、闻、问、切等诊病方法和药物、针灸、手术等治疗方法,西周的《诗经》是中国现存文献中最早记载有药物的书籍。

春秋时期人们已了解四时气候变化与疾病的关系,如《周礼》记载四季发病,"春时有病首疾,夏时有痒疥疾,秋时有疟疾,冬时有咳上气",说明四季气候变化影响人体的健康,气候失常导致疾病的流行。它提示人们要做好气象、起居等摄生,顺应四时气候避免疾病的发生。《周记·天官》中有"凡民之疾病分而治之,最终则各书其所以而入医师",说明当时已开始分科治疗和护理,并已建立了把治疗过程和方法、病历等书写成医疗文件的记录制度。这一时期医学基本形成的另一标志,是治疗病人不再求助于巫术占卜,而是通过客观检查和观察来判断疾病的吉凶。如《周记》记载以五音(角、徵、宫、商、羽5个音阶)、五声(呼、笑、歌、哭、呻)和五色(青、紫、黄、白、黑),这是运用中医五音、五声和五色配肝、心、脾、肺、肾五脏的学说,通过声音和面色观察来推测五脏病变和

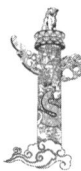

吉凶。同时随着文化的发展,针药知识也得到发展,从而扩大给药的途径和方法。

先秦时期(指秦朝建立之前的历史时期)的卫生保健也有较大的进展,这可以从当时公共卫生工程得到证实。在殷墟遗址和郑州商代遗址的考古发掘中,均发现了用以排除积水的地下陶水管。齐国的故城临淄(今属山东)探明有纵横十条交通干道,均配备有完整的排水系统,设计精巧、规模宏大,为世界古城排水系统所罕见。河南登封发掘的战国阳城遗址中,发现一套陶水管道设施,其结构类似现代城市的自来水系统。先秦的文献中还载有水源的选择、井水的防污染及清洁措施、室内除虫灭鼠、室外除草清扫,以及驱逐狂犬以防狂犬病等卫生预防知识。

个人卫生方面则提倡养成洗脸、洗手、洗足及沐浴的习惯,并认识到沐浴对治疗的意义。出土的殷代文物中已有壶、盂、勺、陶槎、头梳等全套盥洗用具。注意饮食卫生,提倡良好的进食习惯被作为养生的重要内容之一。此外,调节情绪、谨慎起居、运动身体(导引、按摩等)也被作为预防疾病的重要手段。

春秋战国时期,社会急剧变化,政治、经济、文化都有显著发展,"诸子蜂起,百家争鸣",学术思想也日趋活跃,对后世影响巨大的几大学术流派(道家、儒家、法家)相继诞生。元气论自然观和阴阳五行学说等在战国末年已具雏形,这些为医家总结医疗经验,形成理性认识,建构医学体系,提供了思想武器和方法工具。中医对人体的解剖、病因病理、疾病的诊治等方面的认识亦有了长足发展。现存最早的医书中已经将经脉系统化(见马王堆汉墓医书),药物疗法和针灸等外治法积累了一定的经验。此外,始自殷商,医师专业分化,且分工日细,医疗经验迅速增多,又为理论总结准备了充分的素材和资料。一些理论雏形,如病因学的"六气说"等相继出现,秦汉以前无数医家的治病经验结晶,一起注入了中医理论的基础。

"栉风沐雨,朝乾夕惕",夏商周时期,古代先贤们不惧风雨,奔波辛劳,"岐黄""青囊"(行医者的称谓)流芳百世,诸子蜂起,百家争鸣,为中医学历史奠定了基础,此时为中医学史上的"奠基期"。

三、厚积薄发的形成期(秦汉)

秦始皇统一中国后,积极推行统一文字、统一法律、统一度量衡等政策,文化一统成为当时基本趋势。医学家也在这一大趋势中,求同存异,建构了统一的中医理论体系。中医学理论体系的形成有两大标志。

其一为《黄帝内经》的出现,标志着中医学理论体系的初步形成。《黄帝内经》的成书年代尚待确定,一般认为书中大部分内容系秦汉医家所作,它系统总结了秦汉以前的医药经验,后世尊为医经之祖。全书分为《素问》和《灵枢》两部分,共收集医学论文168篇,系统地阐述了人体的结构、生理、病理、诊疗、养生等,其内容包括阴阳五行、藏象、经络、病机、诊法、辨证、治则、治法、用药等等,奠定了中医学独特理论体系的理论基础。可以说,今天的《中医基础理论》仍然没有超出它的范围。

其二是继《黄帝内经》之后出现的3部重要医药著作,标志着中医学独特理论从理论基础到临床实践形成了比较完整的体系。

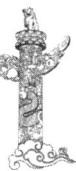

第一部是《难经》,成书于汉代,相传系秦越人(扁鹊)所著。全书以提问质疑的形式列出 81 个问答,称为"八十一难"。该书阐述了人体的结构、生理、病理、诊断、治疗等内容,特别是对脉诊与针灸阐发较深。补充与发展了《黄帝内经》的某些内容,与《黄帝内经》一样,成为后世指导临床实践的理论基础。

第二部是《神农本草经》,成书约在汉代,托名为神农所著。该书收载中药365 种,按照药物功能将药物分为寒、凉、温、热四性,酸、苦、甘、辛、咸五味。并将药物按养生、延年益寿、治病和有毒无毒分为上、中、下三品。例如该书中提出的麻黄治喘、黄连止痢、常山截疟、海藻治瘿瘤、水银治疥疮等记载,早已被临床证实疗效可靠。该书的出现为中医药临床实际奠定了药物学理论基础,是我国第一部药物学专著。后世本草学一直受《神农本草经》理论与体例的影响。

第三部是《伤寒杂病论》,为东汉伟大的医家张机(字仲景)所著。该书分为《伤寒论》和《金匮要略》两部分,分别讨论外感热病和内伤杂病。前者按六经辨证,后者按脏腑辨证。该书第一次系统总结了中医药学的理、法、方、药,是我国第一部临床学专著,为中医辨证论治建立了较为系统的理论体系。

《黄帝内经》《难经》《神农本草经》《伤寒杂病论》四大经典的出现,标志着中国医学从基础到临床,形成了完整、独特的理论体系。有效地指导着后世医家的医疗实践。在此基础上,历史上一批又一批杰出的医林精英从不同方面发展了中国医学,丰富、完善了中医学的理论和临床诊疗技术与方药。

此外,汉代外科学已具有较高水平。据《三国志》记载,名医华佗已开始使用全身麻醉剂"麻沸散"进行各种外科手术。东汉著名医家华佗是我国医学史上为数不多的杰出外科医生之一,一生游历于中原各地,为百姓治病。擅长麻醉开胸破腹的外科手术,他善用针灸等方法。但是由于外科手术的方法并不是建立在"尊儒"文化基础上的主流治法,在儒家的"身体发肤,受之父母"的主张之下,外科手术并没有大规模地发展起来。但随着中医学在理论和实践方法上的不断进步,大部分疾病通过"文明"和"简便"的针灸、药物等内治法取代了痛苦大、损伤重、伤经断络的外科方法,就是这种特殊的文化氛围中造就了中医学许多外病内治方法。

华佗等对养生理论体系的确立也有很大的贡献。如华佗模仿虎、鹿、熊、猿、鸟 5 种动物的姿态创造的"五禽戏",至今仍广泛应用于健身实践。

这一时期,中医对人体的解剖、病因病理、疾病的诊治等方面的认识已有长足发展。现存最早的医书中已经将经脉系统化(见马王堆汉墓医书)。

"厚积薄发,天道酬勤"秦汉时期,古代的"悬壶""杏林"们(行医者的称谓)乏其胫骨,苦其心志,勤求古训,上下求索,"四大经典"厚积薄发,呼之而出,形成了中医学最源远流长的理论体系,此时为中医学史上的"形成期"。

四、欣欣向荣的发展期(两晋隋唐)

魏晋南北朝至隋的 400 年间,医学空前繁荣和发展,它依托于形成期的辉煌成就,立足于医疗实践经验的积累与总结,使原先的医学框架得到了充实和扩展,把中医学发展

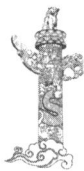

成为一门博大精深的实用之学。

理论方面，如皇甫谧融贯《内经》《明堂孔穴针灸治要》诸书精义，撰成现存最早的针灸学专著《甲乙经》。王叔和汲取《内经》及扁鹊、仲景、华佗各家精华，结合自己心得，撰成现存最早的脉学专著《脉经》。巢元方主持编撰《诸病源候论》，发皇古义，条理新知，成为医学史上第一部病理、证候学专著。其他如全元起之《内经训解》，杨上善之《黄帝内经太素》，虽皆次注《内经》《伤寒论》之后，促进了中医学理论的发展，对后世医学产生了巨大影响。

实践方面则表现为医方的大量涌现，如葛洪《玉函方》、范汪《东阳方》、陈延之《小品方》、褚澄《杂药方》、姚僧垣《集验方》、谢士泰《删繁方》，以及《四海类聚方》等，今书亡而名存者，数犹可以百计，类皆临床卓有成效之记录，且大多驰骋仲景藩篱之外，故弥足珍贵。宋·孙兆在校正《外台秘要序》中称："古之如张仲景、《集验》、《小品方》，最为名家"。可见宋以前之医学，非独尊仲景而罢黜诸家。此外，值得一提的是隋代的《四海类聚方》，仅卷帙就有 2 600 之多，规模之宏大，堪称历古医方之最，惜乎亡佚不传，然不能因此而忽略其业绩也。

这一时期，最具代表性的名医及典著有：

西晋医家皇甫谧（公元 215—282 年）稽古论今，撰成《针灸甲乙经》12 卷，128 篇。该书为中国现存最早的一部针灸专书，其内容包括脏腑、经络、腧穴、病机、诊断、针刺手法、刺禁、腧穴主治等。对后世针灸医学影响很大。公元 701 年日本政府制定医药职令时规定，本书为医学士必修书。

魏晋名医王叔和（公元 265—317 年）博通经方，尤精切脉，对中医脉学有独到见解，其理论对后世影响深远。王叔和结合自己的临床经验，集古代诊脉法的大成，所著的《脉经》十卷，盛传于世，此书为我国现存最早的脉学专著。

隋代巢元方等人公元 610 年集体编写的《诸病源候论》，是中国现存最早的病因证候学专著。全书共 50 卷，载列证候 1 700 余条，分别论述了各科疾病的病因病理和症状，还记载了肠吻合术、人工流产、拔牙等手术。其中对一些病因病原理描述比较详尽科学。如：认为绦虫病系吃不熟的肉类所致。

唐代大医学家孙思邈（公元 581—682）集毕生之精力，著成《千金要方》《千金翼方》各 30 卷。二书对临床各科、针灸、食疗、预防、养生等均有论述。尤其在营养缺乏性疾病防治方面，成就突出。如认为瘿病（指甲状腺肿类疾病）是因人们久居山区，长期饮用一种不好的水所致，劝告人们不要久居这些地方；对夜盲病人，采用动物肝脏治疗等。公元 752 年，唐代医学家王焘所著的《外台秘要》又是一部医方巨著，全书共 40 卷，载方 6 000 余首，可谓集唐以前方书之大成。为后世整理保存了大量古代医学文献。

由于用药经验不断丰富，外来药物日益增多，对药物学成就进一步总结已成为当时的客观需要。公元 657 年，唐政府组织苏敬等 20 余人集体编修本草，于公元 659 年完成《新修本草》。这是中国古代由政府颁行的第一部药典，也是世界上最早的国家药典。它比欧洲 1542 年颁行的《纽伦堡药典》早 883 年。该书共 54 卷，包括本草、药图、图经三部分，在国内外影响较大。公元 713 年，日本官方就以此书的传抄本规定为学医的必读

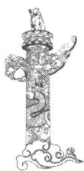

课本。

这一时期,中国传统医学广泛地汲取了世界各民族的医药经验以充实自己。中国的药物有一部分就是外来之品,如胡椒、槟榔、沉香、乳香、丁香等。在唐宋繁盛的对外贸易活动中,大量的外来香药输入中国。唐代《新修本草》中,将多种外来药正式著录。当时西方的"万用药"底野迦就是此时被记入中国本草的。五代时波斯裔学者李珣所撰《海药本草》,含有丰富的外来药物知识。

中国和日本在隋代以前就有交流。自公元 562 年吴人知聪携《明堂图》等医书到日本之后,中国历代主要医药书籍无不迅速传至日本。例如藤原佐世《日本国见在书目》(891 年)记载的中医书已达 163 部、1 309 卷。唐代日本的遣唐使及僧侣的往来,是医药书籍传入日本的主要途径。鉴真东渡也带去了中国的医药知识。中医书传入日本,对其医学产生了深刻的影响。同时,多种在中国失传的医籍(或其内容)在日本国保存下来,以后又陆续传回中国,为中医发展做出贡献。如《新修本草》《小品方》等,均在日本存有残卷。丹波康赖的《医心方》(982 年),汇辑了中国隋唐以前 200 余家方书,其中引用的许多医书在中国早已失传。日本大宝元年(701 年)颁布的《大宝律令》中,引进了中国唐代的医事制度、医学教育方式等。中医学传入日本,为日本传统医学的建立和发展发挥了巨大的推动作用。

中国和朝鲜的医学交流有着很长的历史,魏晋南北朝的医书中已多处提到高句丽的炼丹术和方剂、药物。高丽大量刊行中国医书,保存了许多中医古籍。北宋时中国保存的《黄帝针经》(即《灵枢》)已残缺不全,正是依靠高丽所藏的全本,才使该书在中国重新流传。元明两代朝鲜数次派遣医官来华切磋医学,并将讨论的内容整理成书(如《朝鲜医学问答》《医学疑问》《高丽质问录》等),成为中朝医学交流的宝贵史料。朝鲜医家编撰的名著《医方类聚》(1445 年)、《东医宝鉴》(1596 年)中,辑录了众多的中国传统医学资料。

古代中国和越南的药物和医术交流十分频繁。越南的一些医学著作,多采用或参考中医的文献。如清乾隆年间越南名医黎有卓的《海上医宗心领》中,采用了《内经》的理论以及桂枝汤等医方。越南的医书(如陈元陶《菊草遗草》、阮之新《药草新编》)也曾在中国流传。

中国和印度两国以佛教为桥梁,进行了广泛的文化和医药交流。《隋书·经籍志》中著录的印度医书译本就有 12 种。印度医僧在中国传扬佛法时,也将印度医术带进中国。现存的晋唐间医书中,还可以见到印度医学"四大"学说的内容,以及耆婆等印度医家的医方、按摩术、养生术等内容。印度医学对汉族医学影响最大的是眼科。《外台秘要》转载陇上道人的《天竺经论眼》中,明确提到曾得到"西国胡僧"传授金针拨内障术。该术最初来自印度,给唐代士大夫留下了深刻的印象。中国的药物(如人参、茯苓、当归、远志、麻黄、细辛等)也传入印度,被印度人称之为"神州上药"。

中医理论体系的构建及广泛的对外交流,为两晋隋唐医学的发展提供了良好的条件。这一时期的医学发展表现出 3 个特点:一是一批分支学科在分化中日趋成熟,如脉学、病因病机学、针灸学、妇科学、儿科学、外伤科学都出现了专著。二是临床各科蓬勃发展,一些专著如《诸病源候论》《备急千金要方》《千金翼方》《外台秘要》等所录诊治经验和良方佳药甚多,其中一些名方屡用屡验,外科手术发展亦至鼎盛,足见此时临床医学盛况空前。三是随着唐朝国力大增,文化繁荣,中医学也融合来自印度、波斯等国外医学知识,成为当时世界医学中心。

"木欣欣以向荣,泉涓涓而始流",两晋隋唐时期,在秦汉中医学理论和实践的厚土上,精诚"大医"们总结升华,广泛交流,使各家精华如涓涓泉流汇集,滋润着中医学术之木,使之生机勃勃,欣欣向荣,此时为中医学史上的"发展期"。

五、百花齐放的兴盛期(宋金元)

宋金元时期,印刷术的发明和造纸业的兴起,给中医学的传播和发展提供了有利条件。这一时期战争频发,疾病流行,客观上促进了各医家的学术研究,涌现出"金元四大医家",医学亦开始出现了分科。

内科:内科辨证施治在宋元两代发展尤为突出,如《圣济总录》的"诸风"论述中,对中风的急救、治疗、预防已有详细记载;宋代张锐《鸡峰普济方》中,根据水肿起始部位的特征,把水肿分为多种类型,根据不同类型分别给相应的施治;朱丹溪的《格致余论》中还记载一位瘀血痰积的病人,先通过心理护理,后以药治愈的例子,强调了情志护理的重要性。

外科:宋元时期由于战争频发,外伤科发展尤为迅速。如在病理上重视局部与整体的关系,护理上重视扶正祛邪,治疗上重视内治外治相结合。如李迅的《集验背疽方》、危亦林的《世医得效方》等著作,对外科疾病的辨证、护理、用药等都有系统的论述。

妇产科:妇产科到宋代已积累了丰富的经验,如杨子建的《十产论》,详细记载了横产、碍产、倒产等各种难产类型及助产法。陈自明的《妇人大全良方》一书,对妇科常见病和孕期、分娩及产后护理都做了详细论述。

儿科:钱乙的《小儿药证直诀》一书,对小儿的生理、病理特点和常见病的辨证施护都有独特的创见。刘昉的《幼幼新书》,整理汇集了宋代以前有关儿科学的成就。其重视小儿消化系统疾病和护理,对小儿脐风以烧灼脐带预防之法为世界首创。

宋代在中医药各科取得重要成就,先后有陈自明《妇人良方大全》、钱乙《小儿药证直诀》、宋慈《洗冤录》以及官修药典《开宝本草》《嘉祐本草》《本草图经》等等。

两宋时期随着社会稳定,科技发展,中医药学取得繁荣局面。这个时期政府重视中医教育,设立"太医局",培养中医人才的。学生所学课程包括《内经》《难经》《伤寒论》等。教学方法也有很大改进,如针灸医官王惟一曾设计铸造两具铜人,作为针灸教学和考试医师之用。考试时,试官将铜人穴位注水,外用蜡封。受试者如取穴正确,可针进水出。

宋代活字印刷术的发明为校正出版历代重要医籍提供了重要支持,1057年,宋政府设置校正医书局,集中了一批著名医家,对历代重要医籍进行有计划的搜集、整理、考证和校勘。使许多濒临亡佚的重要医籍得以保存刊行,流传至今。为中国医学的发展做出了巨大的贡献。

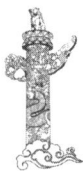

由于唐代丰富的临床经验积累,加上宋时理学的勃兴和宋王朝对医学的特别扶持,宋、元、金时期的医学发展呈现出多方面特点:一是各专科日趋成熟,专科体系相继确立。二是涌现出一些学派,不仅活跃了医坛学术气氛,更倡导了注重理论研究之风,并在某些方面取得了突破。如宋代陈无择的《三因极一病证方论》,在病因学方面提出了著名的"三因学说"。刘完素、张从正、李杲、朱丹溪,后人称为"金元四大家"。刘完素以火热立论,倡"六气皆从火化""五志过极皆能生火"之说,用药以寒凉为主,后世称他为寒凉派。他的学术观点给温病学说的形成以很大的启示。张从正认为病由邪生,"邪去则正安",攻邪祛病,以汗、吐、下为攻去病邪的 3 个主要方法,后世称他为攻下派,李杲提出了"内伤脾胃,百病由生"的论点,治疗以补益脾胃为主,后世称他为补土派。朱丹溪倡"相火论",谓"阳常有余,阴常不足",治病以滋阴降火为主,后世称他为养阴派。诸家见解,既丰富了中医理论,也充实了临床辨证论治的内容。三是迄止宋元,中医药学在各方面获得重大进展,例如,宋元时,预防天花的牛痘术之原型——人痘术已在中国出现,开创了免疫学的先河;宋末宋慈的《洗冤录》一书,又达到了古代法医学的顶峰;在唐代出现官方药典《唐本草》的基础上,宋朝又不断更新版本,扩大收录范围,并出现了官办药局的配方规范——《太平惠民和剂局方》。这些均表明中医学达到了一个新的高峰。

"百花齐放,百卉含英",宋金元时期,各科医家们梳其所长,分科著书,学术齐鸣,各显其通,"金元四家"革故鼎新,各领风骚,独树一帜,此时为中医学史上的"兴盛期"。

六、方兴未艾的繁荣期(明清)

继宋金元医学高潮时期之后,明清时期的中医理论又出现了新的发展趋势。这一时期中医学发展的特点有二:一是出现了大批集成性著作。如《医学纲目》《证治准绳》《景岳全书》《医宗金鉴》等,这一综合集成趋势,是对宋、金、元、明以来医学各领域众多进展总结归纳的需要所促成的。二是在一些领域出现了深化发展趋势。表现在多个方面,如对外感热病,经过众多医家的悉心研究,形成了著名的"温病学派";对生命的探讨也深入到生命起源和原动力,确立了"肾为先天之本,脾为后天之本"的重要论断,促使"命门学说"有了长足发展;临床方面,医家们潜心于某些病证的研究,涌现出一批治虚劳、中风、吐血、郁证、痘疹的专家和专著。

除此之外开医学先之先河的还有文献整理、人痘接种、人体解剖。

明代中医药文献整理总结各个学科都有很大的发展,如徐春圃的《古今医统大全》、张景岳的《景岳全书》、杨继洲的《针灸大成》、汪机的《石山医案》等等。而取得空前成就的是中药学,其中突出的有两书,一是官修《本草品汇精要》,以工笔彩绘 1 358 幅精美的药图而著名;二是明代医药学家李时珍个人撰著的《本草纲目》(1595 年)。两者都非常伟大,而前者的名声和影响之所以低于后者,只是因为它从未出版过。

明代我国已经开始应用人痘接种法预防天花,直到 18 世纪英国琴纳发明牛痘接种发明牛痘接种后才逐步代替,成为世界医学免疫学的先驱。

清代医家王清任(1968—1831)根据尸体解剖和临床经验写成《医林改错》,改正了古代医书在人体解剖方面的一些错误,强调了解剖知识对医生的重要性,并发展了瘀血

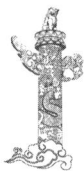

致病理论与治疗方法。

这一时期最具影响的是李时珍的《本草纲目》和"温病学派"。

伟大医药学家李时珍(公元1518—1593年)所著的里程碑式药物巨著《本草纲目》。此书在前人本草著作的基础上进行彻底的修订,参考文献800余种,历时27年之久,写成了《本草纲目》,在他去世后3年首次刊行。此书载药1 892种,附方11 000多个,采用当时最先进的分类法,蕴含进化论思想,体例详明,用字严谨,它不仅是一部药物集大成著作,而且是一部研究动植矿物的博物学巨著,被英国生物学家达尔文称它为"中国百科全书"。

明清之际,瘟疫流行猖獗,温病学家叶天士首创了《温热论》,采用察舌、验齿以辨别斑疹的红白进行论治,同时提出"温邪上受,首先犯肺,逆传心包"的外感热病的发展途径和传变规律。以卫气营血4个发展阶段作为辨证论治的纲领,是明清医学发展史上一大成就。到了清代,中医在治疗温病(包括传染性和非传染性发热性疾病)方面成就的代表著作有叶桂的《温热论》、薛雪的《湿热条辨》、吴瑭的《温病条辨》及王士雄的《温热经纬》等,逐渐形成了"温病学派"。对温病学体系的形成和发展做出杰出贡献的四位医家叶桂、薛雪、吴瑭、王士雄,被后人称之为"温病四大家"。温病学派对后世中医学的发展产生了极为重要的影响和贡献,主要表现在以下几个方面:一是完善了中医学的理论。温病学派将温病从伤寒中独立出来,纠正了前人的错误,补充了前人在理论上的空白,使温病的治疗摆脱了《伤寒论》的束缚,在临床上也取得了十分显著的效果。二是初步建立了中医传染病学。吴有性创造性地提出"戾气"通过口鼻侵犯人体,使人感染瘟疫,科学地预见了传染病的主要传播途径是从"口鼻而入"。这些都为传染病学的防治提供了理论基础和实践指导,使中医传染病学得到了初步的建立。三是对传统辨证论治的补充。温病辨证论治的纲领卫气营血辨证补充了传统的"六经辨证"或"八纲辨证"的内容,为中医诊断学的发展做出了突出的贡献。四是注重实践的传统。温病学派医家注重实践,敢于突破创新的精神也深深地影响了后世中医的发展。简而言之,温病学派作为中国医学史上一个重要的学术流派,完善了中医基础理论,同时也开创了中医传染病学的先河,为中医学的发展做出了突出的贡献。

明清是中国封建社会走向成熟和渐趋停滞时期,中医学的发展也有近似的特征。明代以前,中医学在世界范围遥遥领先。明、清医学虽仍有稳步发展,但相对于西方医学,其发展速度却日渐迟缓。从明代开始,西方医学传入中国,一批医学家们主张"中西医汇通",成为当代中西医结合的先声。清朝中后期,西医学对中医学形成冲击,中西医学论争和汇通思潮也是此时中医学术的一大热点。近百年来,随着西医在中国广泛地传播,形成中医、西医、中西医结合并存的局面。一些医家逐渐认识到中西医各有所长,因此试图把两种学术加以汇通,逐渐形成了中西医汇通学派。其代表人物及其著作是:唐宗海(1862—1918)之《中西汇通医书五种》;朱沛文(约19世纪中叶)之《中西脏腑图像合纂》;张锡纯(1860—1933)之《医学衷中参西录》等。

"方兴未艾,志在千里",明清时期,医学家们承前启后,与时俱进,集成深化,治温抗疫,兼收并蓄,汇通中西,中医药学,一片繁荣,此时为中医学史上的"兴盛期"。

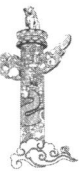

七、守正创新的复兴期(近代和现代)

1840 年鸦片战争以后,中国逐步地变成了一个半殖民地半封建的社会。与此同时,逐渐兴起全盘否定中华民族文化遗产的思潮,对中医采取民族虚无主义态度,使祖国医学横遭摧残。中医面临着社会乃至旧政府机构的一些排斥、限制和消灭中医学的政策压制和不公平待遇,同时又面临着西医学在学术上的竞争,使中医学的发展遇到了严重的阻碍,处于依靠民间力量自发组织起来为生存发展而奋斗的局面。

1949 年中华人民共和国成立以后中医学的地位和作用得到了中国共产党和政府的肯定。在一系列保护中医药的方针政策和支持中医药事业发展的措施制定实施以后,中医药事业得到了前所未有的发展。

1950 年 8 月,毛泽东主席为全国第一届卫生工作会议题词,号召"团结新老中西各部分医药卫生工作人员,组成巩固的统一战线,为开展伟大的人民卫生工作而奋斗",并由此制定了卫生工作的方针。团结中西医、继承发扬中国医药学遗产、保护人民健康,作为国家卫生工作的方针,使中医学的发展得到政策保证。

1955 年 12 月 12 日,周恩来总理为中医研究院建立题词:"发扬祖国医药学遗产,为社会主义建设服务。"

1958 年 10 月 11 日,毛泽东主席在卫生部给中央关于西医学习中医研究班毕业的报告上批示:"中国医药学是一个伟大的宝库,应当努力发掘,加以提高。"并强调"这是一件大事,不可等闲视之"。

国家卫生部门根据上述方针政策和国家领导人的指示精神,先后采取了一系列促进中医发展的重大措施,如建立中医医院,在综合医院建立中医科,建立中医研究院,在北京、上海、广州、成都建立高等中医院校,举办西医离职学习中医班,成立中国药材公司,在国家卫生部设立中医司及中医学术研究委员会,取消不利于中医药事业发展的种种限制等等。1976 年以后,中医药事业又重新得到发展。中国中西结合研究会及中华中医学会相继建立。1982 年五届人大五次会议通过的新宪法做出明确规定:"发展现代医药和我国传统医药。"1986 年国家中医管理局成立,1988 年改为国家中医药管理局。由于国家的重视和支持,中国传统医学的教育、科研、医疗、古籍整理、对外合作交流有了新的发展。中医药事业得到了长足发展。

跨入 21 世纪以来,党中央、国务院把中医药摆在更加突出的位置,做出一系列重大决策部署,顶层设计日臻完善。中国共产党第十八次全国代表大会和十八届五中全会提出"坚持中西医并重""扶持中医药和民族医药事业发展"。党的十八大以来,党中央、国务院把中医药摆在更加突出的位置,做出"6 个第一次"重大决策部署,顶层设计日臻完善,为中医药传承创新发展指明了方向。这"6 个第一次"是:

第一次颁布中医药法(2016 年 12 月 25 日《中华人民共和国中医药法》),在法律层面表达国家意志,保障中医药发展。

第一次以党中央、国务院名义印发中医药传承创新发展意见(《中共中央　国务院关于促进中医药传承创新发展的意见》),从党和国家发展全局的高度对中医药工作作

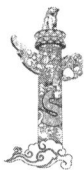

出全方位、战略性、系统性安排。

第一次以国务院名义印发中医药发展战略规划纲要(2016年2月22日国务院印发《中医药发展战略规划纲要(2016—2030年)》),这一中长期规划,将中医药发展提升到国家战略高度。

第一次发布中国的中医药白皮书(2016年12月6日国务院新闻办公室发表《中国的中医药》白皮书),向世界展示中国发展中医药的方针政策和成就。

第一次由国家中医药管理局印发人才培养专项工程(2018年6月4日国家中医药管理局印发《中医药传承与创新"百千万"人才工程》(岐黄工程)——国家中医药领军人才支持计划),首次制定高层次人才培养专项,以高层次人才队伍建设为抓手,带动中医药人才队伍建设和能力提高。

第一次由国务院办公厅印发中医药五年发展规划(2022年3月29日国务院办公厅印发《"十四五"中医药发展规划》),这是中华人民共和国成立以来首个进一步对中医药发展做出的全局性、战略性、保障性谋划,是"十四五"时期贯彻落实党中央、国务院关于中医药工作的决策部署,推动中医药振兴发展的纲领性文件。

党中央、国务院的一系列决策部署,描绘了全面振兴中医药、加快医药卫生体制改革、构建中国特色医药卫生体系、推进健康中国建设的宏伟蓝图,中医药事业进入新的历史发展时期。

新时期,党和国家的最高领导人对中医药发展高度重视,习近平同志高瞻远瞩地指出:"中医药学是中国古代科学的瑰宝,也是打开中华文明宝库的钥匙。当前,中医药振兴发展迎来天时、地利、人和的大好时机,希望广大中医药工作者增强民族自信,勇攀医学高峰,深入发掘中医药宝库中的精华,充分发挥中医药的独特优势,推进中医药现代化,推动中医药走向世界,切实把中医药这一祖先留给我们的宝贵财富继承好、发展好、利用好,在建设健康中国、实现中国梦的伟大征程中谱写新的篇章。"

习近平曾多次强调中医药传承发展的精髓"传承精华,守正创新"。

2020年6月2日,习近平在主持召开专家学者座谈会上指出"中西医结合,中西药并用,是这次疫情防控的一大特点,也是中医药传承精华,守正创新的生动实践几千年来,中华民族能一次次转危为安,靠的就是中医药。"

2020年4月10日,习近平在中央财政委员会第七次会议上讲话指出"要遵循中医药发展规律,传承精华,守正创新,加快推进中医药现代化、产业化,坚持中西医并重,推动中医药和西医药相互补充、协调发展,推动中医药事业和产业高质量发展,推动中医药走向世界。"

2022年3月6日,习近平总书记看望参加全国政协十三届四次会议的医药卫生界、教育界委员时指出:"要做好中医药守正创新、传承发展工作,建立符合中医药特点的服务体系、服务模式、管理模式、人才培养模式,使传统中医药发扬光大。要科学总结和评估中西药在治疗新冠肺炎方面的效果,用科学的方法说明中药在治疗新冠肺炎中的疗效。"

2022年5月12日,习近平总书记在河南南阳调研时指出:"中医药学包含着中华民

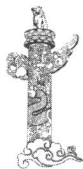

族几千年的健康养生理念及其实践经验,是中华民族的伟大创造和中国古代科学的瑰宝。要做好守正创新、传承发展工作,积极推进中医药科研和创新,注重用现代科学解读中医药学原理,推动传统中医药和现代科学相结合、相促进,推动中西医药相互补充、协调发展,为人民群众提供更加优质的健康服务。"

在习近平新时代中国特色社会主义思想的指引下,中国正在进入一个中华伟大复兴的新时代,中国的中医药学也必将随之进入前所未有的复兴时期。在党中央、国务院的领导下,坚持"传承精华,守正创新"的理念,中医药学传承发展一定会迎来更加美好的明天。

"传承精华,守正创新",中华人民共和国成立以后,尤其是中国特色社会主义新时期,全国医务工作者不忘初心,牢记使命,踔厉奋发,笃行不怠,实现梦想,未来可期,此时为中医学史上的"复兴期"。

第三节　中医整体观念、辨证论治和治未病思维理念

"思维理念"是指人们通过头脑的深思熟虑而形成的思想观念,是认识的高级过程。通过思维理念认定和追求的目标、原则、方法,具有指引方向的意义。

中医对疾病的诊治积累了数千年经验,四诊八纲、理法方药、各种辨证、经方典著、针灸推拿、汤药砭石、药膳导引……不胜枚举,如浩瀚的大海,无边无垠。要想在中医诊治疾病的大海中不迷航,就要大道至简,从纷繁复杂的经验医学中抓住"整体观念"和"辨证论治"这两个航标。"整体观念"好比指引大方向的灯塔,"辨证论治"好比寻找目的地的指南针,有了这两个导航利器就能在中医疾病诊治的大海里认准方向自由航行,就能化腐朽为神奇,获得惊人的疗效。

以下,就以中医的三大主要特点(即整体观念、辨证论治和治未病)为题,用思维理念逐一推导。

一、整 体 观 念

(一)整体观念的基本概念

整体观念就是具有统一性和完整性的想法。中医学"整体观念"的要点有三:①认为人是一个有机的整体;②认为人和自然界息息相关,即"天人相应";③人和其社会环境密切相关。以上三点也是中医的基本理论,强调疾病的综合治理。

(二)整体观念的思维理念

1. 人体是一个有机整体　人体是个有机的整体,各脏器之间是紧密联系的。如人的头发,不论是它的生长速度,还是它的颜色,均和气血、肾精等充足与否有关。如果肾精、气血充足,则头发生长旺盛,颜色乌黑且不易脱落,否则头发就会早白、早落。

人体以五脏六腑为中心,通过经络的连接和联络,五脏六腑相互联系,相互影响,形成一个整体的组织。在生理上,身体上的各种组织一起工作,进行活动。在疾病的情况下,身体的组织相互影响,形成疾病的蔓延、发病和加重,或恢复和愈合。

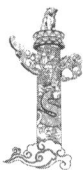

2. 人类与自然是一个整体 大自然对人体有很大的影响。天气、地理条件、生活条件、生活习惯……所有这些都会对人体产生直接影响。人和自然的关系也十分密切,如天气寒冷人易得风湿痹证(相当于西医所说的风湿性关节炎),天气炎热人易得中暑等。这些均说明"天人相应"的整体观念。例如,东南部容易受到高温和潮湿的影响,而西北部则容易受到干燥的影响。在冬季,容易受到风和寒冷的影响;在夏季,容易受到热和潮湿的影响。春暖、夏热、秋凉、冬寒这是正常的气候,也是地理差异对人体的影响。当自然环境的变化超出人类的适应能力,或身体的适应能力下降,无法适应不断变化的自然条件时,就会发生疾病。例如,在冬天,当身体寒冷时,人们更容易患感冒,而在夏天,当天气热而不冷时,人们更容易患胃肠道感染。出于这个原因,中医强调在诊断和治疗疾病时考虑自然因素的重要性。

在治疗疾病的时候,我们也应该考虑到这种整体观念,要因时、因地制宜。如人的肌肤在夏天因热而开泄,冬天则因寒而致密,所以同是患的风寒感冒,夏天就不宜用过多的辛温药,以防开泄太过,损伤津液和正气,冬天则可重用辛温药物,以使病邪从汗而解。又如我国西北方地高气寒,病多风寒,寒凉的药物就要慎用,而要多用温热药物;东南方地势低洼,气候温暖、潮湿,病多湿热,温热助湿的药物就要慎用,而可重用清凉化湿之剂。

中医所言"至而不至",意在季节已经到来,但气候尚未改变,例如,春天已经到来,但气候仍然是寒冷的;"不至而至",意在季节尚未到来,但气候就来了。后者意味着季节还没有到来,但气候已经提前到来,例如,气候在春天之前就已经变暖,这些都是反常现象,很可能造成传染病的流行。当然"至而太过"或"至而不及"也是反常的现象。

3. 人和社会环境是一个整体 人生活在特定的社会环境中,必然不可避免受到各种社会因素的影响。人与社会环境既相互统一,又相互联系。人不单纯是生物个体,而且是社会的一员,具备社会属性。政治、经济、文化、宗教、法律、人际关系、婚姻等社会因素,必然通过与人的信息交换影响着人体的各种生理、心理和病变,而人也在与社会环境的交流中,维持着生命活动的稳定有序与协调平衡。人们的心理活动直接受到生活环境的影响。人们在不同的生活环境中形成相对稳定的心理适应和心理活动。当生活环境发生变化,而人又不能做出相应的改变和调整时,这不可避免地导致心理功能的紊乱和疾病的形成。

中医学理论体系是以人为本、以自然环境与社会环境为背景,揭示生命、健康、疾病等重大医学问题,阐述人与自然、人与社会、精神与形体以及形体内部的整体性联系。在维护健康和防治疾病的过程中,要求医者"上知天文,下知地理,中知人事"(《素问·著至教论》),从中充分体现出整体观念的指导意义。

(1)社会环境对人体生理的影响 每个人所处的社会环境和社会背景不同,则造就个人的心理特征与体质是有差异的。一般来说,社会环境良好、人际关系和谐,则可使人精神振奋,勇于进取,同时有利于身心健康;而社会环境动荡、人际关系纠结复杂,则可使人精神压抑,或紧张、焦虑,从而影响心身功能,危害心身健康。此外,社会地位和经济条件对人们的心身功能也有很重要的影响。社会地位高、经济地位好,养尊处优,易使人骄

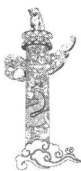

恣任性;政治、经济地位低下,易使人自卑颓丧。长此以往,会影响人体脏腑功能和气血运行。

(2)社会环境对人体病变的影响　人的社会地位、经济条件也会随着社会环境的变化而变化。如遇社会环境骤然变化,会对人体生理功能产生较大的影响,甚至损害人的身心健康。社会地位、经济状况的剧烈变化,以及亲人亡故、家庭纠纷、邻里不和、人际关系紧张等常可导致人的精神活动不稳定,从而引起某些心身疾病的发生,或诱发病情加重或恶化,甚至死亡。社会动荡、政治腐败、饥荒战乱、经济萧条以及不良的习俗风气等,皆为疾病之源,尤其是心身疾病之因。精神情志因素在疾病的发生和发展变化中所起的作用越来越明显。在中医学整体观念的指导下,以中医学的理论和方法研究社会因素对生命、健康和疾病的影响,是社会发展给中医学带来的新课题,具有现实意义和应用价值。

(3)社会环境与疾病防治的关系　社会环境的改变主要通过影响人体的精神情志活动而对人体的生理功能和疾病变化产生影响,因此在预防和治疗疾病时,必须充分考虑社会因素对人体心身功能的影响,应尽可能地创造有利的社会环境,以求获得有力的社会支持,并通过精神调摄提高其对社会环境的适应能力,以维持心身健康,预防疾病的发生,并促进疾病好转。

二、辨 证 论 治

(一)辨证论治的基本概念

辨证论治又称辨证施治,是中医认识疾病和治疗疾病的基本原则,是中医学诊治疾病的基本理论与思维方法,是理、法、方、药运用于临床的过程,也是中医学的基本特点之一。即运用四诊八纲、脏腑、病因、病机等中医基础理论分析四诊获得病人的发病原因、症状、体征的临床资料,全面分析,明确病变的本质,做出判断,拟订治则治法,进行治疗的过程,也被称为"循证治疗"。

(二)辨证论治的内涵

辨证论治涵盖辨证和论治两个过程,是中医学理论指导临床对疾病的一种特殊的研究和处理方法。临床常用的辨证方法包括八纲辨证、气血津液辨证、脏腑辨证、六经辨证、卫气营血辨证、三焦辨证、经络辨证。所有这些方法都旨在明确病因、部位、机制、病程和严重程度,并根据诊断结果提供合理治疗。

1.辨证　即是认证识证的过程。证是对机体在疾病发展过程中某一阶段病理反映的概括,由于它包括病变的部位、原因、性质以及邪正关系,反映出疾病发展过程中某一阶段的病理变化的本质。因而,证比症状更全面、更深刻、更正确地揭示疾病的本质。所谓辨证,就是根据四诊(望诊、闻诊、问诊、切诊)所收集的资料(病人的病史、症状和体征等),通过分析、综合,辨清疾病的病因、性质、部位,以及邪正之间的关系,概括、判断为某种性质的证。

2.论治　又称为"施治",即根据辨证的结果,确定相应的治疗方法。

3.辨证与论治　辨证和论治是诊治疾病过程中相互联系不可分离的两个部分。辨

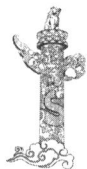

证是决定治疗的前提和依据,论治是治疗的手段和方法。通过论治的效果可以检验辨证的正确与否。辨证论治是认识疾病和治疗疾病的过程,是理论与实践相结合的体现,是理法方药在临床上的具体运用,是指导中医临床工作的基本原则。

辨证论治是中医学的特色与精华,是中医在诊治疾病时应当遵循的原则。对疾病进行辨证诊断,是中医学独特的内容,它是治疗时立法处方的主要依据。无论疾病病种是否明确,辨证论治都能够根据每个人的具体病情进行灵活地处理,从而大大丰富了中医学对疾病的处理能力。

(三)辨证论治的思维理念

1.辨证的思维理念 证是中医学特有的理性概念,是哲理、医理与临床实践的结合,是认识论、科学观与生命科学、医学实际内容的结合。临床辨证的一般思维规律,是在中医学理论的指导下,通过对症状、体征等病情资料的综合分析,先明确病位、病性等辨证纲领,再确定辨证具体要素,然后形成完整准确的证名。八纲辨证是辨证的纲领,属于纲领证;病性辨证是辨别证候的性质,属于基础证;脏腑辨证是以病位为主的辨证方法,属于具体证;此外,还有六经辨证、卫气营血辨证、三焦辨证、经络辨证等,也是中医学辨证分类的方法。

(1)详细而准确的四诊合参是辨证的基础 临证时不能只凭一个症状或一个脉象,便仓促做出辨证诊断;必须根据四诊合参的原则,把望、闻、问、切等所得到的证候综合起来,作为辨证的依据,四诊资料不全,容易出差错,甚至误诊。运用四诊时,每一诊都要做到详细准确,因为证候是辨证的证据,证据越充分,辨证诊断就越准确。所以,四诊时应尽可能地详细地查找出病人所有的证候并无遗漏,倘若还有疑点时,应把握辨证的线索,再做细致的诊察。否则,四诊虽做但不全面,辨证的基础就不可靠。

病有轻重缓急,证候表现也有简繁。病人的症状有多有少,表达能力有好有差,意识清楚或模糊;叙述病情有真有假,甚至有的夸大病情,或隐讳某些症状。四诊的证候是医生在临证时从病人那里询问和观察得来的。因此,临证时务必注意证候的准确性,这就要求医生要熟练和准确地掌握四诊的方法,并客观地进行四诊,不可主观臆测或似是而非,模棱两可,疑似模糊的印象,应去伪存真,认真仔细研判证候,才能做出正确的辨证。

(2)围绕主证进行辨证 辨证首当应抓住证候的主证,因为主证是辨证的要点、治疗的重心。主证可能是一个症状或几个症状,这一个症状或几个症状是疾病的中心环节。因此,要围绕主证进一步辨证,并针对主证进行治疗,这样才会取得显著的疗效。抓主证应从以下三个方面入手:①主证多是问诊时病人的主诉,既是病人主要痛苦和希望医生解决的主要问题,常常也是疾病的主要问题,如发热、腹泻等;②在病人的证候表现中查找主证,如病人出现心烦、心悸、头晕、耳鸣、入睡难,显然失眠是其主证;③医生须启发和引导帮助病人查找和缜密思维辨别主证和主因。

以呕吐为例:其一病人,初起头痛、恶寒、发热、呕吐;其二病人,突然腹中绞痛,呕吐,四肢厥冷,时或吐虫;其三病人,倦怠,疲惫,四肢无力,久病而吐未止,每于饭后 1~2 h,即将食物大部分或全部吐出,七八日始得大便且如羊粪。上述三例病人虽然均有呕吐,但其所处的地位不同。其一病人是外感病兼有呕吐,呕吐症处于次要地位;其二病人

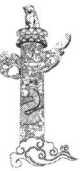

是蛔厥,呕吐与腹中绞痛,处于同等重要的地位(两者都是主证)。其三病人是胃反病,呕吐症处于主要地位,其若无呕吐,则不能诊断为胃反病。

再举例:若病人身肿和气喘两个证候均较突出,判断哪个是主证时,应首先问明肿和喘的先后。如先肿后喘,则肿为主证。根据水肿的形成与肺、脾、肾关系至为密切,可围绕肿这一主证,观察其他兼见证候,来辨别病位以哪一脏为主及肿的寒热虚实。若根据先肿而后喘,并伴有面色黄白,舌苔白润,小便短少,大便初硬后溏,腹胀不思食,时吐涎沫,四肢无力,倦怠,脉象濡缓(右关尤甚)等证候,依据八纲与脏腑等辨证来分析,可见其所呈现的主要是脾的证候,肺居于次要地位,因此,本病辨证诊断是脾阳不振,运化失司,则聚水成肿,水气上泛为喘。

由上述举例可见,掌握主证并围绕主证进行辨证诊断是十分重要的。临证时要善于掌握主证,并以主证为中心,同时结合其他证候、脉、舌等,审时度势,才可准确地鉴别病因,立法处方,从而获得显著的疗效。

(3)从病变动态发展变化过程中辨证　疾病的发生与发展是一个动态变化的过程,同一种病,由于个体和条件的不同,会有不同的变化。即便是同一病人也会随着时间的迁移和病机不断发展,以及更会因治疗的及时正确与否而引起变化。如伤寒病人,今日病在太阳经,明日可能已传到少阳或阳明经;或昨日是表实证,而因误治出现了表虚或其他变证。又如温病,今日病在卫分,明日可能已入气分,或入营分或入血分,或仍相持于气分,或热退而解。再如由于小儿为稚阴稚阳之体,五脏柔弱,易虚易实,易寒易热,变化甚速,故古人有"走马看伤寒,回头看痘疹"之语。这是古往今来的深刻体会之谈。足见疾病变化之迅速,因此辨证必须善于从变化中去识别。应仔细审察起病原因、治疗经过及效果,当时疾病的病机,推断疾病今后趋势。总之,必须把疾病看成是动的,而不是静止的过程,则辨证治疗才能心灵手巧。

(4)有时个别的症状是辨证的关键　四诊详确是辨证的基础,临证不要忽视个别的证候、舌脉象。由四诊所得的个别的证候是病人全部证候的一个单位,所有证候相加成为一个整体,在这个整体中的各种证候,是比较统一,互相补充的关系,从中可以得出一个比较一致的辨证结论,这是一般的辨证规律。如一病人身壮热或潮热,口渴引饮,腹满痛,大便秘,小便短赤,脉沉数有力,舌苔黄,综合证候辨证,可知其是里热实证。然而也有一些病人,四诊所得,各有所主,望诊和问诊是虚证,闻诊与切诊又像实证,甚至每一诊所得也有错杂征象,辨证互有抵触,从而不能得出一个统一的辨证结论。此时应按照八纲辨证的方法,从复杂的病证中,根据个别能够反映整个病机的证候或脉象或舌象,给予辨证诊断。

上述要点与上述四诊详细而准确的辨证基础精神是以互为补充的,因此,这决定性的一症、一脉或一舌象,不能脱离全部证候孤立地去判断。疾病有常有变,正如刘河间所说的:"亢则害,承乃制,亢之过极,反似胜己之化"。所谓胜己之化,就是出现些相反的假象(症状与病本不相符合)。在临床上这种现象并不少见,所谓"至虚有盛候""大实有羸状",更有病人因为误治,病情变得相当复杂。故辨证不仅可按正常的现象下判断,也可透过反常的证候下结论;但在反常的证候中,必须求得足以真正指示疾病之本质的一

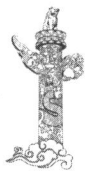

症、一脉、一舌象，诊断才的正确。

（5）病性辨证注意抓住兼症　辨证时既要辨病位，又要辨病性。辨别证候的性质，其实就是辨别证候的表里寒热虚实。而辨证之性，则主要是辨别兼症的性质。如胃脘痛，其病位在胃，而兼症中喜温为寒，喜按为虚，综合判断，当是虚寒证。同时，辨别病性，也可从辨舌苔和脉象入手。如脉沉迟无力，沉主里，迟主寒，无力则主虚，综合判断，当属里虚寒证。特别提醒注意，临证时可遇到主证与兼症的病性不一致或相反情况，此时医生应仔细研判，既要辨别主兼，去真存伪，又要辨清病位与病性。

（6）证外之证辨证注意抓住夹杂证候　证外之证是临床表现中有两个系统以上的疾病证候群，如内科与外科证候、妇科与内科证候等证候同时存在。这时的辨证要点则是抓住矛盾，在先治某一系统疾病的证候时，同时兼顾其他系统疾病的证候，特别是在主辨证候与兼顾证候病性不一致或相反时，则更要注意抓住错杂、繁杂的特点辨证施治。如胃脘痛为虚寒、肠道泄泻是湿热、咽喉肿痛为实火，在多证并存、证外有证的情况下，则须统筹兼顾，主次分明，不可顾此失彼。

（7）辨无证时注意查隐性证候　临证时有无证可辨之证，如无症状的血糖偏高、镜下血尿、B超提示的胆囊结石、肾积水和各种的早期肿瘤，因其无证可辨，皆属无证之证。此时要根据病人的病史、体质等情况，结合临床经验，借助现代各种检查方法，查找蛛丝马迹，找出其隐性证候所在，使之由无证可辨变为有证可辨。

（8）辨证与辨病的关系　证与病有着密切的关系，一般情况有什么样的病，就有什么样的证。但也常有同证异病，如秋燥病、乳蛾病、喉痧病三病均有喉痛证，而治法却有所不同。所以，临证时既要辨证也要辨病。倘若辨证既包括四诊检查所得，又包括内外致病因素及病位，全面而又具体地判断疾病在这个阶段的特殊性质和主要矛盾的话；那么，辨病的不同之处在于按照辨证所得，与多种相类似的疾病进行比较鉴别，把各种相类似疾病的特征均予以考虑，因此要对病人的证候进行逐一查对分析，在查对分析的过程中，就进一步指导了辨证，分析有无这种或那种病的特征，然后把那些相似的病逐一排除，从而得出最终的诊断。在得出诊断后，对该病往后病机的演变已有一个梗概，在此基础上再进一步辨证，就可以预料其转归；其实经过辨病之后更重要的是，使辨证与辨病所有的治则与选方用药更加贴切，以达到提高治疗效果的目的。

既注意辨证，也注意辨病。《伤寒论》就是辨别伤寒病的大作。刘河间补充了辨别热病的方法；吴又可又提出了瘟疫病的辨别方法；清代温病学家对温病又细分为春温、风温、暑温、温毒、冬温等病。随着中医学的不断发展，各科对疾病的认识越来越多，对疾病的鉴别越来越细，因而治疗效果也越来越好。例如，一个便血的病人，病情不重，然而时作时止，久治不愈。后经诊断是痔，用枯痔疗法治愈。倘若起初就能辨病，鉴别出是痔，病人则不至于经久不愈。如果不是痔，而便血反复不愈，还应检查鉴别是否为肠癌。

各临床各科中，虽然，有的病的确是以证候命名的，如咳嗽、喘、水肿、便血等，但并非所有的病名都是如此。中医的病名有以病因命名的，如惊悸、秋燥等；有以病位命名的，如脚气、阳萎（阳痿）等；有以病理命名的，如痰饮、白内障等；有以病因加病位命名的，如肺燥等；有以病理加病位命名的，如肠痈等。无论以什么形式命名，对辨证均具有

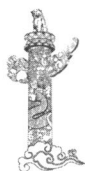

指导意义,在治疗上就有相应的原则与方法,即可视之为病。

综上所述,病是从辨证而得的,每一种病都有其各自的变化规律,其"病"的规律,又反过来指导辨证。从辨证—辨病—辨证,是一个诊断疾病不断深化的过程。不能只满足于"辨证",临证时必须既辨证又辨病,由辨病再进一步辨证。辨病的方法需要在临床实践过程中不断地学习,只有通过临床实践真正掌握了各科每种疾病的病因、病机、辨证和治疗,才能胜任临床诊疗工作。

2.论治的思维理念　论治是根据辨证的结果,确定相应的治疗方法。辨证和论治是诊治疾病过程中既相互联系又不可分割的两个方面。辨证是决定治疗的前提和依据,论治是治疗的手段和方法。通过论治的效果可以检验辨证的正确与否。辨证论治是认识疾病和解决疾病的过程,是理论与实践相结合的体现,是理法方药在临床上的具体运用,是指导中医临床工作的基本原则。中医所说的治则是指疾病的治疗法则或原则,是在整体观念和辨证论治精神指导下制定的,对临床治疗立法、处方、用药,具有普遍的指导意义。

(1)论治要既辨病又辨证　中医临床认识和治疗疾病,既辨病又辨证,但主要不是着眼于"病"的异同,而是将重点放在"证"的区别上,通过辨证而进一步认识疾病从而治疗疾病。如感冒,临床可见恶寒、发热、头身疼痛等证候,但由于引发感冒的原因和机体反应性有所不同,又表现为风寒感冒、风热感冒、暑湿感冒等不同的证型。因此,只有辨清辨明感冒属于哪种证型,方能正确选择不同的治则,分别采用辛温解表、辛凉解表、清暑祛湿解表等治则给予适当的治疗。辨证与那种头痛止痛、发热退烧,仅针对某一症状采取具体对策的对症治疗完全不同,也根本不同于用同一种方药治疗所有同一种疾病的单纯辨病治疗。

(2)论治宜采取"同病异治"或"异病同治"的原则　中医认为,同一疾病在不同的发展阶段,可表现出不同的证型;而不同的疾病在其发展过程中又可能出现同样的证型。因此,在治疗疾病时就宜分别采取"同病异治"或"异病同治"的原则。①"同病异治",即对同一疾病不同阶段出现的不同证型,采用不同的治法。如麻疹初期,疹未出透时,治宜发表透疹;麻疹中期,通常肺热明显,治宜清解肺热;而至麻疹后期,多有余热未尽,伤及肺阴胃阴,此时治宜养阴清热为主。②"异病同治",是指不同的疾病在发展过程中出现性质相同的证型,因而可以采用同样的治疗方法。如心悸与闭经是两种性质完全不同的疾病,但均可出现血瘀的证型,因此,治疗上均可选用血府逐瘀汤进行活血化瘀。这种针对疾病发展过程中不同性质的矛盾用不同的方法去解决的原则,正是辨证论治实质的体现。

(3)对证中有证须抓联系论治　辨证过程中,常见证中有证。如胃肠不适证候的病人,既有寒凝气滞型胃脘痛,又有肾阳虚之五更泻。一个是新病,一个是久病;一个是实证,一个是虚证;一个上腹,一个在下腹;一个治以温散,一个治以温补。此时,既可选良附丸主治胃痛,又可选四神丸兼顾五更泻。待胃脘痛愈后,又在主选四神丸的基础上配合理中汤治五更泻。辨证论治过程中,既要注意证中之证,又要掌握好两个证型间的相互联系,如此方能抓住主治、兼治、合治、先治、后治的时机。

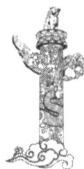

（4）静态证要守法论治 所谓静态证候是指疾病的病位、病性表现为相对平衡稳态时期，或为气虚，或为血寒，或为肝胆湿热等，此时病位、病性已定，只要辨证准确，治疗有效，则应效不更方，守法守方继续治疗。

（5）动态证要灵活论治 所谓动态证候是指经治疗后其表现出现了变化。如肾阳虚的五更泻，用四神丸治疗后，泄泻已停，但仍有阳虚之证，说明病情已轻。此时须效不更方，守方守法继续巩固治疗，还是根据现有的肾阳虚表现，按肾阳虚论治，改用金匮肾气丸、右归丸、济生肾气丸，则要根据医生的临床经验灵活掌握。

（6）错杂证要调平论治 中医之调理乃"以平调之"，不会出现新的、更严重的紊乱。如胃脘痛，常见寒热、错杂证候，既有胃脘痞满、喜温喜按的虚寒象，又有口干、口苦、苔黄腻的热象，或有口腔溃疡，或大便偏干，此为寒热错杂之证，治宜温清并用，方选半夏泻心汤，旨在平衡调节胃腑功能。治疗虚实错杂、升降错杂证候时，应以调平为要。

（7）有效证要根据病程论治 临床上对治疗有效的病人，应注意服药疗程。如感冒、暑热之证，病程短，疗程亦应短，若服药 3 剂而愈，则不必继服。对慢性病人治疗有效者，或效不更方，或做些微调，使渐治渐佳。可每日 1 剂，亦可隔日 1 剂，或连服 2 剂停 1 天，亦可 1 周服 2 剂。对于颤证病人，多长期间隔服用，取减西药毒副作用之效，以增止颤之功。

（8）无效证须审查论治 对用药后无效的病人，临证要仔细审查。如属辨证用药无误者，常因病程长、邪气未除，当应效不更方。而对辨证用药不妥的病人，则应细审其因，当机立断，及时纠正。

（9）先效后无效证究其演变论治 在临床上时遇先效后无效的病证病人，可能有两种情况：①用药应变而未变，此时责任在医生，如胃脘痛中的寒热错杂证型，应用半夏泻心汤后，黄苔已退，口苦已止，说明此时热象已除，而虚寒证成为主要证候，若继服半夏泻心汤，其药性偏寒，故而无效，则应改选黄芪建中汤、理中汤、四君汤为宜。②病人自身因素，如饮食、起居、情志变化等影响所致，此时医生应协助病人查找原因，指导病人正确服药，同时注意服药期间的调理方法。

（10）药后加重证须审因论治 在临床上也可遇到服药后病情反而加重的病人，查其原因除用药失当外，还可能有药性与病情相争较剧而出现病情加重之故。临证时必须加以区别慎重对待。对用药失当者，应及时更方；对药病相争者，则须在用药前就告知病人；对于药后出现不良反应者，要仔细查找是哪种药物引起，或减少用药剂量，或更改服药时间，或增减方中药物，或停药观察。须认真对待，万不可麻痹大意。

（四）辨证论治的历史渊源

辨证论治的渊源可以追溯到战国时代的《内经》，书中记载了许多中医证候的名称及其临床表现，如《素问·太阴阳明论》指出，脾气虚可表现为四肢无力，并可累及其他脏腑；《灵枢·本神》具体描述了五脏气虚等证候的临床表现，并指出要审察五脏为病的外在表现，判断气之虚实，据此而决定治疗方法。再如《素问·至真要大论》的病机19 条，从脏腑病位、病因、病性等方面阐述了不同临床表现的病机归属，并提示了治疗原则。《内经》虽然没有形成辨证论治体系，但其中有关脏腑经络、气血津液等生理病理的

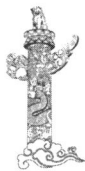

理论,六淫、七情、饮食、劳倦等病因学说,邪正斗争、气机升降、阴阳失调的病机学说,望、闻、问、切四诊合参的诊断方法,以及治疗与组方用药的基本原则等,已为辨证论治体系的形成奠定了理论基础。至东汉张仲景著《伤寒杂病论》(后世分为《伤寒论》和《金匮要略》两部分),首先较为明确地提出了辨证论治的概念,并创立了比较完整的辨证论治体系。如《伤寒论》中的"平脉辨证",就是明确提出"辨证"的最早记载。而且《伤寒论》《金匮要略》均以"辨太阳病脉证并治"等为篇名,创立了六经辨证论治体系和脏腑辨证论治体系。还明确指出,要观察分析脉证,判断疾病的发展变化,随其不同证候确定治疗原则,体现了辨证论治的基本思想。《伤寒杂病论》中广泛运用了表、里、寒、热、虚、实、阴、阳、脏腑、气血等概念,以此作为辨证的基本内容,并针对不同病机和证候,采取相应的治疗原则和治疗方剂。此后历代医家又从不同角度大大丰富和发展了辨证论治的内容,如汉代《中藏经》对脏腑病机的发展,隋代巢元方对病因病机理论的发挥,宋代陈言对病因学说的发展,金代刘河间对六气病机学说的发展,元代朱丹溪对气血痰郁理论的发挥;清代随着温病学说的形成发展,叶天士创立卫气营血辨证,吴鞠通提出三焦辨证。还有的医家就辨证论治理论在内、外、妇、儿等临床学科中的运用作了专门的阐述,使辨证论治体系更臻完善。

三、治未病

中医学历来就重视预防,强调"防患于未然"。圣人曰"上工不治已病治未病"。"治未病"的预防思想,是中医学独特的预防医学理论,最早出自于《黄帝内经》之中,历代中医在《黄帝内经》的基础上继承并发展了这一理论,将"治未病"的学术思想贯穿于中医学的始终。

(一)中医治未病四层含义及八大原则

1. 中医治未病的四层含义　"治未病"的思想在中医学理论中已形成较完整的学术体系,其中包括有未病先防,既病早治,已病防传,未变防变,已变防逆,初瘥防复等。"治未病"的含义,可分为"治未病""治欲病""治已病""治愈病"4个层面。

第一层:"未病先防"是"治未病"的预防原则。治未病的核心内容是重视预防,提倡养生。中医倡导"恬淡虚无""精神内守",反对"唯名利是务",认为必须重视调养心神,方是"保身长全,以养其生"的关键。中医非常重视"五脏"养生,主张"百病之源五脏为本",即是说当顺应四时,外避邪风,养护五脏,方能防患于未然。总之,中医重视养生,预防疾病,消未起之患,治未病之疾,医在无事之前,不求既逝之后,故以未病先防为首。

第二层:"既病早治"是"治欲病"的防患原则。"治未病"的第二层含义,旨在突出早期治疗,防微杜渐,将疾病消灭在初期阶段。《黄帝内经》言:"上工救其萌芽……下工救其已成,救其已败。"意在强调早治。再如《金匮要略》中指出:"适中经络,未传于脏腑,即医治之。四肢才觉重滞,即导引吐纳,针灸膏摩,勿合九窍闭塞。"所以"上工"善于早期治疗,切不可贻误病机,导致传变。

第三层:已病防变是"治已病"的预防原则。六经病证有传有变,内伤杂病亦有传

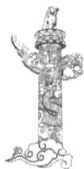

变,故须及时辨证已病,同时采取预防性治疗措施,防止病邪传变,做到辨证论治与辨证先防相结合,此医家必备之法术。①已病防传,"传",指病情顺着一定的趋向发展,一般说,凡病邪侵袭,邪气内传,则病证由表传里,由阳入阴,故防邪内传,属当务之急。②未变防变,"变"是指病情在某种特殊条件下发生了性质的改变。"传"与"变"多常互称为病情的进展。若病情急剧变化发展时,则当防止病情转为危重,应积极采取防治措施,力挽败途。

第四层:初瘥防复是"治愈病"的康复原则。疾病新瘥,气血未壮,元气未复,阳阴未和,宜采取一些防治措施以促进康复,其方法有二。调五脏则"阴阳自和",阴阳自和的途径,一者不用药惟静养,依靠自身恢复。二者,少与扶正之药品,调理五脏促阴阳自和,早日康复。

总之,中医"治未病"学术思想对预防医学有重要的理论指导和实践意义,为研究现代预防医学启迪思路。

2. 中医治未病的八大原则 中医将治未病作为奠定医学理论的基础和医学的崇高目标,倡导惜生命,重养生,防患于未然。养生的内涵是延长生命时限和提高生活质量。

(1)未病先防 就是在疾病未发生之前,做好各种预防工作,以防止疾病的发生。疾病的发生,关系到邪正两个方面。邪气是导致疾病的重要条件,而正气不足是疾病发生的内在原因和根据。外邪通过内因而起作用。因此,治未病,必须从两个方面入手,一方面调养身体,提高正气抗邪能力,另一方面要防止病邪的侵害。

(2)既病防变 是指如果疾病已经发生,则应争取早期诊断、早期治疗,以防止疾病的发展与传变。

(3)治病求本 是指寻找出疾病的根本原因,并针对根本原因进行治疗。在临床运用这一治则时,必须正确掌握"逆者正治,从者反治"和"急则治标,缓则治本,标本兼治"等情况。

(4)扶正与祛邪 疾病的过程,是正气与邪气矛盾双方相互斗争的过程。因而治疗疾病,就要扶助正气,祛除邪气,改变邪正双方的力量对比,使之有利于疾病向痊愈方向转化。

(5)调整阴阳 疾病的发生,从根本上说是阴阳的相对平衡遭到破坏,出现偏胜偏衰的结果。因此,恢复阴阳的相对平衡,促进阴平阳秘,乃是临床治疗的根本法则之一。

(6)调整脏腑功能 人体是一个有机的整体,脏与脏、腑与腑、脏与腑之间在生理上相互协调、相互促进,在病理上则相互影响。因此,注意调整各脏腑之间的关系,使其功能协调,才能收到较好的治疗效果。

(7)调理气血关系 气血是各脏腑及其他组织功能活动的主要物质基础,气血各有其功能,又相互为用。调理气血是以"有余泻之,不足补之"为原则,使它们的关系恢复协调。

(8)因时、因地、因人制宜 由于疾病的发生、发展和转归,受多方面因素的影响,如时令气候、地理环境等,尤其是患者个体的体质因素,对疾病的影响更大。因此,在治疗疾病时,必须把这些方面的因素考虑进去,对具体情况做具体分析,区别对待,以制定出

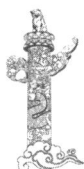

适宜的治疗方法。

(二)治未病的历史渊源

早在两千多年前,中医的经典著作《黄帝内经》《素问·四气调神大论》指出:"圣人不治已病治未病,不治已乱治未乱。……夫病已成而后药之,乱已成而后治之,譬犹渴而穿井,斗而铸锥,不亦晚乎"。"周代以后,在预防措施和方法上不断发展,个人日常卫生方面,养成如洗脸、洗手、沐浴等习惯;饮食卫生方面,不吃腐败变质的食物,饮食不可过量;精神卫生方面,认识到百病怒起,忧虑生疾。环境方面,注重定期扫房,除虫,牲畜实行圈养等。认识到这些因素与疾病发生之间的关系,从而做到早期预防。唐代《千金方》记载:如逢大疫暴发,用雄黄、雌黄、羚羊角、矾石、鬼箭羽等,放置室中或焚烧之。用所产生的气体进行空气消毒。还可用雄黄散碾成细分,水调涂五心、额上、鼻、人中、耳门等处,不仅可消毒局部,还可通过皮肤吸收发挥防疫作用。在我国民间,流传着除夕饮屠苏酒,端午饮雄黄酒的习惯,可起到防疫和防治各种蚊虫咬伤的作用。唐代设立"病人坊"对麻风病患者实行隔离治疗。这些措施都带有预防疾病,控制传染的积极意义。人痘接种预防天花,成为人工免疫的先驱。我国最迟在 16 世纪以前已掌握了人痘接种的方法。清代张璐《张氏医通》和吴谦《医宗金鉴》有较为详细的记载。古代种痘法有痘衣法和鼻苗法。鼻苗法包括浆苗法、旱苗法和水苗法。通过接种,有效预防了天花的发生。《张氏医通》载:人痘接种在当时是"始自江右,达于燕齐,近者遍行南北。"

19 世纪末 20 世纪初,人类从战胜天花、霍乱和鼠疫等烈性传染病的经验中,逐渐建立起相对完善的预防医学理论及体系。1949 年后,我国卫生防疫事业进入了一个崭新时期。如由于贯彻执行预防为主的方针,实施接种"牛痘疫苗"预防天花的措施,使得天花这种病已在我国彻底消失。

健康是人们追求的梦想和享受的权利。健康不仅仅是没有疾病或虚弱,而且包括在躯体、精神和社会适应方面的完好状态。影响健康的因素主要包括:①社会环境,如经济收入和社会地位、社会福利与医疗保险制度、文化背景与人际关系、教育与工作环境和社会安宁等;②物质环境,如生活与职业环境、物质条件与环境;③个人因素,如生长发育状态、生活行为、生物学特征、遗传因素;④卫生服务,如卫生服务体系与网络、卫生资源等。

当前,医疗卫生工作内容主要包括预防、保健、治疗和康复 4 个方面。19 世纪下半叶到 20 世纪上半叶,传染病是人类死亡的头号杀手,医学家将重点放在病原体的发现、免疫方法的探索、抗菌药物的筛选和特种措施的研究等方面,并取得重大成果。许多烈性传染病的流行得到控制,1980 年,世界卫生组织宣告人类已消灭了天花,被看成是第一次卫生革命基本完成的标志。目前,预防医学正在进行第二次革命。随着社会现代化和人口结构的老龄化,心、脑血管病、肿瘤、代谢性疾病及环境污染等对人类健康的威胁日益加剧,于是预防医学的主攻目标也随之变化,这便是人们常说的第二次卫生革命。

预防医学是以"环境-人群-健康"为模式,以预防为主要指导思想,其任务要求它必须高瞻远瞩,面向医学的未来,从战略的高度考虑人类的疾病和健康问题。预防医学是从医学科学体系中分化出来的,它是研究预防和消灭病害,讲究卫生,增强体质,改善和

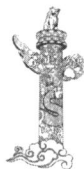

创造有利于健康的生产环境和生活条件,制定预防人类疾病发生的措施,实现促进健康,预防伤残和夭折为目的的一门科学。预防医学与临床医学不同之处在于它是以人群为对象,而不是仅限于以个体为对象。医学发展的趋势之一,是从个体医学发展到群体医学,今天许多医学问题的真正彻底解决,不可能离开群体和群体医学方法。

(三)现代预防医学理念

当代预防医学的三级预防符合中医学治未病的理念。

1. 一级预防 一级预防又称病因预防,是在疾病尚未发生时针对病因所采取的措施,也是预防、控制和消灭疾病的根本措施。加强对病因的研究,减少对危险因素的接触,是一级预防的根本。对于传染病而言,防疫措施,包括对传染源的措施、切断传播途径及各种预防性措施,目的都是不使发生新的传染和流行,也算是一级预防。开展一级预防时常采取双向策略,即健康促进和健康保护,前者是指对整个人群的普遍预防,后者则是对高危人群的重点预防。将二者结合起来,可相互补充,提高效率。例如,对于传染病的一级预防,一方面通过宣传教育使整个人群了解传染病是如何传播以及怎样预防,另一方面促进高危人群的安全行为,如进行疫苗接种等;高血压可以通过提倡体育锻炼、合理饮食等健康促进措施加以预防,同时可通过控制食盐的摄入量等健康保护措施预防其发生。通过控制吸烟预防肺癌,食盐中加碘预防地方性甲状腺肿,进行免疫接种预防麻疹、乙型肝炎、脊髓灰质炎等均为一级预防。

2. 二级预防 二级预防是在疾病的潜伏期为了阻止或减缓疾病的发展而采取的措施。包括早期发现、早期诊断和早期治疗,故二级预防又称为"三早"预防。目前许多慢性非传染病大多病因不明,因此要有效地开展一级预防是不可行的。而由于其发生和发展的时间较长,做到早发现、早诊断和早治疗是可能的。例如高血压、冠心病、宫颈癌、结核等。传染病的早期发现和诊断,不仅可以通过早期治疗来预防发展为慢性期患者或病原携带者,而且可以通过早期隔离和早期报告来防止疾病的蔓延。二级预防的核心是早期诊断。早期发现是早期诊断的基础,而只有早期诊断才可实现早期治疗,改善预后。三者是相互联系在一起的。因此,要做好二级预防,应当做到:①向群众宣传疾病防治知识和有病早治的好处;②提高医务人员的业务水平;③开发适合筛检的检测技术。

3. 三级预防 三级预防又称临床预防,是在疾病的临床期(或发病期)为了减少疾病的危害而采取的措施。包括对症治疗和康复治疗。对症治疗可以改善症状、减轻病痛,提高生存质量;防止病情恶化,减少并发症、后遗症、复发、转移等;防止伤残,争取病而不残,保护劳动力。康复治疗可以促进功能恢复,争取残而不废,保护生活能力。康复治疗的措施包括功能康复和心理康复、社会康复和职业康复。三级预防可以防止伤残和促进功能恢复,提高生存质量,延长寿命,降低病死率。

现在已有不少严重威胁人类健康的急性传染病可以通过预防接种得以避免,此项工作基本上是在儿童时期进行,是儿科工作的重要方面。目前许多成人疾病或老年性疾病在儿童期的预防应该受到重视,疾病预防的范围不应仅局限于对感染性疾病,许多疾病在成人后(或在老年期)出现临床表现,实际上发病的过程在儿童期已经开始,如能在儿童期进行早期预防干预,就可能防止或延缓疾病的发生、发展。如动脉粥样硬化引

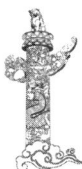

起的冠状动脉心脏病、高血压和糖尿病等都与儿童时期的饮食有关；成人的心理问题也与儿童时期的环境条件和心理卫生有关。

中医药在我国分布面广、群众基础好、应用广泛，是我国独有的医学特色，"中西医并重，促进中西医结合"是我国一贯的国策，利用现代科学技术，促进中医药发展，实现中医药现代化是我国医务人员在 21 世纪的历史使命之一，集中西方医学精华为一体，扩大中医药学在国际上的影响，将为防治疾病提供更有效的手段。

医学，固然应"上医医未病之病，中医医欲病之病，下医医已病之病"，然而现实中既要预防为主，又要防治结合，防中有治，治中有防。随着我国的人民群众经济收入和文化素养的不断提高，对疾病的认识也由被动接受治疗转向主动预防、追求健康上来。目前国家对预防医学的重视程度将进一步提高，投入将进一步增加。以此来满足不断增长的社会对公共卫生的需求。

第四节　中西医结合

当我们穿越时空，回望党领导中国医药发展 70 年壮丽历程的时候，不由感慨万分！正如中国中西医结合学术事业的奠基人和开拓者——国医大师、中国科学院院士陈可冀说的那样："天下的路很多，但实践教育我们，不能没有中西医结合这条路。"

从中华人民共和国成立伊始到跨入 21 世纪，我们在这条道路上风雨兼程，矢志不渝，中流击水，浪遏飞舟！中西医结合的定位从"中西医合作"到"中西医并重"，中西医结合的深度从"初级阶段"到"高级阶段"，中西医结合的广度从"西学中"到"中西融合"，中西医结合的内涵从"浅"到"深"，中西医结合的外延从"窄"到"宽"，中西医结合的贡献从中国到世界，这种不断螺旋式上升发展的势态，为中国独有的中西结合医学之路展开了一幅壮丽的历史画卷！

一路走来，广大中医药工作者们踔厉奋发，笃行不怠，为实现更加完好的中医学时代性转化而不懈努力。荟萃中医界专家学者们中西医结合的有关共识，初步归纳有"三个阶段""五种认识""六大举措""八条途径"。

"三个阶段"：是指中西医结合诊疗模式历经了三个阶段。①初级阶段，初步摸索，相互为用，中西医结合理论观点开始出现，运用中医、西医同时治疗疑难疾病、流行病，以中医的认识方法探讨西医疾病的病因病机和诊疗；②进阶阶段，随着深入发展，进阶阶段形成科学探索、客观化、规范化中西医结合诊疗模式，将西医辨病和中医辨证相结合，将分型与分期相结合的辨证方法；③高级阶段，目前，中西医结合诊疗已进入以学科交叉、标准化、国际化为特点的高级阶段。三个阶段，层层提高。

"五种认识"：是指对中西医结合的概念认识。一是认为"中西医结合"是指既懂中医又懂西医的医生；二是认为"中西医结合"是指中、西医两种治疗方法的联合应用；三是认为"中西医结合"是指"用现代科学方法整理祖国医学的工作"；四是认为"中西医结合"是指中、西医工作者相互合作，中西医学术相互配合；五是认为中西医结合是建立一个统一中医学和西医学的新医学科学体系——中西医结合医学。五种认识，步步深入。

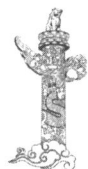

"六大举措":是指国家卫生健康委员会(简称卫健委)关于中西医结合的各项举措。一是在三级综合医院全部设置中医科室,支持二级综合医院设置中医科室,同时加强综合医院中医药人员配备力度和中药房设置;二是在综合医院临床科室强化中西医协作,加强临床科室中医医师配备,在临床科室打造中西医结合团队,让病人在临床科室就能接受到中西医联合诊疗服务;三是对临床类医师开展中医药专业知识轮训,逐步做到"能西会中",同时组织开展高层次"西医学习中医",培养高层次的中西医结合人才;四是国家中医药管理局和国家发展和改革委员会(简称发改委)、国家卫健委共同打造一批中西医协同高地,依托高水平的综合医院和中西医结合医院开展中西医协同的"旗舰"医院、"旗舰"科室建设,发挥示范引领和辐射带动作用;五是聚焦癌症等重大疑难疾病开展中西医联合攻关试点,实现中西医强强联合、优势互补;六是做到"三纳入、一差别",把中西医协同发展纳入综合医院评审和绩效考核、纳入综合医院章程、纳入综合医院的管理制度,同时差别化实施中医科室的绩效考核,鼓励提供优质高效的中医药服务。六大举措,件件回声。

"八条途径":是指中西医结合的临床切入点。一是在疾病预防上的结合;二是在疾病的诊断方法上传统方法和现代科技的结合;三是在疾病的诊断上进行"病"与"证"的结合;四是在疾病的治疗上西医的高科"技"与中医的传统"术"的结合;五是在疾病护理上的结合;六是对中医和西医基础理论研究的结合;七是传统的中方剂、药物的与现代化研究结合;八是穴位及经络与现代化研究结合。八条途径,条条通达。

在初步领略了"中西医结合"的一些大概情况之后,让我们回到中西结合的原点,进一步领悟中西医结合的几个关键问题。

一、中西医结合的基本概念

(一)基本概念

中国中西医结合研究会章程对"中西医结合"概念的定义是:"运用现代科学(包括现代医学)理论知识和方法,加强中、西医结合的研究,继承发掘祖国医学遗产,取中、西医药之长,融会贯通,促进医学科学的繁荣进步。"

可见,综合中、西医学的理论与实践经验,通过研究与实践的努力,创造中、西医学有机结合的理论和方法,是"中西医结合"的基本内涵。同时,中西医结合又是反映我国医学科学各个领域发展的形式、途径和方法的思维形式,它反映着医学科学发展的先进的、前瞻的思想与观念。这是中西医结合概念的外延。概念的外延并不是静止不变的,中西医结合的思维形式随着社会历史发展、人类认识层次的提高、医学认知领域的深化而变化、发展着。

(二)概念解析

首先从关键词"结合"的字面上解析,然后从中西医结合领军人物的学术见解中解析。

1. 从字面上来讲 "结合"的释义是:"彼此发生密切联系"。"结合"可包含联合、融合、整合三种密切联系的形式,这三词组虽都落在一个"合"字上,但"合"前面的一字

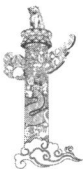

之差却令其含义有所区别。"联合"是指事物共同存在,联系在一起,含有彼此相对独立的意思;"整合"是指事物有条有序调整,组合在一起,含有彼此相互协调的意思;"融合"是指事物互相渗透,交叉在一起,含有彼此相互包容的意思。因此,就"合"的不同词组,其密切程度来讲,融合>整合>联合。由此推理,就"结合"的程度"中西医融合"应优于"中西医整合",而"中西医整合"又优于"中西医联合"。

2. 从几位有代表性的领军人物的学术见解来看 中西医结合领域有过融合医学、整合医学之说。而联合与合作,是中西医结合道路上早期提出的方式,随着认识的深入及时代和科技的发展,早已不成为主流了。

融合医学的代表陈可冀院士。

陈可冀院士是中国中西医结合学术事业奠基人和开拓者,我国著名中西医结合内科、心脑血管科专家,现任中国中医科学院首席研究员、西苑医院心血管病中心主任。他是 20 世纪 50 年代中华人民共和国成立后第一批"西学中"的医生,后从师岳美中、冉雪峰等多位国医大师,他熟读经典,善用高科技,一生为中西医结合呕心沥血,主张中西医融合。提出要"用开放包容的心态,促进传统医学和现代医学更好融合。""中医和西医两种医学模式,应互相交流、交叉互补、共同进步,以提高诊断和医疗效果"。

陈可冀院士曾深入故宫,对现存的清代内廷原始医药档案 3 万余件进行整理研究,完成了《慈禧光绪医方选议》《清宫医案研究》《清宫代茶饮精华》《清宫外治医方精华》《清宫药引精华》《清宫膏方精华》《清宫配方集成》《清宫医案集成》等系列著述出版,有效的整理继承了清代中医药丰富临床经验。在此基础上,他凭借扎实的西医学功底,结合中科院高端的科技设备和力量,将传统的中医学与现代高科技相结合,完成了一系列成效斐然的研究,如被公认为我国中医药界第一篇循证医学论著的"冠心 2 号复方防治慢性稳定性冠心病心绞痛的临床 RCT 观察研究"(成为日后活血化瘀方药研究蓬勃兴起的祖方),被授予我国中医药界第一个国家科技进步一等奖的与动脉粥样硬化相关的生化及药理机制、相关活血药对血管新生等分子机制研究,川芎总碱和川芎嗪抗血小板功能的电镜观察研究,补益脾肾复方对认知功能影响的研究,健脾复方八仙糕对小肠消化酶影响的研究,平安丹对大脑平衡功能影响的研究以及应用核听诊器^{99}Te 标记观察生脉注射液对心功能影响的研究等等。他还率先应用 Swan-Ganz 漂浮导管观察了生脉注射液对肺动脉楔压及射血功能的影响,此外,还对芳香温通宽胸类制剂、寿桃丸延缓衰老生理功能积分及对机体微量元素的影响进行观察,对其中多种有效方剂进行了与现代科学技术相结合的开发研究,包括寿桃丸(被评为国家非物质文化遗产)、平安丹、长春丹等数种中成药的研究等等,不胜枚举。

陈可冀认为:一方面,中医与西医在"道"的层面具有一致性。"中国传统文化深深地影响着中医药理论与临床实践。比如,中医十分注重中庸思想,治疗八法以'和法'为先,注意诊疗的所谓'过'与'不及'等问题,提倡治法上要'致中和'的传统理念,力主合理处置'阴阳消长'的道理以补偏救弊,达到'阴平阳秘'状态,这与现代医学倡导的'内环境平衡''内稳态'理念等高度一致。"另一方面,从"术"的层面看,中西医学术间的差异完全可以形成有机的有效互补,并对两类医学的发展产生促进作用,达到"中西医并

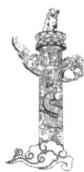

重"融合发展的效应。他认为,中西医两种医学绝不是"水火不容"的所谓"死对头",恰恰相反,是共同携手对付疾病的好"战友"。

陈可冀院士精通中医,善用西医,弘扬传统,融汇新知,是我国中西医融合发展的领军人。除了陈可冀院士,我国还涌现出一大批像施今墨、邓铁涛、吴咸中、张伯礼等许多身先士卒,走中西医融合道路的大师、名家。

整合医学的代表樊代明院士。

樊代明院士是著名西医,中国工程院院士,人称"中国消化病学第一人",多项成果震动全球医学界,迄今在国外发表SCI论文数量和引用率在国内首屈一指,站在西医学前沿的他多次"力挺"中医。他说:"我有四句话:一是在人类历史上,中医药学从未像今天这样受到强调和尊重;二是在世界医学领域中,中医药学已发展成唯一可与现代医学(西医药学)比肩的第二大医学体系;三是中医药解决了很多西医解决不了的问题,显示其不可替代性;四是中医药学必然成为未来医学发展和整合医学时代的主要贡献者"。

樊代明院士认为,人类医学发展的第一个时代,是农业革命催生的经验医学时代或称传统医学时代,第二个时代是工业革命催生的生物医学或称科学医学时代。尽管一个又一个医学模式不断登场,循证医学不够来转化医学,转化医学不够再来精准医学……但都未解决问题,因为它们都只是从一个角度在局部或末端发力。因此,我们不能只用科学或生物学的方法,还必须用人类学、社会学、心理学、环境学等全面系统认识人和人体,必须走向第三个时代——整合医学时代。

樊代明院士所倡导的整合医学是整体整合医学,和国外所谓的整合医学不一样。他倡导的整合医学的理论基础,是从整体观、整合观和医学观出发,将人视为一个整体,并将人放在更大的整体中考察,将医学研究发现的数据和证据还原成事实,将在临床实践中获得的知识转化成经验,将临床探索中发现的技术和艺术聚合成医术,在事实、经验和艺术层面来回实践,从而形成整合医学。正如他所说,唯一能与现代医学比肩的中医药学,应当是整合医学时代的主要贡献者。

樊代明院士亲近中医、走进中医、弘扬中医、整合中西医,是我国中西医整合医学的带头人。除了樊代明院士,我国还涌现出一批像认为"中西医整合是历史必然"的王永炎院士、提出中西医整合"态靶辨治"的全小林院士等许多敢为人先,走在中西医整合医学道路上的名家、大师。

中西医无论是融合还是整合,在现代医学发展过程中,逐渐呈现出这样一种趋势:中、西医实际上在互相伸手,都在试图找一个结合点。假以时日,中、西医在我国医疗体系里能够恰到好处地结合到一起,各自取长补短,这将是一个巨大的进步。

二、中医与西医两个医学体系认识与思维方法的特征

认识事物思维方法的特征才能抓住事物的本质。中、西医两种不同体系的医学各自有什么思维方法的特征呢?

(一)从概念看特征

首先从中医与西医的基本概念着手,看中、西医各自的特征。

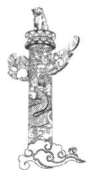

1. **中医学概念**　中医学是以辨证施治和整体论、系统论为哲学基础,以中医药理论与实践经验为主体,以藏象生理学、经络腧穴学作为基础学科,以阴阳五行学说理论及方法,研究人体证候及其变化规律、生理病理、疾病诊断治疗、健康与疾病转化规律,及其预防、康复和保健,研究整体层次上的机体反应状态,而形成的防病治病的科学体系。

2. **西医学概念**　西医学是指现代西方国家的医学体系,起源于近代时期的西方国家,它是近代时期西方国家学者,在否定并且摒弃古希腊医学之后,以还原论观点在研究人体的生理现象与病理现象的过程中,所发展出来的一门以解剖生理学、组织胚胎学、生物化学与分子生物学作为基础学科,以研究人的器官、组织、细胞、分子层次上的结构与功能,形成的全新的医学体系。

3. **中、西医概念上特征的不同**　一是地域,中医是东方西学的代表,西医是西方医学的代表。二是哲学,中医学是以辨证施治、坚持整体论作为哲学基础的,西医学是以形而上学作为哲学基础的。三是历史,中医学是中国医药学 10 万年的结晶,有着悠久的历史传承;西医学则是在彻底否定并且摒弃古希腊医学之后,重新建立起来的现代医学,仅有 200 多年历史。四是理论基础。中医学以藏象生理学、经络腧穴学作为基础学科,以"阴阳五行""天人合一"为理论基础。西医学是以还原论观点,研究人体的生理现象与病理现象,以解剖生理学、组织胚胎学、生物化学与分子生物学作为学科基础。五是还原论与整体论。中医坚持整体论,整体论认为不能把现象简单理解为其各个部分及功能的线性叠加,相信量变引起质变。西医支持还原论,还原论认为现象可由更深层而且简单的众多部分叠加而成,并且不相信由量变到质变。六是研究对象。中医以人的整体作为研究对象,坚持的是整体论。西医以人的器官、组织、细胞、分子层次的结构与功能作为研究对象的,坚持的是还原论。简而言之,中、西医不同的思维方法特征为:东与西(地域)、辩与形(哲学)、长与短(历史)、宏观与微观(学术)、黑箱与白箱(系统)、整体与还原(理论)。

(二)从系统医学看特征

1. **西医是临床生物医学即"白箱"系统医学**　白箱系统理论是指研究者不仅知道该系统的输入—输出关系,而且知道实现输入—输出关系的结构与过程。它将这种按预知的结构关系建立的关系式称为"白箱网络"。通过白箱网络对系统进行再认识或利用这种白箱网络去控制系统以后的过程或预测系统的行为。白箱系统医学是研究"人的病,而不是罹患疾病的人",把人看作是单纯生物或是一种生物机器,偏重于人体的生物学指标测量,而忽视了病人心理、行为和社会性。认为任何疾病均能用生物机制紊乱来解释,都可以在器官、组织和生物大分子上找到形态、结构和生物指标的特定变化,都可以确定出生物或物理的特定原因。它是直接面对疾病而不是面对人的实施治疗的科学。所采用的治疗方法多是"杀、伐、阻断、抑制"。它本身是"机械的""局部而非整体的""解剖的、尸体性的"医学,因而也是"冰冷、缺乏人文的"医学,在临床上容易产生"规范而冰冷的"服务。其缺乏系统医学与整合医学思维,容易出现"以点带面、以偏概全"倾向,容易一叶障目、只见树木不见森林,容易因过于"精准"而失去生命全局观与整体观。

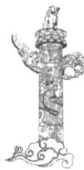

2. 中医学是一门"黑箱"系统医学 黑箱系统理论是指对特定的系统开展研究时,人们把系统作为一个看不透的黑色箱子,研究中不涉及系统内部的结构和相互关系,仅从其输入—输出的特点了解该系统规律,用黑箱方法得到的对一个系统规律的认识。不通过分析生态系统内部结构和相互关系,而是根据生态系统整体物质和能量的输入和输出关系及其影响因子得到该生态系统的结构和功能的规律。控制论常把研究和控制的对象看作是一个黑箱,它的内部结构和性能是未知的,有待去研究。研究黑箱的一种办法是打开黑箱,如化学家提纯物质分解成各种元素,生物学家解剖动物、植物等。这是一种认识事物的有效途径。但是,在打开黑箱的过程中又不干扰黑箱本身结构的那种黑箱是不多的,况且即便打开了黑箱,就会发现它原来也仍然是由一系列小黑箱组成的。自然界是不可穷尽的,打开了一个黑箱只标志着我们认识到了事物的某一层次。在任何时代特定的条件下,人们在认识事物的过程中总是不得不跟一些当时还不能打开的黑箱打交道。而控制论则注重在不打开黑箱的条件下,建立一套科学的研究方法。辩证唯物主义认为,自然界中没有孤立的事物,任何事物都要跟其他事物互相联系与作用。控制论的黑箱理论正是从这一点出发的研究黑箱,也就是通过研究它的输入与输出来达到研究它本身的目的。它的输入是别的事物对它施加的影响,它的输出是它对别的事物的反作用。

中医学正是把人体看作一个黑箱来研究来对待的。一方面,中医通过"望、闻、问、切"四诊合参来获得人体黑箱输出的信息。四诊诊法在取得人体输出信息的过程中基本上没有干扰人体本身的生理病理活动,没有破坏原有的状态结构。中医学基本理论建立所依据的主要是由四诊获知的症状变量,而症状变量的最后输出端均在体表,是可以由外部观察到的。

对西医来说,医生有实验分析科学作基础,可以直接观察人体内部实质性器官的变化,因此受控量也可以是体内实质性器官的状态变量。如西医可以探讨肾上腺素对支气管平滑肌的松弛作用,洋地黄对心肌收缩力的加强作用等问题。随着分析科学的发展,受控量已逐渐深入到某些分子原子的水平。而对中医学来说,病人的状态信息是通过四诊获取的,受控量也只限于四诊所能辨析的症状变量范围。对各种施治输入,中医学关心的则是治疗对症状变量的影响,如麻黄、紫苏叶、生姜、桂枝的发汗作用,茯苓、冬瓜皮、薏仁、泽泻、木通的利尿作用,延胡索、乳香、三棱的止痛作用等。由于人体内外紧密耦合的机制,人体内部的病变会反映到症状变量中来。中医学通过对症状变量的控制来控制人体,是基于"有诸内必形诸外"这一基本理念。中医学从接收信息,诊查人体状态的"辨证"过程,到发出控制指令,对人体进行输入"论治"过程,受控量限于症状变量,因此中医学所采用的是一种不打开黑箱的控制方法。其实,调节黑箱的常用办法随机调节、有记忆的调节、建立多变量系统、负反馈调节以及建立模型等在早已被中医学广泛地运用着。

中医学是中国特色的心身能整体功能系统医学体系,中医诊疗的关注点是"有病的人"。中医理论将脏腑、形体官窍、生命功能、精神情志相互联系在一起,从而形成心身能整体生命观与医学观,每个脏腑功能与作用都是其心身能整体功能的综合表述,与临

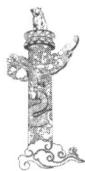

床生物医学中相应的可见器官具有本质不同,例如,中医之"肝"属木、藏血、主疏泄、藏魂、在志为怒、恶风;中医之"心"属火、主血脉、藏神、在志为喜、恶热;中医之"脾"属土、主运化、生血统血、藏意、在志为思、恶湿;中医之"肺"属金、主一身之气、主宣发肃降、藏魄、在志为忧、恶寒;中医之"肾"属水、藏精、主生殖发育、主水主纳气、藏志、在志为恐、恶燥。中医调阴阳、和五脏以及疏肝理气等都是心身能整体治疗之法。

中医学强调"不是致病因子让一个人得了病,而是这个人的心身能体质状态暨对致病因子的反应模式让他得了病",例如,强调"不是过敏因子让一个人过敏,而是这个人的过敏体质让他过敏",中医治疗过敏的重点是治疗病人的过敏体质,而不是反复进行变应原(过敏原)检查,查找确认变应原,让病人远离或隔离变应原。

中医学是一门正能量医学,通过疏肝理气、温阳通络、升清化浊等法,可以消除体内雾霾,例如,痰湿、水饮、瘀血、痰结等。中医治疗本质就是通过阴阳调理,以培补、增加人体正能量状态,实现扶正祛邪的临床疾病治疗效果。

中医学的经络是生命宏观能量网络构象的表观形态,对应着自主神经系统、内分泌系统以及免疫系统等,经络治疗可以有效改善生命能量状态、平衡自主神经与内分泌系统功能,达到阴阳双补、阴阳平衡、阴平阳秘的治病效果。

现代中医学认为,每一味中药都是一个植物或动物全生命体,其本质就是不同生命分子云构象体与分子组合,不同的中药组合,组成不同构象的分子网络系统,从而可以平衡或纠正人体生命出现的分子网络构象偏颇状态,达到疾病防治效果。

根据中医学理论,慢性病发生发展多是气郁气滞引起阴阳失衡、阴阳两虚,进而导致痰湿、湿热、血瘀、痰结等中医偏颇体质状态。痰湿是气郁气滞导致阴阳两虚,偏于阳虚的一种状态;湿热是气郁气滞导致阴阳两虚,偏向阴虚的一种状态;血瘀是气郁气滞导致阴阳两虚、偏于气虚,进而导致血滞的一种状态。为此中医治疗的通用 ABC 法则:A. 阴阳双补、偏补阳或补阴;B. 疏肝解郁、理气化滞配以活血化瘀;C. 健脾升清化浊兼祛痰化湿、清热、化痰散结等。

面对同一个病人,不同的中医会有各自的辨证,会开具不同的中药处方,会产生不同程度的临床疗效,都会认为各自的辨证最正确、处方最合理,比较难以达成共识、规范与标准。中医还存在"真与伪"的问题,需要认清中医哲学思想无所不能与治疗效果的有限性矛盾问题,逐步建立发展规范有度、标准有序的临床诊疗路径。

以上这些都是中医与西医两个医学体系认识与思维方法不同的特征。

三、中西医结合殊途同归

众所周知,基于历史、文化、地域、理论、观念、经济、科技等诸多原因,中医与西医之间存在着很大的差异,既然认定中西医结合是中国医学发展的必然趋势,就应当着力思考什么是殊途同归? 怎样才能殊途同归?

(一)中西医之间的"殊途"

"殊途"指不同,有学者梳理了中医与西医的 11 个不同。

1. 哲学基础不同　中医属于哲学体系指导之下(或者说是建立在哲学基础上)的医

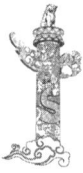

学科学,是在哲学与系统论原理指导下,孕育出来的医学科学,它的理论和方法充满辩证法和唯物主义,他的病理解释运用的是运动的、发展的、变化的、普遍联系的哲学观点。中医学与哲学的关系符合辩证唯物主义强调的哲学与具体学科的关系。西医则属于解剖学、生理学、物理学、化学等具体学科指导之下(或者说是建立在具体学科基础上)的医学科学,从哲学角度讲,虽然西医也有哲学基础的,但用的静止的(只知结果不知过程)、片面的(认为一些疾病单为微生物导致)、孤立的(只看到一个组织或脏器)、机械的(只见病毒、组织、脏器不见整体)等哲学理论,认识论和方法论主要是机械主义的,是形而上学的。之所以如此,主要是因为西医是具体学科之下。也就是,西医与哲学的关系违背了辩证唯物主义强调的哲学与具体学科的关系。

2. **文化基础不同** 人类在不同物候条件下,会演绎出不同的文化取向,以至于发展成不兼容的认知系统,也会反映在医学上。西方文化主要是以欧洲为代表的,中世纪以后发展起来的工商时代的哲科思维(哲科思维是跨界思维,是连接万事万物表象和本质的思维,是"道"的思维)系统。这其中有着许多的变量影响认知的发展。文字的符号性影响人们由于缺乏表意性形成了逻辑思辨特性,由于疾病造成人们对神的质疑,转而探究生病的原因,一些具有探索精神的科学人士为了解人体(病因)开始解剖尸体,逐步地形成西方注重个体偏向精微的现代医学。中国由于文字的象形的表意性,形成了中国人的象思维,他着重图像之间复杂的表象关系,较注重整体性忽略了精微。社会的主要矛盾是农业文明的人们之间的整体协同的矛盾,使得人们的用智趋向于社会的协同的规范。以致使人们于整个系统寻找自我的位置。形成天人合一的理念,又由于传统文化对人体忌讳没能发展出西方的精微的解剖系统。

3. **研究对象不同** 中医是以人的整体和事物(疾病)变化、发展的规律作为研究对象,故着重于生命过程中整体层次上的机体反映和状态。西医是以疾病或身体的某一部分,甚至是微观作为研究对象,故着重于生命过程中整体层下的结构及其功能。

4. **科技基础不同** 中医是以中医药理论与实践经验为主体,以藏象生理学、经络腧穴学作为基础学科,研究人类生命活动健康与疾病转化规律及其预防、诊断、治疗、康复和保健。但由于中国的特殊国情,在20世纪现代工业、现代科技的支撑不足。西医以解剖生理学、组织胚胎学、生物化学与分子生物学作为基础学科,以近现代工业文明和现代科技为手段,以研究人的器官、组织、细胞、分子层次上的结构与功能,疾病的预防、诊断、治疗、康复和保健。

5. **历史基础不同** 根据考古发现,我国中医药有着10万年的历史,中医药真正将漫长的药用的历史经验总结出来并形成成熟理论是在春秋战国时期,经典理论是《黄帝内经》。中医治病的理论就是调整人体阴阳、能量与周围环境相统一、相适应,从而达到健康平衡状态。西医药只有200多的历史,它是近代西方国家学者在否定并且摒弃古希腊医学之后,以还原论观点,以现代工业文明和科技为支撑手段发展起来的。是人类医学界的一个新生事物。

6. **理论基础不同** 中医是以经脉学说为基础,以阴阳五行、天人合一为准则,以内外平衡为目标,以临床经验为主体,通过望、闻、问、切等方面去体悟病人内部脏器、系统和

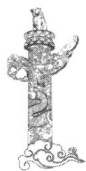

运行的变化,对人体本身进行调理治疗的一个科学体系。简单地说,中医治疗的对象是人的整体,通过各种手段使人摆脱疾病状态,治的是人整体,而不仅仅是病,是一个针对人体的治理体系。西医是以现代解剖学、生物学、生理学、化学为基础,以现代科技为手段,以疾病本身为目标,以检验检测为支撑,从细菌病毒感染等外部原因查找病因,是以治病为核心的,是一个治疗疾病的体系,而非以人整体为核心。

7. 药理上不同　中医药是利用不同植物、动物、矿物质等自然药物、针灸以及食疗、水疗、按摩、刮痧等物理疗法的混合作用,刺激、调理、治疗人体病变部分的生理功能,使其脱离病变状态。只要用药得当,不会影响非病变部分,自然也就对人体其他部分和功能没有什么副作用了。其特点是见效较慢、副作用小。西医药利用的是一系列化学药物和生物制剂,通过化学和生物反应,直接作用在病灶上。不可避免地会作用于正常的、非病变的人体器官,损伤人体正常的肌体功能。其特点是见效快、但副作用也大。并且由于正常生理功能的损伤,会导致产生新的病变,从而导致恶性循环。

8. 治疗上不同　中医看病是从人的整体角度考虑衡量,把人当作一个整体,进行调理和治疗。医生会从病人的饮食、休息、工作、生活环境、身体、阴阳等进行统筹考虑。中医开方治病主要是从治疗和巩固病人身体的根本出发,提高病人的免疫力。西医是把人当作一部机器对待,治疗方法除了作用于诸个系统的内科化学疗法外,外科的疗法更像是木工或裁缝,缺什么补什么,多什么切什么。比方说缺铁、缺钙、缺维生素等就补,但并没有找到缺的原因,器官损伤之后甚至采取换心肝肾等支持疗法,长个什么东西就切除掉,明显的是头痛医头、脚痛医脚,治果不治因,治标不治本,忽略了生命的整体性,没有从根本上解决问题。并且,实际工作中,经常出现检查指标正常,但病人就是不舒服的现象,而束手无措。但在中医那里都能治疗。

9. 诊断标准不同　西医的疾病标准是必须有病理指标数据支持,比如血糖多高,才被定义为糖尿病;血压多高,才可称为高血压。否则就没有任何意义,不能判断为有病。而病人的主述症状,就是病人难受的症状,只是辅助标准。即使病人再难受,但指标没有达到标准,也不确定为有病,是定量的。中医的疾病标准是主述症状,即病人难受的症状和程度,是最核心的最重要的判断标准,是定性的,在中医那里检查检测数据是一个参考值。中医最高学术标准的《伤寒杂病论》,整篇就是在讲症状,以症状的变化来了解整个病程。

10. 上工与下工的不同　中医看的是症状。在疾病初期,也就是在疾病发生过程中,中医就可以诊断出病人将会面临哪种不同的疾病,可以早预防、早治疗,也就是治未病。这就是《黄帝内经》讲的上工治未病、下工治已病。而西医看的是数据。在疾病没有形成之前,也就是没有达到西医检测标准之前,比方说癌症,在早期的功能变化阶段,西医是检查不出来的。但一旦达到检测指标要求了,可能已错过最佳治疗窗口。

11. 对突发疫情处理不同　面对突发疫情时,中西医采取的是截然不同的办法。比方说在此次新冠肺炎疫情中,西医对症的治疗办法,主要就是大量使用激素、抗生素等进行消炎,治疗上没有特效药,目前主要做的工作就是针对病毒研发疫苗,在治疗上是十分被动的。美国等西方国家病人高死亡率也充分说明了这一点。而中医面对新冠肺

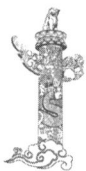

炎疫情时,首先看病人的症状,然后进行对症治疗,是有治疗药品和治疗办法的,"三方三药"进一步印证了这一点。然后在治疗的同时,再去研发疫苗。在武汉疫情期间,通过中医药治疗的病人没有一个转为重症。

(二)中西医之间的"同归"

"同归"指相同,相同的归途,相同的归处。中西医之间尽管有许多不同,但更有本质上的相同之处,这是中西医到达同归之处的同归之路。

1.中西医都是人类智慧结晶　无论中医还是西医,都是人类在与疾病斗争过程中,形成的医学瑰宝,是全人类共同的精神财富、健康财富。

2.中西医都是仁心仁术　中医与西医都坚持仁心仁术理念,所面对的都是人的生命过程中的客观实在,其目的都是为了人和人类的健康与长寿,这个目的是完全相同。

3.中西医都属医学科学　无论中医还是西医,都属于科学的范畴,皆有确切的、系统的、独特的研究基础、研究方法、研究对象,并形成了相对独立的科学研究体系。

4.中西医都有哲学基础　虽然中医与西医产生的哲学基础、哲学层次、哲学派别不同,但是都有其产生的一定的哲学基础,都是在哲学指导下产生的。

5.中西医都主张预防为主　无论是中医的治未病理念,还是西医生物学的疫苗,其共同的理念都是预防疾病发生、减少疾病发生。

6.中西医都有各自相互取长补短的需要　无论是中医还是西医,从整体上都充分认识到了各有长短,须持开放、共享理念和态度,相互学习,取长补短,共同提高。

这些相同之处,同在根本,同在初心,同在大"道",可以帮助我们克服地域之殊、文化之殊、理论之殊、观念之殊、学科之殊、技术之殊等等不同,从而搭起东西方之间、中西医之间的桥梁,双向奔赴,优势互补,创造出一个既高于西医又高于中医的新时代的中西医结合新医学。

(三)怎样才能"殊途同归"

以下归纳了四个疏通"殊途"之路的理念,四把打开同归之途的钥匙。

1.四个疏通"殊途"之路的理念　四个疏通"殊途"之路的理念是:不坠青云之志、不畏浮云遮眼、不拒百川之流、不泥古今之拘。

(1)不坠青云之志,指的是志存高远。源远流长、博大精深的中医学传统文化是我们走中西结合之路的民族自信、文化自信、中医自信。中华民族波澜壮阔的医学发展历史是我们直上青云,九天揽月,屹立于世界医学之林的底气。我们中医人要有"青云之志",认认真真挖掘祖国传统医学宝藏,与现代科学技术研究相融合,传承精华,守正创新,像屠呦呦中西医结合研制青蒿素,抗击新冠肺炎疫情筛选"三药三方"那样,创新发展中医药国宝,救人于水火之中,造福全人类。

(2)不畏浮云遮眼,指的是开阔视野。在中西医结合的道路上总是风吹雨打,历经坎坷。"中医原始粗糙""中医不科学""中药是慢郎中,不能治急症""中医药就是一根针一把草,没有科技含量"等等负面舆论层出不穷,有时甚至甚嚣尘上。面对不利中西医结合的风雨乌云,我们应当"不畏浮云遮望眼",拨开云雾见青天。从临床实践看,世界上并没有十全十美的医学。中医药学是中国的、是中华民族的,但文明没有疆界,要放

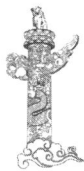

眼世界,重视交流与互补。一方面,我们不能"死守着老祖宗的宝贝,故步自封",否则像屠呦呦说的"中药只能是"一筐草",无法变成"一块宝。"另一方面对包括中国汉医学,藏、蒙、维、回、苗等民族医学以及西医学和世界各民族的传统医学,我们都可以兼收并蓄,取其精华,弃其糟粕,为我所用。成功是挫折和艰难的代名词,风物长宜放眼量,只要阔开眼界,就能在中西医结合的道路上高瞻远瞩,坚定信念,勇往直前。

(3)不拒百川之流,指的是海纳百川。我国领导人在接见世界卫生组织负责人时曾说过:要"用开放包容的心态,促进传统医学和现代医学更好融合。"在国内外诸多学术交流活动中,陈可冀院士屡屡提出,中西医结合可以有"求同结合"与"求异结合"等多种模式,也可以"和而不同"。他认为,中西医能否结合、如何结合的唯一标准,是能否有效提高临床诊断水平与治疗效果,并阐明其作用机制。中医药既要中国化,更要现代化(modern chinese medicine)。他山之石可以攻玉,自山之宝,远未枯竭,中医药发展迎来新的历史时期,必须打开疆界,积极汲取现代科学成果,以海纳百川的襟怀,树立全球化、跨文化结合的哲学观、文化观和相对主义的科学技术观,在继承优秀传统医学基础上,构建新的医学体系。

(4)不泥古今之拘,指的是守正创新。中西医结合是中国医学发展的必由之路。中西医各有其长短,我们既不能对源自古代农耕时期的传统中医墨守成规,也不能对源自近代工业发展时期的新兴西医盲目崇拜,要"师古而不泥古,参西而不背中"。中西医结合旨在优势互补,最大限度发挥中西医各自优势,利用中西医各自特点,增强内生动力,做到取长补短、相互促进、协同攻关,解决医学难题,运用"和而不同"的大智慧,彼此深度理解、不断探索、不断求证,坚定地发展宜古宜今、亦古亦今的中西医优势互补的结合医学。形成既高于中医又高于西医的结合。随着中西医并重、中西医结合不断推进,必将发展出中国特色卫生健康发展模式,为全面推进健康中国建设和世界人民健康福祉做出更大贡献,守护好人民健康。

2. 四把打开同归之途的钥匙 四把打开同归之途的钥匙是:相向而行的愿望、取长补短的襟怀、融会贯通的能力、点石成金的办法。

(1)相向而行的愿望。相向而行是打开"殊途同归"愿望的第一把钥匙。没有愿望,一切都无从谈起。我们应该强化美好愿望,优势认同,相向而行,这是中国经济社会在走向全球化的过程中,中医药发展的必然趋势,顺应这种趋势,中西医就必须先相互伸出手来,中医应当在确认和强化自己核心价值观和发展规律的同时,向掌握现代科学技术的西医伸手,而西医也应当向有悠久历史千年不朽的中医伸手,实现中医药原创思维与现代科技的双向奔赴。张伯礼院士曾预见性地指出:"从关注基因到关注蛋白再到系统生物学,西医正逐步从微观走向宏观,而中医正从整体辨证走入精准辨证,逐步从宏观走向微观。我们应当在中西医相向而行的交汇时期,注重发挥二者的优势,将找到一个中西医结合系统发展的适宜结合点",这样才能共同向更善、更新、更高、更远的服务全人类健康的目标前进。

(2)取长补短的襟怀。取长补短,是打开"殊途同归"襟怀的第二把钥匙。没有襟怀,一切等于空谈。中西医各有长短,这是不争的事实。我们应该敞开襟怀,以更加理性

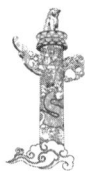

与平和的心态,传承学习和理解有数千年光辉灿烂历史的中华民族文化和传统医药学知识的价值观与文化观,并进而能在"系统学习,全面掌握,整理提高"的方针指引下,合理对待中西医学间的异同,建立"爱其所同,敬其所异"的理念,取中华文明之长,补西方文史之短;取中医宏观之长,补西医微观之短;取中医整体之长,补西医还原之短;取西医白箱之长,补中医黑箱之短;取西医实验之长,补中医经验之短等等,还可以双向互补,消除短板。中西医结合,旨在优势互补,最大限度发挥中西医各自特点,增强内生动力,做到取长补短,相互促进,协调攻关,解决医学难题,这是未来医学的方向。

(3)融会贯通的能力。融会贯通是打开"殊途同归"的第三把钥匙。张伯礼院士指出:中西医结合有三种模式,"初级模式是中医+西药,一般模式是病证结合,高级模式就是融会贯通"。"融会"的意思是融解领会,"贯通"的意思是贯连通达,中医药人应当在融入理解中西医两种不同医学体系及其理论、技术的基础上,使二者贯连通达。逐步做到贯古通今、贯中通西、贯宏通微、贯黑通白,逐步迈向中西医结合的高级模式。融会贯通靠的是学习与思考,研究人员应该有类似所谓"隆中三策"的创新思考,实现令人久久期待的高层次的中西医结合,进一步为实现更加完好的中医药学时代性的转化,为人类健康,做出崭新的征服疾病威胁的贡献。

(4)点石成金的办法。点石成金是打开"殊途同归"办法的第四把钥匙。实现高层次的中西医结合,不但要有愿望,有襟怀,有能力,还要有点石成金的办法。点石靠人,故"育人"首当其冲。无论是师承还是院校培养的中医人(即点石人)应当精读典,早临床,多临床,通西贯中,掌握现代高科技,以临床疗效为第一内生动力,用世界能听懂的医学语言解析和弘扬中医精华,这是点石成金的第一要务,第二要会"点石术",通过中西结合的组合拳来点石,第三要会"选石","慧眼识金"才能选对可成金之石。只有把握好人、点、石三要素,才能"点石成金"使中医药成果如金石闪闪发光。中西医结合的道路上就有不少点石成金的鲜活例子,比如首获诺贝尔科学奖的中国人屠呦呦、申遗成功的中医针灸、抗击新冠肺炎的成效斐然的中医"三方三药"等等。

屠呦呦因发现一种用于治疗疟疾的药物青蒿素而挽救了全球特别是发展中国家数百万人的生命,2015年10月被授予诺贝尔生理学或医学奖。她从东晋葛洪的《肘后备急方》中发现了青蒿治疟,数十载含辛茹苦默默研究,用一株小草改变了世界。

作为一种富含生命气息的活态文化,中医针灸于2010年申遗成功,它涉及疾病谱达到500多种,全球应用居所有传统医药之首,此前据世卫组织调查,中医针灸已遍布183个国家,29多个国家有相关立法,59个国家和地区承认针灸的合法地位,"中国针灸"已经成为"世界针灸",成为中华文化的一张"名片"和使者。

"大疫出良方":"三方三药"(金银花清感颗粒、连花清瘟颗粒及胶囊、血必清注射液,清肺排毒方、化湿败毒方、宣肺败毒方)是在抗击新冠肺炎疫情过程中,我国中医药工作者坚持中西医结合,中西药并重,充分发挥辨证施治,多靶点干预的独特优势筛选出的疗效确切的药方,有效降低了发病率、转重率、病亡率,促进了核酸转阴,提高了治愈率,加快了恢复期康复,为世界抗疫斗争做出了巨大贡献。

更不用说流芳千古的中国传统医学的四大经典了。我们姑且把以上归纳成好记

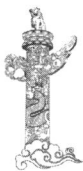

的:"一草成名,一针成林,三方三药,走向世界,四部经典,千古流行"。(青蒿素获诺奖,针灸屹立于世界医学之林,三方三药享誉世界,四部经典贯穿古今)这些都是点石成金的最好诠释。点石成金的中国故事也告诉我们:中西医结合临床创新发展在提高临床疗效方面,应该努力提高解决现代医学尚未能解决问题的能力,要有强烈的问题意识,尽力做到:人无我有、人有我新、人新我特,具有国际标准的中国原创特色。

中医学植根于深厚中华民族哲学智慧和优秀传统文化土壤,具有深入中华民族血脉的文化基因,是中华文明的一个重要标识,具有"医学科学"的属性,具有防病治病的独特优势、历史地位和时代价值。在当今世界的全球化不断深入发展的环境中,任何想持续发展的文化都不能局限于自己固有的环境。中医药文化本身就是一种具有和谐包容精神的文化。因此,我们要以中医药对未来世界医学发展做出贡献的信心和洞见,用中华文明的钥匙,打开中西医结合的大门,用中国式办法破解世界性医学难题。

中医与西医学需要结合,也必定能够结合。它遵循科学史律,由低级结合到高层次结合最终形成中西医结合科学体系,这是人类对医学科学认识和实践由必然王国走向自由王国的过程,绝不会因人们的主观意志而转移。据有关专家从世界科学兴起规律及中、西医学发展结合的态势分析,人体医学的超融时距至少应在200年左右或更长时间;中西医融合点可能应在22世纪。虽然中西医结合经过百十年的艰难探索,有了一定基础和一些成绩,但中西医结合的真正实现任重而道远,在发展中需要彼此交流、渗透、互促、结合,还必须有数代志士仁人的艰苦努力。

中西医结合是在中国既有中医药又有西医药这样特殊的历史和现实条件下的必然产物,并将在现代科学技术不断创新发展的总趋势影响下,与其他学科彼此渗透、相互促进、补充融合,随着中医学与西医学的发展而相互前进与提高。中西医结合现已成为继承发展中医药的一个重要途径,也是我国医疗卫生事业的一大优势。因此,中西医结合事业的前途光明,未来可期,也是广大医务工作者大有可为的事业。

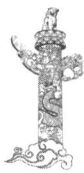

第二章　阴阳与五行学说

阴阳与五行学说是我国古代的哲学理论,它概括了古人对自然界发展变化规律的认识,是朴素的唯物论,自发的辩证法。它认为物质世界是在阴阳的推动下发展变化着的。它还认为木、火、土、金、水五种最基本的物质是构成物质世界不可缺少的元素,也是人们日常生活中不可缺少的物质元素,这五者之间具有相互资生、相互制约的关系,它们处在不断的运动变化之中。这种观念对后来古代唯物主义哲学有着深远的影响,并成为古代中国自然科学的唯物主义世界观的基础。

早在 2 000 多年前,阴阳与五行学说就被应用到医学领域,借以说明人体的自然生理功能、病理变化,并指导着临床的辨证和治疗,成为中医学理论的一个重要的组成部分。当然,由于历史条件和社会条件的限制,阴阳与五行学说的唯物论和辩证法思想,还只是朴素的、自发的,因而这个理论在解释宇宙和人体复杂的生理、病理现象方面还带有一定的局限性。但是它对中医药理论体系的形成起了促进作用,现在仍然对中医医疗实践起着指导作用。

第一节　阴阳学说

一、阴阳的基本概念

阴阳,是古人对宇宙中相互关联的某些事物和现象对立双方的概括。它既可以代表两个相互对立的事物,也可以代表同一事物内部所存在的相互对立的两个方面。

阴阳学说认为,宇宙间的任何事物,都包含阴阳相互对立的两个方面。如白昼与黑夜、晴天与阴雨、炎热与寒冷、活动与静止,等等。阴阳两方面的运动变化,构成了一切事物,推动着事物的发展变化。所以《素问·阴阳应象大论》说:"阴阳者,天地之道也,万物之纲纪,变化之父母,生杀之本始。"

古人把温热的、活动的、兴奋的、强壮的、明亮的、外在的、上升的、功能的、功能亢进的事物都归属于阳;而把寒冷的、静止的、抑制的、衰弱的、晦暗的、内在的、下降的、物质的、功能衰退的事物都归属于阴。例如从事物属性来看,"天为阳,地为阴",天在上故属阳,地在下故属阴;"水为阴,火为阳",水性寒而下走故属阴,火性热上炎故属阳。从事物运动变化来看,静属阴,动属阳,当事物处于沉静状态时属阴,处于躁动状态时属阳;"阳化气,阴成形",当事物表现为气化功能时属阳,而成为有形物质时属阴。

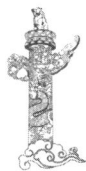

事物阴阳属性并不是绝对的,而是相对的。这种相对性,一方面表现为如同一事物向对面改变,阴阳属性也可改变;另一方面则体现于事物无穷的可分性。例如,昼为阳,夜为阴。而上午为阳中之阳,下午则为阳中之阴;前半夜为阴中之阴,后半夜为阴中之阳;阴阳之中仍有阴阳可分。

由此可见,宇宙间的任何事物都可以分为阴和阳两类,事物的变化都具有阴阳对立统一的两个方面,事物的这种相互对立而又相互联系的现象,在自然界是无穷无尽的。所以《素问·阴阳离合论》说:"阴阳者,数之可十,推之可百,数之可千,推之可万,万之大不可胜数,然其要一也。"

二、阴阳学说的基本内容

(一)阴阳的对立斗争

阴阳学说认为自然界一切事物都存在着相互对立的两个方面,阴阳两方面的相互对立,主要表现在它们之间是相互制约、相互斗争的。例如,夏季本来是阳热盛,但是夏至以后阴气渐次以生,用以制约炎热之阳;而冬季本来是阴寒盛,但冬至以后阳气却随之而复,用以制约严寒之阴。《类经附翼·医易义》所说的"动极者镇之以静,阴亢者胜之以阳"就指出了动与静、阴与阳相互制约、相互斗争的关系。任何事物都有相互对立着的一方面,总是通过斗争对另一方面起着制约的作用。斗争就要有胜负,《素问·阴阳应象大论》所说"阴盛则阳病,阳盛则阴病",就说明了阴阳的胜负、失调,就要导致疾病的发生。《素问·疟论》说"阴阳上下交争,虚实更作,阴阳相移",都说明阴与阳两个对立着的方面,不是平平静静、各不相关地共处于一个统一体中,而是互相制约、互相斗争的。阴阳的不断排斥与斗争,推动了事物的变化和发展。

(二)阴阳的互根

所谓"互根",简单地说就是阴阳互为根本,互相依存,不能分开。即阴和阳两方面,既相互对立,又相互依存,任何一方都不能脱离对方而单独存在。如果没有阴,就无所谓阳;没有阳,也就无所谓阴。犹如没有上就无所谓下,没有下也就无所谓上,没有热也就无所谓寒,没有寒也就无所谓热一样。所有相互对立的阴阳两方面都是这样,阳依存于阴,阴依存于阳,每一方都是以另一方为存在条件。所以说"阴生于阳,阳生于阴""孤阴不生,孤阳不长"。《素问·阴阳应象大论》说"阴在内,阳之守也;阳在外,阴之使也"就是对阴阳双方相互依存关系的很好说明。这里的阴阳,主要指物质与功能,阴指物质,阳指功能,物质居于体内,所以说"阴在内";功能表现于外,所以说"阳在外"。在外的阳是内在物质运动的表现,所以说阳为"阴之使";在内的阴是产生功能的物质基础,所以说阴为"阳之守"。

(三)阴阳的消长转化

什么叫作阴阳消长呢? 按字意来讲,就是当阴的成分下降时,阳的成分就相应地升高;或者是当阳的成分下降时,阴的成分就相应地升高。所谓阴阳消长就是说相互对立、相互依存的阴阳双方不是处于静止不变的状态,而是处于"阳消阴长"或"阴消阳长"互

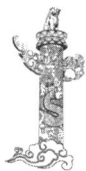

为消长的运动变化之中。例如四季气候的变化,从冬至春及夏,气候由寒逐渐变热,是一个"阴消阳长"的过程;由夏至秋及冬,气候由热逐渐变寒,又是一个"阳消阴长"的过程。由于四季气候有阴阳互相消长的变迁,所以才有寒冷温凉的不同变化。就人体而言,各种功能活动(阳)的产生,必然要消耗一定的营养物质(阴),这就是"阴消阳长"的过程;而各种营养物质(阴)的新陈代谢又必须消耗一定的能量(阳),这就是"阳消阴长"的过程。在正常情况下,这种"阴阳消长"是处于相对平衡状态之中的。如果这种"消长"关系超出一定限度,不能保持相对的平衡便会出现阴阳某一方的偏盛偏衰,也就是疾病的发生(简单地说就是:阴少了阳就多,阳少了阴就多)。

事物的阴阳两个方面,当其发展到一定的阶段,还可以各自向着相反的方向转化。《素问·阴阳应象大论》所谓"重阴必阳,重阳必阴""寒极生热、热极生寒"就是说明阴发展到重的阶段,就会转化为阳;阳发展到重的阶段,就会发展为阴。寒发展到极的阶段,就会转化为热;热发展到极的阶段,也要向寒的方面转化。在疾病的发展过程中,由阳转阴、由阴转阳的变化,是常常可以见到的。某些急性传染病,如中毒性肺炎、中毒性细菌性痢疾等,由于热毒极重,大量耗伤机体正气,在持续高热的情况下,可突然出现体温下降、面色苍白、四肢厥冷、脉微欲绝等一派阴寒危象。在这种情况下,若抢救及时,处理得当,四肢转温,色脉转和,阳气恢复,病情又可转危为安。前者是由阳转阴,后者是由阴转阳。此外,临床上还常见到由于各种病因引起的由实转虚、由虚转实、由表入里、由里出表等病症的变化,也就是阴阳转化的例证。

以上阴阳的相互对立、依存、消长、转化几方面的关系,是阴阳学说的基本内容。这些内容不是孤立的,而是互相联系、互相影响、互为因果的。了解了这些方面,进而理解中医学对阴阳学说的运用,就比较容易了。

三、阴阳学说在中医学中的应用

阴阳学说贯穿在中医理论体系的各个方面,用来说明人体的组织结构、生理功能,疾病的发生发展规律,并指导临床的诊断和治疗。

(一)说明人体的组织结构

阴阳学说认为人体是一个有机整体,它的一切组织结构,既是有机联系的,又可以划分为互相对立的阴、阳两部分。就人体部位来说,人体的上部属阳,下部属阴;体表属阳,体内属阴;体表的背腰部属阳、胸腹部属阴;外侧属阳,内侧属阴。以脏腑来分,六腑属阳,五脏属阴。五脏之中又分阴阳,即心、肺属阳,肝、脾、肾属阴。具体到每一脏腑,又有阴阳之分,如心有心阴、心阳,肾有肾阴、肾阳,等等。总之,人体上下、内外各组织结构之间,以及每一组织结构本身,虽然关系复杂,但都是可以用阴阳来概括说明,正如《素问·宝命全形论》所说:"人生有形,不离阴阳。"

(二)说明人体的生理功能

阴阳学说认为人体的正常生命活动,是阴阳两个方面保持对立统一的协调关系的结果。中医学认为"阴平阳秘,精神乃治",就是说人体阴气平顺,阳气固密,阴阳两方互相调节而维持相对平衡状态,这样,才能维持正常的生理活动。人体的生理活动是以物

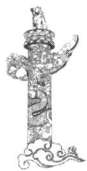

质为基础的,没有阴精,就无以产生阳气;而营养人体的物质,又必须依赖功能(阳气)活动而化生。即"无阳则阴无以生,无阴则阳无以化"。如果阴阳不能相互为用而分离,人体的生命活动也就停止了,所谓"阴阳离决,精气乃绝"就是这个意思。

(三)说明人体的病理变化

阴阳学说认为疾病的发生,是阴阳失去相对平衡,出现偏胜或偏衰的结果。疾病的发生和发展关系到正、邪两个方面。人体的抗病功能——"正气",与致病因素——"邪气",以及它们相互作用、互相斗争的情况,都可以用阴阳来概括说明。病邪有阴邪、阳邪之分,正气包括阴精和阳气两个部分。阳邪致病,可使阳偏胜而阴伤,从而出现热证;阴邪致病,则使阴偏盛而阳伤,从而出现寒证。阳气虚不能制阴,则出现阳虚阴盛的虚寒证;阴液亏虚不能制阳,则出现阴虚阳亢的虚热症。综上所述,可以看出,尽管疾病的病理变化复杂多变,但均可以用"阴阳失调",阴阳偏胜偏衰来概括说明。

此外,机体的阴阳任何一方虚损到一定程度,常可导致对方的不足,即所谓"阳损及阴""阴损及阳",以致最后出现"阴阳两虚"。如某些慢性病,在其发展过程中,由于阳气虚弱而累及阴精的化生不足,或由于阴精亏损而累及阳气的生化无源,都是临床常见的一种病理变化。

(四)用于疾病的诊断

由于疾病发生、发展的根本原因是阴阳失调,所以,任何病症,尽管它的临床表现错综复杂,千变万化,但都可用八纲辨证中的"阴证"和"阳证"加以概括。

正确的诊断,首先要分清阴阳,才能抓住疾病的本质,做到执简驭繁。因此在临床上只有准确地把握阴阳,才能给治疗提供正确可靠的依据,从而收到良好的治疗效果。《素问·阴阳应象大论》:"善诊者,察色按脉,先别阴阳。"张景岳也说过:"凡诊病施治,必须先审阴阳,乃为医道之纲领。阴阳无谬,治焉有差,医道虽繁而可以一言以蔽之者,曰:阴阳而已。"

(五)用于疾病的治疗

由于阴阳偏胜偏衰,是疾病发生、发展的根本原因,因此,调整阴阳,补偏救弊,促使阴平阳秘,恢复阴阳的相对平衡,就是治疗的基本原则。正如《素问·至真要大论》所说:"谨察阴阳所在而调之,以平为期。"如阳热盛而损及阴液者(阳胜则阴病),可损其有余之阳,用"热者寒之"的方法;若因阴寒盛而损及阳气者(阴胜则阳病),可损其有余之阴,用"寒者热之"的方法。反之,若因阴液不足,不能制阳而造成阳亢,或因阳气不足,不能制阴而造成阴盛者,则必须补其阴或阳的不足,这就是"阳病治阴,阴病治阳""壮水之主,以制阳光;益火之源,以消阴翳",使阴阳恢复新的相对平衡的治疗原则。

阴阳用于疾病的治疗,不仅用以确立治疗原则,而且也用来概括药物的性味功能,作为指导临床用药的依据。如寒凉、滋润的药物属阴,温热、燥烈的药物属阳;药味酸、苦、咸的属阴,辛、甘、淡的属阳;药物具有敛降作用的属阴,具有升散作用的属阳。治疗疾病,就是根据病情的阴阳偏盛、偏衰的情况,确定治疗原则,再结合药物的阴阳属性和作用,选择使用相应的药物,从而达到治疗目的。

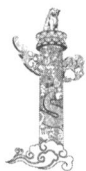

第二节　五行学说

早在公元前 1 000 多年前的殷商时期,古人就认识到木、火、土、金、水 5 种物质在人们的生活中不可缺少。如《尚书大传》记载:"水火者,百姓之所饮食也;金木者,百姓之所兴作也;土者,万物之所资生,是为人用。"后来人们把这 5 种物质的属性加以抽象推演,用来说明整个物质世界,并认为这五种物质不仅具有相互资生、相互制约的关系,而且处于不断的运动、变化之中,故称之为"五行"。中医学用五行学说来说明人体生理、病理及其与外界环境的相互关系,用以补充阴阳学说,从而指导临床的诊断和治疗。

一、五行学说的基本内容

五行学说的基本内容,包括事物属性的五行归类和五行的生、克、乘、侮关系。

(一)对事物属性的五行分类

古代医家运用五行学说,对人体的脏腑组织,生理、病理现象,以及与人类生活有关的自然界事物,做了广泛的联系和研究,并用"取类比象"的方法,按照事物的不同性质、作用和形态,分别归属于木、火、土、金、水"五行"之中,进而阐述人体的脏腑组织之间在生理、病理上的联系,以及人体与外界环境之间的相互关系。这种对事物属性的归纳方法,现选择地综合列表 2-1 介绍如下。

表 2-1　对事物属性的五行分类

自然界						五行	人体				
五味	五色	五化	五气	五方	五季		五脏	六腑	五官	形体	情志
酸	青	生	风	东	春	木	肝	胆	目	筋	怒
苦	赤	长	暑	南	夏	火	心	小肠	舌	脉	喜
甘	黄	化	湿	中	长夏	土	脾	胃	口	肉	思
辛	白	收	燥	西	秋	金	肺	大肠	鼻	皮毛	悲
咸	黑	藏	寒	北	冬	水	肾	膀胱	耳	骨	恐

按表 2-1 以木行为例加以说明,余可类推。属木的一类,是根据春天草木发芽生长,颜色一片青绿,风为春天的主气,所以把春、木、生、青、风都归于一类,属木行。

木行与人体的联系,是古人在长期医疗实践中认识到的。肝的生理特性是喜条达、主疏泄,和春天草木喜条顺而自由伸展,草木向上的特性相类似,所以把人体的肝归属于木行。至于六腑的胆、五官的目、形体的筋以及情志的怒等,都是从生理、病理上证实与肝存在联系,所以都归属木行。

以上可以看出,用"五行"归纳事物的方法,已经不是木、火、土、金、水 5 种具体物质的本身,而是按其特点,抽象地概括出不同事物的属性。

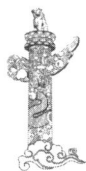

（二）五行的生克乘侮

1. 生克　五行学说主要是以相生、相克来说明事物之间的相互关系。相生，即相互资生、促进的意思。相克，即相互制约、克制的意思（图2-1）。

（1）五行相生的顺序　木生火，火生土，土生金，金生水，水生木。

（2）五行相克的顺序　木克土，土克水，水克火，火克金，金克木。

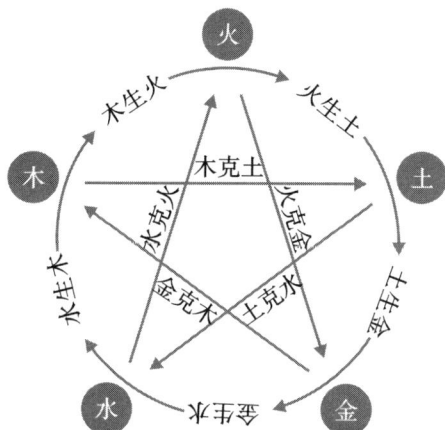

图 2-1　五行相生与相克

在相生的关系中，任何一行都具有"生我"与"我生"两个方面的关系。生我者为母，我生者为子，所以又称"母子关系"。如以木为例，生我者为水，即水生木，水为木之母，木为水之子。我生者为火，即木生火，木为火之母，火为木之子。其余类推。相生关系的异常一般称为子母关系的异常。母病及子，或子病及母。

在相克的关系中，任何一行都具有"克我"与"我克"两个方面的关系。克我者为我所不胜，我克者为我所胜，所以又称为"所不胜"与"所胜"的关系。

相生与相克是不可分割的两个方面。没有生，就没有事物的发生和成长；没有克，就不能协调与维持正常关系下的变化与发展。《类经图翼》说"造化之机，不可无生，亦不可无制。无生则发育无由，无制则亢而为害"，说明自然界一切事物的运动变化都存在着相互资生、相互制约的关系，而且只有生中有制，制中有生，相反相成，才能运作不息。

2. 乘侮　"相乘"和"相侮"，属于相克关系的异常现象。乘是乘虚侵袭的意思，侮是恃强凌弱的意思。相乘是过度的相克，超过了正常制约的程度，使事物之间关系失去协调的一种表现。例如：木气偏亢，而金又不能对偏亢之木加以制约，太过的木便去乘土，使所克之土更虚。相侮即"反克"，又叫"反侮"，即本来是自己所能克胜的，却反而被它克胜，是事物间关系失常的一种表现。例如：正常时土克水，若土气虚弱，或水邪泛滥，水就反过来侮土。

（1）五行相乘　五行相乘是指五行中的一行对其所胜的过度制约或克制，又称"倍克"。五行相乘的次序与相克相同，即木乘土，土乘水，水乘火，火乘金，金乘木。

（2）五行相侮　五行相侮是指五行中的一行对其所不胜的反向制约和克制，又称

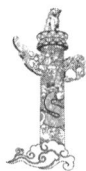

"反克"。五行相侮的次序是:木侮金,金侮火,火侮水,水侮土,土侮木。

如上所述,五行相反相成的生克关系与相乘相侮的关系存在一定的区别。前者是正常关系,就人体而言属于生理现象;后者是异常的关系,就人体而言属于病理表现。

二、五行学说在中医学中的应用

(一)说明脏腑的生理功能与相互关系

五行学说,将人体的内脏分别归属于五行,以五行的特性来说明五脏的生理活动特点。如肝喜条达,有疏泄的功能,木有生发的特性,故以肝属"木";心阳有温煦的作用,火有阳热的特性,故以心属"火";脾为生化之源,土有生化万物的特性,故以脾属"土";肺气主肃降,金有清肃、收敛的特性,故以肺属"金";肾有主水、藏精的功能,水有润下的特性,故以肾属"水"。

五行学说还用以说明人体脏腑组织之间生理功能的内在联系。

1. 五脏相互资生的关系

肾(水)之精以养肝。

肝(木)藏血以济心。

心(火)之热以温脾。

脾(土)化生水谷精微以充肺。

肺(金)清肃下行以助肾水。

2. 五脏相互制约的关系

肺(金)气清肃下降,可以抑制肝阳的上亢。

肝(木)的条达,可以疏泄脾土的壅郁。

脾(土)的运化,可以制止肾水的泛滥。

肾(水)的滋润,可以防止心火的亢烈。

心(火)的阳热,可以制约肺金清肃的太过。

此外,人体与外界环境四时五气以及饮食五味等的关系,也都是运用五行学说来加以说明的。所以,五行学说应用于生理,就在于说明人体脏腑组织之间,以及人体与外在环境之间相互联系的统一性。

(二)说明脏腑间的病理影响

五行学说不仅可用以说明生理情况下脏腑间的相互联系,而且也可用以说明病理情况下脏腑间的互相影响。如肝病可以传脾,是木乘土;脾病也可以影响肝,是土侮木;肝脾同病,互相影响,即木郁土虚或土壅木郁;肝病还可以影响心,为母病及子;影响肺,为木侮金;影响肾,为子病及母。肝病是这样,其他脏器的病变也可以用五行生克乘侮的关系来说明它们在病理上的相互影响。

(三)用于诊断和治疗

人体内脏功能活动及其相互关系的异常变化,都可以从人体的外在表现反映出来。在临床诊断疾病时,就可以通过"望、闻、问、切"四诊所得的材料进行综合,根据五行的

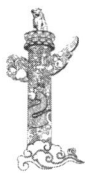

所属及其生克乘侮的变化规律,来推断病情。如面见青色,喜食酸味,脉见弦象,可以诊断为肝病;面见赤色,口味苦,脉象洪,可以诊断为心火亢盛。脾虚的病人,面见青色,为木来乘土;心脏病人面见黑色,为水来克火;等等。

疾病的发生和发展,有时和内脏生克关系的异常有关。因此,在治疗时,除了对病变的本脏进行处理外,还应考虑其他有关的脏腑,并调节其关系,控制其传变,以达到治疗的目的。《难经·七十七难》提出的"见肝之病,则知肝当传之于脾,故先实其脾气",就是用五行生克关系指导治疗的具体体现。后世医家运用五行生克乘侮的规律,又制订了很多更为具体的治疗方法,如:属于木乘土的,用抑木扶土法;属于水反侮土的,用补土制水法;等等。其他可以此类推。

综上所述,可以看出,阴阳与五行学说是我国古代的哲学思想,属于朴素的唯物论和自发的辩证法范畴。我们要肯定它在历史上的进步作用和现在的临床价值。当然,中医学和其他古代文化遗产一样,有精华,也有糟粕。但应该看到,精华是主要的。我们必须以历史唯物主义的观点去对待它,既要看到它的伟大成就,又要承认它所存在的不足,并运用现代科学方法来不断丰富与提高,使其更好地为预防疾病和医疗实践服务,这才是我们对待阴阳与五行学说的正确态度。

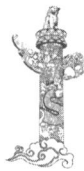

第三章　脏腑学说

第一节　脏腑的概念

脏腑学说，又称"脏象学说""藏象学说"，是通过观察人体外在现象、征象，来研究人体脏腑组织器官的生理活动、病理变化及其相互关系的学说，是中医学基础理论的重要组成部分。包括：构成人体的基本结构——五脏、六腑、奇恒之腑、经络等全身组织器官的生理、病理及其相互关系；构成生命活动的物质基础——精、气、血、津液的生理、病理及其相互关系和与脏腑的关系。创立脏腑学说的医家是张洁古。

脏象，原作臓象、藏象。"藏象"一词，首见于《素问·六节脏象论》。藏，指隐藏于体内的脏器。象，其义有二：一指脏腑的解剖形态，"象者，像也。论脏腑之形象，以应天地之阴阳也"（《黄帝内经素问集注·卷二》）。其二指脏腑的生理病理表现于外的征象。"象，谓所见于外，可阅者也"（王冰注《黄帝内经素问》），"象"是"藏"的外在反映，"藏"是"象"的内在本质，两者结合起来就叫作"藏象"。藏通"脏"。"藏象"今作"脏象"。脏象是人体系统现象与本质的统一体，是人体脏腑的生理活动及病理变化反映于外的征象。中医学据此作为判断人体健康和诊断、治疗疾病的依据。中医所说的脏腑是功能的概念，具有生理病理的意义。而西医是脏器（器官）的概念，具有解剖结构的意义。

中医学考察人体的生命活动时，以功能活动的动态形象为本，以形体器官和物质构成为从，当涉及"器"与"象"的关系时，着重的不是器，而是其"象"，并且以功能之象来界定其器。所以，脏象则以象为本，据象定脏。就这个意义讲，脏象主要指人体内脏功能活动表现的征象。

中医所说的脏腑是功能的概念，具有生理病理的意义。而西医是脏器（器官）的概念，具有解剖结构的意义。

一、脏腑特征

（一）五脏

五脏指心、肝、脾、肺、肾（心包络）等。特点：形态上是实质性器官，功能上藏精、气、血、津液。

（二）六腑

六腑指胆、小肠、胃、大肠、膀胱（三焦）等。特点：形态上是空腔性器官，功能上主饮

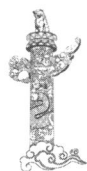

食的受纳、消化、吸收、传导。

(三)奇恒之腑

奇恒之腑指脑、髓、骨、脉、胆、女子胞等,不同于平常之腑。特点:形态上是空腔性器官(类腑),功能上藏精气(似脏)。

二、脏腑体系

人体内有五脏与六腑,它们是人体的核心脏器,主宰人体的生命活动。人有五官,是内通五脏的外窍。肾与耳相通,肝与目相通,肺与鼻相通,心与舌相通,脾与口相通。人体的躯体有皮、肉、脉、筋、骨,也分属五脏所主管,肺主管皮毛,脾主管肌肉,心主管脉,肝主管筋,肾主管骨。五脏与六腑相配合,中医学中称为"相合",又叫"互为表里",脏为阴属里,腑为阳属表。以五脏为核心,配合六腑,主管五体,开窍五官,相互联系,内外沟通,形成了人的生命整体现象,气是人体生命活动的重要组成部分。

脏、腑和奇恒之腑是构成人体的3种不同组织结构。各脏腑均有其不同的功能特点,彼此之间又有极为密切的联系,这一生理联系的有机总和,就是人的整体生命活动。而其活动的基础为精,动力为气,表现为神。精、气、神是脏腑活动衍生的产物与能量。脏腑与精气神又相互依存、相互促进。

脏腑的生理现象与病理变化,即整体功能协调与失调的反映,是临床辨证施治的依据。所以它在祖国医学中占有极为重要的地位。如唐容川所讲:"业医不知脏腑,则病原莫辨,用药无方。"

三、脏腑的功能

五脏的重要功能是藏精气;六腑的重要功能为受纳、消化、吸收和输布津液,排出废料与残渣。

(一)五脏的功能

五脏的"脏",有"藏"的意思,就是储藏人体的各种精气,用来维持人的生命活动。如心藏神,肺藏魄,肝藏魂,脾藏意,肾藏志。《素问·五脏别论》指出:"所谓五脏者藏精气而不泻也,故满而不实。六腑者,传化物而不藏,故实而不满。所以然者,水谷入口,则胃实而肠虚;食下则肠实而胃虚。故曰:实而不满,满而不实。"五脏能藏精气而不泻,所以"满而不实"。五脏各有职能:心脏如同国家的首脑,主宰全身,人的精神、意识、思维活动都是由心脏主宰。肺如同国家的总理,帮助(辅佐)着君主(最高领导者),主管一身之气并调节着全身的活动。肝如同国家的最高军事领导者(将军),勇武能出谋划策。脾胃如同国家主管后勤粮草的最高官员,饮食五味靠它进行消化吸收,并运送到全身。肾有发挥强力的作用,能产生技巧。心脏的功能正常,则其他脏腑就会正常发挥各自的作用。如果心脏的功能失常,则其他脏腑的功能就会受到影响,形体就会受到严重的损害。五脏各有主管:心脏主管血和脉,血液的运行和脉络的通畅与心脏有着密切的关系。我们常说的"心情舒畅""操心"等都是心主管人的精神思维的表现。肝主管藏血,能使人耐受疲劳。肝还主管疏泄和畅达,使人的气血舒畅,有助脾胃的消化,腑气的通利。脾

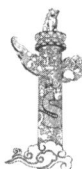

是人的后天根本,主管对食物和水液的运输和吸收转化,并把精微物质输布到全身,中医叫作"脾主运化"。脾还有提升中焦之气的作用。凡内脏脱出(子宫脱出、疝气)多是脾气下陷所致。脾主管人体肌肉、四肢的正常发育成长和功能活动。脾统摄血液在血管中正常地运行而不外溢,就是"脾统血"的功能。肺主管一身之气,全身的各种生理活动都依靠肺气的作用。人有没有气力,也要依靠肺的作用。肺主管呼吸,行吐故纳新之职。肺还与心脏紧紧配合,推动全身血液的运行。肺还调节全身的水液,使水液下行。肺还主管发声。肾是人的先天根本、真火(即元阴、元阳)的所在地,决定人生老病衰亡的全过程。还主管生殖和全身水液代谢及大小便的排泄。肾还主管脑、髓和骨骼及牙齿的发育生长,决定人的精力、智慧与才干。所以古人总结出了保养肾精是健康长寿的根本。

(二)六腑的功能

六腑的"腑",有"府舍"的意思,是空腔性器官,主要功能是受纳、消化水谷,行津液传糟粕,即输送营养和排泄糟粕,参与水液代谢等。当水谷入胃则胃实,食下于肠,则肠实而胃虚。在正常生理状态下,胃与肠二者,总是一实一虚、一虚一实的交互变换。若胃肠俱实则为满,满则病也,所以六腑必须"泻而不藏"才能保持"实而不满"的生理状态。唯其泻而不藏,所以又称"传化之腑"。

总的说六腑起输泻作用,与五脏"藏"的作用正好相反。如胆主管输泻胆汁,胃主管接受和容纳食物,大肠接受小肠下传的消化物,再回收水分,变成大便排出体外。胃功能失常,则会出现胃胀、恶心、呕吐等症状;大肠功能失常,则会出现泄泻、痢疾、便秘、便血等病症。

脏与腑一阴一阳,一表一里,彼此相应,共同完成正常的生理活动。下面分别讨论五脏六腑的功能及其相互之间的关系。

第二节 心的功能

心居于胸中,心包围护其外,与小肠互为表里,在体为脉,其经脉下络小肠,舌为心之窍。心主血脉,故为人体生命活动的中心。又主神明,故为情志思维活动的中枢。

《素问·灵兰秘典论》指出:"心者,君主之官也,神明出焉……故主明则安,主不明则十二官危。"古人把心比为一个国家的元首,统帅五脏六腑的生理活动,可见心的功能是居重要地位的。古人对心的认识,不仅仅指解剖学里的心脏,而且还包含着大脑皮质的生理功能。

一、心主神明

"心者君主之官,神明出焉。""君主"就是最高领导的含义,"神明"是指精神意识思维活动以及这些活动所反映的聪明智慧。《素问·宣明五气论》指出:"心者生之本,神之变也。"说明了一切意识活动都是由心来支配的,由于在当时受到历史条件的限制,人们还不可能认识到中枢神经系统的功能,就把在生活实践中观察到的意识活动方面的现象,归功于心。故有"眉头一皱,计上心来""小心地雷""小心玻璃""大快人心"等说

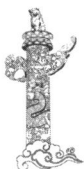

法。所以我们在认识"心藏神"的时候,把"心主神志"看成大脑、中枢神经系统的部分功能就容易理解了。例如失眠、多梦、健忘,甚则精神错乱、胡言乱语、昏迷,等等,都是心不藏神在临床上的反映。"心者生之本",即生命之本。

注:古人在认识脏腑的时候,有时一脏可概括几脏的功能,那么心也概括了脑的部分功能。

二、心主血脉,其华在面,开窍于舌

(一)心主血脉

《素问·痿论》指出:"心主身之血脉"。血有荣养的作用,脉为血行的通道,心与脉互相联系,推动着血液循环的正常活动。而面部和舌质是血液运行功能的外部表现。心主血脉这一点与西医的循环系统是一致的。心是一个血泵,肺是一个交换器,通过动脉、静脉,从而完成大小循环,使血液周流全身,营养肌肤。心是人体气血运行的发动机,心脏的搏动是否正常关系生命的存亡。还有一点要说及的,心主血脉包括了整个循环系统,但还不十分全面,一部分造血系统的功能还应该包括在内,例如血液、骨髓、脾、淋巴结以及分散在全身各处的淋巴网状内皮组织。故有心生血、肝藏血、脾统血之说。是否可以这样认识,有待于进一步研究。

(二)其华在面

心功能的盛衰可以从脉搏、面部色泽的变化表现出来,临床上经常看到心功能不全的病人,往往出现发绀。"风湿性心脏病"的病人,表现两颧紫红,称为"二尖瓣面容"。贫血的病人,表现面色苍白无华,一看便知是"贫血"。冠状动脉粥样硬化性心脏病(简称冠心病)、高血压的病人大多出现弦脉面红。发热的病人脉浮数等。因此,"其华在面,其充在脉"是古人多年来经验的总结。

(三)开窍于舌

"舌为心之苗。"我们从实践中可以看到,贫血的病人舌质淡白,冠心病、风湿心、肝硬化瘀血的病人,均可见舌质紫暗或有瘀点。高热的病人,血液循环加快,多见舌质红绛,甚至溃烂。可见心的病可以反映到舌:"手少阴心经之别系舌本。"因此,中医舌诊在诊断学中占有重要的地位。

三、心　主　汗

汗是津液所化,津液是血液的重要组成部分。

古人有"汗为心之液"与"血汗同源"的论述。我们说,血液大部分成分是水,而全身的水分约占体重的60%,细胞内液占40%,细胞外液占20%(其中血浆占5%,组织间液占15%)。在正常生理状态下,血液、组织内液和细胞内液之间的水分及大多数电解质,不断地发生交换,保持着动态的平衡。因为天气炎热,大量出汗,而引起血容量之不足,发生脱水,如高热的病人,由于皮肤、肺蒸发水分增多,若不补充丢失的水分,就容易造成水与电解质的紊乱。从实践中我们可以看到汗与组织液、组织液与血容量,有着十

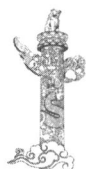

分密切的关系,而且互相影响,这就是古人讲的"血汗同源"在临床上的体现。

上面提到了"血汗同源"的问题,那怎样来认识"自汗"与"盗汗"呢?祖国医学认为:心阳虚,皮毛肌肉不固,出现"自汗"。心阴虚,睡眠时阳不内守。汗液随阳外泄,出现"盗汗"。西医则认为:自汗是因为大脑皮质或皮质下中枢兴奋性减弱而引起的多汗,盗汗是皮质或皮质下中枢抑制减弱而引起的多汗。在治疗上,自汗补阳包括增强皮质或皮质下的兴奋过程。盗汗补阴,应增强皮质或皮质下的抑制过程,达到阴阳不偏、趋于平衡。

以上是对心功能的认识,至于心阴、心阳、心气、心血则在脏腑辨证中讨论。

四、心 包 络

心包是心的外膜,是心脏的外卫组织,膜上附有络脉,是通行气血的道路,合称心包络。这里也包括了冠状动脉。心包是心的外卫组织,有保护心脏的作用。心包络和六腑中的三焦互为表里,和心更有密切的关系。古人认为心脏的功能,一般都是由心包络代行的。因此,《素问·灵兰秘典论》指出:"膻中者,臣使之官,喜乐出焉。"《灵枢·胀论》指出:"膻中者,心主之宫城也。"邪气侵犯人体,一般都是由外至内,由表及里。当病邪侵犯心脏的时候,心包络便能起一种掩护的作用,而代心受邪。《灵枢·邪客篇》指出:"心者五脏六腑之大主也,邪弗能容也,容之则心伤,心伤则神去,神去则死也。故诸邪之在于心者。皆在于心之包络。"《内经》把主神明归属于心,比喻成君主,所以邪不能犯,而心包是神明之外围组织,是保护神明之心的器官,具有供养和保护心神的作用,并能代"心"受邪,代"心"行令。所以似有脑膜的功能。例如:热性病,高热出现的神志昏迷、谵语等神经系统的症状,多指"邪入心包"所引起。这里所指的是大脑受损的病症,而与"心不藏神"是一致的。因此,治疗上也采用清心泄热和清心安神的方法。冠心病所致的冠状动脉闭塞而出现的心绞痛、心肌梗死也是心之包络病变所致。

第三节 肝 的 功 能

肝在胁下,胆附其中,在体为筋,开窍于目。其经脉连目系,绕阴器,过少腹,散胁下,交于巅。肝主血液的储存与调节,目得其养而能视。肝又主全身关节的屈伸,其性刚强,喜调达而恶抑郁,凡精神情志的调节功能与肝气有密切关系。

现代医学认为,肝的主要功能是参加蛋白质代谢、糖代谢、脂肪代谢、防御解毒和分泌排泄等。这与祖国医学讲的肝是有差异的,下面我们结合起来介绍。

一、肝 藏 血

肝藏血是指肝有储藏血液、防止出血及调节全身血量的作用。血液在脉管内的流通量,是随着人体活动情况而有所增减的。在全身活动量最大的时候,肝即把血液送到需要的部位去;在休息和睡眠时,全身各部所需的血量而相应减少,有一部分血液又归藏于肝。《医学入门》指出:"人动则血运于诸经,静则血归于肝。"这说明了肝对全身

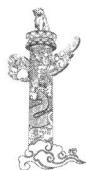

血量有调节作用。古人认为,"目得血而能视,耳得血而能听,掌得血而能握,足得血而能行",这是一个真理。

那么我们从解剖的角度来看一看肝是怎么样藏血的。肝的内部结构有肝细胞、毛细胆管、肝血窦、窦旁间隙。肝的血液供应是双重的:一是门静脉,为功能血管,门静脉汇集来自肠道的静脉血,含有各种营养物质,经肝细胞作用,分别储存在肝或传送出去;另一是肝动脉,是营养血管。门静脉和肝动脉,入肝后伴行,并一再分支,最后成为汇管区内小叶间静脉、小叶间动脉,两者都与肝小叶的窦状间隙相通。这样肝和脾一样,就成了一个血库。在血容量迅速下降时,肝、脾这两个血库,发挥其应急作用,这大概就是古人指的肝藏血的功能。同时肝在三大代谢中起着重要作用,因此,不能只视为藏血。

二、肝者将军之官,出谋虑

《素问·灵兰秘典论》指出:"肝者将军之官,谋虑出焉。"祖国医学认为:若肝有病失其藏血之职,就会出现多梦、易惊,卧寐不宁等,所谓"魂不守舍"之证。这与某些神经官能症的表现是相类似的。说明了肝也分担了中枢神经系统功能的一部分。肝既为将军,说明了它有保护中枢的作用。那么,是否可以理解为抗御外邪和解毒功能呢?《灵枢·师传篇》指出,"肝者为主将,使之外候",说明了它有卫外作用。

从现代医学来看,肝的窦状间隙,有大量的星状细胞,是属于网状内皮系统吞噬功能最强的细胞,可以吞噬进入血液的异物、细菌、衰老的红细胞、上皮细胞碎片等,从而具有清洁血液、保护机体的作用。此"乃将军之义"。

再一个是解毒功能。肝是一个化工厂,当某些有害小分子物质进入人体后,可以改变其化学结构,然后再由肾或肠壁排出体外,这个过程即肝的解毒功能。下面举例说明。

1. 氧化解毒 进入人体内的某些有害物质可以被肝细胞氧化分解。有的可以氧化成二氧化碳和水,如乙醇,首先受醇脱氢酶作用,转变为乙醛,再经醛脱氢酶作用,氧化成乙酸,最后进入三羧酸循环彻底氧化。

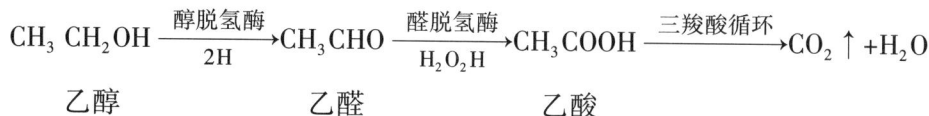

$$CH_3CH_2OH \xrightarrow[2H]{\text{醇脱氢酶}} CH_3CHO \xrightarrow[H_2O_2H]{\text{醛脱氢酶}} CH_3COOH \xrightarrow{\text{三羧酸循环}} CO_2\uparrow + H_2O$$

$$\quad\text{乙醇} \qquad\qquad\qquad \text{乙醛} \qquad\qquad\qquad \text{乙酸}$$

2. 结合解毒 有些有害物质进入人体后,与某些物质结合,可以使这些有害物质失去活性,并使其溶解度加大,便于随尿或胆汁排出。

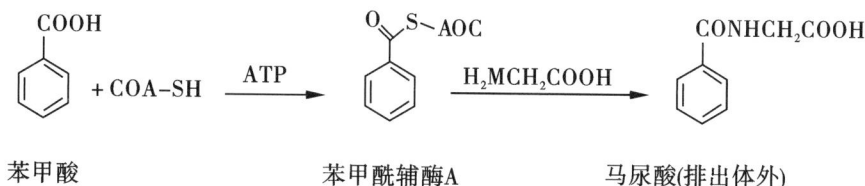

苯甲酸 　　　　　　苯甲酰辅酶A 　　　　　马尿酸(排出体外)

又如氨,通过鸟氨酸循环在肝合成尿素排出体外。如果肝功能不全,尿素的合成障碍,血氨升高,出现肝昏迷。

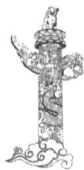

以上举的例子，是否可以说明肝"将军"之官的功能，在古代，限于当时的历史条件，人们不可能认识研究那么深，能知道肝为"外候"这一点，就值得我们去研究。

三、肝主疏泄

肝的疏泄有两种含意：一是指肝喜条达，即对精神情志而言；二是指分泌排泄胆汁，是对消化而言。

（一）情志方面

人的精神意识活动是大脑对客观事物的反映，但与肝有什么关系呢？前面已经叙述了肝分担了中枢神经功能的一部分，下面看一看祖国医学怎样认识肝对情志的影响。在情志方面主要表现为"抑郁"和"亢进"这一对矛盾。"抑郁"，这里指的是肝气不和甚则郁结，出现胸胁胀满或疼痛，郁郁不乐，多疑善虑，甚则沉闷欲哭，月经不调，乳房胀痛等。"亢进"即指肝气太盛，可以化火动风，表现为急躁易怒、失眠多梦、目赤头痛、头晕、耳鸣、耳聋，甚则震颤抽搐。西医从解剖到生理，上述功能均不存在，而且这些功能确都属于神经系统。可见古人"暴怒伤肝""诸风掉眩，皆属于肝"的理论是在临床实践中建立起来的。

（二）消化方面

肝的疏泄功能，这里主要指分泌和排泄胆汁，也是肝真正生理功能的一部分，实际上是属于消化系统。下面我们看一看疏泄在消化方面是如何完成的。肝细胞有分泌胆汁的功能，通过各级胆管，送入十二指肠。如果这些通道被胆石或肿瘤阻塞，就会造成胆汁外溢，在外表现黄疸，在内可致胆汁性肝硬化。由于胆汁不能正常进入肠腔，就影响了脂肪的消化和脂溶性维生素的吸收，造成凝血因子的缺乏，从而引起出血，同时血中胆固醇、碱性磷酸酶也可升高。

上述两个方面是对肝疏泄功能的概括，肝就像一个将军，疏通发泄人体之气；调节气机，调节脾胃的运化功能，调畅情志，疏利三焦水道，促进男子排精、女子排卵及月经来潮。若肝失疏泄、气机失调，则月经周期紊乱，经行不畅，可出现痛经、闭经、不孕或崩漏、滑胎等。由于肝气的疏泄对女子生殖功能特别重要，故有"女子以肝为先天"之说。

四、肝主筋，爪为筋之余

《素问·经脉别论》说："食气入胃，散精于肝，淫气于筋。"《素问·五脏生成论》说："肝之合筋，其荣爪也。"古人认为：筋的活动，有赖于肝血的滋养。肝血不足，筋失所养，则屈伸不利，抽筋、震颤、肝风内动，甚则表现角弓反张、抽搐；肝供血不足则指甲变形、枯槁、甲床淡白等。

什么叫筋呢？从狭义来讲，即指筋膜、肌腱而言；从广义来讲，包括神经、血管、筋膜、韧带、肌腱等。但与肝有什么关系呢？"诸暴强直，皆属于肝""筋者，聚于阴器，而脉络系舌本也"。古人把筋骨酸痛、抽筋、痉挛、角弓反张、舌肌萎缩，以及"丈夫七八，肝气衰，筋不能动"这些都归属于肝，说明肝与神经肌肉有着十分重要的关系。

下面我们讨论一下肌酸、肌酐的代谢。肌酸是神经肌肉的重要成分，主要在肝中合

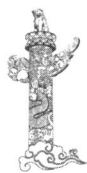

成,而储存在肌肉之中。肌酸、肌酐是精氨酸、蛋氨酸及甘氨酸在体内的合成物质。肌酸可被三磷腺苷激活,变成磷酸肌酸,磷酸肌酸含有高能磷酸键,与能量的供应有关。肌酸是由肌酐脱水而成,磷酸肌酸也可自发脱去磷酸而成肌酐。磷酸肌酸是大多数体细胞的主要成分之一,尤以肌细胞含量最高,而且主要存在于骨骼肌中。从肌酸、肌酐的代谢看,肝与"筋"还是有密切关系的,下面再举两个例子。

我们平时可以看到一种现象,有部分较少活动的人,经过剧烈的活动之后而出现肌肉酸痛,过几天才能消失,这是什么原因呢? 由于剧烈活动代谢增强,乳酸堆积过多,一时不能运送到肝去加工,乳酸对神经末梢的刺激而引起肌肉酸痛。但逐渐通过血液循环,把乳酸运送至肝合成糖原,疼痛也就消失了。

抽筋与血钙的关系:血中的钙有结合钙与游离钙,结合钙中有 80% 与白蛋白结合,20% 与球蛋白结合,所以血中的钙可随白蛋白的多少而增减。如果肝功能不全,白蛋白合成减少,则血中钙降低。游离钙与结合钙是可以互相转化的,在正常情况下,游离钙可抑制神经肌肉的应激性,如果血钙降低,神经肌肉的应激性增强,表现为反射亢进、手足抽搐,中医称为"肝风内动"。

从上述两个例子也可以看出,肝与"筋"是有一定关系的。

"爪为筋之余",筋为肝所主。肝与筋的虚实情况,常反映于爪甲。凡筋力健壮者,爪甲多坚韧;筋衰无力者,爪甲多薄而软。肝有病者,爪甲常脆裂或无光泽或爪甲变形。肝硬化的病人到了后期出现杵状指,这是否即《素问》讲的"肝之合筋,其荣爪也""肝者,罢极之本,其华在爪,其充在筋,以生气血",还有待进一步探讨。

五、肝开窍于目

五脏六腑之精气,通过血脉的传送,都上注于目,因此目与五脏六腑都有内在联系,但其主要是肝。《内经》有"肝开窍于目""肝受血而能视""肝气通于目,肝和则能辨五色也"的记载。这说明了目之所以能发挥视觉功能,都是渊源于肝经气血的濡养。当肝发生病变时,往往可以从目反映出来,例如:肝的阴血不足,目失所养,则两目干涩,视力模糊或夜盲;肝经风热则可见目赤,发痒肿痛;肝火上炎可见两目红赤,生翳;肝阳上亢,则见头目眩晕;肝风内动可见目斜视、上翻;肝炎病人可见眼睛巩膜发黄等症;老年人肝肾精血渐衰,常会出现视力减退,老眼昏花。许多眼科疾病,中医都从治肝入手而收到满意的效果。如猪肝散、龙胆泻肝汤等。下面我们根据现代医学的理论,来讨论一下肝与视觉的关系。

在视网膜中含有两种感光细胞:一种叫锥状细胞,感受强光并司色觉;另一种叫杆状细胞,感受到暗光。杆状细胞内含有一种感光物质称为视紫红质,它是由视蛋白和11-顺视黄醛(为维生素 A 的衍生物)结合而成的色蛋白。视紫红质在光的作用下,可分解为全反视黄醛与视蛋白,在这过程中引起神经的冲动,并经反射作用产生视觉,全反视黄醛在视黄醛异构酶的作用下,又可转变为 11-顺视黄醛,后者可再与视蛋白结合成视紫红质。但全反视黄醛主要先还原成全反维生素 A,经血液到肝,经异构化转变为 11-顺维生素 A,再氧化为 11-顺视黄醛,与视蛋白结合成视紫红质(图 3-1)。

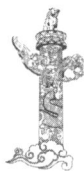

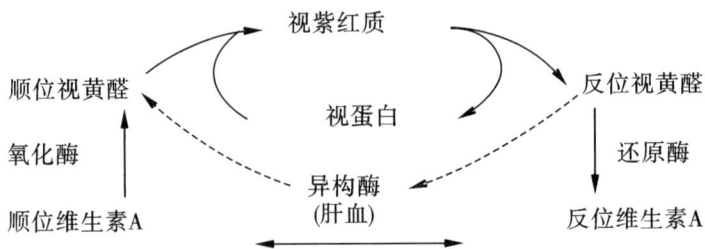

图 3-1　顺位维生素 A 与反位维生素 A

从视紫红质的合成与分解过程可知,维生素 A 对暗视觉起着重要的作用。如果维生素 A 供应不足,视紫红质合成减慢,暗适应时间就可能延长;若维生素 A 严重缺乏,暗视觉就可以完全消失而形成夜盲症。近年来研究感受强光的锥状细胞,分离出 3 种感光色素,可分别感受不同波长的光线,它们都是由维生素 A 的衍生物构成的色蛋白,维生素 A 和维生素 A 元的吸收,依赖着肠内脂肪和胆汁的存在,吸收后的维生素 A 主要储存在肝,储存量大的可供一年以上的应用。维生素 A 在视觉中起了如此重要的作用,但转化的过程必须有肝的参加,临床上夜盲症用"猪肝散"治疗而取得疗效,可见"肝开窍于目"这一理论是通过临床实践所验证的,中医西医有共识。

第四节　脾 的 功 能

脾与胃似膜相连,位于腹内,互为表里。脾胃者仓廪之官,在体为肉,开窍于口。胃主受纳腐熟水谷,脾主运化输布水谷精微,升清降浊,为生化之源,五脏六腑,四肢百骸皆懒以养。脾又具有益气、统血、主肌肉四肢等重要生理功能,故古人称脾胃为"后天之本"。

一、脾 主 运 化

脾主运化看起来是很抽象的,其实运化指的是消化吸收,运输的意思。《素问·经脉别论》指出"饮入于胃,游溢精气,上输于脾,脾气散精上归于肺,肺朝百脉以润五脏百骸",说明了脾有输布精微及输布津液的功能。精与津液都是滋养人体各部所必需的物质,而脾胃就是这些营养物质的供应器官。《素问·玉机真脏论》指出的"脾者土也,孤脏以灌四旁者也",就是对消化吸收而言。

水谷精微是什么？实际上是小肠、大肠所吸收的糖、蛋白质和脂肪及无机离子、维生素和水。下面我们看一看化学性消化(图 3-2)。

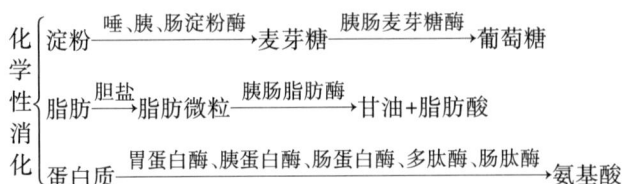

图 3-2　化学性消化

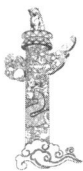

化学性消化是指消化腺分泌的消化液对食物进行化学分解而言。由消化腺所分泌各种消化酶,将复杂的各种营养物质分解为肠壁可以吸收的简单的化合物,如糖类分解为单糖,蛋白质分解为氨基酸,脂类分解为甘油及脂肪酸。然后这些分解后的营养物质被小肠(主要是空肠)吸收进入体内,进入血液和淋巴液。这种消化过程叫化学性消化。化学性消化主要依靠消化酶(如分解淀粉的唾液、胰和肠淀粉酶、胰和肠麦芽糖酶;分解脂肪的胰肠脂肪酶;分解蛋白质的胃蛋白酶、胰蛋白酶、肠蛋白酶、多肽酶、肠肽酶等)来完成。化学性消化加快食物分解,改善机械性消化,是食物最终吸收的必要条件。

同时胰腺的 B 细胞分泌的胰岛素是糖类在氧化代谢过程中不可缺少的内分泌激素,人体所需要的营养物质、水分都是通过肠的吸收而入门脉系统,再经肝的加工,进入大小循环供应全身的需要。这就是"脾气散精"和"游溢精气"。

祖国医学认为,脾主运化包括运化水谷精微和运化水湿两个方面。运化水谷精微即前面讲的营养物质的吸收,运化水湿即指水分的吸收与代谢。在这里讲的水湿不单指水液代谢的平衡,而且还包括痰饮。古人有"脾虚生痰""脾为生痰之源"和"诸湿肿满,皆属于脾"的论述,以及健脾利湿的治疗方法,所以我们在认识脾主运化功能的时候也应该考虑广泛一些。

二、脾 统 血

脾统血就是讲脾有统管全身血液的正常运行,而不能溢于脉外的功能。脾为气血生化之源,又有统摄血液的作用。脾气充足则能统摄血液在脉管内正常运行,使脏腑功能活动正常,若脾气不足则血失统摄,即出现"血不归经,溢于脉外",发生各种出血现象,如慢性皮下出血、便血、崩漏、月经过多等。下面谈到的脾有五大功能,其中就有抑制骨髓造血,若脾功能亢进,就会出现白细胞、血小板减少。血小板减少,就会出现各种出血倾向。同时随着白细胞的减少,免疫功能也相应降低。另外,血中钙离子是凝血酶原转变为凝血酶不可缺少的辅助因子,而慢性酸中毒的病人磷酸大量潴留,导致钙在肠的吸收发生障碍,也会造成慢性出血倾向。历代医家在没有现代科学的条件下,经过长期的临床观察,把一些出血现象归纳为"脾不统血",而且提出"补脾摄血""引血归脾"的治疗原则及方药,如归脾汤治疗出血在临床上取得了显著疗效。这些都是值得我们努力发掘和提高的。另外,脾是一个血库,在大量失血时血库可以放血,补充血容量不足。以上谈到脾统血的功能与现代医学脾本身的功能有相同之处。

三、脾主肌肉四肢,开窍于口,其华在唇

《素问·痿论》指出:"脾主身之肌肉。"脾具有运化水谷精微的功能,以濡养肌肉。因此这里指的是"后天之本"对肌肉的濡养。人体四肢功能的活动,也有赖于脾气输送营养。若脾气旺盛、清阳之气布流全身,输送营养充足,则肌肉丰满,四肢温暖轻劲,灵活有力。反之,若脾失健运,清阳不布,营养缺乏,必致肌肉痿软,四肢倦怠乏力。《素问·太阴阳明论》指出:"皆脾病而四肢不用,何也? 今脾病不能为胃行其津液。四肢不得禀水谷气。气日以衰,脉道不利,筋骨肌肉无气以生,故不用焉。"人体四肢肌肉,口唇都是

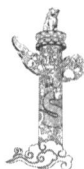

脾的外候,运化功能的好坏,都可以从外部表现出来,实际上这种运化就是指食物的消化和吸收,胃肠吸收良好,就会肌肉丰满壮实,四肢活动有力;若吸收不好,就会四肢乏力,肌肉消瘦,松软萎缩。如小儿营养不良,就会出现肌肉松弛,皮肤弹性差,口唇淡白,运动功能发育迟缓,甚至骨骼变形,精神不振,表情呆板等,直接影响人体肌肉的生长发育。近年来临床上应用"补中益气汤"治疗重症肌无力取得较好的效果。

脾开窍于口,是因为口为食物进入的门户,同属于消化系统的一部分,这一点是可以理解的。例如:口腔溃疡与 B 族维生素的缺乏有关,唾液对食物消化也起重要作用。因此。《素问·脉度篇》指出:"脾气通于口,脾和则口能知五谷矣。"

口唇的红润光泽或淡白萎黄,都可反映脾运化功能的好坏。因此《素问·五脏生成论》指出:"脾之合肉也,其荣唇也。"

以上是对脾功能的认识。从上述来看,脾的功能相当于消化系统、血液系统和体液代谢功能的一部分。

四、现代医学对脾功能的认识

1. **吞噬功能**　脾内淋巴组织的网状细胞和脾血窦壁上皮细胞的特殊内皮细胞,都具有很强的吞噬能力,它不仅可以吞噬血液中的细菌、疟原虫等病原微生物,而且还可以吞噬衰老的红细胞和红细胞碎片。

2. **形成抗体**　脾内有浆细胞。浆细胞是形成抗体的主要场所。

3. **制造淋巴细胞和单核细胞**　脾内产生的淋巴细胞与单核细胞进入血液。

4. **储血**　脾内的血窦可以储血,称为血库。

5. **抑制骨髓造血**　脾功能亢进,可以出现白细胞、红细胞、血小板数量都减少。当脾切除后,血中的白细胞、红细胞、血小板均可升高,并且网织红细胞含量也增高。

中医很重视脾的功能,称脾为"后天之本"。有人提出:"中医把脾看得那么重要,西医把脾切除了,没有'后天之本',人不还是照样活着吗?"我们怎样来理解这个问题呢?因为我们的祖先,在科学条件受到限制的情况下,当时就观察到消化系统的功能,非常朴素地运用"脾"来解释一系列的生理现象和病理变化,并且把这一理论用于治疗,也取得了非常满意的效果。中医讲脾的功能,不单是讲脾功能本身,而是对整个消化功能的概括,同时也包括了血液系统的一部分。所以外科手术切除了脾,只是切除了整个功能的一小部分,而不是切除整个消化系统。我们可以看到在中医学的基础理论中没有提及胰腺,但在西医的理论中,胰腺却占有十分重要的地位,那就不能因此讲古人都没有长胰腺吧! 因此,我们在认识"脾为后天之本"这一理论时,不能只讲脏器本身,应该把整个消化功能联系起来认识脾的功能。

第五节　肺的功能

肺位于胸中,上连气道,开窍于鼻,合称肺系。肺在体为皮毛,其经脉下络大肠,互为表里。肺主气属卫,为宗气出入之所,司呼吸,为气机出入升降之枢,助心主治节朝百

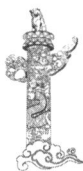

脉,以充全身,合皮毛而煦泽肌肤,主肃降通调水道,故《素问·灵兰秘典论》说:"肺者,相傅之官,治节出焉。"

一、肺主气,司呼吸

肺有司呼吸的作用,是人体的内外气体交换的场所,所以《素问·阴阳应象大论》指出:"天气通于肺。"人体通过呼吸,吸进自然界的氧气,呼出体内的二氧化碳,吸清呼浊,吐故纳新,使体内之气与自然界之气进行交换,维持了人体清浊之气的代谢,在正常情况下,肺气通畅,呼吸均匀。若病邪所伤致使气机不畅,肺气壅塞引起呼吸功能不调,则有咳嗽,气喘,呼吸不利等症状。华佗指出,"肺者生气之源,乃五脏之华盖,以覆诸脏,虚如蜂窠。下无透窍。吸之则满,呼之则虚,司清浊之运化。为人身之素篇",说明了古人对肺有了初步的解剖,同时对肺功能也有了概括的认识,这与现代医学是一致的。《素问·五脏生成论》指出:"诸气者,皆属于肺。"下面就重点讨论一下元气、营气、卫气与宗气。

(一)元气

元气包括了元阴和元阳之气,以其禀受于先天,来源于父母(赖后天荣养而不断滋生),是先天之精所化,故名元气。元气发源于肾(包括命门),藏于丹田(下气海),借三焦之道,通达全身,推动五脏六腑等一切器官组织的活动,为人身生化动力的源泉。从古人对元气的认识看,元气相当于肾上腺皮质激素、生长激素、性激素及其他激素的功能,因此,在人体生长发育及五脏六腑功能上起到了重要作用。

(二)营气

营气是运行于脉中的精气,生于水谷,源于脾胃,出于中焦,有化生血液、营养周身的功能。《灵枢·营气篇》说:"营气之通,内谷为宝,谷入于胃,乃传之肺,流溢于中,布散于外,精专者行于经遂,常营无已,终而复始。"流溢于中,是营养五脏六腑;布散于外,则润泽筋骨皮毛。《灵枢·邪客篇》指出:"营气者,泌其津液,注之于脉,化以为血,以荣四末,内注五脏六腑。"营气的运行,出于中焦,注于手太阴肺径。循十四经之道昼夜不息,营运于周身上下,内外各部分。应当怎样来认识营气及其功能呢? 在习惯上往往营血同时并论。从"源于水谷""出于中焦"看,就相当于小肠对营养物质的吸收,通过肺这个交换器,再通过血管而送往身体需要的部位去(红细胞带氧周流全身)。

(三)卫气

卫气亦生于水谷,源于脾胃,但出于中焦。其性慓疾滑利,善于游走窜透,所以它不受脉道的约束,行于脉外,在内则熏于盲膜,散于胸腹;在外则循皮肤之中,分肉之间。

卫气实际上也源于先天,为肾中阳气所化生,因此可以说"卫气根源于下焦,滋养于中焦,开发于上焦"。

卫为阳气,熏于盲膜,散于胸腹,则五脏六腑得到温养,外循皮肤之中,分肉之间,则能温养肌肉、皮肤。《灵枢·本脏篇》说:"卫气者,所以温分肉,充皮肤,肥腠理,司开合者也。"古人又讲:"卫气和,则分肉解利。皮肤调柔。腠理致密矣。"可见,卫气不但能温

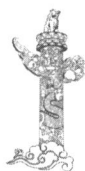

养内外一切脏器组织,而且具有保卫肌表,抗拒外邪的功能。如果卫气不足,肌表不固,外邪就会乘虚而入。古人讲"营行脉内,卫行脉外",可能指的是组织液,但从功能上讲,确有卫外作用。那么就相当于皮肤黏膜屏障、血-脑屏障、血-房水屏障等,或者说指免疫功能。

(四)宗气

饮食水谷所化生的营卫之气和吸入大自然之气相结合、积于胸中便是宗气,具有助肺以行呼吸和贯心脉以行营血的作用。《灵枢·邪客篇》说:"谷始于胃。其精微者,先出于胃之两焦,以溉五脏,别出两行营卫之道,其大气之博而不行者,积于胸中,名曰气海。出于肺、循咽喉。故呼之则出,吸之则入。"

气海是气积聚之处,又是一身之气运动流行的出发点,周流于全身之气,发自气海而归于气海。气海中的气,称为宗气,宗气上出于喉咙而行呼吸,下贯心脉以行血气。所以《灵枢·邪客篇》说:"故宗气积于胸中,出于喉咙,以贯心脉,而行呼吸焉。"

宗气的作用:一是走息道以司呼吸,言语、声音、呼吸的强弱均与宗气的强弱有关;二是贯心脉以行血气,凡气血的运行,以及肢体的寒温和活动能力,多与宗气有关。

宗气在人体活动中占有非常重要的地位,我们是否可以理解为气体交换,生物氧化,能量代谢的全过程呢?古人认为,宗气与元气,虽一藏于胸中上气海,一藏于丹田下气海,一为后天之气,一为先天之气,但两者在生理活动中互相联系,不可分开,宗气和元气两者结合,叫作"真气"。《灵枢·刺节真邪篇》说:"真气者所受于天,与谷气并而充身也。"用通俗的话讲,真气即包括了氧气和血中一切营养物质以及激素在内。从这一点上看与生物氧化能量代谢,是有相同之处的。例如在三羧酸循环的过程中,产生腺苷三磷酸(adenosine triphosphate,ATP)被利用时,储存于高能磷酸键上的能量,可以释放出来供细胞做功(图3-3)。

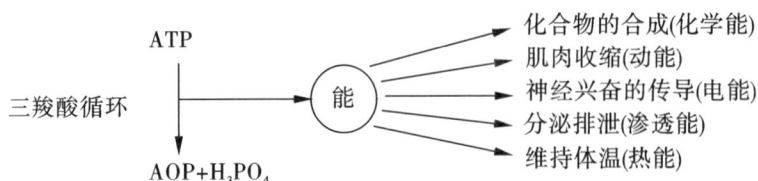

图3-3　三羧酸循环供能

这一生物氧化的过程释放出能量,最后生成二氧化碳(CO_2)。例如:丙酮酸、α-酮戊二酸氧化脱羧生成二氧化碳。这就是内经中所指出的:"故真气者,所受于天,与谷气并,而充身者也,然天地之气,从吸而入,食谷之气,从呼而出。"

上面谈了元气、营气、卫气、宗气,那么什么叫"正气"呢?古人认为,这四气的总和叫"正气"。《素问·刺法论》指出:"正气存内,邪不可干。"从现代医学的观点看,我们是否可以将正气理解为机体的抵抗力,包括先天免疫、后天免疫及正常的神经体液调节。病原菌进入人体是否发病,与侵入门户、毒力大小、机体的抵抗力有关,例如大家同时进入疫区,有的发病、有的不发病,有的病重、有的病轻,这就是"不相染者,正气存

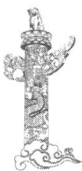

内,邪不可干,避其毒气,邪之所奏,其气必虚。"也就是说疾病的发生与阴阳的失调,邪正的盛衰,即抵抗力的强弱有十分密切的关系。祖国医学用"正"与"邪"这一对矛盾,非常通俗地辩证了古代免疫学的特点,并提出"治未病"的理论。

以上是对肺主气的认识,也就是说肺不单主呼吸之气,而且人体上下表里内外之气均为肺所主。与现代医学的结合是否正确,还待进一步研究。

二、肺主治节

《素问·灵兰秘典论》说:"心者君主之官,肺者相傅之官,治节出焉。"肺主气,心主血,心与肺,气与血有着非常密切的关系,气血相互依赖,相互促进、相互并存。肺主气司呼吸,帮助心脏促进血液循环,肺朝百脉运送氧气,此为治节也。"气为血帅,血为气母,气行则血行,气滞则血凝。"根据这一道理,我们来看一看气与血的关系以及肺是怎样来主治节的。在血液循环过程中,红细胞携带氧气,通过毛细血管的末梢进行内呼吸。如果组织缺血,也就同时存在着缺氧。红细胞带氧,看起来是血带气行,而实际上,如果没有氧,心脏这个血泵就不能起动,血液循环就不能进行(例如心绞痛、心肌梗死),但没有红细胞的带氧,生物氧化也会停止,这就是"气为血帅,血为气母"。在治疗方面古人指出了"补血先补气,气行血亦行,活血即为补血"的理论。如常用《当归补血汤》用黄芪50 g补气,当归6 g补血,说明了补气重于补血。又如一般的重症病人在抢救过程中,首先给予氧气吸入,接着才补液或输血,可能这就是"肺主治节"在临床上的应用。

三、肺气肃降,通调水道

肺除了主一身之气外,同时有通调水道的责任。

人体各组织内水液的运行和排泄,不但与脾之运化有关,与肺之主肃降也有密切的关系。肺气肃降才能使水道通调下行膀胱,故《素问·经脉别论》说:"饮入于胃,游溢精气,上输于脾,脾气散精。上归于肺,通调水道,下输膀胱。"如果肺气肃降失常,可以上逆为喘为咳,影响水液的代谢时,亦可以导致水液停留,甚至小便不通,形成水肿,因此,小便的通利与否,常与肺气肃降的功能有关,这就是"肺为水之上源"的理论根据。下面我们来进一步认识肺是怎样肃降和通调水道的。

肃是清润肃静的意思,降是下降。肺在体内所起的作用(主气,司呼吸、主治节、朝百脉,通调水道)和所在的部位(居于胸中为五脏之盖),决定了肺气必须在清润肃静和下降的情况下,才能保持其正常的生理功能,人体的营养物质和水分由脾输送到全身,而无用的水分必须通过肺气的调节(肃降)作用才能下送膀胱。

肺在水液代谢过程中的作用有二:一是将脾上输来的水液中的精微物质,通过肺气的宣发,使津液温润肌肤;另一是通过肺气的肃降作用,来通调水道,使其不至于发生水潴留的现象。如果肺受邪犯,肺气不能下降,失去通调水道的作用,就会发生水肿。例如:肺气肿→肺心病→下肢水肿。古人认为体液的调节主要由肺、脾、肾及膀胱协调来完成,而肺就成了"水之上源"。肺脾肾是三兄弟,共同完成水液代谢,而肺并不是直接推动水液的运行,而是提供了水液运行的动力,引导水液运行的方向,影响水液的气化过

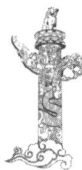

程,这就是"通调水道"。同时临床上治疗水肿的时候,用"开鬼门,洁净府"的方法,尤其治疗急性肾炎,用此法效果更好。肺在水液代谢中所起的作用,如何正确认识,有待于进一步探讨。

四、肺主皮毛,开窍于鼻

肺主宣发,外合皮毛之功能,主要表现在这两个方面:肺主气,司呼吸,为体内外气体交换的主要器官,而皮肤之汗孔也有散发的作用,所以内经中称汗孔为"气门"。后世医家也有"遍身毛窍俱暗随呼吸之气以为鼓伏"的理论。这是肺主宣发、外合皮毛的一个方面。

另一方面,皮毛赖肺气的温煦,才能润泽。如果肺气衰弱,不能行气,以温皮毛,皮毛之营养不足,就会憔悴枯槁。故《灵枢·经脉篇》说:"手太阴气绝、则皮毛焦。"下面讲一下我们怎样来认识肺与皮毛的关系。

皮毛与汗孔,具有调节呼吸的作用。鼻是呼吸的门户。皮肤、汗孔、毛发应当理解为人体抵抗外邪的屏障,即"皮肤和黏膜屏障"。在临床上常常遇到这样一种现象,感冒的病人往往主诉,过度疲劳,出汗太多,受凉而发病,也有一种病人,肺气虚弱,卫外之气不足,肌表不固,容易自汗,并易受邪气侵袭而经常反复感冒。《素问·萎论》指出:"肺主一身之皮毛。"这里讲的可能是体表的防卫功能。

肺为娇脏,是因为肺叶娇嫩,其体清虚,开窍于鼻,与外界空气直接相通,各种病毒,细菌(六淫之邪、毒疫)等最易犯肺,而鼻为肺之门户,肺部受邪而首先出现鼻塞、流涕、嗅觉异常,严重者鼻翼扇动、呼吸困难。《灵枢·脉度篇》指出:"肺气通于鼻,肺和则鼻能知香臭也。"

另外,喉咙与肺相通,临床上见到的咽炎所致的咳嗽实为代肺受过。鼻腔、鼻旁窦均属肺系,在发音中都起到了共鸣的作用,所以有"肺主声音"之说。

以上是对肺功能的认识,是否可以这样理解,还要在实践中提高认识。

第六节　肾(命门)的功能

肾左右各一,命门附焉,内藏元阴元阳,为水火之脏。其经脉络膀胱,互为表里,肾在体为骨,开窍于耳。肾的生理功能主藏精,为生殖发育之源;主五液,以维持体内水液的平衡;肾主骨生髓,听力乃肾气所充,主纳气为气之根。肾的生理功能极为重要,古人称"肾为先天之本"。

一、肾藏精

精是构成人体的基本物质,也是人体各种功能活动的物质基础,故《素问·金匮真言论》说:"夫精者,生之本也。"从功能上来分,可分为生殖之精与脏腑之精;从来源上来分,可分为先天之精与后天之精。两者均藏于肾。

(一)先天之精

先天之精受于父母,是构成人体的原始物质,是生育繁殖的根本,从胚胎开始,一直

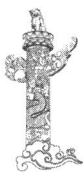

到老死为止,不断地发挥其生命力,不断地滋生化育。但先天之精的形成,特别是在出生以后,更有赖于饮食水谷化生之精的营养,而饮食水谷之所以能化生为精,又须依赖先天之精的活力。也就是说,先天之精为后天之精奠定了物质基础,后天之精又不断供养先天之精,使之得到不断地补充。两者有着不可分割的关系。

藏精,是肾的重要功能。不论是人体的生长发育,还是繁殖后代,均与肾藏精的作用有关:肾所藏之精足,则肾气盛;藏精不足,则肾气衰。因此,肾气之盛衰与人体发育有密切关系。

先天之精含意甚广,从现代医学来分析,可能是指激素而言,大概包括了肾上腺、甲状腺、脑垂体、性腺等内分泌系统所分泌的激素。古人由于受历史条件的限制,不能把肾的解剖研究得很清楚,把肾说成是水火之脏,即肾与命门。《难经·三十六难》指出:"脏各有一耳、肾独有两者何也? 然! 肾两者非皆肾也,其左者为肾,右者为命门。命门者诸神精之所舍,元气之所系也,故男子以藏精,女子以系胞,故知肾有一也。"这一段话主要是对肾上腺而言,同时也说明藏精的重要性。下面我们先来看一下肾上腺的结构与功能,从而认识"先天之精"的重要性。肾上腺左右各一,分别附于左右肾的上端,稍偏内侧,分皮质和髓质。

1. 肾上腺皮质　根据细胞排列着色不同分为3层。

(1)球状带　分泌盐皮质激素——醛固酮。醛固酮主要功能是调节水盐的代谢,促进肾小管对钠和水的重吸收;同时抑制肾小管对钾的重吸收,起到排钾保钠的作用。如果肾上腺功能不足,醛固酮分泌减少,则会使水钠大量排出,而血钾升高,造成体内钠钾比例失调,破坏了离子的平衡,而危及生命。

(2)束状带　分泌糖皮质激素——可的松类。糖皮质激素主要功能是调节糖、蛋白质和脂肪的代谢,促进蛋白质分解并合成糖原,同时还有抗炎、抗过敏、抗有害化、抗纤维化等功能。如果肾上腺皮质功能亢进,可导致脂肪、蛋白质、糖的代谢紊乱,表现为毛发增生,面色红润,满月脸,皮肤菲薄而出现紫纹,高血压,血糖升高等。如果肾上腺皮质功能减退,就会出现皮肤色素沉着、疲乏软弱、厌食呕吐、血压下降、心脏缩小、血糖降低等表现。

(3)网状带　主要分泌雄激素及少量雌激素,促进副性器官的正常发育,并维持副性器官的成熟,而且可以促进蛋白质的合成和肌肉发育。

2. 肾上腺髓质　髓质与皮质的交界处参差不齐。主要的腺细胞是嗜铬细胞及少数交感节细胞,分泌肾上腺素及去甲肾上腺表,有类似交感神经的作用。主要增加心跳速率与心肌收缩的强度,扩张冠状动脉,收缩其他血管,升高血压,升高血糖,可使脂肪组织中储存的脂肪移出。

从肾上腺所分泌的激素看,并不能完全概括先天之精在人体中所起作用的重要性。因此我们应该考虑到其他分泌腺,例如:甲状腺素对三大代谢、生长发育及提高神经系统的兴奋性都有重要的意义;甲状旁腺分泌的甲状旁腺素是调节体内钙磷代谢的主要激素之一;胰岛细胞分泌的胰岛素是调节体内三大代谢的主要激素之一,特别是对糖的代谢更为重要;脑垂体前叶可以分泌生长激素、促肾上腺皮质激素、促甲状腺激素、促性

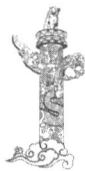

激素及黑色素细胞激素;垂体后叶分泌抗利尿激素、催产素。以上是人体生命活动中极其重要的部分。从肾上腺及其他内分泌腺的功能可以看出"命门"在生命活动中的重要性。正如张景岳所指出的:"命门为精血之海,脾胃为水谷之海,均为脏腑之本,然命门为元气之根,为水火之宅,五脏之阴气,非此不能滋,五脏之阳气非此不能发,命门为性命之根也。"

(二)后天之精

肾所藏之精,一为先天之精,一为后天之精。后天之精是指出生以后五脏六腑化生出来的精气,这种精气来源于食物的精华部分,是维持人的生命、营养人体各部组织器官,并促进其生长发育的基本物质。《清·程杏轩医述引怡堂记》指出:"肾者主受五脏六腑之精而藏之,故五脏盛乃能泻,是精藏于肾,而非生于肾也,五脏六腑之精,肾藏而司其输泻,输泻以时,则五脏六腑之精相续不绝,所以成其坎位,而上交于心,满而后溢,生生之道也。"藕唐居士有云:"钱粮储在库中,库中不出钱粮,善补肾者,当于脾胃求之。"

下面让我们来看一下肾的结构及功能。

肾有髓质,有皮质,由肾盏、肾盂、肾小球、肾小管以及输尿管、膀胱、尿道等构成了一个泌尿系统,来共同完成内环境的调节,全身血液在 5 min 内要全部经肾过滤一次,将有用的营养物质及电解质、水分等经肾小管重吸收,将无用的废物排出体外,这一滤过与重吸收的功能即古人所指出的"五脏六腑之精,肾藏而司其输泻,输泻以时,则五脏六腑之精相续不绝"。"藏精于肾,非生于肾也,钱粮储于库中,库中不出钱粮",这就非常浅显地说明了肾的滤过与重吸收的功能。

以上是对肾藏精的认识,先天之精而藏之即对内分泌腺特别是肾上腺而言,后天之精而藏之即对滤过与重吸收功能而言,是否正确还有待今后来证实。

二、肾 主 水

肾在人体水液代谢过程中起着极为重要的作用。若肾病失其主水之功,就不能维持体内水液的平衡。

水入于胃,由脾上输于肺,肺气肃降,则水液下流而归于肾,这是水液由体外摄取以后在内升降的大概过程。水有清浊,清者上升,浊者下降。清中有浊,浊中有清。上升于肺之水,为气为清,清中之清者,由肺输之皮毛;清中之浊者,从三焦决渎,下行以达于肾。归肾之水液为浊。浊中之浊者,由膀胱排出体外;浊中之清者,再经三焦气化上升至肺,复由肺化而下降至肾。如此循环,以维持人体水液代谢的平衡。

肾主水的功能实际上即泌尿功能。

上面讲了肾的滤过与重吸收,肾主水也是滤过与重吸收功能的一部分,但这里主要指的是排钾保钠等离子交换的过程,同时与醛固酮、抗利尿激素也有很大关系。如果体液中钠离子增高超过了肾的阈值就会使细胞外液增多,从而造成水肿。《素问》说:"肾者谓之关也,关门不利,故聚水而从其类也,上下溢于皮肤,故为水肿,水肿者聚水而成病也。"临床见到的肾病性水肿,多有小便不利,故有"肾为尿之上源"的理论。

对肾的泌尿功能,古人认为:"肺主宣发,通调水道;脾主水液的转输;肾的开阖调节

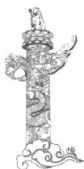

水量。"这三部分的功能总称"三焦气化"。因为肾主水液与泌尿功能是一致的,这里不多述了。

三、肾主骨,生髓,通于脑

肾主骨,即肾与骨骼的生长、发育、坚软有关,也是肾的精气促进生长发育的功能之一。肾能藏精,精能生髓,髓能养骨,骨能藏髓,髓聚于脑,"脑为髓之海"。所以骨、髓、脑三者均为肾所主,当肾气充盛,肾精充足时,则骨、髓、脑三者也健壮充实,四肢轻劲有力,行动灵敏,精力充沛,耳聪目明。如果肾精不足,则出现智力迟钝,动作缓慢,骨软无力,例如小儿囟门闭合过迟、骨质疏松,以及成人的骨质增生、腿软无力、不能久站等,临床上均属肾精不足,髓海空虚的表现。

近年来根据肾主骨、骨藏髓、髓生血的理论,应用补肾的方法治疗小儿大脑发育不全、脑震荡后遗症以及骨髓疾病再生障碍性贫血等,均收到较为满意的效果。这就是中医理论在现代医学方面的应用。

肾藏精,髓为肾精所化,而髓有骨髓与脊髓之分,脊髓上通于脑,脑为髓聚而成。《灵枢·海论》说:"脑为髓之海。"脑的功能就是主持精神思维活动,故又称为"元神之府"。前面讲了肾的藏精功能,一为先天之精,二为后天之精,都是人体生长发育的根本;而脑髓又赖于肾精的不断化生,如肾精亏少,则会出现腰酸腿软,头晕、失眠、健忘思维迟钝等。《灵枢·海论》指出:"髓海有余则轻劲多力;自过其度,髓海不足,则脑转耳鸣,腰酸眩晕,目无所视,懈怠安卧。"《素问·灵兰秘典论》指出:"肾者作强之官,伎巧出焉。"伎巧可理解为精细动作及思考问题。这说明人们已经初步对大脑的功能有所认识,但肾的藏精是"本"。因此,肾也分担了中枢神经功能的一部分。

我们用现代医学的理论,讨论一下肾与骨有什么关系。古人把骨、髓、脑三者都统属于肾所主。我们在临床上遇到的幼儿或成人,患有先天性肾发育不全、尿路阻塞、慢性肾炎、肾功能不全等,均可发生"肾性骨质病"。其原理是:由于肾功能不全持续较长,血中含氮废物硫酸,磷酸及应当排泄的物质,均有潴留于体内的趋势,导致血清的磷增加,并发生酸中毒。血清磷增加时,由于维持钙与磷离子乘积恒定的缘故,血清钙减低,此时,血清钙和磷虽然能维持一种可以维持沉淀于骨质的乘积,但有两种因素具有阻止钙磷沉淀的作用,一是钙由肠道吸收不良,二是酸中毒。

其一,钙由肠道吸收不良。肾功能不全的病人,由于肾不能排磷,肠道由食物所吸收的磷和消化液分泌的磷均不能吸收,这样体内所需要排出的磷也需要在肠排出。当磷大量潴留于肠道时,钙的吸收就受到阻碍,钙与磷就形成了不溶的磷酸钙,随粪排出。这种肠道吸收钙的困难,维生素 D 对之无纠正作用,即使大量注射也无功效,钙的来源受到限制,引起成骨作用的困难。

其二,酸中毒。酸中毒一方面影响细胞的活动,使成骨作用受限制;另一方面具有溶骨作用,于是骨质的钙只有消耗而无修补,造成骨质的普遍脱钙,从而形成"肾性骨质病"。

以上举例说明了肾与骨是有一定关系。《素问·五脏生成篇》指出:"肾之合,骨

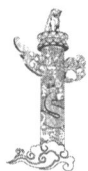

也。"也可能肾还有一些功能没有被发现,需要现代医学进一步来研究。

四、其华在发

发之营养来源于血,故发有"血余"之称。但发之生机,根源于肾气,故发为肾之外华。而发之生长状态,是肾气盛衰的反映。《素问·上古天真论》指出:"女子七岁,肾气盛。齿更发长""丈夫八岁,肾气实,发长齿更"。因此,青壮年肾气盛,肾精充沛,毛发茂密光泽;老年人肾气虚衰,毛发易于脱落、枯槁发白。那么我们临床见到的肾上腺皮质功能减退(艾迪生病)的病人,除其他临床表现外,兼有毛发稀疏脱落;另外,斑秃的病人往往用皮质激素治疗而获得效果。这是否即《素问·五脏生成论》所讲的"肾之合骨,其荣发也",也可能是指内分泌而言。

五、肾开窍于耳、二阴

(一)肾开窍于耳

耳的听觉功能,依赖于肾的精气充养。肾主藏精,肾的精气充足,听觉才能灵敏。故《灵枢·脉度篇》说:"肾气通于耳,肾和则耳能闻五音矣。"如肾精不足,则出现耳鸣,耳聋、听力减退等。老年人肾气衰,多见耳聋失聪等,应用补肾的药物,往往获得疗效。

运用现代医学的理论,怎样来认识听力与肾的关系呢? 在一个肾单位上有一个特殊的装置叫旁球器,旁球器能分泌一种激素叫"肾素",可使血浆中的高血压蛋白原变成高血压蛋白,高血压蛋白能使全身血管收缩,血压升高,临床上叫"肾性高血压";同时还可以刺激肾上腺皮质球状带分泌醛固酮,引起水钠潴留,导致血容量增加,造成血压更加升高。

高血压的病人则出现眩晕、耳鸣,重则听力减退及精神神经症状,肾与听力的关系与现代医学结合起来看,说明了"肾开窍于耳""肾气通于耳"的论述,是古人通过长期临床观察得出的结论。

(二)肾开窍于二阴

肾在下开窍于二阴,与大小便的排泄、性功能的活动有关。

肾是一个泌尿器官,膀胱是一个储尿器,即"肾为尿之上源"。同时肾上腺皮质网状带,可分泌性激素。因此,肾开窍于前阴,同属泌尿生殖系统是容易理解的。

肾与后阴即大便有什么关系呢?

中医有这样一个理论,脾胃主受纳,就好像是一个锅,放有米和水;但必须有肾阳(命门火)的温养,才能把饭做熟(肾上腺皮质激素可促进胃黏膜分泌胃酸,胃蛋白酶)。若命门的火不足,就不能把饭做熟,病理上出现腹泻,临床上叫作"肾虚泻泄"。治疗上就根据这一理论,采用"温补肾阳"的方法进行治疗(四神丸),可获得良好效果。

再用现代医学来分析一下肾与大便的关系。

肾功能不全的病人,到了尿毒症阶段,血中尿素氮的含量增高,经肾排泄受阻,故经消化道黏膜排出,肠腔内的尿素经细菌尿素酶的分解产生氨,氨则刺激胃肠道黏膜而引起炎症;胃肠道的炎症可引起呕吐与腹泻,严重时可造成脱水,而脱水又进一步加重肾

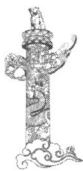

功能的障碍;肾功能障碍又进一步引起尿素潴留,加重消化道刺激症状,腹泻更加严重,形成恶性循环。综上所述,可以看出,肾与大便是有一定关系的。古人提出"肾开窍于二阴"的理论,为我们留下了进一步研究的机会。

第七节 六腑功能及与五脏的关系

一、小肠及其与心的关系

(一)小肠

小肠上接幽门与胃相通,下连大肠,两者相合之处为阑门(回盲瓣)。其经脉络心。小肠受盛胃中水谷,进行细致的消化和分别清浊的过程。清者为津液,浊者为糟粕。清中之清者输于各部,清中之浊者渗入膀胱,浊中之浊者下注大肠,小肠的功能同现代医学是一致的,即消化吸收功能。所以《素问·灵兰秘典论》指出:"小肠者,受盛之官,化物出焉。"

(二)心与小肠的关系

祖国医学认为:心与小肠是一阴一阳,一脏一腑,互为表里;在经脉方面手少阴经属心,络于小肠;手太阳经属小肠络于心。心气正常,小肠才能发挥其分别清浊的功能,而小肠泌别通调,又有助于心气的正常活动。《巢氏病源》认为:"心主血与小肠合,若心家有热结于小肠,故小便赤也。"也就是说心火旺盛,可移热于小肠,伴有小便赤,甚则血尿,在治疗上用清心利尿的方法往往可以收到效果,如"导尿散"。心与小肠有着密切的关系,如何从现代医学来认识? 小肠的主要功能是吸收营养物质和水分,通过门脉系统进入心脏,若小肠吸收不好,就会造成贫血。例如小肠吸收不良,营养供应不足,肠道细菌的抑制,内环境酸碱度的紊乱等,都可使维生素 B_{12}、叶酸吸收不足,就会发生营养性大细胞性贫血。因为维生素 B_{12} 是生血的要素,维生素 B_{12} 的缺乏不但使脱氧核糖核酸(deoxyribonucleic,DNA)的合成受到障碍,同时还影响着核糖核酸(ribonucleic acid,RNA)的合成,使细胞分裂受到障碍,形成巨大的细胞,并导致神经系统症状的产生。此外,因维生素 B_{12} 吸收障碍,维生素 B_{12} 又不能使叶酸变为甲酰四氢叶酸,骨髓生血刺激性减低,从而产生贫血。以上例子,说明了心与小肠有着十分密切的关系,至于心移热于小肠如何与现代医学结合,还不成熟,可能与泌尿系统等感染有关。

二、胆及其与肝的关系

(一)胆

胆附于肝,内藏精汁,其经脉络肝。《难经·四十九难》说:"胆在肝之短叶间,盛精汁三合。"胆中储有精汁,故又称"中精之府"。胆中所藏之精汁为清净之汁,与其他传化之腑所盛之浊汁不同,故《千金要方》又称它为"中清之腑"。由于胆具有藏精汁的特点,所以既属于六腑,又属于奇恒之腑。

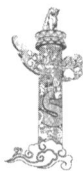

胆性刚直,刚则豪壮果断,故有"胆大"与"胆小"的说法。《素问·灵兰秘典论》说:"胆者中正之官,决断出焉。"胆的决断功能,对于防御和消除某些精神刺激(如大惊卒恐等)的不良影响,以维持和控制气血的正常运行,确保脏腑间互相协调关系,有着重要作用。剧烈的精神刺激会影响人体脏腑的正常活动,导致气血运行的紊乱,胆气豪壮果断之人,虽然也会因精神刺激而有所影响,但其影响程度不大,恢复也较快;若胆气虚弱之人,情况就相反,往往因而形成疾病。说明了胆与人的精神情志活动有一定的关系。因而临床上对某些惊悸、失眠、多梦等精神情志症状,多从肝胆来治,如温胆汤。

(二)肝与胆的关系

肝胆同居一室,经脉互相络属,两者互为表里,肝分泌胆汁,胆储存浓缩胆汁,经胆管输入十二指肠,两者互相配合,互相影响,以帮助胃肠消化。肝为胆分泌胆汁,胆为肝储存浓缩胆汁,肝有病可以影响到胆,胆有病也可以影响到肝。如果肝疏泻失常,则会影响胆汁的正常分泌;若胆汁排泄障碍,可影响肝的功能,例如,胆道阻塞可影响到肝,而形成胆汁性肝硬化,肝内结石也可以影响到胆。

此外,《素问》指出:"肝者,将军之官,谋虑出焉;胆者,中正之官,决断出焉。"张景岳说:"胆附于肝,相为表里,肝气虽强,非胆不能断,肝胆互济,勇敢乃成。"我们平时习惯上有"胆大、胆小、胆略"等说法,反映了肝胆共同分担了中枢神经功能的一部分。

三、胃及其与脾的关系

(一)胃

胃位于膈下,上接食管,下连小肠,其经脉络脾,胃上口为贲门,胃下口为幽门,贲门部又名上脘,幽门部又名下脘,上下脘之间又名中脘,三部统称胃脘。食物从口而入经过食管,容纳于胃,所以《灵枢·胀论》说:"胃者,太仓也;咽喉小肠者,传送也。"胃的主要功能就是受纳水谷和腐熟水谷。如果饮食不节,饥饱失时,或冷热不当,都会影响胃的功能。《灵枢》曰:"人亦有四海,十二经皆注于海,胃为水谷之海;冲脉者,为十二经之海;膻中者,为气之海,脑为髓之海。"这里讲的"胃为水谷之海"只说明它的主要功用,实际上胃既能容纳,也能消化。

胃主腐熟水谷,为后天给养的源泉;人身禀先天之肾气而能生长发育,然而肾所以能担负起这样的任务,主要还需要依靠后天水谷之气的不断供给养料——水谷之精气。水谷之气的供给,首先要有腐熟的阶段,而腐熟水谷正是胃的功能。如《灵枢·玉版篇》指出:"水之所受气者,谷也,谷之所注者,胃是也;胃者,水谷气血之海也。"《灵枢·五味篇》说:"胃者,五脏六腑之海也,水谷皆入于胃,五脏六腑皆禀气于胃。"这都说明了水谷必须经过胃的作用,五脏六腑才能得到水谷之精气来维持其不断的活动,所以胃是五脏六腑供给营养的仓库,是一个重要脏器。因此,后世学者将胃与肾的功能相提并论,而有"肾为先天之本,脾胃为后天之本"的理论。如果胃的功能发生病变,胃气缺乏,则可使其他脏腑的作用受到影响,导致疾病。若进一步胃气竭绝,则五脏六腑的活动如同孤军作战,断绝了后方的支持一样,势必不能持久。在这种情况下,脉象上就会出现毫无柔滑之象,这种脉象"内经"称为"脉无胃气"或"真脏脉"。所以,古人认为见到此种脉象为

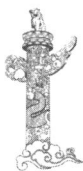

必死之征者就在于此。

由此可见,胃气的盛衰与人体的健康关系是很大的,胃的功能同现代医学是一致的。

(二)脾与胃的关系

脾胃同居于中焦,脾为脏属阴,胃为腑属阳。脾与胃相表里。脾喜燥恶湿,胃喜湿恶燥,脾主升,脾气以升为顺,水谷精微才能输布全身;胃主降,胃气以降为和,水谷得以下行。脾与胃是对立而又统一的一对矛盾,彼此分工合作,互相依赖,互相制约,保持动态平衡,共同完成饮食消化,吸收输传的任务,保证人体的正常生命活动。脾与胃功能的协调,相当于内脏神经,交感与副交感神经,兴奋与抑制的统一,支配着消化与吸收。临床上根据脾胃不同功能进行辨证施治。一般说来,胃病多见胃气上逆(呕吐)或不纳;脾病多见运化失常(食后胀满,腹泻),但由于脾胃关系极为密切,两者往往同病,故治疗上也多脾胃兼顾,如和胃、开胃与健脾、醒脾等同时并用。

四、大肠及其与肺的关系

(一)大肠

大肠上接阑门(回盲瓣)与小肠相通,下端为肛门。大肠的主要功能是排泄糟粕。饮食经过脾、胃、小肠消化吸收后,糟粕进入大肠,成为粪便,最后经肛门排出体外,所以大肠是传送糟粕的通道。《素问·灵兰秘典论》指出:"大肠者,传导之官,变化出焉。"大肠有病时,可见大肠传导失常的种种病变,大肠虚寒时不能吸收水分,则出现肠鸣泄泻等肠虚滑脱之症;若大肠实热,灼伤津液,则出现大便干结;又如热邪郁积大肠,热伤血络则大便下血,称为"肠风下血"。这些都是大肠功能失常的病症。大肠的功能与现代医学对大肠功能的认识基本是一致的,主要是吸收水分,传送糟粕。

(二)肺与大肠的关系

肺的经脉与大肠经脉互为络属,构成了表里关系,在生理状态下,肺气肃降,则大肠之气亦随之而降,以完成其传送糟粕的功能;大便通畅,肺气才能清肃;若大肠积滞不通,也能影响肺气的肃降。在临床上常常遇到痰浊壅肺的实喘及血液内结的肺痈,治疗上采用泻下性的药物,通过泻下使肺气通利,病亦痊愈。另外,润肺生津的药物,多伴有润便作用,如杏仁、栝楼(也称瓜蒌)等。同时在实践中观察,多数大叶性肺炎的病例,都伴有大便秘结,这可能是肺炎所致发热,使大肠吸收水分的功能亢进之故。肺与大肠的表里关系,如何用现代医学来解释还没有找出确切的途径。

五、膀胱及其与肾的关系

(一)膀胱

膀胱位于下腹部,其经脉络肾。它的功能是排泄小便,储存尿液。所以《素问·灵兰秘典论》指出:"膀胱,州都之官,津液藏焉,气化则能出焉。"膀胱中的小便为气化过程中的产物,与汗同为津液所化,所以说"气化则能出焉"。小便之来源是津液,津液之余入膀胱则为小便。因此,小便与津液常互相影响。如果津液缺乏,则小便不利;反之,小

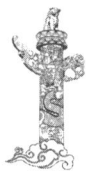

便过多,也会丢失津液。

(二)肾与膀胱的关系

足少阴经属肾络膀胱,足太阳经属膀胱络肾,两者互为表里。《灵枢·本输篇》:"肾合膀胱,膀胱者,津液之府也。"肾与膀胱均为泌尿器官,膀胱为肾储存尿液,通过神经的调节(气化功能)排出而谓其小便。膀胱的气化功能,取决于肾气的盛衰,肾气有助膀胱气化津液和司膀胱开阖以约束尿液的作用。肾气充足,固摄有权,膀胱开阖有度,以维持水液的正常代谢。如肾气不足,失去了固摄和膀胱开阖作用,就可出现小便失禁、遗尿、多尿等病症,所以说如果尿的储存与排泄发生异常,除膀胱本身的病变外,多与肾有关系。也就是说,肾为制造尿的工厂,膀胱为储尿的仓库。膀胱有炎症可以逆行入肾,成为肾盂肾炎。而肾有结石,也可以下入膀胱引起血尿。可见肾与膀胱的关系是十分密切的。

六、三焦及其与心包的关系

(一)三焦

1. 什么叫三焦 三焦是一个特有的名称,对其形态与功能,历代医家各有见解,目前还没有统一的结论,总的来说,三焦不是单独的器官,而是几个器官功能的总称。

李士材《医宗必读》说:"肌肤之内,脏腑之外,为三焦也。"

古本《难经阐注》说:"三焦者,托于内而护于外之一大囊也。"

日本《腾万卿氏之难经古义》说:"盖三焦者,虽非正腑,然诸腑非借其气则不能以为出纳运化之用焉。唯其非正腑,故熏肓膜之内,游行脏腑之间,宛如外廓,故谓外府。灵枢称为孤府,亦与此义同。"

2. 三焦的功能 《灵枢·五癃津液别篇》说:"水谷皆入于口,其味有五、各注其海,津液各走其道,故三焦出气,以温肌肉,充皮肤,为其津,其流而不行者,为液。"

《难经·三十难》说:"三焦者,水谷之道路,气之所终始也。"

《金匮要略》说:"腠者是三焦通会元真之处,为血气所注。"

《素问·灵兰秘典论》说:"三焦者,决渎之官,水道出焉。"

《灵枢·本输篇》说:"三焦者,中渎之府也,水道出焉,属膀胱。"

《灵枢·四时气篇》说:"小腹痛肿,不得小便,邪在三焦。"

从以上各家的论述看,可以概括为两大功能:一是流通气血;二是疏通水道。

所谓三焦,就是把躯体内部从咽喉至二阴,划分为上焦、中焦、下焦3个部分,中焦相当于中脘,包括脾胃。中脘以上包括口鼻胸腔部分(心肺)为上焦。中脘以下,包括肝肾至二阴为下焦。李时珍说:"上主纳,中主化,下主出。"

3. 上焦 《灵枢·营卫生会篇》说:"上焦出于胃上口,并咽以上,贯膈而布胸中,上至舌下。"

《素问·调经论》说:"阳受气于上焦,以温皮肤分肉之间。"

《灵枢·痈疽篇》说:"肠胃受谷,上焦出气,以温分肉,而养骨节,通腠理。"

《灵枢·调经论》说:"令寒气在外,则上焦不通,上焦不通,则寒气独留于外,故寒

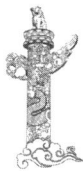

膘。上焦不通利,则皮肤致密,腠理闭塞,玄府(毛孔)不通,卫气不得泄越,故外热。"

上焦主纳,所谓"纳"包括呼吸之气和食物营养的摄取,上焦宣发胸中的宗气(呼吸之气与水谷之气的结合),将其输送到全身,供给体内各组织器官的功能活动(主要是心肺的功能)就好像雾露一样,均匀的敷布全身,故千金方有"上焦如雾"的论述。

4.中焦　《灵枢·营卫生会篇》说:"中焦亦并胃中,出上焦之后。"

《灵枢·决气篇》说:"中焦受气,取汁变化而赤,是谓血。"

《灵枢·营卫生篇》又说:"中焦以并胃中,此所受气者,泌糟粕,蒸津液,化其精微,上注于肺脉,乃化而为血。"

中焦主化,其主要功能就是腐熟水谷,吸取精华,以化生血气,滋养全身。如果中焦的功用发生障碍,就会导致消化不好,营养不良,影响血气的生化。因此,就好像渍沤食物使之变化一样,《千金方》说:"中焦如沤,其气起于胃中营。"即对消化功能而言。

5.下焦　下焦即指胃以下至二阴,在功能上包括肾、肝、大肠、小肠、膀胱等。

《灵枢·营卫生会篇》说:"下焦者别回肠(结肠),注于膀胱,而渗入焉。"

《难经·三十一难》说:"下焦者,主分别清浊,主出而不纳以传导也。"

《灵枢·营卫生会篇》说:"下焦者,别回肠。成糟粕而俱于大肠,而成下焦。"

《千金方》指出:"灌渗津液合膀胱主出不主入别于清浊。"

下焦的主要功能是主出,也就是下焦把消化后的食物的残余部分,加以分别清浊,食物的残渣,通过大肠排出体外。水液代谢过程中剩余部分,经过气化,由肾经过膀胱排出体外。就好像管道疏通物体一样,在《千金方》中孙氏用"下焦如渎"来形容。

《中藏经》指出:"三焦者,人之三元之气也,号曰中清之府,总领五脏六腑,营卫经络,内外左右上下之气也,三焦通,则内外左右上下皆通,其于周身灌体,和内调外,营左养右,宣上导下,莫大于此也。"这段话是对三焦功能的高度概括,由此可见,三焦主呼吸出纳,营卫循环,消化传输等几个方面的功能,也就是胸、脘、腹三部生理作用和病理变化的划分。

上面讨论了祖国医学对三焦的论述,我们如何用现代医学来看三焦及其功能呢?

历代医家对三焦均有其独特的见解,但总的看来,三焦这一特有的名称,是对腑脏功能的按区划分。从狭义来看,上焦即胸膜及膜内脏器;中、下焦即腹膜及膜内脏器,而且还包括与脏器有关的血管、神经等,所谓"肌肤之内,脏腑之外……托于内而护于外之一大囊也"。

上、中、下三焦的功能,实际上即囊内脏器的功能,并不是分系统的论述,而是按区域划分。相当于行政上条条与片片的领导是一样的,如广州铁路局,从系统来讲,属于铁路系统,应受铁道部领导,在这个地区内又要受广东省委统一领导。但在广东省这个地区内,并不只包括一个广州铁路局,还有工厂企业等单位。以一个消化系为例:口、食管属于上焦,脾胃属中焦,大小肠、肛门属于下焦。那么在一个下焦里,不单是大小肠,还有肝、肾、膀胱、尿道等,这样按区域的划分,各段均为综合功能。如:上焦主纳,纳入食物,吸进氧气,气体交换,血液循环;中焦消化食物,吸收营养;下焦分别清浊,泌尿排便。三焦的划分,同诊断学上把腹部分为四线九区有着类似的意义。

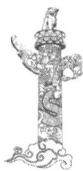

至于肝被划分到下焦的范畴,但功能上确没有涉及,这个问题该怎么认识呢? 可能是胆汁入肠和门静脉收集消化道的静脉血之故,这一点还有待进一步来研究。

从整个功能来看,三焦包括了呼吸系统、消化系统、循环系统、神经系统、内分泌系统和泌尿生殖系统等。古人讲:"三焦总领五脏六腑,营卫经络,内外左右上下之气也,三焦通,内外上下左右皆通,其于周身灌体,和内调外,营左养右,宣上通下,莫大于此也。"这就是对上述各系统功能的概括。

(二)心包与三焦的关系

在经脉上,手厥阴经属心包,络三焦;手少阳经属三焦,络心包,三焦为表,心包为里,两者功能上有表里相通的关系。《张氏类经图翼》说:"三焦为脏腑之外卫,心包为心之外卫,犹阙之重城,皆属阳,均称相火。而且脉络原自相通,互为表里。"这段话说明了它们工作性质上都有卫外功能。三焦为城外之城,心包为城内之城,两者一表一里。从解剖位置讲,古人指的城外之城即胸膜与腹膜,起到保护五脏六腑的作用;城内之城即指心包膜,直接保护心脏这个"君主"。所以祖国医学把两者归纳为表里关系。

第八节　五脏之间的关系

一、心与肺的关系

心主一身之血,肺主一身之气。心与肺之间的关系,主要是气与血之间的关系,两者互相配合,保证了气血的正常运行,维持了人体各组织器官的新陈代谢。血液的运行要靠肺气的推动,气也只有贯注于血脉之中,才能通达全身。红细胞可以携带氧气周流全身;但是只有氧的存在,才有正常的生物氧化,心肌有充足的氧供应,才能发挥其血泵作用,使血液周流于各组织器官。表面上看是红细胞带氧,从根本上看,只有氧的存在,才能推动血液的正常运行。这就是祖国医学讲的"气者煦之,血者濡之""气为血帅,血为气母"的理论基础。所以说,肺与心、气与血相互依存不可分割。在病理状态下,它们之间又是相互影响的,心有病可以传给肺,肺有病可以传给心。例如:慢性气管炎、肺气肿的病人,到了后期肺毛细血管床减少,而使肺循环阻力加大,肺动脉压增高,右心室负担加重,结果产生了右心室的肥厚,进而发展成右心衰竭,即"肺源性心脏病"。而左心衰竭的病人,血液在左心房及肺静脉淤积,造成肺水肿及呼吸困难等一系列病症,即"心源性哮喘"。这就是祖国医学讲的"火来克金"与"金郁侮火"的相互辨证。

二、心与肝的关系

肝藏血,心主血,前者指的调节血量,后者指的血液运行的动力。两者互相配合,完成生理的血液循环。

肝属木,心属火,木能生火,两者的关系为母子关系,在正常生理状态下,肝接受门静脉系统运送来的含有丰富营养的血液,经肝加工后注入心脏,再有心通过动脉,营养肝及全身。心有病可以传给肝,肝有病可以传给心。例如,右心衰竭的病人,静脉回流受

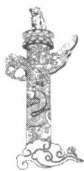

阻,而出现静脉的充血。肝与心为近邻,易发生肝的瘀血,从而导致心源性肝硬化。肝硬化的病人常常有凝血酶原缺乏,或食管静脉曲张破裂出血,而造成缺铁型低色素小细胞性贫血。再如,因胆汁的反流,胆盐刺激迷走神经,可出现血流动力学改变,造成休息时心输出量(也称心排血量)增加,周围血管阻力减低,使动脉静脉氧差很少,而出现"高输出性心力衰竭"。为肝病的后果之一。其他我们看到的,肝掌、蜘蛛痣等毛细血管扩张的现象及低血糖、低蛋白血症等均为子病给母、母病给子在临床上的表现。

三、心与脾的关系

心主血,脾统血。脾又为气血生化之源,心血是靠脾气转输的水谷精微化生的,而脾有统血的功能,使心血循经运动而不溢于脉管之外;脾的运化功能又需要心阳的帮助;两者互相影响。若脾气虚,运化失职,血的生化之源不足,就会导致心血虚。临床上长期食欲减退的病人,常出现心悸、健忘、失眠、面色不华,脉搏细弱无力等心血虚的症状。若思虑太过,耗损心血,也可以致脾气失运,而出现食欲减退,肢乏倦怠等脾气不足之症,以致不能生化血液,更进一步加重心血不足之症,即所谓"心脾两虚"。

同时心与脾又有循环与统摄的关系。若脾不能统血,就会出现各种出血疾病。例如,右心衰竭可导致肝硬化,脾功能亢进,而脾功能亢进又可抑制骨髓造血,使血小板减少,而造成各种出血倾向,造成恶性循环。上述例子,说明了心与脾有着十分密切的关系。

四、心与肾的关系

心属火,肾属水。肾与心的关系,一是阴阳的互济(水与火),二是精与神的互根。

心居上焦,其性主动,故以阳为主;肾居下焦,其性主静(藏精气而不泻),故以阴为主;心阳下降,温暖肾阴,肾阴上济,滋养心阳,上下相交,动静结合,形成一对矛盾的对立统一,始终使人体保持在一个相对平衡状态。这就是"水火相济""心肾相交"。

心脏的活动需要肾上腺激素的调节,心脏排出的血液需要肾的滤过,才能去粗取精,升清降浊。在病理状态下,心有病可以导致心病性水肿;而肾病性水肿及肾性高血压,严重时可以导致心力衰竭及高血压脑病。祖国医学称为"水气凌心"。而各种原因造成的血压下降到一定程度,可引起肾功能衰竭。再者,肾上腺功能受抑制,可造成精神失常,血压下降,心脏缩小,心电图上可表现为肢导联低电压、T波改变等。嗜铬细胞瘤可使血压升高,出现心血管系的病症。

另外,心主藏神,肾主藏精,精与神也是一对矛盾的统一体,精是神的物质基础,神是精的外部表现,先天之精是神的基础,后天之精是神的给养。精气充沛是神志活动的基础,神机旺盛是精气再生的条件,所以都用"精神"二字形容人的健康状况,这里可能指的是神经调节与体液调节在外界的反应,也是心肾关系的一部分。例如,一些神经衰弱的病人表现为失眠、多梦、健忘、遗精,古人则称为"心肾不交"。从上述可以看出,心与肾关系极为密切,在生命活动中起着极为重要的作用。

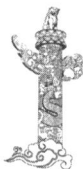

五、肝与肺的关系

肝属木,肺属金,肝木必须在肺金的制约下,才能保持正常的生理功能,两者互相影响,互相制约,互相依赖;肺主治节,调理全身之气,肝主藏血调理全身之血,而肝向全身各处输送血液,必须依赖于肺气的推动,如果肺气虚弱,即可影响肝的调节与疏泄功能,出现肝郁。如果肝气郁滞火气上炎也会影响肺的治节与肃降,而出现呼吸系统的病症。例如,肺动脉高压的病人,可引起肝的瘀血,导致肝硬化。相反,肝有病时,免疫功能受到损害,机体抵抗力降低,就易引起上呼吸道及肺部的感染。这就是中医的整体观念。

六、肝与脾的关系

肝与脾的关系,主要是运化与疏泄的关系。脾的运化,必须通过肝的疏泄;肝所藏之血,又赖脾之化生。如果肝气郁滞疏泄失常,就会影响脾的运化。例如我们在临床上最常见的肝炎病人,在没有确诊肝炎之前,首先出现消化系统的症状,恶心、呕吐、腹胀、便秘或便溏等。古人讲:"见肝之病,知肝传脾,当先实脾。"在临床上西医也是用这一理论来指导临床的。如用干酵母、维生素 B_1 等助消化的药物。再一个是慢性肝硬化的病人,常常伴有脾大,脾功能亢进。这是由于:①在有门脉压升高时,脾瘀血,脾窦扩张,脾髓纤维组织增生。②传染性肝炎或中毒性肝炎时,某些毒性物质及坏死组织的分解产物,引起反应性脾炎。同时由于门静脉的高压及腹水,胃肠道发生充血和水肿,致使胃肠道分泌、消化和吸收功能发生障碍,加重营养不良,这就是祖国医学讲的"木郁克土"在临床上的表现。另一方面,如果脾失健运,也会影响到肝的疏泄。例如,胰头的肿瘤或奥狄括约肌病变,都会阻塞胆汁流入肠腔,而造成黄疸,并且还可影响脂肪的消化和脂溶性维生素的吸收。这一病理联系,祖国医学称为"土壅木郁"。

七、肝与肾的关系

肝藏血,肾藏精。肝与肾主要是相互滋养的关系。肝疏泄条达与调节血量的功能,必须依赖肾阴(精)的滋助,肾精再生的物质来源又需肝血的供应,因此,肾与肝的关系,实际上是精与血的关系,故祖国医学有"肝肾同源"之说。如果肾阴不足肝失濡养,就会导致肝阳上亢,即临床上见到的肾性高血压,这种肾阴不足现象古人叫作"水不涵木"。

从现代医学来看,肝功能不全的病人,特别是肝硬化伴有腹水,尿量减少,尿内钠含量降低,给钠后也不会完全排出,说明有水钠潴留的现象,其原因是:①醛固酮增多,正常时醛固酮在肝破坏,肝功能不全时,破坏减少。另外肝硬化病人伴有腹水时,由于腹水形成,而循环血量减少,通过容量感受器,反射地使醛固酮分泌增加。②肾小球滤过减少,肝硬化伴有腹水时,由于腹水使腹压升高,肾静脉受压,肾血流量减少,使钠和水滤过减少。③抗利尿激素增多,肝功能不全时,抗利尿激素破坏减少,使血中抗利尿激素升高,肾的远曲小管对水的再吸收增加,水钠的潴留不但加重了腹水,而且能促进全身性水肿的发生。上述病理变化,说明了肝与肾的关系,是相互滋生、相互制约,破坏了这一

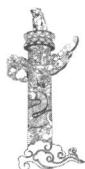

矛盾的平衡就会导致疾病或病情加重。

八、脾与肺的关系

脾与肺之间的关系,主要是益气与主气的关系。脾所传输的饮食物质的精气,上输于肺,与肺吸入的氧气结合变化而成"宗气"。这就是脾助肺益气作用。另一方面,脾运化水湿的作用,又需借助肺气的肃降。如果脾气虚弱,运化失常、就会导致肺气不足,而引起气短,喘息,甚至水肿,古人把这种病理现象称为"土不生金"。中医在治疗肺炎时,不单镇咳去痰,清热解毒,还要加一些健脾药物,往往收到良好效果。例如,蒲辅周老中医在一次治疗肺炎时,只用了"干姜、甘草"二味药,就把体温降下来了,这种方法叫作"培土生金"。另外一些肺病咯血的病症,中医称为"脾不统血,血不循经"所致,治疗上采用"补脾摄血,引血归经"的方法,而收到良好效果。因此,脾与肺之间有着相互滋生的关系。

九、肾与脾的关系

肾为先天之本,脾为后天之本,脾的运化功能必须得到命门火的温煦蒸化,才能完成;命门火又赖后天之精的不断滋养,两者相互依存,相互促进,如果命门火衰,就会影响脾的运化。前面已述,脾胃就好像是一个锅,内放米和水,需要肾阳温养,才能把饭做热。如果命门火衰肾阳虚弱,就会出现完谷不化,少食腹胀,五更泻泄,祖国医学认为是"火不生土"。从现代医学来分析,肾上腺糖皮质激素,可以促进胃黏膜细胞,分泌胃酸和胃蛋白酶,有助于消化和吸收。因此,中医提出脾阳需依赖肾阳温养的理论是早于西医的。

此外,脾与肾在水液代谢上是互相协调的,脾虚失运,导致水湿停蓄,影响肾的气化,就会出现水肿,祖国医学叫"土不制水"。在治疗水肿时往往采取"健脾利水"的方法,充分地说明了土(脾)与水(肾)有着互相制约、互相为用的关系。

十、肾与肺的关系

肺与肾的关系,从五行学说看是"金生水";在水液代谢方面,肺主肃降通调水道,肾主开阖。因此,祖国医学认为"肾主一身之水,肺为水之上源"。在呼吸方面,肺与肾又是呼气与纳气的关系,肺的呼吸功能要靠肾的纳气,所以有"肺主呼气,肾主纳气"的理论,若肾虚不能纳气,就会出现气喘病症,甚则张口抬肩不足以息。

我们在临床上治疗水肿时,特别是急性肾炎,除健脾利水之外,还要加上杏仁、麻黄、桑皮之类;西医用氢氯噻嗪(双氢克尿噻)时往往配氨茶碱,是一个道理。有时中医对腰以上的水肿,治疗时要用麻黄加强利水利尿作用,这种方法就相当于茶壶盖的上面有一个小孔,叫作"揭壶盖"法,祖国医学称为"开鬼门,洁净府",这就是"肺为水之上源,肺主通调水道"的理论在临床上的应用。

另外,我们在治疗支气管哮喘的病人时,当用麻黄素、氨茶碱不能控制时,最后静脉滴注肾上腺皮质激素(可的松类),可使哮喘很快缓解,这就是肾主纳气的理论西医在临床治疗的应用。由此可以看出,祖国医学在肾与肺的关系上,提出的理论是通过多年验

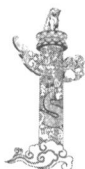

证的,同时充满了辩证法。

人体是一个有机的整体,脏与脏、脏与腑、腑与腑之间有着密切的联系,它们不仅在生理功能上相互制约,相互依存,相互为用,而且以经络为联系通道,相互传递各种信息,在气、血、津液环周于全身的情况下,形成一个非常协调和统一的整体,这种整体观念是中医的一大特色(图3-4)。

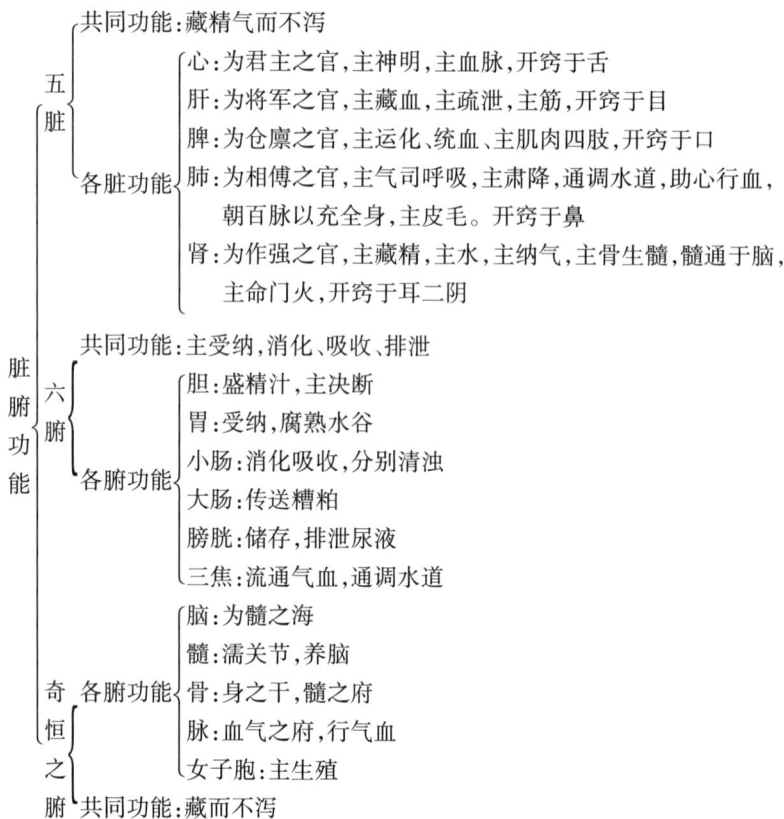

```
脏腑功能
├─五脏
│   ├─共同功能:藏精气而不泻
│   └─各脏功能
│       ├─心:为君主之官,主神明,主血脉,开窍于舌
│       ├─肝:为将军之官,主藏血,主疏泄,主筋,开窍于目
│       ├─脾:为仓廪之官,主运化、统血、主肌肉四肢,开窍于口
│       ├─肺:为相傅之官,主气司呼吸,主肃降,通调水道,助心行血,
│       │      朝百脉以充全身,主皮毛。开窍于鼻
│       └─肾:为作强之官,主藏精,主水,主纳气,主骨生髓,髓通于脑,
│              主命门火,开窍于耳二阴
├─六腑
│   ├─共同功能:主受纳,消化、吸收、排泄
│   └─各腑功能
│       ├─胆:盛精汁,主决断
│       ├─胃:受纳,腐熟水谷
│       ├─小肠:消化吸收,分别清浊
│       ├─大肠:传送糟粕
│       ├─膀胱:储存,排泄尿液
│       └─三焦:流通气血,通调水道
└─奇恒之腑
    ├─各腑功能
    │   ├─脑:为髓之海
    │   ├─髓:濡关节,养脑
    │   ├─骨:身之干,髓之府
    │   ├─脉:血气之府,行气血
    │   └─女子胞:主生殖
    └─共同功能:藏而不泻
```

图3-4　脏腑功能

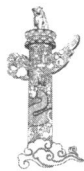

第四章 经络学说

经络学说是中医学理论的重要组成部分,是针灸学的理论核心。它主要阐述人体内各脏腑之间的相互联系及其密切影响,用以说明人体的生理功能活动、病理变化,并作为诊断和治疗的重要依据。

经络学说是我国人民几千年来同疾病做斗争,反复实践观察,不断摸索总结,逐渐形成的理论体系,它与阴阳、五行、脏腑、气血精津液等组成祖国医学的理论基础。因此,经络学说来自于实践,对中医各科,尤其是针灸、推拿、气功等的治疗,都具有重要的指导意义。

第一节 经络的概念与组成

一、经络的概念

经络是经脉与脉络的总称。"经"有经过、路径之含意,它是经络系统中的主干,一般是纵行走向,多分布较深。如十二经脉、奇经八脉等。"络"有联络、网络之含意,它是经脉的分支,循行于较浅表的部位,其分布纵横交错,网络全身,无处不至。如十五络、孙络等。

经络是指联络人体各组织器官和运行气血的一种组织结构。它"内属脏腑,外络肢节,沟通内外,贯穿上下",将人体脏腑以及各部组织器官连成一个有机的整体,并借以"行血气,营阴阳,濡筋骨,利关节",使人体各部功能活动协调,维持人体的整体功能。

二、经络的组成

经络由经脉和脉络组成。其中经脉分为正经和奇经两大类,为经络系统的主要部分。脉络有别络、浮络、孙络之别。它们分布在人体各部,使人体构成一个完整的经络系统。

(一)经脉

经脉主要有十二经脉、奇经八脉以及十二经别、十二经筋、十二皮部。十二经的定名,是以阴阳为代名词,根据阴阳对立统一、相互依存、相互制约及盛衰消长的理论,演绎衍化而分为三阴、三阳。三阴,即太阴、厥阴、少阴;三阳,即阳明、少阳、太阳。因此,阴阳之气,合则为一阴一阳,离则为三阴三阳。人身有六脏(五脏加心包)六腑,每一脏腑各

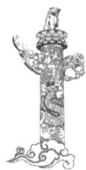

配属一条经脉,合为十二经脉。其中属于脏的为阴经、主里,属于腑的为阳经,主表。阴阳经分为手经和足经,手有三阴三阳,足有三阴三阳,并且每一经都冠以所属的一个脏或腑的名称。十二经脉的名称由手足、阴阳和脏腑三部分组成。如手太阴肺经、手厥阴心包经、手少阴心经、手阳明大肠经、手少阳三焦经、手太阳小肠经、足太阴脾经、足厥阴肝经、足少阴肾经、足阳明胃经、足少阳胆经、足太阳膀胱经。

1.十二经脉　十二经脉是构成经络系统的主体,它隶属于脏腑,故称它为十二正经。十二经同脏腑直接相连,根源于脏腑,有一定的循行路线和络属关系,各经具有本经所属脏腑特有的证候,又有专穴分布,能主治本经、表里经及与它经有联系的经的病症。

2.奇经八脉　即督脉、任脉、冲脉、带脉、阴跷脉、阳跷脉、阴维脉、阳维脉的总称。奇经八脉是经络系统的重要组成部分。它是别道奇行的经脉分支,分布不如十二经规则,多数是纵横贯穿,同十二经脉中的许多经脉有着紧密的联系。某些奇经能深入体腔,联系内脏,但与脏腑不直接相通,亦无表里关系。八脉中只有任脉和督脉有专穴分布。在功能上主要是加强对十二经脉的联系、分类、组合,对十二经脉的气血起着蓄、溢、调节作用。

3.十二经别　十二经别是十二正经离合出入的别行部分,故称"经别"。即指手、足的太阴与阳明,厥阴与少阳,少阴与太阳六对别行的经脉。所循行路径,都从肘膝以上的正经别出,经过躯干、深入内脏,上行至头项部。其阴经合为阳经,阳经在头面部则合于本经,按其阴阳表里关系,分为六组,先从体表合入走本脏本腑,然后或离或合,上出头项,再合于阳经,故又有"六合"之称。其作用是沟通阴阳、经脉之间、脏腑之间的联系,借以运行气血而濡养脏腑。

4.十二经筋　十二经筋是十二经脉之气结聚散络在四肢关节、肌肉的筋脉组织,也是经络系统在肢体外周的连属部分。依照十二经脉分为手、足三阴,手、足三阳,其走向都是从四肢末端走向头身,行于体表,不入内脏。手、足阴经分布在肢体内侧,手、足阳经分布在肢体外侧。其作用:①对人体的肌肉、骨节有约束和联系作用;②保持肢体的平衡,主司正常活动;③加强阴经与阴经、阳经与阳经之间的联系。

5.十二皮部　十二皮部是十二经脉功能活动反应于体表的部位,也是经脉之气散布的所在。其分布区域,基本上与十二经脉分布区域是一致的,但只分布在体表,不入内脏,与络脉(浮络)关系密切。有行营卫、渗灌气血、保护机体、防御外邪的作用。

(二)络脉

起着联络作用的脉道称为络脉,有别络、孙络、浮络、血络等。别络,即十二络脉(每条经都有一条络脉)加任、督脉的络脉和脾之大络——大包,又名十五络,是所有络脉的主体。此外另有出于左乳下、上贯横膈、联络脏腑的"胃之大络",故实际上是十六大络,因脾胃相表里,所以习惯上仍称为十五络脉。从络脉分出的细小支脉称为孙络,浮于体表的络脉叫浮络,络脉(特别是浮络)在皮肤上暴露出的细小血管称为血络。络脉的循行是行于经脉所不到之处,纵横交错,网络全身,无处不至。它们出入联络,作为经络传注的纽带,保证人体气血正常运行。

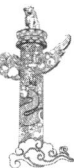

第二节 十二经络

一、手太阴肺经

（一）经脉循行

手太阴肺经是手三阴经之一，为走行于上肢，内属于肺，阴气盛的经脉，流注时辰为凌晨3:00~5:00，即寅时。其与手阳明大肠经相表里，上接足厥阴肝经于肺内，下接手阳明大肠经于示指（也称食指）。经脉分布于胸前、上肢内侧前、拇指桡侧。其络脉、经别分别与之内外相连，经筋分布于外部。本经首穴是中府，末穴是少商，左右各11穴（图4-1）。

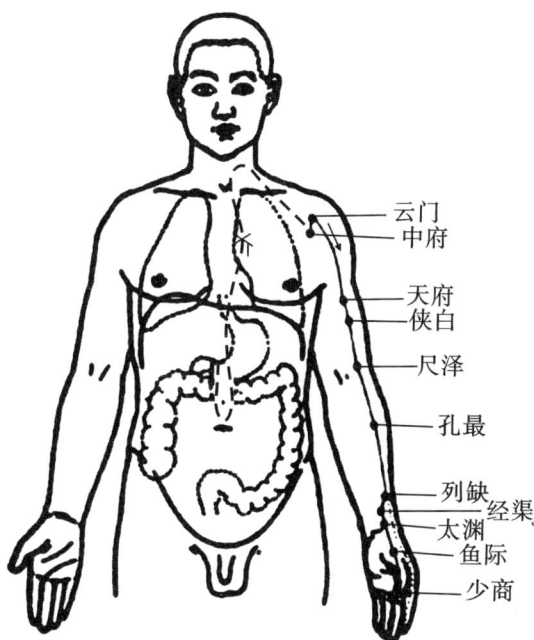

云门
中府

天府
侠白

尺泽

孔最

列缺 经渠
太渊
鱼际

少商

图4-1 手太阴肺经

本经循行部位：自中焦的胃脘部起始，向下联络大肠，回过来沿着胃的上口，贯穿膈肌，入属肺，从肺系（气管、喉咙）横行出于胸壁外上方（中府），走向腋下，沿上臂前边外侧，行于手少阴心经和手厥阴心包经的外面，下至肘中（尺泽），再沿前臂桡侧下行，至寸口（桡动脉搏动处），沿大鱼际外缘出拇指之桡侧端（少商）。它的支脉从腕后桡骨茎突上方（列缺）分出，经手背虎口部至示指桡侧端（商阳）。脉气由此与手阳明大肠经相接。

手太阴络脉，名列缺，起于腕关节上方一寸半处的分肉之间，走向手阳明经脉；与手太阴经并行，直走入手掌中，散布在大鱼际部。

手太阴经别，从手太阴经脉分出，进入腋下，行于手少阴经别之前，入体腔后走向

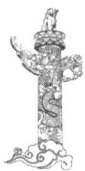

肺,散到大肠,上方通过缺盆部,沿喉咙,在约当扶突穴处又合于手阳明经脉。

手太阴经筋,起于大指之上,沿大指上行,结于鱼际之后;行寸口动脉外侧,上行沿前臂,结于肘中;向上经过臂内侧,进入腋下,出缺盆部,结于肩峰前方;其上行结于缺盆,向下内行结于胸里;分散通过膈部,会合于膈下,到达季胁。

(二)手太阴肺经腧穴

本经一侧11穴,9穴分布于上肢掌面桡侧,2穴在胸前外上部。分别为中府、云门、天府、侠白、尺泽、孔最、列缺、经渠、太渊、鱼际、少商。

(三)经脉证候主治

本经异常就出现下列病症:肺部胀闷,膨膨而咳喘,咽喉肿痛,严重时交捧双手,心胸闷乱,视物模糊,还可发生前臂部的气血阻逆如厥冷、麻木、疼痛等症。

本经穴主治有关"肺"方面所发生的病症:咳嗽、气急、喘息、心烦、胸闷,以及上臂、前臂的内侧前缘酸痛或厥冷,或掌心发热。

当气盛有余时,可见肩背酸痛,感受风寒而汗出,伤风,小便频数,张口嘘气;而气虚不足时,则见肩背冷痛,气短,小便颜色异常。

手太阴络脉病症:实证,手腕和手掌部灼热;虚证,张口出气、尿频、遗尿。可取手太阴络穴治疗。

手太阴经筋病症:当经筋循行所过处出现强滞、痉挛和酸痛,若成为"息贲"病,可见胁肋拘急、上逆吐血。

本经腧穴主要治疗喉、胸、肺及经脉循行部位的其他病症。治疗咳喘常用中府、太渊、鱼际,治疗咯血常用孔最、太渊,治疗咽喉痛常用少商、鱼际,治疗热病常用尺泽,治疗头项痛常用列缺。针刺中府应注意角度与深度,太渊应注意避开桡动脉。

二、手厥阴心包经

(一)经脉循行

手厥阴心包经是手三阴经之一,为走行于上肢,内属于心包,阴气少的经脉,流注时辰为晚上19:00~21:00,即戌时。其与手少阳三焦经相表里,上接足少阴肾经于胸中,下接手少阳三焦经于无名指。经脉分布于胸胁、上肢内侧中间、掌中、中指。其络脉、经别分别与之内外相连,经筋大体分布于经脉的外部。本经首穴是天池,末穴是中冲,左右各9穴(图4-2)。

本经循行部位:自胸中起始,出来属于心包络,向下贯穿膈肌,联络上、中、下三焦。它的分支,从胸中出走胁部,在腋下三寸的部位(天池)又向上行至腋窝下面。沿上臂前边,走行在手太阴肺经和手少阴心经之间,进入肘中(曲泽),下行前臂两筋(桡侧腕屈肌腱与掌长肌腱)的中间,进入掌中,沿中指出其末端(中冲);它的另一条支脉,从掌中分出,出无名指尺侧端(关冲)。脉气由此与手少阳三焦经相接。

手厥阴络脉,名内关,在腕关节后二寸处,出于两筋之间,分支走向手少阳经脉,并沿经向上联系心包,散络于心系。

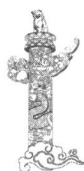

手厥阴经别,从腋下三寸处(天池)分出,进入胸腹,分别归属上、中、下三焦,上经喉咙,浅出于耳后,与手少阳经会合于完骨下方。

手厥阴经筋,起于中指,与手太阴经筋并行,结于肘内侧;经上臂内侧,结于腋下,分散前后挟两胁。分支进入腋内,布散胸中,结于膈部。

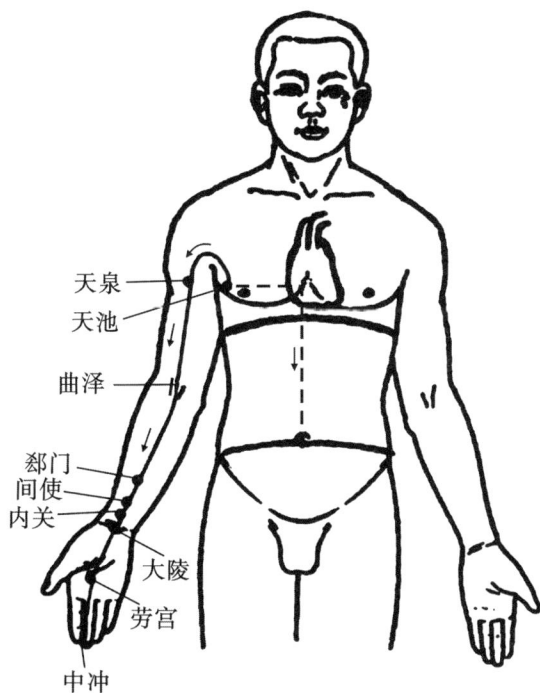

图 4-2　手厥阴心包经

(二)手厥阴心包经腧穴

本经一侧 9 穴,1 穴分布于胸前,8 穴分布于上肢内侧。分别为天池、天泉、曲泽、郄门、间使、内关、大陵、劳宫、中冲。

(三)经脉证候主治

本经异常可表现为下列病症:心中热,前臂和肘部拘挛疼痛,腋窝部肿胀,甚至胸中满闷、心悸、面赤、眼睛昏黄、嬉笑不止。

本经主治"脉"方面所发生的病症:心胸烦闷,心痛,掌心发热。

手厥阴络脉病症:实证,见心痛;虚证,见心烦。可取手厥阴络穴治疗。

手厥阴经筋病症:见经筋循行部位僵滞不适,转筋,以及胸痛或成为气息急迫之症。

本经腧穴主要治疗心、胸、胃、神志病及经脉循行部位的其他病症。治疗心、胸、胃病常用曲泽、郄门、间使、内关和大陵,治疗神志病常用间使、劳宫、中冲。内关有宣通三焦、醒脑开窍、行气止痛的功效。天池以治疗胸胁痛、心肺病为主,应注意针刺角度与深度。

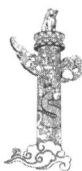

三、手少阴心经

(一)经脉循行

手少阴心经是手三阴经之一,为走行于上肢,内属于心,阴气较少的经脉,流注时辰为午间 11:00~13:00,即午时。其与手太阳小肠经相表里,上接足太阴脾经于心中,下接手太阳小肠经于小指。经脉分布于腋下、上肢内侧后缘、掌中及手小指桡侧。其络脉、经别分别与之内外连接,经筋分布于外部。本经首穴是极泉,末穴是少冲,左右各 9 穴(图 4-3)。

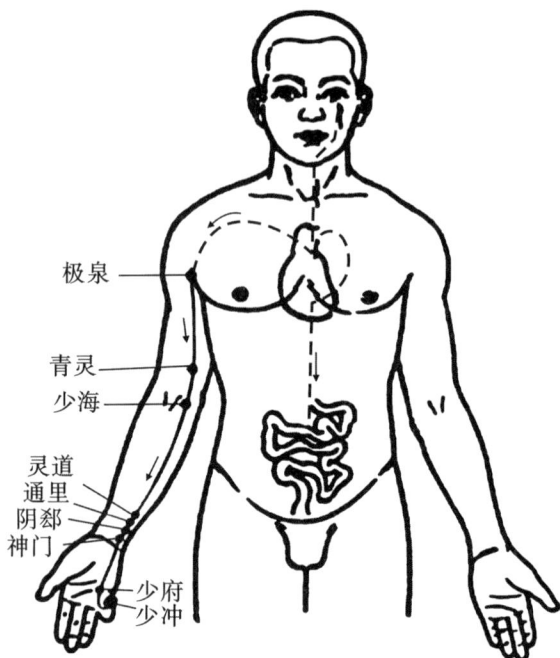

图 4-3　手少阴心经

本经循行部位:自心中起始,出来后属于心系(心脏周围脉管等组织),向下贯穿膈肌,联络小肠。它的分支,从心系向上,挟着食管上端两旁,联系目系(眼球与脑相连的组织):它外行的主干,从心系上肺,斜走出于腋下(极泉),沿上肢前边,行于手太阴经和手厥阴心包经的内侧,下行肘节(少海),沿前臂尺侧,到手掌后豌豆骨突起处(神门),进入掌中,沿小指桡侧出其末端(少冲)。脉气由此与手太阳小肠经相连。

手少阴络脉,名通里,在腕关节后一寸处;分出上行,沿着本经进入心中,向上联系舌根部,归属于眼与脑相连的系带。

手少阴经别,分出后进入腋下两筋之间,归属于心脏,向上走到喉咙,浅出面部,与手太阳经在目内眦会合。

手少阴经筋,起于小指内侧,结于腕后豆骨处;向上结于肘内侧;上入腋内,交手太阴经筋,伏行于乳里,结聚于胸中;沿膈向下,联系于脐部。

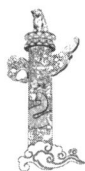

（二）手少阴心经腧穴

本经一侧9穴,8穴分布在上肢掌侧面的尺侧,1穴在腋窝中。分别为极泉、青灵、少海、灵道、通里、阴郄、神门、少府、少冲。

（三）经脉证候主治

本经异常可表现为下列病症:咽喉干燥、心痛、口渴要水喝;还可发生前臂部的气血阻逆,如厥冷、麻木、疼痛等症。

本经穴主治"心"方面所发生的病症:眼睛昏黄,胁肋疼痛,上臂、前臂的内侧后边疼痛、厥冷、掌心热。

手少阴络脉出现的实证,见胸膈部支撑胀满;虚证,不能说话。可取手少阴络穴治疗。本络走向手太阳小肠经脉。

手少阴经筋病症,可见胸内拘急,心下积块如承受横木(名为伏梁);上肢筋有病,则肘部出现牵拉不适;本经经筋循行部位支撑不适、转筋和疼痛。

本经腧穴主要治疗心、胸、神志病及经脉循行部位的其他病症。治疗心脏病常用极泉、阴郄、神门,神志病常用神门、少冲,舌咽病用通里、阴郄,血证常用阴郄,上肢内侧后缘痛、麻可用极泉、青灵、少海、灵道。针刺极泉时应避开腋动脉。

四、手阳明大肠经

（一）经脉循行

手阳明大肠经是手三阳经之一,为走行于上肢,内属于大肠,阳气盛的经脉,流注时辰为早晨5:00~7:00,即卯时。其与手太阴肺经相表里,上接手太阴肺经于示指,下接足阳明胃经于鼻旁。经脉分布于示指、上肢外侧前、肩前、颈、颊、鼻旁。其络脉、经别分别与之内外相连,经筋分布于外部。本经首穴是商阳,末穴是迎香,左右各20穴(图4-4)。

本经循行部位:自示指桡侧端(商阳)起始,沿示指桡侧上行,出走于两骨(第一、二掌骨)之间,进入两筋(拇长、短伸肌腱)之中(阳溪),沿着前臂桡侧,向上进入肘弯外侧(曲池),再沿上臂后边外侧上行,至肩部(肩髃),向后与督脉在大椎穴处相会,然后向前进入锁骨上窝,联络肺,向下贯穿膈肌,入属大肠。它的支脉,从锁骨上窝走向颈部,通过面颊,进入下齿中,回过来挟着口唇两旁,在人中处左右交叉,上挟鼻孔两旁(迎香)。脉气由此与足阳明胃经相接。

手阳明络脉,名偏历,在腕关节后三寸处分出,走向手太阴经脉;其支脉向上沿着臂膊,跨过肩峰部,上行到下颌角处,遍布于牙齿根部;另一支脉进入耳中,与耳内所聚集的各条经脉(宗脉)会合。

手阳明经别,从手走胸,在肩峰处分出,进入锁骨上部,下行走向大肠,属于肺,上沿喉咙,浅出于缺盆部,仍会合于手阳明。

手阳明经筋,起始于示指桡侧端,结于腕背部;向上沿前臂,结于肘外侧;上经上臂外侧,结于肩峰部。分支绕肩胛部,挟脊柱两旁;直行的从肩峰部上颈。分支上向面颊,结

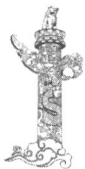

于鼻旁颧部;直行的走手太阳经筋前方,上额角,散络头部,下向对侧颔部。

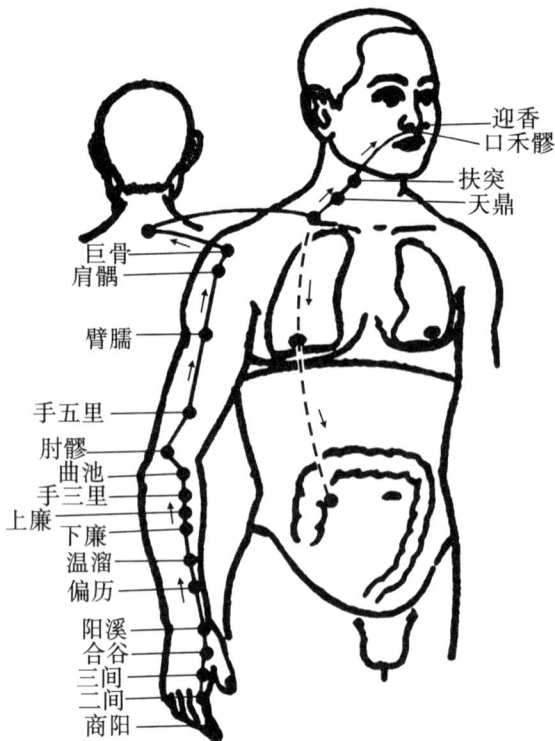

图 4-4　手阳明大肠经

(二)手阳明大肠经腧穴

本经一侧 20 穴,14 穴分布于上肢背面桡侧,6 穴在肩、颈和面部。分别为商阳、二间、三间、合谷、阳溪、偏历、温溜、下廉、上廉、手三里、曲池、肘髎、手五里、臂臑、肩髃、巨骨、天鼎、扶突、口禾髎、迎香。

(三)经脉证候主治

本经的失调会引致与大肠功能有关的病症如腹痛、肠鸣、泄泻、便秘、痢疾等。此外,由于大肠经经过口腔及鼻,因此齿痛、流清涕、流鼻血、循经部位的疼痛或热肿等病症都可能提示大肠经出现问题。

本经穴主治有关"津"方面所发生的病症:眼睛昏黄,口干,鼻流清涕或出血,喉咙痛,肩前、上臂部痛,示指疼痛、活动不利。

当气盛有余时,经脉所过部位发热、肿胀;而气虚不足时,则发冷、战栗,难以复温。

手阳明络脉病症:实证,见龋齿痛、耳聋;虚证,见齿冷、胸膈痹阻不畅通,可取手阳明络穴治疗。

手阳明经筋病症:所经过之处可出现牵扯不适、酸痛及痉挛,肩关节不能高举,颈不能向两侧转动。

本经腧穴主要治疗头面、五官、咽喉病,神志病、热病及经脉循行部位的其他病症。

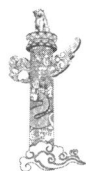

治疗热病常用商阳、合谷、曲池,治疗头面五官疾病常用合谷,治疗胃肠病常用合谷、曲池,治疗咽喉病可用商阳、合谷,治疗肩臂痛常用合谷、曲池、手三里、臂臑和肩髃,治疗鼻疾常以合谷、迎香为主。针刺天鼎、扶突应注意角度与深度。

五、手少阳三焦经

(一)经脉循行

手少阳三焦经是手三阳经之一,为走行于上肢,内属于三焦,阳气少的经脉,流注时辰为晚上 21:00~23:00,即亥时。其与手厥阴心包经相表里,上接手厥阴心包经于无名指,下接足少阳胆经于目外眦。经脉分布于上肢外侧中间、肩颈和头面。其络脉、经别分别与之内外相连,经筋大体分布于经脉的外部。本经首穴是关冲,末穴是丝竹空,左右各23 穴(图 4-5)。

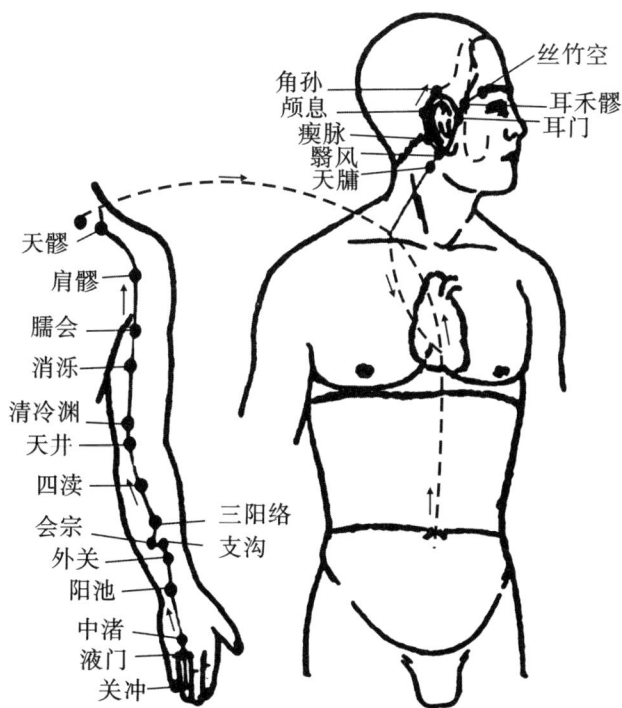

图 4-5　手少阳三焦经

本经循行部位:自无名指尺侧端(关冲)起始,上出于四、五两指之间,沿手背行至腕部(阳池),向上行经尺、桡两骨之间,通过肘尖部,沿着上臂后边,到肩部,在大椎穴处与督脉相会,从足少阳胆经后面,前行进入缺盆(锁骨上窝),分布在膻中(两乳之间),脉气散布联络心包,向下贯穿膈肌,统属于上、中、下三焦。它的分支,从膻中部位分出,向上浅出于锁骨上窝,经颈至耳后,上行出耳上角,然后屈曲向下到达面颊,直至眼眶下部。它的另一条支脉,从耳后(翳风)进入耳中。出行至耳前,经过客主人前边,在面颊部与前条支脉相交,到达外眼角(丝竹空、瞳子髎)。脉气由此与足少阳胆经相接。

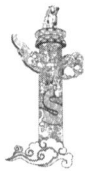

手少阳络脉,名外关,在腕关节后二寸处分出,绕行于臂膊的外侧,进入胸中,会合于心包。

手少阳经别,在头部从手少阳经分出,向下进入缺盆,经过上中下三焦,散布于胸中。

手少阳经筋,起于第四指末端,结于腕背;上沿前臂外侧,结于肘尖;向上绕行于上臂外侧,上肩部,走向颈部,会合手太阳经筋。其分支当下颌角部进入,联系舌根;一支上至下颌关节处,沿着耳前,连接目外眦,上达颞部,结于额角。

(二)手少阳三焦经腧穴

本经一侧23穴,13穴在上肢外侧,10穴分布于侧头、项、肩部。分别为关冲、液门、中渚、阳池、外关、支沟、会宗、三阳络、四渎、天井、清冷渊、消泺、臑会、肩髎、天髎、天牖、翳风、瘈脉、颅息、角孙、耳门、耳禾髎、丝竹空。

(三)经脉证候主治

本经异常可表现为下列病症:耳聋、耳鸣、咽喉肿痛。

本经主治"气"方面所发生的病症:自汗出,眼外眦痛,面颊肿,耳后、肩臂、肘部、前臂外侧均可发生疼痛,小指、无名指功能障碍。

手少阳络脉病症:实证,见肘关节拘挛;虚证,见肘关节松弛不能内收。可取手少阳络穴治疗。

手少阳经筋病症:可见经筋循行部位僵滞不适,转筋掣引,舌卷缩。

心包经主血,三焦经主气,为人体血气运行的要道,上肢的痹症以及人体水道不利的水肿病,都是三焦经主治的病。

本经腧穴主要治疗侧头、耳、目、咽喉、胸胁病,热病及经脉循行部位的其他病症。治疗目疾常用丝竹空、液门、关冲,治疗耳疾常用耳门、翳风、中渚、外关、液门,治疗咽喉病常用关冲、液门、阳池,治疗偏头痛常用丝竹空、角孙、外关、天井,治疗热病常用关冲、中渚、外关、支沟。翳风有疏风通络的功效,长于治疗耳、口、齿、面颊病;支沟有泻热通便的功效;中渚、阳池能治消渴。

六、手太阳小肠经

(一)经脉循行

手太阳小肠经是手三阳经之一,为走行于上肢,内属于小肠,阳气较盛的经脉,流注时辰为下午13:00～15:00,即未时。其与手少阴心经相表里,上接手少阴心经于小指,下接足太阳膀胱经于目内眦。经脉分布于手小指的尺侧、上肢外侧后缘、肩后及肩胛部、颈部、面颊、目外眦、耳中、目内眦。其络脉、经别分别与之内外相连,经筋分布于外部。本经首穴是少泽,末穴是听宫,左右各19穴(图4-6)。

本经循行部位:自手小指尺侧端(少泽)起始,沿手掌尺侧缘上行,出尺骨茎突,沿前臂后边尺侧直上,出尺骨鹰嘴和肱骨内上踝之间(小海),向上沿上臂后边内侧,出行到肩关节后面,绕行肩胛,在大椎穴与督脉相会,向前进入缺盆(锁骨上窝),深入体腔,联络心胚,沿食管下行,贯穿膈肌,到达胃部,入属小肠。它的分支,从锁骨上窝沿颈上

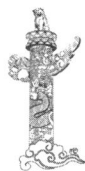

颊,到外眼角,折回来进入耳中(听宫)。另有一条支脉,从面颊部分出,行至眶下,到达鼻根部的内眼角,然后斜行到颧部(颧髎)。脉气由此与足太阳膀胱经相接。

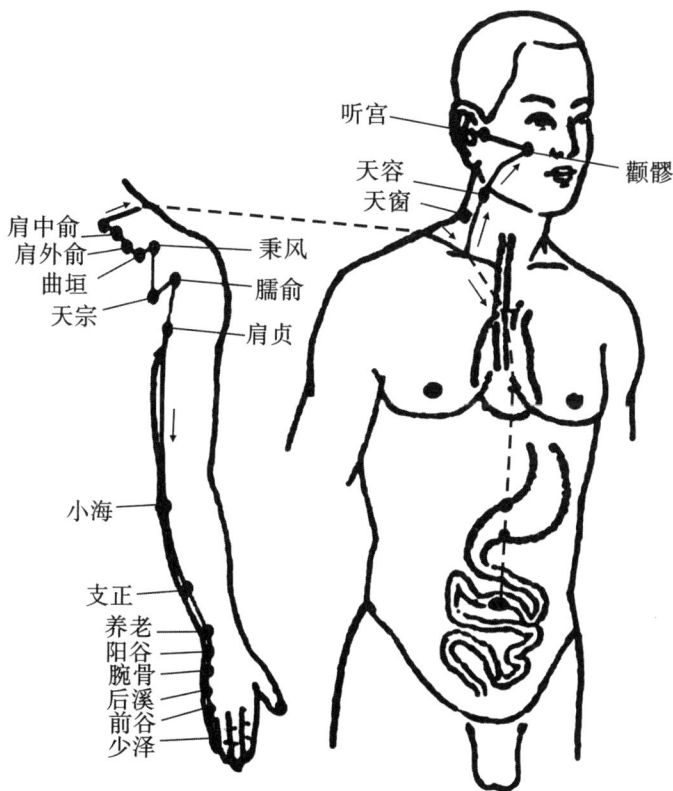

图 4-6　手太阳小肠经

手太阳络脉,名支正,在腕关节后五寸处,向内侧注入手少阴心经;其支脉上行经肘部,上络于肩髃部。

手太阳经别,在肩关节部从手太阳经分出,进入于腋窝部,走向心脏,联系小肠。

手太阳经筋,起于手小指之上,结于腕背;上沿前臂内侧,结于肱骨内上髁后,以手弹该骨处,有感传及于手小指之上;上行结于腋下。其分支走腋后侧,向上绕肩胛部,沿着颈旁出走足太阳经筋的前方,结于耳后乳突部;分支进入耳中;直行的出于耳上,向下结于下颌处,上行的连属于眼外眦。

(二)手太阳小肠经腧穴

本经一侧 19 穴,8 穴分布于上肢背面尺侧,11 穴在肩、颈、面部。分别为少泽、前谷、后溪、腕骨、阳谷、养老、支正、小海、肩贞、臑俞、天宗、秉风、曲垣、肩外俞、肩中俞、天窗、天容、颧髎、听宫。

(三)经脉证候主治

本经异常表现为下列病症:咽喉痛,颔下肿不能回顾,肩部牵拉样疼痛,上臂痛如折断。

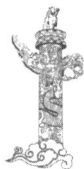

本经穴主治"液"方面所发生的病症,如耳聋、眼睛发黄、面颊肿,颈部、颔下、肩胛、上臂、前臂的外侧后边疼痛。

手太阳络脉出现的实证,关节弛缓,肘部萎废不用;虚证,皮肤赘生小疣。可取手太阳络穴治疗。

手太阳经筋病症:见小指僵滞不适,肘内锐骨后缘疼痛;沿臂的内侧,上至腋下,及腋下后侧等处酸痛;绕肩胛牵引颈部作痛,并感到耳中鸣响,疼痛牵引颔部,眼睛闭合一会才能看清物景。颈筋拘急,可发生筋痿、颈肿等症。

本经腧穴主要治疗头、项、耳、目、咽喉病,热病、神志病及经脉循行部位的其他病症。治疗头项痛常用后溪、养老、支正、天窗、天容,治疗耳病常用听宫、后溪、前谷,治疗目疾常用后溪、养老,齿痛常用听宫、颧髎,咽喉痛可用少泽、前谷、天窗、天容,乳房病常用少泽、天宗,急性腰痛常用后溪、养老,肩臂背部疼痛常用后溪、养老、支正、肩贞、臑俞、天宗、秉风、曲垣、肩外俞、肩中俞等。针刺背部腧穴和颈部腧穴应注意角度和深度,听宫应张口直刺。

七、足太阴脾经

(一)经脉循行

足太阴脾经是足三阴经之一,简称脾经,与足阳明胃经相表里,流注时辰为上午9:00~11:00,即巳时。首穴隐白,末穴大包(图4-7)。

本经循行部位:起于足大趾内侧端(隐白穴),沿内侧赤白肉际,上行过内踝的前缘,沿小腿内侧正中线上行,在内踝上8寸处,交出足厥阴肝经之前,上行沿大腿内侧前缘,进入腹部,属脾,络胃,向上穿过膈肌,沿食管两旁,连舌本,散舌下。本经脉分支从胃别出,上行通过膈肌,注入心中,交于手少阴心经。

(二)足太阴脾经腧穴

本经腧穴分布在足大趾、内踝、下肢内侧、腹胸部第三侧线。起于隐白,止于大包。包括隐白、大都、太白、公孙、商丘、三阴交、漏谷、地机、阴陵泉、血海、箕门、冲门、府舍、腹结、大横、腹哀、食窦、天溪、胸乡、周荣、大包,共42穴,左右各21穴。

(三)经脉证候主治

足太阴脾经巳时旺,造血身体壮;"脾主运化,脾统血"。脾是消化、吸收、排泄的总调度,又是人体血液的统领。"脾开窍于口,其华在唇。"脾的功能好,消化吸收好,血液质量好,所以嘴唇是红润的。唇白标志血气不足,唇暗、唇紫标志寒入脾经。脾胃不和,消化吸收不好,脾虚会导致记忆力下降。这段时间是脾经开穴运行的时间,也是护脾最好的时间段。

脾经失调主要与运化功能失调有关。中医认为脾主运化,为后天之本,对于维持消化功能及将食物化为气血起着重要的作用。若脾经出现问题,会出现腹胀、便溏、下痢、胃脘痛、嗳气、身重无力等。此外,舌根强痛、下肢内侧肿胀等均显示脾经失调。

虚症:内分泌失调或分泌不足、胃弱、膝异常、易失眠、疲劳、食欲减退、大便异常、腹

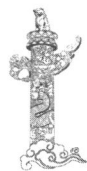

胀等。

实症:脾胃不和,消化吸收不好、易腹胀气打嗝、头痛、疲倦乏力、膝关节异常、排便异常等。

本经腧穴主治脾胃病、妇科病、前阴病及经脉循行部位的其他病症。如胃脘痛、食则呕、嗳气、腹胀、便溏、黄疸、身重无力、舌根强痛、下肢内侧肿胀、厥冷、足大趾运动障碍等。

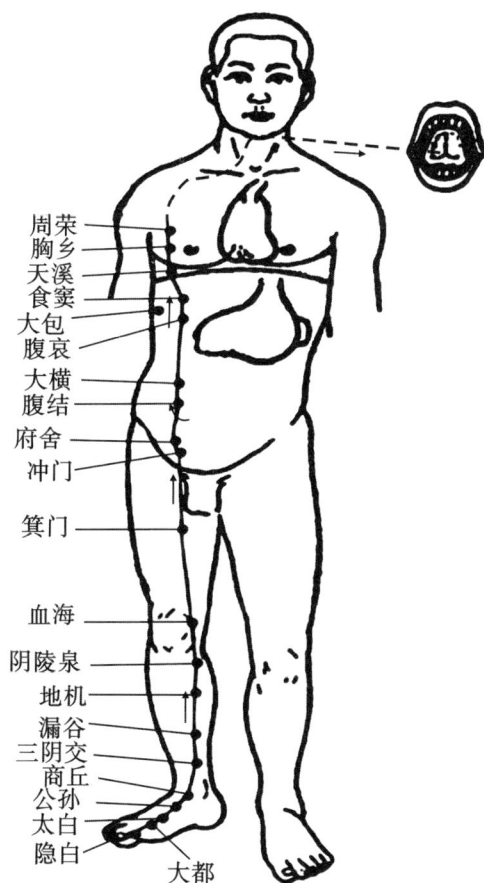

图 4-7　足太阴脾经

八、足厥阴肝经

(一)经脉循行

足厥阴肝经是足三阴经之一,简称肝经,与足少阳胆经相表里,流注时辰为夜间1:00～3:00,即丑时。足厥阴肝经属肝,络胆,与肺、胃、肾、脑有联系。首穴大敦穴,末穴期门穴(图4-8)。

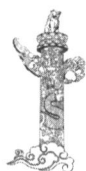

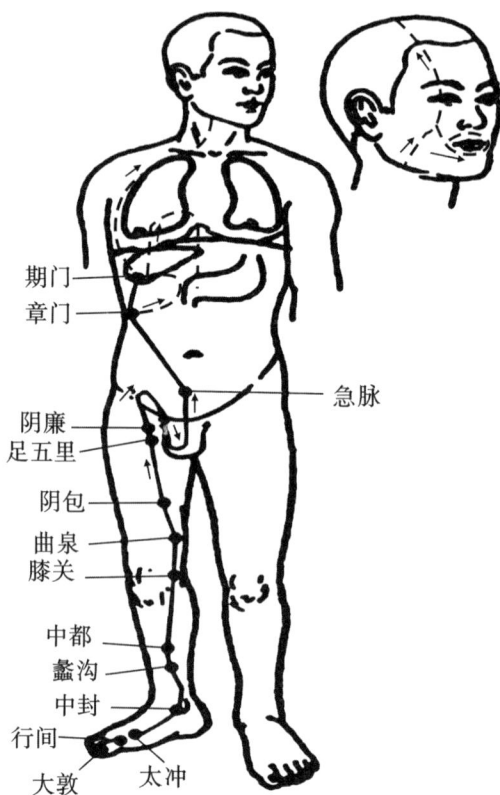

图 4-8　足厥阴肝经

本经循行部位：起于足大趾爪甲后丛毛处（大敦穴），沿足背内侧向上，经过内踝前1寸处（中封穴），上行小腿内侧（经过足太阴脾经的三阴交），至内踝上8寸处交出于足太阴脾经的后面，至膝内侧（曲泉穴）沿大腿内侧中线，进入阴毛中，环绕过生殖器，至小腹，夹胃两旁，属于肝，联络胆腑，向上通过横膈，分布于胁肋部，沿喉咙之后，向上进入鼻咽部，连接目系（眼球联系于脑的部位），向上经前额到达巅顶与督脉交会。本经脉一分支从目系分出，下行于颊里，环绕在口唇的里边。又一分支从肝分出，穿过膈肌，向上注入肺，交于手太阴肺经。

（二）足厥阴肝经腧穴

本经常用腧穴左右各14穴（两侧共28穴）：大敦、行间、太冲、中封、蠡沟、中都、膝关、曲泉、阴包、足五里、阴廉、急脉、章门、期门。

（三）经脉证候主治

本经发生病变，主要临床表现为腰痛不可以俯仰、胸胁胀满、少腹疼痛、疝气、巅顶痛、咽干、眩晕、口苦、情志抑郁或易怒等。足厥阴肝经之支脉、别络和太阳少阳之脉，同结于腰踝下中髎、下髎之间，经气不利则腰痛不可以俯仰；足厥阴肝脉过阴器，抵小腹，布胁肋，肝脉受邪，经气不利，则胸胁胀满，少腹疼痛，疝气；肝脉上行者循喉咙，连目系，上出额至巅顶，本经经气不利则巅顶痛，咽干，眩晕；肝主疏泄，肝气郁结，郁而化火则口

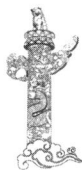

苦,情志抑郁或易怒。

本经腧穴主治肝胆病症、泌尿生殖系统、神经系统、眼科疾病和本经经脉所过部位的疾病,如胸胁痛、腰痛、胸满、呃逆、少腹痛、疝气、遗尿、小便不利、少腹肿、遗精、月经不调、头痛目眩,下肢痹痛等症。

九、足少阴肾经

(一)经脉循行

足少阴肾经是足三阴经之一,简称肾经,与足太阳膀胱经相表里,流注时辰为下午17:00～19:00,即酉时。起于小趾之下,斜走足心,出于然谷之下,循内踝之后,别入跟中,以上踹内,出腘内廉,上股内后廉,贯脊属肾,络膀胱。首穴涌泉,末穴俞府(图4-9)。

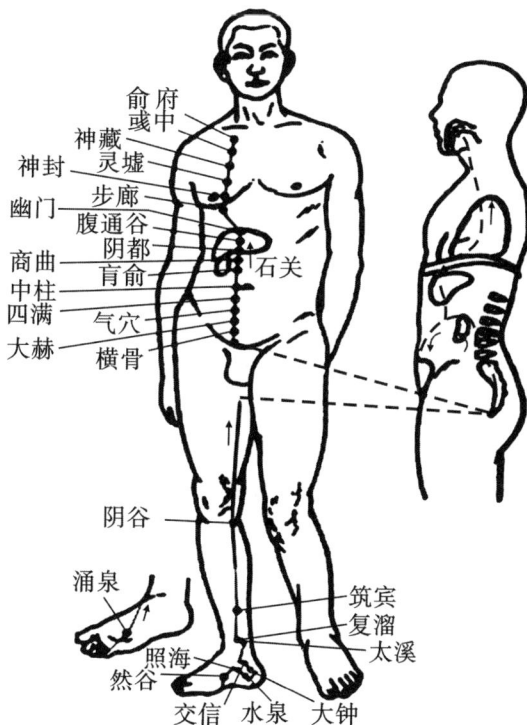

图4-9　足少阴肾经

本经循行部位:起于足小趾下面,斜行于足心(涌泉穴),出行于舟状骨粗隆之下,沿内踝后缘,分出进入足跟,再向上沿小腿内侧后缘,至腘内侧半腱肌腱与半膜肌之间,上经股内侧后缘入脊内(长强穴),穿过脊柱,属于肾,联络膀胱。还出于前(中极,属任脉),沿腹中线旁开0.5寸、胸中线旁开2寸,到达锁骨下缘(俞府)。本经脉直行于腹腔内,从肾上行,穿过肝和膈肌,进入肺中,沿着喉咙,到舌根两旁。本经脉又一分支从肺中分出,联络心脏,流注于胸中,与手厥阴心包经相接。

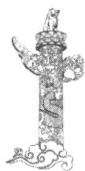

(二)足少阴肾经腧穴

本经腧穴,一侧共27穴(左右合54穴):其中10穴分布于下肢内侧面的后缘,其余17穴位于胸腹部任脉两侧。首穴涌泉,末穴俞府。包括涌泉、然谷、太溪、大钟、水泉、照海、复溜、交信、筑宾、阴谷、横骨、大赫、气穴、四满、中注、肓俞、商曲、石关、阴都、通谷、幽门、步廊、神封、灵墟、神藏、彧中、俞府。

(三)经脉证候主治

本经发生病变,主要表现为妇科、前阴、肾、肺、咽喉等病症,如咯血、气喘、舌干、咽喉肿痛、月经不调、阴挺、遗精、小便不利、水肿、便秘、泄泻、腰痛、脊椎骨内后侧痛、痿弱无力、足心热等,以及经脉循行部位的病症。

本经腧穴主治泌尿生殖系统、神经精神方面、呼吸系统、消化系统病症和循环系统某些病症,以及本经脉所经过部位的病症。

十、足阳明胃经

(一)经脉循行

足阳明胃经是足三阳经之一,简称胃经。与足太阴脾经相表里,流注时辰为上午7:00～9:00,即辰时。本经一侧45穴(左右两侧共90穴),其中15穴分布于下肢的前外侧面,30穴在腹、胸部与头面部。首穴承泣,末穴厉兑(图4-10)。

本经循行部位:起于鼻翼旁(迎香穴),挟鼻上行,左右侧交会于鼻根部,旁行入目内眦,与足太阳经相交,向下沿鼻柱外侧,入上齿中,还出,挟口两旁,环绕嘴唇,在颏唇沟承浆穴处左右相交,退回沿下颌骨后下缘到大迎穴处,沿下颌角上行过耳前,经过上关穴(客主人),沿发际,到额前。

本经脉分支从大迎穴前方下行到人迎穴,沿喉咙向下后行至大椎,折向前行,入缺盆,下行穿过膈肌,属胃,络脾。直行向下一支是从缺盆出体表,沿乳中线下行,挟脐两旁(旁开2寸),下行至腹股沟外的气街穴。本经脉又一分支从胃下口幽门处分出,沿腹腔内下行到气街穴,与直行之脉会合,而后下行大腿前侧,至膝膑沿下肢胫骨前缘下行至足背,入足第二趾外侧端(厉兑穴)。本经脉另一分支从膝下3寸处(足三里穴)分出,下行入中趾外侧端。又一分支从足背上冲阳穴分出,前行入足大趾内侧端(隐白穴),交于足太阴脾经。

(二)足阳明胃经腧穴

本经腧穴,共45穴,左右合90穴。包括:承泣(任脉、阳蹻会)、四白、巨髎(阳蹻会)、地仓(阳蹻会)、大迎、颊车、下关(足少阳会)、头维(足少阳、阳维脉会)、人迎(足少阳会)、水突、气舍、缺盆、气户、库房、屋翳、膺窗、乳中、乳根、不容、承满、梁门、关门、太乙、滑肉门、天枢、外陵、大巨、水道、归来、气冲、髀关、伏兔、阴市、梁丘、犊鼻、足三里、上巨虚、条口、下巨虚、丰隆、解溪、冲阳、陷谷、内庭、厉兑。

(三)经脉证候主治

本经穴主治肠胃等消化系统、神经系统、呼吸系统、循环系统某些病症和咽喉、头面、

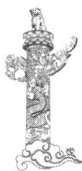

口、牙、鼻等器官病症,以及本经脉所经过部位之病症,如肠鸣腹胀、腹痛、胃痛、腹水、呕吐或消谷善饥、口渴、咽喉肿痛、鼻出血、胸部及膝髌等本经循行部位疼痛、热病、发狂等证。

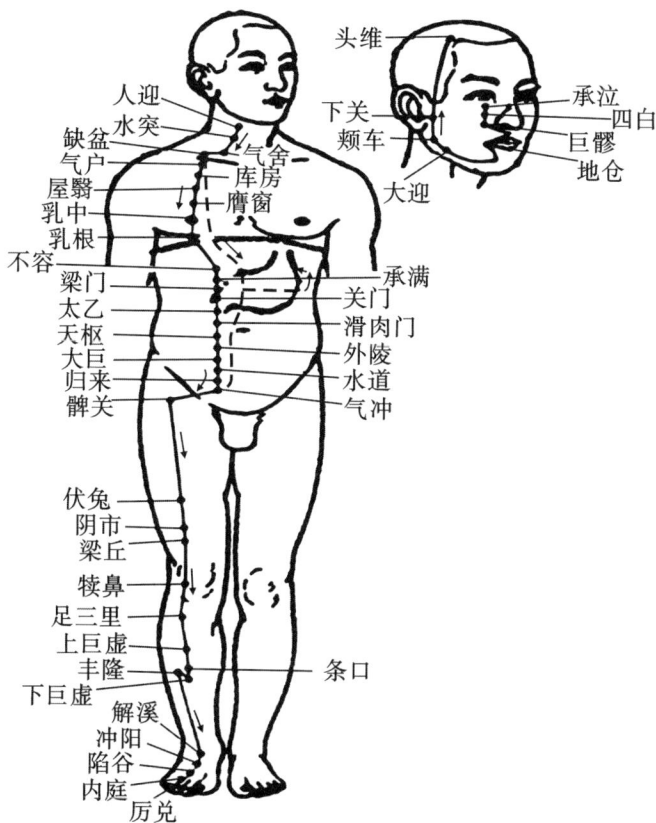

图 4-10　足阳明胃经

十一、足少阳胆经

(一)经脉循行

足少阳胆经是足三阳经之一,简称胆经。属胆,络肝,与心有联系,肝胆相表里,即与足厥阴肝经相表里,流注时辰为夜间 23:00～1:00,即子时(图4-11)。足少阳胆经起于瞳子髎穴、止于足窍阴穴,左右各 44 穴。原穴为丘墟穴,络穴为光明穴。少阳是阳气初生的经络,所以能治疗发热病,主要大致在足部以下,性质介于阴太阳阳明之间。中医有"少阳为枢"的说法,足少阳胆经循行于人体头、身侧面,如同掌管门户开合的转轴,为人体气机升降出入之枢纽,能够调节各脏腑功能,为十二经脉系统中非常重要的部分。

本经循行部位:起于眼外角(瞳子髎穴),向上到达额角部,下行至耳后(风池穴),外折向上行,经额部至眉上(阳白穴),复返向耳后(风池穴),再沿颈部侧面行于手少阳三焦经之前,至肩上退后,交出于手少阳三焦经之后,向下进入缺盆部(锁骨上窝)。

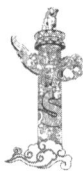

本经主干(直行脉)缺盆部直行分支:从缺盆分出,向下至腋窝,沿胸侧部,经过季胁,下行至髋关节部(环跳穴)与前脉会合,再向下沿大腿外侧,出膝关节外侧,行于腓骨前面,直下至腓骨下段,再下到外踝的前面,沿足背部,进入足第4趾外侧端(足窍阴穴)。

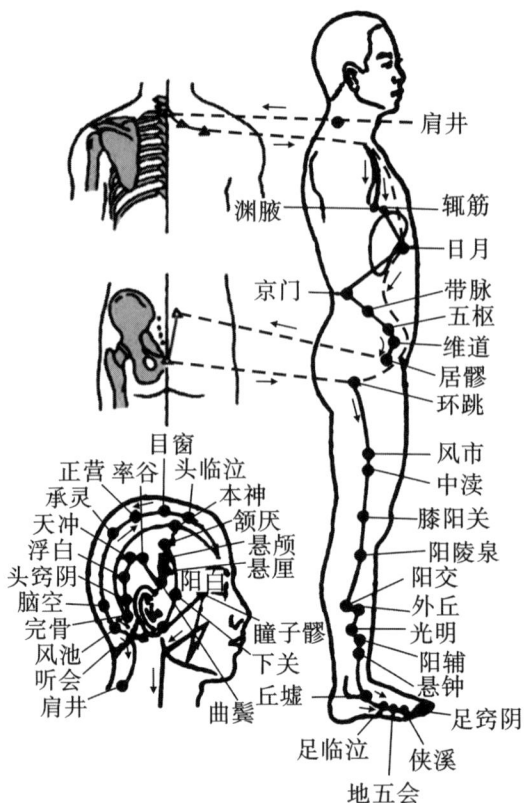

图 4-11　足少阳胆经

耳部分支:从耳后(风池穴)分出,经手少阳的翳风穴进入耳中,过手太阳经的听宫穴,出走耳前,至眼外角的后方。

眼外角分支:从眼外角分出,下行至下颌部足阳明经的大迎穴附近,会合于手少阳三焦经到达目眶下,下行经颊车和颈部,由前脉会合于锁骨上窝(缺盆),然后向下入胸中,穿过横膈,联络肝,属于胆,沿着胁肋内,出于少腹两侧腹股沟动脉部,经过外阴部毛际(气冲穴),横行入髋关节部(环跳穴)。

足背分支:从足背(临泣穴)分出,沿第1~2跖骨间,出趾端,穿过趾甲,回过来到趾甲后的毫毛部(大敦穴,属肝经),与足厥阴肝经相接。

(二)足少阳胆经腧穴

本经腧穴共44穴,左右合88穴。包括:瞳子髎、听会、上关、颌厌、悬颅、悬厘、曲鬓、率谷、天冲、浮白、头窍阴、完骨、本神、阳白、头临泣、目窗、正营、承灵、脑空、风池、肩井、渊腋、辄筋、日月、京门、带脉、五枢、维道、居髎、环跳、风市、中渎、膝阳关、阳陵泉、阳交、

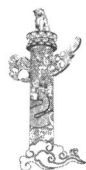

外丘、光明、阳辅、悬钟、丘墟、足临泣、地五会、侠溪、足窍阴。

（三）经脉证候主治

本经发生病变，主要证候为寒热，口苦，胁痛，偏头痛，外眼角痛，颈及锁骨上窝肿痛，腋下淋巴结肿大，股、膝、小腿外侧疼痛及第 4 足趾运动障碍。

本经腧穴主治侧头、眼、耳、鼻、喉、胸胁等部位病症，肝胆、神经系统疾病，发热病，以及本经所过部位的病症。

十二、足太阳膀胱经

（一）经脉循行

足太阳膀胱经是足三阳经之一，简称膀胱经。属膀胱，络肾，与足少阴肾经相表里，流注时辰为下午 15：00 ～ 17：00，即申时。足太阳膀胱经起于目眦，至耳上角，入络脑。本经共有 67 个穴位，其中有 49 个穴位分布在头面部、项背部和腰背部，18 个穴位分布在下肢后面的正中线上和足的外侧部。首穴睛明，末穴至阴（图 4-12）。

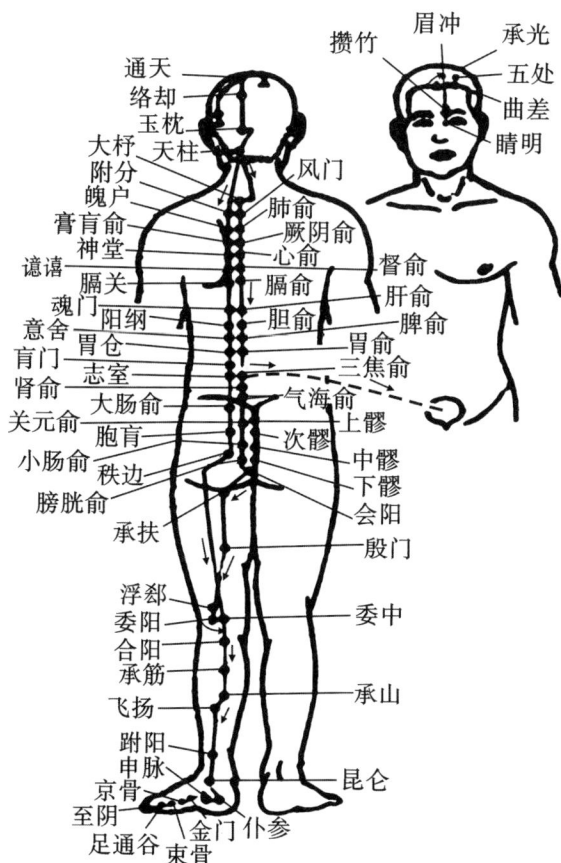

图 4-12　足太阳膀胱经

本经循行部位：起于目内眦（睛明穴），上达额部，左右交会于头顶部（百会穴）。本

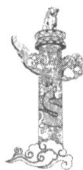

经脉分支从头顶部分出,到耳上角部。直行主干从头顶部分别向后行至枕骨处,进入颅腔,络脑,回出分别下行至项部(天柱穴),下行交会于大椎穴,再分左右沿肩胛内侧,脊柱两旁(一寸五分),到达腰部(肾俞穴),进入脊柱两旁的肌肉,深入体腔,络肾,属膀胱。本经脉一分支从腰部分出,沿脊柱两旁下行,穿过臀部,从大腿后侧外缘下行至腘窝中(委中穴)。另一分支从项分出下行,经肩胛内侧,从附分穴挟脊(3寸)下行至髀枢,经大腿后侧至腘窝中与前一支脉会合,然后下行穿过腓肠肌,出走于足外踝后,沿足背外侧缘至小趾外侧端(至阴穴),交于足少阴肾经。

(二)足太阳膀胱经腧穴

本经脉腧穴共67穴,左右合134穴。包括:睛明、攒竹、眉冲、曲差、五处、承光、通天、络却、玉枕、天柱、大杼、风门、肺俞、厥阴俞、心俞、督俞、膈俞、肝俞、胆俞、脾俞、胃俞、三焦俞、肾俞、气海俞、大肠俞、关元俞、小肠俞、膀胱俞、中膂俞、白环俞、上髎、次髎、中髎、下髎、会阳、承扶、殷门、浮郄、委阳、委中、附分、魄户、膏肓俞、神堂、譩譆、膈关、魂门、阳纲、意舍、胃仓、肓门、志室、胞肓、秩边、合阳、承筋、承山、飞扬、跗阳、昆仑、仆参、申脉、金门、京骨、束骨、足通谷、至阴。

(三)经脉证候主治

本经发生病变,主要证候为:外经——头项痛,头项强痛,眼痛多泪、鼻塞、流涕、鼻血、痔疮,经脉所过的背、腰、骶、大腿后侧、腘窝、腓肠肌等处疼痛,足小趾不能运用,疟疾等症;内脏——癫狂,小便淋沥、短赤、遗尿、尿失禁等症。

本经腧穴主治泌尿生殖系统、精神神经系统、呼吸系统、循环系统、消化系统的病症及本经所过部位的病症。

第三节　任脉与督脉

任督二脉是中医理论的一部分,属于"经脉"中的"奇经",即奇经八脉。因具有明确穴位,医家将其与十二正经脉合称为十四正经脉。其功能是沟通十二经脉,对十二经气血有蓄积渗灌等调节作用。

奇经八脉是任脉、督脉、冲脉、带脉、阴跷脉、阳跷脉、阴维脉、阳维脉的总称。它们与十二正经不同,既不直属脏腑,又无表里配合关系,其循行别道奇行,故称奇经。

任督二脉以人体正下方双腿间的会阴穴为起点,任脉从身体正面沿着正中央往上到唇下承浆穴;督脉则是由会阴穴(也称长强穴)向后沿着脊椎往上走,到达头顶再往前穿过两眼之间,到达口腔上颚的龈交穴。任脉主血,为阴脉之海;督脉主气,为阳脉之海。任督二脉为人体经络主脉,分别对十二正经脉中的手足六阴经与六阳经脉起着主导作用,当十二正经脉气血充盈,就会流溢于任督两脉;若任督两脉气机旺盛,同样也会循环作用于十二正经脉,故曰"任督通则百脉皆通"。或言任督二脉若通,则八脉通;八脉通,则百脉通,进而能改善体质,强筋健骨,促进循环。任督二脉在中医诊脉与道家导引养生中相当重要。

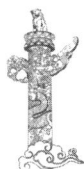

一、任 脉

任脉是奇经八脉之一,与督、冲二脉皆起于胞中,同出"会阴",称为"一源三岐"。

任脉最早记载于《黄帝内经》,为人体经脉之一,属于奇经八脉,有"阴脉之海"之称。

据《灵枢·五音五味》记载,"冲脉、任脉皆起于胞中"。胞中,也是《难经·六十六难》所说的"脐下肾间动气"所在,一般称为"丹田",指督、任、冲脉之气均发源于此。

任脉起于胞中,止于下颌,共有关元、气海等 24 个腧穴,主要有调节阴经气血、调节月经的作用,主要治疗经脉循行部位的相关病症(图 4-13)。

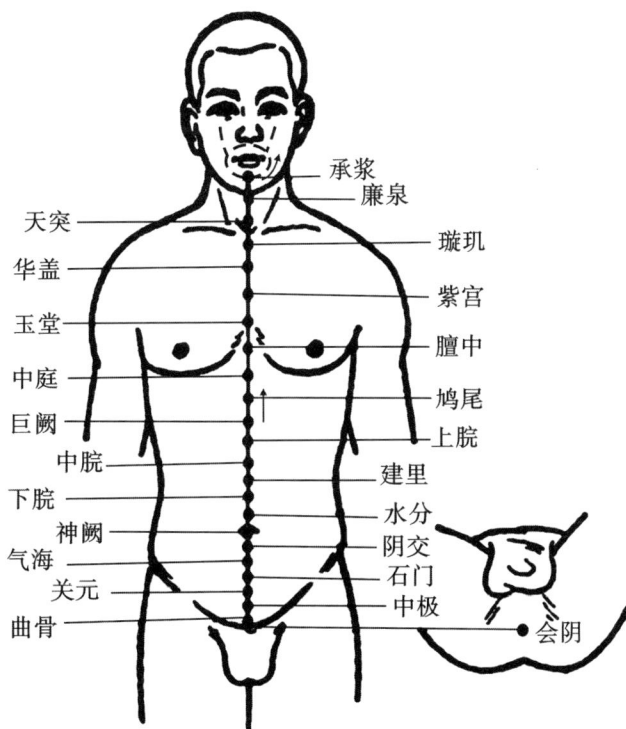

图 4-13 任脉

(一)任脉经络循行

任脉循行部位起于小腹内胞宫,下出会阴毛部,经阴阜,沿腹部正中线向上经过关元等穴,到达咽喉部(天突穴),再上行到达下唇内,环绕口唇,交会于督脉之龈交穴,再分别通过鼻翼两旁,上至眼眶下(承泣穴),交于足阳明经。

(二)任脉功用

任脉的"任"字,有担任、妊养的含义。任脉行于胸腹面正中,上抵颏部,腹为阴,其脉与六阴经有联系,足三阴经在小腹与任脉相交,手三阴经借足三阴经与任脉相通,其多次与手足三阴及阴维脉交会,联系了所有阴经,说明任脉能总揽、总任一身之阴经,具有调节全身诸阴经气血的作用,故有"阴脉之海""总任诸阴"之说。

任脉起于胞中,具有调节月经、促进女子生殖功能、妊养胎儿的作用,故有"任主胞

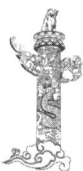

胎"之说。

任脉所经过的石门穴,别名称为"丹田",为男子储藏精气,女子维系胞宫之所,又为"生气之原"。

(三)任脉穴位

1. **本经腧穴**　会阴(冲、督脉会)、曲骨(足厥阴会)、中极(足三阴穴)、关元(足三阴会)、石门(丹田)、气海、阴交(冲脉会)、神阙、水分、下脘(足太阴会)、建里、中脘(足阳明、手太阳、手少阳会)、上脘(足阳明、手太阳会)、巨阙、鸠尾、中庭、膻中、玉堂、紫宫、华盖、璇玑、天突(阴维会)、廉泉(阴维会)、承浆(足阳明会)。

2. **交会穴**　有承泣(足阳明、阳跷)、地仓(足阳明)。此外,手太阴肺经络穴列缺通于任脉。

3. **脏腑在本经的募穴**　中极穴——膀胱;关元穴——小肠;石门穴——三焦;中脘穴——胃;巨阙——心;膻中——心包。

4. **本经的八会**　穴脏会章门,腑会中脘,气会膻中,血会膈俞,筋会阳陵泉,脉会太渊,骨会大杼,髓会绝骨。凡与此8种情况相关的,都可以选用八会穴。如五脏的问题取章门,六腑的问题取中脘,各种出血问题膈俞。骨关节的问题取大杼,各类筋膜相关的问题取阳陵泉。

5. **本经的络穴**　鸠尾。

(四)任脉证候主治

任脉不通可表现为月经不调、经闭不孕、带下色白,小腹积块及胀满疼痛、游走不定,睾丸胀痛、疝气等症状。任脉虚衰可表现为胎动不安、小腹坠胀、阴道下血,甚或滑胎,月经愆期或经闭,或月经淋漓不尽,头晕眼花、腰膝酸软、舌淡、脉细无力等症状。

本经腧穴通过针灸主要配合治疗少腹、脐腹、胃脘、胸、颈、咽喉、头面等局部病症和相应的内脏病症,部分腧穴有强壮作用可治疗神志病症。

二、督　脉

督脉起于会阴,行于脊里,上风府,入脑,上巅,循额,并从脊里分出,属肾,与脑、脊髓、肾又有密切联系。督脉行于背部正中,其脉多次与手足三阳经及阳维脉交会,能总督一身之阳经,故称为"阳脉之海"(图4-14)。督总统一身之阳气,络一身之阴气。

(一)督脉经络循行

督脉循行部位起于小腹内胞宫,下出会阴部,向后行于腰背正中至尾骶部的长强穴,沿脊柱上行,经项后部至风府穴,进入脑内,沿头部正中线,上行至巅顶百会穴,经前额下行鼻柱至鼻尖的素髎穴,过人中,至上齿正中的龈交穴。

其分支第一支,与冲、任二脉同起于胞中,出于会阴部,在尾骨端与足少阴肾经、足太阳膀胱经的脉气会合,贯脊,属肾。第二支,从小腹直上贯脐,向上贯心,至咽喉与冲、任二脉相会合,到下颌部,环绕口唇,至两目下中央。第三支,与足太阳膀胱经同起于眼内角,上行至前额,于巅顶交会,入络于脑,再别出下项,沿肩胛骨内,脊柱两旁,到达腰

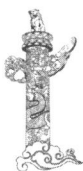

中,进入脊柱两侧的肌肉,与肾相联络。

(二)督脉功用

督脉的"督"字,有总督、督促的含义。督脉循身之背,背属阳,说明督脉对全身阳经脉气有统率、督促的作用,故有"总督诸阳"和"阳脉之海"的说法。因为督脉循行于背部正中线,它的脉气多与手足经相交会,大椎是其集中点。此外,带脉出于第 2 腰椎,阳维交会于风府、哑门。所以督脉的脉气与各阳经都有联系。又因督脉循行于脊里,入络于脑,与脑和脊髓有密切的联系。《本草纲目》曰,"脑为元神之府",经脉的神气活动与脑有密切关系。体腔内的脏腑通过足太阳膀背部的俞穴受督脉经气的支配,因此,脏腑的功能活动均与督脉有关。所以金代医家张洁古认为督脉"为阳脉之都纲"。

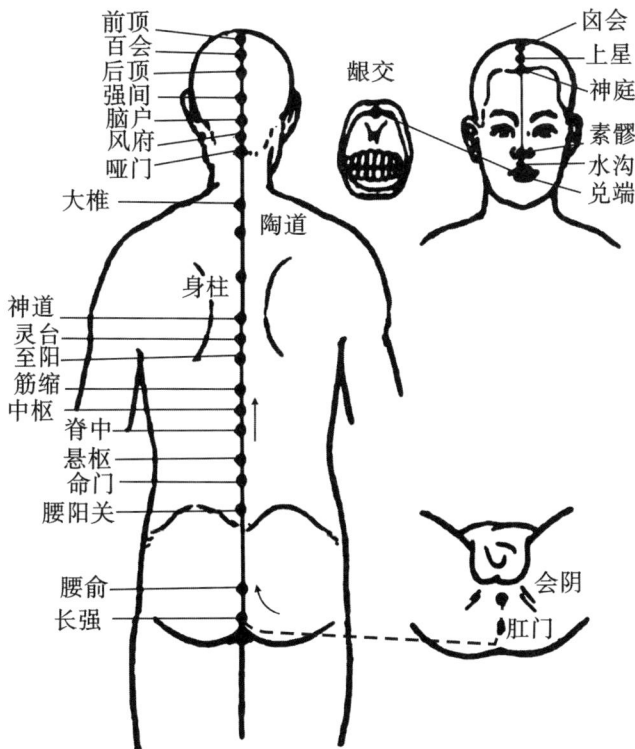

图 4-14　督脉

(三)督脉穴位

督脉起于长强穴,止于龈交穴,单 28 穴。分别是长强、腰俞、腰阳关、命门、悬枢、脊中、中枢、筋缩、至阳、灵台、神道、身柱、陶道、大椎、哑门、风府、脑户、强间、后顶、百会、前顶、囟会、上星、神庭、素髎、水沟、兑端、龈交。

(四)督脉证候主治

督脉总统一身之阳气,络一身之阴气。邪犯督脉,经络之气受阻,清阳之气不能上升,脉气失调,可表现为脊柱强直、角弓反张、脊背疼痛、牙关紧闭、头痛、四肢抽搐、精神

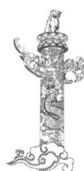

失常、小儿惊厥,甚则神志昏迷、发热,舌苔白或黄,脉弦或数。

督脉上行属脑,与足厥阴肝经会于巅顶,与肝肾关系密切,督脉之海空虚不能上荣于充脑,髓海不足,可表现为头昏、头重、眩晕、健忘、耳鸣、耳聋。督脉沿脊上行,督脉虚衰经脉失养,则腰脊酸软、伛偻形俯,舌淡、脉细弱。

督脉主司生殖,为"阳脉之海",督脉阳气虚衰,推动温煦固摄作用减弱可表现为背脊畏寒、阳事不举、精冷薄清、遗精以及癃闭、痔疾、遗尿。督脉的别络由小腹上行,如脉气失调,则女子少腹坠胀冷痛、宫寒不孕、腰膝酸软,舌淡、脉虚弱。

本经主治神志病、热病,腰骶、背、头项局部病症及相应的内脏疾病。督脉督一身之阳气,只要是阳气衰弱,都可以在督脉上找到合适的穴位进行治疗。

附:经络系统组成概要

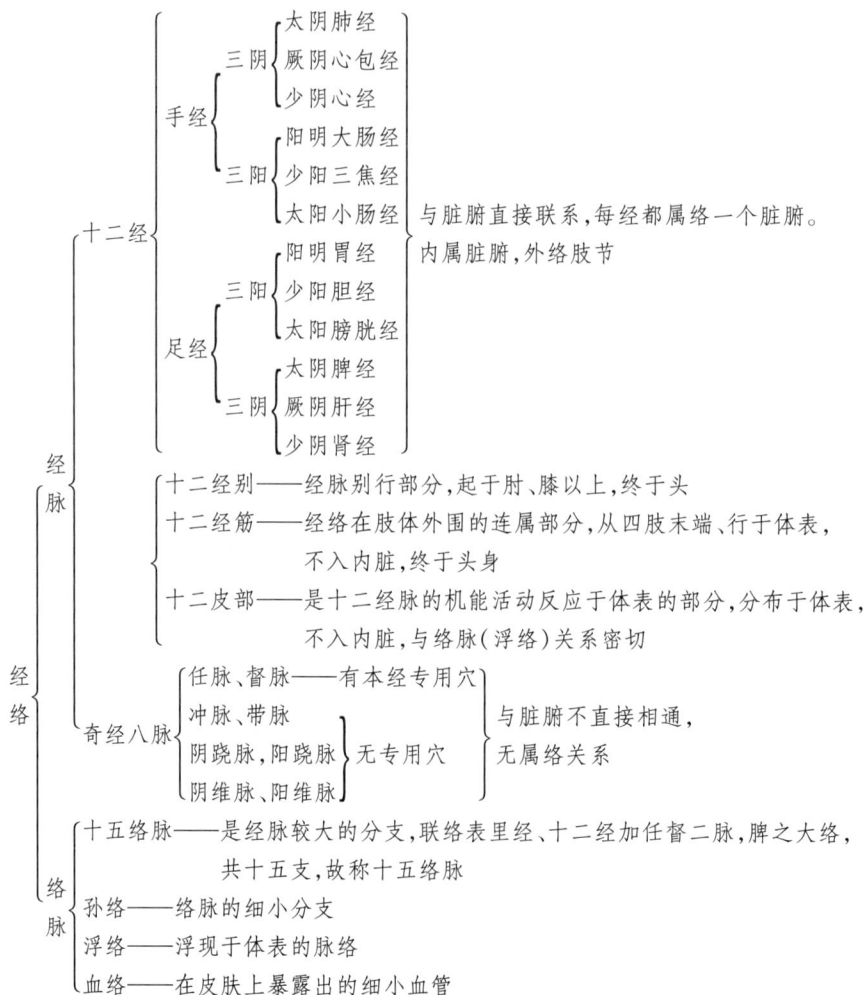

经络
- 经脉
  - 十二经
    - 手经
      - 三阴:太阴肺经、厥阴心包经、少阴心经
      - 三阳:阳明大肠经、少阳三焦经、太阳小肠经
    - 足经
      - 三阳:阳明胃经、少阳胆经、太阳膀胱经
      - 三阴:太阴脾经、厥阴肝经、少阴肾经
    - 与脏腑直接联系,每经都属络一个脏腑。内属脏腑,外络肢节
  - 十二经别——经脉别行部分,起于肘、膝以上,终于头
  - 十二经筋——经络在肢体外围的连属部分,从四肢末端、行于体表,不入内脏,终于头身
  - 十二皮部——是十二经脉的机能活动反应于体表的部分,分布于体表,不入内脏,与络脉(浮络)关系密切
  - 奇经八脉
    - 任脉、督脉——有本经专用穴
    - 冲脉、带脉
    - 阴跷脉、阳跷脉 — 无专用穴
    - 阴维脉、阳维脉
    - 与脏腑不直接相通,无属络关系
- 络脉
  - 十五络脉——是经脉较大的分支,联络表里经、十二经加任督二脉,脾之大络,共十五支,故称十五络脉
  - 孙络——络脉的细小分支
  - 浮络——浮现于体表的脉络
  - 血络——在皮肤上暴露出的细小血管

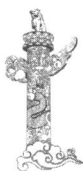

第四节　经络解惑

中医的经络学说是中医理论的组成部分,也是中医学说中的精华。什么是经络? 经络的解剖形态是什么样子? 千百年来有多少研究者为此努力,希望能通过解剖及电镜等现代仪器来发现证实经络的实质存在,均未达到预期的结果。所以有人对经络的存在产生怀疑。在针灸治疗的实践中确有经络传输的针感,而且治疗有效,但目前人们一时尚无法证实经络的存在。随着科学技术的发展,通信互联网的出现从另一个侧面解释了这一千古难题。

人与天地相应,人体是一个有机的整体,经络是人体阴阳、气血、津液、信息运行的通道。人体的各个器官、皮毛、孔窍、筋肉、骨骼是通过经络沟通和联系的。而互联网是通过电缆光缆服务器,把各行各业、各家各户的电脑联系在一起的,大家互通信息,又叫网络。一个是经络,一个是网络,都是相互联系为一体的,所以说人体内的互联网可能就是经络。

作者认为经络是人体的一种信息通道,就像现在的手机、电脑、小灵通的信息通道一样,存在但又不能拿出来展示,现在我们生活中的一些电子设施,譬如电子触摸屏、自动取款机等,人们用手一点荧屏的某一点,就会显示人们需要的信息资料,人们按照要求一点自动取款机某个点,就会出来钞票。可是如果人们拆开触摸屏,触摸屏的那个触摸点是不存在的。我们人类的经络也是这样,不是经络不存在,是我们对于经络的实体想象错了。这就像中医的阴阳与五行理论一样,木、火、土、金、水并不是自然界的 5 种物质,而是 5 种属性。中医借助五行概念来讲人体的脏腑生理功能和脏腑相互间的制约关系,如果想在人体内找到木头的肝和金属的肺,是不会找到的。同样的道理,在人的体内传输功能的经络,也是看不到的。

我们打手机有时候信号不好,没有信号,换一个地点就有信号了。说明什么? 说明打电话时的电子信号传输通道不畅,没有在其自己的"经络"上,工作就不正常。中医叫"不通则痛",这种电子信息传输通道与人体的经络是同一道理。人体的信息通道——经络,无法通过解剖找到,但它是客观存在的,这就是我对于经络的感悟和理解。

经就是经络系统的主干,叫经脉,多循行于人体深部;络是经脉的分支,循行于人体各部。经络像网络一样联系人的周身内外、脏腑、表里,无处不在,又阴阳有别。经好像是大的互联网服务提供部分,络好像是互联网内容提供者,奇经八脉好像是各具特色的网络站点。是否可以这样理解,有待同道们进一步研究。

古人把人体组织器官的信息交流比喻为经脉流注。十二经脉之间互相衔接,如环无端,信息在经脉中以循环的方式运行。信息在经脉中的运行有来有往,从十二经脉在四肢的运行方向看,手三阳经和足三阴经是向心运行的,相当于信息输入。手三阴经和足三阳经是离心运行的,相当于信息输出。每一经脉都与一个脏器相连,并且有一定的循行位置。经络理论认为信息是从此经脉流向彼经脉,信息在这样的环路中逐经运行,循环往复,和网络的功能相似。所以说经络是"存在而无形、互通而无线、人体互联网、千古解谜团"。这就是我对经络学说的思考。这就是"人体小宇宙"。

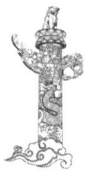

第五章　病因病机学说

中医学认为，人是一个有机整体，人体与外界环境之间，以及人体各脏腑组织之间，既是对立的又是统一的，它们在不断地产生矛盾而又解决矛盾的过程中，维持着相对的动态平衡来保持人体的正常生理活动。当这种动态平衡因某种原因遭到破坏，而且又不能立即自行调节恢复时，人体就会发生疾病。

凡能破坏人体内外环境相对动态平衡状态而引起疾病发生的各种因素都叫病因。如气候的异常、疫疠之气的传染、情志刺激的影响、饮食劳倦的损伤、持重努伤、跌扑金刃外伤以及虫兽所伤等。此外还认识到，在疾病过程中，原因和结果是相互作用着的，在某一病理阶段中是结果的东西，而在另一阶段中可能成为病因。如痰饮、瘀血、内湿、内火等，这些因素既是脏腑本身气血运行障碍、功能失调所形成的病理产物，反过来又是造成某些病变的因素。

各种致病因素作用于人体，所引起的病变机制称为病理。疾病是多种多样的，其病理变化必然是异常复杂的。不同的疾病，均有它特殊的病理变化，例如不同脏腑的病症，内伤与外感，气病与血病以及各种具体的病症，它们在病理上各有自己的特性，但在许多不同的致病因素引起的千差万别的各种疾病的病理变化中，却存在着共同的一般性的规律。研究并掌握这些一般规律，可以帮助人们进一步更深刻地理解个别疾病的本质，才能更有效地指导辨证与治疗。唐代医家王冰说："得其机要，则动小而功大，用浅而功深。"所以，学习病机，既要掌握脏腑、经络、气血津液等各个具体的病理特点，更重要的是又要掌握决定疾病发生发展的普遍的一般的病变规律。正邪斗争、阴阳失调、脏腑气机的升降失常等几个方面，足以说明和概括病理变化的一般规律。

第一节　发　病

疾病的发生可以归结到一点，就是人体的正常生理活动在某种程度上的破坏。在正常情况下，人体的生理活动无时不处在对立而又统一的相对平衡状态中，即所谓"阴平阳秘"。在致病因素的作用下，人体的相对平衡遭到破坏，即"阴阳失调"，也就发生了疾病。

疾病的发生，关系到两个方面：一是人体本身的功能紊乱，正气相对虚弱；二是邪气对人体的影响。所谓"正气"，是指人体的功能及其抗病能力，简称为"正"。所谓"邪气"，是指各种致病因素，简称为"邪"。疾病的发生和变化，就是一定条件下邪正斗争的

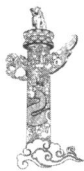

反映。正邪斗争的胜负决定着疾病的发生、发展与变化。

中医学的发病学很重视人体的正气。认为在一般情况下,人体的正气旺盛,邪气就不容易侵入,疾病就不会发生,即《素问遗编·刺法论》所谓"正气存内,邪不可干"。只有人体的正气相对虚弱,不足以抵抗外邪时,邪气才能乘虚而入,造成人体正常生理功能的破坏而发病,即《素问·评热病论》所谓"邪之所凑,其气必虚"。

人体正气的强弱,主要取决于体质因素、精神状态、生活环境及营养、锻炼等情况。

体质因素与先天禀赋有关。父母的素质遗传给后代,使其具有个体的特点。如《灵枢·寿夭刚柔篇》说:"人之生也,有刚有柔,有弱有强,有短有长,有阴有阳。"说明古人已经认识到由于先天禀赋不同,可以形成个体差异,而这种差异会影响人体正气的强弱,对发病具有一定的意义。

人体的精神状态,时刻影响着脏腑气血的功能活动,从而影响着正气的强弱,与疾病的发生也有一定的关系。人的精神愉快,则脏腑功能协调,气血通畅,正气旺盛,邪气难以侵入人体;情志不畅,则脏腑失调,气血阻滞,正气相对虚弱,则邪气也易于侵入机体而发病。

不同的生活环境和不良的生活习惯,也可以引起人体生理功能的改变,造成各种地方病或地区多发病,所以生活环境和不良的生活习惯对于某些疾病的发生也有一定的影响,长期的生活无规律、饮食偏嗜等都会损伤人体的正气。

营养和身体锻炼情况,也是影响人体正气强弱的重要因素。保持合理的营养,经常锻炼身体,会使血气运行通畅,营养充足,体力健壮,疾病不易发生。而营养失调,不锻炼身体,就会使气血不畅,正气虚弱,难以抵抗外邪而易于发生疾病。古代医家华佗说:"人体欲得劳动不得使极耳。动摇则谷气得消,血脉流通,病自不生。"但劳累过度,就会伤耗正气而使人抗病能力低下或直接发病。《素问·宣明五气篇》说"久视伤血,久卧伤气,久坐伤肉,久立伤骨,久行伤筋",此为中医常言之"五劳"。从而说明适当的劳动锻炼有助于增强人体的正气,有益于健康,过劳或过逸都会损害正气而使人易于发病。

当然,强调正气在发病学中的地位,并不排除邪气对疾病发生的重要作用。邪气在疾病发生上也是起着重要作用的,在一定的条件下,甚至是主要因素。例如具有传染性的疫疠,外伤等疾病因素就是如此。古人在谈到预防各种传染病时,就提出不仅要保持机体正气的旺盛,还要"避其毒气",这就是预防为主。

综上所述,可以看出中医学的发病学认为,疾病是在致病因素的作用下,机体内部的阴阳偏盛偏衰,脏腑气血的功能紊乱所致。这里强调了人体正气虚是疾病发生的内在因素,外邪是疾病发生的重要条件,外邪必须通过相适应的内在因素才能发病。这种具有辩证法思想的发病学,既重视外因这个条件,更强调机体的内在因素。如在中医治疗外感病时,除了注意消除外邪以外,还要考虑使其脏腑气血调和,纠正其阴阳的盛衰,以增强机体抗病能力。这一理论对于认识疾病和指导临床实践起到了积极的作用。"外因是变化的条件,内因是变化的根据,外因通过内因而起作用。"

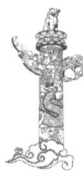

第二节 病 因

中医学认为一切疾病的发生,都有其致病因素,如《灵枢·百病始生篇》说:"夫百病之始生也,皆生于风雨寒暑清湿喜怒。"导致疾病发生的原因是多种多样的,如六淫、七情、饮食、劳逸等,在一定条件下都会使人发生疾病。为了说明致病因素的性质及其致病特点,前人曾对病因作过归类。《内经》将其分为阴阳两类,《素问·调经论》说:"夫邪之生也,或生于阴,或生于阳。其生于阳者,得之风雨寒暑。其生于阴者,得之饮食起处,阴阳喜怒。"至汉代,张仲景在所著医书《金匮要略》中指出,疾病发生有3个途径:"一者,经络受邪,入脏腑,为内所因也;二者,四肢九窍,血脉相传,壅塞不通,为外皮肤所中也;三者,房事、金刃、虫兽所伤。"到了宋代,著名医家陈无择将《金匮要略》"千般灾难,不越三条"(即内因、外因、不内外因)这一病因理论又引申了一步而明确提出"三因"学说,他认为六淫邪气所触为外因,五脏情志所伤为内因,饮食劳倦、跌仆金刃以及虫兽所伤等为不内外因。三因学说虽然没有科学地揭示内因、外因的辩证关系,但他这种把致病因素和发病途径结合起来的分类方法,对临床辨证仍有一定意义。但是,这种"三因"分类法也有不够恰当之处,应该说三因基本属于外因,其中七情作为人体本身情志活动应该属于内因,而引起七情变动的外来精神刺激则应该属于外因。所以,目前已无人再分为"三因"了。我们应该从六淫、七情、疫气、饮食劳倦、外伤及虫兽伤,还有脏腑功能及代谢异常的病理产物痰饮、瘀血和寄生虫等方面来认识致病因素。

中医认识病因,除了了解可能作为致病因的客观条件外,主要是以病症的临床表现为依据,通过分析疾病的症状、体征来推求病因,从而提供治疗用药的根据。这种方法,称为"辨证求因""审因论治"。这就告诉人们,学习各种致病因素的性质和特点,主要是掌握它们所致病症的临床表现。

一、六 淫

"六气"即风、寒、暑、湿、燥、火,是自然界6种不同气候变化,简称"六气"。如果太过就变成"六淫"。人们在生活实践中逐步认识了六气的变化特点,产生了一定的适应能力,所以正常的六气不易使人致病,相反,对自然界的万物生长和变化,起着促进作用。六气使人致病,必须是它异常急骤变化或人体的抵抗力下降时,才会侵入人体使人发病。这种情况下的六气,就称为"六淫"。淫,有太过的意思。由于六淫是不正之气,所以又称"六邪",属于外感病的一类病因。如《素问·至真要大论》说:"夫百病之生也,皆生于风寒暑湿燥火、以之化之变也。"

六淫的特点:季节性、兼邪性、转化性。

(一)风

风是春天的主气,外感风邪的病变,每以春季为最多,其他季节也有发生。风邪为病,有内风、外风之分。外风由自然界风邪侵袭人体而得病,内风多因肝的功能失调而发生。《素问·风论》说:"风气藏于皮肤之间……腠理开则洒然寒,闭则热而闷。"《至真要

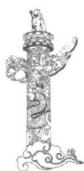

大论》说："诸风掉眩,皆属于肝。"前者指外感之风,后者指内风而言。

1. 风邪的性质和致病特点

(1)风为百病之长　风为六淫的主要致病因素,寒、湿、燥、热等邪多依附于风而侵犯人体。如风寒、风热、风湿、风燥等。所以风邪实为外邪致病的先导而兼邪致病。《素问·风论》说："风者,百病之长也。"

(2)风为阳邪,其性开泄　风为阳邪,善动不居,具有疏泄特性,所以风邪侵袭人体的肌表,使皮毛腠理开泄,而表现汗出、恶风等症状。

(3)风性善行而数变　"善行",是指风邪致病具有病位行无定处的特性而言。如风寒湿三气杂合而引起的"痹症",常见游走的关节疼痛,痛无定处,便属于风气偏盛的表现,故称为"行痹"。"数变",是指风邪致病具有变幻无常和发病迅速的特性而言,如风疹就有皮肤瘙痒、发无定处、此伏彼起的特点。同时,由风邪为先导的外感病,一般发病多急,传变也比较快。内伤病中属于内风引起的病症有时也是如此。如"中风",亦往往出现猝然昏倒,不省人事等症状,以起发病急骤,故又称"卒中"。《素问·风论》说"风者,善行而数变",就概括了风的这一特性。

(4)风性主动　"动"是指风邪致病具有动摇不定的特点。如外感温热所引起的热极生风的内伤病中的肝阳化风等,都可出现动的症状。常见的临床表现有眩晕、震颤、四肢抽搐,甚至颈项强直、角弓反张等症状,多属风的病变。故《素问·阴阳应象大论》说:"诸暴强直,皆属于风。"

2. 常见的风证

(1)外风证

伤风:发热恶寒,汗出,脉浮缓,或见咽痒、咳嗽、鼻塞等症。

风寒:见外寒证。

风热:见外感热证。

风湿:见外湿证。

风痹:关节痛疼,游走不定。

风水:发热恶风,头面水肿或一身全肿、小便不利(急性肾炎)。

风疹:皮肤瘙痒,漫无定处,此伏彼起,见斑疹(荨麻疹)。

(2)内风证　内风证主要是肝病变的一种表现,如头目眩晕、四肢抽搐、肢麻、强直,乃至猝然昏倒、不省人事、口眼㖞斜、半身不遂等,是肝的功能失调出现的"肝风内动"。

(二)寒

寒为冬季之气,其他季节虽可见到寒气,但毕竟不如冬令之甚。寒病也有外寒,内寒之分。外寒,指外界寒邪而言,所致病症也有伤寒,中寒之别。"伤寒"指寒邪伤于肌表。"中寒"指寒邪直中脏腑。内寒则是由于机体的阳气不足所产生。外寒与内寒虽有区别,但它们又是互相联系,互相影响的。外寒侵入机体,积久不散,常可损伤人体的阳气,导致内寒的产生;而阳虚内寒之人,容易被外寒所伤。

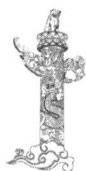

1.寒邪的性质和致病特点

（1）寒为阴邪，易伤阳气　寒为阴气盛的表现，即所谓"阴盛则寒"。阴寒偏盛，显得阳气不足，不仅不足以驱逐阴寒，反被阴寒所伤，阳气受损，失去了正常的温煦气化作用，则可以出现功能减退的寒证。如外寒侵袭肌表，卫阳被郁，就会见到恶寒；寒邪直中脾胃，脾阳受损，便有脘腹冷痛，呕吐腹泻等症状反应。若脾肾阳虚，功能衰退，温运无力，还可能出现畏寒肢冷、腰脊寒痛、水肿腹水、下利清谷、小便清长等症。故《素问·至真要大论》说："诸病水液，澄沏清冷，皆属于寒。"

（2）寒性凝滞主痛　"凝滞"即凝闭不通之意。寒邪能使气血运行不畅，"不通则痛"而发生疼痛，所以寒邪是痛症的原因之一。人身气血津液之所以运行不息，通畅无阻，全凭一身阳和之气，温煦其间。一旦阳虚而阴寒偏盛，则如《素问·举痛经》所说，"寒气入经而稽迟，泣而不行，客于脉外则血少，客于脉中则气不通，故卒然而痛""寒气客于脉外则脉寒，脉寒则蜷缩，蜷缩则脉细急，细急则外引小络，故卒然而痛"。所谓稽迟、泣而不行、不通、蜷缩、细急等，概为经脉气血受到寒邪凝闭阻滞的缘故。其所以凝闭阻滞，都由于阴寒偏盛，阳气不能振奋所致。故临床上凡有因寒凝而痛者，总以温阳散寒为治疗大法。

（3）寒性收引　"收引"，即收缩牵引的意思。寒邪侵犯人体，易使组织结构及气机收敛，牵引作痛。由于寒邪所犯部位不同，临床表现也不一样：寒侵肌表，毛窍收缩，卫阳闭塞，而有恶寒、发热、无汗、头身痛、脉紧；寒邪侵留关节经络，能使筋脉拘急，表现肢体屈伸不利，或冷厥不仁等，全是寒性收引的缘故。

2.常见的寒证

（1）外寒证

风寒：恶寒发热，无汗，头痛身痛，骨节疼痛。

寒痹（痛痹）：关节疼痛剧烈，得热则舒，遇冷加重，或拘急屈伸不利。

寒伤脾胃：脘腹冷痛，呕吐食少，肠鸣腹泻，或伴有恶寒、身痛。

（2）内寒证　内寒证是阳衰气弱，功能衰退的一种表现，又称"虚寒"。主要表现畏寒喜暖、四肢不温，甚至四肢逆冷、呕吐清水、下利清谷、小便清长、倦怠倦卧、病变局部冷痛等。因肾中藏有真阳，为一身阳气之根本，脾阳为中阳，是一身阳气之枢，故阳虚内寒证多责之于肾而关系到脾。

（三）暑

暑为夏季的主气，乃火热所化。暑邪有明显的季节性，独见于夏令，所以《热论》说"先夏至日为病温，后夏至日为病暑"。暑纯属外邪，无内暑之说。

1.暑邪的性质和致病特点

（1）暑为阳邪，其性炎热　暑为夏季的火热之气化，火热属阳，故以之为阳邪。其致病可出现高热、烦渴、汗出、脉洪等症。

（2）暑性升散，耗气伤津　暑为阳邪，易升易散，其侵犯人体可致腠理开而多汗。出汗过多，则耗伤津液，津液不足，即可出现口渴喜饮，心烦溺赤短少等症。暑热伤气，加之在大量汗出的同时，往往气随津泄，而致气虚。所以伤于暑者，往往又见气短乏力，甚则

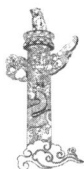

突然昏倒,不省人事。正如《素问·举痛论》说:"炅则腠理开,荣卫通,汗大泄,故气泄矣。"

(3)暑多挟湿 暑令常多雨而潮湿,且热蒸湿动,使空气的湿度增加,所以暑邪为病,常兼挟湿邪以侵犯人体,在发热烦渴的同时,常现四肢倦怠、胸闷呕恶、大便溏泄等症。

2. 常见的暑证

(1)伤暑 身热、多汗、心烦、口渴喜饮、倦怠乏力、小便短赤。

(2)中暑 轻者头晕、恶心、呕吐、胸闷;重则突然昏倒,不省人事,喘渴、大汗出、手足厥冷。

(3)暑湿 寒热阵发、心烦口渴、胸闷呕恶、食少倦怠、便溏、小便短少。

(四)湿

湿为长夏的主气。因其正当夏秋之交,阳热下降,氤氲熏蒸,水气上腾,潮湿充斥,故为一年之中湿气最盛的季节。湿邪为病,有外湿与内湿之分。外湿多由于气候潮湿,涉水淋雨,居处潮湿等外在湿邪侵袭人体所致。内湿多由脾失健运,水湿停聚而生,外湿和内湿虽有不同,但在发病过程中又常相互影响。伤于外湿,湿邪困脾,不能健运,则湿从内生;而脾阳虚损,水湿不化,亦易招致外湿侵袭。

1. 湿邪的性质和致病特点

(1)湿性重浊 "重"即沉重或重浊之意。常指湿邪致病,多见头身困重,四肢酸软发沉。若湿邪外犯肌表,可使营卫不和而出现头重如裹,身体困乏,四肢酸楚;若湿邪滞留关节经络,则阳气不布,而见肌肤麻木不仁,关节疼痛重着,称为"湿痹"。浊即湿浊。湿邪致病可出现各种秽浊症状,如面垢眵多、大便溏泻、小便混浊、妇女白带过多、湿疹、湿温病等。

(2)湿性黏滞 "黏"即黏腻,"滞"即停滞。正由于湿邪的性质黏腻停滞,故其病往往缠绵难愈,病程较长。如湿痹、湿疹、湿温病等。

(3)湿为阴邪,易阻遏气机,损伤阳气 湿邪重浊腻滞,湿邪侵及人体,留滞脏腑经络,最易阻遏气机,使气机升降失常,出现胸闷脘痞,小便短涩,大便不爽等症。由于湿为阴邪,故侵犯人体,易伤人的阳气。脾是运化水湿的主要脏器,性喜燥而恶湿,如果湿邪留滞,则常先困脾,使脾阳不振,运化无权,水湿停聚,发为腹泻、尿少、水肿、腹水等病症。所以《素问·六元正纪大论》说:"湿胜则濡泄,甚则水闭胕肿。"

2. 常见的湿证

(1)外湿证

1)风湿(表证):发热午后为重,汗出而热不解,恶风,头身重困,四肢酸楚。

2)湿痹(着痹):关节酸痛重着,固定不移,屈伸不利;肌肤麻木不仁。

(2)内湿证 主要是脾病的表现。脾主运化水湿,脾虚健运失职,不能行其津液,于是聚而成湿,甚则积而为水。所以《素问·至真要大论》说:"诸湿肿满,皆属于脾。"内湿的主要见症是食欲减退、口腻不渴、胸闷、呕恶、脘腹痞满、头身困重、便溏泄泻、水肿面黄、小便浑浊、妇女带下等表现。

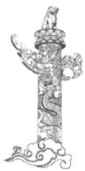

(五)燥

燥为深秋的主气。以其气燥,燥盛则干而出现干燥的气候。燥邪为病,有外燥、内燥之分。外燥由感受外界燥邪而发病,多从口鼻而入,其病常从肺卫开始。早秋有夏热的余气,气候又较温,晚秋有近冬的寒气,气候较凉,所以有温燥,凉燥之分。内燥多由汗、下太过或精血内夺,以至机体阴津亏虚所致。

1.燥邪的性质和致病特点

(1)燥盛则干,易伤津液　燥邪为敛肃之气,其性干燥,故致病最易耗伤人体的津液,造成阴津亏虚的病变,如口鼻干燥,咽干口渴,皮肤皲裂,毛发不荣,大便秘结,小便短少。故《素问·阴阳应象大论》说:"燥盛则干"。刘完素《素问辛机原病式》说:"诸涩枯涸,干劲皴揭,皆属于燥。"

(2)燥易伤肺　肺喜清肃濡润,既不耐于湿,更不耐于燥,湿则生痰,燥则津伤;肺主呼吸而与大气相遇,外合皮毛。燥邪伤人,多从口鼻而入,故易伤肺。燥伤于肺,失其津润,则肺气机失常,而出现干咳少痰,或胶痰难咯,或痰中带血、喘息、胸痛等症。

2.常见的燥证

(1)外燥证

1)温燥证:微恶风寒、头痛、少汗、口渴心烦、鼻干咽燥、干咳少痰,或痰中带血、咳而不爽。

2)凉燥证:恶寒发热、头痛、无汗、干咳少痰、口鼻干燥。

(2)内燥证　其症多由热盛津伤,或汗、吐、下后伤亡津液,或失血过多,或久病精血内夺等原因引起。因内燥证的临床表现以口咽干燥,皮肤干涩粗糙,毛发干枯不荣,肌肉消瘦,小便短少,大便干结等津伤血少的症状为主,故又称为"津亏"或"血燥"。

(六)火

火热为阳盛所生,故火热可以混称。但火之于热,同中有异:以病气言,热多属于外淫,如风热、暑热之类;火则常由内生,如心火上炎、肝火亢盛、胆火横逆之类。温与热火同性,由于它也属于外感热病的一类致病因素,更近于热,所以温热亦常并称。

火热也有内外之分,属外感者,多是直接感受温热邪气所致;属内生者,则常由脏腑阴阳气血失调而成。《素问·调经论》所说"阴虚生内热,阳盛生外热",以及"气有余便是火",就是指的这一类病症。再者,感受风、寒、暑、湿、燥等各种外邪,或精神刺激即所谓"五志过极",在一定条件下均可以化火,所以有称前者为"五气化火",称后者为"五志化火"的说法。

1.火热邪气的性质和特点

(1)火热为阳邪,其性炎上　《素问·阴阳应象大论说》:"阳盛则热"。因阳主躁动而向上,火热之性,燔烧焚焰,亦升腾热炎,故属阳邪。其伤于人,多见高热、恶热、烦渴、汗出、脉洪数等症。若扰乱神明,则可出现心烦、失眠、狂躁妄动、神昏谵语。故《素问·至真要大论》说:"诸躁狂越,皆属于火。"又因其善于炎上,故其致病,多表现在人体的上部,如心火上炎而致口舌生疮,胃火炽盛而致齿龈肿痛,肝火上冲而致头痛、目赤肿痛等,无一不是由于火性上冲燔燎之所致。

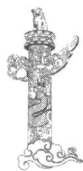

（2）伤耗阴津　火热之邪，最易迫津外泄，消灼阴液，使人体的阴津耗伤，故其临床表现，除有热象外，往往伴有口渴喜饮、咽干舌燥、大便秘结、小便短赤等津伤液耗的症状。

（3）生风动血　火热之邪侵袭人体，往往燔灼肝经，耗劫阴液、津血，使筋脉失去濡养，而肝风内动，习惯上称为"热极生风"，表现为高热，昏迷谵语，四肢抽搐，目睛上视，颈项强直，角弓反张等。故《素问·至真大论》说："诸热瞀瘛，皆属于火。"同时，火热之邪可使血流加快，甚至迫血妄行，而致各种出血，如吐血、衄血、便血、尿血、皮肤斑疹、妇女月经过多、崩漏等。

（4）火热入于血分　其不仅能迫血妄行而致出血，且可聚于局部，腐蚀血肉而发为痈肿疮疡。所以《灵枢·痈疽篇》说："大热不止，热甚则肉腐，肉腐则为脓，故名曰痈。"《素问·至真要大论》又说："诸痛痒疮，皆属于心。"在五行，心属火，这里的心，主要指心经火热过盛而言。

2. 常见的火热证

（1）外感　常见于温热病，初起见发热、微恶风寒、头痛、咽喉肿痛、口干而渴，继则但热不寒，大渴引饮，待热入营血，则心烦、不寐，甚则生风动血。

（2）内伤　内生的火热证，主要是脏腑阴阳偏盛偏衰的表现。其中阳盛者属实火，可见于心、肝、肺、胃等火热的病变，其症状为口舌糜烂、目赤口苦、心烦急躁、咽喉干疼、咯吐黄痰或脓血、龈齿肿痛、口渴喜冷饮、大便干结、小便短赤等；阴虚者属虚火，多属于肺、肾、心、肝的阴精不足，阴不制阳而虚火内生，其症见五心烦热、失眠盗汗、咽干目涩、头晕耳鸣等。

二、疫疠

疫疠是一类具有强烈传染性的致病因素，在中医文献中有关疫疠的记载有"瘟疫""疠气""戾气""异气""毒气""乖戾之气"等名称。

疫疠致病具有发病急骤、病情重笃、症状相似、传染性强的特点，正如《素问遗篇·刺法论》说："五疫之至，皆相染易，无问大小，病状相似。"《诸病源候论》说："人感乖戾之气而生病，则病气转相染易，乃至灭门。"古人在这里不仅指出了疫疠的传染性，也指出了疫疠致病对人类生命危害的严重性。明代吴有性著《瘟疫论》，是我国传染病学的专门论著，他认为"瘟疫之为病，非风非寒，非暑非湿，乃天地间别有一种异气所感"，并指出"戾气"的传染途径是空气与接触，自口鼻而入，无论老少强弱，触之皆病。

疫疠致病可以散在发生，也可以形成瘟疫流行，其病如大头瘟、虾蟆瘟、疫痢、白喉、烂喉丹痧、天花、严重急性呼吸综合征（非典型性肺炎）等。实际上包括了现代之许多传染病和烈性传染病。

疫疠发生与流行，与自然界气候的反常，如久旱、酷热、湿雾瘴气等，环境和饮食卫生不良，以及社会制度的不同等因素关系密切。如中华人民共和国成立前，旧政府不顾人民的死活，疫疠不断发生，严重地危害了劳动人民的生命安全和身体健康。中华人民共和国成立后，社会制度发生了根本的变化，卫生工作贯彻了"预防为主"的方针，大搞以

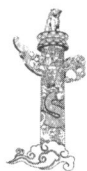

除害灭病为中心的爱国卫生运动,采取各种防治措施,迅速消灭了鼠疫、天花、霍乱等烈性传染病,其他传染病也得到了有效的控制,使我国人民的生命健康得到可靠保证。

三、七　情

七情,即"喜、怒、忧、思、悲、恐、惊"7种情志的变化,属精神致病因素。一般情况下七情是人体对客观外界事物的不同反映,属正常的精神活动范围,并不致病。只有突然、强烈或长期持久的情志刺激,才能影响人体的生理,使脏腑气血功能紊乱,导致疾病的发生。七情致病不同于六淫,六淫主要从口鼻或皮毛侵入人体,而七情则直接影响有关内脏而发病,故又称"内伤七情",是造成内伤病的主要致病因素之一。

(一)七情与内脏的关系及致病特点

人的情志活动与内脏有着密切的关系,因情志活动必须以五脏精气为物质基础,而外界的各种精神刺激只有作用于有关的内脏,才能表现出情志的变化。所以《素问·阴阳应象大论》说:"人有五脏化五气,以'生喜怒悲思恐',心'在志为喜',肝'在志为怒',脾'在志为思',肺'在志为悲',肾'在志为恐'"。

不同的情志变化,对内脏有不同的影响。《素问·阴阳应象大论》说:"怒伤肝""喜伤心""思伤脾""悲伤肺""恐伤肾"。情志的异常变化伤及内脏,主要是影响内脏的气机,使气机升降失常,气血功能紊乱,即《疏五过论》所说"离绝菀结,忧恐喜怒,五脏空虚,血气离守"。脏腑气机失常是指"怒则气上""喜则气缓""悲则气消""恐则气下""惊则气乱""思则气结"。所谓怒则气上,是指过于愤怒,可使肝气的疏泄失常,横逆而上冲,甚则血随气逆,并走于上,蒙蔽清窍,引起晕厥。《生气通天论》说"大怒则形气绝,而血菀于上,使人薄厥",就属于这一类。过度地喜笑,以致心气涣散,精神不能集中,是谓喜则气缓。过度地悲哀,以致意志消沉,肺气耗伤,是谓悲则气消。过于恐怖,以致肾气不固,气陷于下,二便失禁,是谓恐则气下。突然受惊,以致心无所依,神无所附,慌乱失措,是谓惊则气乱。思虑过度,以致气机阻滞,不畅,脾胃运化无力,是为思则气结。临床实践证明,精神刺激,情志所伤能够影响内脏功能,这是肯定的。至于具体伤哪一内脏,引起何种气机变化,就不一定像上面所说的那样机械。

人体是一个有机的整体,"心为五脏六腑之大主""精神之所舍",故情志的异常变化,首先影响心脏的功能,然后影响其他脏腑,出现种种不同的功能失调,故《灵枢·口问篇》说:"心者,五脏六腑之主也……故悲哀愁忧则心动,心动则五脏六腑皆摇。"

精神刺激可引起脏腑功能失调,脏腑的功能失调也常表现出不同的情志改变。例如,肝病可出现烦躁易怒,心病可出现哭笑无常等。故《灵枢·本神篇》说:"肝气虚则恐,实则怒""心气虚则悲,实则笑不休"。

七情不仅可以致病,而且在许多疾病的发展过程中,病人如有激烈的情志波动,往往可使病情改变,甚至引起病情恶化,这一点应特别引起我们注意。

(二)常见的情志病症

七情致病虽可及五脏,但根据临床观察,主要以影响心、肝、脾、肾为多见。

1. 心主神志　心脏功能失常,可致心悸怔忡、失眠多梦、心神不宁,或精神恍惚、哭笑

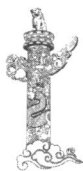

无常,或狂躁妄动、精神错乱等。

2.肝主疏泄　肝的功能发生病变,可致精神抑郁或烦躁易怒,两肋胀痛、嗳气太息,或咽中梗阻,或妇女月经不调、乳房胀痛结块等。

3.脾主运化　脾的功能失调,可致食欲减退、脘腹胀疼、大便不调等。

4.肾主藏精,司二便　恐惧过度致肾受伤,失去固摄职权,可见小便失禁、遗精、滑泄、大便失禁等症状。

七情所伤,心肝脾肺肾功能失调。既可单独发病,也常相互影响,如思虑过度,劳心伤脾;郁怒不解,肝脾不和;忧思太过,肺脾气虚等。因此我们要掌握七情致病与有关内脏之间相互影响的病理变化关系,这对于指导临床有极大的意义。

四、饮食与劳逸

饮食和劳动是人类赖以生存、保持健康的必要条件,但饮食要有一定的节制,劳逸要有合理的安排,否则也会降低机体的抵抗力,或影响脏腑的生理功能,使人体产生疾病。

(一)饮食

饮食是摄取营养维持机体生命活动的必要条件,但饮食失宜则又是导致疾病发生的重要因素之一。因饮食失宜而致病,主要有 3 个方面,即饥饱失常、饮食不洁和饮食偏嗜。

脾主运化水谷精微,胃主受纳腐熟水谷,故饮食所伤,首先影响脾胃,造成纳化失调水谷消化吸收障碍,逐步累及其他脏腑或变生他病。

1.饥饱失常(饮食不节)　饮食以适量为宜,饥饱失常就会发生疾病,主要是损伤脾胃。

(1)过饥　则摄食不足,以致气血生化之源缺乏,气血得不到足够的补充,久之则衰少而为病。同时,气血衰少则正气虚弱,抵抗力降低,易于继发其他病症。

(2)过饱　即饮食过量,超过了胃的受纳和脾胃的化物能力,会导致脾胃的损伤。食物不能很好和及时地腐熟运化,积于胃内过久而发腐,可出现脘腹胀痛拒按,恶心吞酸,恶闻食气,食欲减退,泻下臭秽等症。故《素问·痹论》说:"饮食自倍,肠胃乃伤。"这种病症常见于小儿,因小儿进食常缺乏规律性,而脾胃的消化功能又较成人薄弱,食滞过久,郁而化热生痰,脾胃功能更加减弱,常可酿成"疳积",出现手足心热、脘腹胀满、面黄肌瘦等症。再有,因食伤脾胃,以致营卫不和,易于招致外邪入侵而发病,在小儿病症中也属常见。

2.饮食偏嗜　饮食要适当调节,才能起到全面营养人体的作用。若任其偏嗜,则易引起部分营养物质缺乏或机体阴阳的偏盛偏衰,从而发生疾病。如佝偻病、夜盲症等就是某些营养物质缺乏的表现。如过食生冷,则易损伤脾阳,寒流内生,发生腹痛、泄泻等症。过食肥甘厚味或嗜酒无度,以致湿热痰浊内生,气血壅滞,常可发生痔疮下血,以及痈疡等病症。《素问·生气通天论》说"膏粱之变,足生大疗",是有一定现实意义的。

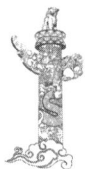

（二）劳逸

正常的劳动,有助于气血疏通,增强体力,不会致病。只有在过劳过逸的情况下,才能成为致病因素。劳倦致病,有以下3个方面。

1. 过度劳累 《素问·举痛论》说:"劳则气耗。"劳力过度则耗气,主要伤及脾肺的生理功能,可导致脾失健运,肺气不足,而见气少力衰、四肢困倦、食少懒言、面黄肌瘦、精神疲倦、动则气喘以及自汗或发热等症状。若思虑过度,即劳心太过,又常使阴血暗耗,心神失常,而致心脾两虚,可见心悸健忘、失眠多梦等症状。

2. 过度安逸 完全不参加劳动,亦会引起机体气血运行不畅,影响脾胃的消化功能,使机体抵抗力降低,可见食少乏力、肢体软弱无力、精神萎靡、意志消沉,也可能发生其他病症。

3. 房劳所伤 主要是生活不节,房事过度,或早婚与产育过多,易耗伤肾精。故《灵枢·邪气脏腑病形篇》说:"若入房过度……则伤肾。"肾藏精,精生髓,髓养骨,房劳伤肾可见腰膝酸软、眩晕耳鸣、神疲乏力,或男子遗精、滑泄、阳萎,女子月经不调、带下等症。

五、外伤及虫兽所伤

外伤包括创伤、跌打损伤、持重努伤和烧烫伤等。外伤可引起皮肤肌肉瘀血肿痛、出血,或筋伤骨折、脱臼等症。若有外邪侵入创口,或损伤重要脏器,或出血过多,则可导致昏迷、抽搐等严重病变。

虫兽所伤包括毒蛇、猛兽、疯狗等咬伤。轻则引起出血、皮损、疼痛等症,重则可见全身中毒症状,如昏迷、发热、精神失常等。

六、痰饮与瘀血

痰饮和瘀血都是脏腑功能失调的病理产物,但同时又能直接或间接地作用于机体的某些脏腑组织,引起各种疾病,故也是致病因素之一。

（一）痰饮

痰和饮都是水液代谢障碍引起的病理产物,分为有形和无形两类。有形的痰饮,是指视之可见,触之可及或听之有声的痰或饮而言。这类痰和饮的区分,一般将浓度较高的叫痰;而浓度较低,较为清稀的,称为饮。所谓无形之痰饮,是指有痰饮的常见症状,如头目眩晕、恶心、呕吐、气短、心悸或癫狂、昏迷等,但却看不到有排出来的或其他实质性的痰或饮,而这类病症按治痰、治饮的方法治疗,则又同样可以收到效果。

若从痰饮的寒热性质来分,痰有寒有热。寒痰一般色白而稍稀,其原因是水液代谢障碍凝聚而成。热痰一般色黄而稠,其原因是水液代谢障碍又遇热煎火熬而成。饮则多寒。在辨证时,应以具体情况作具体分析,定其性质之寒热。

1. 痰饮的形成 痰饮是由于肺、脾、肾等脏等气化功能障碍或三焦水道失于通调,影响了津液的正常输布与排泄,以致水湿停聚而成。

肺主布散津液,并有通调水道的作用,若肺失宣降,水津不能通调输布,便可停聚而成痰或者成饮。

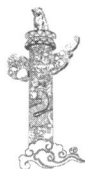

脾主运化水液,若脾受病,或脾气本虚,运化失常,亦可使水湿不行,停聚而为痰饮。

肾主蒸化水液,肾阳不足,则蒸化无力,水不得化气,即停蓄而为痰饮。

三焦即水和气通行的道路,若三焦失于通调,则水停气聚,气水互结,亦可发为痰饮。

2. 痰饮的证候及特点　由于痰饮所致的病症很多,故有"百病多由痰作祟"的说法。痰饮为病,从广义上讲,就包括了有形痰饮和无形痰饮的多种病症在内。因痰饮所在部位不同,痰饮病的临床表现也不完全一样。如痰滞在肺,可见咳喘咯痰;痰迷于心,可见胸闷心悸,神昏癫狂;痰停在胃,可见恶心呕吐,痞满不舒;痰停在经络筋骨,可致瘰疬痰核,肢体麻木,半身不遂,或阴疽流注;痰饮上犯于清空,可使眩晕头昏;痰气凝结咽喉,可致咽中梗阻,如有异物,则为梅核气。饮也根据停留的部位不同,而分为悬饮、支饮、溢饮等病症。总之,痰饮病症,随其病变部位及其寒热虚实性质的不同,而各有不同的临床表现。

3. 常见的痰证

(1)风痰　可见体胖、眩晕、恶心欲吐、四肢麻木,吐痰多,有泡沫,喉中有痰声,甚则可以导致癫痫、抽搐及中风瘫痪等。

(2)热痰　痰黄黏稠有块、面红、口干、唇燥、烦热、舌苔黄腻、脉滑数,甚则神昏谵语。

(3)寒痰　痰白而稀、畏寒肢冷、舌白润、脉沉迟。

(4)湿痰　痰多易咯、色白稀而黏,食欲减退、身倦嗜卧、胸脘痞闷、舌苔白厚腻,脉缓、滑。

(5)燥痰　咳嗽喘息,无痰或少痰,痰黏难咯,间带血丝,咽干而痒,小便短赤,舌苔干燥,脉细而涩。

(6)气痰　咽中似有物堵塞,咯之不出,咽之不下,并见胸膈痞闷(梅核气)。

(7)痰核、瘰疬　痰核即全身皮下发生某些肿块,瘰疬则主要是发生在颈部及腋下的肿块。

4. 常见饮证

(1)痰饮　证见胸腹胀满,胃中有振水声,饮入易吐,呕吐清水,或口舌干燥,但不欲饮,或肠鸣有辘辘水声,大便稀溏,泻后虽快,但坚满续作,兼有、消瘦、畏寒,尤为背部为甚,咳嗽、心悸气短、舌苔白润弦脉。

(2)悬饮　证见胸胁胀痛,咳时疼痛加重,转侧或呼吸时牵引作痛、气短胁满、舌苔白滑、弦脉。

(3)支饮　证见胸满咳喘,甚则不得平卧,面水肿、眩晕、痰多白色有泡沫,每因受寒即发,反复发作,兼有寒热身痛、苔白腻、脉弦紧。

(4)溢饮　证见身体疼痛而重,甚则四肢水肿,口不渴,或兼有咳喘、痰多白色有白沫、干呕、苔白滑、脉弦紧。

5. 痰饮所致病症的特点　痰饮病除根据其所在部位不同而有不同的证候外,尚有以下共同的特点:①咳吐多量痰或喉中痰鸣或腹胀水肿;②有痰饮的病人体肥不壮;③很多比较奇怪病症见于痰饮,主要是从痰而治获得疗效;④痰饮病人苔多腻,脉多滑或

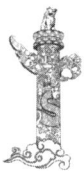

弦滑。

（二）瘀血

瘀血又称蓄血。凡血液运行不畅，或体内存有离经之血未能及时消除者，都可成为瘀血。瘀血形成之后，反过来又影响气血运行，导致脏腑功能失调，引起许多疾病。因此也属于一种重要的致病因素。

1.瘀血的形成　瘀血主要由于气虚、气滞、血寒等原因，使血行不畅而凝滞；或因外伤及其他原因造成的内出血，不能及时消散或排出所形成。

气为血之帅，气行则血行，气滞则血滞，所以说，气对于血的影响甚大，诸如：阳气虚损，鼓动无力，血的运行可因之而迟滞；肝气郁结，疏泄不利，血的运行可因之而瘀滞。寒热也是促使血瘀的重要条件，寒侵入经脉使络脉之气凝敛，血液凝涩而瘀滞。而热入营血，血热互结，亦可使血液因之而蓄结。例如种种出血，以及各种外伤等，导致离经之血，停留于体内某一部位，而不能及时消散与排出，也是形成瘀血的常见原因之一。

2.瘀血的病症及特点

（1）瘀血的病症　常随其瘀阻的部位不同而产生不同的证候。瘀阻于心，可见胸闷心痛，口唇青紫；瘀阻于肺，可见胸痛咯血；瘀阻于胃肠，可见脘腹刺痛，固定不移，或见呕血便血；瘀阻于肝，可见胁痛痞块；瘀阻于胞宫，可见少腹疼痛、月经不调、痛经、经闭、经色黑紫有块，或见崩漏；瘀阻于肢体局部，可见局部肿痛或青紫等。如以上各种瘀血或其他脏器的瘀血与热互结上乘于心，扰乱心神则可致发狂。

（2）瘀血特点　瘀血的病症虽然繁多，但临床表现有以下共同特点。

1）疼痛：刺痛，夜间痛甚，固定不移，拒按，久久不愈，瘀血阻塞经脉，气血不能通畅，所以疼痛是瘀血的常见症状之一，正因如此其痛才具上述特点。

2）肿块：瘀血聚积于某一部位可为肿块。外伤出血，可于伤处见到青紫色肿块或触到肿块；体内脏腑组织发生瘀血，也可触到坚硬的肿块。各处肿块多有推之不移、按之痛甚的特点。

3）出血：瘀血性出血血色多紫暗，常夹有血块。妇女可因瘀血而出现月经淋漓不尽，产后恶露不尽等。上述特点均由瘀血阻滞脉道，血流受阻，以致血溢脉外，导致出血。

4）体征：舌色紫暗或有瘀点、唇甲青紫等，这是因瘀血阻于经脉，血行障碍的缘故。瘀阻既久，新血不生，肌肤经脉失于濡养，可见肌肤甲错、面色黑、毛发不荣等。

七、寄 生 虫

中医对多种寄生虫早有一定认识。如称血吸虫为"水毒""胀"。所谓"水毒"，说明该病来源于疫水；所谓"胀"，又指明该病因致腹胀水肿。对蛔虫、蛲虫、丝虫等肠道寄生虫，认为多与饮食有关，虫寄生于肠中，阻碍肠胃气机，吸吮人体营养，而出现各种病症。《景岳全书》说："其久而为害则为腹痛，食减，渐至羸。"临床上常见虫证，除有腹痛、食欲异常、面黄肌瘦等症状外，还有异嗜怪癖的特点，蛔虫蠕动，则绕脐疼痛，烦躁时作，须臾复止，得食而呕，常自吐蛔，严重时可有四肢厥冷，中医称为"蛔厥"证。

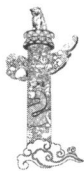

第三节　病　机

病机就是疾病发生、发展与变化的机制。疾病的发生、发展与变化,与患病机体的体质强弱和致病因素的性质极为相关。病邪作用于人体,正气奋起抗邪,引起正邪斗争,破坏了人体的阴阳相对平衡,或使脏腑气机升降失常,气血功能紊乱,从而产生了一系列的病理变化。所以,疾病虽然错综复杂,千变万化,但就其病理过程来讲,总不外乎邪正斗争、阴阳失调、升降失常等几个主要方面。而在病变过程中,这几个方面又常相互影响,密切联系。

一、邪正斗争

邪正斗争,是指机体的抗病能力与致病因素的斗争。这种斗争不仅关系着疾病的发生,而且影响着疾病的发展与转归,所以,从一定意义上讲,疾病的过程也就是邪正斗争的过程。邪正斗争在证候的反映,主要表现为虚实的变化。

(一)邪正斗争与虚实变化

正邪双方在斗争过程中是互为消长的,一般地说,正气增长则邪气消退,而邪气增长则正气消减,随着正邪的消长,患病机体就要反映出两种不同的病机与证候,即如《素问·通评虚实论》所说:"邪气盛则实,精气夺则虚。"

1.实　主要指邪气充盛,是以邪气为矛盾的主要方面的一种病理表现。常见于外感六淫致病的初、中期,以及痰饮、食滞、瘀血、水湿等病理产物所引起的病症。如临床上常见到的痰涎涌盛、食积不化、瘀血内阻、水湿泛滥以及壮热、狂躁、声高气粗、腹痛拒按、大小便不通、脉实有力等,都属于实证。

2.虚　主要指正气不足,是以正气虚损为矛盾的主要方面的一种病理表现,多见于素体虚弱或疾病的后期以及多种慢性疾病。如大病久病,消耗精气,或大汗、吐利、大出血损伤阳气、阴液,均会导致正气虚弱,功能衰退,表现为神疲体倦,面容憔悴,心悸短气,自汗盗汗,或五心烦热,或畏寒肢冷、脉虚无力等虚的病症。

邪正的斗争消长,不仅产生着虚或者实的病理变化,而且在某些长期的复杂疾病中,由于病邪久留,损伤正气,或正气本虚,无力祛邪而致痰食血水凝结阻滞而成虚实错杂的病变,以及由于实邪结聚,阻滞经路,气血不能外达,或脏腑气血不足,运化无力而致的真实假虚、真虚假实的病变,也是临床常见的。

(二)邪正斗争与疾病转归

在疾病过程中,正气与邪气不断地进行斗争,其结果或为正胜邪退,疾病趋于好转而痊愈,或为邪胜正衰,疾病趋于恶化而死亡。若正邪斗争势均力敌,任何一方都不能即刻取得胜利,便会在一定的时间内出现正邪相持的局面。

1.正胜邪退　在正邪斗争中,若正气充实,抵抗力强,邪气难以发展,则疾病的表现轻浅而病程短暂。若正气完全战胜了邪气,病邪对人体的作用消失或终止,脏腑气血的功能迅速地得到恢复,机体的阴阳两个方面在新的基础上获得了新的相对平衡,则疾病

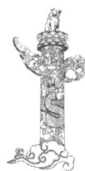

即告痊愈。

例如由六淫所致的外感病,邪气经皮毛或口鼻入侵人体,若正气不虚,抗邪有力,不仅使病变局限在肌表或经络,且可在正气的抵御下,迅速祛邪外出,一经发汗,邪从表解,营卫调和,其病很快痊愈。

2. 邪胜正衰　在邪正斗争中,若邪气强盛,正气虚衰,不仅不能将邪气战而胜之,甚至益发亏损,脏腑气血的功能更加障碍,而邪气的危害作用不断增加,则病势日趋恶化而加剧。若正气衰竭,邪气独盛,脏腑气血的功能一蹶不振,到了"阴阳离决"的程度,则人体的生命活动亦告终止而死亡。

综上所述,可以看出,正邪斗争与消长,不仅决定着病变的虚实,而且直接影响着疾病的发展变化与转归。概括地说,即正虚邪实则病进,正胜邪衰则病退。也就是在疾病过程中,或由于正气之虚,或由于邪气之盛,均会促使病情发展,趋于恶化,甚至死亡。而正气充盛,或正气得以恢复,邪气退却,则病情多向好的方面转化,以至痊愈。

二、阴阳失调

阴阳失调,是指人体在疾病过程中,由于阴阳偏盛偏衰失去相对平衡,所出现的阴不制阳、阳不制阴的病理变化;它又是脏腑、经络、气血、营卫等相互关系失调,以及表里、出入,上下升降等气机运动失常的概括。由于六淫、七情、饮食劳倦等各种致病因素作用于人体,也必须通过机体内部的阴阳失调,才能形成疾病,所以,阴阳失调又是疾病发生、发展的内在根据。

阴精与阳气两个方面既对立又统一,维持着动态的相对平衡,是进行正常生命活动的基本条件。而阴阳的相对平衡遭到破坏也就是阴阳的偏盛偏衰,便是疾病的发生。阴阳的偏盛偏衰可表现为或热或寒,或实或虚的各种不同的病理变化。如阳盛则热,是指感受阳邪,或虽感阴邪但从阳化热,或情志内伤郁而化火等因素所引起的阳气偏盛,功能亢奋,而产生的热性病变。阴盛则寒,即感受阴邪(主要是寒邪),阴气偏盛,功能衰退,而产生的寒性病变。由于阳盛必耗阴,阴盛必伤阳,所以阳盛则阴病常导致阴虚,阴盛则阳病常伴随着阳虚。以上为属阴阳偏盛的病变。而阴阳偏衰者常见为阴虚和阳虚两种情况,多因久病体弱伤阴伤阳所致。阳虚火衰,功能减退,阳不制阴则阴寒内盛,水液不化;阴虚液少,阴不制阳火热内生,虚阳上扰。阳虚或阴虚到一定程度又常相互影响,即阳气虚弱可以累及阴精化生不足,而阴精亏损也可累及阳气化生不足,从而产生阳损及阴、阴损及阳的阴阳两虚的病理变化。此外,在疾病的发展过程中,由于阴寒过盛,拒阳于外,或热极深伏,阳热内结,格阴于外,还会出现真寒假热、真热假寒的阴盛格阳和阳盛格阴的病理变化。到了疾病的严重阶段,由于阴竭阳脱,阴阳不能相互维系,则会导致亡阴,亡阳的发生,"阴阳离决,精气乃绝",人的生命活动也就停止了。

阴阳为"万物之纲纪,变化之父母",人体内部的一切矛盾斗争与变化均可以用阴阳的理论来概括,如脏腑、经络有阴阳,气血、营卫、表里、升降等都分属阴阳,所以脏腑经络的关系失常、气血不足、营卫失调等病理变化,均属于阴阳失调的范畴。总之,阴阳失调是疾病的内在根据,它贯穿在一切疾病发生发展的始终,所以《景岳全书·传忠录·阴

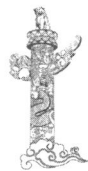

阳篇》说："医道虽繁,而可以一言以蔽之者,曰阴阳而已。"

三、升 降 失 常

升降出入,是人体内运动的基本形式,是脏腑经络、阴阳气血矛盾运动的基本过程。

人体脏腑经络的功能活动,以及气血阴阳的相互联系,无不依赖气机的升降出入。肺的宣发与肃降,脾的升清与胃的降浊,心肾的阴阳相交,水火相济,都是气机升降出入运动的具体体现。由于升降出入关系到脏腑经络,气血阴阳的功能活动,所以升降失常,可波及五脏六腑,表里内外,四肢九窍,而发生种种病理变化。如肺失宣降的胸闷咳喘,胃失升降的嗳腐呕恶,脾失升清运化之职会出现便溏腹泻,阴阳气血逆乱会出现昏仆不省。《素问·阴阳应象大论》中的"清气在下,则生飧泄,浊气在上则生䐜胀,此阴阳反作,病之逆从也",《生气通天论》中的"大怒则形气绝,而血逆于上,使人薄厥",都是指升降失常而言。

气机的升降出入,是机体各脏腑组织的综合作用,但脾胃的升降,对整体气机的升降出入至关重要,这是因为脾胃为后天之本,居于中焦,通连上下,是升降运动的枢纽。脾胃的升降正常,出入有序,可以维持"清阳出上窍,浊阴出下窍;清阳发腠理,浊阴走五脏;清阳实四肢,浊阴归六腑"的各种正常生理功能。而肝之升发、肺之肃降,心火之下降、肾水之上升,肺之主呼气、肾之主纳气等,也无不与脾胃升降运动相关。若脾胃的升降失常,则清阳之气不能敷布,后天之精不能归藏,饮食及清气无法进入人体,废浊之物也不能排出,继而可变生多种病症。《吴医汇讲说》"……治脾胃之法,莫精于升降,……俾升降失宜,则脾胃伤,脾胃伤则出纳之机失其常度,而后天之生气已息,鲜不夭札生民者已",就指出了脾胃升降失常对整体功能活动的影响,以及治脾胃应注意调解升降的重要性。

四、病因病机小结

人体阴阳失去相对的平衡就是疾病。在疾病的发生和变化上,中医学很重视人体的正气,认为疾病的发生是由于正气虚弱,病邪乘虚入侵人体而引起的。正气虚弱是内因,是根据;病邪是外因,是条件。疾病的发生,虽然有邪气(外因)的侵袭,但起主导作用的是人体正气(内因)的虚衰。这与唯外因论的形而上学观点有着根本区别,是中医发病学的特点。

人体正气的盛衰与体质因素、精神状态(七情)、居住环境、生活习惯、劳动锻炼、年龄性别等有关。

在致病因素方面,有六淫、疫疠、七情、饮食劳倦、外伤及虫兽伤、痰饮、瘀血及寄生虫等。不同的致病因素所致病症有不同的临床特点,因此只有掌握了它们的特点,才能审证求因,审因论治。

外感六淫致病,从目前临床实践来看,是由于自然界各种反常气候变化及随之而繁殖的微生物等致病因素,直接侵犯人体而发病。六淫致病,可由一种淫邪单独致病,也可由两种或两种以上淫邪兼夹作用于人体而发病。

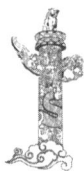

疫疠是指具有强烈的传染性和流行性的致病因素。它的致病特点是,发病急骤、病情严重、传染性较强等。

七情,指喜、怒、忧、思、悲、恐、惊。在一般的情况下,"七情"属正常生理活动范围,不引起人体发病。如果异常剧烈或长期的精神刺激,超过了人体生理活动所能调解的范围,就会成为致病因素,导致人体发生疾病。七情致病,多伤及有关脏腑,尤以心、肝、脾的病变为多。同时,脏腑气血本身发生病变也可产生精神症状。

其他诸如饮食不节、劳倦、外伤、寄生虫,以及某些病理产物如痰饮、瘀血等均是导致疾病发生的原因,它们各有不同的性质及致病特点,并可引起多种病症。

疾病的发生、发展与变化虽然错综复杂,千变万化,但就其病理变化来说,归纳起来,总不外乎邪正斗争、阴阳失调、升降失常等几个主要方面。

中医学的病因病理学,是我国劳动人民几千年和疾病做斗争的经验总结,是指导中医诊断和治疗不可缺少的部分。

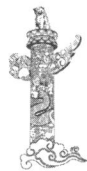

第六章　中医诊断——四诊与辨证

第一节　中医诊断基础知识

中医诊断是在几千年的长期临床医疗实践中形成的一套完备的诊断疾病的理论、方法、技术,其中四诊"望、闻、问、切"等内容充分体现了中医诊察疾病的传统特点,以及鲜明的中国传统文化和地域特征。中医诊断是在中医基础理论指导下,诊察病情、辨别病症的基本理论、基本知识和基本技能。中医诊断主要包括诊法、诊病、辨证和病案四大部分。其基本原则是整体审察、四诊合参、病症结合。它是学习中医基础理论与临床各科之间的桥梁,是学习和掌握中医专业的基础。

现代医学利用科学技术的有关成就,诊断疾病的手段越来越多了。但在古代,由于条件的限制,中医诊断没有实验室与特殊仪器检查,在诊断的定位、定量方面显得相对不足。医生诊病主要靠眼望、口问、耳听、鼻闻、手摸等方法。在长期的医疗实践活动中,历代医家积累了丰富的临床诊断经验,形成了中国特有的完整的诊病体系,即四诊(望、闻、问、切)、辨证与辨病。中医诊断所具有的独特诊断方法与对人体生命活动状态的认识,自古至今,一直在临床上发挥着重要的作用,而且在不断地丰富和发展,并对国外医学产生了一定的影响。

要有效地防治疾病,首先要能够正确的诊断疾病,预防和治疗才有目标。四诊、八纲、证候分类是中医诊断的主体,三者互为联系,互为补充,三者不可缺一。

中医在诊察病人时,主要依据病人的自我感觉与外在表现,将四诊所获得的各种模糊信息(病情资料)进行综合分析,形成对病人整体状态(证候)的认识。这种整体、动态的观念体现在诊断上的重点侧重于辨证,显示出中医在医疗实践方面的卓越思想。

一、中医诊断的主要内容

中医诊断包括对病人进行检查,收集病人的病情资料,采用正确的思维方法进行分析,确定病症的临床表现特点与病情变化的规律,为预防、临床治疗提供依据。

中医诊断主要包括诊法、诊病、辨证和病案四大部分。

(一)诊法

中医诊法是中医学的组成部分,是指中医对病人进行诊察和收集疾病有关资料的基本方法,以中医理论为指导,主要运用"四诊"的方法诊察疾病,探求病因、病位、病性

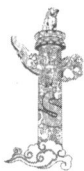

及病势,辨别证候,对疾病做出诊断,为治疗提供依据。

《难经·六十一难》曰:"经言,望而知之谓之神,闻而知之谓之圣,问而知之谓之工,切脉而知之谓之巧。何谓也? 然:望而知之者,望见其五色,以知其病。闻而知之者,闻其五音,以别其病。问而知之者,问其所欲五味,以知其病所起所在也。切脉而知之者,诊其寸口,视其虚实,以知其病,病在何脏腑也。经言,以外知之曰圣,以内知之曰神,此之谓也。"《古今医统》曰:"望闻问切四字,诚为医之纲领。"

"望、闻、问、切"合称四诊,是中医诊断疾病的方法。其各具有独特的作用,又都有局限性,不能互相替代。"望"指观气色,是观察病人的发育情况、面色、舌苔、表情等;"闻"指听声息,是听病人的说话声音、咳嗽、喘息,并且嗅出病人的口臭、体臭等气味;"问"指询问症状,是询问病人自己所感到的症状,以及以前所患过的疾病等;"切"指摸脉象或按腹部有没有痞块。

根据中医学理论,人体是个有机整体。局部病变可以影响全身,内部病变能够反映于外,外部的疾病表现可以反映内在疾病的本质。所以,中医在诊断疾病时,往往通过病人的自我感觉和医生观察到的病人的一些外在表现来推断病人内部的病理变化。如《素问·阴阳应象大论》中说"以表知里……以诊则不失矣",认为外在变化可以反映体内病变。《灵枢·外揣篇》则更为明确提出,"五音不彰,五色不明,五脏波荡。若是则内外相袭,若鼓之应桴,响之应声,影之应形。故远者司外揣内,近者司内揣外",认为体表的变化会正确地反映出内在的病变。这种"以表知里"的诊法理论,至今仍在临床上发挥着重要作用。

(二)诊病

诊病亦称辨病,即对疾病的病种做出判断,得出病名诊断。疾病的病名,是对该病全过程的特点与规律所做出的概括与抽象。对疾病做出病名诊断,是临床内、外、妇、儿等各科应学习的主要内容。

(三)辨证

辨证是中医学的精华,是在中医理论指导下,对四诊检查所得的临床资料进行分析、归纳,从而确定病人患有何证的过程。中医的很多病名和症状是一致的,比如病人症状是下肢水肿,疾病诊断就是水肿。要弄清辨证的含义,首先要明白病、证、症、病症、证候等几个概念。

1.病 病是对疾病发展全过程中出现的与其他疾病表现有所不同的特点以及病情发展的独特规律所做出的概括。病是生物体发生不健康的现象,是生命形式出现异常状态的外在表现特征。病与疾相对,"病"是身体内患,如肺痨、肿瘤之类;"疾"是身体外患,如骨折、创伤之类。

2.证 证是疾病发展过程中某一阶段的病理概括。证是根据四诊所获资料,对病因(如内伤、外感等)、病位(如表、里、脏、腑等)、病性(如寒、热等)、病机、病势(如邪正盛衰、疾病发展趋势等)、病人体质以及患病时季节气候与周围环境等的概括。

3.症 症是病人因疾病而表现出来的不正常状态,是症状、体征,是指患病后出现的背离正常生理范围的异常现象,如发热、恶寒等。这是人体出现疾病的反映。

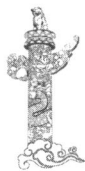

4.病症　病症是指疾病。由表及里,可排序为病症、病征、病证。中医通过望、闻、问、切等方法来了解的是病证,而不是病征。

5.证候　证候是中医学的专用术语,证候是证的外候,即疾病过程中一定阶段的病位、病因、病性、病势及机体抗病能力的强弱等本质有机联系的反应状态,表现为临床可被观察到的症状等。证候概括为一系列有相互关联的症状总称,是通过望、闻、问、切四诊所获知的疾病过程中表现在整体层次上的机体反应状态及其运动、变化,简称证或候。

总而言之,中医的病、证、症,三者既有区别,又有联系。其中,病,则是疾病的一个完整的过程,如胸痹、悬饮、心痹等;证,是疾病发展过程中某阶段的病理本质,或疾病发展到某一阶段而出现的一组症状群,如肝阳上亢、脾胃虚寒、肾阳虚等;症是症状和体征的总称,是疾病发展过程中病人主观感觉到的,如发热、头痛、咳嗽等症状,也可以是医生通过四诊检查到病人的客观表现,如面红耳赤、舌红苔黄、脉数等体征。

(四)病案

病案古称诊籍,中医病案是中医对病人经中医药诊断治疗案例的书面记录。现代病案的概念是临床医务人员记录疾病诊疗过程的文件,它客观地、完整地、连续地记录了病人的病情变化、诊疗经过、治疗效果及最终转归,是医疗、教学、科研重要的基础资料,也是医学科学的原始档案材料。病案书写是临床工作者必须掌握的基本技能,它要求将病人的详细病情、病史、诊断和治疗等情况,都如实地记录下来。

病案和病历的概念是有所区别的。广义的病历包括病案。一般病历指住院病历,是正在运行的、还没有归档的病案。病人在医院所有的病历最终归档都为病案,并按规定年限保存。

二、中医诊断的基本原则

中医诊断的基本原则包括整体审察、诊法合参、病症结合。

(一)整体审察

整体审察是中医学的基本概念之一。诊断疾病时的整体观念,是指要考虑整个人体(内)与自然环境(外),或称"审察内外"。因此,整体观念包括两个内容。整体就是统一性和完整性。中医学非常重视人体本身的统一性、完整性及其与自然界的相互关系,认为人体是一个有机的整体,构成人体的各个组成部分在结构上不可分割,在功能上相互协调、互为补充,在病理上则相互影响。而且人体与自然界也是密不可分的,自然界的变化随时影响着人体,人类在能动地适应自然和改造自然的过程中维持着正常的生命活动。这种机体自身整体性和内外环境统一性的思想即整体观念。整体观念是中国古代唯物论和辩证思想在中医学中的体现;它贯穿于中医学的生理、病理、诊法、辨证和治疗等各个方面。

(二)诊法合参

中医在诊断疾病时,主要依赖感觉器官,通过对病人体内的病理变化在体表所显示的异常征象与病人自我感觉的不适来判断疾病的本质。诊断的准确性取决于医生的主

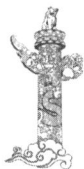

观感觉,以及病人的主观感觉与自述。症状是辨证的基础,若症状出现偏差,辨证辨病必然产生困难,因而可能做出错误诊断。为了进行正确的诊断,特别对于那些症状复杂的疑难重症,只有充分搜集尽可能全面与详尽的资料,才能减少偏差。中医详细收集临床资料的根本办法是四诊合参,因为不同的感觉器官具有不同的感觉功能。望诊、闻诊、切诊是医生运用视觉、听觉、嗅觉与触觉来对病人进行诊察,而问诊则概括了病人的感觉及对疾病发生、发展的有关问题的叙述。它们之间只能相互补充,不能彼此取代。所以,只有全面收集四诊资料,四诊合参,才不致遗漏辨证所需要的内容,从而为正确诊断创造良好条件。

中医诊断在临床上必须四诊并用才能全面收集辨证论治所需要的各方面资料。

(三)病症结合

诊断要明确所患疾病及所属证候,把辨病与辨证结合起来。通过辨别病症,认识疾病的本质,即所谓"辨证求因"。

在辨病的基础上进行辨证,是中医学固有的独特内容。《素问·热论》中说,"夫热病者,皆伤寒之类也",首先确定是由寒邪引起的热病,然后辨别三阴三阳经中何者受病。后世的六经辨证、卫气营血辨证等,都是遵循《内经》精神,在先辨明疾病的基础上进行辨证的范例。中医在辨别病症时,寻求病因是主要内容之一。中医的"因"有狭义、广义之分。狭义的"因",是指一般常说的致病因子,如六淫、七情、饮食劳倦、虫兽金刃所伤等。广义的"因",则除了上述狭义的"因"之外,还包括在疾病发展过程中产生的一些病理变化,如气滞、瘀血、食积、痰饮等。此时,原始致病因素可能存在,也可能已消失。这些病理变化就成为疾病的主要矛盾或实质所在,是辨证论治的主要对象。

辨别病症的中心任务不是直接去寻找病原体或某器官的器质性病变,而是要根据患病时出现的各项异常变化来掌握疾病的本质。疾病的本质包括病因、病位、病性、病机、病人体质与周围环境等。换言之,辨别病症就是在整体观念的指导下,运用四诊方法与辨证施治理论,对人体在致病因素影响下所出现的一系列症状进行细致的观察与分析,从错综复杂的现象中找出矛盾所在,确定其所患疾病与所属证候。

第二节　望　诊

医者运用视觉,对人体全身和局部的一切可见征象以及排出物等进行有目的的观察,以了解健康或疾病状态,称为望诊。

望诊主要包括观察人的神、色、形、态、舌象、络脉、皮肤、五官九窍等情况,以及排泄物和分泌物的形、色、质量等。现将望诊分为整体望诊、局部望诊、望舌、望排出物、望小儿指纹等5项叙述。舌诊和面部色诊虽属头面五官,但因舌象、面色反映内脏病变较为准确,实用价值较高,因而形成了面色诊、舌诊两项中医独特的传统诊法。故另立项目介绍。

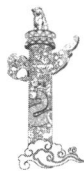

一、整体望诊

整体望诊是通过观察全身的神、色、形、态变化来了解疾病情况。

(一)望神

望神就是观察人体生命活动的外在表现,即观察人的精神状态和功能状态。

神是生命活动的总称,其概念有广义和狭义之分:广义的神,是指整个人体生命活动的外在表现,可以说神就是生命;狭义的神,乃指人的精神活动,可以说神就是精神。望神应包括这两方面的内容。

神是以精气为物质基础的一种功能,是五脏所生之外荣。望神可以了解五脏精气的盛衰和病情轻重与预后。望神应重点观察病人的精神、意识、面目表情、形体动作、反应能力等,尤应重视眼神的变化。望神的内容包括得神、失神、假神。此外,神气不足、神志异常等也应属于望神的内容。

1. 得神 得神又称有神,是精充气足神旺的表现;在病中,则虽病而正气未伤,是病轻的表现,预后良好。

得神的表现:神志清楚,言语清晰,面色荣润含蓄,表情丰富自然,目光明亮,反应灵敏,动作灵活,体态自如,呼吸平稳,肌肉不削。

2. 失神 失神又称无神,是精损气亏神衰的表现。病至此,已属重笃,预后不良。

失神的表现:精神萎靡,言语不清,或神昏谵语,循衣摸床,撮空理线,或卒倒而目闭口开;面色晦暗,表情淡漠或呆板;目暗睛迷,眼神呆滞;反应迟钝,动作失灵,强迫体位;呼吸气微或喘;周身大肉已脱。

3. 假神 假神是垂危病人出现的精神暂时好转的假象,是临终的预兆,并非佳兆。

假神的表现:久病重病之人,本已失神,但突然精神转佳,目光转亮,言语不休,想见亲人;或病至语声低微断续,忽而响亮起来;或原来面色晦暗,突然颧赤如妆;或本来毫无食欲,忽然食欲增强。

假神与病情好转的区别:假神的出现比较突然,其"好转"与整个病情不相符,只是局部的和暂时的;由无神转为有神,是整个病情的好转,有一个逐渐变化的过程。

假神之所以出现,是由于精气衰竭已极,阴不敛阳,阳虚无所依附而外越,以致暴露出一时"好转"的假象。这是阴阳即将离绝的危候,古人比作"残灯复明""回光返照"。

4. 神气不足 神气不足是轻度失神的表现,与失神状态只是程度上的区别。它介于有神和无神之间,常见于虚证病人,所以更为多见。

神气不足的临床表现:精神不振,健忘困倦,声低懒言,怠惰乏力,动作迟缓等。多属心脾两亏,或肾阳不足。

5. 神志异常 神志异常也是失神的一种表现,但与精气衰竭的失神则有本质上的不同。一般包括烦躁不安,以及癫、狂、痫等。这些都是由特殊的病机和发病规律所决定的,其失神表现并不一定意味着病情的严重性。

烦躁不安,即指心中烦热不安,手足躁扰不宁的症状。烦与躁不同,烦为自觉症状,如烦恼,躁为他觉症状,如躁狂、躁动等。多与心经有火有关。可见于邪热内郁、痰火

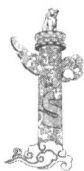

扰心、阴虚火旺等证。

癫病表现为淡漠寡言,闷闷不乐,精神痴呆,喃喃自语,或哭笑无常,多由痰气郁结,阻蔽神明所致,亦有神不守舍,心脾两虚者。

狂病多表现为疯狂怒骂,打人毁物,妄行不休,少卧不饥,甚则登高而歌,弃衣而走。多因肝郁化火,痰火上扰神明所致。

痫病表现为突然昏倒,口吐涎沫,四肢抽搐,醒后如常。多由肝风挟痰,上窜蒙蔽清窍,或属痰火扰心,引动肝风。

(二)望色

望色是医者观察病人面部颜色与光泽的一种望诊方法。颜色就是色调变化,光泽则是明度变化。古人把颜色分为5种,即青、赤、黄、白、黑,因而望诊又称为五色诊。五色诊的部位既有面部,又包括全身,所以有面部五色诊和全身五色诊。但由于五色的变化在面部表现最明显,因此,常以望面色来阐述五色诊的内容。望面色要注意识别常色与病色。

1. **常色** 常色是人在正常生理状态时的面部色泽。常色又有主色、客色之分。

(1)主色 所谓主色,是指人终生不改变的基本肤色、面色。由于民族、禀赋、体质不同,每个人的肤色不完全一致。中国人属于黄色人种,一般肤色都呈微黄,所以古人视微黄为正色。在此基础上,有些人可有略白、较黑、稍红等差异。

(2)客色 人与自然环境相应,由于生活条件的变动,人的面色、肤色也相应变化,叫作客色。例如,随四时、昼夜、阴晴等天时的变化,面色亦相应改变。再如,年龄、饮食、起居、寒暖、情绪等变化,也可引起面色变化,也属于客色。

总之,常色有主色、客色之分,其共同特征是明亮润泽、隐然含蓄。

2. **病色** 病色是指人体在疾病状态时的面部颜色与光泽,可以认为除上述常色之外,其他一切反常的颜色都属病色。病色有青、黄、赤、白、黑5种。现将五色主病分述如下。

(1)青色 主寒证、痛证、瘀血证、惊风证、肝病。青色为经脉阻滞,气血不通之象。寒主收引主凝滞,寒盛而留于血脉,则气滞血瘀,故面色发青。经脉气血不通,不通则痛,故痛也可见青色。肝病气机失于疏泄,气滞血瘀,也常见青色。肝病血不养筋,则肝风内动,故惊风(或欲作惊风),其色亦青。

如面色青黑或苍白淡青,多属阴寒内盛;面色青灰,口唇青紫,多属心血瘀阻,血行不畅;小儿高热,面色青紫,以鼻柱、两眉间及口唇四周明显,是惊风先兆。

(2)黄色 主湿证、虚证。黄色是脾虚湿蕴表现。因脾主运化,若脾失健运,水湿不化,或脾虚失运,水谷精微不得化生气血,致使肌肤失于充养,则见黄色。如面色淡黄憔悴称为萎黄,多属脾胃气虚,营血不能上荣于面部所致;面色发黄而且虚浮,称为黄胖,多属脾虚失运,湿邪内停所致;黄而鲜明如橘皮色者,属阳黄,为湿热熏蒸所致;黄而晦暗如烟熏者,属阴黄,为寒湿郁阻所致。

(3)赤色 主热证。气血得热则行,热盛而血脉充盈,血色上荣,故面色赤红。热证有虚实之别。实热证,满面通红;虚热证,仅两颧嫩红。此外,在病情危重之时,面红如妆

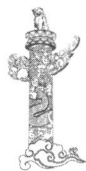

者,多为戴阳证,为精气衰竭,阴不敛阳,虚阳上越所致。

(4)白色 主虚寒证,血虚证。白色为气血虚弱不能荣养机体的表现。阳气不足,气血运行无力,或耗气失血,致使气血不充,血脉空虚,均可呈现白色。如面色苍白而虚浮,多为阳气不足;面色淡白而消瘦,多属营血亏损;面色苍白,多属阳气虚脱,或失血过多。

(5)黑色 主肾虚证、水饮证、寒证、痛证及瘀血证。黑为阴寒水盛之色。由于肾阳虚衰,水饮不化,气化不行,阴寒内盛,血失温养,经脉拘急,气血不畅,故面色黧黑。面黑而焦干,多为肾精久耗,虚火灼阴,眼眶周围色黑,多见于肾虚水泛的水饮证;面色青黑,且剧痛者,多为寒凝瘀阻。

(三)望形体

望形体即望人体的宏观外貌,包括身体的强弱胖瘦,体型特征、躯干四肢、皮肉筋骨等。人的形体组织内合五脏,故望形体可以测知内脏精气的盛衰。内盛则外强,内衰则外弱。

人的形体有壮、弱、肥、瘦之分。凡形体强壮者,多表现为骨骼粗大,胸廓宽厚、肌肉强健、皮肤润泽,反映脏腑精气充实,虽然有病,但正气尚充,预后多佳。

凡形体衰弱者,多表现为骨骼细小,胸廓狭窄、肌肉消瘦,皮肤干涩,反映脏腑精气不足,体弱易病,若病则预后较差。

肥而食少为形盛气虚,多肤白无华,少气乏力,精神不振。这类病人还常因阳虚水湿不化而聚湿生痰,故有"肥人多湿"之说。

如瘦而食少为脾胃虚弱。形体消瘦,皮肤干燥不荣,并常伴有两颧发红,潮热盗汗,五心烦热等症者,多属阴血不足,内有虚火之证,故又有"瘦人多火"之说。其严重者,消瘦若达到"大肉脱失"的程度,卧床不起,则是脏腑精气衰竭的危象。

(四)望姿态

正常的姿态是舒适自然,运动自如,反应灵敏,行走坐卧各随所愿,皆得其中。在疾病中,由于阴阳气血的盛衰,姿态也随之出现异常变化,不同的疾病产生不同的病态。望姿态,主要是观察病人的动静姿态、异常动作及与疾病有关的体位变化。如病人睑、面、唇、指(趾)不时颤动,在外感病中,多是发痉的预兆;在内伤杂病中,多是血虚阴亏,经脉失养。

四肢抽搐或拘挛,项背强直,角弓反张,属于痉病,常见于肝风内动之热极生风、小儿高热惊厥、温病热入营血,也常见于气血不足筋脉失养。此外,痫证、破伤风、狂犬病等,亦致动风发痉。战栗常见于疟疾发作,或外感邪正相争欲作战汗之兆。手足软弱无力,行动不灵而无痛,是为痿证。关节肿大或痛,以致肢体行动困难,是为痹证。四肢不用,麻木不仁,或拘挛,或痿软,皆为瘫痪。若猝然昏倒,而呼吸自续,多为厥证。

痛证也有特殊姿态。以手护腹,行则前倾,弯腰屈背,多为腹痛,以手护腰,腰背板直,转动艰难,不得俯仰,多为腰腿痛;行走之际,突然停步,以手护心,不敢动,多为真心痛;蹙额捧头,多为头痛。

如病人畏缩多衣,必恶寒喜暖,非表寒即里寒;病人常欲揭衣被,则知其恶热喜冷,非

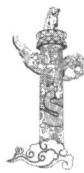

表热即里热。伏首畏光,多为目疾;仰首喜光,多为热病。阳证多欲寒,欲得见人;阴证则欲得温,欲闭户独处,恶闻人声。

从坐形来看,坐而喜伏,多为肺虚少气;坐而喜仰,多属肺实气逆;但坐不得卧,卧则气逆,多为咳喘肺胀,或为水饮停于胸腹。但卧不耐坐,坐则神疲或昏眩,多为气血双亏或脱血夺气。坐而不欲起者,多为阳气虚。坐卧不安是烦躁之征,或腹满胀痛之故。

从卧式来看,卧时常向外,身轻能自转侧,为阳证、热证、实证;反之,卧时喜向里,身重不能转侧,多为阴证、寒证、虚证;若病重至不能自己翻身转侧时,多是气血衰败已极,预后不良。蜷卧成团者,多为阳虚畏寒,或有剧痛;反之,仰面伸足而卧,则为阳证热盛而恶热。

二、局部望诊

望局部情况,或称分部望诊,是在整体望诊的基础上,根据病情或诊断需要,对病人身体局部进行重点、细致观察。因为整体的病变可以反映在局部,所以望局部有助于了解整体的病变情况。

(一)望头面部

1. **望头** 望头部主要是观察头之外形、动态及头发的色质变化及脱落情况,以了解脑、肾的病变及气血的盛衰。

(1)望头形 小儿头形过大或过小,伴有智力低下者,多因先天不足,肾精亏虚。头形过大,可因脑积水引起。望小儿头部,尤须诊察颅囟。若小儿囟门凹陷,称为囟陷,是津液损伤,脑髓不足之虚证。囟门高突,称为囟填,多为热邪亢盛,见于脑髓有病。若小儿囟门迟迟不能闭合,称为解颅,为肾气不足,发育不良的表现。无论大人或小儿,头摇不能自主者,皆为肝风内动之兆。

(2)望发 正常人发多浓密,色黑而润泽,是肾气充盛的表现。发稀疏不长,是肾气亏虚。发黄干枯,久病落发,多为精血不足。若突然出现片状脱发,为血虚受风所致。青少年落发,多因肾虚或血热。青年白发,伴有健忘、腰膝酸软者,属肾虚;若无其他病象,不属病态。

小儿发结如穗,常见于疳积病。

2. **望面部** 面部的神色望诊,已于前述。这里专述面部外形变化。面肿,多见于水肿病。腮肿,腮部一侧或两侧突然肿起,逐渐胀大,并且疼痛拒按,多兼咽喉肿痛或伴耳聋,多属温毒,见于痄腮。面部口眼㖞斜,多属中风证。面呈惊怖貌,多见于小儿惊风,或狂犬病病人。面呈苦笑貌,见于破伤风病人。

(二)望五官

望五官是对目、鼻、耳、唇、口、齿龈、咽喉等头部器官的望诊。诊察五官的异常变化,可以了解脏腑病变。

1. **望目** 望目主要望目的神、色、形、态。

(1)目神 人之两目有无神气,是望神的重点。凡视物清楚,精彩内含,神光充沛者,是眼有神;若白睛混浊,黑睛晦滞,失却精彩,浮光暴露,是眼无神。

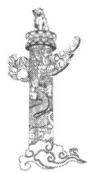

(2)目色　如目眦赤,为心火;白睛赤为肺火;白睛现红络,为阴虚火旺;眼胞皮红肿湿烂为脾火;全目赤肿之眵,迎风流泪,为肝经风热。如目眵淡白是血亏。白睛变黄,是黄疸之征。眼眶周围见黑色,为肾虚水泛之水饮病,或寒湿下注的带下病。

(3)目形　目胞微肿,状如卧蚕,是水肿初起。老年人下睑水肿,多为肾气虚衰。目窝凹陷,是阴液耗损之征,或因精气衰竭所致。眼球突起而喘,为肺胀;眼突而预肿则为瘿肿。

(4)目态　目睛上视,不能转动,称为戴眼反折,多见于惊风、痉厥或精脱神衰之重证。横目斜视是肝风内动的表现。眼睑下垂,称为"睑废"。双睑下垂,多为先天性睑废,属先天不足,脾肾双亏。单睑下垂或双睑下垂不一,多为后天性睑废,因脾气虚或外伤后气血不和,脉络失于宣通所致。瞳仁扩大,多属肾精耗竭,为濒死危象。

2.望鼻　望鼻主要是审察鼻之颜色、外形及其分泌物等的变化。

(1)鼻之色泽　鼻色明润,是胃气未伤或病后胃气来复的表现。鼻头色赤,是肺热之征;色白是气虚血少多征;色黄是里有湿热;色青多为腹中痛;色微黑是有水气内停。鼻头枯槁,是脾胃虚衰,胃气不能上荣之候。鼻孔干燥,为阴虚内热,或燥邪犯肺;若鼻燥衄血,多因阳亢于上所致。

(2)鼻之形态　鼻头色红,生有丘疹者,多为酒糟鼻。因胃火熏肺,血壅肺络所致。鼻孔内赘生小肉,撑塞鼻孔,气息难通,称为鼻痔,多由肺经风热凝滞而成。鼻翼扇动频繁呼吸喘促者,称为"鼻扇"。如久病鼻扇,是肺肾精气虚衰之危证;新病鼻扇,多为肺热。

(3)鼻之分泌物　鼻流清涕,为外感风寒;鼻流浊涕,为外感风热;鼻流浊涕而腥臭,是鼻渊,多因外感风热或胆经蕴热所致。

3.望耳　望耳应注意耳的色泽、形态及耳内的情况。

(1)耳郭诸部位与脏腑　耳郭上的一些特定部位与全身各部有一定的联系,其分布大致像一个在子宫内倒置的胎儿,头颅在下,臂足在上。当身体的某部有了病变时,耳郭的某些相应部位,就可能出现充血、变色、丘疹、水疱、脱屑、糜烂或明显的压痛等病理改变,可供诊断时参考。

(2)耳之色泽　正常耳部色泽微黄而红润。全耳色白多属寒证;色青而黑多主痛证;耳轮焦黑干枯,是肾精亏极,精不上荣所致;耳背有红络,耳根发凉,多是麻疹先兆。耳部色泽总以红润为佳,如见黄、白、青、黑色,都属病象。

(3)耳之形态　正常人耳部肉厚而润泽,是先天肾气充足之象。若耳郭厚大,是形盛;耳郭薄小,乃形亏。耳肿大是邪气实,耳瘦削为正气虚。耳薄而红或黑,属肾精亏损。耳轮焦干多见于下消证。耳轮甲错多见于久病血瘀。耳轮萎缩是肾气竭绝之危候。

(4)耳内病变　耳内流脓,是为脓耳。由肝胆湿热,蕴结日久所致。耳内长出小肉,其形如羊奶头者,称为"耳痔";或如枣核,胬出耳外,触之疼痛者,是为"耳挺"。皆因肝经郁火,或肾经相火,胃火郁结而成。

4.望口与唇　望唇要注意观察唇口的色泽和动态变化。

(1)察唇　唇部色诊的临床意义与望面色同,但因唇黏膜薄而透明,故其色泽较之

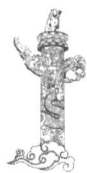

面色更为明显。唇以红而鲜润为正常。若唇色深红,属实、属热;唇色淡红,多虚、多寒;唇色深红而干焦者,为热极伤津;唇色嫩红为阴虚火旺;唇色淡白,多属气血两虚;唇色青紫者常为阳气虚衰、血行瘀滞的表现。嘴唇干枯皲裂,是津液已伤,唇失滋润。唇口糜烂,多由脾胃积热,热邪灼伤。唇内溃烂,其色淡红,为虚火上炎。唇边生疮,红肿疼痛,为心脾积热。

(2)望口 望口须注意口之形态。①口噤,口闭而难张。如口闭不语,兼四肢抽搐,多为痉病或惊风,如兼半身不遂者,为中风入脏之重证。②口撮,上下口唇紧聚之形,常见于小儿脐风或成人破伤风。③口僻,口角或左或右㖞斜之状,为中风证。④口张,口开而不闭,如口张而气但出不返者,是肺气将绝之候。

5. **望齿与龈** 望齿龈应注意其色泽、形态和润燥的变化。

(1)望齿 牙齿润泽,是津液未伤。牙齿干燥,是胃津受伤;齿燥如石,是胃肠热极,津液大伤;齿燥如枯骨是肾精枯竭,不能上荣于齿的表现,牙齿松动稀疏,齿根外露,多属肾虚或虚火上炎。病中咬牙啮齿是肝风内动之征。睡中啮齿,多为胃热或虫积。牙齿有洞腐臭,多为龋齿,欲称"虫牙"。

(2)察龈 龈红而润泽是为正常。如龈色淡白,是血虚不荣;红肿或兼出血,多属胃火上炎。龈微红、微肿而不痛,或兼齿缝出血者,多属肾阴不足,虚火上炎;龈色淡白而不肿痛,齿缝出血者,为脾虚不能摄血。牙龈腐烂,流腐臭血水者,是牙疳病。

6. **望咽喉** 咽喉疾患的症状较多,这里仅介绍一般望而可及的内容。如咽喉红肿而痛,多属肺胃积热;红肿而溃烂,有黄白腐点,是热毒深极;若鲜红娇嫩,肿痛不甚,是阴虚火旺。

如咽部两侧红肿突起如乳突,称为乳蛾,是肺胃热盛,外感风邪凝结而成。如咽间有灰白色假膜,擦之不去,重擦出血,随即复生者,是白喉,因其有传染性,故又称"疫喉"。

(三)望躯体

躯体部的望诊包括颈项、胸、腹、腰、背及前后二阴的诊察。

1. **望颈项部** 颈项是连接头部和躯干的部分,其前部称为颈,后部称为项。颈项部的望诊,应注意外形和动态变化。

(1)外形变化 颈前颌下结喉之处,有肿物和瘤,可随吞咽移动,皮色不变也不疼痛,缠绵难消,且不溃破,为颈瘿,俗称"大脖子"。颈侧颌下,肿块如垒,累累如串珠,皮色不变,初觉疼痛,谓之瘰疬。

(2)动态变化 如颈项软弱无力,谓之项软。后项强直,前俯及左右转动困难者,称为项强。如睡醒之后,项强不便,称为落枕。颈项强直、角弓反张,多为肝风内动。

2. **望胸部** 膈肌以上,锁骨以下的躯干部谓之胸。望胸部要注意外形变化。正常人胸部外形两侧对称,呼吸时活动自如。若小儿胸廓向前向外突起,变成畸形,称为鸡胸,多因先天不足,后天失调,骨骼失于充养。若胸似桶状,咳喘、羸瘦者,是风邪痰热,壅滞肺气所致。病人肋间饱胀,咳则引痛,常见于饮停胸胁之悬饮证。如肋部硬块突起,连如串珠,是佝偻病,因肾精不足,骨质不坚,骨软变形。乳房局部红肿,甚至溃破流脓的,是乳痈,多因肝失疏泄,乳汁不畅,乳络壅滞而成。

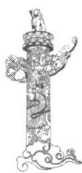

3. **望腹部**　隔膜以下,骨盆以上的躯干是腹部。腹部望诊主要诊察腹部形态变化。若腹皮绷紧,胀大如鼓,称为膨胀。其中,立、卧位腹部均高起,按之不坚者为气臌。若立位腹部膨胀,卧位则平坦,摊向身侧的,属水臌。病人腹部凹陷如舟者,称为腹凹,多见于久病之人,脾胃元气大亏,或新病阴津耗损,不充形体。婴幼儿脐中有包块突出,皮色光亮者谓之脐突,又称脐疝。

4. **望背部**　由项至腰的躯干后部称为背。望背部主要观察其形态变化。如脊骨后突,背部凸起的称为龟背,常因小儿时期先天不足、后天失养,骨失充,脊柱变形所致。病人病中头项强直,腰背向前弯曲,反折如弓状者,称为角弓反张,常见于破伤风或痉病。痈、疽、疮、毒生于脊背部位的,统称发背,多因火毒凝滞肌腠而成。

5. **望腰部**　季肋以下,髂嵴以上的躯干后部谓之腰。望腰部主要观察其形态变化。如腰部疼痛,转侧不利者,称为腰部拘急,可因寒湿外侵,经气不畅,或外伤闪挫,血脉凝滞所致。腰部皮肤生有水疱,如带状簇生,累累如珠的,叫缠腰火丹。

6. **望前阴**　前阴又称"下阴",是男女外生殖器及尿道的总称。前阴有生殖和排尿的作用。

（1）阴囊　阴囊肿大不痒不痛,皮泽透明的,是水疝。阴囊肿大,疼痛不硬的,是㿉疝。阴囊内有肿物,卧则入腹,起则下坠,称为"狐疝"。

（2）阴茎　阴茎萎软,缩入小腹的是阴缩,内因阳气亏虚,外感寒凝经脉而成。如阴茎硬结,破溃流脓者,常见于梅毒内陷,毒向外攻之下疳证。

（3）女阴　妇女阴中突物如梨状,称为阴挺。因中气不足,产后劳累,升提乏力,致胞宫下坠阴户之外。

7. **望后阴**　后阴即肛门,又称"魄门",有排大便的作用。后阴望诊要注意脱肛、痔瘘和肛裂。

肛门上段直肠脱出肛外,称为脱肛。肛门内外之周围有物突出,肛周疼痛,甚至便时出血者,是为痔疮。其生于肛门之外者,称为外痔;生于肛门之内者,称为内痔;内外皆有,叫混合痔。若痔疮溃烂,日久不愈,在肛周发生瘘管,管道或长或短,或有分支或通入直肠,叫肛瘘。肛门有裂口、疼痛,便时流血,称为肛裂。

（四）望四肢

四肢,是两下肢和两上肢的总称。望四肢主要是诊察手足、掌腕、指趾等部位的形态色泽变化。

1. **望手足**　手足拘急,屈伸不利者,多因寒凝经脉。其中,屈而不伸者,是筋脉挛急;伸而不屈的,是关节强直。手足抽搐常见于邪热亢盛,肝风内动之痉病;扬手掷足,是内热亢盛,热扰心神。手足振摇不定,是气血俱虚、肝筋失养、虚风内动的表现。四肢肌肉萎缩,多因脾气亏虚、营血不足、四肢失荣之故。半身不遂是瘫痪病。足痿不行,称为下痿证。胫肿或胕肿指压留痕,都是水肿之征象。足膝肿大而股胫瘦削,是鹤膝风。

2. **望掌腕**　掌心皮肤燥裂,疼痛,迭起脱屑,称为"鹅掌风"。

3. **望指趾**　手指挛急,不能伸直者,是"鸡爪风"。指趾关节肿大变形,屈伸不便,多系风湿久凝,肝肾亏虚所致。足趾皮肤紫黑,溃流败水,肉色不鲜,味臭痛剧,为脱疽。

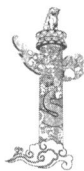

（五）望皮肤

望皮肤要注意皮肤的色泽及形态改变。

1.色泽 皮肤色泽亦可见五色,五色诊亦适用于皮肤望诊。临床常见而又有特殊意义者,为发赤、发黄。

（1）皮肤发赤 皮肤忽然变红,如染脂涂丹,名曰"丹毒"。可发于全身任何部位,初起鲜红如云片,往往游走不定,甚者遍身。发于头面者称"抱头火丹",发于躯干者称为"丹毒",发于胫踝者称为"流火"。因部位、色泽、原因不同而有多种名称,但诸丹总属心火偏旺,又遇风热恶毒所致。

（2）皮肤发黄 皮肤、面目、爪甲皆黄,是黄疸病。分阳黄、阴黄两大类。阳黄,黄色鲜明如橘色,多因脾胃或肝胆湿热所致。阴黄,黄色晦暗如烟熏,多因脾胃为寒湿所困。

2.形态

（1）皮肤虚浮肿胀 按有压痕,多属水湿泛滥。皮肤干瘪枯燥,多为津液耗伤或精血亏损,皮肤干燥粗糙,状如鳞甲称为肌肤甲错。多因瘀血阻滞,肌失所养而致。

（2）痘疮 皮肤起疱,形似豆粒,故名。常伴有外感证候,包括天花水痘等病。

（3）斑疹 斑和疹都是皮肤上的病变,是疾病过程中的一个症状。斑色红,点大成片,平摊于皮肤下,摸不应手。由于病机不同,而有阳斑与阴斑之别。疹形如粟粒,色红而高起,摸之碍手。由于病因不同可分为麻疹、风疹、隐疹等。

（4）白㾦与水疱 白㾦与水疱都是高出皮肤的病疹,疱内为水液,白㾦是细小的丘疱疹,而水疱则泛指大小不一的一类疱疹。

（5）痈、疽、疔、疖 都为发于皮肤体表部位有形可诊的外科疮疡疾患。四者的区别:凡发病局部范围较大,红肿热痛,根盘紧束的为痈;若漫肿无头,根脚平塌,肤色不变,不热少痛者为疽;若范围较小,初起如粟,根脚坚硬较深,麻木或发痒,继则顶白而痛者为疔;起于浅表,形小而圆,红肿热痛不甚,容易化脓,脓溃即愈为疖。

三、望 舌

望舌属望五官的内容之一。但其内容非常丰富,至今已发展成为专门的舌诊,故单独阐述。舌诊以望舌为主,还包括舌觉（味觉）诊法之问诊与扪擦揩刮之切诊。望舌是通过观察舌象进行诊断的一种望诊方法之一。舌象是由舌质和舌苔两部分的色泽形态所构成的形象。所以望舌主要是望舌质和望舌苔。

（一）舌与脏腑经络的关系

舌与内脏的联系,主要是通过经脉的循行来实现的。据《内经》记载,心、肝、脾、肾等脏及膀胱、三焦、胃等腑均通过经脉、经别或经筋与舌直接联系。至于肺、小肠、大肠、胆等,虽与舌无直接联系,但手足太阴相配,手足太阳相配,手足少阳相配,手足阳明相配,故肺、小肠、胆、大肠之经气,亦可间接通于舌。所以说,舌不仅是心之苗窍,脾之外候,而且是五脏六腑之外候。在生理上,脏腑的精气可通过经脉联系上达于舌,发挥其营养舌体并维持舌的正常功能活动;在病理上,脏腑的病变,也必须影响精气的变化而反映于舌。

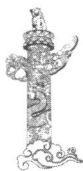

从生物全息律的观点来看,任何局部都近似于整体的缩影,舌也不例外,故前人有舌体应内脏部位之说。其基本规律是:上以候上,中以候中,下以候下。具体划分法有下列3种。

1. 以脏腑分属诊舌部位　心肺居上,故以舌尖主心肺;脾胃居中,故以舌中部主脾胃;肾位于下,故以舌根部来主肾;肝胆居躯体之侧,故以舌边主肝胆,左边属肝,右边属胆。这种说法,一般用于内伤杂病。

2. 以三焦分属诊舌部位　以三焦位置上下次序来分属诊舌部位:舌尖主上焦,舌中部主中焦,舌根部主下焦。这种分法,多用于外感病变。

3. 以胃脘分属诊舌部位　以舌尖部主上脘,舌中部主中脘,舌根部主下脘。这种分法,常用于胃肠病变。

以舌的各部分候脏腑,这是目前研究生物全息律的课题之一,虽说法不一,但都有参考价值。临床诊断上可结合舌质、舌苔的诊察加以验证,但必四诊合参,综合判断,不可过于机械拘泥。

(二)望舌的内容

望舌内容可分为望舌质和舌苔两部分。舌质又称舌体,是舌的肌肉和脉络等组织。望舌质又分为望神、色、形、态四方面。舌苔是舌体上附着的一层苔状物,望舌苔可分望苔色和望苔质两方面。

正常舌象,简称"淡红舌、薄白苔"。具体说,舌体柔软,运动灵活自如,颜色淡红而红活鲜明;胖瘦老嫩大小适中,无异常形态;舌苔薄白润泽,颗粒均匀,薄薄地铺于舌面,揩之不去,其下有根与舌质如同一体,干湿适中,不黏不腻等。总之,将舌质、舌苔各基本因素的正常表现综合起来,便是正常舌象。

1. 望舌质

(1)舌神　舌神主要表现在舌质的荣润和灵动方面。察舌神之法,关键在于辨荣枯。荣者,荣润而有光彩,表现为舌的运动灵活,舌色红润,鲜明光泽、富有生气,是谓有神,虽病亦属善候。枯者,枯晦而无光彩,表现为舌的运动不灵,舌质干枯,晦暗无光,是谓无神,属凶险恶候。可见舌神之有无,反映了脏腑、气血、津液之盛衰,关系到疾病预后的吉凶。

(2)舌色　色,即舌质的颜色。一般可分为淡白、淡红、红、绛、紫、青几种。除淡红色为正常舌色外,其余都是主病之色。

1)淡红舌:舌色白里透红,不深不浅,淡红适中,此乃气血上荣之表现,说明心气充足,阳气布化,故为正常舌色。

2)淡白舌:舌色较淡红舌浅淡,甚至全无血色,称为淡白舌。由于阳虚生化阴血的功能减退,推动血液运行之力亦减弱,以致血液不能营运于舌中,故舌色浅淡而白。所以此舌主虚寒或气血双亏。

3)红舌:舌色鲜红,较淡红舌为深,称为红舌。因热盛致气血沸涌、舌体脉络充盈,则舌色鲜红,故主热证。可见于实证,或虚热证。

4)绛舌:绛为深红色,较红舌颜色更深浓之舌称为绛舌。主病有外感与内伤之分。

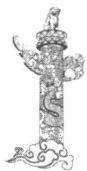

在外感病为热入营血,在内伤杂病为阴虚火旺。

5)紫舌:紫舌由血液运行不畅,瘀滞所致。故紫舌主病,不外寒热之分。热盛伤津,气血壅滞,多表现为绛紫而干枯少津。寒凝血瘀或阳虚生寒,舌淡紫或青紫湿润。

6)青舌:舌色如皮肤暴露之"青筋",全无红色,称为青舌,古书形容如水牛之舌。由于阴寒邪盛,阳气郁而不宣,血液凝而瘀滞,故舌色发青。主寒凝阳郁,或阳虚寒凝,或内有瘀血。

(3)舌形　系指舌体的形状,包括老嫩、胖瘦、胀瘪、裂纹、芒刺、齿痕等异常变化。

1)苍老舌:舌质纹理粗糙,形色坚敛,谓苍老舌。不论舌色苔色如何,舌质苍老者都属实证。

2)娇嫩舌:舌质纹理细腻,其色娇嫩,其形多浮胖,称为娇嫩舌,多主虚证。

3)胖大舌:分胖大和肿胀。舌体较正常舌大,甚至伸舌满口,或有齿痕,称为胖大舌。舌体肿大,胀塞满口,不能缩回闭口,称为肿胀舌。胖大舌多因水饮痰湿阻滞所致。肿胀舌,多因热毒、酒毒致气血上壅,致舌体肿胀,多主热证或中毒病症。

4)瘦薄舌:舌体瘦小枯薄者,称为瘦薄舌。总由气血阴液不足,不能充盈舌体所致。主气血两虚或阴虚火旺。

5)芒刺舌:舌面上有软刺(即舌乳头),是正常状态。若舌面软刺增大,高起如刺,摸之刺手,称为芒刺舌。多因邪热亢盛所致。芒刺越多,邪热愈甚。根据芒刺出现的部位,可分辨热在内脏,如舌尖有芒刺,多为心火亢盛;舌边有芒刺,多属肝胆火盛;舌中有芒刺,主胃肠热盛。

6)裂纹舌:舌面上有裂沟,而裂沟中无舌苔覆盖者,称裂纹舌。多因精血亏损,津液耗伤、舌体失养所致。故多主精血亏损。此外,健康人中大约有 0.5% 的人在舌面上有纵横向深沟,称为先天性舌裂,其裂纹中多有舌苔覆盖,身体无其他不适,与裂纹舌不同。

7)齿痕:舌体边缘有牙齿压印的痕迹,故称齿痕舌。其成因多由脾虚不能运化水湿,以致湿阻于舌而舌体胖大,受齿列挤压而形成齿痕。所以齿痕常与胖嫩舌同见,主脾虚或湿盛。

(4)舌态　系指舌体运动时的状态。正常舌态是舌体活动灵敏,伸缩自如,病理舌态有强硬、痿软、舌纵、短缩、麻痹、颤动、歪斜、吐弄等。

1)强硬:舌体板硬强直,运动不灵,以致语言謇涩不清,称为强硬舌。多因热扰心神、舌无所主或高热伤阴、筋脉失养,或痰阻舌络所致。多见于热入心包,高热伤津,痰浊内阻、中风或中风先兆等证。

2)痿软:舌体软弱、无力屈伸,痿废不灵,称为痿软舌。多因气血虚极,阴液失养筋脉所致。可见于气血俱虚,热灼津伤,阴亏已极等证。

3)舌纵:舌伸出口外,内收困难,或不能回缩,称为舌纵。总由舌之肌肉经筋舒纵所致。可见于实热内盛,痰火扰心及气虚证。

4)短缩:舌体紧缩而不能伸长,称为短缩舌。可因寒凝筋脉,舌收引挛缩;内阻痰湿,引动肝风,风邪挟痰,梗阻舌根,或热盛伤津,筋脉拘挛,或气血俱虚,舌体失于濡养温煦所致。无论因虚因实,皆属危重证候。

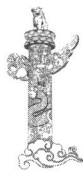

5)麻痹:舌有麻木感而运动不灵的,称为舌麻痹。多因营血不能上营于舌而致。若无故舌麻,时作时止,是心血虚;若舌麻而时发颤动,或有中风症状,是肝风内动之候。

6)颤动:舌体震颤抖动,不能自主,称为颤动舌。多因气血两虚,筋脉失养或热极伤津而生风所致。可见于血虚生风及热极生风等证。

7)歪斜:伸舌偏斜一侧,舌体不正,称为歪斜舌。多因风邪中络,或风痰阻络所致,也有风中脏腑者,但总因一侧经络、经筋受阻,病侧舌肌弛缓,故向健侧偏斜。多见于中风证或中风先兆。

8)吐弄:舌常伸出口外者为"吐舌";舌不停舐上下左右口唇,或舌微出口外,立即收回,皆称为"弄舌"。两者合称为吐弄舌,皆因心、脾二经有热,灼伤津液,以致筋脉紧缩频频动摇。弄舌常见于小儿智能发育不全。

2. 望舌苔 正常的舌苔是由胃气上蒸所生,故胃气的盛衰可从舌苔的变化上反映出来。病理舌苔的形成,一是胃气夹饮食积滞之浊气上升而生,一是邪气上升而形成。望舌苔,应注意苔质和苔色两方面的变化。

(1)苔质 苔质指舌苔的形质。包括舌苔的厚薄、润燥、糙黏、腐腻、剥落、有根无根等变化。

1)厚薄:厚薄以"见底"和"不见底"为标准。凡透过舌苔隐约可见舌质的为见底,即为薄苔。由胃气所生,属正常舌苔,有病见之,多为疾病初起或病邪在表,病情较轻。不能透过舌苔见到舌质的为不见底,即是厚苔。多为病邪入里,或胃肠积滞,病情较重。舌苔由薄而增厚,多为正不胜邪,病邪由表传里,病情由轻转重,为病势发展的表现;舌苔由厚变薄,多为正气来复,内郁之邪得以消散外达,病情由重转轻,病势退却的表现。

2)润燥:舌面润泽,干湿适中,是润苔,表示津液未伤;若水液过多,扪之湿而滑利,甚至伸舌涎流欲滴,为滑苔,是有湿有寒的反映,多见于阳虚而痰饮水湿内停之证。若望之干枯,扪之无津,为燥苔,由津液不能上承所致,多见于热盛伤津、阴液不足,阳虚水不化津,燥气伤肺等证。舌苔由润变燥,多为燥邪伤津,或热甚耗津,表示病情加重;舌苔由燥变润,多为燥热渐退,津液渐复,说明病情好转。

3)腐腻:苔厚而颗粒粗大疏松,形如豆腐渣堆积舌面,揩之可去,称为"腐苔"。因体内阳热有余,蒸腾胃中腐浊之气上泛而成,常见于痰浊、食积,且有胃肠郁热之证。苔质颗粒细腻致密,揩之不去,刮之不脱,上面罩一层不同腻状黏液,称为"腻苔",多为脾失健运,湿浊内盛,阳气被阴邪所抑制而造成,多见于痰饮、湿浊内停等证。

4)剥落:病人舌本有苔,忽然全部或部分剥脱,剥处见底,称为剥落苔。若全部剥脱,不生新苔,光洁如镜,称为镜面舌、光滑舌。由胃阴枯竭、胃气大伤、毫无生发之气所致。无论何色,皆属胃气将绝之危候。若舌苔剥脱不全,剥处光滑,余处斑斑驳驳地残存舌苔,称花剥苔,是胃之气阴两伤所致。舌苔从有到无,是胃的气阴不足,正气渐衰的表现;但舌苔剥落之后,复生薄白之苔,乃邪去正胜,胃气渐复之佳兆。值得注意的是,无论舌苔增长或消退,都以逐渐转变为佳,倘使舌苔骤长骤退,多为病情暴变征象。

5)有根苔与无根苔:无论苔之厚薄,若紧贴舌面,似从舌里生出者是为有根苔,又叫真苔;若苔不着实,似浮涂舌上,刮之即去,非如舌上生出者,称为无根苔,又叫假苔。有

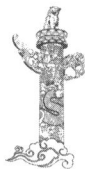

根苔表示病邪虽盛,但胃气未衰;无根苔表示胃气已衰。

总之,观察舌苔的厚薄可知病的深浅;舌苔的润燥,可知津液的盈亏;舌苔的腐腻,可知湿浊等情况;舌苔的剥落和有根、无根,可知气阴的盛衰及病情的发展趋势等。

(2)苔色 苔色,即舌苔之颜色。一般分为白苔、黄苔、灰苔、黑苔4类及兼色变化。由于苔色与病邪性质有关,所以观察苔色可以了解疾病的性质。

1)白苔:一般常见于表证、寒证。由于外感邪气尚未传里,舌苔往往无明显变化,仍为正常之薄白苔。若舌淡苔白而湿润,常是里寒证或寒湿证。但在特殊情况下,白苔也主热证。如舌上满布白苔,如白粉堆积,扪之不燥,为"积粉苔",是由外感秽浊不正之气,毒热内盛所致,常见于瘟疫或内痈。再如苔白燥裂如砂石,扪之粗糙,称为"糙裂苔",皆因湿病化热迅速,内热暴起,津液暴伤,苔尚未转黄而里热已炽,常见于温病或误服温补之药。

2)黄苔:一般主里证、热证。由于热邪熏灼,所以苔现黄色。淡黄热轻,深黄热重,焦黄热结。外感病,苔由白转黄,为表邪入里化热的征象。若苔薄淡黄,为外感风热表证或风寒化热。或舌淡胖嫩,苔黄滑润,多是阳虚水湿不化。

3)灰苔:灰苔即浅黑色。常由白苔晦暗转化而来,也可与黄苔同时并见。主里证,常见于里热证,也见于寒湿证。苔灰而干,多属热炽伤津,可见外感热病,或阴虚火旺,常见于内伤染病。苔灰而润,见于痰饮内停,或为寒湿内阻。

4)黑苔:黑苔多由黄苔或灰苔发展而来,一般来讲,所主病症无论寒热,多属危重。苔色越黑,病情越重。如苔黑而燥裂,甚则生芒刺,为热极津枯;苔黑而燥,一见于舌中者,是肠燥屎结,或胃将败坏之兆;见于舌根部,是下焦热甚;见于舌尖者,是心火自焚;苔黑而滑润,舌质淡白,为阴寒内盛,水湿不化;苔黑而黏腻,为痰湿内阻。

3. 舌质与舌苔的综合诊察 疾病的发展过程,是一个复杂的整体性变化过程,因此在分别掌握舌质、舌苔的基本变化及其主病时,还应同时分析舌质和舌苔的相互关系。一般认为察舌质重在辨正气的虚实,当然也包括邪气的性质;察舌苔重在辨邪气的浅深与性质,当然也包括胃气之存亡。从两者的联系而言,必须合参才能认识全面,无论两者单独变化还是同时变化,都应综合诊察。在一般情况下,舌质与舌苔变化是一致的,其主病往往是各自主病的综合。如里实热证,多见舌红苔黄而干;里虚寒证多舌淡苔白而润。这是学习舌诊的执简驭繁的要领,但是也有两者变化不一致的时候,故更需四诊参,综合评判。如苔白虽主寒主湿,但若红绛舌兼白干苔,则属燥热伤津,由于燥气化火迅速,苔色尚未转黄,便已入营;再如白厚积粉苔,亦主邪热炽盛,并不主寒;灰黑苔可属热证,亦可属寒证,须结合舌质润燥来辨。有时两者主病是矛盾的,但亦需合看。如红绛色白滑腻苔,在外感属营分有热,气分有湿;在内伤为阴虚火旺,又有痰浊食积。可见学习时可分别掌握,运用时必综合诊察。

(三)望舌方法与注意事项

望舌要获得准确的结果,必须讲究方式方法,注意以下问题。

1. 伸舌姿势 望舌时要求病人把舌伸出口外,充分暴露舌体。口要尽量张开,伸舌要自然放松,毫不用力,舌面应平展舒张,舌尖自然垂向下唇。

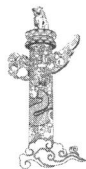

2. 顺序　望舌应循一定顺序进行,一般先看舌苔,后看舌质,按舌尖、舌边、舌中、舌根的顺序进行。

3. 光线　望舌应以充足而柔和的自然光线为好,面向光亮处,使光线直射口内,要避开有色门窗和周围反光较强的有色物体,以免舌苔颜色产生假象。

4. 饮食　饮食对舌象影响也很大,常使舌苔形、色发生变化。咀嚼食物反复摩擦,可使厚苔转薄;刚刚饮水,则使舌面湿润;过冷、过热的饮食以及辛辣等刺激性食物,常使舌色改变。此外,某些食物或药物会使舌苔染色,出现假象,称为"染苔"。这些都是因外界干扰导致的一时性虚假舌质或舌苔,与病人就诊时的病变并无直接联系,不能反映病变的本质。因此,临床遇到舌的苔质与病情不符,或舌苔突然发生变化时,应注意询问病人近期尤其是就诊前一段时间内的饮食、服药等情况。

四、望 排 出 物

望排出物是观察病人的分泌物和排泄物,如痰涎、呕吐物、二便、涕唾、汗、泪、带下等。这里重点介绍痰涎、呕吐和二便的望诊,审察其色、质、形、量等变化,以了解有关脏腑的病变及邪气性质。一般排出物色泽清白,质地稀,多为寒证、虚证;色泽黄赤,质地黏稠,形态秽浊不洁,多属热证、实证;若色泽发黑,挟有块物者,多为瘀证。

(一)望痰涎

痰涎是机体水液代谢障碍的病理产物,其形成主要与脾肺两脏功能失常关系密切,故古人说"脾为生痰之源,肺为储痰之器",但是与他脏也有关系。临床上分为有形之痰与无形之痰两类,这里所指的是咳唾而出的有形之痰涎。痰黄黏稠,坚而成块者,属热痰。因热邪煎熬津液所致。痰白而清稀,或有灰黑点者,属寒痰。因寒伤阳气,气不化津、湿聚,而为痰。痰白滑而量多,易咯出者,属湿痰。因脾虚不运,水湿不化,聚而成痰,而滑利易出,痰少而黏,难以咳出者,属燥痰。因燥邪伤肺。痰中带血,或咳吐鲜血者,为热伤肺络。口常流稀涎者,多为脾胃阳虚证。口常流黏涎者,多属脾蕴湿热。

(二)望呕吐物

胃中之物上逆自口而出为呕吐物。胃气以降为顺,或胃气上逆,使胃内容物随之返上出口,则称呕吐。由于致呕的原因不同,故呕吐物的性状及伴随症状亦因之而异。若呕吐物清稀无臭,多是寒呕,多由脾胃虚寒或寒邪犯胃所致。呕吐物酸臭秽浊,多为热呕,因邪热犯胃,胃有实热所致。呕吐痰涎清水,量多,多是痰饮内阻于胃。呕吐未消化的食物,腐酸味臭,多属食积。若呕吐频发频止,呕吐不化食物而少有酸腐,为肝气犯胃所致。若呕吐黄绿苦水,因肝胆郁热或肝胆湿热所致。呕吐鲜血或紫暗有块,夹杂食物残渣,多因胃有积热或肝火犯胃,或素有瘀血所致。

(三)望大便

望大便,主要是察大便的颜色及便质、便量。

大便色黄,呈条状,干湿适中,便后舒适者,是正常大便。大便清稀,完谷不化,或如鸭溏者,多属寒泻。如大便色黄稀清如糜有恶臭者,属热泻。大便色白,多属脾虚或

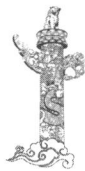

黄疸。

大便燥结者,多属实热证。大便干结如羊屎,排出困难,或多日不便而不甚痛苦者为阴血亏虚。大便如黏冻而夹有脓血且兼腹痛,里急后重者,是痢疾。便黑如柏油,是胃络出血。小儿便绿,多为消化不良的征象。大便下血,有两种情况:如先血后便,血色鲜红的,是近血,多见于痔疮出血;若先便后血,血色褐黯的,是远血,多见于胃肠病。

(四)望小便

观察小便要注意颜色,尿质和尿量的变化。

正常小便颜色淡黄,清净不浊,尿后有舒适感。如小便清长量多,伴有形寒肢冷,多属寒证。小便短赤量少,尿量灼热疼痛,多属热证。尿浑如膏脂或有滑腻之物,多是膏淋;尿有砂石,小便困难而痛,为石淋。尿中带血,为尿血,多属下焦热盛,热伤血络;尿血,伴有排尿困难而灼热刺痛者,是血淋。尿混浊如米泔水,形体日瘦多为脾肾虚损。

五、望小儿指纹

指纹是浮露于小儿两手示指掌侧前缘的脉络。观察小儿指纹形色变化来诊察疾病的方法,称为“指纹诊法”,仅适用于三岁以下的幼儿。指纹是手太阴肺经的一个分支,故与诊寸口脉意义相似。

指纹分“风”“气”“命”三关,即示指近掌部的第一节为“风关”,第二节为“气关”,第三节为“命关”。

(一)望指纹的方法

将患儿抱到向光处,医者用左手的示指和拇指握住患儿示指末端,以右手大拇指在其示指掌侧,从命关向气关、风关直推几次,用力要适当,使指纹更为明显,便于观察。

(二)望指纹的临床意义

正常指纹,络脉色泽浅红兼紫,隐隐于风关之内,大多不浮露,甚至不明显,多是斜形、单枝、粗细适中。

1.纹位变化　纹位是指纹出现的部位。三关测轻重:根据指纹在手指三关中出现的部位,以测邪气的浅深,病情的轻重。指纹显于风关附近者,表示邪浅,病轻;指纹过风关至气关者,为邪已深入,病情较重;指纹过气关达命关者,是邪陷病深之兆;若指纹透过风、气、命三关,一直延伸到指甲端者,是所谓“透关射甲”,揭示病情危重。

2.纹色变化　纹色的变化,主要有红、紫、青、黑、白紫色的变化。红紫辨寒热:纹色鲜红多属外感风寒;纹色紫红,多主热证。纹色青,主风证或痛证;纹色青紫或紫黑色,是血络闭郁;纹色淡白,多属脾虚。

3.纹形变化　纹形,即指纹的浅、深、细、粗等变化。浮沉分表里,淡滞定虚实:如指纹浮而明显的,主病在表;沉隐不显的,主病在里。纹细而色浅淡的,多属虚证;纹粗而色浓滞的,多属实证。

总之,望小儿指纹的要点是浮沉分表里,红紫辨寒热,淡滞定虚实,三关测轻重,纹形色相参,留神仔细看。

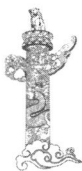

第三节　闻　诊

闻诊包括听声音和嗅气味两个方面的内容,是医者通过听觉和嗅觉了解由病体发出的各种异常声音和气味,以诊察病情。闻诊也是一种不可缺少的诊察方法,是医者获得客观体征的一个重要途径。

一、听　声　音

听声音,主要是听病人言语气息的高低、强弱、清浊、缓急等变化,以及咳嗽、呕吐、呃逆、嗳气等声响的异常,以分辨病情的寒热虚实。

(一)正常声音

健康的声音,虽有个体差异,但发声自然、音调和畅,刚柔相济,此为正常声音的共同特点。由于人们性别、年龄、身体等形质禀赋之不同,正常人的声音亦各不相同,男性多声低而浊,女性多声高而清,儿童则声音尖利清脆,老人则声音浑厚低沉。

声音与情志的变化也有关系。如怒时发声忿厉而急,悲哀则发声悲惨而断续等。这些因一时感情触动而发出的声音,也属于正常范围,与疾病无关。

(二)病变声音

病变声音,指疾病反映于声音上的变化。一般来说,在正常生理变化范围之外以及个体差异以外的声音,均属病变声音。

1. 发声异常　在患病时,若语声高亢洪亮,多言而躁动,多属实证、热证。若感受风、寒、湿诸邪,声音常兼重浊。若语声低微无力,少言而沉静,多属虚证、寒证或邪去正伤之证。

(1)音哑与失音　语声低而清楚称为音哑,发音不出称为失音。临床发病往往先见音哑,病情继续发展则见失音,故两者病因病机基本相同,当先辨虚实。新病多属实证,因外感风寒或风热袭肺,或因痰浊壅肺,肺失清肃所致。久病多属虚证,因精气内伤,肺肾阴虚,虚火灼金所致。

(2)鼻鼾　鼻鼾是指气道不利时发出的异常呼吸声。正常人在熟睡时亦可见鼾声。若鼾声不绝,昏睡不醒,多见于高热神昏或中风入脏之危证。

(3)呻吟与惊呼　呻吟是因痛苦而发出的声音。呻吟不只是身痛不适。由于出乎意料的刺激而突然发出喊叫声,称为惊呼。骤发剧痛或惊恐常令人发出惊呼。小儿阵发惊呼,声尖惊恐,多是肝风内动,扰乱心神之惊风证。

2. 语言异常　"言为心声",故语言异常多属心的病变。一般来说,沉默寡言者多属虚证、寒证;烦躁多言者,多属实证、热证。语声低微,时断时续者,多属虚证;语声高亢有力者,多属实证。

(1)狂言癫语　狂言癫语都是病人神志错乱、意识思维障碍所出现的语无伦次。

狂言表现为詈骂歌笑无常,胡言乱语,喧扰妄动,烦躁不安等,主要见于狂证,俗称"武痴""发疯"。病人情绪处于极度兴奋状态,属阳证、热证。多因痰火扰心、肝胆郁火

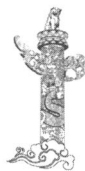

所致。

癫语表现为语无伦次,自言自语或默默不语,哭笑无常,精神恍惚,不欲见人。主要见于癫证,俗称"文痴"。病人精神抑郁不振,属阴证。多因痰浊郁闭或心脾两虚所致。

(2)独语与错语　独语和错语是病人在神志清醒,意识思维迟钝时出现的语言异常,以老年人或久病之人多见,为心之气血亏虚,心神失养,思维迟钝所致,多见于虚证病人。

独语表现为独自说话,喃喃不休,首尾不续,见人便止。多因心之气血不足,心神失养,或因痰浊内盛,上蒙心窍,神明被扰所致。

错语表现为语言颠倒错乱,或言后自知说错,不能自主,又称为"语言颠倒""语言错乱"。多因肝郁气滞,痰浊内阻,心脾两虚所致。

(3)谵语与郑声　谵语与郑声均是病人在神志昏迷或蒙眬时出现的语言异常,为病情垂危、失神状态的表现。谵语多因邪气太盛,扰动心神所致,而郑声多是正气大伤,心神失养所致。

谵语表现为神志不清,胡言乱语,声高有力,往往伴有身热烦躁等,多属实证、热证。尤以急性外感热病多见。

郑声表现为神志昏沉,语言重复,低微无力,时断时续。多因心气大伤、神无所依而致。属虚证。

3. 呼吸异常与咳嗽　呼吸异常与咳嗽是肺病常见的症状。肺主呼吸,肺功能正常则呼吸均匀,不出现咳嗽、咯痰等症状。当外邪侵袭或其他脏腑病变影响于肺时,就会使肺气不利而出现呼吸异常和咳嗽。

(1)呼吸异常　主要表现为喘、哮、上气、短气、少气、气微、气粗等现象。

1)喘,又称"气喘",是指呼吸急促困难,甚至张口抬肩,鼻翼扇动,端坐呼吸,不能平卧的现象。可见于多种急慢性肺部疾病。喘在临床辨证时,要首先区分虚实。实喘的特点是发病急骤,呼吸困难,声高息涌气粗,唯以呼出为快,甚则仰首目突,脉数有力,多因外邪袭肺或痰浊阻肺所致。虚喘的特点是发病缓慢,呼吸短促,似不相接续,但得引一长息为快,活动后喘促更甚,气怯声低,形体虚弱,倦怠乏力,脉微弱,多因肺之气阴两虚,或肾不纳气所致。

2)哮,是以呼吸急促,喉中痰鸣如哨为特征。多反复发作,不易痊愈。往往在季节转换、气候变动突然时复发。哮证要注意区别寒热。

寒哮,又称"冷哮",多在冬春季节,遇冷而作。因阳虚痰饮内停,或寒饮阻肺所致。热哮,则常在夏秋季节,气候燥热时发作。因阴虚火旺或热痰阻肺所致。

3)上气,是以呼吸气急,呼多吸少为特点,可兼有气息短促,面目水肿,为肺气不利,气逆于喉间所致。有虚证和实证之分。实证以痰饮阻肺或外邪袭肺多见,虚证以阴虚火旺多见。

4)短气,以呼吸短促,不相接续为特点,其症似虚喘而不抬肩,似呻吟而不无痛楚。多因肺气不足所致。此外,若胸中停饮也可见短气,为水饮阻滞胸中气机,肺气不利而致。

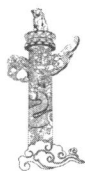

5）少气,以呼吸微弱,语声低微无力为特点。病人多伴有倦怠懒言,面色不华,谈话时自觉气不足以言,常深吸一口气后再继续说话,为全身阳气不足之象。

6）气粗与气微,是指病人呼吸时鼻中气息粗糙或微弱。气息粗糙多属实证,为外感六淫之邪或痰浊内盛,气机不利所致;气息微弱多属虚证,为肺肾气虚所致。

（2）咳嗽　是肺病中最常见的症状,是肺失肃降,肺气上逆的表现。"咳"指有声无痰,"嗽"指有痰无声,"咳嗽"为有声有痰。现在临床上并不区分,统称为"咳嗽"。咳嗽一症,首当鉴别外感内伤。一般说来,外感咳嗽,起病较急,病程较短,必兼表证,多属实证;内伤咳嗽,起病缓慢,病程较长或反复发作,以虚证居多。咳嗽之辨证,要注意咳声的特点。如咳声紧闷多属寒湿,咳声清脆多属燥热等。如咳嗽昼甚夜轻者,常为热为燥;夜甚昼轻者,多为肺肾阴亏。若无力作咳,咳声低微者,多属肺气虚。此外,对咳嗽的诊断,还须参考痰的色、量等不同表现和兼见症状以鉴别寒热虚实。临床上还常见顿咳和犬吠样咳嗽。

顿咳又称为"百日咳",其特点是咳嗽阵作,咳声连续,是痉挛性发作,咳剧气逆则涕泪俱出,甚至呕吐,阵咳后伴有怪叫,其声如"鹭鸶鸣"。顿咳以5岁以下的小儿多见,多发于冬春季节,其病程较长,不易速愈。多因风邪与伏痰搏结,郁而化热,阻遏气道所致。一般来说,初病多属实,久病多属虚,痰多为实,痰少为虚,咳剧有力为实,咳缓声怯为虚。实证顿咳多因风寒犯肺或痰热阻肺所致。虚证顿咳多见肺脾气虚。白喉病则咳声如犬吠,干咳阵作,为疫毒内传,里热炽盛而成。

4.呕吐、嗳气与呃逆　呕吐、嗳气与呃逆均属胃气上逆所致,因病邪影响的部位不同,而见呕吐、嗳气与呃逆等不同表现。

（1）呕吐　又可分呕吐、干呕。有声有物称为呕;有物无声称为吐,如吐酸水、吐苦水等。干呕是指欲吐而无物有声,或仅呕出少量涎沫。临床统称为呕吐。由于导致胃气上逆的原因不同,故呕吐的声响形态亦有区别,从而可辨病症的寒、热、虚、实。如吐势徐缓,声音微弱者,多属虚寒呕吐;而吐势较急,声音响亮者,多为实热呕吐。虚证呕吐多因脾胃阳虚和胃阴不足所致。实证呕吐多是邪气犯胃、浊气上逆所致。多见于食滞胃脘、外邪犯胃、痰饮内阻、肝气犯胃等证。

（2）嗳气　俗称"打饱嗝",是气从胃中上逆出咽喉时发出的声音。饱食之后,偶有嗳气不属病态。嗳气亦当分虚实。虚证嗳气,其声多低弱无力。多因脾胃虚弱所致。实证嗳气,其声多高亢有力,嗳后腹满得减。多为食滞胃脘,肝气犯胃、寒邪客胃而致。

（3）呃逆　俗称"打咯忒",是胃气上逆,从咽部冲出,发出的一种不由自主的冲击声,为胃气上逆,横膈拘挛所致。呃逆临床需分虚、实、寒、热。一般呃声高亢,音响有力的多属实、属热;呃声低沉,气弱无力的多属虚、属寒。实证往往发病较急,多因寒邪直中脾胃或肝火犯胃所致。虚证多因脾肾阳衰或胃阴不足所致。正常人在刚进食后,或遇风寒,或进食过快均可见呃逆,往往是暂时的,大多能自愈。

5.叹息　又称"太息",是指病人自觉胸中憋闷而长嘘气,嘘后胸中略舒的一种表现。是因气机不畅所致。以肝气郁结多见。

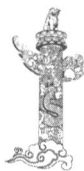

二、嗅 气 味

嗅气味,主要是嗅病人病体、排出物、病室等的异常气味,以了解病情,判断疾病的寒热虚实。

(一)病体气味

1. **口臭**　系指病人张口时,口中发出臭秽之气。多见于口腔本身的病变或胃肠有热之人。口腔疾病致口臭的,可见于牙疳、龋齿或口腔不洁等。胃肠有热致口臭的,多见胃火上炎,宿食内停或脾胃湿热之证。

2. **汗气**　因引起出汗的原因不同,汗液的气味也不同。外感六淫邪气,如风邪袭表,或卫阳不足,肌表不固,汗出多无气味。气分实热壅盛,或久病阴虚火旺之人,汗出量多而有酸腐之气。痹证若风湿之邪久羁肌表化热,也可汗出色黄而带有特殊的臭气。阴水病人若出汗伴有"尿臊气",则是病情转危的险候。

3. **鼻臭**　系指鼻腔呼气时有臭秽气味。①鼻涕如鼻流黄浊黏稠腥臭之涕、缠绵难愈、反复发作,是鼻渊。②鼻部溃烂,如梅毒、疠风或癌肿可致鼻部溃烂,而产生臭秽之气。③内脏病变,如鼻呼出之气带有"烂苹果味",是消渴病之重症。若呼气带有"尿臊气",则多见于阴水病人,为病情垂危的险症。

4. **身臭**　身体有疮疡溃烂流脓水或有狐臭、漏液等均可致身臭。

(二)排出物气味

排出物的气味,病人也能自觉。因此,对于排出物如痰涎、大小便,妇人经带等的异常气味,通过问诊,可以得知。一般而言,湿热或热邪致病,其排出物多混浊而有臭秽,难闻的气味;寒邪或寒湿邪气致病,其排出物多清稀而无特殊气味。

1. **呕吐物**　呕吐物气味臭秽,多因胃热炽盛。若呕吐物气味酸腐,呈完谷不化之状,则为宿食内停。呕吐物腥臭,挟有脓血,可见于胃痈。若呕吐物为清稀痰涎,无臭气或腥气,为脾胃有寒。

2. **嗳气**　嗳气酸腐,多因胃脘热盛或宿食停滞于胃而化热。嗳气无臭多因肝气犯胃或寒邪客胃所致。

3. **小便**　小便臊臭,其色黄混浊,属实热证。若小便清长,微有腥臊或无特殊气味,属虚证、寒证。

4. **大便**　大便恶臭,黄色稀便或赤白脓血,为大肠湿热内盛。小儿大便酸臭,伴有不消化食物,为食积内停。大便溏泻,其气腥者,为脾胃虚寒。

5. **矢气**　矢气败卵味,多因暴饮暴食,食滞中焦或肠中有宿屎内停所致。矢气连连,声响不臭,多属肝郁气滞,腑气不畅。

6. **月经与带下**　月经或产后恶露臭秽,因热邪侵袭胞宫。带下气臭秽,色黄,为湿热下注。带下气腥,色白,为寒湿下注。

(三)病室气味

病室的气味由病体本身及其排出物等发出。瘟疫病开始即有臭气触(熏)人,轻则

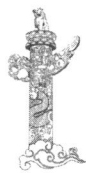

盈于床帐,重的充满一室。室内有血腥味,多是失血证。室内有腐臭气味,多有浊腐疮疡。室内有尸臭气味,是脏腑败坏。室内有尿臊气,多见于水肿病晚期。室内有烂苹果气味,多见于消渴病。

第四节　问　诊

问诊,是医者通过询问病人或陪诊者,了解疾病的发生、发展、治疗经过、现在症状和其他与疾病有关的情况,以诊察疾病的方法。

问诊的目的在于充分搜集其他三诊无法取得的与辨证关系密切的资料。如疾病发生的时间、地点、原因或诱因以及治疗的经过、自觉症状,既往健康情况等。这些常是辨证中不可缺少的重要证据之一,掌握了这些情况有利于对疾病的病因、病位、病性做出正确的判断。

因而问诊在疾病的诊察中具有重要意义。问诊是诊察疾病的重要方法,是临床诊察疾病的第一步,它可以弥补其他 3 种诊察方法之不足。在疾病的早期或某些情志致病,病人只有常见症状,如头痛、失眠等,而无明显客观体征,问诊就尤为重要。它能提示病变的重点,有利于疾病的早期诊断。正确的问诊往往能把医生的思维判断引入正确的轨道,有利于对疾病做出迅速准确的诊断。对复杂的疾病,也可通过问诊为下一步继续诊察提供线索。一般来说,病人的主观感觉最真切,某些病理信息,目前还不能用仪器测定,只有通过问诊才能获得真实的病情,在辨证中,问诊获得的资料所占比重较大,其资料最全面、最广泛。

问诊时要做到恰当准确,简要而无遗漏,应当遵循以下原则。

1. 确定主诉　围绕主诉进行询问。问诊时,应首先明确病人的主诉是什么。因为主诉反映的多是疾病的主要矛盾。抓住了主诉,就是抓住了主要矛盾,然后围绕主要矛盾进行分析归纳,初步得出所有可能出现的疾病诊断,再进一步围绕可能的疾病诊断询问,以便最终得出确定的临床诊断或印象诊断。

2. 问辨结合　边问边辨。问诊时,不是全部问完之后再综合分析,而是一边问,一边对病人或陪诊者的回答加以分析辨证,采取类比的方法,与相似证中的各个方面加以对比,缺少哪些情况的证据就再进一步询问哪些方面,可以使问诊的目的明确,做到详而不繁,简而不漏,搜集的资料全面准确。问诊结束时,医生的头脑中就可形成一个清晰的印象诊断或结论。

临床问诊时,为了达到预期的目的,还应注意以下几点:①医生要注意力集中,抛去其他杂念,认真询问,不可敷衍了事。②医生态度要和蔼可亲,语言要通俗易懂,不用医学术语去问,以取得病人的信任和合作,必要时启发病人回答,但要避免暗示,以求病情真实。④医生要注意病人的心理活动,帮助病人解除精神负担,树立起战胜疾病的信心,不要给病人的精神带来不良影响。⑤对于危重病人,要以抢救为先,急则治标,对症治疗,不要先求确诊再行治疗,以免贻误时机,造成医疗事故。

问诊的内容主要包括一般项目、主诉和病史、现在症状等。

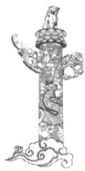

一、问一般项目

一般项目,包括姓名、性别、年龄、民族、职业、婚否、籍贯、现单位、现住址等。询问和记录一般项目,可以加强医患联系,追访病人,对病人诊治负责。同时也可作为诊断疾病的参考。性别不同,则疾病不一。男子可有遗精、早泄、阳萎等病,妇女可有经、带、胎、产等病。年龄不同,发病亦多有不同,如麻疹、水痘、百日咳等病多见于小儿。同一疾病,因年龄不同而有虚实差异。一般来说,青壮年气血充足,患病多实证;老年人气血衰,患病多虚证。问职业可帮助了解某些病的病因,如水中作业,易中湿邪;还可了解某些职业病,如铅中毒、硅中毒等。问其婚否,女子已婚可了解有无妊娠、妊娠病及生产史,男子已婚可了解有无男性功能衰退与过亢等病。问籍贯、住址可以了解地方病。以上这些都是诊断及治疗上的重要参考资料。

二、问主诉和病史

(一)主诉

主诉是病人就诊时陈述其感受最明显或最痛苦的主要症状及其持续的时间。主诉通常是病人就诊的主要原因,也是疾病的主要矛盾。准确的主诉可以帮助医生判断疾病的大致类别,病情的轻重缓急,并为调查、认识、分析、处理疾病提供重要线索,具有重要的诊断价值。

主诉包括不同时间出现的几个症状时,则应按其症状发生的先后顺序排列。一般主诉所包含的症状只能是一个或两三个,不能过多。记录主诉时,文字要准确、简洁明了,不能烦琐、笼统、含糊其词,不能使用正式病名做为主诉,不能记录疾病演变过程。

(二)现病史

现病史包括疾病(主诉所述的疾病)从起病之初到就诊时病情演变与诊察治疗的全部过程,以及就诊时的全部自觉症状。

1. **起病情况** 要询问起病的环境与时间,自觉有无明显的起病原因或诱因,是否有传染病接触史,起病的轻重缓急,疾病初起的症状及其部位、性质、持续时间及程度等。

2. **病情演变过程** 要按时间顺序询问从起病到就诊时病情发展变化的主要情况,症状的性质、部位、程度有无明显变化,其变化有无规律性,影响变化的原因或诱因是否存在,病情演变有无规律性,其总的趋势如何等。

3. **诊察治疗过程** 要询问起病之初到就诊前的整个过程中所做过的诊断与治疗情况。疾病初起曾到何处就医,做过何种检查,检查结果如何,诊为何病,做何治疗,服用何药物,以及剂量、用法、时间、效果如何,是否出现其他不良反应等。以上都应重点扼要地加以记录。

4. **现在症状** 要询问这次就诊的全部自觉症状,这是问诊的主要内容,将另列于后详述。

现病史,是整个疾病史的主要组成部分,了解现病史,可以帮助医生分析病情,摸索疾病的规律,对确定诊断提供依据方面有着重要意义。问发病时间,往往可以判断目前

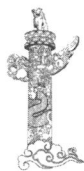

疾病的性质是属表还是属里,是属实还是属虚。问发病原因或诱因,常可推测致病的病因与疾病的性质,如寒热湿燥等。有传染病接触史,常可为某些传染病的诊断提供依据,如白喉、麻疹、痢疾等。问清疾病的演变过程,可以了解邪正斗争的情况,对机体正气的盛衰、预后的良恶等情况做出初步的判断。问清疾病的诊察治疗过程,可为目前疾病诊断提供依据,为进一步提供线索,也是决定治疗的重要参考。

(三)既往、生活、家族史

1. 既往史　既往史包括既往健康状况,曾患过何种主要疾病(不包括主诉中所陈述的疾病),其诊治的主要情况,现在是否痊愈,或留有何种后遗症,是否患过传染病。有无药物或其他过敏史。对小儿还应注意询问既往预防接种情况。既往的健康与患病情况常常与现患疾病有一定的联系,可作为诊断现有疾病的参考。

2. 生活史　生活史包括病人的生活习惯、经历、饮食嗜好、劳逸起居、工作情况等。生活经历,应询问出生地、居住地及时间较长的生活地区,尤其是注意有地方病或传染病流行的地区。还应询问精神状况如何,是否受到过较大精神刺激。并问其生活习惯、饮食嗜好、有无烟酒等其他嗜好。妇女应询问月经及生育史。工作劳逸,应询问劳动性质、强度、作息时间是否正常等。

生活史中的生活经历、习惯、工作情况等社会因素对病人的疾病都可能有一定的影响,分析这些情况可为辨证论治提供一定的依据。饮食的嗜欲,常可导致脏气的偏胜偏衰。精神状态的变化,常常是引起某些情志病的原因。过劳易伤肾,久逸易伤脾,起居失常,多扰动于心而出现各自的疾病反应。

3. 家族病史　家族病史,是指病人直系亲属或者血缘关系较近的旁系亲属的患病情况,是否有传染性疾病或遗传性疾病。许多传染病的发生与生活密切接触有关,如肺痨病等。有些遗传性疾病则与血缘关系密切,或近亲结婚而出现的体质衰弱、痴呆症等。

三、问现在症状

问现在症状,是指询问病人就诊时的全部症状。症状是疾病的反映,是临床辨证的主要根据。通过问诊掌握病人的现在症状,可以了解疾病目前的主要矛盾,并围绕主要矛盾进行辨证,从而揭示疾病的本质,对疾病做出确切的判断。因此,问现在症状是问诊中重要的一环。为求问得全面准确,无遗漏,一般是以张景岳《十问歌》为顺序。

《十问歌》即是:"一问寒热二问汗,三问头身四问便,五问饮食六问胸,七聋八渴俱当辨,九问旧病十问因,再兼服药参机变;妇女尤必问经期,迟速闭崩皆可见;再添片语告儿科,天花麻疹全占验。"

(一)问寒热

问寒热是询问病人有无冷与热的感觉。寒,即怕冷的感觉;热,即发热。病人体温高于正常,或者体温正常,但全身或局部有热的感觉,都称为发热。寒热的产生,主要取决于病邪的性质和机体的阴阳盛衰两个方面。因此,通过问病人寒热感觉可以辨别病变的寒热性质和阴阳盛衰等情况。

寒与热是临床常见症状,问诊时应注意询问病人有无寒与热的感觉,两者是单独存

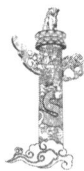

在还是同时并见,还要注意询问寒热症状的轻重程度、出现的时间、持续时间的长短、临床表现特点及其兼症等。临床常见的寒热症状有以下4种情况。

1. 但寒不热 通常的情况下,病人只有怕冷的感觉而无发热,即为但寒不热。可见于外感病初起尚未发热之时,或者寒邪直中脏腑经络,以及内伤虚证等。根据病人怕冷感觉的不同特点,临床又分别称为恶风、恶寒、寒战、畏寒等。

(1)恶风 病人遇风则有怕风颤抖的感觉,避风则缓。多为外感风邪所致。风邪在表,卫分受损,则失其温分肉司开阖的作用,故遇风有冷感而避之可缓。此外,恶风还可见于素体肺卫气虚肌表不固者。

(2)恶寒 病人时时觉冷,虽加衣覆被近火取暖仍不能解其寒。多为外感病初起,卫气不能外达,肌表失其温煦而恶寒。此时虽加及衣火,仍不能使肌体的阳气宣达于表,故得温而寒冷感无明显缓解。可见于多种外感病的初期阶段,病性多属于实。

(3)寒战 病人恶寒的同时伴有战栗者,称为寒战,是恶寒之甚。其病机、病性与恶寒同。

应注意,外感病中恶风、恶寒、寒战症状独立存在的时间很短,很快就会出现发热症状,成为恶寒发热或寒热往来。亦有少数病例存在时间较长,一般亦必然会出现发热。这些对于掌握疾病的进程有一定帮助。

(4)畏寒 是病人自觉怕冷,但加衣被近火取暖可以缓解,称为畏寒,多为里寒证。机体内伤久病,阳气虚于内。或寒邪过盛,直中于里损伤阳气,温煦肌表无力而出现怕冷的感觉。此时若加衣近火,防止阳气的耗散,或以热助阳,使阳气暂时恢复,肌表得温,畏寒即可缓解。

2. 但热不寒 病人但觉发热而无怕冷的感觉,称为但热不寒。可见于里热证,根据热势轻重、时间长短及其变化规律的不同,临床上有壮热、潮热、微热之分。

(1)壮热 即病人身发高热(体温超过39 ℃),持续不退,属里实热证。为风寒之邪入里化热或温热之邪内传于里,邪盛正实,交争剧烈,里热炽盛,蒸达于外所致。

(2)潮热 即病人定时发热或定时热甚,有一定规律,如潮汐之有定时。外感与内伤疾病中皆可见有潮热。由于潮热的热势高低、持续时间不同,临床上又有以下3种情况。

1)阳明潮热:此种潮热多见于《伤寒论》中的阳明腑实证,故称阳明潮热。其特点是热势较高,热退不净,多在日晡时热势加剧,因此又称日晡潮热。是由邪热蕴结胃肠,燥屎内结而致,病在阳明胃与大肠。

2)湿温潮热:此种潮热多见于"温病"中的湿温病,故称湿温潮热。其特点是病人虽自觉热甚,但初按肌肤多不甚热,扪之稍久才觉灼手。临床上又称之为"身热不扬",多在午后热势加剧,退后热不净。是湿热病特有的一种热型,亦属潮热的范畴。

3)阴虚潮热:此种潮热多见于阴虚证候之中。其特点是午后或夜间发热加重,热势较低,往往仅能自我感觉,体温并不高,多见胸中烦热,手足心发热,故又称"五心烦热"。严重者有热自骨髓向外透发的感觉,则称为"骨蒸潮热",是由各种原因致阴液亏少,虚阳偏亢而生内热。

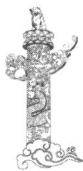

（3）微热 即病人发热时间较长，热势较轻微，体温一般不超过38 ℃，又称长期低热。可见于温病后期、内伤气虚、阴虚、小儿夏季热等病证中。温病后期，余邪未清，余热留恋，病人出现微热持续不退。

由气虚而引起的长期微热，又称为气虚发热。其特点是长期发热不止，热势较低，劳累后发热明显增重。其主要病机是脾气虚，中气不足，无力升发敷布阳气，阳气不能宣泄而郁于肌表，故发热。劳则气耗，中气益虚，阳气更不得敷布，故郁热加重。

（4）小儿夏季热 小儿在气候炎热时发热不已，至秋凉时不治自愈，亦属微热。是小儿气阴不足（体温调节功能尚不完善），不能适应夏令炎热气候所致。

3.恶寒发热 恶寒与发热感觉并存称为恶寒发热。它是外感表证的主要症状之一。出现恶寒发热症状的病理变化，是外感表证初起，外邪与卫阳之气相争的反应。外邪束表，郁遏卫阳，肌表失煦故恶寒。卫阳失宣，郁而发热。如果感受寒邪，可导致束表遏阳之势加重，恶寒症状显著；感受热邪，助阳而致阳盛，发热症状显著。

询问寒热的轻重不同表现，常可推断感受外邪的性质。如恶寒重，发热轻，多属外感风寒的表寒证。发热重，恶寒轻，多属外感风热的表热证。恶寒、发热，并有恶风、自汗、脉浮缓，多属外感表虚证。恶寒发热，兼有头痛、身痛、无汗、脉浮紧是外感表实证。有时根据寒热的轻重程度，亦可推测邪正盛衰。一般来说，邪轻正盛，恶寒发热皆轻；邪盛正实，恶寒发热皆重；邪盛正虚，恶寒重，发热轻。

4.寒热往来 病人恶寒与发热交替发作，其寒时自觉寒而不热，其热时自觉热而不寒。界线分明，一日一发或一日数发，可见于少阳病、温病及疟疾。

外邪侵入人体，在由表入里的过程中，邪气停留于半表半里之间，既不能完全入里，正气又不能抗邪外出，此时邪气不太盛，正气亦未衰，正邪相争处于相持阶段，正胜邪弱则热，邪胜正衰则寒，一胜一负，一进一退，故见寒热往来。

（二）问汗

汗是津液所化生的，在体内为津液，经阳气蒸发从腠理外泄于肌表则为汗液。正常人在过劳、运动剧烈、环境或饮食过热、情绪紧张等情况下皆可以出汗，这属于正常现象。发生疾病时，各种因素影响了汗的生成与调节，可引起异常出汗。发病时出汗也有两重性：一方面出汗可以排出致病的邪气，促进机体恢复健康，是机体抗邪的正常反应；另一方面汗为津液所生，过度的出汗可以耗伤津液，导致阴阳失衡的严重后果。问汗时要询问病人有无出汗、出汗的时间、出汗的部位、汗量有多少、出汗的特点、主要兼症以及出汗后症状的变化。常见的有以下几种情况。

1.无汗 外感内伤，新病久病都可见有全身无汗。外感病中，邪郁肌表，气不得宣，汗不能达，故无汗。属于卫气的调节功能失常。当邪气入里，耗伤营阴，亦无汗，属于津枯，而汗液生成障碍。内伤久病，无汗，病机复杂，可为肺气失于宣达，为汗的调节功能障碍；亦可为血少津亏，汗失生化之源，故无汗。

2.有汗 病理上的出汗，有多种情况。凡营卫不密，内热壅盛，阴阳失调，皆可引起出汗的异常而有汗。询问出汗的时间与汗量的多少，病程的长短，常能判断疾病在表在里，阴阳或盛或衰以及预后的良恶。

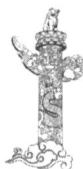

如病人有汗,病程短,伴有发热、恶风等症状,属太阳中风表虚证,是外感风邪所致。

病人若大汗不已,伴有蒸蒸发热,面赤,口渴饮冷,属实热证。是里热炽盛,蒸津外泄,故汗出量多。此时邪气尚实,正气未虚,正邪相搏,汗出不止,汗出愈多,正气愈伤。

若冷汗淋漓,或汗出如油,伴有呼吸喘促,面色苍白,四肢厥冷,脉微欲绝。此时汗出常称为"脱汗""绝汗",是久病重病正气大伤,阳气外脱,津液大泄,为正气已衰,阳亡阴竭的危候,预后不良。

白天经常汗出不止,活动后尤甚,称为自汗。常常伴有神疲乏力,气短懒言或畏寒肢冷等症状,多因阳虚或气虚不能固护肌表,腠理疏松,玄府不密,津液外泄所致。因活动后阳气敷张外散,使气更虚,故出汗加重。因此,自汗多见于气虚或阳虚证。

病人经常睡则汗出,醒则汗止,称为盗汗。多伴有潮热、颧红、五心烦热、舌红脉细数等症,属阴虚。阴虚则虚热内生,睡时卫阳入里,肌表不密,虚热蒸津外泄,故盗汗出。醒后卫阳出表,玄府密闭,故汗止。

病人先恶寒战栗,表情痛苦,辗转挣扎,继而汗出者,称为战汗。多见外感热病的过程中,邪正相争剧烈之时,是疾病发展的转折点。战汗是邪正交争的表现,多属邪盛正虚,一旦阳气来复,邪正剧争,就可出现战汗。战汗的转归,一为汗出病退,脉静身凉,烦渴顿除,此为正气胜于邪气,病渐转愈,属佳象;一为战汗之后热势不退,症见烦躁,脉来急疾。此为正气虚弱,不能胜邪,而热复内陷,疾病恶化,属危象。

3.局部汗

(1)头汗　指病人仅头部或头颈部出汗较多,亦叫"但头汗出",头汗多因上焦邪热或中焦湿热上蒸,逼津外泄,或病危虚阳浮越于上所致。

(2)半身汗　指半侧身体有汗,或半侧身体经常无汗,或上或下,或左或右。可见于中风先兆、中风证、痿证、截瘫等病。多因患侧经络闭阻,气血运行不调所致。

(3)手足汗　指手心、足心出汗较多。多因热邪郁于内或阴虚阳亢,逼津外出而达于四肢所致。

(三)问周身

问周身,就是询问病人周身有无疼痛与其他不适。临床可按从头至足的顺序,逐一进行询问。

1.问疼痛　疼痛是临床常见的一种自觉症状,各科均可见到。问诊时,应问清疼痛产生的原因、性质、部位、时间、喜恶等。

(1)疼痛的原因　引起疼痛的原因很多,有外感有内伤,其病机有虚有实。其中因不通则痛者属实证,不荣则痛者属虚证。

(2)疼痛的性质　由于引起疼痛的病因病机不同,其疼痛的性质亦不同,临床可见如下几类。

1)胀痛:痛且有胀感,称为胀痛。在身体各部位都可能出现,但以胸胁、胃脘、腹部较为多见。多因气机郁滞所致。

2)刺痛:疼痛如针刺,称为刺痛。其特点是疼痛的范围较小。部位固定不移。多因瘀血所致。全身各处均可出现刺痛症状,但以胸胁、胃脘、小腹、少腹部最为多见。

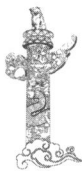

3）绞痛:痛势剧烈如绞割者,称为绞痛。其特点是疼痛,有剜、割、绞结之感,疼痛难以忍受。多为有形实邪突然阻塞经络,闭阻气机,或寒邪内侵,气机郁闭,导致血流不畅而成。可见于心血瘀阻的心痛,蛔虫上窜或寒邪内侵胃肠引起的脘腹痛等。

4）串痛:疼痛部位游走不定或走窜攻痛称为串痛。其特点是痛处不固定,或者感觉不到确切的疼痛部位。多为风邪留着机体的经络关节,阻滞气机,产生疼痛。气无形而喜通畅,气滞为痛,亦多见串痛。可见于风湿痹证或气滞证。

5）掣痛:痛处有抽掣感或同时牵引他处而痛,称为掣痛。其特点是疼痛多呈条状或放射状,或有起止点,有牵扯感,多由筋脉失养或经阻滞不通所致。可见于胸痹、肝阴虚、肝经实热等证。

6）灼痛:痛处有烧灼感,称为灼痛。其特点是感觉痛处发热,如病在浅表,有时痛处亦可触之觉热,多喜冷凉。多由火热之邪串入经络,或阴虚阳亢,虚热灼于经络所致。可见于肝火犯络两胁灼痛,胃阴不足脘部灼痛及外科疮疡等证。

7）冷痛:痛处有冷感,称为冷痛。其特点是感觉痛处发凉,如病在浅表,有时触之亦觉发凉,多喜温热。多因寒凝筋脉或阳气不足而致。

8）重痛:疼痛伴有沉重感,称为重痛。多见于头部、四肢及腰部。多因湿邪困阻气机而致。多见于湿证。

9）空痛:痛而有空虚之感,称为空痛。其特点是疼痛有空旷轻虚之感,喜温喜按。多为精血不足而致。可见于阳虚、阴虚、血虚或阴阳两虚等证。

10）隐痛:痛而隐隐,绵绵不休,称为隐痛。其特点是痛势较轻,可以耐受,隐隐而痛,持续时间较长。多因气血不足,或阳气虚弱,导致经脉气血运行滞涩所致。

（3）疼痛部位　询问疼痛的部位,可以判断疾病的位置及相应经络脏腑的变化情况。

1）头痛:整个头部或头的前后、两侧部位的疼痛,皆称头痛。无论外感内伤皆可引起头痛。外感多由邪犯脑府,经络郁滞不畅所致,属实。内伤多由脏腑虚弱,清阳不升,脑府失养,或肾精不足,髓海不充所致,属虚。脏腑功能失调产生的病理产物如痰饮、瘀血阻滞经络所致的疼痛,则或虚或实,或虚实夹杂。凡头痛较剧,痛无休止,并伴有外感表现者,为外感头痛。如头重如裹,肢重者属风湿头痛。凡头痛较轻,病程较长,时痛时止者,多为内伤头痛。如头痛隐隐,过劳则甚,属气虚头痛。如头痛隐隐,眩晕面白,属血虚头痛。头脑空痛,腰膝酸软,属肾虚头痛。如头痛晕沉,自汗便溏属脾虚头痛。凡头痛如刺,痛有定处,属血瘀头痛。凡头痛如裹,泛呕眩晕,属痰浊头痛。凡头胀痛,口苦咽干,属肝火上炎头痛。凡头痛,恶心、呕吐,心下痞闷,食不下,属食积头痛。

头部疼痛的部位,一般与经络分布有关,如头项痛属太阳经病,前额痛属阳明经病,头侧部痛属少阳经病,头顶痛属厥阴经病,头痛连齿属少阴经病。

2）胸痛:是指胸部正中或偏侧疼痛的自觉症状。胸居上焦,内藏心肺,所以胸病以心肺病变居多。胸病总由胸部气机不畅所致。胸痛、潮热盗汗,咳痰带血者,属肺阴虚证,因虚火灼伤肺络所致。胸痛憋闷,痛引肩臂者,为胸痹,多由心脉气血运行不畅所致。可见于闷阳不足,痰浊内阻或气虚血瘀等证。胸背彻痛剧烈、面色青灰、手足青至节

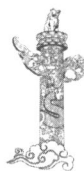

者,为真心痛。是因心脉急骤闭塞不通所致。胸痛、壮热面赤,喘促鼻扇者,为热邪壅肺,肺失宣降所致。

胸痛、潮热盗汗,咳痰带血者,属肺阴虚证,因虚火灼伤肺络所致。胸闷咳喘,痰白量多者,属痰湿犯肺,因脾虚聚湿生痰,痰浊上犯所致。胸胀痛走窜、太息易怒者,属肝气郁滞。因情志郁结不舒,胸中气机不利所致。胸部刺痛、固定不移者,属血瘀。

3)胁痛:是指胁一侧或两侧疼痛。因胁为肝胆所居,又是肝胆经脉循行分布之处,故胁痛多属肝胆及其经脉的病变。胁胀痛、太息易怒者,多为肝气郁结所致。胁肋灼痛,多为肝火淤滞。胁肋胀痛,身目发黄,多为肝胆湿热蕴结,可见于黄疸病。胁部刺痛、固定不移,为瘀血阻滞,经络不畅所致。胁痛,患侧肋间饱满,咳唾引痛是饮邪停留于胸胁所致,可见于悬饮病。

4)胃脘痛:胃脘,包括整个胃体。胃上口贲门称为上脘,胃下口幽门称为下脘,界于上下口之间的胃体称为中脘。胃脘痛即指胃痛而言。凡寒、热、食积、气滞等病因及机体脏腑功能失调累及于胃,皆可影响胃的气机通畅,而出现疼痛症状。胃脘痛的性质不同,其致病原因也不同。如胃脘冷痛,疼势较剧,得热痛减,属寒邪犯胃。胃脘灼痛,多食善饥,口臭便秘者,属胃火炽盛。胃脘胀痛,嗳气不舒,属胃腑气滞,多是肝气犯胃所致;胃脘刺痛,固定不移,属瘀血胃痛;胃脘胀痛,嗳腐吞酸,厌食为食滞胃脘。胃脘隐痛,呕吐清水,属胃阳虚;胃脘灼痛嘈杂,饥不欲食,属胃阴虚。

5)腹痛:腹部范围较广,可分为大腹、小腹、少腹三部分。脐周围称为脐腹,属脾与小肠。脐以上统称大腹,包括脘部、左上腹、右上腹,属脾胃及肝胆。脐以下为小腹,属膀胱、胞宫、大小肠。小腹两侧为少腹,是肝经经脉所过之处。根据疼痛的不同部位,可以测知疾病所在脏腑。根据疼痛的不同性质可以确定病因病性的不同。如大腹隐痛、便溏、喜温喜按,属脾胃虚寒。小腹胀痛,小便不利,多为癃闭,病在膀胱。小腹刺痛,小便不利,为膀胱蓄血。少腹冷痛,牵引阴部,为寒凝肝脉。绕脐痛,起包块,按之可移者,为虫积腹痛。凡腹痛,暴急剧烈、胀痛、拒按,得食痛甚者,多属实证。凡腹痛,徐缓、隐痛、喜按、得食痛减者,多属虚证。凡腹痛,得热痛减者,多属寒证。凡腹痛,痛而喜冷者,多属热证。

6)腰痛:根据疼痛的性质可以判断致病的原因。如腰部冷痛,以脊骨痛为主,活动受限,多为寒湿痹证。腰部冷痛,小便清长,属肾虚。腰部刺痛,固定不移,属闪挫跌扑瘀血。

根据疼痛的部位,可判断邪留之处。如腰脊骨痛,多病在骨;如腰痛以两侧为主,多病在肾;如腰脊痛连及下肢者,多病在下肢经脉;腰痛连腹,绕如带状,多病在带脉。

7)背痛:根据疼痛的部位及性质,可以判断疼痛的病位和病因。如背痛连及头项,伴有外感表证,是风寒之邪客于太阳经;背冷痛伴畏寒肢冷,属阳虚;脊骨空痛,不可俯仰,多为精气亏虚,督脉受损。

8)四肢痛:四肢痛,多因风寒湿邪侵犯经络、肌肉、关节,阻碍其气血运行所致。亦有因脾虚、肾虚者。根据疼痛的部位及性质可以判断病变的原因、部位。如四肢关节痛、串痛,多为风痹;四肢关节痛,周身困重,多为湿痹;四肢关节疼痛剧烈,得热痛减为寒痹。

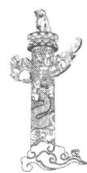

四肢关节灼痛,喜冷,或有红肿,多为热痹;如足跟或胫膝隐隐而痛,多为肾气不足。

9)周身痛:周身痛是指四肢、腰背等处皆有疼痛感觉。根据疼痛的性质及久暂,可判断病属外感或内伤。如新病周身酸重疼痛,多伴有外感表证,属外邪束表;若久病卧床周身疼痛,属气血亏虚,经脉不畅。

2.问周身其他不适　问周身其他不适,是指询问周身各部,如头、胸胁腹等处,除疼痛以外的其他症状。常见的周身其他不适症状有头晕、目眩、目涩、视力减退、耳鸣、耳聋、重听、胸闷、心悸、腹胀、麻木等。临床问诊时,要询问有无其他不适症状及症状产生有无明显诱因、持续时间长短、表现特点、主要兼症等。

(1)头晕　系指病人自觉视物昏花旋转,轻者闭目可缓解,重者感觉天旋地转,不能站立,闭目亦不能缓解。因外邪侵入或脏腑功能失调引起经络阻滞,清阳之气不升或风火上扰,造成邪干脑府或脑府失养而头晕。临床常见风火上扰头晕、阴虚阳亢头晕、心脾血虚头晕、中气不足头晕、肾精不足头晕和痰浊中阻头晕等。

(2)目痛、目眩、目涩、雀目

1)目痛:目痛而赤,属肝火上炎;目赤肿痛,羞明多眵,多属风热;目痛较剧,伴头痛、恶心、呕吐、瞳孔散大,多是青光眼;目隐隐痛,时作时止,多为阴虚火旺。

2)目眩:是指视物昏花迷乱,或眼前有黑花闪烁,流萤幻视的感觉。多因肝肾阴虚,肝阳上亢,肝血不足,或气血不足,目失所养而致。

3)目涩:指眼目干燥涩滞,或似有异物入目等不适感觉。伴有目赤、流泪,多属肝火上炎所致。若伴久视加重,闭目静养减轻,多属血虚阴亏。

4)雀目:一到黄昏视物不清,至天明视觉恢复正常的叫雀目,又称夜盲。多因肝血不足或肾阴损耗,目失所养而致。

(3)耳鸣、耳聋、重听

1)耳鸣:病人自觉耳内鸣响,如闻蝉鸣或潮水声,或左或右,或两侧同时鸣响,或时发时止,或持续不停,称为耳鸣。临床有虚实之分,若暴起耳鸣声大,用手按而鸣声不减,属实证,多因肝胆火盛所致;渐觉耳鸣,声音细小,以手按之,鸣声减轻,属虚证,多由肾虚精亏,髓海不充,耳失所养而致。

2)耳聋:即病人听觉丧失的症状,常由耳鸣发展而成。新病突发耳聋多属实证,因邪气蒙蔽清窍,清窍失养所致,渐聋多属虚证,多因脏腑虚损而成。一般而言,虚证多而实证少,实证易治,虚证难治。

3)重听:是听声音不清楚,往往引起错觉,即听力减退的表现。多因肾虚或风邪外入所致。

(4)胸闷　胸部有堵塞不畅,满闷不舒的感觉,称为胸闷,亦称"胸痞""胸满",多因胸部气机不畅所致。由于可造成胸部气机不畅的原因很多,因此,胸闷一症可出现于多种病症之中。

(5)心悸怔忡　在正常的条件下,病人即自觉心跳异常,心慌不安,不能自主,称为心悸。若因惊而悸称为惊悸。心悸多为自发,惊悸多因惊而悸。怔忡是心悸与惊悸的进一步发展,心中悸动较剧、持续时间较长,病情较重。引起心悸的原因很多,主要是心神

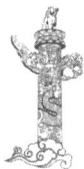

浮动所致。如心阳亏虚,鼓动乏力,或气血不足,心失所养,或阴虚火旺,心神被扰,或水饮内停,上犯凌心,或痰浊阻滞,心气不调,或气滞血瘀,扰动心神等皆可使心神不宁而出现心悸、惊悸或怔忡的症状。

(6)腹胀　系指腹部饱胀,满闷,如有物支撑的感觉,或有腹部增大的表现。引起腹胀的病因很多,其证有虚、有实、有寒、有热。其病机却总以气机不畅为主,虚则气不运,实则气郁滞。实证可见于寒湿犯胃、阳明腑实、食积胃肠、肝气郁滞、痰饮内停等证。虚证多见脾虚。腹部的范围较广,不同部位之腹胀揭示不同病变。如上腹部胀,多属脾胃病变,小腹部胀,多属膀胱病变,胁下部胀,多属肝胆病变。

(7)麻木　系指知觉减弱或消失的一种病症。多见于头面四肢部。可因气血不足或风痰湿邪阻络、气滞血瘀等引起。其主要病机为经脉失去气血营养所致。

(四)问饮食与口味

问饮食与口味包括询问口渴、饮水、进食、口味等几个方面。应注意有无口渴、饮水多少、喜冷喜热、食欲情况、食量多少、食物的善恶、口中有无异常的味觉和气味等情况。

1.问口渴与饮水　询问病人口渴与饮水的情况,可以了解病人津液的盛衰和输布情况以及病症的寒热虚实。

(1)口不渴　为津液未伤,见于寒证或无明显热邪之证。

(2)口渴　口渴总由津液不足或输布障碍所致。临床可见如下情况。

1)口渴多饮:病人口渴明显,饮水量多,是津液大伤的表现。多见于实热证,消渴病及汗吐下后。

2)渴不多饮:病人虽有口干或口渴感觉,但又不想喝水或饮水不多。是津液轻度损伤或津液输布障碍的表现。可见于阴虚、湿热、痰饮、瘀血等证。

临床上口渴与饮水的辨证应根据口渴的特点、饮水的多少和有关兼症来加以综合分析。

2.问食欲与食量　询问病人的食欲与食量,可以判断病人脾胃功能的强弱、疾病的轻重及预后。

(1)食欲减退与厌食　食欲减退,又称"纳呆""纳少",即病人不思进食。厌食又称恶食即厌恶食物。不思饮食与厌恶食物,大体上有两种情况:一是不知饥饿不欲食,二是虽饥亦不欲食或厌恶食物。两者病机均属脾胃不和,消化吸收功能减弱。

1)食欲减退:病人不欲食,食量减少,多见于脾胃气虚、湿邪困脾等证。

2)厌食:多因伤食而致。若妇女妊娠初期,厌食、呕吐者,为妊娠恶阻。

3)饥不欲食:是病人感觉饥饿而又不想进食,或进食很少,亦属食欲减退范畴。可见于胃阴不足证。

(2)多食易饥　是病人食欲亢进,食量较多,食后不久即感饥饿,又称为"消谷善饥",临床多伴有身体逐渐消瘦等症状。可见于胃火亢盛、胃强脾弱等证。亦可见于消渴病。总由胃的腐熟太过而致。

(3)偏嗜　是指嗜食某种食物或某种异物。其中偏嗜异物者,又称异嗜。若小儿异嗜,喜吃泥土、生米等异物,多属虫积。若妇女已婚停经而嗜食酸味,多为妊娠。

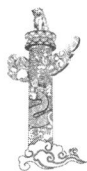

询问食欲与食量时,还应注意进食情况如何。如病人喜进热食,多属寒证;喜进冷食,多属热证。进食后稍安,多属虚证;进食后加重,多属实证或虚中夹实证。疾病过程中,食欲渐复,表示胃气渐复,预后良好;反之,食欲渐退,食量渐减,表示胃气渐衰,预后多不良。若病重不能食,突然暴食,食量较多,是脾胃之气将绝的危象,称"除中"。实际上是中气衰败,死亡前兆,属"回光返照"的一种表现。

3. 问口味 口味,是指病人口中的异常味觉。口淡乏味,多因脾胃气虚而致。口甜,多见于脾胃湿热证。口黏腻,多属湿困脾胃。口中泛酸,可见于肝胆蕴热证。口中酸腐,多见于伤食证。口苦,属热证的表现,可见于火邪为病和肝胆郁热之证。口咸,多属肾病及寒证。

(五)问二便

问二便,是询问病人大小便的有关情况,如大小便的性状、颜色、气味、便量多少、排便的时间、两次排便的间隔时间、排便时的感觉及排便时伴随症状等。询问二便的情况可以判断机体消化功能的强弱、津液代谢的状况,同时也是辨别疾病的寒热虚实性质的重要依据。

有关二便的性状、色、味,已分别在望诊、闻诊中叙述。这里介绍二便的次数、量的多少、排便时的异常感觉及排便时间等。

1. 问大便 健康人一般一日或两日大便一次,为黄色成形软便,排便顺利通畅。如受疾病的影响,其消化功能失职则有黏液及未消化食物等粪便。气血津液失调,脏腑功能失常,即可使排便次数和排便感觉等出现异常。

(1)便次异常 便次异常,是排便次数增多或减少,超过了正常范围,有便秘与泄泻之分。

1)便秘:即大便秘结。指粪便在肠内滞留过久,排便间隔时间延长,便次减少,通常在4 d以上排便一次,称为便秘。其病机总由大肠传导功能失常所致。可见于胃肠积热,气机郁滞、气血津亏、阴寒凝结等证。

2)溏泻:又称便溏或泄泻,即大便稀软不成形,甚则呈水样,排便间隔时间缩短,便次增多,每日三四次及以上。总由脾胃功能失调、水停肠道、大肠传导亢进所致。可见于脾虚、肾阳虚、肝郁乘脾、伤食、湿热蕴结大肠,感受外邪等证。

(2)排便感觉异常 排便感觉异常,是指排便时有明显不适感觉,病因病机不同,产生的感觉亦不同。

1)肛门灼热:系指排便时肛门有烧灼感。其病机由大肠湿热蕴结而致。可见于湿热泄泻、暑湿泄泻等证。

2)排便不爽:即腹痛且排便不通畅爽快,而有滞涩难尽之感。多由肠道气机不畅所致。可见于肝郁犯脾、伤食泄泻、湿热蕴结等证。

3)里急后重:即腹痛窘迫,时时欲泻,肛门重坠,便出不爽。紧急而不可耐,称为里急;排便时,便量极少,肛门重坠,便出不爽,或欲便又无,称为后重;两者合而称为里急后重,是痢疾病症中的一个主症。多因湿热之邪内阻,肠道气滞所致。

4)滑泻失禁:即久泻不愈,大便不能控制,呈滑出之状,又称"滑泻"。多因久病体

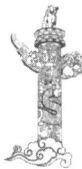

虚,脾肾阳虚衰,肛门失约而致。可见于脾阳虚衰、肾阳虚衰,或脾肾阳衰等证。

5)肛门气坠:即肛门有重坠向下之感,甚则肛欲脱出。多因脾气虚衰,中气下陷而致。多见于中气下陷证。

2.问小便　健康人在一般情况下,一昼夜排尿量为 1 000 ~ 1 800 ml,尿次白天 3 ~ 5 次,夜间 0 ~ 1 次。排尿次数、尿量,可受饮水、气温、出汗、年龄等因素的影响而略有不同。受疾病的影响,若机体的津液营血不足,气化功能失常,水饮停留等,即可使排尿次数、尿量及排尿时的感觉出现异常情况。

(1)尿量异常　尿量异常,是指昼夜尿量过多或过少,超出正常范围。

1)尿量增多:多因寒凝气机,水气不化,或肾阳虚衰,阳不化气,水液外泄而量多。可见于虚寒证、肾阳虚证及消渴病。

2)尿量减少:可因机体津液亏乏,尿液化源不足或尿道阻滞或阳气虚衰,气化无权,水湿不能下入膀胱而泛溢于肌肤而致。可见于实热证、汗吐下证、水肿病及癃闭、淋证等病症之中。

(2)排尿次数异常

1)排尿次数增多:又叫小便频数,总由膀胱气化功能失职而致。多见于下焦湿热、下焦虚寒、肾气不固等证。

2)排尿次数减少:可见于癃闭,在排尿异常中介绍。

(3)排尿异常　系指排尿感觉和排尿过程发生变化,出现异常情况,如尿痛、癃闭、尿失禁、遗尿、尿闭等。

1)小便涩痛:即排尿不畅,且伴有急迫灼热疼痛感,多为湿热流入膀胱,灼伤经脉,气机不畅而致,可见于淋证。

2)癃闭:小便不畅,点滴而出为癃,小便不通,点滴不出为闭,一般多统称为癃闭。病机有虚有实。实者多为湿热蕴结、肝气郁结或瘀血、结石阻塞尿道而致。虚者多为年老气虚,肾阳虚衰,膀胱气化不利而致。

3)余沥不尽:即小便后点滴不禁。多为肾气不固所致。

4)小便失禁:系指小便不能随意识控制而自行遗出。多为肾气不足,下元不固;下焦虚寒,膀胱失煦,不能制约水液而致。若病人神志昏迷,而小便自遗,则病情危重。

5)遗尿:系指睡眠中小便自行排出,俗称尿床。多见于儿童。其基本病机为膀胱失于约束。可见于肾阴、肾阳不足,脾虚气陷等证。

(六)问睡眠

睡眠与人体卫气循行和阴阳盛衰有关。在正常情况下,卫气昼行于阳经,阳气盛,则人醒;夜行于阴经,阴气盛,则入睡。问睡眠,应了解病人有无失眠或嗜睡,睡眠时间的长短、入睡难易、有梦无梦等。临床常见的睡眠失常有失眠、嗜睡。

1.失眠　失眠又称"不寐""不得眠",是指经常不易入睡,或睡而易醒,不易再睡,或睡而不酣,易于惊醒,甚至彻夜不眠的现象。其病机是阳不入阴,神不守舍。气血不足,神失所养;阴虚阳亢,虚热内生;肾水不足,心火亢盛等,皆可扰动心神,导致失眠,属虚;痰火、食积、瘀血等邪火上扰,心神不宁,亦可出现失眠,属实证。可见于心脾两虚、心

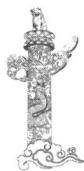

肾不交、肝阳上亢、痰火扰心、食滞胃腑等证。

2.嗜睡　嗜睡,又称多眠,是指神疲困倦,睡意很浓,经常不自主地入睡。其轻者神志清楚,呼之可醒而应,精神极度疲惫,困倦易睡,或似睡而非睡的状态,称为"但欲寐"。如日夜沉睡,呼应可醒,神志蒙眬,偶可对答,称为"昏睡"。嗜睡则为神气不足而致。湿邪困阻,清阳不升;脾气虚弱,中气不足,不能上荣,皆可使精明之府失于清阳之荣,故出现嗜睡。可见于湿邪困脾、脾气虚弱等证。如若心肾阳衰,阴寒内盛神气不振,可出现似睡非睡的但欲寐。可见于心肾阳衰证。若邪扰清窍,热蔽心神,即可出现神志蒙眬,昏睡不醒。可见于温热病,热入营血,邪陷心包之证。也可见于中风病。大病之后,精神疲惫而嗜睡,是正气未复的表现。

(七)问经带

妇女有月经、带下、妊娠、产育等生理特点,发生疾病时,常能引起上述方面的病理改变。因此,对青春期开始之后的女性病人,除了一般的问诊内容外,还应注意询问其经、带等情况,作为妇科或一般疾病的诊断与辨证依据。

1.问月经　应注意询问月经的周期,行经的天数,月经的量、色、质,有无闭经或行经腹痛等表现。

(1)经期　即月经的周期,是指每次月经相隔的时间,正常为 28 ~ 32 d。经期异常主要表现为月经先期、月经后期和月经先后不定期。

1)月经先期:月经周期提前八九天及以上,称为月经先期。多因血热妄行,或气虚不摄而致。

2)月经后期:月经周期错后八九天及以上,称为月经后期。多因血寒、血虚、血瘀而致。

3)月经先后不定期:月经超前与错后不定,相差时间多在八九天以上者,称为月经先后不定期,又称月经紊乱。多因情志不舒,肝气郁结,失于条达,气机逆乱,或者脾肾虚衰,气血不足,冲任失调,或瘀血内阻,气血不畅,经期错乱,故月经先后不定期。

(2)经量　月经的出血量,称为经量,正常平均约为 50 ml,可略有差异。经量异常主要表现为月经过多和月经过少。

1)月经过多:每次月经量超过 100 ml,称为月经过多。多因血热妄行,瘀血内阻,气虚不摄而致。

2)月经过少:每次月经量少于 30 ml,称为月经过少。多因寒凝,经血不至;或血虚,经血化源不足;或血瘀,经行不畅而致。

(3)崩漏　指妇女不规则的阴道出血。临床以血热、气虚最为多见。血得热则妄行,损伤冲任,经血不止,其势多急骤;脾虚,中气下陷,或气虚冲任不固,血失摄纳,经血不止,其势多缓和。此外,瘀血也可致崩漏。

(4)经闭　成熟女性,月经未潮,或来而中止,停经 3 个月以上,又未妊娠者,称为闭经或经闭。经闭是由多种原因造成的,其病机总不外经络不能,经血闭塞,或血虚血枯,经血失其源泉,闭而不行。可见于肝气郁结,瘀血,湿盛痰阻、阴虚、脾虚等证。

闭经应注意与妊娠期、哺乳期、绝经期等生理性闭经,或者青春期、更年期,因情绪、

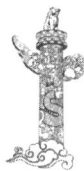

环境改变而致一时性闭经及暗经加以区别。

（5）经行腹痛　是在月经期，或行经前后，出现小腹部疼痛的症状，亦称痛经。多因胞脉不利，气血运行不畅，或胞脉失养所致。可见于寒凝、气滞血瘀、气血亏虚等症。若行经腹痛，痛在经前者属实，痛在经后者属虚。按之痛甚为实，按之痛减为虚。得热痛减为寒，得热痛不减或益甚为热。绞痛为寒，刺痛、钝痛、闷痛为血瘀。隐隐作痛为血虚。持续作痛为血滞。时痛时止为气滞，胀痛为气滞血瘀。气滞为主则胀甚于痛，瘀血为主则痛甚于胀。

2.问带下　应注意量的多少，色、质和气味等。凡带下色白而清稀、无臭，多属虚证、寒证。带下色黄或赤，稠黏臭秽，多属实证、热证。若带下色白量多，淋漓不绝，清稀如涕，多属寒湿下注。带下色黄，黏稠臭秽，多属湿热下注。若白带中混有血液，为赤白带，多属肝经郁热。

（八）问小儿

小儿科古称"哑科"，不仅问诊困难，而且不一定准确。问诊时，若小儿不能述说，可以询问其亲属。问小儿，除了一般的问诊内容外，还要注意询问出生前后情况、喂养情况、生长发育情况及预防接种情况，传染病史及传染病接触史。

第五节　切　诊

一、切诊概述

切诊分按诊与脉诊两部分，脉诊是医者以指腹按一定部位的脉搏诊察脉象。通过诊脉，体察病人不同的脉象，以了解病情，诊断疾病。它是中医学一种独特的诊断疾病的方法。

（一）脉象形成的原理

脉象即脉动应指的形象。心主血脉，包括血和脉两个方面，脉为血之府，心与脉相连，心脏有规律的搏动，推动血液在脉管内运行，脉管也随之产生有节律的搏动（因而形成脉搏，故能心动应指，脉动应指，心脏有规律的搏动）和血液在管内运行均由宗气所推动。血液循行于脉管之中，流布全身，环周不息，除心脏的主导作用外，还必须有各脏器的协调配合，肺朝百脉，即是循行全身的血脉，均汇聚于肺，且肺主气，通过肺气的敷布，血液才能布散全身；脾胃为气血生化之源，脾主统血；肝藏血，主疏泄，调节循环血量；肾藏精，精化气，是人体阳气的根本，各脏腑组织功能活动的原动力，且精可以化生血，是生成血液的物质基础之一。因此脉象的形成，与脏腑气血密切相关。

（二）脉诊的临床意义

脉象的形成，既然和脏腑气血关系十分密切，那么，气血脏腑发生病变，血脉运行受到影响，脉象就有变化，故通过诊察脉象的变化，可以判断疾病的病位、性质、邪正盛衰与推断疾病的进退预后。

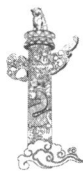

1.**判断疾病的病位、性质和邪正盛衰**　疾病的表现尽管极其复杂,但从病位的浅深来说,不在表,便在里,而脉象的浮沉常足以反映病位的浅深。脉浮,病位多在表;脉沉,病位多在里。疾病的性质可分寒证与热证,脉象的迟数,可反映疾病的性质,如迟脉多主寒证,数脉多主热证。邪正斗争的消长,产生虚实的病理变化,而脉象的有力无力,能反映疾病的虚实证候。脉虚弱无力,是正气不足的虚证;脉实有力,是邪气亢盛的实证。

2.**推断疾病的进退预后**　脉诊对于推断疾病的进退预后,有一定的临床意义。如久病脉见缓和,是胃气渐复,病退向愈之兆;久病气虚,虚劳、失血,久泄久痢而见洪脉,则多属邪盛正衰危候。外感热病,热势渐退,脉象出现缓和,是将愈之候;若脉急疾,烦躁为病进危候。

(三)诊脉的部位

诊脉有遍诊法、三部诊法和寸口诊法。遍诊法见于《素问·三部九候论》,诊脉的部位有头、手、足三部。三部诊法见于汉代张仲景所著的《伤寒杂病论》。三部,即人迎(颈侧动脉)、寸口、跌阳(足背动脉)。以上两种诊脉的部位,后世已少采用,自晋以来,普遍选用的诊脉部位是寸口。寸口诊法始见于《内经》,主张独取寸口是《难经》,但这一主张当时未能普遍推行,直至晋代王叔和所著的《脉经》,才推广了独取寸口的诊脉方法。

寸口又称脉口、气口,其位置在腕后桡动脉搏动处。诊脉独取寸口的理论依据是寸口为手太阴肺经之动脉,为气血会聚之处,而五脏六腑十二经脉气血的运行皆起于肺而止于肺,故脏腑气血之病变可反映于寸口。另外,手太阴肺经起于中焦,与脾经同属太阴,与脾胃之气相通,而脾胃为后天之本,气血生化之源,故脏腑气血之盛衰都可反映于寸口,所以独取寸口可以诊察全身的病变。

寸口分寸、关、尺三部,以高骨(桡骨茎突)为标志,其稍内方的部位为关,关前(腕端)为寸,关后(肘端)为尺。两手各分寸、关、尺三部,共六部脉。寸、关、尺三部可浮、中、沉三候,是寸口诊法的三部九候。

寸关尺分候脏腑,历代医家说法不一,目前多以下列为准。

左寸可候心与膻中,右寸可候肺与胸中。

左关可候肝胆与膈,右关可候脾与胃。

左尺可候肾与小腹,右尺可候肾与小腹。

(四)诊脉的方法和注意事项

1.**时间**　诊脉的时间最好是清晨,因为清晨病人不受饮食、活动等各种因素的影响,体内外环境都比较安静,气血经脉处于少受干扰的状态,故容易鉴别病脉。但也不是说其他时间不能诊脉。

总的来说,诊脉时要求有一个安静的内外环境。诊脉之前,先让病人休息片刻,使气血平静,医生也要平心静气,然后开始诊脉。诊室也要保持安静。但在特殊的情况下应随时随地诊察病人,不必拘泥于这些条件。

2.**体位**　要让病人取坐位或正卧位,手臂平放,和心脏近于同一水平,直腕仰掌,并在腕关节背垫上腕枕,这样可使气血运行无阻,以反映机体的真正脉象。

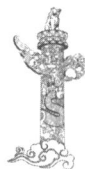

3. 指法　医者和病人侧向坐,用左手按诊病人的右手,用右手按诊病人的左手。诊脉下指时,首先用中指按在掌后高骨内侧关脉位置,接着用示指按在关前的寸脉位置,无名指按在关后尺。

脉位置:位置放准之后,三指应呈弓形,指头平齐,以指腹接触脉体。布指的疏密要和病人的身长相适应,身高臂长者布指宜疏,身矮臂短者布指宜密,总以适度为宜。三指平布同时用力按脉,称为总按;为了重点体会某一部脉象,也可用一指单按其中一部脉象,如要重点体会寸脉时,微微提起中指和无名指,诊关脉则微提示指和无名指,诊尺脉则微提示指和中指。临床上总按、单按常配合使用,这样对比的诊脉方法,颇为实用。单按分候寸口三部,以察病在何经何脏,总按以审五脏六腑的病变。

诊小儿脉可用"一指(拇指)定关法",而不细分三部,因小儿寸口部短,不容三指定寸关尺。

4. 举按寻　这是诊脉时运用指力的轻重和挪移,以探索脉象的一种手法。持脉之要有三,就是举、按、寻。用轻指力按在皮肤上叫举,又叫浮取或轻取;用重指力按在筋骨间,叫按,又称沉取或重取;指力不轻不重,还可亦轻亦重,以委曲求之叫寻。因此诊脉必须注意举、按、寻之间的脉象变化。此外,当三部脉有独异时,还必须逐渐挪移指位,内外推寻。寻者寻找之意,不是中取。

5. 平息　一呼一吸称一息。诊脉时,医者的呼吸要自然均匀,用一呼一吸的时间去计算病人脉搏的至数,如正常脉象或病理性脉象之迟、数、缓、疾等脉,均以息计,今天的秒表对诊脉有一定的帮助。但平息的意义还不止于此。平是平调的意思,要求医者在诊脉时思想集中,全神贯注。因此,平息除了以"息"计脉之外,还要做到虚心而静,全神贯注。

6. 五十动　每次诊脉,必满五十动。即每次按脉时间,每侧脉搏跳动不应少于50次。其意义:一为了解五十动中无促、结、代脉,防止漏诊;二为说明诊脉不能草率从事,必须以辨清脉象为目的。如果第一个五十动仍辨不清楚,可延至第二个或第三个五十动。总之,每次诊脉时间,以 2～3 min 为宜。

(五)正常脉象

正常脉象古称平脉,是健康无病之人的脉象。正常脉象的形态是三部有脉,一息四至(闰以太息五至,相当于 72～80 次/min),不浮不沉,不大不小,从容和缓,柔和有力,节律一致,尺脉沉取有一定力量,并随生理活动和气候环境的不同而有相应的正常变化。

1. 正常脉象的胃、神、根

(1) 有胃　有胃气的脉象,古人说法很多,总的来说,正常脉象不浮不沉,不快不慢,从容和缓,节律一致,便是有胃气。即使是病脉,无论浮沉迟数,但有徐和之象者,便是有胃气。脉有胃气,则为平脉,脉少胃气,则为病变,脉无胃气,则属真脏脉,或为难治或不治之征象,故脉有无胃气对判断疾病凶吉预后有重要的意义。

(2) 有神　有神的脉象形态,即脉来柔和。如见弦实之脉,弦实之中仍带有柔和之象;微弱之脉,微弱之中不至于完全无力者都叫有脉神。神之盛衰,对判断疾病的预后有

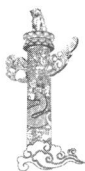

一定的意义。但必须结合声、色、形三者,才能得出正确的结论。脉之有胃、有神,都是具有冲和之象,有胃即有神,所以在临床上胃与神的诊法一样。

(3)有根　三部脉沉取有力,或尺脉沉取有力,就是有根的脉象形态。或病中肾气犹存,先天之本未绝,尺脉沉取尚可见,便是有生机。若脉浮大散乱,按之则无,则为无根之脉,为元气离散,标志病情危笃。

2. 内外因素对脉象的影响　正常脉象随人体内外因素的影响而有相应的生理性变化。

(1)四时气候　由于受气候的影响,平脉有春弦、夏洪、秋浮、冬沉的变化。此因人与天地相应,人体受自然界四时气候变化的影响,生理功能也相应地变化,故正常人四时平脉也有所不同。

(2)地理环境　地理环境也能影响脉象,如南方地处低下,气候偏温,空气湿润,人体肌腠缓疏,故脉多细软或略数;北方地势高,空气干燥,气候偏寒,人体肌腠紧缩,故脉多表现沉实。

(3)性别　妇女脉象较男子濡弱而略快。妇女婚后妊娠,脉常见滑数而冲和。

(4)年龄　年龄越小,脉搏越快。婴儿脉搏 120～140 次/min;五六岁的幼儿,脉搏 90～110 次/min;年龄渐长则脉象渐和缓。青年体壮脉搏有力;老人气血虚弱,精力渐衰,脉搏较弱。

(5)体格　身躯高大的人,脉的显现部位较长;矮小的人,脉的显现部位较短。瘦人肌肉薄,脉常浮;肥胖的人,皮下脂肪厚,脉常沉。凡常见六脉沉细等同,而无病象的,叫作六阴脉;六脉常见洪大等同,而无病象的,叫作六阳脉。

(6)情志　一时性的精神刺激,脉象也发生变化,如喜则伤心而脉缓,怒则伤肝而脉急,惊则气乱而脉动等。说明情志变化能引起脉象的变化,但当情志恢复平静之后,脉象也就恢复正常。

(7)劳逸　剧烈运动或远行,脉多急疾;人入睡之后,脉多迟缓;脑力劳动之人,脉多弱于体力劳动者。

(8)饮食　饭后、酒后脉多数而有力,饥饿时稍缓而无力。

(9)其他　有一些人,脉不见于寸口,而从尺部斜向手背,称为斜飞脉;若脉出现于寸口的背侧,则称反关脉。还有出现于腕部其他位置者,都是生理特异脉位,是桡动脉解剖位置的变异,不属病脉。

(六)病理性脉象

疾病反映于脉象的变化,叫作病脉。一般来说,除了正常生理变化范围以及个体生理特异之外的脉象,均称为病脉。不同的病理脉象,反映了不同的病症,我国最早的脉学专书《脉经》提出 24 种脉象,《景岳全书》提出 16 种,《濒湖脉学》提出 27 种,李士材的《诊家正眼》又增加疾脉,故近代多从 28 种脉象论述。

脉象是通过位、数、形、势等四方面来体察的。位即脉之部位,是指在皮肤下的深度而言。脉位分浮沉,浅显于皮下者浮脉,深沉于筋骨者为沉脉。数即至数,是指脉动的速率,脉数分迟数。一息不足四至为迟,一息五六至为数。形即形态,包括脉管的粗细及其

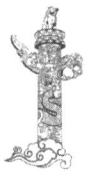

特殊形象,指下予以辨形,如芤脉似葱管,动脉似豆等。势即脉动的气势或力量,以辨虚实。如脉来势大,有力为实;脉动势小,无力为虚等。

在28种病脉中,有单一脉与复合脉之别。有的脉在位、数、形、势方面仅有单一的变化,如浮脉、沉脉表现为脉位的变化,迟脉、数脉表现为至数的变化。这种单方面变化而形成的脉象,称为单一脉。许多脉象要从位数形势多方面综合体察,才能进行区别。如弱脉由虚沉小三脉合成,牢脉由沉、实、大、弦、长五脉合成,浮大有力势猛为洪脉等,这种由两个或两个以上方面的变化而形成的脉象,称为复合脉。单一脉往往不能全面反映疾病的本质,而复合脉则可以从多方面反映疾病的情况,除了上述28种脉象之外,还常出现数种脉象并见的相兼脉,如浮紧、浮缓、沉细、滑数等。

二、《濒湖脉学》解读

在这里以李时珍著的《濒湖脉学》为基础,进行脉诊解读。

李时珍晚号濒湖老人,此书撰于晚年,故名。全书用歌赋体形式,分《七言诀》和《四言诀》两部分。《七言诀》论述浮、沉、迟、数、滑、涩、虚、实等27种脉象形状、主病及相似脉鉴别。《四言诀》系李时珍父亲李言闻根据宋代崔嘉彦所撰《脉诀》删补而成,综述脉理、脉法、五脏平脉、杂病脉象及真脏绝脉等。明代李中梓《诊家正眼》增为28种脉象。其内容切合临床实际,易于记诵,流传甚广,为初学中医者学习脉法之阶梯。

浮 脉

【脉象】

浮脉,举之有余,按之不足。如微风吹鸟背上毛,厌厌聂聂。如循榆荚。如水漂木,如捻葱叶。

轻取即得,重按稍减而不空,举之泛泛而有余,按之不足,如水上漂木。浮脉的部位表浅、浮在皮肤上,手指轻按即可摸到搏动,重按稍减,但不空泛无力。

【主病】

表证、虚证。

【脉理】

浮脉主表证,表实证或表虚证。按之感觉有力的为表实证,按之感觉无力的属表虚证。多见于外感风寒或风热,或某些急性热病初期。浮脉主表,反映病邪在经络肌表部位,邪袭肌腠,卫阳奋起抵抗,脉气鼓动于外,脉应指而浮,故浮而有力。亦见于虚阳浮越证,内伤久病体虚,阳气不能潜藏而浮越于外,亦有见浮脉者,必浮大而无力。

洪脉与浮脉在浮取时脉体均清晰,其区别是洪脉应指力量常大于浮脉,在中取时脉力并不减弱,反较浮取时增强;而浮脉轻取有力,稍重按(中、沉取)则脉力减弱。

浮脉与濡脉,其区别是濡脉以细软无力,轻取即得,稍按脉力微弱为特点,实际上是浮、细、虚3种脉象的复合脉,主病以湿、虚为多,可见于胃肠型感冒、急性胃肠炎等。

【体状诗】

浮脉唯从肉上行,如循榆荚似毛轻。三秋得令知无恙,久病逢之却可惊。

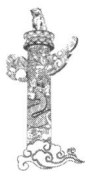

【相类诗】

浮如木在水中浮,浮大中空乃是芤。拍拍而浮是洪脉,来时虽盛去悠悠。

浮脉轻平似捻葱,虚来迟大豁然空。浮而柔细方为濡,散似杨花无定踪。

【主病诗】

浮脉为阳表病居,迟风数热紧寒拘。浮而有力多风热,无力而浮是血虚。

寸浮头痛眩生风,或有风痰聚在胸。关上土衰兼木旺,尺中溲便不流通。

沉　脉

【脉象】

沉脉,重手按至筋骨乃得,如绵裹砂,内刚外柔,如石投水,必极其底。

沉脉为脉位低沉,轻取不应指,重按乃得,如石沉水底。

【主病】

里证。亦可见于无病之正常人。

【脉理】

病邪在里,正气相搏于内,气血内困,故脉沉而有力,为里实证;若脏腑虚弱,阳气衰微,气血不足,无力统运营气于表,则脉沉而无力,为里虚证。

沉脉须与近似脉伏脉相区别,沉脉与伏脉都位于皮下深部,需重按触及,但沉脉部位近于筋骨,在肌肉中部,跳动均匀,而伏脉必须推筋着骨始得。沉脉与浮脉为相反的脉象。临床上沉脉常同数、迟、滑、弦、虚、缓等脉兼见。

【体状诗】

水行润下脉来沉,筋骨之间软滑匀。女子寸兮男子尺,四时如此号为平。

【相类诗】

沉帮筋骨自调匀,伏则推筋着骨寻。沉细如绵真弱脉,弦长实大是牢形。

【主病诗】

沉潜水畜阴经病,数热迟寒滑有痰。无力而沉虚与气,沉而有力积并寒。

寸沉痰郁水停胸,关主中寒痛不通。尺部浊遗并泻痢,肾虚腰及下元痌。

迟　脉

【脉象】

迟脉,一息三至。去来极慢。

脉来迟慢,一息不足四至(相当于每分钟脉搏60次以下)。

【主病】

寒证。迟而有力为寒痛冷积,迟而无力为虚寒。久经锻炼的运动员,脉迟而有力,则不属病脉。

【脉理】

迟脉主寒证,由于阳气不足,鼓动血行无力,故脉来一息不足四至。若阴寒冷积阻滞,阳失健运,血行不畅,脉迟而有力。因阳虚而寒者,脉多迟而无力。邪热结聚,阻滞气

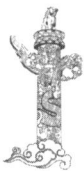

血运行,也见迟脉,但必迟而有力,按之必实,迟脉不可概认为寒证,当脉症合参。

【体状诗】

迟来一息至唯三,阳不胜阴气血寒。但把浮沉分表里,消阴须益火之源。

【相类诗】

脉来三至号为迟,小驶于迟作缓持。迟细而难知是涩,浮而迟大以虚推。

【主病诗】

迟司脏病或多痰,沉痼癥瘕仔细看。有力而迟为冷痛,迟而无力定虚寒。

寸迟必是上焦寒,关主中寒痛不堪。尺是肾虚腰脚重,溲便不禁疝牵丸。

数　脉

【脉象】

数脉,一息六至,脉流薄疾。脉搏来去快速,脉率在每分钟 100 ~ 140 次(一息五至七至),脉律规整。

【主病】

热证。有力为实热,无力为虚热。也见于里寒证、表寒证。

【脉理】

邪热内盛,气血运行加速,故见数脉。因邪热盛,正气不虚,正邪交争剧烈,故脉数而有力,主实热证。若久病耗伤阴津,阴虚内热,则脉虽数无力。若脉显浮数,重按无根,是虚阳外越之危候。

如果阴盛阳虚,逼阳外越,或精血亏甚,无以敛阳,阳气上浮,也见数而无力脉。外感寒邪,正气搏击外邪,也见数脉。

数脉须同近似脉紧脉、滑脉、疾脉相区别。数脉往来较快,脉率在每分钟 100 次;紧脉左右弹指,脉势较数脉急;滑脉往来流利,脉势尚柔和;疾脉较数脉往来更快,脉率多为每分钟 140 ~ 160 次。临床上数脉常同浮、细、弦、滑等脉兼见。正常人因体力活动、饮酒吸烟与情绪激动可见数脉。

【体状诗】

数脉息间常六至,阴微阳盛必狂烦。浮沉表里分虚实,唯有儿童作吉看。

【相类诗】

数比平人多一至,紧来如数似弹绳。数而时止名为促,数见关中动脉形。

【主病诗】

数脉为阳热可知,只将君相火来医。实宜凉泻虚温补,肺病秋深却畏之。

寸数咽喉口舌疮,吐红咳嗽肺生疡。当关胃火并肝火,尺属滋阴降火汤。

滑　脉

【脉象】

滑脉,往来前却,流利辗转。替替然如珠之应指,漉漉如欲脱。

脉往来流利,如珠走盘,应指圆滑。就像有一排气泡,在病人血管中游过,依次经过

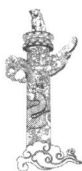

诊者的无名指、中指和示指,速度较快,一个接着一个,即像一个小铁珠依次滚过手指的感觉。

【主病】

痰饮、食积、实热等证,又主妊娠。

【脉理】

邪气壅盛于内,正气不衰,气实血涌,故脉往来甚为流利,应指圆滑。若滑脉见于平人,必滑而和缓,总由气血充盛,气充则脉流畅,血盛则脉道充盈,故脉来滑而和缓妇女无病而见滑脉,可判断为妊娠(妊娠 2 ~ 9 个月)。正常人脉滑而缓和(稍有滑象),是营卫调和、气血充盈的征象。

数脉以脉率每分钟 100 次以上为特点,滑脉以脉形流利圆滑为特点。脉率快时当先判定是数脉,如同时有明显滑象,则为滑数脉。动脉以脉来流利、频数、短而有力为特征,实际上即滑脉与数脉的复合脉。此外,滑脉与涩脉的脉形、脉势变化恰好相反,容易鉴别。

切诊时滑脉有显著的程度差异,应指滑利但无明显如珠走盘指感者,稍有滑象;应指流利圆滑,有如触滚珠指感者,滑象明显;如再在前者基础上,脉体出现显著振动感的,则滑象更为明显。滑脉无明显的脉位差异,浮、中、沉取均可呈现,但以浮取、中取时更多。滑脉与浮脉兼见主表证夹痰或表里俱热,与数脉相兼主痰热,与弦脉相兼主肝风夹痰(如高血压病、中风等)。

【体状相类诗】

滑脉如珠替替然,往来流利却还前。莫将滑数为同类,数脉唯看至数间。

【主病诗】

滑脉为阳元气衰,痰生百病食生灾。上为吐逆下蓄血,女脉调时定有胎。

寸滑膈痰生呕吐,吞酸舌强或咳嗽。当关宿食肝脾热,渴痢癃淋看尺部。

涩　脉

【脉象】

涩脉,细而迟。往来难,短且散,或一止复来,参伍不调。如轻刀刮竹,如雨沾沙,如病蚕食叶。

迟细而短,往来艰涩,极不流利,如轻刀刮竹。

【主病】

精血亏少,气滞,血瘀,挟痰,挟食。

【脉理】

精伤血少津亏,不能濡养经脉,血行不畅,脉气往来艰涩,故涩而无力,如慢性出血、遗精、阳萎、肢体麻木、心痛肢冷等,常见脉涩无力,属虚证。若气滞血瘀、痰、食胶固,气机不畅,血行受阻,则脉涩而有力。如腹中包块、癥瘕积聚等,常见脉涩有力,属实证。

涩脉须与迟脉、结脉相鉴别。迟脉以脉率小(每分钟 59 次以下)为特征,脉势并无

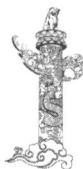

艰涩不畅感;而涩脉以往来艰涩为特征,脉率可以正常。涩脉的脉律规整,无歇止脉,结脉则脉有歇止,脉率小,容易鉴别。滑脉与涩脉在脉形、脉势上相反,滑脉往来流利,起伏快,有圆滑流畅指感;而涩脉则往来艰涩,起伏慢,有如轻刀刮竹的不畅感。

【体状诗】

细迟短涩往来难,散止依稀应指间。如雨沾沙容易散,病蚕食叶慢而艰。

【相类诗】

参伍不调名曰涩,轻刀刮竹短而难。微似秒芒微软甚,浮沉不别有无间。

【主病诗】

涩缘血少或伤精,反胃亡阳汗雨淋。寒湿入营为血痹,女人非孕即无经。
寸涩心虚痛对胸,胃虚胁胀察关中。尺为精血俱伤候,肠结溲淋或下红。

虚　脉

【脉象】

三部脉会之无力,按之空虚。虚脉,迟大而软。按之无力。隐指豁豁然空。

虚脉是寸关尺三部举、按均感觉无力的脉象,为无力脉的总称。

【主病】

虚证,多为气血不足或脏腑虚证。

【脉理】

气虚不足以运其血,故脉来无力,血虚不足充盈脉道,故脉按之空虚。由于气虚不敛而外张,血虚气无所附而外浮,脉道松弛,故脉形大而势软。

脏腑功能低下,精血津液亏损,即各种慢性消耗性疾病,常可见虚脉。高热伤阴,失水,出血,或吐泻后津液不足,血脉难以充盈,其虚脉无力之象更为显著。临床上,虚脉与浮脉兼见,主气虚或卫气不固;与涩脉兼见,主血虚;与迟脉兼见,主阳虚;与数脉兼见,主阴虚。虚脉作为无力脉的代表,体现了细脉、濡脉、散脉、短脉、微脉、弱脉等脉力不足的特点。

在临床上应与以下几种脉象加以区别:细脉以脉形细小、脉力不足为特点,但其脉来应指清晰;濡脉见于浮位,即浮细软无力的脉象;散脉为浮散无力、漫无根底之脉,其脉形、脉率不清;短脉是不足三部(寸关尺)的脉象,常见于关部(或寸脉)而他部脉不清;微脉似有若无,至数不清,脉形细软无力;弱脉即沉细无力的脉象,是虚脉、沉脉、细脉的复合脉。

【体状相类诗】

举之迟大按之松,脉状无涯类谷空。莫把芤虚为一例,芤来浮大似慈葱。

【主病诗】

脉虚身热为伤暑,自汗怔忡惊悸多。发热阴虚须早治,养营益气莫蹉跎。
血不荣心寸口虚,关中腹胀食难舒。骨蒸痿痹伤精血,却在神门两部居。

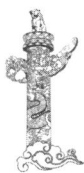

实　脉

【脉象】

实脉,浮沉皆得。脉大而长。微弦,应指幅幅然。

三部脉举按均有力。特点是脉搏搏动力量强,寸、关、尺三部,浮、中、沉三候均有力量,脉管宽大。

【主病】

实证。

【脉理】

邪气亢盛而正气不虚,邪正相搏,气血壅盛,脉道紧满,故脉来应指坚实有力。平人亦可见实脉,这是正气充足,脏腑功能良好的表现。平人实脉应是静而和缓,与主病之实脉躁而坚硬不同,实脉则长大坚实,两者容易区别。

临床上,实脉与沉脉兼见,主阳明腑实证;与紧脉兼见,主寒积;与滑脉兼见,主痰积。实脉作为有力脉的统称,体现了滑、紧、弦、长、洪脉的脉力强盛特点,在临床上应加以区别:滑脉的脉体圆润,起伏速度快而往来流利;紧脉的脉体紧张有力;弦脉的脉体弦硬,缺乏柔韧性;长脉主要是指超过寸关尺三部的脉象;而洪脉的脉形宽大,充实有力,但以浮取为显,来盛去衰,与一般意义上的实脉是有区别的。

【体状诗】

浮沉皆得大而长,应指无虚幅幅强。热蕴三焦成壮火,通肠发汗始安康。

【相类诗】

实脉浮沉有力强,紧如弹索转无常。须知牢脉帮筋骨,实洒微弦更带长。

【主病诗】

实脉为阳火郁成,发狂谵语吐频频。或为阳毒或伤食,大便不通或气痛。

寸实应知面热风,咽疼舌强气颠胸。当关脾热中宫满,尺实腰肠痛不通。

长　脉

【脉象】

首尾端长,超过本位。

【主病】

肝阳有余、火热邪毒等有余之症。

【脉理】

健康人正气充足,百脉畅通无损,气机升降调畅,脉来长而和缓;若肝阳有余,阳盛内热,邪气方盛,充斥脉道,加上邪正相搏,脉来长而硬直,或有兼脉,为病脉。

长脉,不大不小。迢迢自若如揭长竿末梢,为平。如引绳,如循长竿,为病。

长脉是一种超过寸脉、尺脉的长度,寸脉可到鱼际,尺脉向肘方向延长的,即超过本位长而直的线索脉,分常脉与病脉两种,脉来长而"和缓",则为正常的长脉,如果长而

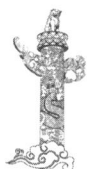

"紧束"则近似为弦脉,或近似为紧脉,均为病脉。长脉与弦脉、紧脉、细脉均为线索脉,以端直而长、有力为主要特点,与滑脉、动脉在脉形上截然不同。

长脉与弦脉二脉皆长,弦脉端直,长脉亦直;弦脉紧束益劲,长脉较为柔和。弦脉主肝风内动,长脉主肝风内动之前的肝火亢盛,弦脉所主之病深重,长脉所主之病轻浅。长脉恶化则变为弦脉,弦脉之病好转则为长脉。同为肝火亢盛之证,年龄偏高、动脉硬化者则见弦脉,年龄较小、动脉弹性良好者则见长脉。

长脉与紧脉均为较直的线索脉,但紧脉的脉率有快、常和慢3种,而长脉的脉率为正常或稍快。紧脉脉形紧束,长脉较为宽松。紧脉主寒证,长脉主火证。

长脉与短脉截然有别,长脉超过本位,短脉则不及本位。长脉主气滞、主气盛,短脉主气虚、主气郁。

【体状相类诗】

过于本位脉名长,弦则非然但满张。弦脉与长争较远,良工尺度自能量。

【主病诗】

长脉迢迢大小匀,反常为病似牵绳。若非阳毒癫痫病,即是阳明热势深。

短　脉

【脉象】

短脉,不及本位,应指而回,不能满部。

首尾俱短,不能满部。短脉波动的幅度短,不及本位,应指在关部较明显,而寸、尺两头有不足之感,特点是脉体短缩,与长脉是相对的。

【主病】

气病。短而有力为气郁、气滞;短而无力为气虚,中气不足。

【脉理】

气虚不足以帅血,无力鼓动血行,则脉动不及尺寸本部,亦不能充盈脉道,致使寸口脉来短而无力。亦有因气滞血瘀或痰滞食积,阻碍脉道,以致脉气不伸而见短脉,但必短而有力,故短脉不可概作不足之脉,应注意其有力无力。

【体状相类诗】

两头缩缩名为短,涩短迟迟细且难。短涩而浮秋喜见,三春为贼有邪干。

【主病诗】

短脉唯于尺寸寻,短而滑数酒伤神。浮为血涩沉为痞,寸主头痛尺腹疼。

洪　脉

【脉象】

洪脉,指下极大,来盛去衰,来大去长。

洪脉极大,状若波涛汹涌,来盛去衰。

【主病】

里热证。

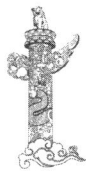

【脉理】

洪脉的形成,因阳气有余、气壅火亢,内热充斥,致使脉道扩张,气盛血涌,所产生如烦渴、面红、身热等症状,故会出现如波涛般汹涌,来盛去衰的脉象。若久病气虚或虚劳、失血、久泄等病症而出现洪脉,是正虚邪盛的危险证候或为阴液枯竭,孤阳独亢或虚阳亡脱。此时,浮取洪盛,沉取无力无神。

洪脉与实脉相类似,脉象都是强盛有力。洪脉轻取时如波涛般汹涌,来盛去衰,沉取时反而略微衰弱。实脉虽然不如洪脉狂急,但在浮取或沉取时,都极为有力,不论来去都十分强盛。

【体状诗】

脉来洪盛去还衰,满指滔滔应夏时。若在春秋冬月分,升阳散火莫狐疑。

【相类诗】

洪脉来时拍拍然,去衰来盛似波澜。欲知实脉参差处,举按弦长愊愊坚。

【主病诗】

脉洪阳盛血应虚,相火炎炎热病居。胀满胃翻须早治,阴虚泻痢可踌躇。
寸洪心火上焦炎,肺脉洪时金不堪。肝火胃虚关内察,肾虚阴火尺中看。

微　脉

【脉象】

微脉,极细而软。按之如欲绝。若有若无,细而稍长。

脉极细极软,轻取模糊,重按全无,按之欲绝,至数不明,似有若无。

【主病】

阴阳气血诸虚,阳气衰微。

【脉理】

阳气衰微,无力鼓动,血微则无以充脉道,故见微脉。浮以候阳,轻取之似无为阳气衰。沉以候阴,重取之似无是阴气竭。久病正气损失,气血被耗,正气殆尽,故久病脉微,为气将绝之兆;新病脉微,属阳气暴脱,亦可见于阳虚邪微者。但邪不太深重者,或尚可救。多见于心肾阳衰及暴脱的病人,或慢性虚弱病后元气大虚等。

微脉比细脉更细更软,可以理解为"特小"。

【体状相类诗】

微脉轻微瀿瀿乎,按之欲绝有如无。微为阳弱细阴弱,细比于微略较粗。

【主病诗】

气血微兮脉亦微,恶寒发热汗淋漓。男为劳极诸虚候,女作崩中带下医。
寸微气促或心惊,关脉微时胀满形。尺部见之精血弱,恶寒消瘅痛呻吟。

紧　脉

【脉象】

紧脉,来往有力,左右弹人手。如转索无常。数如切绳。如纫箄线。

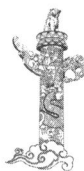

脉来绷急,状若牵绳转索。脉象特点是脉势紧张有力,坚搏抗指,脉管的紧张度、力度均比弦脉高,其指感比弦脉更加绷急有力,且有旋转绞动或左右弹指的感觉,但脉体较弦脉柔软。

【主病】

寒证、痛证和食积等证。

【脉理】

寒为阴邪,主收引凝泣,困遏阳气。寒邪侵袭人体,与正气相搏,以致脉道紧张而搏指,状如切绳,故见紧脉。诸痛而见紧脉,也是寒邪积滞与正气激搏,阳气被困而不得宣通,气血凝滞而不通,不通则痛之缘故。

【体状诗】

举如转索切如绳,脉象因之得紧名。总是寒邪来作寇,内为腹痛外身疼。

【相类诗】

见弦、实脉。

【主病诗】

紧为诸痛主于寒,喘咳风痫吐冷痰。浮紧表寒须发越,紧沉温散自然安。

寸紧人迎气口分,当关心腹痛沉沉。尺中有紧为阴冷,定是奔豚与疝疼。

缓　脉

【脉象】

一息四至,来去怠缓。

缓脉,去来小驶于迟,一息四至,如丝在经不卷其轴,应指和缓。往来甚匀。如初春杨柳舞风之象,如微风袅飐柳梢。

【主病】

湿证,脾胃虚弱。

【脉理】

湿邪黏滞,气机为湿邪所困;脾胃虚弱,气血乏源,气血不足以充盈鼓动,故缓脉见怠缓;平缓之脉,是为气血充足,百脉通畅。若病中脉转缓和,是正气恢复之征。

若脉来均匀和缓,为平脉,是正常人的脉象。若脉缓而无力,多见主湿证及脾胃气虚。缓脉须同近似脉迟脉、濡脉、微脉、弱脉相区别。迟脉一息不足四至;濡脉浮细而软;微脉则细而软弱,似有似无;弱脉呈沉细之象,须重按始得,与缓脉来去怠缓,不浮不沉,一息四至不同。缓脉与紧脉为相反的脉象。临床上,缓脉常同浮、沉、大、迟等脉兼见。

【体状诗】

缓脉阿阿四至通,柳梢袅袅飐轻风。欲从脉里求神气,只在从容和缓中。

【相类诗】

见迟脉。

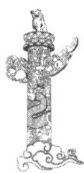

【主病诗】

缓脉营衰卫有余,或风或湿或脾虚。上为项强下痿痹,分别浮沉大小区。

寸缓风邪项背拘,关为风眩胃家虚。神门濡泄或风秘,或是蹒跚足力迁。

芤　脉

【脉象】

芤脉,浮大而软,按之中央空,两边实。芤脉脉位偏浮、形大、势软而中空,中空外实,如按葱管。

【主病】

失血,伤阴。

【脉理】

芤脉多见于失血伤阴之证,故芤脉的出现与阴血亡失,脉管失充有关。是因血崩、呕血、外伤性大出血等突然失血过多时,脉管内血量骤然减少,营血不足,无以充脉,紧张度低下的一种状态;或因剧烈吐泻津液大伤,血不得充,血失阴伤则阳气无所附而浮越于外,因而形成浮大中空之芤脉。常见于大出血或暴吐暴泻亡津液之后。

【体状诗】

芤形浮大软如葱,边实须知内已空。火犯阳经血上溢,热侵阴络下血红。

【相类诗】

中空旁实乃为芤,浮大而迟虚脉呼。芤更带弦名曰革,芤为失血革血虚。

【主病诗】

寸芤积血在于胸,关里逢芤肠胃痈。尺部见之多下血,赤淋红痢漏崩中。

弦　脉

【脉象】

端直而长,如按琴弦。弦脉端直以长。如张弓弦。按之不移,绰绰如按琴瑟弦,状若筝弦。从中直过,挺然指下。

脉象特点是脉形端直而似长,脉势较强、脉道较硬,切脉时有挺然指下、直起直落的感觉,故形容为"从中直过""挺然与指下"。其弦硬程度随病情轻重而不同,轻则如按琴弦,重则如按弓弦,甚则如循刀刃。

【主病】

肝胆病,痰饮,痛证,疟疾。或为虚劳、胃气衰败者。

【脉理】

弦是脉气紧张的表现。肝主筋,脉道的柔软、弦硬与筋之弛缓、强劲之性相同。肝主流泄,调物气机,以柔和为贵,若邪气滞肝,疏泄失常,气郁不利则见弦脉。诸痛、痰饮、情志不遂,均可使肝失疏泄,气机阻滞,阴阳不和,脉气因而紧张,故脉来弦硬而为弦。并随邪气性质不同而或为弦紧,或为弦数,或为弦滑等。疟邪为病,伏于半表半里,少阳枢机不利而见弦脉。虚劳内伤,中气不足,肝木乘脾土,亦觉见弦脉。或肝病及肾,阴虚阳

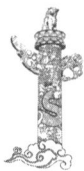

兀,也可见弦脉,但应为弦缓或弦细。若弦而细劲,如循刀刃,便是胃气全无,病多难治。

弦脉亦见于老年健康者,而生理性弦脉在春季多见,其脉象与病理性弦脉相比较为柔和。亦常见于高血压、动脉硬化。

【体状诗】

弦脉迢迢端直长,肝经木旺土应伤。怒气满胸常欲叫,翳蒙瞳子泪淋浪。

【相类诗】

弦来端直似丝弦,紧则如绳左右弹。紧言其力弦言象,牢脉弦长沉伏间。

【主病诗】

弦应东方肝胆经,饮痰寒热虐缠身。浮沉迟数须分别,大小单双有重轻。

寸弦头痛膈多痰,寒热癥瘕察左关。关右胃寒心腹痛,尺中阴疝脚拘挛。

革 脉

【脉象】

革脉,弦而芤。如按鼓皮。浮而搏指,中空外坚,如按鼓皮。即浮取弦急,按之则表坚里虚,如以指按鼓皮之感。

【主病】

亡血、失精、半产、崩漏。

【脉理】

革脉为弦芤相合之脉,由于精血内虚,气无所附而浮越于外,如之阴寒之气收束,因而成外强中空之象。革脉是属于具有复合因素的脉象,它是芤、弦两脉的脉形所构成的合体脉,既具有弦的张力强的表面有力的一面,又有按之空虚内部中空的情况,所以古人说是"如按鼓皮"等。

【体状主病诗】

革脉形如按鼓皮,芤弦相合脉寒虚。女人半产并崩漏,男子营虚或梦遗。

【相类诗】

见芤脉、牢脉。

牢 脉

【脉象】

沉按实大弦长,浮取、中取不应,沉取始得,坚牢不移。牢脉,似沉似伏,实大而长,微弦。"牢"者,深居于内,坚固牢实之义。脉象特点是脉位沉长,脉势实大而弦。牢脉轻取、中取均不应,沉取始得,但搏动有力,势大形长,即似沉似伏,重按实大弦长之脉象,为沉、弦、大、实、长5种脉象的复合脉。

【主病】

阴寒凝结,内实坚积,如癥瘕、痞块、疝气、中风、痉厥等。

【脉理】

牢脉之形成,是由于病气牢固,阴寒内积,阳气沉潜于下,故脉来沉而实大弦长,坚牢

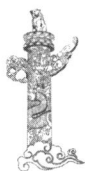

不移。牢脉主实有气血之分,癥瘕有形肿块,是实在血分;无形痞结,是实在气分。若牢脉见于失血、阴虚等病症,是阴血暴亡之危候。

【体状相类诗】

弦长实大脉牢坚,牢位常居沉浮间。革脉芤弦自浮起,革虚牢实要详看。

【主病诗】

寒则牢坚里有余,腹心寒痛木乘脾。疝癞癥瘕何愁也,失血阴虚欲忌之。

濡　脉

【脉象】

浮而细软,轻按可得,重按反不明显,如帛在水中。轻手相得。按之无有,如水上浮沤。

【主病】

虚证,湿证。

【脉理】

濡脉主诸虚,若为精血两伤,阴虚不能维阳,故脉浮软,精血不充,则脉细;若为气虚阳衰,虚阳不敛,脉也浮软,浮而细软,则为濡脉。若湿邪阻压脉道,亦见濡脉。

濡脉属于具有复合因素的脉象,它是浮、细、无力几种条件的综合体,由于濡脉浮细、无力,其指感轻、软、小,故有绵浮水面,水上浮沤,如线之浮水中的形象描述。濡脉可以与有关脉象构成兼脉,如濡缓、濡数等。

【体状诗】

濡形浮细按须轻,水面浮绵力不禁。病后产中犹有药,平人若见是无根。

【相类诗】

浮而柔细知为濡,沉细而柔作弱持。微则浮微如欲绝,细来沉细近于微。

【主病诗】

濡为亡血阴虚病,髓海丹田暗已亏。汗雨夜来蒸入骨,血山崩倒湿侵脾。
寸濡阳微自汗多,关中其奈气虚何。尺伤精血虚寒甚,温补真阴可起疴。

弱　脉

【脉象】

极软而沉细,柔弱而滑,举之无有,沉取乃得,重按欲绝。按之乃得,举手无有。

【主病】

气血阴阳俱虚证,尤以阳气虚衰证多见。

【脉理】

阴血不足,不能充盈脉道,阳衰气少,无力鼓动,推动血行,故脉来沉而细软,而形成弱脉。

弱脉与濡脉相似。弱脉与濡脉在脉势上均细软而无力,但弱脉须沉按始得;而濡脉则轻取即有,稍用力则无。弱脉与弦脉为相反的脉象。临床上,弱脉常同涩、细、数等脉

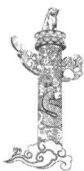

兼见。

【体状诗】

弱来无力按之柔,柔细而沉不见浮。阳陷入阴精血弱,白头犹可少年愁。

【相类诗】

见濡脉。

【主病诗】

弱脉阴虚阳气衰,恶寒发热骨筋痿。多惊多汗精神减,益气调营急早医。

寸弱阳虚病可知,关为胃弱与脾衰。欲求阳陷阴虚病,须把神门两部推。

散　脉

【脉象】

浮散无根,至数不齐。散脉,大而散。有表无里,涣漫不收,无统纪,无拘束,至数不齐,或来多去少,或去多来少。涣散不收,如杨花散漫之象。

散脉脉象特征是散乱不整,至数不齐,如杨花散漫无定踪,即浮大无力而乱,中取渐空,重按欲绝无根而且脉律绝对不整,脉率快慢不匀,脉力强弱不均,与怪脉之解索脉是同一脉象,与快速心房颤动脉象相合。以此来诊断是否为散脉。

【主病】

元气离散。

【脉理】

散者,气实血虚,有表无里。散脉主元气离散,气血消亡,脏腑精气将绝的危重征候,特别是肾气将绝的危证。因心力衰竭,阴阳不敛,阳气离散,故脉来浮散而不紧,稍用重力则按不着,漫无根蒂;阴衰阳消,心气不能维系血液运行,故脉来时快时慢,至数不齐。孕妇见散脉,则有堕胎之虞。

【体状诗】

散似杨花散漫飞,去来无定至难齐。产为生兆胎为堕,久病逢之不必医。

【相类诗】

散脉无拘散漫然,濡来浮细水中绵。浮而迟大为虚脉,芤脉中空有两边。

【主病诗】

左寸怔忡右寸汗,溢饮左关应软散。右关软散胻胕肿,散居两尺魂应断。

细　脉

【脉象】

脉细如线,但应指明显。细脉,小于微而常有,细直而软,若丝线之应指。

细脉是指脉管在指下感觉细小,有的形容脉细如丝,但脉起落搏指明显,能分清次数的脉象,又称小脉。其特点是脉窄,波动小。

【主病】

气血两虚,诸虚劳损(如失血、亡精、吐泻过度、久病阴竭阳衰等),湿证。

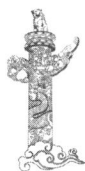

【脉理】

细为气血两虚所致,营血亏虚不能充盈脉道,气不足则无力鼓动血液运行,故脉体细小而无力。阴阳气血都不足的久病虚证,脉也细小。单纯的阳虚气虚,脉现沉微,阳虚气虚较重出现阳亡气脱的危险阶段时,脉反现浮大无力。

湿邪阻压脉道,伤人阳气也见细脉。多见于阳气虚损,湿邪侵凝腰肾,水湿较重的病人,由于水湿充斥皮肤,脉管受到挤压便显得细小,但细而柔软。

细脉须与近似脉微脉、弱脉、濡脉相区别。细脉虽脉细如线,但应指明显,起落清楚;微脉极细而软,似有似无;弱脉则沉细而软,须重按始得;濡脉浮细而软,脉位浅表。细脉与洪脉为相反的脉象。临床上,细脉常同数、弦、濡、沉、涩等脉兼见。与细脉相反的是洪大脉,指下感觉脉宽大,波动也大,如波涛汹涌,脉跳起搏指有力,落下时较深,起伏较大。多见于高热病人,且与数脉同时出现。此外,冬季脉体稍细,不作病脉。若热病神昏脉细,为脉症不相应,多属逆候。

【体状诗】

细来累累细如丝,应指沉沉无绝期。春夏少年俱不利,秋冬老弱却相宜。

【相类诗】

见微脉、濡脉。

【主病诗】

细脉萦萦血气衰,诸虚劳损七情乖。若非湿气侵腰肾,即是伤精汗泄来。

寸细应知呕吐频,入关腹胀胃虚形。尺逢定是丹田冷,泻痢遗精号脱阴。

伏　脉

【脉象】

脉位深伏,重手推筋按骨始得,甚则伏而不见。伏脉,重按着骨,指下裁动。脉行筋下。

【主病】

邪闭,厥证,痛极。

【脉理】

因邪气内伏,脉气不能宣通,脉道潜伏不显而出现伏脉;若阳气衰微欲绝,不能鼓动血脉亦见伏脉。前者多见实邪暴病,后者多见于久病正衰。

伏脉可见于热闭、寒闭、气闭、痰湿阻滞等证。剧烈疼痛,亦见伏脉。伏而无力为阳虚之厥证,多见于心阳虚衰或吐泻太过,气随液脱之阳气虚弱证。

【体状诗】

伏脉推筋着骨寻,指间才动隐然深。伤寒欲汗阳将解,厥逆脐疼证属阴。

【相类诗】

见沉脉。

【主病诗】

伏为霍乱吐频频,腹痛多缘宿食停。蓄饮老痰成积聚,敛寒温里莫因循。

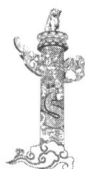

食郁胸中双寸伏,欲吐不吐常兀兀。当关腹痛困沉沉,关后疝疼还破腹。

动　脉

【脉象】

脉形如豆,厥厥动摇,滑数有力。动乃数脉,见于关上下,无头尾,如豆大,厥厥动摇。动脉是指脉搏滑数有力,应指跳突如豆,但搏动的部位较狭小,节律不够均匀的脉象。

【主病】

痛证、惊证。妇女妊娠反应期可出现动脉,这对临床诊断早孕有一定价值。

【脉理】

动脉是阴阳相搏,升降失和,使其气血冲动,故脉道随气血冲动而呈动脉。痛则阴阳不和,气血不通,惊则气血紊乱,心突跳,故脉亦应之而突跳,故痛与惊可见动脉。

动脉是数、滑、有力与动摇不定几种脉象及因素所综合而成的,与其他脉构成兼脉在临床上机会不多。

【体状诗】

动脉摇摇数在关,无头无尾豆形团。其原本是阴阳搏,虚者摇兮胜者安。

【主病诗】

动脉专司痛与惊,汗因阳动热因阴。或为泻痢拘挛病,男子亡精女子崩。

促　脉

【脉象】

脉来数,时而一止,止无定数。促脉,来去数,时一止复来。如蹶之趣,徐疾不常。

【主病】

阳热亢盛,气血痰食瘀滞。

【脉理】

阳热盛极,或气血痰饮,宿食瘀滞化热,正邪相搏,血行急速,故脉来急数。邪气阻滞,阴不和阳,脉气不续,故时一止,止后复来,指下有力,止无定数。即脉来急数而又有不规则的间歇,相当于窦性心动过速伴期前收缩(也称早搏)者。促脉亦可见于虚证,久病阴液消亡,脏气虚弱,阴血衰少,真元衰惫。以致脉气不相接,则数中一止,止无定数,必脉促而细小无力,为虚脱之象。阳盛热结,阴不和阳,故脉来急数有力而时见歇止。

促脉须与近似脉数脉相区别。促脉脉来急促有间歇,而数脉频率快无间歇。促脉与结脉为相反的脉象。临床上,促脉常同洪、实、细、弱、滑、数等脉兼见。

【体状诗】

促脉数而时一止,此为阳极欲亡阴。三焦郁火炎炎盛,进必无生退可生。

【相类诗】

见代脉。

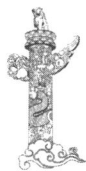

【主病诗】

促脉唯将火病医,其因有五细推之。时时喘咳皆痰积,或发狂斑与毒疽。

结　脉

【脉象】

脉来缓,时而一止,止无定数。结脉,往来缓,时一止复来。

【主病】

阴盛气结,寒痰血瘀,癥瘕积聚。

【脉理】

阴盛气机郁结,阳气受阻,血行瘀滞,故脉来缓怠,脉气不相顺接,时一止,止后复来,止无定数,常见于寒痰血瘀所致的心脉瘀阻证。结脉见于虚证,多为久病虚劳,气血衰,脉气不继,故断而时一止,气血续则脉复来,止无定数。

结脉脉来缓慢,时而一止,止无定数,少顷复来,即脉来迟缓而呈不规则间歇。窦性心律、脉律正常之偶发期前收缩,当为“缓时一止”之结脉;而低于 60 次/min 之偶发期前收缩,即窦性心动过缓伴期前收缩者,当属“迟时一止”之结脉。

结脉主病有虚实之分。结而有力,主阴盛气结、痰凝、血瘀、食积、癥瘕积聚之证;结而无力,主心阳不足,气血虚弱之证。

促与结,虽有缓数之异,然皆有歇止。造成歇止的原因,有虚实两类,机制是相同的。当全面分析,不可囿于促为阳、结为阴,而以偏概全。

【体状诗】

结脉缓而时一止,独阴偏胜欲亡阳。浮为气滞沉为积,汗下分明在主张。

【相类诗】

见代脉。

【主病诗】

结脉皆因气血凝,老痰结滞苦呻吟。内生积聚外痈肿,疝瘕为殃病属阴。

代　脉

【脉象】

脉来时见一止,止有定数,良久方来。代脉,动而中止,不能自还,因而复动。脉至还入尺,良久方来。

【主病】

脏气衰微,风证,痛证。

【脉理】

脏气衰微,气血亏损,以致脉气不能衔接而歇止,不能自还,良久复动。风证、痛证见代脉,因邪气所犯,阻于经脉,致脉气阻滞,不相衔接为实证。

代脉脉来缓慢而有规则地间歇,即脉来迟缓,止有定数,不能自还,良久复动,其特点是脉搏节律成比例的歇止或弱小搏动,如每跳五次停一次,或每跳三次停一次,甚至有

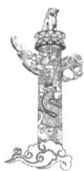

每跳两次停一次的。

代脉主脏气衰微,气血亏损,元气不足,尤以脾气衰微,心肾阳虚为多见,是心气绝,心脏病的表现。代脉还主风证、痛证、惊恐、七情惊恐、跌打损伤等,是心气失和,脉气不相顺接所致,与脏气衰微之代脉不同,系一时性的现象。妊娠也可见代脉,但脉象有力、柔和、均匀,不作病论。

代脉源于心脏过早搏动或房室传导阻滞,见于各种器质性心脏病等。临床上,代脉常与结脉相兼,主心悸心痛;与弦脉相兼,主痛证和惊恐;与细脉、弱脉相兼,主气血亏损,脏气衰微;与浮脉相兼,主风证。代脉须与相似脉结脉、促脉区别。三者均为节律不齐的脉象,但结脉、促脉都是不规则的间歇脉,歇止时间短,歇止后有几次较快的脉搏;代脉是有规则的间歇脉,歇止时间长,歇止后没有较快的脉搏出现。

【体状诗】

动而中止不能还,复动因而作代看。病者得之犹可疗,平人却与寿相关。

【相类诗】

数而时止名为促,缓止须将结脉呼。止不能回方是代,结生代死自殊途。

【主病诗】

代脉原因脏气衰,腹痛泻痢下元亏。或为吐泻中宫病,女子怀胎三月兮。

五十不止身无病,数内有止皆知定。四十一止一脏绝,四年之后多亡命。

三十一止即三年,二十一止二年应。十动一止一年殂,更观气色兼形征。

两动一止三四日,三四动止应六七。五六一止七八朝,次第推之自无失。

疾 脉

【脉象】

疾脉,快于数而疾,呼吸之间脉七至。

疾脉,又称急脉、极脉。脉来急速,较数脉尤甚,成人一息七八至(相当于每分钟脉搏达 120 ~ 140 次)。《脉诀汇辨》曰:"六至以上,脉有两称,或名曰疾,或名曰极,总是急速之脉,数之甚者也。"

【主病】

阳极阴竭,元气将脱。

【脉理】

疾脉多因阳热极盛、阴气欲竭,元气将脱所致。见于急性热病,热邪极盛的阶段或严重的结核病、心肌炎等。虚损劳伤者见疾脉,多是危重证候。孕妇无病见此脉,则为临产脉象,也称离经脉。

【体状诗】

疾为急疾,数之至极;七到八至,脉流薄疾。

【主病诗】

疾为阳极,阴气欲竭;脉号离经,虚魂将绝;渐进渐疾,且多殒灭。

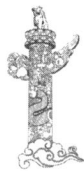

附：小儿脉诊

诊小儿脉，与成人有所不同，因小儿寸口部位狭小，难分寸关尺三部。此外，小儿临诊时容易惊哭，惊则气乱，脉气亦乱，故难以掌握，后世医家多以一指总候三部。操作方法是医生用左手握小儿手，再用右手大拇指按小儿掌后高骨脉上，分三部以定息数。对四岁以上的小儿，则以高骨中线为关，以一指向侧滚转寻三部；七八岁可以挪动拇指诊三部；九至十岁及以上，可以次第下指依寸关尺三部诊脉；十六岁则按成人三部诊脉进行。

小儿脉象主病，以浮、沉、迟、数定表、里、寒、热，人以有力无力定虚实，不详求二十八脉。还须指出，小儿肾气未充，脉气止于中候，不论脉体素浮素沉，重按多不见，若重按乃见，便与成人的牢实脉同论。

第六节　八纲辨证

《内经》虽无"八纲"名词，但在具体内容中却有八纲的散在性论述，并且基本确定了其相互间的辨证关系。《伤寒杂病论》已具体应用八纲对疾病进行辨证论治，如方隅曾在《医林绳墨》中说："仲景治伤寒，……然其大要，无出乎表里虚实阴阳寒热，八者而已。"明代，张景岳将"二纲六变"作为辨证的纲领，《景岳全书传忠录》曰："阴阳既明，则表与里对，虚与实对，寒与热对，明此六变，明此阴阳，则天下之病，固不能出此八者。"可见八纲辨证的概念与内容，已为明代许多医家所重视和接受，并将表、里、寒、热、虚、实、阴、阳八者作为辨证的纲领。清末民国之初中西医汇通派代表人物祝味菊在《伤寒质难》中正式提出"八纲"名称："所谓'八纲'者，阴、阳、表、里、寒、热、虚、实是也，古昔医工观察各种疾病之证候，就其性能之不同，归纳于八种纲要，执简驭繁，以应无穷之变。

辨证，即分析、辨认疾病的证候，是认识和诊断疾病的主要过程和方法。辨证的过程就是以病因、脏腑、经络、气血津液等理论为依据，对通过望、闻、问、切四诊所搜集的症状、体征等资料进行综合、归纳、分析、推理、判断、辨明其内在联系，以及各种病变相互之间的关系，从而认识疾病，做出正确的诊断。

中医讲究的就是辨证，中医辨证是在长期临床实践中形成的，方法有多种，主要有八纲辨证、病因辨证、气血津液辨证、脏腑辨证、卫气营血辨证、六经辨证、三焦辨证、经络辨证等。然而所有的辨证都离不开八纲辨证，即表、里、寒、热、虚、实、阴、阳这8个纲领。八纲辨证是中医各种辨证的总纲，是重点，讲的就是整体观念，辨证论治。整体观念和辨证论治是中医的核心。"辨"即辨认，辨别，也就是去认识、分析。"证"即证候，是机体在致病原因和条件作用下，机体与环境之间，脏腑、经络、气血津液之间关系紊乱的综合表现。所以，明确了某一证候，即是对疾病发展阶段中的病因、病位、邪正斗争的强弱、阴阳的偏盛偏衰等病理情况的概括，就是对各种各样的症的总结归纳。"论"就包括对它的认识体悟，对理论的提升。"治"就是治疗、治法，包括方药、针灸、推拿等各种方法。辨证和论治是中医理、法、方、药在临床上既具体又重要的两个环节，两者相互联系，不可分割。辨证是认识疾病，论治是针对病症采取相应的治疗手段和方法。辨证是治疗的前提

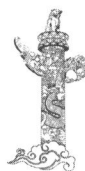

和依据,论治是辨证的目的和检验辨证正确与否的客观标准。所以中医诊断中都是围绕这个辨证论治来进行的。同时辨证论治对应来讲离不开整体观念,把握整体观念才能解决临证问题,离开了整体观念和辨证论治就不是中医了。

八纲辨证是根据四诊取得的材料,进行综合分析,以探求疾病的病变部位、性质、病势的轻重、机体反应的强弱、正邪双方力量的对比等情况,归纳为表、里、寒、热、虚、实、阴、阳八类证候,是中医辨证的基本方法,各种辨证的总纲,是从各种辨证方法和各种具体症状体征个性特征中凸显出来的具有普遍规律的共性纲领,在诊断疾病过程中,起到执简驭繁,提纲挈领的作用。疾病的表现尽管极其纷繁复杂,但基本都可以归纳于八纲之中。表里是指病变的部位,是辨别病位(深浅)和病势(轻重)的基本规律;寒热是指病变的性质;虚实是指邪正斗争的消长盛衰;表、里、寒、热、虚、实是认识疾病性质和盛衰的基本纲领;阴阳是区分疾病类别,归纳病症的总纲,具有涵盖并统领表、里、寒、热、虚、实这六纲(又称"六变")的意义。

临床运用八纲辨证时,须懂得察色按脉,首先辨别表里,确定病变的部位;然后辨别寒热、虚实,分清病变性质,了解正邪双方力量对比状况;最后可以用阴阳加以总的概括。因为阴阳是一切事物的总纲,阴阳是八纲的总纲。总之,表、热、实属阳;里、虚、寒属阴,疾病总的类别有阴证和阳证两大类;病位的深浅,可分在里在表;阴阳的偏颇,阳盛或阴虚则为热证,阳虚或阴盛则为寒证;邪正的盛衰,邪气盛的为实证,正气衰的为虚证。阴阳、表里、寒热、虚实这四对矛盾,是相对的,又是互相密切联系的。例如,表证,就有表寒、表热、表虚、表实之分,还有表寒里热、表热里寒、表虚里实、表实里虚等错综复杂的关系。其他寒证、热证、虚证、实证也是如此。在一定的条件下,这四对矛盾的双方,可以向对方互相转化,如由表及里,由里出表,寒证化热,热证化寒,由阳及阴,由阴转阳等。因此,八纲辨证就是把千变万化的疾病,按照表与里、寒与热、虚与实、阴与阳这种朴素的两点论来加以分析,使病变中各个矛盾充分揭露出来,从而抓住其在表在里、为寒为热、是虚是实,属阴属阳的矛盾,这就是八纲的基本精神。如果把所有的辨证都学习好、掌握好,临证时就能得心应手,运用自如。

一、表里辨证

表里辨证是辨别疾病病位内外和病势深浅的两个纲领。辨别表里对外感热病的诊断和治疗具有特别重要的意义。表里是一个相对的概念,一般而言,身体的皮毛、肌腠、经络为外为表;脏腑、骨髓为内为里;外有病属表,内有病属里;躯壳与脏腑,躯壳为表,脏腑为里;脏与腑,腑属表,脏属里;经络与脏腑,经络属表,脏腑属里;经络中三阳经与三阴经,三阳经属表,三阴经属里等。从病势深浅而论,外感病,病邪入里一层,病深一层;出表一层,病轻一层。这种相对概念的认识,对伤寒六经辨证和温病卫气营血辨证尤其重要。表里辨证主要适用于外感病证,其意义可察知病情的轻重深浅及病理变化的趋势,表证病浅而轻,里证病深而重,表邪入里为病进,里邪出表为病退,了解疾病的轻重进退,就能掌握疾病的演变规律,取得治疗上的主动权,是采用解表法与攻里等治法的依据。

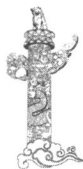

（一）表证

【概念】

表是指人体的皮毛、肌肤、浅表的经络（三阳经）、六腑。

表证即病邪侵袭肌表，病位浅，病在肌表而病情轻的证候。包括表寒证、表热证、表虚证、表实证。表证一般为六淫、疫疠外邪从皮毛、口鼻侵入机体后的初期阶段，邪留肌表，出现正气（卫气）拒邪于外的一系列以新起恶寒发热为主要表现的轻浅证候。但不能简单地将表证理解为就是皮肤等浅表部位的病变，也不能机械地以为皮毛的病变就一定是表证。

【特点】

表证常见于外感病的初期（如上呼吸道感染、急性传染病及其他感染性疾病的初起阶段），具有起病急、病程短、病位浅和病情轻的特点。因外邪有六淫、疫疠之异，故表证的证候表现可有差别，一般以新起恶寒，或恶寒发热并见，脉浮，内部脏腑的症状不明显为共同特征。

【歌诀】

表证初起恶风寒，发热恶寒有无汗，鼻塞流涕头身痛，苔白脉浮咽痒咳。

表寒证：恶寒重兮发热轻，无汗身疼肢如冰，舌苔薄白脉浮紧，荆防败毒散最灵。

表热证：发热恶风口微渴，舌边尖红脉浮数，银翘加减是主方，治用辛凉解表药。

表虚证：发热自汗或恶风，脉象浮缓苔不红，桂枝汤善调营卫，表虚服下症必松。

表实证：身体疼痛而恶寒，无汗表实证当详，脉象浮紧苔薄白，辛温解表麻黄汤。

【临床证候】

1. 基本证候　主证是新起恶寒（或恶风）发热，舌苔薄白，脉浮；常兼有头身疼痛，喷嚏、鼻塞流涕，咽喉痒痛，咳嗽气喘，四肢关节及全身肌肉酸痛等症状。

2. 病机　六淫邪气侵袭皮毛肌表，阻遏卫气宣发，郁而发热。卫气受遏，失其"温分肉，肥腠理"的功能，肌表不能得到温煦，故而恶风寒。邪气淤滞经络，气血运行不畅，以致头身疼痛。邪未入里，舌象现薄白苔。外邪袭表正气奋起抗邪，脉气鼓动于外，故脉浮。肺主皮毛，鼻为肺窍，邪气从肌表、口鼻而入，内应于肺，肺失宣肃，故而鼻塞流涕、咽喉痒痛、咳嗽，甚至喘促等症状。

3. 证型　因其外邪有寒热之分，正气抗御外邪的能力有强弱不同，表证又可分为表寒、表热、表虚、表实证。

（1）表寒证

1）主证：恶寒重，发热轻，头身疼痛明显，无汗，流清涕，口不渴；舌质淡红，苔薄白而润，脉浮紧。

2）病机：寒邪束于肌表或腠理，正邪相争，故恶寒发热，邪气侵犯体表经络，致卫气营血运行不畅，故头身肢体酸痛。正邪相争于表，故脉浮。

3）治则：辛温解表。

4）常用方剂：麻黄汤。

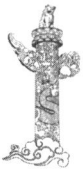

（2）表热证

1）主证：发热重，恶寒轻，头痛，咽喉疼痛，有汗，流浊涕，口渴。舌质稍红，苔薄白不润，脉浮数。

2）病机：邪正相争于表，故发热，恶寒。热邪犯卫，汗孔失司，则汗外泄。热伤津而口渴。热邪在表，故脉浮数。

3）治则：辛凉解表。

4）常用方剂：银翘散。

（3）表虚证

1）主证：表证而恶风，恶寒有汗。舌质淡，舌苔薄白，脉浮而无力。

2）病机：体质素虚，卫阳不固，故恶风，汗出，脉浮而无力。

3）治则：调和营卫，解肌发表。

4）常用方剂：桂枝汤。

（4）表实证

1）主证：发热、恶寒、身痛、无汗。舌质淡红，舌苔薄白，脉浮有力。

2）病机：邪盛正不衰、邪束肌表，正气抗邪，肌表汗孔固密，故发热恶寒而无汗，脉浮而有力。

3）治则：辛温解表。

4）常用方剂：麻黄汤。

辨别表寒证与表热证要点是以恶寒发热的轻重和舌象脉象为依据。①表寒证是恶寒重发热轻，舌苔薄白而润，脉浮紧。②表热证是发热重恶寒轻，舌苔薄白而不润，脉浮数。此外，风寒之邪可以郁而化热，由表寒证变成表热证，外邪侵入肌表后容易入里化热，表寒证（或表热证）可以转化为里热证。

辨别表虚证与表实证的要点是结合病人体质，以有汗无汗为依据。①表实证为表证而无汗，年青体壮者多见。②表虚证为表证而有汗，年老体弱或久病者多见。

（二）里证

【概念】

里是指人体的五脏、血脉、筋骨、骨髓及体内经络（三阴经）。

里证是与表证相对而言，里证是病邪侵袭入里，病位深，病在脏腑、气血、骨髓等，而病情较重的证候。包括里寒证、里热证、里虚证、里实证等。与表证相比较里证的范围极为广泛，其表现多种多样，即所谓"非表即里"，凡非表证（及半表半里证）的特定证候，一般都属里证的范畴。

【特点】

里证可见于外感疾病的中、后期阶段，或为内伤疾病，基本特征是发病缓慢，病情较重，病位较深，病程较长。其表邪入里的里证的证候特点是病情进一步发展，所以较表证为重；内伤病的里证的证候特点是无新起恶寒发热并见，以脏腑症状为主要表现，一般初起都较轻。因里证是阴、阳、寒、热、虚、实俱全，范围广泛，又有寒、热、虚、实的区别。不同的里证，可表现为不同的证候，故很难用几个症状全面概括。里证的病位虽然同属

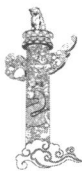

于"里",但仍有浅深之别,一般病变在腑、在上、在气者,较为轻浅,病变在脏、在下、在血者,较为深重。因此,治则就有温(有寒则温)、清(有热则清)、补(有虚则补)、泻(有实则泻)等的不同,治法亦多种多样,应随具体病证而定。

【歌诀】

里证表传或内生,病位深在于内中,脏腑气血病属里,凡非表证皆包容。

里寒证:形寒肢冷尿清长,面色苍白大便溏,脉多沉迟舌淡白,附子理中总扶阳。

里热证:身热烦躁言语谵,口渴饮冷尿黄鲜,苔黄便干脉洪数,清热白虎汤最贤。

里虚证:少气懒言心悸慌,头晕目眩肢冷常,脉象细弱舌质淡,补虚要用八珍汤。

里实证:烦躁谵语气粗长,腹满便秘舌苔黄,手足汗出沉实脉,救阴泻热承气汤。

里实热证:里热实证高热狂,烦谵口渴喜饮凉,腹痛拒按尿赤少,沉数有力舌苔黄。

里虚寒证:里寒虚证腹痛满,呕吐清水气息短,纳少便溏利清谷,舌淡苔白脉沉缓。

【临床证候】

1. 基本证候　高热、恶热,或但寒不热,或但热不寒,或无寒热或低热,烦躁神昏,口渴引饮或疲乏无力,脉沉等。

2. 病机　里证的成因,大致有3种情况:①表证进一步发展,表邪不解,内传入里,侵犯经脉、脏腑而成里证,如大叶性肺炎,开始恶寒发热,后则但热不寒、喘咳、胸痛、咳铁锈色痰等里证。②外邪直接入里,侵脏腑而发病,即所谓直中为病,如腹部受凉或过食生冷等原因,可致寒邪内伤肠胃,出现腹痛、泄泻等症状的里寒证。③内伤七情、劳倦、饮食等因素,直接损伤脏腑气血,引起功能障碍,阴阳失调所发生的病症,如胁痛、心悸、咳喘、泄泻、腰痛等。

如是热邪内传入里,或寒邪入里化热,里热炽盛,则见壮热;热邪灼伤津液,则口渴、小便短赤;热扰心神,则烦躁昏谵。若寒邪直中脏腑或寒湿之邪直犯脾胃,寒邪凝滞中焦,则腹痛;寒湿困阻脾胃,脾胃运化失司,则腹泻;胃失和降则呕吐,苔黄或白厚腻,脉沉均为疾病在内之征。

3. 证型　根据里证的不同表现,也可分为寒、热、虚、实4种类型。

(1)**里寒证**　里寒证是指寒邪直中脏腑经络、阴寒内盛或阳气虚衰所表现的证候。常因外感寒邪,久病伤阳,过食生冷寒凉所致。

1)主证:畏寒、形寒肢冷,口不渴或喜热饮,恶心呕吐,面色㿠白,咳白色痰,腹痛喜暖,大便稀溏,小便清长。舌淡苔白,脉沉迟等。

2)病机:寒邪内侵脏腑损伤阳气,或脏腑功能减退,阳气虚衰,均不能温煦形体,故形寒肢冷,面色㿠白。阴寒内盛,津液不伤,故口淡不渴喜热饮。脾胃寒冷,故腹痛喜暖。阳虚阴盛,寒属阴主静,故静而少言,尿清便溏,舌淡苔白,阳气不振而脉沉迟,均为里寒之征。

3)治则:温中祛寒。

4)常用方剂:附子理中汤。

5)常见证型:①寒滞经脉证,证见畏寒,肢体冷痛、拘急或麻木,肤色紫暗或苍白,舌苔白,脉弦紧。治以温经散寒,通阳止痛。方用乌头汤。②寒滞胃脘证(胃寒证),证见

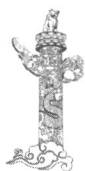

为胃急剧冷痛,喜温,呕吐清水,畏寒肢冷,舌苔白,脉弦紧。治以温胃散寒。方用良附丸。③寒凝心脉证,证见畏寒肢冷,心胸闷痛,遇冷痛增,得温痛减,舌苔白,脉沉迟紧。治以行气散寒,通阳宣痹。方用枳实薤白桂枝汤、当归四逆汤、乌头赤石脂汤。④寒滞肝脉证,证见少腹冷痛或阴器收引疼痛,或巅顶疼痛,遇寒痛增,得温痛缓,呕吐清水,畏寒肢冷,苔白,脉弦紧。治以暖肝散寒,温阳行气。方用天台乌药散、吴茱萸汤。

(2)里热证:里热证是指邪热炽盛的里证。多因病邪内传或脏腑积热所致。

1)主证:不恶寒反恶热,身热汗多,烦躁不安,渴欲引饮,心烦口苦,小溲短赤刺痛,舌红苔薄白或薄黄,脉洪数或弦数等。辨证要点是壮热面赤,烦渴引饮,汗出恶热,脉洪大有力。

2)病机:本证以热邪充斥阳明经为特征。病邪已由寒化热,由表入里且里热炽盛,故不恶寒反恶热,不恶寒是区别太阳表证与阳明里证的主要标志;里热亢盛,蒸腾于外,故见面红身热;热盛迫津外泄则汗出;热伤津液,故口渴喜冷饮;热属阳,阳主动,故躁动不安而多言;热伤津液,故小便黄赤;肠热液亏,传导失司,故大便干结;邪正斗争激烈,故脉洪大。

3)治则:清热生津。

4)常用方剂:白虎汤。

5)常见证型:①气分证,证见壮热烦渴,尿赤便结,舌红苔黄,脉洪或数。治以辛寒清热,方用白虎汤。②营分证,身热夜甚,心烦不寐,时有谵语,斑疹隐隐,舌质红绛,脉细数。治以清营解毒,透热养阴。方用清营汤。③血分证,证见壮热或低热,手足抽搐或蠕动,神昏谵语,斑疹紫黑,吐血衄血,舌质深绛。治以清热解毒,凉血散瘀。方用犀角地黄汤(犀角用水牛角代)。④热盛动风证,证见高热口渴,神昏谵语,四肢抽搐,角弓反张,舌红或绛,苔黄,脉弦数。治以凉肝熄风,增液舒筋。方用羚角钩藤汤(羚角用水牛角代)。⑤肺热炽盛证,证见发热口渴,咳嗽,气粗而喘,或有胸痛,咽痛,鼻煽气灼,便秘尿黄,舌红苔黄,脉数。治以清热泻肺。方用麻杏石甘汤。⑥心火上炎证,证见心胸烦热,口渴面赤,心烦失眠,口舌生疮,甚则赤烂疼痛,舌红苔黄,脉数。治以清心泻火,导热下行。方用导赤散。⑦肝火上炎证,证见发热口渴,烦躁易怒,头痛、面赤,或目赤肿痛,或耳暴鸣暴聋,或吐血、衄血,舌红苔黄,脉弦数。治以清肝泻火。方用龙胆泻肝汤。⑧胃火炽盛证,证见胃脘灼痛、喜冷,发热口渴,或口臭、牙龈肿痛、齿衄,便结尿黄,舌红苔黄,脉数。治以清胃凉血。方用清胃散。⑨大肠热结证,证见发热口渴,大便秘结,腹胀硬满,疼痛拒按,舌红苔黄少津,脉沉数。治以泻热通便。方用大承气汤。⑩热毒蕴结证:火热壅盛成毒,肌肤生疮疖疔痈,红肿灼痛,化脓溃烂,发热口渴,舌红苔黄脉数。治以清热解毒,消肿止痛,凉血活血。方用仙方活命饮。⑪热伏冲任证,证见朝凉暮热,冲任脉动,少腹里急,阴中拘挛,甚或舌卷囊缩,小便涩痛,男则遗精腰痛,女则带下如注。舌色焦紫起刺如杨梅,或舌红无苔而胶黏,或舌红中有白糜点。治以清热滋阴,固冲任。方用清经四物汤加减、加减一阴煎。

(3)里虚证:脏腑阴阳气血虚衰,正气虚弱所出现的证候。常因先天禀赋不足,或后天失调,或疾病损伤等所致,有阳虚证、阴虚证、气虚证、血虚证之分。

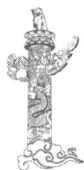

1）主证：各种虚证的表现极不一致，很难全面概括，常见有面色淡白或萎黄，神疲萎靡，少气懒言，倦怠食少，腹泻遗精，心悸气短，形寒肢冷，自汗，头晕耳鸣，大便滑脱，小便失禁，舌淡嫩胖，脉沉虚弱等。或为五心烦热，消瘦颧红，口咽干燥，盗汗潮热，舌红少苔，脉虚洪数等。

2）病机：主要是伤阴或伤阳两个方面。①若伤阳者，以阳气虚的表现为主。由于阳失温运与固摄无权，故见面色淡白，形寒肢冷，神疲乏力，心悸气短，大便滑脱，小便失禁等。②若伤阴者，以阴精亏损的表现为主。由于阴不制阳，失去濡养、滋润的功能，故手足心热，心烦心悸，面色萎黄或颧红，潮热盗汗现象。阳虚则阴寒盛，故舌胖嫩，脉虚沉迟；阴虚则阳偏亢，故舌红干少苔，脉细数。

3）治则：补阴、补阳、益气、养血等法。

4）常用方剂：气血双补八珍汤，补阳者方选右归丸，补阴者方选左归丸，补气者方选四君子汤，补血者方选四物汤等。

（4）里实证：亦称内实证，包括外邪入里化热，结于胃肠所出现的腑实证候和痰饮、水湿、瘀血、结石、食滞、虫积等有形病理产物积聚体内所致的证候。里实证包括的内容也较多，不但有各脏腑经络之分，而且还有各种不同邪气之别。里实证若按寒热划分，亦可分为实寒证、实热证两大类。

1）主证：由于实邪的性质和所在部位的不同，实证的证候亦极不一致。①外邪入里化热，证见壮热、气粗、烦渴、谵语、腹痛、腹胀、便秘、舌红苔黄、脉沉实有力等腑实证候。②停痰、瘀血、食滞、虫积等所致的相应证候，主要证见发热，胸胁脘腹胀满，疼痛拒按，胸闷烦躁，声高气粗，甚至神昏谵语，呼吸喘促，痰涎壅盛，大便秘结，小便不利或淋漓涩痛，舌苔厚腻，脉实有力等。以上是里实证辨证的主要依据。

2）病机：脏腑功能失调，气化障碍，导致瘀血、水湿、痰饮等病理产物滞留体内，以及宿食、虫积等滞留体内。其邪气亢盛，正气未衰，正气与邪气抗争，阳热亢盛，故发热；实邪扰心，或蒙蔽心神，故烦躁，甚至神昏谵语；邪阻于肺，肺失宣降而致胸闷、喘息气粗；实邪积于肠胃，腑气不通，则脘腹胀满，疼痛拒按，大便秘结；水湿内停，气化不利，则小便不利或淋漓涩痛；实邪内积，湿浊蒸腾，故舌苔多见厚腻；邪正相争，搏击于血脉，故脉实有力。

3）治则：根据相应证候采用泻实祛邪、祛痰、理气、活血、消食导滞、杀虫等法。

4）常用方剂：大承气汤（峻下热结）、小承气汤（轻下热结）、调胃承气汤（缓下热结）等。

（三）半表半里证

【概念】

半表半里证是指病邪既不在表，又未入里，介于表里之间，病位处于表里进退变化之中，而出现的既不同于表证，又不同于里证的以寒热往来等为主的证候。

【特点】

病多在少阳胆经，但凡半表半里证常见特征即寒热往来。因邪正相争于半表半里，互有胜负，故寒热往来。

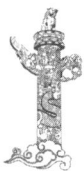

【歌诀】

半表半里少阳病,口苦咽干目眩寻,寒热往来胸胁满,心烦喜呕不欲食。

【临床证候】

1. 主证　寒热往来,胸胁胀满,口苦咽干,心烦,欲呕,不思饮食,目眩。舌尖红,苔黄白相兼,脉弦等。

2. 病机　半表半里证在六经辨证中称为少阳病证,是外感病邪由表入里的过程中,邪正纷争,少阳枢机不利所表现的证候。因病邪犯至半表半里,正邪相争,正胜则发热,邪胜则恶寒,故恶寒与发热交替出现,发无定时;半表半里居足少阳胆经,行于两胁,手少阳三焦经络心包,风邪侵犯此地,心气不能穿畅,故烦满;有时侵犯胸胁,所以又胸胁痛;病邪在表能进食,入里不能纳食,在表里间,故只是不想吃,却不至于不能吃;病在于表,则不烦不呕,在里则烦呕,在表里间,故只是心烦喜呕;里虚胁热,所以或渴或利,或腹中痛;而又有饮停胸中,故易悸而小便不利;少阳胆经络于耳,胆经受邪,故耳聋;胆气上溢,故口苦;胆热而肝胃不和,故心烦,目眩,欲呕,不思饮食。

3. 治则　和解表里。

4. 常用方剂　小柴胡汤。

(四)表证与里证辨证要点及关系

1. 辨证要点　辨别表证与里证,多依据病史的询问,病证的寒热及舌苔、脉象的变化(表6-1)。一般地说,新病、病程短者,多见于表证;久病、病程长者,常见于里证。发热恶寒者,为表证;但热不寒或但寒不热者,均属里证。表证舌苔常无变化,或仅见于舌边尖红;里证常有舌苔的异常表现,脉浮者,为表证;脉沉者,为里证。里证的临床表现是复杂的,凡非表证的一切证候皆属里证。外感病中的里证还需结合病因辨证、卫气营血辨证,而内伤杂病中,则以脏腑辨证为主。表证要辨别表寒证、表热证、表虚证、表实证;里证要辨别里寒、里热、里虚、里实。

(1)辨别表寒证与表热证　要点是以恶寒发热的轻重和舌象脉象为依据。①表寒证是恶寒重发热轻,舌苔薄白而润,脉浮紧。②表热证是发热重恶寒轻,舌苔薄白而不润,脉浮数。此外,风寒之邪可以郁而化热,由表寒证变成表热证,外邪侵入肌表后容易入里化热,表寒证(或表热证)可以转化为里热证。

(2)辨别表虚证与表实证　要点是结合病人体质,以有汗无汗为依据。①表实证为表证而无汗,年青体壮者多见。②表虚证为表证而有汗,年老体弱或久病者多见。

(3)辨别里寒证与里热证　①里寒证,形寒肢冷,面色苍白,口不渴或喜热饮,尿清便溏,或腹痛拒按,舌质淡苔白润滑,脉沉迟。②里热证,身热恶热,面红目赤,口渴喜冷,烦躁多言,尿赤便干,呼吸气粗,舌红苔黄或燥裂,脉洪数

(4)辨别里虚证与里实证　①里寒证主要指里实寒证,而里虚寒证多称为阳虚证。②里热证主要指里实热证,而里虚热证多称为阴虚证。③里实寒证多由直接感受寒邪所致,如贪凉饮冷等。④里实热证多由感受阳热之邪或脏腑功能活动亢进所致。

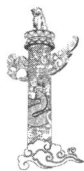

表6-1　表证与里证辨别要点

鉴别	表证	里证
病程	新病,病程短	久病,病程长
热型	发热恶寒并见	但热不寒或但寒不热
症状	头身疼痛、喷嚏、鼻塞流涕,内脏症状不明显	以内脏证候为主,如咳喘、心悸、腹痛、呕吐。鼻塞、头身疼痛少见
舌象	舌苔变化不明显或仅舌边尖红	舌质和舌苔多有各种变化
脉象	多见浮脉	多见沉脉或其他多种脉象

2. 相互关系　人体的肌肤与脏腑,是通过经络的联系、沟通而表里相通的。疾病发展过程中,在一定的条件下,可以出现表里证错杂和相互转化,如表里同病、表邪入里、里邪出表等。表里同病的出现,往往与寒热、虚实互见,常见的表寒里热,表热里寒,表虚里实、表实里虚等。表邪入里表示病势加重,里邪出表反映邪有去路,病势减轻。掌握表里出入的变化,对于推断疾病的发展转归,有重要意义。

(1)表里同病　表证和里证在同一时期出现,称为表里同病。其形成多为以下3种情况:①初病即见表证又见里证。②发病时仅有表证,以后由于病邪入里而见里证,但表证未解。③本病未愈,又兼加标病,如原本有内伤,又感外邪,或先有外感,又伤饮食等。表里同病时,往往与寒热、虚实相互交错,可概括为以下6种情况。治疗原则为表里双解。

1)表里俱寒:如外感寒邪,内伤饮食生冷或素体脾胃阳虚,又感风寒之邪等所致的恶寒发热,头身疼痛,腹痛吐泻,肢冷,脉迟等。

2)表里俱热:如素有内热,又感风热之邪所致的发热,微恶风寒,汗出,咽痛,烦躁,口渴,尿黄,大便秘结,舌红苔黄,脉数等。

3)表寒里热:如表寒未解,又传入于里化热,或本有里热,外感寒邪,表现为恶寒发热,头痛身痛,口渴,心烦,舌红苔黄,脉数等。

4)表热里寒:如脾胃虚寒,复感风热,表现为发热恶风,头痛,咽痛,四肢不温,大便溏泄等。

5)表里俱实:如痰食内滞,外感寒邪,表现为恶寒发热,无汗,头身疼痛,腹部胀满,大便秘结,脉滑实等。

6)表实里虚:如素体脾肺气虚,又感风寒之邪,表现为恶寒发热,无汗,头身疼痛,神疲乏力,少气懒言,食少,便溏,舌淡,脉弱等。

(2)表里出入　表里出入是指外感病邪,邪正相争,邪气由表入里或由里达表。邪气出入之趋向取决于正邪双方斗争的胜负。因此,掌握病势的表里出入变化,对于预测疾病的发展、转归,及时调整治疗原则与方法具有重要意义。

1)表邪入里:表邪入里是指表证病邪不解,内传入里,出现里证,表证随之消失。多因正气不足,或邪气过盛,或失治误治,护理不当等因素所致,为邪胜正负的结果,提示病势加重。如原为表寒证,若恶寒自罢,身痛亦除,不恶寒但恶热,并出现口苦,心胸满闷,汗出,渴欲饮水,舌红苔黄等,则为表邪不解,入里化热,疾病由表寒证转化成里实

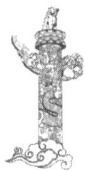

热证。

2）里邪出表：里邪出表是指某些里证，病邪从里透达于外。多因治疗护理得当，机体抗邪能力增强所致，为正胜邪负的结果，提示病势减轻。邪气多以汗、疹、白㾦等形式向外透发。如外感温热病中，高热烦渴之里热证，随汗出而热退身凉；热入营血之证候，随斑疹的透发，身热、烦躁、谵语减轻等，此为病邪由里达表之象。但其结果并非里证转化成了表证。

二、寒热辨证

寒热辨证是辨别疾病性质的两纲，是用以概括说明机体阴阳盛衰的两类证候。一般地说，寒证是机体阳气不足或感受寒邪（阳虚或阴盛）所表现的证候，热证是机体阳气偏盛或感受热邪（阳盛或阴虚）所表现的证候。即所谓"阳胜则热，阴胜则寒""阳虚则外寒，阴虚则内热"。寒热辨证，不能以一概全，须通过四诊对与其相似的疾病本身所反映的各种证候进行综合判断。热证是指一组有热象的证候，寒证是指一组有寒象的证候。还应注意，恶寒、发热与寒证、热证不同。辨别寒热是治疗时使用温热药或寒凉药的依据，所谓"寒者热之，热者寒之"，两者的治法截然不同。恶寒（及畏寒）、发热与八纲辨证的寒证、热证，既有联系又有区别，二者不能混同，恶寒、发热只是疾病的现象，疾病所表现的寒热征象可有真假之别，而寒证、热证则是对疾病本质所作的判断。

（一）寒证

【概念】

寒是冬季的主气，故冬多寒病，但其他季节亦可见。凡致病具有寒冷、凝结、收引特性的外邪，称为寒邪。

寒证是感受寒邪或阴盛阳虚、脏腑阳气虚弱，导致机体功能活动衰退所表现的具有冷、凉特点证候。由于阴盛可表现为寒的证候，阳虚也可表现为寒的证候，故寒证有实寒证、虚寒证之分。寒证多因外感阴寒邪气（如寒邪、湿邪），或因内伤久病，阳气耗伤，或过服生冷寒凉，阴寒内盛所致。外寒是导致人体发病的寒邪，伤于肌表为"伤寒"，直中脏腑为"中寒"，也可与他邪合并致病为风寒、寒湿等；内寒是脏腑阳气不足，主要是肾阳不足所致。寒证包括表寒、里寒、虚寒、实寒等。治则"寒者热之"，主要用温法。

【特点】

1.寒邪的致病特点　寒邪的性质和致病特点在病症上可表现出寒为阴邪，易伤阳气，寒性凝滞，寒性收引，寒邪由表入里易于化热。

（1）寒为阴邪，易伤阳气　因寒邪属阴邪，易伤人阳气，无论外寒或内寒，均能使人体因阳气损伤而失去正常的温煦作用。如外寒，寒邪外束人体肌表，卫阳受损则肌表失于温煦而出现恶寒怕冷，如寒邪侵犯脾胃，脾胃阳气受损，则脘腹冷痛，呕吐腹泻清稀，形寒肢凉。内寒，寒邪中里伤阳而出现各脏腑寒象，如肾阳虚则见身寒肢冷，腰脊冷痛，呕吐清水，下利清谷，小便清长，痰涎稀薄等。

（2）寒性凝滞　凝滞即凝结阻滞、不通畅之意。寒邪使机体气血凝滞、运行不畅，经络不通，因而可见唇甲发绀和各种疼痛。如外感寒邪周身疼痛，寒中胃肠则脘腹疼痛，侵

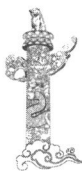

犯骨节则骨节疼痛。

（3）寒性收引　收引即收缩牵引之意。寒在皮毛腠理，则毛窍收缩、卫阳郁闭出现恶寒、无汗；寒客血脉则血脉收缩而显紧脉；寒在筋骨、经络，则筋脉拘急、关节屈伸不利，或冷厥麻木，脉紧等症状。

（4）寒邪由表入里易于化热　寒邪使腠理闭塞，阳不能泄，阳气内闭而化热，或邪正相争，阳盛于外；或邪传阳明，入里化热。

2.寒证的特点　寒证的本质是阴盛阳衰，寒证的特点可概括为 5 个字：冷、白、稀、润、静。①冷，即恶寒怕冷，如病人形寒肢冷，遇冷头痛，进凉食胃痛等。②白，其一是指面色白、口唇颜色白、舌头颜色淡；其二是指分泌物、排泄物是白的，如咳白痰，小便清，大便色淡等。③稀，指比较清稀，如流清涕，小便清长，大便是稀薄。④润，因寒邪不伤津液，故不干，如口不渴，大便不干，小便多；⑤静，即不喜动，受寒时蜷缩一团。

【歌诀】

寒证感受寒邪证，阳虚阴盛寒内生，恶寒喜暖四肢冷，无汗蜷卧头身痛，唇面苍白痰涕薄，小便清长大便溏，口淡不渴喜热饮，舌苔白滑脉迟紧。

【临床证候】

1.基本证候　畏寒、形寒肢冷，口不渴或喜热饮，面色白，咳白色痰，腹痛喜暖，大便稀溏，小便清长。舌质淡，苔白，脉沉迟。

2.病机　阳气不足或外邪所伤，阳虚阴盛，病人寒化，不能发挥其温煦形体的作用，故畏寒肢冷，面色㿠白，蜷卧；阴寒内盛，津液不伤，故口淡不渴；阳虚不能温化水液，以致痰、涎、涕、尿等分泌物，排泄物皆为澄澈清冷；脾胃寒冷，故腹痛喜暖；寒邪伤脾，或脾阳久虚，则运化失司而见大便稀溏；阳虚不化，寒湿内生，则舌淡苔白而润滑；阳气虚弱不振，鼓动血脉运行之力不足，故脉沉迟；寒主收引，受寒则脉道收缩而拘急，故见紧脉。

3.证型

（1）表寒　参见"一、表里辨证"表证辨证内容。

（2）里寒　参见"一、表里辨证"里证辨证内容。

（3）虚寒　虚寒证是由于体内阳气虚衰所致的一种证候，其表现同阳虚证。

（4）实寒　实寒证一般是外感寒邪（阴邪）而导致。辨证要点为新病突起，病势较剧，有感寒原因可查，以寒冷症状为主要表现。

1）主证：畏寒喜暖、面色苍白、四肢欠温、腹痛拒按、肠鸣腹泻、舌苔白润、脉象很紧或者迟脉。治宜泻实祛寒法

2）病机：寒邪客于体内，阻遏阳气，故畏寒喜暖，四肢不温；阴寒凝聚，经脉不通，不通则痛，故见腹痛拒按；阳气不能上荣于面，则面色苍白；寒邪困扰中阳，运化失职，故肠鸣腹泻。若为寒邪客肺，则痰鸣喘嗽。口淡多涎，小便清长，舌苔白润，皆为阴寒之征。脉迟或紧，是寒凝血行迟滞的现象。

3）常见证型

ⅰ.表寒实证：证见恶风寒，发热，无汗，头项背腰强痛，身体骨节疼痛，咳喘，呕逆，口

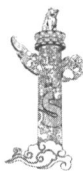

不渴,舌苔白润,脉浮紧。治则辛温解表。常用方剂麻黄汤。

ⅱ.上焦寒实证:证见喘咳气促,喉间痰鸣,胸痛拒按,舌苔白,脉弦紧。治则宣化温通。常用方剂三物白散。

ⅲ.中焦寒实证:证见腹胀满痛,不大便,发热,舌苔白,脉弦紧。治则温下。常用方剂大黄附子汤。

ⅳ.下焦寒实证:证见少腹疝痛胀满,寒热往来,舌苔白,脉弦紧。治则温化寒积,宣通阳气。常用方剂椒桂汤。

ⅴ.寒痹:寒邪伤络或筋骨、关节疼痛较剧,痛有定处,四肢拘急,屈伸不利,得热痛减,遇寒加剧。治则温经散寒。常用方剂当归四逆汤。

(二)热证

【概念】

热证是感受阳热之邪或阳盛阴虚、脏腑阳气亢盛和阴液亏损、人体的功能活动亢进所表现的证候。多因外感大热之邪(如风邪、热邪、火邪等),或寒邪入里化热,或因七情过激,郁而化热,或饮食不节,积蓄为热,或房室劳伤,动夺阴精,阴虚阳亢所致。热证包括表热、里热、虚热、实热等。治则"热者寒之",主要用清法。

【特点】

1.热邪的致病特点　热邪为阳邪,多与火邪并称或混称,为六淫邪气之一,其性燔灼且急迫,具有伤津耗气、生风动血、易致疮疡的致病特点,出现热性、阳性的实症。人体遭受热邪后可出现热象、伤阴、动风、动血,可引起发热息粗、口渴喜冷饮、红肿、焮痛、便秘、尿黄、烦躁、舌红苔黄、脉数,热甚时可出现抽搐、痉挛一类风动或出血等症。

2.热证的特点　热证的本质是阳盛阴衰。热证的特点可概括为5个字:热、红(黄)、稠、干、动。①热,即病人自觉发热者或怕热或体温升高,另外热的人,遇热时格外难受,恶热食,喜冷饮等。②红,即面红、口唇红、舌苔红;或黄,指分泌物、排泄物是黄色的,如涕黄、痰黄、尿黄、苔黄等。③稠,即黏稠,如鼻涕、痰黏稠等。④干,即感口渴,口干且喜凉饮属于热证;另外,还表现为皮肤干、唇干、大便干、尿少等。⑤动,主要指烦躁。

【歌诀】

热证感受热邪证,或为阳盛阴虚成,躁烦口渴喜冷饮,发热喜凉面目红,胸痛痰黄不恶寒,潮热盗汗五心烦,大便秘结小便赤,吐衄舌红脉见数。

【临床证候】

1.基本证候　各类热证的证候表现也不尽一致,但常见的有:发热,不恶寒,恶热喜冷,口渴喜冷饮,面红目赤,烦躁不宁,痰涕黄稠,吐血衄血,腹痛喜凉,小便短赤,大便干结。舌红苔黄面干燥,脉数等。

2.病机　阳热偏盛,故发热喜凉;大热伤阴,伤津耗液,故口渴喜饮,小便短赤;津伤则须引水自救,所以口渴冷饮;火性上炎,火热之邪主入气分,影响气血的正常运行,则见面红目赤;热扰心神,则烦躁不宁;津液被阳热煎熬,则痰、涕等分泌物黄稠;火热之邪灼伤血络,迫血妄行,则吐血、衄血、便血;肠热津亏,传导失司,势必大便燥结;舌红苔黄为热征,舌干少津为伤阴。阳热亢盛,加速血行,故见数脉。

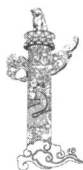

3.证型

（1）表热证　表热证又称风热袭表证，是感受风热阳邪所致的表证。即风热侵袭肌表，以发热，微恶寒，汗出，口微渴，舌尖红，苔薄黄，脉浮数，或皮肤红肿灼痒等为常见表现的证候。治则辛凉解表。常用方剂桑菊饮、银翘散等。

（2）里热证　里热证指邪热炽盛的里证。即热邪内传、脏腑、气血积热，以身热汗多，口渴引饮，心烦口苦，小便短赤，舌红苔黄，脉洪数或弦数等为常见表现的证候。治则清热泻火为主。常用方剂大柴胡、三承气汤等。

（3）虚热证　虚热证又称阴虚内热证，指正气不足所出现的热证。有阴虚、阳虚、气虚、血虚之分。多阴液不足，虚热内生，以低热或午后潮热、手足心热、五心烦热，颧红，盗汗，口干不欲饮，便秘尿短，舌红少苔，或光红无苔，脉细数等为常见表现的证候。因气血阴液不足，或邪盛伤正所致。证见心烦不眠，口燥咽干，潮热盗汗，大便秘结，舌红，脉细数等。治则养阴清热或甘温除热。常用方剂当归六黄汤、黄连阿胶汤或补中益气汤等。

（4）实热证　实热证指邪热亢盛，内外俱实的病证。多因热邪入侵，里热炽盛，或痰瘀、宿食阻滞所致。证见壮热烦躁，面红目赤，渴喜冷饮，胸痛痰黄，腹痛拒按，大便秘结，小便短赤，舌红苔黄，脉洪数、滑实等。治则清热泻火。常用方剂白虎汤、调胃承气汤、小陷胸汤等。

（四）寒证与热证辨证要点及关系

1.辨证要点　寒证与热证辨证不能孤立地根据某一症状作判断，应对病症的全部表现证候进行综合观察、分析，尤其是对寒热喜恶、口渴与否、面色白红、四肢凉温，以及二便、舌象、脉象等要点进行细致观察后方可做出辨别。①恶寒发热的表现和喜恶，寒证恶寒喜温；热证恶热喜凉。②是否有口渴，寒证口不渴，多喜热饮；热证口渴欲饮，且多喜冷饮。③面色，寒证面色发白；热证面红目赤。④四肢的温凉，寒证四肢不温，形寒肢冷；热证四肢多有热或五心烦热。⑤二便和舌脉之象，寒证小便清长、大便稀溏；热证小便短赤、大便燥结；寒证舌淡苔白，脉沉迟或紧；热证舌红苔黄，脉数或洪大（表6-2）。临证时须特别注意不要把体温高低与寒热证等同起来。热证是指有热象的一组症状和体征，体温升高只是其中一项。虽有体温升高，也不都是热证。如病人虽有发热，但因有恶寒重，口淡不渴，舌淡苔薄白，脉浮紧等寒象，所以应辨证为表寒证。反之，有些热证又不一定都有体温升高。如病人体温正常，但有口渴喜冷饮，小便短赤，大便干结，舌红苔黄干，脉数，则应辨证为热证。寒证要辨别表寒、里寒、虚寒、实寒等。热证要辨别表热、里热、虚热、实热等。

一般来说，寒、热的表象属标，是一种假象；内、里的寒、热属本，是它的本质。从寒证与热证的比较可以看出：寒证属阴盛，多与阳虚并见；热证属阳盛，常有阴液亏耗的表现。

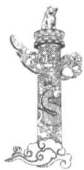

表 6-2　寒证与热证辨别要点

症状	寒证	热证
寒热	恶寒、畏寒喜暖	发热、恶热喜凉
口渴	不渴	口渴喜冷饮
面色	面白	面赤
四肢	冷凉	温热
二便	大便稀溏,小便清长	大便秘结,小便短赤
舌象	舌淡苔白而润	舌红苔黄
脉象	迟或紧	数或洪大

2. 相互关系　寒证与热证既有阴阳盛衰的本质区别,又彼此互相联系;既可在病人身上同时出现,表现为寒热错杂的证候;又可在一定条件下互相转化,出现寒证化热、热证转寒。在疾病证候的发展过程中,尤其是危重阶段,可能还会出现假象。

(1)实热与虚热　由于感受热邪所形成的实热证,与机体阴液亏损或功能亢进所致的虚热证,其临床表现及治则都是不尽相同的。

1)实热证:发病急,病程短;高热,怕热,大汗出,神昏谵语,甚则发狂,烦渴引饮,咳吐黄稠痰、脓痰或咯血,大便秘结,小便短赤,面红目赤,舌红苔黄厚,脉洪数。热邪炽盛,多由热邪引起(如感染)。治以清热泻火。

2)虚热证:发病缓慢,病程长;低热,骨蒸潮热,盗汗五心烦热,失眠多梦,口干,但饮不多,痰少,痰黏,或痰带血丝,大便量少,小便黄、量少,两颧绯红,舌红少苔或无苔,脉细数。阴液亏耗,虚损内呈。多由功能亢进所致。治以滋阴清热。

3)阳热炽盛:即"阳盛则热"者为实热证之一,表现为壮热口渴,面红目赤,小便短赤,大便秘结,心烦燥热,舌红苔黄,脉洪大而数。治宜泻火生津。

4)阴液亏耗:即"阴虚生内热"者为虚热证之一,表现为消瘦无力,五心烦热,潮热盗汗,口燥咽干,舌红少苔,脉细数。治宜滋阴降火。

5)阳气偏虚,阴寒相对偏盛:即"阳虚生寒"者为虚寒证,以畏寒肢冷,倦怠懒言,自汗,脉微等为主症。治宜温补阳气。

6)寒邪偏盛:即"阴盛则寒"者为实寒证,以恶寒,呕吐清水,脘腹冷痛,大便溏泻,舌淡苔白,脉沉实有力为主症。治宜温散寒邪。

(2)寒热与表里　寒证和热证与表里的互相关系,可形成多种证候,如表寒、表热、表寒里热、表热里寒及里寒、里热等证候。

1)表寒证:表寒证是寒邪侵袭肌表所表现的证候。证见恶寒重,发热轻,头身疼痛,无汗,苔薄白润,脉浮紧。此乃寒邪袭表,卫阳损伤不能温煦肌表而恶寒。正与邪争,阳气被遏则发热;寒为阴邪,故恶寒重而发热轻,寒邪凝滞经脉,经气不利则头身疼痛。寒邪收敛,腠理闭塞故无汗,寒邪束表则脉浮紧。其治宜辛温解表。

2)表热:表热证是温热病邪侵犯肌表所表现的证候。证见发热,微恶风寒,头

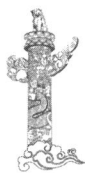

痛,口干微渴,或有汗,舌边尖红赤,脉浮数。此乃热邪犯表,卫气被郁,故发热恶寒。热为阳邪,故发热重而恶寒轻,且伴口干微渴;热性升散,腠理疏松则汗出;热邪上扰,故头痛。舌边尖红,脉浮数为温热在表之征。其治宜辛凉解表。

3)表寒里热:寒在表,热在里,是表里寒热错杂的一种表现,常见于本有内热,又外感风寒;或外邪传里化热而表寒未解的证候,如恶寒发热,无汗,头痛身痛,气喘,烦躁,口渴,脉浮紧,此乃寒在表而热在里的证候。其治宜解表兼清里。

4)表热里寒:也是表里寒热错杂的一种表现,多见于素有里寒而复感风热;或表热证未解,误下以致脾胃阳气损伤的病症,如平素脾胃虚寒,又感风热,故既能见到发热,头痛,咳嗽,咽喉肿痛的表热证,又可见到大便溏泻,小便清白,四肢不温的里寒证。其治宜解表温里。

寒证与热证同时并见,除了要分清表里上下经络脏腑之外,还要分清寒热的孰多孰少和标本先后主次,这些鉴别十分重要,是用药的准绳。

5)里寒证:里寒证是寒邪直中脏腑,或阳气虚衰所表现的证候。里寒证又有里虚寒证和里实寒证之分。

6)里热证:里热证可由外邪传里化热、热邪直中脏腑或阴液不足而致阳热偏亢所表现的证候,里热证又有里实热证和里虚热证之分。

(3)寒热真假　在疾病发展至寒极或热极的危重阶段,可出现一些"寒极似热""热极似寒"的假象,临床上把本质是热证而表现为寒象的称为"真热假寒";本质是寒证而表现为热象的称为"真寒假热"。这种情况往往表示疾病比较严重,如果不细察,不能抓住本质,就会被假象所迷惑,而致误诊、误治。

1)真寒假热:是内有真寒而外见假热的证候,产生机制是由于阴寒内盛,格阳于外,阴阳寒热格拒而成,又称阴盛格阳。如慢性消耗性疾病病人常见身热,两颧潮红,躁扰不宁,口渴,苔黑,脉浮大等,表面上看似有热象,但是,身热反欲盖衣被,四肢厥冷,口渴喜热饮,且饮不多,下利清谷等寒象;又如病人精神委顿淡漠,蜷缩而卧,舌质淡白,苔黑而润,脉虽浮大但无力。此即为阴盛于内,格阳于外,其本质仍是寒证,故称真寒假热,治宜温里回阳,引火归元。

2)真热假寒:即内有真热而外见假寒的证候,产生机制,是由于邪热内盛,格阴于外,又称阳盛格阴,而内热愈盛则肢冷愈严重,即所谓"热深厥亦深"。如热性病中毒较重时可见表情淡漠、困倦懒言、手足发凉、脉沉细等,粗看好似寒证,但是,恶寒而不欲盖衣被,手足冰冷但胸腹灼热,脉沉但重按弦滑有力;又如口鼻气热,胸腹灼热,口渴喜冷饮,大便秘结,小便短赤,舌红绛苔黄而干,脉虽沉细但数而有力。此即为阳热内郁不能外达,本质是热证,故称真热假寒,治宜清泻里热,疏达阳气。

辨别寒热之真假,除必须了解疾病证候发生发展的全过程外,还应从以下两方面注意体察:①假象多表现在四肢、皮肤和面色等方面,而脏腑、气血、津液等方面的内在表现,才是如实反映了疾病的本质,故辨证时应以里证、舌象和脉象等作为诊断的依据。②假象与真象毕竟不同,如假热之面赤,是面色㿠白而仅在颧颊上浅红娇嫩,时隐时现,而真热的面红却是满面通红;假寒常表现为四肢厥冷,而胸腹部却是大热,按之灼

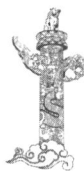

手,或周身寒冷而反不欲近衣被;真寒是身蜷卧,欲得衣被。关于寒热真假,前人就有丰富的辨别经验,如《景岳全书·传忠录》提出的试寒热法:"假寒误服热药,假热误服寒药等证,但以冷水少试之,假热者必不喜水,即有喜者,或服后见呕,便当以温热药解之;假寒者必多喜水,或服后反快而无所逆者,便当以寒凉药解之"。运用此法,有助于诊断。

寒热真假证候的治疗,临床一般采用从治法,即从其假象而治之,采用寒因寒用、热因热用等法,其实质还是针对疾病证候的本质给予治疗。

(4)寒热错杂 寒热错杂是指寒证和热证同时在一个病人身上出现,其表现有上热下寒,上寒下热,表寒里热,表热里寒之不同。

1)上热下寒:病人同时表现上部为热,而下部为寒的证候,如既见胸中烦热、频欲呕吐的上热证,同时又见腹痛喜暖、大便稀薄的下寒证,即属上热下寒病症。

2)上寒下热:病人同时表现上部为寒,而下部为热的证候,如既有胃脘冷痛、呕吐清涎,同时又见尿频、尿痛、小便短赤。此为寒在胃而热在膀胱之证候。

上热下寒和上寒下热病因多由寒热错杂,病机为阴阳不相协调,或为阴盛于上,阳盛于下;或阳盛于上,阴盛于下所致。寒热错杂证候,宜采用寒热药并用共治的方法,但应抓住疾病证候的主要矛盾,以主带次,逐步治疗。

表寒里热和表热里寒证参见寒热与表里的关系。

(5)寒热转化 寒热转化是指性质完全相反的寒证和热证,可在一定的条件下,各自向其对方转变,其表现有寒证转成热证、热证转成寒证。

1)寒证转化为热证:其病本为寒证,后出现热证,热证出现寒证消失的证候。多因治疗不当,过服温燥药物;或失治,寒邪未能及时温散,而机体的阳气偏盛,寒邪从阳化热所致。如病开始出现恶寒重,发热轻,苔薄白润,脉浮紧之表寒证,由于误治,失治而出现壮热,不恶寒,反恶热,心烦,口渴,舌红苔黄,脉数之里热证,此乃是由寒证转化为热证的证候。因其一旦转成热证,寒证就已消失,因此按热证的治则予以治疗。

2)热证转化为寒证:其病本为热证,后出现寒证,寒证出现热证消失的证候,同样也是因失治、误治,损伤阳气;或因邪气过盛,耗伤正气,正不胜邪,功能衰退或衰败所致。这种转化有突变者,如高热病人,由于大汗不止,阳从汗泄,或吐泻过度,阳随津脱,而出现体温骤降,四肢厥冷,面色苍白,脉微欲绝的虚寒证(亡阳);又有病情迁延,日久不愈而渐变者,如热痢日久不愈,转化为虚寒痢,这些都是由热证转化为寒证的证候。既已转成寒证,便按寒证治疗。

寒证与热证的互相转化,反映了邪正盛衰情况,由寒证转化为热证,是人体正气尚盛,寒邪郁而化热;热证转化为寒证,多属邪盛正虚,正不胜邪。

三、虚 实 辨 证

虚实辨证是辨别人体的正气强弱和病邪盛衰的两纲。人体正常的脏腑生理功能和其活动的物质基础(如气、血、精、津、液等)以及由此而产生的抗病能力,统称为正气。正气具有保卫机体,免受各种致病因素的侵害,维持人体正常新陈代谢的作用,促进人体成长发育等功能。一般而言,虚是指正气不足,虚证便是正气不足而出现了一系列抵

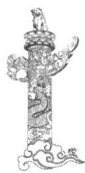

抗力低下,脏腑功能活动衰弱的病理现象所表现的证候。一切能引起人体疾病的因素,统称为邪气,实指邪气过盛,实证便是由邪气过盛所表现的证候。《素问·通评虚实论》说:"邪气盛则实,精气夺则虚"。若从正邪双方力量对比来看,虚证虽是正气不足,而邪气也不盛;实证虽是邪气过盛,但正气尚未衰,乃是正邪相争剧烈的证候。

病症既有虚实之分,而虚实又与表里寒热相联系,故其证候的出现亦较复杂。在疾病的发生发展过程中,虚实既可互相转化,又可出现虚实错杂的证候。通过虚实辨证,可以掌握病人邪正盛衰的情况。辨别虚实,是治疗采用扶正(补虚)或攻邪(泻实)的依据。即所谓"虚者补之,实者泻之"。只有辨证准确才能攻补适宜,免犯实实虚虚之误。

(一)虚证

【概念】

虚证是指阴阳、气血、津液、精髓等正气亏虚,导致机体抗邪能力减退,脏腑生理功能不足,而邪气不盛,表现以不足、松弛、衰退为特征的各种证候。简言之,虚证是由人体正气不足,邪气不盛所表现的证候。虚证包括阴、阳、气、血、精、津、液以及脏腑各种不同的虚损。

虚证的形成,或因体质素弱(先天禀赋不足或后天发育不良、营养失调),或跌扑损伤,或七情劳欲过度,或因久病伤正,或因出血、失精、大汗,或因外邪侵袭损伤正气等原因而致"精气夺则虚"。

【特点】

虚证以正气虚弱而邪气亦不盛,正邪斗争较和缓为主要病机;以五脏气血阴阳亏虚为主要表现,具有起病较缓、病程较长、机体功能衰退的特点,多见于慢性疾病或病变的后期。

【歌诀】

虚为生理功能衰,久病体虚身酸懒。面白身倦痛喜按,脉弱心悸自汗兼。

虚证气血阴阳分,气虚不是少精神。气短乏力常自汗,舌淡脉弱劳则甚。

面白畏寒肢不温,便清脉迟阳虚存。阴血不足形体瘦,健忘失眠悸眩晕。

手足麻木爪不荣,舌淡脉细血虚认。颧红潮热五心烦,舌红脉数阴虚分。

血虚和阴虚:阴虚形瘦眩失眠,口燥咽干五心烦,颧红唇赤潮热汗,脉搏细数舌绛干。

气虚和阳虚:阳虚神疲乏力气,口淡不渴便溏利,畏寒肢冷蜷卧睡,面白舌淡脉迟虚。

【临床证候】

虚证既有阴、阳、气、血、精、津液之不足,又有各脏腑之虚证。可分为气虚、血虚、阴虚、阳虚(表6-3);由于脏腑的不足造成的各脏腑的虚证,如肺气虚、心血虚、肝阴虚、脾气虚、肾阳虚等,临床表现各不相同。各种虚证的临床表现极不一致,各脏腑虚证的表现更是各不相同,所以很难用几个症状全面概括。临床一般为久病、势缓者多虚证;耗损过多者多虚证;体质素弱者多虚证。

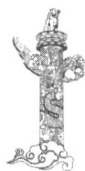

表6-3　气虚、血虚、阴虚、阳虚

分类	共有症状	不同症状	治则
气虚	神疲乏力、自汗、懒言、声低、纳少不化、舌质淡胖、脉无力	气短、乏力、动辄气急、脉虚弱无力等	益气
阳虚		怕冷、形寒肢冷、小便清长、下利清谷、脉迟等	补阳
血虚	头晕、目眩、失眠、心悸、脉细	面色苍白无华或萎黄、手足麻木、口唇指甲淡白、舌质淡、脉细无力等	养血
阴虚		颧红、微热或潮热、五心烦热、口干、咽燥、盗汗、舌红绛或有裂纹或苔剥，或舌无苔、脉细数等	滋阴

1.基本证候　一般见于体弱多病之人，各种症状表现衰弱，如面色苍白或萎黄，精神萎靡，身疲乏力，心悸气短声低，形寒肢冷或五心烦热，自汗盗汗，疼痛势缓喜按，大便溏泻，小便频数失禁，舌嫩少苔或无苔，脉虚无力等。

2.病机　虚证的形成一是先天禀赋不足；二是后天失调和疾病耗损。如饮食不节，营血生化不足，后天之本不固；情志怫郁或劳倦过度，内伤脏腑气血；产育过多，房事不节，耗伤肾脏元真；久病不愈，失治或误治，损伤人体正气；大吐、大泻、大汗、出血、失精，使阴液气血耗损等等，均可形成虚证。但病机总不出伤阳或伤阴两端。①伤阳者，以阳气虚的表现为主。由于阳失温运与固摄无能，因此证见面色淡白无华、形寒肢冷、神疲乏力、心悸气短、大便滑泄、小便失禁等；阳虚则阴寒盛，故舌胖嫩，脉虚沉迟等表现。②伤阴者，以阴血虚的表现为主。由于阴虚血少，阴不制阳及失去其濡养滋润的作用，故证见手足心热、心烦心悸、面色萎黄或颧红、潮热盗汗，口咽干燥；阴虚则阳偏亢，故舌红干少苔，脉细数等表现。

3.证型

（1）气虚和阳虚　气虚和阳虚属阳气不足，故临床表现相似而都有面色白、神疲乏力、自汗等表现；但两者又有区别，气虚是虚而无"寒象"，阳虚是虚而有"寒象"，如怕冷、形寒肢冷、脉迟等表现。

1）共同证候：面色白或萎黄精神萎靡，身疲乏力，声低懒言，自汗，纳少，舌淡胖，脉无力。

2）不同证候：①气虚者动辄气短，乏力懒言、动则气急、脉虚无力等。②阳虚者畏寒，形寒肢冷，小便清长，下利清谷，脉迟等。

3）治则　"虚者补之"，补益是治疗虚证的主法。气虚者治宜益气；阳虚者治宜补阳。

4）常用方剂　气虚者方常用四君子汤等；阳虚者方常用肾气丸、参茸丸等。

（2）血虚和阴虚　血虚和阴虚属阴液不足，故临床表现相似而都有消瘦、头晕、心悸、失眠等表现；但两者又有区别，血虚是虚而无"热象"，阴虚是阴液亏损不能约束阳气而导致阳亢，故为虚而有"热象"，如低热或潮热、口干、咽燥等表现。

1）共同证候：消瘦，头晕，目眩，失眠，心悸，脉细。

2）不同证候：①血虚者面色苍白无华或萎黄，手足麻木，口唇与指甲皆淡白，舌质

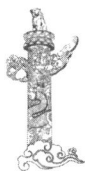

淡,脉细弱无力或芤脉等。②阴虚者低热或潮热,两颧红,五心烦热,口干,咽燥,盗汗,遗精,舌红绛,舌质瘦或舌面有裂纹,无苔或少苔,脉细数等。

3)治则:"虚者补之",补益是治疗虚证的主法。血虚者治宜养血;阴虚者治宜滋阴。

4)常用方剂:血虚者方常用四物汤等;阴虚者方常用六味地黄丸等。

(二)实证

【概念】

实证是指感受外邪,或疾病过程中阴阳气血失调,体内病理产物蓄积,以邪气亢盛、正气未衰为基本病理,表现以有余、亢盛、停聚为特征的各种证候。邪气包括六淫、七情、痰饮、水湿、瘀血等。因此,也可以说实证是对人体感受外邪,或体内病理产物蓄积而产生的各种临床表现的病理概括。简言之,实证是邪气亢盛所反映出来的一类证候。一般来说,实证虽属邪气盛所致,但正气犹能抵抗,未至亏损的程度,故实证往往表示邪正斗争处于激烈的阶段。实证的形成有两个方面:一是外邪侵入,邪气亢盛,而病人体质素壮,正气亦旺,正邪抗争激烈而发生的急病、新病;二是由于脏腑气血功能失调,代谢障碍,以致痰饮、水湿、瘀血、虫积、食滞等病理产物停留在体内所致。

【特点】

实证以邪实而正气未虚,邪正交争剧烈为主要病机;由于病邪的性质及其侵犯的脏腑不同而呈现不同证候,多表现为有余、强烈、停积等病证,具有起病急骤、病程较短的特点,多见于疾病的初期、中期。

【歌诀】

实证正强邪气盛,正邪相搏剧烈争,高热气粗痰湿瘀,腹胀便秘痰声鸣,胸闷烦喘或水肿,里急下痢尿赤痛,舌质苍老苔厚腻,脉实有力宜下攻。

【临床证候】

1.基本证候　实证范围极其广泛,临床表现十分复杂。一般多见于体质壮实之人,各种症状表现明显。常见证候为高热,面红,烦躁,谵妄,声高气粗,胸闷烦躁,甚至神昏谵语,呼吸气粗,痰涎壅盛,腹胀满疼痛而拒按,大便秘结或下利、里急后重,小便不利或淋漓涩痛,或有瘀血肿块、水肿、痰饮、水湿、食滞、虫积并见,舌苔厚腻、脉实有力等。

由于病邪的性质及侵犯机体部位的不同而表现各种不同的实证,如热邪盛则表现为实热证;寒邪盛则表现为寒实证;痰湿盛则表现为痰涎壅盛等。

2.病机　实证范围广,表现复杂,其病因病机主要可概括为两个方面:①风寒暑湿燥火、疫疠以及虫毒等邪气侵犯人体,正气奋起抗邪,故其病势较为亢奋、急迫,以寒热显著、疼痛剧烈,或呕泻咳喘明显、二便不通、脉实等症为突出表现。②内脏功能失调,气化失职,气机阻滞,形成痰、饮、水、湿、脓、瘀血、宿食等有形病理物质,壅聚停积于体内。因此,风邪、寒邪、暑邪、湿邪、热邪、燥邪、疫毒为病,痰阻、饮停、水泛、食积、虫积、气滞、血瘀、脓毒等病理改变,一般都属实证的范畴。

邪气过盛,正气与之抗争,阳热亢盛,故发热;实邪扰心,或蒙蔽心神,故烦躁甚至神昏谵语;邪阻于肺,则宣降失常而胸闷,喘息气粗,痰盛者见痰声漉漉;实邪积于肠胃,腑气不通,大便秘结,腹胀满痛拒按;湿热下攻,可见下痢,里急后重。水湿内停,气化不

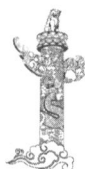

行,所以小便不利,湿热下注膀胱,致小便淋沥涩痛;邪正相争,搏击于血脉,故脉实有力;湿浊蒸腾,故舌苔多见厚腻。

3.治则 "实则泻之",泻实祛邪是治疗实证的主法。根据不同的病邪,采用不同的祛邪方法,如清热、解毒、泻火、通便、逐水、祛痰、化痰利水、理气、行气破血、活血化瘀、消食导滞和驱除虫积等不同的泻法用于不同病邪产生的各种实证。

4.常用方剂 表实证治宜辛温解表,方用麻黄汤;实寒证治宜泻实祛寒,方用良附丸或附子理中丸;寒凝心脉,治宜温通心阳,方用枳实薤白桂枝汤合当归四逆汤;寒邪犯肺,治宜温肺散寒,方用华盖散;寒凝肝脉,治宜温肝散寒、行气止痛,方用暖肝煎;寒凝胃肠,治宜温里散寒,方用香苏散合良附丸;寒滞经脉,治宜散寒通络,方用乌头汤;寒凝胞宫,治宜温经散寒,方用温经汤。实热证治宜清热泻火,方用白虎汤、三承气汤、小陷胸汤等。

(四)虚证与实证辨证要点及关系

1.辨证要点 百病不出乎虚实两端,辨别疾病的虚实,了解病体邪正的盛衰,为采取正确的治法提供依据。虚证是正气不足,邪气不盛所表现的证候。实证是邪气亢盛,正气未衰所表现的证侯。虚证和实证又有表里病位和寒热性质的不同。换言之,即虚证,有表虚与里虚,虚热与虚寒;实证,有表实与里实,实热与实寒。还有原为实证而后转化为虚证的,也有原为虚证而后转化为实证的;更有同一病人,在同一时期,出现虚实错杂或虚实真假的,于临床之际,必须审慎辨别。

虚证与实证的鉴别要点是凡以不足、衰退的表现为特点的多为虚证;以有余,亢盛的表现为特点的多为实证。虚证和实证虽有正气虚和邪气盛的本质差别,但两者又常常交织在一起,因此,鉴别两者要全面分析病程、病史、病因、症状、体征及病人体质状况等。一般脉有力者为真实,脉无力者为真虚;舌苍老坚敛、苔黄厚者为真实,舌胖嫩者为真虚;新病、体质较强壮者为真实,久病、年高体弱者为真虚。须详细观察,予以鉴别,否则就会犯"虚虚实实"的错误(表6-4)。

表6-4 虚证与实证辨别要点

项目	实证	虚证
病程	新病、初病、病程短	久病、旧病、病程长
病因	多属外感,邪气亢盛	多系内伤,正气不足
体质	年轻体壮	年老体弱
声音	声高气粗	声底气弱
面色	实证多面色深红或黯滞	虚证多面色苍白、萎黄或娇红
寒热	恶寒重为实寒,壮热、潮热为实热	形寒肢冷为阳虚,五心烦热为阴虚
汗出	无汗、大汗多为实证	自汗、盗汗多为虚证
疼痛	疼痛剧烈、痛无休止、痛处拒按为实	绵绵而痛、痛有休止、痛处喜按为虚
口渴	大渴饮引、喜引冷水为实	口渴饮少且喜热饮为阳虚,口干饮少为阴虚

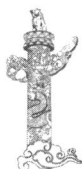

续表6-4

项目	实证	虚证
神志	烦躁、发狂、谵语为实	精神萎靡为虚
二便	腹胀便秘、小便不利为实	便溏溲清、二便失禁为虚
舌象	舌质坚敛苍老，舌苔厚为实	舌体胖嫩或瘦薄，舌上少苔、无苔为虚
脉象	脉实有力为实	脉虚无力为虚

2. 相互关系　疾病的发生发展是一个复杂的过程，因受病人体质和医疗护理等诸多因素的影响，可使虚证与实证出现虚实夹杂、虚实转化、虚实真假等证候表现，所以临证时应加以细心体察，以免发生误诊误治。

（1）虚实夹杂证　凡虚证中夹有实证，或实证中夹有虚证，以及虚实齐见的，都是虚实夹杂证。虚实夹杂证的形成，是因为正气不足与邪气过盛同时并见，既可为以虚为主的虚中夹实证，又可见以实为主的实中夹虚证，具体表现为表虚里实、表实里虚、上虚下实、上实下虚等。虚实错杂的证候，由于虚和实错杂互见，所以在治疗上便有攻补兼施法。但在攻补兼施中，还要分别虚实的孰多孰少，因而用药就有轻重主次之分。以下介绍实证夹虚，虚证夹实，虚实并重3种情况。

1）实证夹虚：常发生于实证过程中正气受损的病人，也可见于原来体虚而新感外邪的病人。其特点是以实邪为主，正虚为次。如外感伤寒，经发汗，或经吐、下之后，心下痞硬，噫气不除，这是胃有痰湿、浊邪而胃气受损的实中夹虚之证。

2）虚证夹实：常见于实证深重，拖延日久，正气大伤，余邪未尽的病人；也可见于素体大虚，复感邪气的病人。其特点是以正虚为主，实邪为次。如春温病的肾阴亏损证，发生于病的晚期，是邪热劫烁肝肾之阴而呈现邪少虚多的证候。证见低热不退，口干，舌质干绛，此时治法以滋阴养液、扶正为主，兼清余邪。

3）虚实并重：多见于以下两种情况，其一，原为严重的实证，迁延日久，大伤正气，而实邪未减者；其二，原本正气甚弱，又感受较重邪气的病人。其特点是正虚与邪实均十分明显，病情比较沉重。如小儿疳积，大便泄泻，完谷不化，腹胀如鼓，形瘦骨立，午后烦躁，贪食不厌，苔厚浊，脉细稍弦。病起于饮食积滞，损伤脾胃，虚实并见，治宜消食化积与健脾同用。

对虚实夹杂证在治疗时须明辨虚实主次，先后缓急，或以攻为主，或以补为主，或先攻后补，或先补后攻，或攻补兼施等。

（2）虚实转化　疾病的发生发展过程就是正邪相搏的过程，其在证候上的反映，常常表现为虚实的变化。在疾病的过程中，虚证和实证在一定条件下是可以相互转化的。有些本来为实证，因失治或误治等致使病程迁延，病邪久留，病邪虽已减弱，但体内正气也渐耗伤，而转为虚证；有些本为虚证，又感受外邪，或脏腑功能失常，而致痰、食、血、水等凝结阻滞为患，成为因虚致实。如高热、口渴、汗出、脉大的实热证，因医治不当，经久不愈，导致津气耗损，而见形体消瘦，面色枯白，不欲饮食，虚赢少气，舌上少苔或光净无苔，脉细无力等，其证由实转虚。又如病本为心脾气虚，心悸气短，久治不愈，突然心痛不

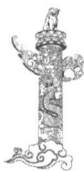

止,这是气虚血滞,心脉瘀阻所致,此为因虚致实,治宜活血祛瘀止痛。

(3)虚实真假 在疾病发展过程中,虚证和实证还可能出现真实假虚或真虚假实等情况。真实假虚指疾病本质为实,却表现出类似于虚的现象。真虚假实指疾病本质为虚,反表现出类似于实的症状。辨证时,要从错杂的证候中,辨别真假,以去伪存真,才不至于出虚虚实实之错,辨别虚实真假与虚实夹杂证绝不相同,须注意认真审察鉴别。

1)真实假虚:是指疾病本身属实证,但又出现一些似乎是虚的现象。如热结肠胃、痰食壅滞、大积大聚之实证,却见神情沉静,身寒肢冷,脉沉伏或迟涩等证候。若仔细辨别则可以发现,神情虽沉静,但语出则声高气粗;脉虽沉伏或迟涩,但按之有力;虽然形寒肢冷,但胸腹久按灼手。导致这类似虚之症脉其原因并不是病体虚弱,而是实邪阻滞经络,气血不能外达之故,因此称这类证候为假象,古称之为"大实有羸状"。此时应仍然专力用攻邪法治疗真实。

2)真虚假实:是指疾病本质属虚证,但又出现一些似乎是实的现象。如素体脾虚、运化无力,因而出现腹部胀满而痛,脉弦等证候。若仔细辨别可以发现,腹部胀满,即有时减轻,不似实证的常满不减;虽有腹痛,但喜按;脉虽弦,但重按则无力。导致这类似实之症脉的原因并不是实邪,而是身体虚弱的结果,故亦称为假象。古人所谓"至虚有盛候",就是指此而言。此时应用补法治疗真虚。

以下四点可作为辨别虚实真假的要点用于指导临床辨证:①脉象的有力无力,有神无神,浮候如何,沉候如何。②舌质的胖嫩与苍老。③言语发声的亢亮与低怯。④病人体质的强弱,发病的原因,病的新久,以及治疗经过如何。

此外,还应注意在证候群中的可疑症状与"独处藏奸"的症状,则虚实真假更无遁形了。

(4)虚实与表里寒热 虚实常通过表里寒热等方面反映出来,在临床上形成表虚、表实、里虚、里实、虚热、实热、虚寒、实寒等多种证候。

1)表虚证:表虚证有两种。

ⅰ.表证表虚:是指感受风邪而致的表证,以恶风、有汗为特征。证见头痛,项强,发热,汗出,恶风,脉浮缓。治宜调和营卫法。

ⅱ.内伤表虚:是肺脾气虚,卫气不能固秘,肌表疏松,经常自汗,易被外邪侵袭的表虚者。证见平时常自汗出,容易感冒,兼有面色淡白,气短,动则气喘,倦怠乏力,纳少便溏,舌淡苔白,脉细弱等气虚表现。治宜补脾益气法。

2)表实证:是指外邪侵袭,阳气集于肌表,正邪斗争,腠理密闭所出现的证候。除有表证症状外,以无汗、头身痛、脉浮紧为特点。多见于外感寒邪的表寒证。治疗宜辛温解表。

3)里虚证:里虚证的内容较多,各脏腑经络,阴阳气血的亏损,均属于里虚证的范围。里虚证如按寒热化分,则可分为虚寒证和虚热证两类。①虚寒证,是由于体内阳气虚衰所致的一种证候,其表现同阳虚。②虚热证是由于体内阴液亏虚所致的一种证候,其表现同阴虚。

4)里实证:里实证包括的内容也较多,不但有各脏腑经络之分,而且还有各种不同

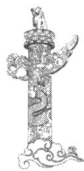

邪气之别。里实证若按寒热划分,亦可分为实寒证和实热证两大类。

ⅰ.实寒证:是寒邪(阴邪)侵袭人体所致的证候。证见畏寒喜暖热,唇面苍白,无精神,四肢欠温,痰鸣喘嗽(剧烈咳嗽),腹痛拒按,肠鸣腹泻或便秘,口淡多涎,小便清长,舌苔白润,脉沉弦迟或紧。治宜泻实祛寒法。

ⅱ.实热证:是阳热之邪侵袭人体,由表入里所致的实热证。证见壮热喜冷,口渴饮冷,面红目赤,烦躁或神昏谵语,腹胀满痛拒按,大便秘结,小便短赤,舌红苔黄而干,脉洪滑数实。治宜泻实清热法。

四、阴阳辨证

阴阳辨证是辨别疾病性质的两纲,是八纲的总纲,即将表里、寒热、虚实再加以总的概括。由于阴、阳分别代表事物相互对立的两个方面,它无所不指,也无所定指,故疾病的性质、临床的证候,一般都可归属于阴或阳的范畴,所以阴阳是辨证的基本大法。

《类经·阴阳类》曰:"人之疾病……必有所本,或本于阴,或本于阳,病变虽多,其本则一。"指出了证候虽然复杂多变,但总不外阴阳两大类。在诊断上,可根据临床证候所表现的病理性质,将一切疾病分为阴阳两个主要方面。所以《素问·阴阳应象大论》说:"善诊者,察色按脉,先别阴阳。"张仲景把伤寒病分为阴证、阳证,以三阴、三阳为总纲。《景岳全书·传忠录》亦强调:"凡诊病施治,必须先审阴阳,乃为医道之纲领。阴阳无谬,治焉有差,医道虽繁,而可以一言蔽之者,曰阴阳而已。"由此可见阴阳是病证归类的两个基本纲领。由于阴阳是对各种病情从整体上做出最基本的概括,因此,根据阴与阳的基本属性,可以对疾病的症状、病位、病性、病势等进行阴阳分类。八纲中的表里、寒热、虚实六纲,可以从不同侧面概括病情,但只能说明疾病某一方面的特征,而不能反映疾病的全貌,而阴阳两纲则可以对病情进行总的归纳,使复杂的证候纲领化,因此,阴阳两纲可以统帅其他六纲而成为八纲中的总纲,故有人称八纲为"二纲六要",可见阴阳辨证在疾病辨证中的地位十分重要。

诊病之要必须首先辨明其属阴属阳,证有阴阳,其成因及其表现各有不同。一般表、实、热证属于阳证,里、虚、寒证属于阴证。《素问·阴阳应象大论》认为:"阴胜则阳病,阳胜则阴病。"《调经》谓:"阳虚则外寒,阴虚则内热;阳盛则外热,阴盛则内寒。"《脉要精微论》谓,"阳气有余,为身热无汗;阴气有余,为多汗身寒。"《伤寒论》也说:"发热恶寒者,发于阳也;无热恶寒者,发于阴也。"

阴证和阳证的临床表现、病因病机、治疗等已述于表里、寒热、虚实六纲之中。但临床上阴证多指里证的虚寒证,阳证多指里证的实热证。

(一)阴证

【概念】

阴证是体内阳气虚衰、阴偏盛的证候。即凡见抑制、沉静、衰退、晦暗等表现的里证、寒证、虚证,以及证候表现于内的、向下的、不易发现的,或病邪性质为阴邪致病、病情变化较慢等,均属阴证范畴。

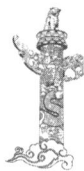

【特点】

阴证必见寒象,以身畏寒,不发热,肢冷,精神萎靡,脉沉无力或迟等为主证。由脏腑器官功能低下,机体反应衰减而形成,多见于年老体弱,或久病,呈现一派虚寒的表现。

【歌诀】

阴证闭目羞见明,萎靡不振少精神,形寒肢冷蜷卧身,喜热恶寒气声低,面色苍白口不渴,大便稀溏小便清,舌淡苔白脉迟细,阳虚寒盛虚寒征。

【临床证候】

1.**基本证候** 不同的疾病,所表现的阴性征候不尽相同,各有侧重。其特征性表现主要有:面色苍白或暗淡,精神萎靡,身重蜷卧,形寒肢冷,倦怠无力,语声低怯,纳差,口淡不渴,小便清长或短少,大便溏泄气腥,舌淡胖嫩,脉象沉迟、微弱或细。

2.**病机** 阴证是里证、寒证、虚证的概括。精神萎靡、声低乏力,是气虚的表现;形寒肢冷、口淡不渴、小便清长、大便溏泄气腥,是里寒的症状;舌淡胖嫩、脉沉迟、微弱、细均为虚寒舌脉。

3.**治则** 阴证是里证、寒证、虚证的归纳,因此,治则须根据具体的证候辨证来决定。

4.**常用方剂** 阴证在临床上须根据具体不同的证候和治则选方用药。

(二)阳证

【概念】

阳证是体内阳气亢盛,正气未衰的证候。凡见兴奋、躁动、亢进、明亮等表现的表证、热证、实证,以及症状表现于外的、向上的、容易发现的,或病邪性质为阳邪致病、病情变化较快等,均属阳证范畴。

【特点】

阳证必见热象,以身发热,恶热,肢暖,烦躁口渴,脉数有力等为主证。由脏腑器官功能亢进而形成,多见于体壮者,新病、初病,呈现一派实热的表现。

【歌诀】

阳证开目欲见明,精神兴奋面目红,壮热喜凉烦躁生,气粗声高渴饮冷,溺短赤黄便难通,脉大洪数而有力,舌红苔黄热病容,阳气亢盛实热征。

【临床证候】

1.**基本证候** 不同的疾病,所表现出的阳证证候不尽相同,各有侧重。其特征性表现主要有:面目偏红,恶寒发热,肌肤灼热,精神兴奋,烦躁不安,语声高亢,呼吸气粗,喘促痰鸣,口干渴饮,小便短赤涩痛,大便秘结,或有奇臭,舌质红绛,苔黄黑生芒刺,脉象浮数、洪大、滑实。

2.**病机** 阳证是表证、实证、热证的概括,恶寒发热并见为表证的特征。面目偏红,神烦躁动,肌肤灼热,口干渴饮为热证的表现;语声高亢,呼吸气粗,喘促痰鸣,大便秘结等又是实证的表现;舌质红锋,苔黄黑起刺,脉浮数、洪大、滑实,均为实热的特征。

3.**治则** 阳证是表证、实证、热证的归纳,因此,治则须根据具体的证候辨证来决定。

4.**常用方剂** 阳证在临床上须根据具体不同的证候和治则选方用药。

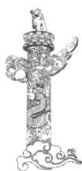

（三）亡阴与亡阳

【概念】

亡阴与亡阳,是疾病发生发展过程中的两种危险证候,多在高热,大汗不止,剧烈吐泻,失血过多,有阴液或阳气迅速亡失情况下发生,常见于休克病人。亡阴亡阳虽属虚证范围,但因病情特殊且病势危笃,而又区别于一般虚证。

1. 亡阴证 亡阴证是人体阴液严重耗损而欲竭,以汗出如油、身热烦渴、面赤唇焦、脉数疾为主要表现的危重证候。

2. 亡阳证 亡阳证是体内阳气极度衰微而欲脱,以冷汗、肢厥、面白、脉微等为主要表现的危重证候。

【特点】

1. 亡阴证 亡阴指机体阴气阴液发生突然性大量耗伤或丢失,而致全身属阴的功能出现严重衰竭的病理状态。亡阴之时,则宁静、滋润与内守等功能衰竭最为明显,以气喘、烦躁不安、手足虽温而汗多欲脱、面色红或紫、脉数疾等为主证。

2. 亡阳证 亡阳是机体阳气发生突然性脱失,而致全身属阳的功能突然严重衰竭的病理状态。阳气暴脱亡失,则温煦、推动、兴奋、卫外功能衰竭尤为突出,以大汗淋漓、肌肤手足逆冷、面色苍白、蜷卧神疲、脉微欲绝等为主证。

【歌诀】

亡阴阴液衰竭征,汗多黏湿手足温,渴喜冷饮气粗急,舌红绛干脉细频。

亡阳阳气已衰竭,汗多冷清肢冷厥,口淡不渴气微弱,舌质淡润脉微绝。

【临床证候】

1. 亡阴证

（1）主证 汗热味咸而黏、如珠如油,身灼肢温,虚烦躁扰,恶热,口渴饮冷,皮肤皱瘪,小便极少,面赤颧红,呼吸短促,唇舌干燥,舌红,脉细数疾无力等。

（2）原因 多由邪热炽盛,或邪热久留,大量煎灼阴液,耗伤阴气所致。亦可由于其他因素大量耗伤阴液而致亡阴。亡阴多在高热大汗、剧烈吐泻、失血过多等阴液迅速丧失的情况下发生。

（3）病机 亡阴是指由于机体阴液发生突然性的大量消耗或丢失,而致全身属阴的功能严重衰竭的一种病理状态。一般地说,亡阴多由于热邪炽盛,或邪热久留,大量煎灼阴液所致,也可由于其他因素大量耗损阴液而致亡阴,故其临床证候多见汗出不止,汗热而黏、四肢温和、渴喜冷饮、身体干瘪、皮肤皱褶、眼眶深陷、精神烦躁或昏迷谵妄、脉细数疾无力,或洪大按之无力。同样,由于阴液与阳气的依存互根关系,阴液亡失,则阳气失去依附而涣散不收,浮越于外,故亡阴可迅速导致亡阳,阴竭则阳脱,阴阳不相维系而衰竭,生命也随之告终。

（4）亡阴与亡阳的治则均以扶正固脱为主。亡阴者治宜益气敛阴、救阴生津,大补元气以生阴液而免致亡阳。

（5）常用方剂 生脉散等。

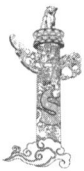

2.亡阳证

（1）主证　冷汗淋漓、汗质稀淡、神情淡漠、肌肤不温、手足厥冷、呼吸气弱、面色苍白、舌淡而润、脉微欲绝等。

（2）原因　多由邪气过盛，正不敌邪，阳气损伤太多；或素体阳虚，正气不足，疲劳过度，耗气过多；或过用汗、吐、下等法，或因病汗出过多，或吐泻太过，津液大量丢失，气随津脱；或大量出血，气随血脱；或慢性病，内脏病变严重，长期大量耗散阳气，虚阳外越等所致。

（3）病机　亡阳是指机体的阳气发生突然脱失，而致全身属阳的功能突然严重衰竭的一种病理状态。一般地说，亡阳多由于邪盛，正不敌邪，阳气突然脱失所致，也可由于素体阳虚，正气不足，疲劳过度等多种原因，或过用汗法，汗出过多，阳随阴泄，阳气外脱所致。慢性消耗性疾病的亡阳，多由于阳气的严重耗散，虚阳外越所致，故其临床证候多见大汗淋漓、手足逆冷、精神疲惫、神情淡漠，甚则昏迷、脉微欲绝等一派阳气欲脱之象。由于阳气和阴精具有依存互根的关系，亡阳则阴精无以化生而耗竭。所以，亡阳之后，继之往往出现阴竭之变，阳亡阴竭，生命就此告终。

（4）治则　亡阴与亡阳的治则均以扶正固脱为主。亡阳者治宜益气固脱、回阳救逆。

（5）常用方剂　独参汤、参附汤。

（四）真阴不足与真阳不足

肾为人体阴阳之根本，是先天之本，当先天禀赋不足，或阴阳虚日久，或久病，会耗伤肾阴和肾阳而致肾阴不足或肾阳不足之证，即真阴不足或真阳不足。

【概念】

1.真阴不足　又称肾阴不足、肾阴虚，是肾虚的一种类型，是指肾阴液不足之证，或是由于肾阴亏损，失于滋养，虚热内生所表现的证候。

2.真阳不足　又称肾阳不足、肾阳虚，是肾虚的一种类型，是指肾阳虚衰，温煦失职，气化失权所表现的一类虚寒证候。

【歌诀】

1.真阴不足　腰膝酸软，肾阴虚衰。形体消瘦，眩晕耳鸣。齿松发脱，咽干便腥。五心烦热，骨蒸盗汗。失眠多梦，经期紊乱。大便秘结，小便短少。脉象细数，舌红少津。六味地黄，左归饮灵。大补阴丸，加减化裁。大补真阴，不可伐阳。

2.真阳不足　阴寒内盛，肾阳虚衰。形寒肢冷，乏力自汗。喘咳身肿，腰膝酸痛。腹大胫肿，筋骨萎软。阳难举抬，不育不孕。尿频便薄，五更泄泻。舌淡苔白，脉象沉迟。温补肾阳，右归饮开。桂附八味，加减化裁。大补真元，不可伤阴。

【临床证候】

1.真阴不足（肾阴不足）

（1）主证　虚火上炎，面白颧赤，唇舌涂丹，口燥，咽干心烦，手足心热，头晕眼花，耳鸣，腰腿酸软无力，骨蒸盗汗，手足心热，噩梦遗精，大便秘结，小便短少，舌红干少苔，脉细数无力等。

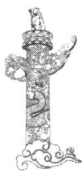

（2）原因　①久病伤肾,肾阴液耗损。②先天禀赋不足,肾阴液不足。③房事过度,耗精伤阴。④过服温燥劫阴之品,耗伤阴液。⑤急性热病后。⑥情志内伤。

（3）病机　病程日久,损伤阴精,累及真阴,阴不制阳,致虚火上炎,出现阴虚之症,故见面白颧赤,唇红、口燥、五心烦热,盗汗便秘,尿少,舌红干少苔,脉细数无力。同时由于病已伤及肾阴,故出现肾功能异常的症状。如肾生髓、主骨的功能失常,见头晕、眼花、腰腿酸软无力,骨蒸;耳失肾阴濡养则耳鸣如蝉,肾主生殖,虚热内扰精室,故发梦遗精。

（4）治则　总的原则是大补真阴,亦不可伐阳气;壮水之主,以制阳光;滋阴补肾。

（5）常用方剂　六味地黄丸、左归丸、大补阴丸等。

2. 真阳不足(肾阳不足)

（1）主证　面色㿠白,形寒肢冷,唇舌色淡,口淡多涎,喘咳身肿,自汗,头眩,不欲食,腹大胫肿,大便溏薄或五更泄泻,两足痿弱,阳萎早泄、精冷不育,或宫冷不孕,舌淡胖嫩,苔白滑,脉沉迟无力等。

（2）原因　①素体阳虚,累及肾阳气虚衰。②年高肾亏,肾阳气虚衰。③久病伤肾,肾阳气虚衰。④房劳过度,耗伤肾阳。

（3）病机　病程日久,损伤阳气,累及真阳,阳不制阴,致阴寒内盛,出现阳虚之症,故见面色㿠白,形寒肢冷,唇舌色淡,口淡多涎,自汗,不欲食,舌淡胖嫩,苔白滑,脉沉迟无力。同时由于病已伤及肾中之阳,故出现肾功能异常的症状。如肾主纳气、主水的功能失常,则喘咳身肿,腹大胫肿。肾主生殖功能失常,则阳萎早泄,精冷不育,宫冷不孕;肾虚火衰,主二便的功能失常,则五更泄泻。

（4）治则　大补真元,亦不可伤阳气。①一般的肾阳虚治则为温补肾阳。②肾虚泄泻治则为温肾止泻。③肾虚水泛治则为温肾利水。

（5）常用方剂　金匮肾气丸、四神丸、真武汤等。

（五）阴证与阳证辨证要点及相互关系

1. 辨证要点

（1）阴证与阳证的辨别　阴证与阳证变化错综复杂,辨证要点具体可见于表里、寒热、虚实证候的鉴别之中,亦可从四诊角度进行对照鉴别(表6-5)。

阴阳消长是相对的,阳盛则阴衰,阴盛则阳衰。治之大法,在于调整阴阳使其平衡。如诊得脉象洪大,舌红苔燥,兼见口渴,壮热等症,便可知其阳盛阴衰,即当抑阳滋阴;如诊得脉象沉迟,舌白苔润,兼见腹痛,下利等症,便可知其阴盛阳衰,即当温阳摄阴。然而有些病,只是阴虚而阳不盛,或只是阳盛而阴不虚,只要治其阴虚的一面或阳盛的一面,阴阳亦可得其平衡。以潮热为例,如诊得脉象细数无力,舌红少津无苔,兼见颧赤唇红,五心烦热,咳嗽盗汗等症,即可知阴虚潮热,治宜滋阴,滋阴即以潜阳;如诊得脉象沉而有力,舌苔黄燥起刺,兼见烦躁喘满,大便秘结,谵语狂乱等症,即可知阳盛潮热,治宜抑阳,抑阳即以存阴。

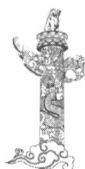

表6-5　阴证与阳证辨别要点

四诊	阴证	阳证
望诊	面色苍白或暗淡,身重蜷卧,倦怠无力,萎靡不振,舌淡胖嫩,舌苔润滑	面色潮红或通红,身热喜凉,狂躁不安,心烦,口唇燥裂,舌质红绛,苔黄或老黄,甚则燥裂,或黑而生芒刺
闻诊	语音低怯,静而少言,呼吸怯弱,气短	语音壮厉重浊,烦而多言,呼吸气粗,喘促痰鸣,狂言叫骂
问诊	饮食减少,口淡不渴,不烦不渴,或喜热饮,大便稀清气腥臭,小便清长或短少	恶食,口干,烦渴引饮,大便秘结,或有奇臭,小便短赤
切诊	身寒足冷,肌肤凉,疼痛喜按,脉象沉微细,涩迟弱无力	身热足暖,肌肤灼热,疼痛拒按,脉象浮洪数大滑实而有力

（2）亡阴和亡阳的辨别　亡阴亡阳是疾病的危险证候,辨证一差,或救治稍迟,死亡立见。一般在高热大汗,或发汗太过,或吐泻过度,失血过多的情况下出现,特别是大汗容易亡阴与亡阳。亡阴和亡阳在病机和临床征象等方面,虽然有所不同,但由于机体的阴和阳存在着互根互用的关系。阴亡,则阳无所依附而浮越;阳亡,则阴无以化生而耗竭。故亡阴可以迅速导致亡阳,亡阳也可继而出现亡阴,最终导致"阴阳离决、精气乃绝",生命活动终止而死亡。

亡阴与亡阳的临床证候,除原发疾病的各种危重症状外,均有不同程度的汗出。但亡阴之汗,汗出热而黏,兼见肌肤热,手足温,口渴喜饮,脉细数疾而按之无力等阴竭而阳极的证候;亡阳之汗,大汗淋漓,汗凉不黏、兼见畏寒倦卧,四肢厥冷,精神萎靡,脉微欲绝等阳脱而阴盛的证候（表6-6）。由于阴阳是互根的,阴液耗竭则阳气无所依附而散越,阳气衰竭则阴液无以化生而枯竭,所以亡阴与亡阳的临床表现,难于截然割裂,其间可迅速转化,相继出现,只是有先后主次的不同而已。

表6-6　亡阴与亡阳

证候	汗	四肢	其他症状	舌	脉	治则
亡阴	汗热、味咸而黏	尚温畏热	面色潮红、全身灼热、烦躁、昏迷、气促、渴喜冷饮	红绛而干	细数躁疾而按之无力或虚大	益气敛阴救阴生津
亡阳	汗冷、味淡不黏	厥冷畏寒	面色淡白,全身发凉、淡漠、昏迷、气微、口不渴或喜热饮	淡白滑润	微细欲绝或浮数而空	益气固脱回阳救逆

2. 相互关系　阴阳的相互关系概括起来,可以归纳为对立和统一两个方面。阴阳学说认为自然界的一切都是由阴阳二气所构成的。而事物的发生发展变化是阴阳二气对立统一的表现形式,正如《素问·阴阳应象大论》所概括的"阴阳者,天地之道也,万物之

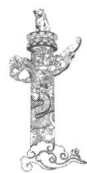

纲纪,变化之父母,生杀之本始,神明之府也"。这是阴阳学说宝贵的唯物主义思想所在。阴阳两方面的相互对立,主要表现在阴阳之间的相互制约、相互斗争。阴阳两方面的统一,主要表现在阴阳之间的相互依存、相互为用、相互转化,以及阴阳的相互包涵和无限可分性。

(1)阴阳的对立制约与消长平衡 阴与阳在本质上是相反的、矛盾的、对立的。事物存在着阴阳属性,因此拥有不同阴阳属性的事物也是对立的。阴阳的对立制约无论在自然界及人体,是普遍存在的。在人体,无论是正常生命过程,还是疾病及治疗过程等,都包含着阴阳的对立制约。①阴阳对立,即阴阳相反。阴阳的相互对立,主要表现于它们之间的相互制约、相互消长。②阴阳制约,即阴阳相互抑制、相互约束,主要体现在阴阳相互消长的过程。③阴阳消长平衡,阴阳的相互对立制约,还包含着阴阳的互为消长。阴阳的消长平衡,是事物运动变化的量变形式。阴阳消长的基本形式为:此消彼长,包括阴消阳长和阳消阴长;此长彼消,包括阳长阴消和阴长阳消;此消彼消和此长彼长,即阴或阳的一方消耗太过,导致另一方的减少;或阴或阳的一方增多,导致另一方增加。

阴衰(消)必然失去对阳的制约,致使阳亢盛(长);阳衰(消),必然导致阴亢盛(长)。阴与阳相互对抗、相互制约和相互排斥,以求其统一,取得阴阳之间的相对的平衡。这种"平衡"并不是静止的、一成不变的,而是动态中的平衡。因阴阳的对立制约,使对立双方中不致出现一方过亢的现象,使阴阳的变化水平维持在一个正常生命过程的允许范围之内。

"阴平阳秘,精神乃治,阴阳离决,精气乃绝"(《素问·生气通天论》),阴平阳秘,即阴阳平衡。其中的平、秘都是一个意思,平衡。"阴平",真阴要有收敛收藏阴精的作用,并能滋养真阳收敛真阳,即阴气平顺,"阳秘",真阳要有生长生发抵御外邪的作用,并不让真阴外泄而固束真阴,即阳气固守,是阴阳两者互相调节而维持的相对平衡。

倘若由于或内因或外因使这种对立制约关系被破坏即双方互不受对方制约时,则必然出现一方偏盛或偏衰,或阳盛,导致阴不胜阳,或阴盛则阳不胜阴,使阴阳失去平衡状态,即阴阳不和,或阳胜则阴病,或阴胜则阳病,于是发生疾病。以脏腑来说,同样是阴阳对立制约,才得以维持脏腑正常的气化功能。如肝阴肝阳、肾阴肾阳等,正常情况下"阴平阳秘",阴阳双方互相制约从而不亢不衰"精神乃治"。如若外感于六淫,或内伤于七情,使阴阳一方偏衰,就会失去制约对方的能力而出现另一方的偏胜。肝阴不足必然肝阳偏亢;肾阴不足,必然导致肾阳偏亢。已经偏亢的肾阳、肝阳,又反过来制约已经不足的肾阴、肝阴。于是,出现盛者更盛,衰者更衰。此外,临床上的热证病人,阳盛伤阴,必然出现舌苔黄燥、口干口渴、喜饮、便燥等津液不足的症状。疾病的论治过程,同样也是一个阴阳对立制约的过程,如"热者寒之",以热药治寒证,即是以阳制阴的例证。一年四季中阴阳互为消长的渐变过程,一天之中阴阳消长的变化也一样,夜半之后阴气渐退,阳气渐进,至中午,阳气最盛达到极点,阳气便开始衰退,阴气开始复升,至夜半,阴气最盛达到极点之后,又开始衰退,如此周而复始。人体疾病过程更是如此,阴寒过盛(阴长)的病人,必然出现阳热不足(阳消)之证;火热亢盛(阳长)的病人,必然出现阴津

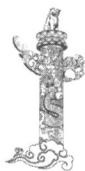

不足(阴消)之证。总而言之,阴阳的相互对立、相互制约、互为消长,是自然界以及人体生命和疾病过程中的一个普遍规律。阴阳平衡是相对的,对立制约是绝对的。医务工作者的最终任务是千方百计地恢复和稳定人体阴阳平衡及防止失衡,以期达到治疗疾病和维护健康延年益寿的目的。如果一旦不能恢复和维护人体的阴阳平衡,就意味着疾病的发生甚至"阴阳离决,精气乃绝"。

(2)阴阳的互根互用　阴与阳之间存在着互相依存、互相作用的关系。①阴阳互根,即阴阳相互依存关系。阴和阳任何一方都不能脱离另一方而单独存在。如上为阳,下为阴,没有上就无所谓下,没有下就无所谓上。②阴阳互用,即阴阳相互资生、相互促进的关系。

如水(阴)蒸发则化为气(阳),气(阳)凝结则化为水(阴)。这就是"阴根于阳,阳根于阴"(《类经图翼·运气上》)和阴可化为阳,阳可化为阴,阳从阴中化,阴从阳中生的阴阳互相包涵,并互根互用的道理。

再如人体气血,气为阳,血为阴。气血之间的正常关系是血载气,气行血,气为血之帅,血为气之母。血的运行靠气的推动作用,而气又要依附于血而存。所以,临床上气病或血病患者,在经过一定阶段后,往往出现气血并病的证候。气虚者,血亦多虚;气滞者,多见血瘀;血瘀者,必气滞等。至于骤然气脱或血脱者,更多见气血并病了。可见气血(阴阳)是相互依存、互根互用的。

又如血病的治疗,有"治血必先理气"和"血脱益气"的治则。血虚证,补血可以不用四物汤,而用当归补血汤,当归补血汤由黄芪一两为君,以补气为主;当归二钱为臣,以补血为辅。以补气达到生血的目的。其理论根据就是"阳生阴长"。所以,正如张景岳在《类经图翼·运气上》总结说:"阴无阳不生,阳无阴不成,而阴阳之气,本同一体"。

阴阳是相互依存的,一方的太过或不及,将会直接影响另一方的正常存在。临床上的阴盛于内,格阳于外(阴盛格阳),是由于阴寒过盛、破坏了阴阳的依存关系,从而逼阳外达所致。如,阳虚冷汗,是由于阳虚导致卫外之气不能固表,使阴津不能安守于内而外泄;大汗亡阳,是由于阴津大亏,阴不敛阳,阳无所依而外脱。治则,前者补阳以固阴,后者固阴以敛阳。

(3)阴阳的相互转化　阴阳转化是指在一定的条件下,阴或阳可以各自向其相反方向转化的运动变化形式,即由阴转阳、由阳转阴。阴阳的相互转化,在自然界(天地间)及自然界中的人的正常生命过程和疾病过程,同样普遍存在着阴阳转化过程。

如在生命过程中,需要有精(阴)和气(阳),阴精是生命的物质基础,而阳气是功能活动。阴精和阳气既有互根互用的关系,又有一个相互转化的关系。饮食入胃,在阳气(脾气)的作用下,方能转化为阴精,而阳气又是由阴精所化生,并从阴精化生中得到不断地补充。

在疾病过程中,阳证可以转化为阴证;热证可以转化为寒证,实证可以转化为虚证;表证可以转化为里证等。反之亦然,如外感寒邪,初时表现为发热、恶寒、无汗、脉浮紧等,属表寒证,由于未能及时治疗,则寒邪进一步由表入里化热,出现但热不寒,口渴苔黄,脉数等证候,则为里热证。又如,"久病必虚"之说,初病时,由于正气尚较充盛,因而

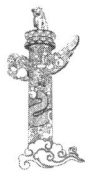

病属实证,病久则正气渐耗,病即由实转虚。

《灵枢·论疾诊尺》说:"四时之变,寒暑之盛。重阴必阳,重阳必阴,故阴主寒,阳主热。故寒甚则热,热甚则寒。故曰:寒生热、热生寒,此阴阳之变也",《素问·阴阳应象大论》说:"寒极生热、热极生寒",以及《素问·生气通天论》中所说:"冬伤于寒,春必温病"等。可见《内经》已经明确认识并充分肯定了阴阳的相互转化问题。同时,还强调了一个"物极必反"的观点,前述引文中的"重""甚""极",其意义是一个"极"字,是说事物发展到极点时,就会向其相反方面转化。然而,这种相互转化是在一定条件下才能转化的,"极"是转化的原因,它不是条件。就疾病过程而言,阴阳转化的条件应当是人体正气盛衰、禀赋的偏阴偏阳、治疗的是否及时和恰当等。如邪气初犯人体,表现为实证,在人体正气充盛和治疗及时而得当的情况下,可始终停留于实证阶段并逐渐痊愈;倘若正气不足,又治疗不当,则实证即可转化为虚证。再如,同样是水饮(阴)的病人,由于个体平素禀赋不同,则可出现不同的证候。平素禀赋偏阳的病人,水饮之邪可从阳化热而为热证;平素禀赋偏阴的病人,水饮即从阴化寒而为寒证。因此,根据这一原则,临床上的任何治疗手段,其实质都在于改变或促进阴阳的相互转化方向,使之向有利于人体健康和解除疾病痛苦方面转化。必须指出,"物极必反"的观点,在一定情况下是正确的。但是,"变"的产生,不一定都是在"阴极""阳极"时发生,如上述的情况,并没有"阴极""阳极",但由于外部条件(正气、禀赋、治疗等)发生变化,阴阳也同样会出现转化。

(4)阴阳相互包涵和无限可分 阴中有阴阳,阳中有阴阳,阴阳之中各有阴阳。就是说在事物的不同层次中均各有阴阳。如一天之中,昼为阳,则平旦至日中为阳中之阳;日中至黄昏为阳中之阴;夜为阴,则合夜至鸡鸣为阴中之阴,鸡鸣至平旦为阴中之阳。又如五脏六腑中,五脏属阴,但由于心肺居于膈上故又属阳,因而是阴中之阳;肝脾肾居于膈下,下为阴,故又为阴中之阴。再就心肺之间来说,心属阳,肺属阴等等。再如,按阴阳的基本属性,外为阳、内为阴。表属阳,寒属阴,故表寒证为阳中之阴;表属阳,热为阳,故表热证为阳中之阳;内属阴,热属阳,而里热证即为阴中之阳;里属阴,寒属阴,里寒证即为阴中之阴。诸如此类不胜枚举。正如古人云:"内有阴阳,外亦有阴阳"(《灵枢·寿夭刚柔》),"阴中有阴,阳中有阳"(《素问·金匮真言论》),"阴阳之中,又有阴阳"(《类经图翼·运气》),"此阴阳之道,所以无穷"(《类经·阴阳类》)。

五、八纲辨证的证候间关系

八纲辨证突出地反映了中医学辩证思维的特点。八纲辨证中的表里、寒热、虚实、阴阳为四对纲领性证候,每对证候的双方都有与另一方区分的临床表现,各自概括着一个方面的病理本质,其病理本质的各个方面既相互区别,又是互相联系着的。寒热病性、邪正相争都不能离开表里病位而存在,反之也没有可以离开寒热、虚实等病性而独立存在的表证或里证。所以,用八纲来分析、判断、归类证候,并不是彼此孤立、绝对对立、静止不变的,而是可有相互转化、相互兼夹或错杂,可有中间状态的,并随病变发展而不断变化。因此,临床辨证时,不但要注意八纲基本证候的识别,还应把握八纲辨证的证候之间的相互关系,既要掌握八纲的基本证候,又要熟悉八纲之间相互组合形成的各种复合证

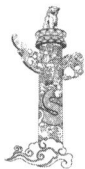

候类型。只有将八纲联系起来对病情作综合性的分析判断,方能对各种疾病证候有比较全面、正确地认识。

八纲证候间的相互关系主要包括证候相兼、证候错杂、证候真假、证候转化。

(一)证候相兼

广义的证候相兼是指各种证候的相兼存在。狭义的证候相兼,是指在疾病某一阶段,其病位无论是在表或在里,但病情性质上没有寒与热、虚与实等相反的证候存在。即从表里病位、寒热病性、虚实病性等不同的角度对病情进行综合判断,以全面揭示疾病的本质。

表里、寒热、虚实各自从不同的侧面反映疾病某方面的本质,故不能互相概括、替代,临床上的疾病证候则不可能只涉及病位或病性的某一方面。因此在辨证时,论病位或在表或在里,表现要区分其寒热虚实性质;论病性或属寒或属热,表现要辨别病位在表或在里、是邪盛或是正虚,论病情之虚实,必须查清其病位的表里、病性的寒热。

证候相兼即指两个纲以上的症状同时出现,如外感热病初期,见有表证,还须进一步辨其兼寒或兼热,故可分为表寒证和表热证;久病多虚证,当进一步辨其属虚寒证或虚热证。相兼证的出现,不能平均看待,而是有主次和从属关系,如表寒、表热证都是以表证为主,寒或热从属于表证,治疗当以解表为主,分别用辛温解表或辛凉解表;虚寒、虚热证都是以虚证为主,寒或热也从属于虚证,治疗时当以补虚为主,分别用补阳或滋阴的方法。至于表里相兼时,以何证为主,须看具体病情而定。

1. 常见的相兼证候 ①表实寒证,指外感寒邪,卫阳被束,邪正相争与皮毛肌表,腠理密闭所表现的证候。②表实热证,指外感热邪,邪正相争与卫表,卫气被郁所表现的证候。③里实寒证,指寒邪侵袭人体,阻遏脏腑阳气,凝滞气血津液所表现的证候。④里实热证,指阳热之邪侵袭人体,由表入里,或寒邪入里化热,或脏腑气血壅滞,积而化热所表现的证候。⑤里虚寒证,指体内阳气亏虚,阴寒相对偏盛所表现的证候,即阳虚证,又称虚寒证。⑥里虚热证,指体内阴液亏虚,阴不制阳,虚阳偏亢所表现的证候。即阴虚证,又称虚热证。等等。

2. 其临床表现一般是有关纲领证候的相加 如恶寒重发热轻,头身疼痛,无汗,脉浮紧等,为表实寒证;五心烦热,盗汗,口咽干燥,颧红,舌红少津,脉细数等,为里虚热证。

3. 证候相兼它证 按理尚应有表虚寒证、表虚热证、表里虚寒证、表里虚热证。所谓表虚,主要是指卫表(阳)不固证(偏于虚寒),但是以往常将表证有汗出者,称为"表虚",表证无汗者,称为"表实",其实表证的有无汗出,只是在外邪的作用下,窍的闭与未闭,是邪正相争的不同反应,窍未闭、肤表疏松而有汗出,不等于疾病的本质属虚。所以,表虚寒证、表里虚寒证,实际上是阳气虚弱所致的里虚寒证;表虚热证、表里虚热证,实际上是阴液亏少所致的里虚热证。

(二)证候错杂(夹杂)

证候错杂是指疾病的某一阶段,不但表现为病位的表里同时受病,而且呈现寒、热、虚、实性质相反的证候,或言证候错杂是指病人同时出现性质互相对立的两纲证候。八纲中表里、寒热、虚实的错杂关系,可以表现为表里同病、寒热错杂、虚实夹杂,所以,临床

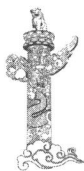

辨证过程中,应注意认真细心观察,全面分析,去伪存真,抓住本质,对其进行综合分析,以免造成误诊、误治,延误病情。

证候间的错杂关系有以下4种情况。

其一,是表里同病而寒热虚实性质并无矛盾,如表里实寒证、表里实热证等。

其二,是表里同病,虽寒热性质相同,但虚实性质相反的证候,如表实寒里虚寒证、表实热里虚热证。

其三,是表里同病,虽虚实性质相同,但寒热性质相反的证候,有表实寒里实热证,即"寒包火"证。

其四,是表里同病,而寒与热、虚与实的性质均相反的证候,临床上除可有表实寒里虚热证外,其余组合则极少见到。

在表里同病的情况下,疾病的证候一般都是由内在的病理本质所决定的,如内有积热或阳气偏亢者,其外感表证多从热化;内在阳气不足者,患外感病时,很少见表热证候。所以,表里、寒热、虚实的错杂证候,虽然从理论上尚可组合为表虚寒里实寒证、表虚热里实热证、表实热里实寒证、表虚热里虚寒证、表虚寒里虚热证、表实寒里虚寒证、表虚热里实寒证,表虚寒里实热证等,但临床很少见到。

再者,因里证的范围极广,所以虽为里证,也可有脏腑病位之别,可表现为寒热虚实证候的错杂。

寒热错杂是指寒证与热证同时存在。①表里寒热错杂,如表寒里热,如表实寒里实热证、表实寒里虚热证;表热里寒,如表实热里实寒证、表实热里虚寒证。②上下寒热错杂,如上热下寒(上焦有热,中焦有寒)、上寒下热(如寒在胃热在膀胱)。

虚实错杂包括:①实证夹虚,是指以实邪为主,正虚为次的病证。多见于实证过程中正气受损或素体虚弱而新感外邪的病人。②虚证夹实,是指以正虚为主,邪实为次的病证。多见于实证迁延日久,正气大伤,而余邪未尽或素体大虚,复感邪气的病人。③虚实并重,是指正虚与邪实均十分明显的病证,多病情严重。可见于严重的实证病人,又正气大伤或原来正气甚弱,又感较重邪气的患者。

可见,临床上的证候是极为错综复杂的。疾病证候的错杂,势必给辨证与治疗带来困难,因此临床应当认真仔细辨析。同时应当认识,错杂的证候中存在着矛盾的两个方面,都反映着疾病的本质,故而不可忽略。必须指出,临床辨证时应当认真仔细辨析表里证候的缓急,寒热虚实病性的主次,以便采取正确的治疗。

(三)证候真假

某些疾病在病情的危重阶段,可以出现一些与疾病本质相反的"假象",掩盖着病情的真象。所谓"真",是指与疾病内在本质相符的证候;所谓"假",是指疾病表现出某些不符合常规认识的假象,即与病理本质所反映的常规证候不相应的某些表现。对于证候的真假,必须认真仔细辨别,才能去伪存真,抓住疾病的本质,对病情做出准确判断。

1.寒热真假　当病情发展到寒极或热极的时候,有时会出现一些与其寒、热本质相反的"假象"症状或体征,即所谓真寒假热、真热假寒。

(1)真热假寒　是指内有真热而外见某些假寒的"热极似寒"证候。真热假寒证常

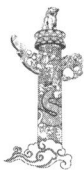

有热深厥亦深的特点,故可称为热极肢厥证,古时亦有称阳盛格阴证者。

1)假寒现象:四肢凉甚至厥冷、脉沉迟等类似阴证的表现,系邪热内盛,阳气郁闭于内而不能布达于外所致。

2)真热表现:神识昏沉、面色紫暗,系邪热内闭,气血不畅。身热、胸腹灼热、口鼻气灼、口臭息粗、口渴引饮、小便短黄、舌红苔黄而干、脉有力等实热证的表现,系热邪内蕴,伤津耗液所致。

(2)真寒假热 是指内有真寒而外见某些假热的"寒极似热"证候。真寒假热的实际是阳虚阴盛而阳气浮越,故又称虚阳浮越证,古时亦有称阴盛格阳证、戴阳证者。

1)假热现象:自觉发热,欲脱衣揭被,面色浮红如妆,躁扰不宁,口渴咽痛,脉浮大或数等颇似阳热证的表现,系阳气虚衰,阴寒内盛,逼迫虚阳浮游于上、格越于外所致。

2)真寒表现:触之胸腹并无灼热,且下肢厥冷,口渴而不欲饮,咽部不红肿,也不会满面通红,并见疲乏无力,小便清长,或尿少而浮肿,便质不燥,甚至下利清谷,脉按之无力,舌淡,苔白等里虚寒的证候,因此可知其所现"热"症为假象。但其本质是阳气虚衰,肢体失其温煦,水液不得输布、气化。

(3)寒热真假的鉴别 辨别寒热证候的真假,应以表现于内部、中心的症状为准、为真,肢末、外部的症状是现象,可能为假象,因此胸腹的冷热是辨别寒热真假的关键要点,胸腹灼热者为热证,胸腹部冷而不灼热者为寒证。对于寒热真假的辨别,古人以小便赤白为据,此为经验之谈。

2.虚实真假 虚证与实证,都有真假疑似的情况。所谓"至虚有盛候""大实有羸状",就是指证候的虚实真假。

(1)真实假虚 是指本质为实证,反见某些虚羸现象的证候。如病人神情默默、倦怠懒言、身体羸瘦、脉象沉细等类似虚证的假象,此系由于热结肠胃、痰食壅积、湿热内蕴、瘀血停蓄等,邪气大积大聚,以致经脉阻滞,气血不能畅达。但病变的本质属实,因此病人虽默默不语却语时声高气粗,虽倦怠乏力却动之觉舒,虽肢体羸瘦而腹部硬满拒按脉虽沉细却按之有力。

(2)真虚假实 是指本质为虚证,反见某些盛实现象的证候。如病人出现腹部胀满、呼吸喘促、二便闭塞等类似实证的假象。系多为脏腑虚衰,气血不足,运化无力,气机不畅所致。腹部胀满而有时缓解,或内无肿块而喜按,由此可知其证并非实邪内积,而是脾虚不运所致。喘促而气短息弱,可知并非邪气壅滞、肺失宣降,而是肺肾气虚、摄纳无权之故。大便闭塞而腹部不甚硬满,此系阳气失其温运之能而腑气不行的表现。小便不通,此系阳气亏虚而不能气化水液,或肾关开合不利。神疲乏力,面色萎黄或淡白,脉虚弱,舌淡胖嫩,更是正气亏虚的本质表现。

(3)虚实真假的鉴别 清代医家杨乘六曾指出:"证有真假凭诸脉,脉有真假凭诸舌。果系实证,则脉必洪大躁疾而重按有力;果系实火,则舌必干燥焦黄而敛束且坚牢也。岂有重按全无脉者,而尚得谓之实证;满舌俱胖嫩者,而尚得谓之实火哉?"(《古今医案按》)。由此可见辨别虚实真假,关键在于脉象的有力无力、有神无神,其中尤以沉取之象为真谛;其次是舌质的嫩胖与苍老,言语呼吸的高亢粗壮与低怯微弱;病人体质

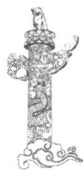

状况、病之新久、治疗经过等,也是辨析判断的依据。

必须指出,在临床上反映于虚实方面的证候,以虚实夹杂者更为常见,其既有正气虚的方面,又有邪气实的方面,病性的虚实夹杂与虚实真假常难以截然区分。因此,临床辨证时,应当区分虚实的孰轻孰重,同时分析其间的因果关系。

(四)证候转化

证候转化是指疾病在其发展变化过程中,其病位、病性,或邪正盛衰的状态发生变化,由一种证候转化为对立的另一种证候,简言之,证候转化是指某一纲的证候向其对立的一方转化。证候转化是证候的本质与现象均已变换,因此它与证候的相兼、错杂、真假等概念均不相同。但必须指出,在证候转化这种质变之前,常常有一个量变的过程,所以在证候转化之先,又可以呈现出证候相兼、证候错杂的关系。

证候的转化有两种可能,其一是病情由浅及深、由轻而重,向加重方向转化;其二是病情由重而轻、由深而浅,向好转方向转化。

表里之间、寒热之间、虚实之间、阴阳之间既是相互对立的,又可在一定条件下相互转化。如外感风寒见恶寒发热、头痛等表寒证,若因病情发展或治疗不当,则病邪可由表入里,病变性质可由寒转热,最后由表寒证转化为里热证;实证可因误治、失治等原因,致病程迁延,虽邪气渐去,而正气亦伤,逐渐转化为虚证,虚证可由于正气不足,不能布化,以致产生痰饮或水湿、气滞或血瘀等实邪,而出现种种实证。转化是在一定条件下才能发生,辨证时必须随时审察病机的转变,及时诊断治疗,避免疾病向恶化方向发展,促进疾病向痊愈方向转化。

1. 表里出入　表里出入是指病情表与里的相互转化,或病情由表入里而转化为里证,或病邪由里出表而有出路。一般而言,这种病位上的变化,由表入里多提示病情转重,由里出表多预示病情减轻。掌握病势的表里出入变化,对于预测疾病的发展与转归,及时改变治法,及时截断、扭转病势,或因势利导,均具有重要临床指导意义。

(1)由表入里　是指证候由表证转化为里证,即表证入里。表明病情由浅入深,病势发展。如六淫等邪袭表,若不从外解,则常常内传入里,表现为表证的症状消失而出现里证的证候。如先有恶寒发热、脉浮等表证的证候;当恶寒消失,出现但发热不恶寒,舌红苔黄,脉洪数等症时,表示表邪已入里化热而形成里热证。表证转化为里证,一般见于外感病的初、中期阶段,由于机体未能抗邪向外,或邪气过盛,或护理不当,或失治误治等原因,邪气不从外解,以致向里传变,使病情加重。

(2)由里出表　是指在里的病邪有向外透达所表现的证候。表明邪有出路,病情有向愈的趋势。如某些里证在治疗及时、护理得当时,机体抵抗力增强,驱邪外出,从而表现出病邪向外透达的症状或体征。由里出表是在里之邪毒有向外透达之机,但这并不是里证转化成表证。因为它不是原有在里的证候消失,而又出现恶寒发热、脉浮等表证的特征性证候。

2. 寒热转化　是指疾病的寒热性质发生相反的转变。寒证化热示阳气旺盛,热证转寒示阳气衰惫。

(1)寒证化热　是指原为寒证,后出现热证,而寒证随之消失。化热的原因是外感

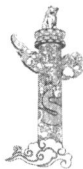

寒邪未及时发散,而机体阳气偏盛,阳热内郁到一定程度,寒邪化热,形成热证;寒湿之邪郁遏,而机体阳气不衰,由寒而化热;使用温燥之品太过,亦可使寒证转化为热证。

(2)热证转寒　是指原为热证,后出现寒证,而热证随之消失。化寒的原因常见于邪热毒气严重的情况之下,或因失治、误治,以致邪气过盛,耗伤正气,正不胜邪,功能衰败,阳气耗散,故而转为虚寒证,甚至出现亡阳的证候。

3.虚实转化　虚实转化是指疾病的虚实性质发生相反的转变。提示邪与正之间的盛衰关系出现了本质性变化。实证转虚为疾病的一般规律;虚证转实常常是证候的虚实夹杂。

(1)实证转虚　是指原先表现为实证,后来表现为虚证。提示病情发展。其原因是邪正斗争的趋势,或是正气胜邪而向愈,或是正不胜邪而迁延。因而病情日久,或失治误治,正气伤而不足以御邪,皆可形成实证转化为虚证。

(2)虚证转实　是指正气不足,脏腑功能衰退,组织失去濡润充养,或气机运化迟钝,以致气血阻滞,病理产物蓄积,邪实上升为主要矛盾,而表现以实为主的证候。虚证转实,实际上是因虚而致实,故并非病势向好的方向转变,而是提示病情发展。

总之,所谓虚证转化为实证,并不是指正气来复,病邪转为亢盛,邪盛而正不虚的实证,而是在虚证基础上转化为以实证为主要矛盾的证候。

六、八纲辨证的意义

阴和阳是八纲的总纲。临床上当见到属于抑制、沉静、衰退、晦暗等表现的里证、寒证、虚证一般归属为阴证。而当见到兴奋、躁动、亢进、明亮等表现的表证、热证、实证一般归属为阳证。表和里用以概括病证表现部位的深浅和病势的轻重,表证病情较轻,多表现为表浅的症状;里证病情较重,多表现为脏腑等严重的症状。寒和热是指疾病的性质,寒证大多是人体的生理功能衰退或对有害因素的适应性反应能力低下的表现;热证大多是对有害动因反应能力旺盛的表现。虚和实是人体与致病因子相互斗争状态的反映,虚证表现为正气(一般指脏腑功能和防御功能)不足,是全身功能或某种重要脏器功能衰弱表现;实证是邪气有余,病症多表现急剧,显著,为机体与有害动因剧烈斗争的反应。

八纲辨证有以下几个特点:①表里、寒热、虚实六纲可分属于阴阳,八纲应以阴阳为总纲。②八纲病症可互相兼见,如表寒里热,表实里虚,正虚邪实等。③八纲病证可在一定条件下,向对立面转化。一般有阴证转阳(表示病情好转),阳证转阴(表示病情恶化),由里出表(表示病势向愈),由表入里(表示病势发展),由虚转实(预后良好),由实转虚(预后较差),热证变寒(表示正虚),寒证变热(多为邪实)。

(一)八纲辨证是辨证论治的总纲领

八纲辨证是辨证论治的总纲领,是中医学的重要组成部分,具有纲领性强,适用面广的特点。它是从各种具体证候和各种辨证方法的个性中抽象出来的带有普遍规律的共性概念,是分析疾病共性的辨证方法。对疾病证候全面了解,要四诊合参;分析疾病而掌握其要领,必须运用八纲辨证。四诊与八纲是紧密相连的。用八纲辨别归纳证候,它

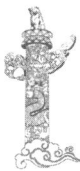

能把错综复杂的临床证候,分别概括为表证、里证、寒证、热证、虚证、实证,再进一步归纳为阴证、阳证两大类。表里是用以辨别疾病病位浅深的基本纲领;寒热虚实是用以辨别疾病性质的基本纲领;阴与阳则是区分疾病类别、归纳证候的总纲,并用来概括表里寒热虚实六纲。由于八纲是对疾病发生发展过程中机体反应状态最一般性的概括,是对辨证诊断提出的最基本的原则性要求,因此,八纲证候属于纲领证。通过八纲可找出疾病证候的关键,掌握其要领,确定其类型,预决其趋势,为治疗指出方向。

(二)八纲辨证是各种辨证的基础

八纲辨证是其他各种辨证的基础,也可以说是从各种辨证方法的个性中概括出来的共性,可概括其他辨证方法。在疾病证候辨证诊断的过程中有执简驭繁、提纲挈领的作用,适用于临床各科、各种疾病的辨证,而其他辨证分类方法则是八纲辨证的具体深化。如脏腑辨证主要应用于杂病,又是其他各种辨证的基础。八纲辨证是与脏腑辨证密切相关、互相补充的一种辨证方法。脏腑辨证是八纲辨证的深入和细化。各种辨证方法,虽有其各自的特点,对不同疾病的诊断上各有侧重,但又是互相联系和互相补充的。

(三)八纲辨证增加了辨证的复杂性、可行性、实用性

八纲辨证是从 8 个不同的方面对疾病证候本质做出了纲领性的辨别,但是表里、寒热、虚实、阴阳八纲之间不是绝对截然分开的,其区分并不是单纯的、彼此孤立的、静止不变的,而是存在着错综复杂、互相联系、互相转化的密切关系。它们之间是相互联系的、可变的,归纳起来,其间存在着"相兼""错杂或夹杂""转化""真假"等关系。由于八纲之间有密切的联系,则大大增加了八纲辨证的复杂程度,从而可组合成较多的更为具体的证候,扩大了对疾病进行辨证的可行性、实用性,临床上的证候尽管复杂、多变,但都可以用八纲辨证进行概括。

"相兼"是表里同病;"错杂或夹杂"包括虚实夹杂、寒热错杂;"转化"包括表证入里、里邪出表、寒证转为热证、热证转为寒证、实证转为虚证、虚证转为实证;"真假"包括真热假寒、真寒假热、真实假虚、真虚假实等。这就大大增加了八纲辨证的复杂程度,从而可组合成多种较为具体的证候,如表里实寒证、表寒里热证等,于是扩大了对病情进行辨证的可行性、实用性,临床上的证候尽管复杂、多变,但都可用八纲进行概括。

表里、寒热、虚实,每两纲有其单纯证候出现,也有错杂证候同时并见,更有真象与假象的分别,其中错杂真假,必须细心鉴别。表里、寒热、虚实也常同时并见,宜仔细辨认。

(四)八纲辨证较为突出地反映了中医学的辩证法思想

八纲辨证并不是简单的几类较为笼统证候的概括,八纲通过其相互关系,较为突出地反映了中医朴素的辩证法思想。中医学的许多辨证观点都是通过八纲的关系而体现出的,理解了八纲之间的辩证关系,就认识到了疾病发生、发展的基本规律,即可认识到疾病中的各种证候是处在相互联系的矛盾之中、变化之中,矛盾着的事物不仅有对立面的存在,并且是与对立面相对而确定的,彼此间有中间、过渡阶段,而且可以互相转化等。因此,八纲概念的确定,标志着中医辨证思维的完善,它反映了辩证思维的许多基本内容,抓住了疾病证候中带普遍性的主要矛盾。这对于其他辨证方法的学习,对于在临床

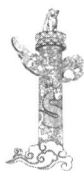

上正确认识疾病过程,具有重要的指导意义。

八纲辨证对疾病本质的认识,还是不够深刻、具体的,如里证的概念就非常广泛,八纲未能明确何脏何腑的病变;寒与热不能概括湿、燥等邪气的病理性质;虚证与实证各有种种不同的具体病变内容。因此,八纲毕竟只是"纲",八纲辨证是比较抽象的辨证,临床上不能只满足于对八纲的分辨,而应当结合其他辨证分类方法,对疾病的证候进行深入的分析判断。对八纲辨证,不能机械对待,必须灵活掌握。除了理论的钻研,医案的精读之外,更应在实践上多下功夫,才能达到更高的诊疗水平。

第七节　中医其他辨证方法

中医辨证是在长期临床实践中形成的,在中医学理论的指导下临床辨证的一般思维规律是通过对症状、体征等病情资料的综合分析,先明确病位、病性等辨证纲领,再确定辨证具体要素,然后形成完整准确的证名。中医辨证的方法有多种,其中八纲辨证是各种辨证的总纲领,是中医辨证的基本方法,是判断病变的部位、性质、正邪盛衰情况,是辨证的核心,也是从各种辨证方法的个性中概括出的共性,在诊断疾病过程中,起到执简驭繁,提纲挈领作用,属于纲领证,是其他辨证方法的基石与指针;病因辨证是辨别证候的病因性质,属于基础证;脏腑辨证是以病位为主的辨证方法,属于具体证;此外,还有气血津液辨证、卫气营血辨证、六经辨证、三焦辨证、经络辨证等,也是中医学辨证分类的方法,都是中医诊断学的重要组成部分。

辨证的过程,是以八纲、病因、六经、气血津液、脏腑、卫气营血、三焦、经络等理论为依据,对通过望、闻、问、切四诊所搜集的症状、体征等资料进行综合、归纳、分析、推理、判断、辨明其内在联系,以及各种病变相互之间的关系,从而认识疾病,做出正确的诊断。

一、病 因 辨 证

病因辨证始于《内经》,《内经》提出了风、寒、湿、热、火、喜、怒、忧、思、悲、恐、惊等病因的致病特点。汉代张仲景补充了痰饮、瘀血的证候特征、治疗原则及具体方药。隋代巢元方《诸病源候论》在详细论述病机、推求病因的基础上,提出"乖戾之气"等传染病病因的辨析要点。宋代陈言的《三因方》将病因分为内因、外因、不内外因三类,对后世病因分类产生了重大影响。元代朱丹溪《脉因证治》强调辨析和消除病因,其中尤重辨治气血痰郁。明代秦昌遇的《症因脉治》主张诊治疾病应先察证候,次察病因,再审脉象,最后决定治疗方法。以后,病因辨证的临床意义逐步得到了中医界应有的肯定。

病因辨证,是以中医病因病机理论为依据及指导下,通过对四诊所收集到的临床病情资料(症状、体征、病史)等进行辨别、分析、判断、综合,以识别确定疾病证候属于具体何种发病原因所致,为治疗提供依据的一种辨证方法,又称"辨证求因"。病因辨证是"审证求因"的重要方法,广泛应用于内伤或外感疾病。临床在判明病因的同时常结合脏腑辨证、三焦辨证、卫气营血辨证来确定病位;有时还需参合气血辨证来分析原始病因。与其他辨证方法一样,病因辨证在一定程度上受到八纲辨证的影响。

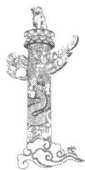

病因辨证的主要内容,概括起来可分为六淫疫疠、七情、饮食劳逸以及外伤4个方面,其中六淫、疫疠属外感性病因,为人体感受自然界的致病因素而患病。七情为内伤性病因,常使气机失调而致病。饮食劳逸则是通过影响脏腑功能,使人生病。外伤属于人体受到外力损害出现的病变。

病因辨证的辨证要点是根据各种病因的致病特点,分析患者的临床表现,推求判断病因种类而对症治疗。

(一)六淫和疫疠辨证

六淫,包括风、寒、暑、湿、燥、火6种外来的致病邪气。六淫病邪与疫疠病邪都具有邪从外来,自口鼻或皮毛而入,由外传内、由表传里等共同特征。但风、寒、湿、燥、火,又有因体内阴阳气血津液亏损不足或输布失常所致者,为与外感者区别,将由内而生者称为内风、内寒、内湿、内燥、内火。六淫的致病特点:①与季节和居住环境有关,如夏季炎热,患暑病的人多;久居潮湿之地,易感受湿邪。②六淫属外邪,多经口鼻、皮毛侵入人体,病初常见表证。③六淫常相合致病,而在疾病发展过程中,又常常相互影响或转化。

疫疠,为自然界一种特殊的病邪,其致病具有传染性强,并迅速蔓延流行的特点。

1. **风证**　风证是指因感受风邪而引起的一类病证。因风为百病之长,其性轻扬开泄,善行数变,故具有发病急、消退快、游走不定的特点。①风邪袭表:恶风,微发热,汗出,头痛,鼻塞流涕,喷嚏,咽喉干痒和不适,舌苔薄白,脉浮缓。②风客肌肤:皮肤瘙痒,瘾疹,局部麻木。③风袭经络:口眼歪斜,颈项强直,口噤,抽搐,角弓反张,震颤,蠕动。④风历关节:游走性关节疼痛。外风治宜宣肺疏风,内风治宜养阴熄风或养血熄风。

2. **寒证**　寒证是指因感受寒邪引起的一类病证。因寒为阴邪,其性清冷,凝滞收引,故易伤人阳气,阻碍气血运行。①寒客肌表:恶寒发热、无汗、头身疼痛、脉浮紧。②寒客脉经络气血:冷痛,得温痛减。③寒客脏腑:腹痛、呕吐或腹痛泻泄,腹胀,纳呆。表寒证治宜宣肺散寒,里寒证治宜温中散寒。

3. **暑证**　暑证是指夏季感受暑邪所致的一类病证。因暑性炎热升散,故为病必见热象,最易耗气伤津,且暑多挟湿,常与湿邪相混成病。①伤暑,感热,汗出,口渴,疲乏,尿黄,舌红,苔白或黄,脉象虚数。②中暑,发热,猝然昏倒,汗出不止,口渴,气急,甚或昏迷惊厥,舌绛干燥,脉濡数。治宜清暑益气、养阴利湿。

4. **湿证**　湿证是指感受湿邪所致的一类病证。因湿性重着,黏滞,易阻碍气机,损伤阳气,故其病变常缠绵留着,不易速去。①伤湿:发热、头胀痛、胸闷、身重疼痛,舌苔白滑,脉濡缓。②冒湿:头胀痛如裹,遍体不舒,身重,脉濡弱。③湿痹:关节酸痛肿胀,屈伸不利。治宜化湿或健脾利湿。

5. **燥证**　燥证是指感受燥邪所致的一类病证。燥性干燥,容易伤津液,临床有凉燥与温燥之分。①凉燥:干(唇、舌咽)、干咳、恶寒发热,鼻流清涕,无汗。②温燥:干(唇、舌咽)、干咳、身热、烦渴、舌红、脉浮数。治宜养阴润燥。

6. **火证**　火证是指广义火热病邪所致的一类病证。因火热之邪,其性燔灼急迫,为病常见全身或局部有显著热象,容易耗伤阴津,使筋脉失于滋润而动风,亦可迫血妄行而出血。①热盛:壮热、口渴、面目红赤、烦躁、谵妄、狂越、脉洪数。②津伤:渴喜冷饮、便

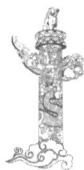

秘、尿黄。③动风:抽搐、角弓反张。④动血:咯血、吐血、衄血、斑疹。⑤火邪壅滞局部:疮痈红肿高凸。治宜清热泻火。

7.疫疠 疫疠是疠气、毒气、异气、戾气、杂气、瘟疫等的概称,又名温病,是指由感染瘟疫病毒而引起的传染性病证。其证候特点为起病急,传变快,症状重,预后差,同时具有强烈的传染性,死亡率高。治宜辟邪解疫。

(二)七情辨证

七情,即喜、怒、忧、思、悲、恐、惊7种情志活动表现。若外界各种因素的过度刺激超越了病人自身的调节能力时,造成七情的过度兴奋或抑制,导致脏腑功能紊乱,便可引起疾病。七情证候均见于内伤杂病。其证候特点为心神不宁,心悸失眠,情志抑郁,或怵惕不安,甚至精神失常,胁肋胀痛,头晕,头痛,健忘,纳差等。七情病症的治疗以心理疏导为主用药为辅。

1.情志致病特点 ①由耳目所闻,直接影响脏腑气机,致脏腑功能紊乱,气血不和,阴阳失调。如怒则气上,恐则气下,惊则气乱,悲则气消,思则气结,喜则气缓。②与个人性格、生活环境有关。如性格急躁者,易被怒伤;而性格孤僻者,常被忧思所伤。③不同的情志变化,所影响的内脏也不同。如喜伤心、怒伤肝、思伤脾、悲伤肺、恐伤肾。

2.七情证候 临床实践证明,情志所伤,能够影响内脏的功能,这是肯定的,至于具体伤哪一内脏,引起何种气机变化,只有详细审察病情,才能做出更为准确的诊断。①喜伤,可见精神恍惚,思维不集中,甚则神志错乱,语无伦次,哭笑无常,举止异常,脉缓。②怒伤,则见头晕或胀痛,面红目赤,口苦,胸闷,善叹息,急躁易怒,两胁胀满或窜痛,或呃逆,呕吐,腹胀,泄泻,甚则呕血,昏厥,脉弦。③忧伤,则情志抑郁,闷闷不乐,神疲乏力,食欲减退,脉涩。④思伤,可见头晕目眩,健忘心悸,倦怠,失眠多梦,食少,消瘦,腹胀便溏,舌淡,脉缓。⑤悲伤,见面色惨淡,时时呼叹饮泣,精神萎靡不振,脉弱。⑥恐伤,少腹胀满,遗精滑精,二便失禁。⑦惊伤,则情绪不安,表情惶恐,心悸失眠,甚至神志错乱,语言举止失常。治疗应首先去除不良刺激,其次治疗所伤脏腑,或补虚,或泻实,或疏导。

(三)饮食、劳逸及痰、瘀、虫辨证

饮食、劳逸,是人类生存的需要。但不知调节,也能成为致病因素,如食积由饮食不节(洁),损伤脾胃,食物停滞而成。劳逸所伤证是指因体力或脑力过度劳累和房劳过度,或过度安逸所引起的一类病证。痰饮、瘀血是脏腑输布水液及水谷精微,或气血运行失常所形成的病理产物。痰饮、瘀血形成之后,停聚体内,又可作为一种继发性病因而引起新的病症。虫积也由饮食不洁,感染生虫而致。饮食、劳逸及痰、瘀、虫的形成都与脏腑功能失调有关,治疗在祛除病邪的基础上,均宜调理脏腑。

1.饮食所伤证 是指饮食不节而致脾、胃肠功能紊乱的一类病证。①饮食伤在胃,则胃痛,恶闻食臭,食纳不佳,胸膈痞满,吞酸嗳腐,舌苔厚腻,脉滑有力。治疗宜消食导滞。②饮食伤在肠,则见腹痛泄泻。急性泄泻治宜除湿导滞,通调腑气;慢性泄泻治宜健脾温肾,固本止泻。③误食毒品,则恶心呕吐,或吐泻交作,腹痛如绞,或见头痛、痉挛、昏迷等。治宜消食导滞、健脾和胃等。

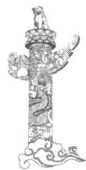

2. 劳逸所伤证 ①过劳则倦怠乏力,嗜卧,懒言,食欲减退。②过逸则体胖行动不便,动则喘咳,心悸短气,肢软无力。③房室所伤证是指性生活过度,或早婚,产育过多,导致肾亏而表现为生殖系统疾患的症证。治宜节制、调养、补虚等。

3. 痰饮 痰与饮均是水液代谢障碍的病理产物,其中黏稠者为痰,清稀者为饮。①痰证的证候特点是胸闷咯痰,脘痞不舒,纳呆恶心,呕吐痰涎,头目眩晕,瘰疬痰核,喉中有异物感,苔腻,脉滑等。治疗宜化痰除痰。②饮证的证候特点是咳嗽气喘,胸闷咯痰,但痰液清稀,或腹胀肠鸣,泛吐清水,苔腻,脉滑等。治宜利水化饮。

4. 瘀血 其证候特点为面色黧黑,口唇爪甲紫暗,肌肤青紫,局部固定性刺痛、拒按,紫色血肿,或出血不止,血色紫暗,并挟有血块,大便色黑,经闭,舌紫暗或有瘀斑、瘀点,脉涩等。治宜活血化瘀。

5. 虫积 证候特点为面黄肌瘦,时吐苦水、清水,脘腹疼痛,尤以脐周为甚,时痛时止,或有包块,睡中啮齿,面有虫斑,嗜食异物等。治宜驱虫消积。

(四)外伤辨证

外伤证候,是指外受创伤,如金刃、跌打、兽类咬伤、毒虫蜇伤及毒蛇、狂犬所伤引起的局部及整体所反映的表现。

1. 金刃、跌仆所伤证 是指因金刃、跌仆等意外事故所致皮肉筋骨或内脏损伤的一类病证。轻者局部青紫。肿胀、疼痛,活动不便,或破损出血;重者伤筋折骨,疼痛剧烈;若内伤脏腑,则吐血、下血;若陷骨伤脑,则戴眼直视,神昏不语。治宜舒筋活络、行气止痛、活血化瘀等。

2. 虫兽所伤证 是指由毒虫、毒蛇、狂犬等动物伤害人体所引起的病证。①毒虫蜇伤,轻者局部红肿疼痛,出疹,肢体麻木疼痛;重者头痛,昏迷。②毒蛇咬伤,则见伤口疼痛,麻木,或肿胀,起水疱,甚则伤口坏死,形成溃疡;若全身中毒,则见头晕,视物模糊,胸闷,四肢无力,牙关紧闭,呼吸困难,瞳孔散大,脉迟弱或结、代。③狂犬咬伤,发病后怕光、恐水、畏声、怕风、吞咽、呼吸困难,四肢抽搐。治宜祛毒解毒。

二、气血津液辨证

气血津液辨证,是运用脏腑学说中气血津液的理论,分析气、血、津液所反映的各科病证的一种辨证诊病方法。由于气血津液都是脏腑功能活动的物质基础,而它们的生成及运行又有赖于脏腑的功能活动。因此,在病理上,脏腑发生病变,可以影响到气血津液的变化;而气血津液的病变,也必然要影响到脏腑的功能。所以,气血津液的病变,是与脏腑密切相关的。气血津液辨证是八纲辨证在气血津液不同层面的深化和具体化,也是对病因辨证的不可或缺的补充。气血津液辨证应与脏腑辨证互相参照。

气血津液是脏腑正常生理活动的产物,受脏腑支配,同时它们又是人体维持生命活动所必需的营养物质基础和动力,因此,一旦气血津液发生病变,它不仅会影响脏腑的功能,亦会影响人体的生命活动。反之,脏腑发生病变,必然也会影响气血津液的变化。它们的不足和运行输布的失常是人体患病的基本病机的重要组成部分。气血津液辨证可分为气血辨证和津液辨证两部分。

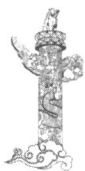

(一)气血辨证

气血辨证是根据病人所表现的症状、体征等,分析、判断疾病当前病理本质是否存在气血亏损或运行障碍的证候。气血病常见证型,有虚实之分。虚证有气虚证、气陷证、气不固证、气脱证;血虚证、血脱证等。实证有气滞证、气逆证、气闭证等;血瘀证、血热证、血寒证等。

1.气病辨证 《素问·举痛论》说:"百病生于气也。"指出气病的广泛性,不论外感内伤,最先波及的便是气,导致气的异常,由此再影响到血、津液、脏腑、经络。所以气病也就最广泛。气病一般概括为气虚、气陷、气滞、气逆、气脱、气闭6种。

(1)气虚证 是指元气不足,体内营养物质受损或脏腑功能减退,以气短自汗,神疲乏力,头晕目眩,舌质淡嫩,脉虚等为主要表现的虚弱证候。临床常见有心气虚证、肺气虚证、脾气虚证、肾气虚证、胃气虚证、肝胆气虚证等,也可多脏气虚证候并存。气虚可导致血虚、阳虚、痰湿、水停、气滞、血瘀以及易感外邪等多种病理变化,也可与血虚、阴虚、阳虚、津亏等相兼为病。治宜补气,方用四君子汤。

(2)气陷证 指气虚无力升举,而反下陷,以神疲气短,气坠,内脏下垂或脱肛、阴挺等,舌质淡嫩,脉弱为主要表现的虚弱证候。气陷一般是指中焦脾虚气陷,故又称中气下陷证或脾虚气陷证。多见于气虚证的进一步发展,或劳累用力过度,损伤某一脏器所致。治宜益气升提,方用补中益气汤。

(3)气滞证 是指人体某一脏腑,某一部位气机阻滞,运行不畅所表现为胀闷、疼痛、攻窜阵发的证候。多由情志不舒,或邪气内阻,或阳气虚弱,温运无力等因素导致气机阻滞而成。辨气滞证候须与辨因辨位相结合。治宜行气止痛,方用五磨饮。

(4)气逆证 是指气机升降失常,逆而向上所引起的证候。临床以肺胃之气上逆和肝气升发太过的病变为多见。①肺气上逆,则见咳嗽喘息;②胃气上逆,则见呃逆,嗳气、恶心、呕吐;③肝气上逆,则见头痛,眩晕,昏厥,呕血等。治宜理气降逆,方用苏子降气汤。

(5)气脱证 是指元气亏虚已极,急骤外泄,衰微而气欲外脱,病势危重,以气息微弱、汗出不止、脉微等为主要表现的危急证候。气脱乃全身功能极度衰竭的病理变化,若未能及时抢救,便会气绝身亡。治宜补气固脱,方用参附汤、独参汤。

(6)气闭证 是指因风、火、痰、瘀之邪气壅盛,气机逆乱,阴阳乖戾,闭塞清窍而导致九窍闭塞不通,以突发昏厥或绞痛,牙关紧闭,两手握固,二便闭塞,息粗、脉实为主要表现的证候。气闭证比气滞气逆证严重。总的治则为启闭开窍,代表方剂通关散、苏合香丸、安宫牛黄丸等。气闭证昏迷治宜降逆理气、散结启闭,方用八味顺气散。气闭证中风治宜开窍启闭、熄风豁痰,方用至宝丹、镇肝熄风汤。气闭证便秘治宜顺气导滞,方用六磨汤加减。气闭证癃闭治宜开肺气启闭、清湿热利小便,方用清肺饮、沉香散、通关散、瓜蒂散等。

2.血病辨证 血的病证表现很多,因病因不同而有寒热虚实之别,其临床表现可概括为血虚、血瘀、血热、血寒、血脱证候。

(1)血虚证 指血液亏虚,脏腑百脉失养,以面白、舌淡、脉细等为主要表现的虚弱

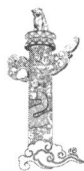

证候。血虚证的形成,有禀赋不足;或脾胃虚弱,生化乏源;或各种急慢性出血;或久病不愈;或思虑过度,暗耗阴血;或瘀血阻络新血不生;或因患肠寄生虫病而致。治宜补血,方用四物汤等。

(2)血瘀证　是指因瘀血内阻所引起的以刺痛、肿块、出血、舌紫脉涩等为特征的一些证候。形成血瘀证原因有寒邪凝滞,以致血液瘀阻,或由气滞而引起血瘀;或因气虚推动无力,血液瘀滞;或因外伤及其他原因造成血液流溢脉外,不能及时排出和消散所形成。治宜活血化瘀,方用血府逐瘀汤、补阳还五汤等。

(3)血热证　是指脏腑火热炽盛,热迫血分,以出血(咯血、吐血、衄血、尿血、便血)、疮疖与实热症状为主要表现的证候。又称血分的热证。本证多因烦劳、嗜酒、恼怒伤肝、房事过度等因素引起。治宜活血化瘀,方用清营汤、犀角地黄汤等。

(4)血寒证　是指寒邪客于血脉,凝滞气机,血行不畅,以拘急冷痛,肤色紫暗,舌紫暗,苔白,脉沉迟涩与实寒症状为主要表现的证候,又称血分的寒证。常由感受寒邪引起。治宜温经活血,方用当归四逆汤等。

(5)血脱证　是指突然大量失血或长期反复出血,致血脉空虚,脏腑组织失养,以面色苍白,心悸怔忡,四肢厥冷,渐致神志昏蒙,脉芤或微细欲绝等为主要表现的危重证候。治益阴补血,用四物汤、补荣汤等。

3. 气血同病类证辨证　气血同病辨证,是用于既有气的病证,同时又兼见血的病证的一种辨证方法。气和血具有相互依存,相互资生,相互为用的密切关系,因而在发生病变时,气血常可相互影响,气病或血病发展到一定的程度,往往影响到另一方的生理功能而发生病变,既见气病,又见血病,从而表现为气血同病的证候。

气血同病证候临床常见的有气滞血瘀证、气虚血瘀证、气血两虚证、气不摄血证和气随血脱证等。各证的临床表现,一般是两个基本证候的相合存在。气滞血瘀证和气血两虚证的病机,常常是气滞血瘀与气虚血虚互为因果;气虚血瘀证与气不摄血证,一般是气虚在先、为因、为本,血瘀或血虚在后、为果、为标,但其证候表现不一定前者重、后者轻;气随血脱证则是因大失血而致血脱在先,元气随之消亡的危急证候。

(1)气滞血瘀证　是由于气滞不行以致血运障碍,而出现既有气滞又有血瘀的复合证候。多由情志不遂,或外邪侵袭,导致肝气久郁不解所引起。辨证要点是身体局部胀闷,走窜疼痛,甚或刺痛,疼痛固定、拒按;或有肿块坚硬,局部青紫肿胀;或有情志抑郁,性急易怒;或有面色紫暗,皮肤青筋暴露;妇女可见经闭或痛经,经色紫暗或夹血块,或乳房胀痛;舌质紫暗或有斑点,脉弦涩等。治宜行气活血,方用逍遥散加减等。

(2)气虚血瘀证　气虚运血无力导致血液瘀滞于体内所产生的证候。多因久病气虚,运血无力而逐渐形成瘀血内停所致。辨证要点是面色淡白无华或面色紫暗,倦怠乏力,少气懒言,局部疼痛如刺,痛处固定不移、拒按,舌淡紫,或有斑点,脉涩等。治宜补气行瘀,方用补阳还五汤等。

(3)气血两虚证　气虚与血虚同时存在的证候。多由久病不愈,气虚不能生血,或血虚无以化气所致。辨证要点是少气懒言,神疲乏力,自汗;面色淡白无华或萎黄,口唇、爪甲颜色淡白,或见心悸失眠,头晕目眩,形体消瘦,手足发麻;舌质淡白,脉细无力。治

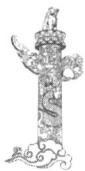

宜补气养血,方用八珍汤等。

(4)气不摄血证 气不摄血证,又称气虚失血证,是指因气虚而不能统血,气虚与失血并见的证候。多因久病气虚,失其摄血之功所致。以出血和气虚证共见为辨证要点。证见衄血、便血、尿血、崩漏、皮下青紫色斑块等各种慢性出血,并见面色淡白无华,神疲乏力,少气懒言,心慌心悸,食少,舌淡白,脉弱等。治宜补气摄血,方用归脾汤等。

(5)气随血脱证 气随血脱证,是指大出血时所引起阳气虚脱的证候。多由肝、胃、肺等脏器本有宿疾而脉道突然破裂,或外伤,或妇女崩中,分娩等引起。以大量出血时,随即出现气脱之症为辨证要点。证见大量出血的同时,出现面色苍白,气少息微,冷汗淋漓,舌淡,脉微欲绝或散大无根等。治宜补气固脱,方用独参汤、参附汤等。

(二)津液辨证

津液辨证,是根据病人所表现的症状、体征等,分析、辨别疾病当前病理本质是否存在津液亏虚或运化障碍的证候。津液是人体各种正常水液的总称,有滋养脏腑、润滑关节、濡养肌肤等作用。其生成、输布与排泄,主要与脾的运化,肺的通调,肾的气化功能有密切关系。

津液病辨证是分析津液病证的辨证方法,主要包括津液不足证和水液停聚而形成的痰证、饮证、水停证及湿证。各种原因所致水液代谢障碍或津液耗损证候,均可称之为津液病。津液的病变可以由各种病因的侵扰而导致,亦可由脏腑功能的失常而形成。

1. 津液不足证 是指体内津液亏少,全身或某些脏腑、组织、官窍失却滋润、濡养、充盈作用,以口渴尿少,口鼻唇舌皮肤干燥等以燥化为特征表现的证候。一般津液损伤程度较轻,仅为水液亏少者,称为伤津、津亏,以干燥症状为主要表现。继发于汗、吐、泻等之后,体液暴失,津液损伤程度较重者,称为液耗、液脱,常有皮肤枯瘪,眼窝深陷的临床特征。津液不足的形成,有生成不足与丧失过多两方面的原因。外界燥邪耗伤津液所见证候,为燥淫证,属于外燥;体内津液亏虚必见干燥症状,为津液亏虚证,属于内燥。由于津液不足多从燥化,故又属内燥证的范畴。脾胃虚弱,运化无权,致津液生成减少,或因饮水过少、脏气虚衰,津液生成不足而形成;或由燥热灼伤津液,或因汗、吐、下及失血等均能造成津液不足的证候。常见证型有肺燥津伤证、胃燥津亏证、肠燥津亏证等,均有干燥见症,并表现出各自脏器的证候特点。津液亏虚属于阴虚的范畴,气虚、血虚与津液亏虚可互为因果或同病,而形成阴液亏虚、津气亏虚、津枯血燥等证。津液不足证致病因素很多,应结合原发病辨证论治。本证以皮肤、口唇、舌咽、干燥及便干,舌红少津,脉象细数为辨证要点。总的治疗原则为养阴增液,方用增液汤等。

2. 水液停聚证 是指由于外感六淫,内伤七情,影响到肺、脾、肾对水液进行正常的输布排泄所引起的痰饮、水肿等病证。水液停聚主要表现为痰、饮、水、湿4种,湿的表现类似于六淫湿邪的辨证。痰和饮,都是津液变化而成,多由脏腑功能失调,水液代谢障碍所表现的证候,但两者的形态不同。前人认为痰属阳,饮属阴,痰因于热,饮因于湿。

(1)痰证 是指水液凝聚,浓度较高,质地稠厚,停聚于脏腑、经络、组织之间所引起的病证。痰浊内阻或流窜,以咯痰,呕恶,眩晕,体胖,苔腻,脉滑等为主要表现。痰浊为病,颇为广泛,见症多端,故有"百病多因痰作祟""怪病多痰""诸般怪证皆属于痰"之

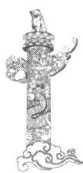

说。六淫,内伤七情,导致脏腑功能失调均可产生痰证。根据痰的病因、性状及兼症的不同,可分为风痰(属肝)、寒痰(属肾)、热痰(属心)、湿痰(属脾)、燥痰(属肺)及瘀痰、脓痰等。临床常见的痰证有痰蒙心神证、痰热闭神证、痰火扰神证、痰阻心脉证、痰阻胸阳证、痰浊阻肺证、痰热壅肺证、痰热结胸证、痰热腑实证、燥痰结肺证、痰阻胞宫(或精室)证、痰湿内盛证、痰阻经络证、风痰阻络证、痰气郁结证、脓痰蕴肺证、风痰闭窍证、瘀痰阻络证,等等。其证候除有痰的表现外,必兼有其他病性及痰所停部位的症状。治疗原则为化痰、消痰、涤痰。以下重点介绍风痰、寒痰、热痰、湿痰、燥痰五痰。

1)风痰证:是指痰盛而风动的证候。多由阴虚阳亢,风盛内动夹痰,或偏食甘肥厚味,痰涎壅盛所致。辨证要点是眩晕,胸胁满闷,突然仆倒,喉中痰鸣或见口眼㖞斜,舌强不语,四肢麻木,偏瘫等证候。治宜祛风豁痰,方用大秦艽汤等。

2)热痰证:痰热互结,谓之热痰。有痰水与热邪相搏,聚而不散;或痰热聚于心;或素有痰疾;外感生热痰4种。多因感受热邪,或因机体阳气亢盛,煎熬津液所致。辨证要点是烦热,咳痰黄调,喉痹,大便秘结,小便黄赤,或发热癫狂,舌质红,苔黄腻,脉滑数等。治宜泻热豁痰,方用清气化痰丸、礞石滚痰丸等。

3)寒痰证:寒痰相互凝结或痰盛而有寒象的证候为寒痰证。多因感受寒邪,或机体阳虚阴盛津液凝滞不化所致。辨证要点是畏寒肢冷,咳吐稀白痰,四肢不举,或骨痹刺痛,脉沉迟等。治宜温化痰涎,方用三子养亲汤或二陈汤加味等。

4)湿痰证:是指湿聚生痰,痰盛而又兼湿象的证候。多由脾虚不运,痰湿内生,或外感寒湿,束肺困脾,水湿内停所致。辨证要点是纳呆食少,痰多色白,呕恶,胸痞,舌苔厚腻等。治宜燥湿化痰,方用二陈汤等。

5)燥痰证:是指痰盛而兼有燥象的证候。系感受燥邪或热灼津液而化燥所引起。辨证要点是痰质黏稠,量少,难以咳出或带血丝,口鼻干燥,咽喉干痛,大便干结,脉细滑数等。治宜润燥化痰,方用清燥救肺汤、百合固金汤等。

(2)饮证　饮为脏腑功能失调以致水液停积所化生的质地清稀的病理产物。饮证则泛指各种水饮所引起的病证。饮的性质与痰、水相近似,并在病变中有密切联系,故饮证亦常称为"痰饮"或"水饮",其症状与脾、肺、肾三脏的关系最为密切。多由脾阳素虚,复加外感寒湿,饮食劳倦所伤,以致运化失职,水液停积而成。根据饮邪停积部位不同,临床又可分为痰饮、悬饮、溢饮、支饮等四类病证,有其各自的证候特点。但其总的发病机制均为阳虚阴盛,运化失常,水液停积所致。辨证要点是胸闷脘痞,泛吐清水,咯痰清稀,胸胁饱满等与苔滑脉弦共见。水饮与湿的性质也很相似,临床上某些症状如水肿、腹泻既可认为是水饮,也可认为是湿证。故临床上有关湿的若干治法、药物、方剂可通用于水饮治疗。

1)痰饮:狭义的痰饮为四饮之一,是指饮邪停留于肠胃的证候。常由感受寒湿,饮食所伤,或久病脾阳不振,水液停聚于胃肠所致。辨证要点是胸胁支满,胃脘有振水音,呕吐痰涎清稀,口不渴或渴不欲饮,头晕目眩,心悸气短,苔白滑,脉弦滑等。治宜温阳化饮,方用苓桂术甘汤等。

2)悬饮:是指水饮留于胸胁所产生的证候,因其上不在胸中,下不及腹中,故名悬

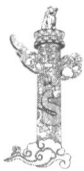

饮。多由外感寒湿,水液停胸胁所致。辨证要点是胸胁胀痛,咳唾更甚,转侧、呼吸均牵引作痛,胁间胀满,气短息促,脉沉而弦等。治宜攻逐水饮,方用十枣汤、控涎丹等。

3)溢饮:是指水饮溢注于四肢肌肉所表现的病证。多由脾虚不运,风寒束表,不得汗泄,水湿内聚,泛溢于四肢肌肤所致。辨证要点是肢体疼痛沉重,甚则肢体水肿,小便不利,或见发热恶寒无汗,咳喘痰多白沫,舌苔白滑,脉弦紧等。治宜温阳利水,兼外寒的宜解表化饮,方用五苓散、五皮饮、小青龙汤等。

4)支饮:指水饮停留于胸膈所表现的证候。常由外感风寒或久病脾肾阳虚,伏饮上迫于肺,肺失宣降所致。辨证要点是咳喘上逆,胸满短气,倚息不能平卧,水肿多见于面部,痰沫多而色白,舌苔白腻,脉弦紧等。治宜泻肺逐饮,兼表证者宜解表化饮,方用葶苈大枣泻肺汤、小青龙汤等。

(3)水肿证　又称水停证,是指体内水液停聚,泛滥肌肤所引起的以面目、四肢、胸腹甚至全身水肿,小便不利,或腹满如鼓,舌淡胖,脉沉弦共见为主要表现的病证。多由风邪外袭,或湿邪内阻,或久病肾虚,使肺、脾、肾的功能失常而水液停聚;或因瘀血内阻,经脉不利,水液内停所致。临床辨证分为阳水与阴水,以明虚实。

1)阳水:发病较急,病程短,水肿性质属实者,称为阳水。多为外感风邪,或水湿浸淫等因素引起。辨证要点发病急,来势猛,先见眼睑头面,上半身肿甚者,迅速遍及全身,皮薄光亮,小便短少,伴咽喉肿痛、咳嗽及表证。治宜发汗、利小便、宣肺健脾,水势壅盛则可酌情攻逐,方用五苓散、越婢加术汤等。

2)阴水:发病较缓,病程长,水肿性质属虚者,称为阴水。多因劳倦内伤、脾肾阳衰,正气虚弱等因素引起。辨证要点是发病较缓,足部先肿,腰以下肿甚,按之凹陷不起,兼脾、肾阳虚的表现。治宜温阳益气、健脾、益肾、补心、利水,酌情化瘀,总以扶正助气化为要,方用防己黄芪汤、实脾饮、真武汤等。

痰、饮、水、湿之间的关系密切。四者均为体内水液停聚的病理性产物,其形成均与肺、脾、肾三脏功能失调,水液气化失常有关。痰稠浊而黏,多停于肺,也可随气流窜全身,见症复杂,一般有咯痰多的主症;饮较痰稀而较水浊,常停聚于某些腔隙及胃肠,以停聚处的症状为主要表现;水清稀流动性大,以水肿尿少为主症;湿无明显形质可见,以肢体闷重酸困为主要表现。由于痰、饮、水、湿本属一类,难以截然划分,且可相互转化、兼并,故常互相通称,有痰饮、痰湿、水饮、水湿、湿痰等。

三、脏腑辨证

脏腑辨证,始于《内经》中《素问·至真大要论》提出“诸风掉眩皆属于肝……”等五脏病变的证候特点。《难经》归纳了脏腑病证的几种传变规律。汉代张仲景《金匮要略》中论述了脏腑病变的成因、传变和治则,提出了五脏风、寒、积聚的脉证,充实了脏腑辨证内容,奠定了脏腑辨证的基础。华佗《中藏经》专论五脏六腑虚实寒热生死顺逆脉证等,指出脏腑辨证的重点是“虚实寒热”,使其初具系统性。宋代钱乙在《小儿药证直诀》中提出“五脏辨证”的概念。金代张元素在《医学启源》中归纳了脏腑虚实补泻用药方式。中华人民共和国成立后,脏腑辨证得以系统化,并编入教材中,使之得以广泛推广

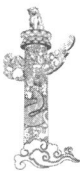

应用。

　　脏腑辨证是根据脏腑的生理功能和病理特点,对疾病证候所反映的临床症状、体征等进行分析归纳,借以推究病机,辨别和判断病变所在的脏腑病位、性质、正邪盛衰(脏腑阴阳、气血、虚实、寒热等变化)情况,为治疗提供依据的一种辨证方法,是临床各科疾病证候的诊断基础,是中医辨证体系中的重要组成部分。

　　根据脏腑的生理功能和病理表现,对疾病证候进行分析归纳,借以推究病机,是脏腑辨证的基本方法。由于每一个脏腑都有各自生理活动的特点,各脏腑组织间的相互联系也有一定的规律性,因此,当某一脏腑发生病变时,反映出的临床症状也各不相同。要想掌握脏腑辨证,就应有比较扎实的中医基础理论的功底。必须熟悉各脏腑的生理功能、病理特点以及它们之间的联系规律,知常达变,辨证时才能准确区别疾病所属脏腑和分析病证,得出正确诊断,为进一步治疗提供可靠的依据。

　　中医学的辨证方法虽然多种多样,各有其不同特点,但最后大都落实在脏腑的病变上,即证候的定位是辨证内容组成的基本要素之一。八纲辨证是辨证的纲领,是脏腑辨证的基础,但其只是分析、归纳各种证候的类别、部位、性质、正邪盛衰等关系的纲领。如果要进一步确定病位和分析疾病的具体病理变化时,就必须落实到脏腑,不落实到脏腑,辨证过程就没有结束,治疗也无法下手。因此,脏腑辨证必须与八纲辨证相结合,才能将复杂的疾病证候执简驭繁地加以分析归纳,得出温、清、消、补的施治方法。脏腑辨证是八纲辨证的具体化,既定病位在何脏何腑,又定了疾病性质属寒属热,同时也明确了机体在与病邪斗争的反应中是虚还是实。全面的概括了病情,也既明确了疾病的诊断,又指明了治疗原则,集中体现了中医辨证论治的特点。这样脏腑辨证像一张疏而不漏的大网,将各自独立的症状连接起来,利于临床治疗。脏腑辨证在临床诊治疾病时具有其他辨证方法无法代替的重要作用。同时,理解了脏腑辨证,也有利于其他辨证方法的学习和掌握。

　　脏腑辨证是临床各科的诊断基础,是中医辨证体系中至关重要的组成部分,尤其适用于内伤杂病的辨证。它除了以八纲辨证为基础外,还必须结合病因辨证、气血津液辨证等辨证方法。只有这样才能全面分析病因和病机,对疾病的症状、体征及有关的病情资料进行分析归纳,从而确定病变的脏腑部位、性质等,治疗用药才有确切的依据,才能据此做出正确的治疗方案。中医讲的以五脏为中心的整体观,人的各项生理活动都依赖于脏腑,脏腑之间以及脏腑与各组织器官之间是相互联系的,各种病理变化也与脏腑密切相关。疾病的发生与发展,大多会影响到脏腑,致使脏腑功能出现异常改变的结果。因此,在进行脏腑辨证时一定要从整体观念出发,不仅要考虑一脏一腑的病理变化,还必须注意脏腑间的联系和影响,只有这样,才能把握住病变的全局,抓住主要矛盾。

　　脏腑辨证以脏腑生理、病理特点为基础,通过四诊八纲,辨别五脏六腑的阴阳、气血、虚实、寒热等变化,为治疗提供依据。总体上可分为脏病辨证、腑病辨证和脏腑兼病辨证3类,其中脏病辨证是脏腑辨证的主体内容。由于脏腑之间具有表里的关系,在生理、病理上也容易相互影响,因此历来将腑的部分病变归纳在脏病中间,这样便于理解,也是较少单独论述腑病的缘故。

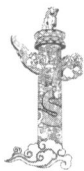

脏病包括心、肝、脾、肺、肾5个脏器病变。腑病包括胃、小肠、大肠、膀胱、胆、三焦6个器官病变。三焦具有主持诸气、疏通水道的作用,其病变主要与水液代谢失常有关,其辨证内容概括在肺、脾、肾、膀胱等有关脏腑病证中。病机主要表现为两种,一是病邪侵袭或停滞于不同脏腑,引起该脏腑功能紊乱;二是各脏腑阴阳气血津精的虚损、不足导致脏腑功能失常。脏腑辨证即根据五脏六腑的生理及病变特点,综合分析临床表现,判定病变部位和性质。

(一)心与小肠病辨证

心居胸中,其经脉下络小肠,两者相为表里。心的主要功能是主血脉,又主神明,为人体生命活动的主宰。换言之心有推动血液在脉管中正常运行以营养全身及主司人的精神意识、思维活动的功能。心病则血脉运行障碍、精神思维活动异常,其病有实有虚。虚证大多由于久病伤正,禀赋不足,思虑太过等因素,导致心气心阳受损,心阴心血亏耗;实证常由于寒凝、瘀滞、痰阻、火扰等引起造成心的生理活动失常。心病的常见症状有心悸怔忡,心烦,心痛,失眠健忘,神昏谵语等。临床常见心气虚、心阳虚、心血虚、心阴虚、痰火扰心、心火亢盛、心脉痹阻及痰迷心窍等证。心开窍于舌,小肠为"受盛之官",有分泌清浊,化物的功能,在吸收水谷精微的同时将食物残渣送至大肠。其病变主要表现为脐腹胀痛、二便异常等,临床常见小肠实热证及小肠虚寒证等。

1. 心气虚、心阳虚与心阳暴脱　是由于心脏阳气虚衰,功能减退以及阳气暴脱所表现的证候。三者程度不同,往往由心气虚发展而来。多由久病体虚,禀赋不足,暴病伤正或高年脏气衰弱等因素引起。

(1)辨证要点　①共有的症状:心悸怔忡,胸闷气短,动则加剧,自汗。②心气虚:兼有神倦,面色淡白或㿠白,舌淡苔白,脉虚等心脏及全身功能衰弱的表现。③心阳虚:是在心气虚症状的基础上有虚寒症状,畏寒肢冷,面色㿠白或晦暗,心痛,舌淡胖,苔白滑,脉微细或结代,特点是出现寒、冷、清、紫、瘀等症状。④心阳暴脱,往往由心气虚、心阳虚发展而来,特点是在心气虚、心阳虚的基础上症情加重,并出现特有的心神涣散、模糊、丧失等亡阳症状(突然出现冷汗淋漓,四肢厥冷,面色苍白,口唇青紫,呼吸微弱,神志模糊甚至昏迷,舌淡或紫暗,脉微欲绝)。心神涣散,则为危重急证,必须不失时机立刻抢救。⑤鉴别:心的定位症状除去心悸、怔忡,胸闷,胸痛外,还有失眠、多梦、神志异常;即可辨证病位在心为心病,然后根据各自特有证候辨别病情属性。心气虚、心阳虚与心阳暴脱鉴别见表6-7。

表6-7　心气虚、心阳虚与心阳暴脱鉴别

证候	共有的症状	辨证要点
心气虚	心悸怔忡,胸闷气短,动则加剧,自汗	面色淡白或㿠白,舌淡苔白,脉虚
心阳虚		畏寒肢冷,面色㿠白或晦暗,心痛,舌淡胖,苔白滑,脉微细或结代
心阳暴脱		突然冷汗淋漓,四肢厥冷,面色苍白,口唇青紫,呼吸微弱,神志模糊甚至昏迷,舌淡或紫暗,脉微欲绝

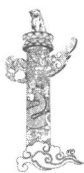

（2）治则　心气虚治宜补益心气,心阳虚治宜温补心阳,心阳暴脱治宜回阳救脱。

2.心血虚与心阴虚　是指由于心血不足与心阴亏损,不能濡养心脏而表现的证候。常由于先天禀赋不足,或阴血生成不足,或失血过多,或久病耗损阴血或情志不遂,气火内郁,暗耗阴血等因素引起。

（1）辨证要点　①共有的症状:心悸怔忡,失眠多梦。②心血虚:兼有眩晕,健忘,面色苍白或萎黄,口唇爪甲色淡,舌色淡白,脉细弱等。③心阴虚:兼见潮热,盗汗,五心烦热,颧红,咽干,盗汗,舌红少津,脉细数等。

（2）治则　心血虚治宜补养心血,心阴虚治宜滋养心阴。

3.痰火扰心　是指痰火扰乱心神所表现的证候。多由五志化火,炼液成痰,痰火内盛;或外感热邪,热邪灼液成痰,热痰内扰引起此证。

（1）辨证要点　①证见:发热气粗,面红目赤,发热心烦,狂躁谵语,痰黄稠,舌红苔黄腻,脉滑数;或见失眠心烦,头晕目眩,痰多胸闷;或见语言错乱,哭笑无常,不避亲疏,狂躁妄动,打人毁物等。其中外感热病以高热、痰盛、神志不清为辨证要点,内伤杂病中轻者以失眠心烦、重者以神志狂乱为辨证要点。②鉴别:本证与心火亢盛、痰迷心窍均病位在心,但心火亢盛以心胸烦热、不寐、溲赤为主证,痰迷心窍则以痴呆或意识模糊、苔白腻为主证,而本证则以狂乱、意识障碍、喉间痰鸣为主证。故辨证抓住痰盛、热盛及心神错乱的临床特征即可诊断。

（2）治则　治宜涤痰清心开窍。

4.心火亢盛　是心火内炽所表现的证候。多因火热之邪内侵,七情郁结,气郁化火,或进食辛辣厚味久而化热生火所致。

（1）辨证要点　①证见:面赤,口渴喜饮,心中烦热,失眠,溲黄便干,口舌生疮或腐烂肿痛,舌尖红绛,脉数。或吐血,衄血,尿血,或谵语狂躁,或见肌肤疮疡。可见病位在心,又有热证和实证,辨证成立。②鉴别:本证须与心阴虚区别,心火亢盛是实火之症,而心阴虚则为虚象之症。如若又见火证,兼见阴虚之证则可辨作心阴虚火旺。

（2）治则　治宜清心泻火。

5.心脉痹阻　是指心脏脉络在某些致病因素作用下痹阻不通所表现的证候。常由年高体弱或久病正虚所致瘀阻、寒滞、痰凝、气郁而发病。本证大多属本虚标实,疼痛发作时常由于实邪阻滞心脉所致。

（1）辨证要点　①共有的症状:心悸怔忡,胸部憋闷疼痛,痛引肩背或手臂,时发时止。②瘀阻心脉:瘀血内阻证见痛如针刺,舌紫暗或有瘀斑、紫点,脉细涩。③寒滞心脉:寒邪凝滞证见突然发作,疼痛剧烈,得温痛减,畏寒肢冷,舌淡苔白,脉沉迟或沉紧。④痰阻心脉:痰浊停聚证见胸闷痛较甚,体胖痰多,身重困倦,舌苔白腻,脉沉滑。⑤心脉气滞:气机郁滞证见疼痛且胀,发作多与情绪变化有关,舌淡红或黯红,苔薄白,脉弦。⑥鉴别:本证特点是心胸憋闷而痛,多有时发时止,反复发作的心胸闷病史,类似于冠心病(心绞痛或心肌梗死)。但心胸憋闷疼痛有外伤性的、有肺及胸膜疾病的,甚至还有因压力大而无心肺疾病却作痛的。因此辨证时须结合病史和西医的相关检查加以辨别。

临床上心脉痹阻由单一致病因素引起者多见,但致病因素之间常相互影响,相互兼

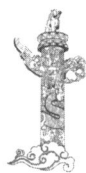

夹也可出现两种或两种以上的病因,如可兼见气虚、阳虚、阴虚、血虚,还有寒凝(实寒证)、痰阻等证。见有兼证则可辨作心气虚心脉痹阻、气滞血瘀、寒凝气滞血瘀、血瘀心脉痹阻,寒凝痰阻心脉痹阻等(表6-8)。所以在临床辨证时须根据不同病因的证候特点,综合分析来做出正确辨证诊断。

表6-8　心脉痹阻证瘀血、痰浊、寒凝、气滞鉴别

证候	常见共同症状	病因	证候特点
心脉痹阻	心悸怔忡,胸部憋闷疼痛,痛引肩背或手臂,时发时止	瘀血内阻	痛如针刺,舌紫暗或有瘀斑、紫点,脉细涩
		阴寒凝滞	突然发作,疼痛剧烈,得温痛减,畏寒肢冷,舌淡苔白,脉沉迟或沉
		痰浊停聚	胸闷痛较甚,体胖痰多,身重困倦,舌苔白腻,脉沉滑
		气机郁滞	疼痛且胀,发作多与情绪变化有关,舌淡红或黯红,苔薄白,脉弦

(2)治则　治宜宣痹通阳,活血化瘀。

6.痰迷心窍　是指痰浊蒙闭心窍所表现的证候。多因湿浊内留,久而化痰,或情志不畅,气郁生痰而引起。常见于癫痫疾病或其他慢性病的危重阶段,也可见于外感湿浊之邪,闭阻中焦,酝酿成痰,上蒙心窍者。

(1)辨证要点　①共有的症状:意识不清,喉有痰声,舌苔白腻,脉滑。②癫证:多由情志不畅,郁而成疾,痰蒙心窍所致,证见精神抑郁,表情淡漠,意识痴呆,喃喃自语,举止失常,或猝然昏仆,四肢抽搐,不省人事,喉中痰鸣,口吐痰涎,手足抽搐,两目上视,口中如猪羊叫声。③外感湿浊:闭阻中焦,酝酿成痰,上蒙心窍,证见面色晦滞,脘闷作恶,喉间痰鸣,意识模糊,语言不清,甚至不省人事等。④鉴别:本证虽与心火亢盛都有神志异常,但心火亢盛是一派实热证候,而本证系因痰浊上泛,心窍为痰所阻致神志异常,除湿热病之外,常有反复发作史的特点。此证则痰的证候突出,如喉间痰鸣、舌苔白腻、胸闷泛恶、口吐涎沫等。如果在此证上再见火热之症,则应辨为痰火扰心。本证痰火扰心病位均在心,同属心藏神方面的病变,又都以痰为病,但痰迷心窍属阴,痰火扰心属阳。古有"重阴者癫""重阳者狂""痰入心则癫""火乱心则狂""诸躁狂越,皆属于火"的论述。有阴阳之别,阴主静,阳主动为其鉴别要点。

(2)治则　治宜涤痰清心开窍,方用至宝丹等。

7.小肠实热　是小肠里热炽盛所表现的证候。多由心热下移于小肠所致。

(1)辨证要点　①证见:以心火上炎心烦口渴,口舌生疮,兼见小便赤涩,尿道灼痛,尿血,舌红苔黄,脉数辨证要点。②鉴别:本证与膀胱湿热均有小便热、赤,但小肠实热必有心火之亢盛的症状和病因;而膀胱湿热往往伴随腰痛、小腹胀闷等症。

(2)治则　治宜清热泻火,方用白虎汤、黄连解毒汤、五味消毒饮等。

8.小肠虚寒　是寒邪伤于小肠或小肠功能低下,阴寒内盛,阳虚不足所表现的证候,多因饮食不节,损伤脾胃,致小肠化物、分清泌浊的功能发生障碍所致。

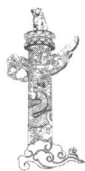

（1）辨证要点　①证见：以腹痛绵绵，喜热喜按，肠鸣，泄泻，面色萎黄，神疲乏力，小便频数而清长为主证。并伴有畏寒肢冷，舌质淡，苔薄白，脉缓弱等证候。②鉴别：本证与脾胃阳虚近似，都有腹痛绵绵、喜温喜按等证候，但病位不同，脾胃阳虚时运化功能下降，发生水液代谢失调，湿气容易加重。故患者经常表现为四肢倦怠感重，懒惰，食少脘痞，畏冷肢凉，舌淡苔白，脉沉迟无力等，甚或有脾不统血、脾虚气陷等证候。

（2）治则　温阳散寒，方用吴茱萸汤。

（二）肺与大肠病辨证

肺居胸中，主气，司呼吸，并主宣发肃降，主通调水道，疏通和调节体内水液运行的通道从而推动水液的输布和排泄，外合皮毛，开窍于鼻。肺之经脉下络大肠，与大肠相表里。大肠的生理功能是主传导，排泄糟粕。

肺主宣发肃降，肺病则宣发肃降失司，气机升降失常，表现为肺主气、司呼吸功能的障碍和卫外功能的失职，以及水液代谢的部分病变。肺为娇脏，为呼吸之通道，不耐寒热，外邪常从口鼻、皮毛侵犯肺脏，出现感冒、咳嗽、咯血、气喘、胸闷或痛、水肿等常见肺的病位症状。肺的病变有虚实之分，虚证有气虚和阴虚，实证多由六淫等外邪侵袭和痰湿阻肺所致。临床常见有肺气虚证、肺阴虚证、痰浊阻肺证、风寒束肺证、肺热证、肺燥证等。大肠传导功能失常，主要表现为大便失常，便秘或泄泻。大肠病证有湿热内侵，津液不足和阳气亏虚等，临床常见的有大肠虚寒证、大肠实热证等。

1.肺气虚　是指肺气虚弱，肺的功能活动减弱所表现的证候。多由久咳耗伤肺气或久病引起肺虚，或气的生成不足所致。

（1）辨证要点　①证见：肺气虚以咳喘或喘，痰多清稀为主证。伴见无力，气短，动则尤甚，声低懒言，面色淡白或㿠白，神倦疲乏，或有恶风，自汗易于感冒，舌淡苔白，脉虚等卫气不固和气虚证候。②鉴别：其虚证须与心气虚相鉴别，心气虚常伴气短，少气及汗出之症，但多有心悸怔忡、脉搏异常。其咳嗽易感冒则应与风寒束肺的外感相鉴别，后者病程短为新病，一般虚象不严重。兼证例外。

（2）治则　治宜补益肺气。

2.肺阴虚　是指肺阴不足，虚热内生所表现的证候。多因久咳伤阴或痨虫袭肺或燥热伤阴而致。

（1）辨证要点　①证见：肺阴虚以干咳无痰或痰少而黏，声音嘶哑，或痰中带血为主证。伴见消瘦，五心烦热，盗汗，颧红，口咽干燥，舌红少津，脉细数。病程往往较长，反复迁延等阴虚内热证候。②鉴别：本证须与燥热犯肺相鉴别，燥热犯肺有时令因素，见于秋季，病程短，属于新病，以伤津为特征，如鼻咽干燥，干咳少痰，却无伤阴之象可资鉴别。

（2）治则　滋阴润肺。

3.风寒束肺　是指外感风寒，肺气被束所表现的证候。

（1）辨证要点　①证见：肺气被风寒所束，以咳嗽，咳声不爽为主证。兼见风寒表证，痰稀色白，微恶寒，轻度发热，无汗，鼻塞流清涕，舌苔白，脉浮紧为特征。②鉴别：辨证须与风寒表证相鉴别，风寒表证与本证均系外感引起，均为新病，所不同的是本证肺部症状突出，寒邪束肺为主。束肺和犯肺还有一点区别，犯肺仅咳嗽痰多，而束肺则咳声

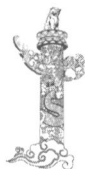

不爽,鼻塞无汗,气机被束。

（2）治则　治宜宣肺散寒。

4.寒邪客肺　是指寒邪内客于肺所表现的证候。

（1）辨证要点　①证见:寒邪内客于肺,以咳嗽,气喘,痰稀色白为主证。伴见形寒肢冷,舌淡苔白,脉迟等寒实证候。②鉴别:本证与风寒束肺皆以咳嗽痰稀色白为主症,所不同者,寒邪客肺以咳喘突然发作,伴见寒象为特征,形寒肢凉,不发热的症状,且咳嗽较剧,病程较长;而风寒束肺证,以除恶寒发热的表证外,咳嗽较缓,病程较短,病情较轻,这是两者的主要区别。

（2）治则　治宜温肺散寒。

5.痰湿阻肺　是指痰湿阻滞于肺系所表现的证候。多由脾气亏虚,或久咳伤肺,或感受寒湿等外邪所引起。

（1）辨证要点　①证见:痰湿阻肺以其久病、咳嗽痰多,质黏色白易咳出为主证。伴胸闷,甚则气喘痰鸣,舌淡苔白腻,脉滑。重症常累及心脏,兼见心气虚、心阳虚甚至心阳暴脱的危症。②鉴别:本证须与风寒束肺、寒邪客肺和饮停于肺相鉴别,见表6-9。

表6-9　风寒束肺、寒邪客肺、痰湿阻肺和饮停于肺鉴别

证候	性质	主证	兼证	舌苔	脉象
风寒束肺	实证	咳嗽,痰稀色白	微恶寒,轻度发热,无汗,鼻塞流清涕	白苔	浮紧
寒邪客肺	实证	咳嗽气喘,痰稀色白	形寒肢冷,不发热	舌淡苔白	迟缓
痰湿阻肺	外感急性发作属实,慢性发作为本虚标实证	咳嗽痰多,质黏色白易咳出	胸闷,甚则气喘痰鸣	舌淡苔白腻	滑
饮停于肺	本虚标实证	咳嗽气喘,痰液清稀,色白量多呈泡沫状,喉中痰鸣倚稀不能平卧	胸闷,甚则心悸,下肢水肿	舌淡苔白滑	弦

（2）治则　治宜燥湿化痰。

6.风热犯肺　是指风热外邪侵犯肺系,卫气受病所表现的证候。

（1）辨证要点　①证见:风热犯肺以咳嗽,痰稠色黄为主证。伴见,发热,微恶风寒,口干咽痛,舌尖红,苔薄黄,脉浮数等风热表证证候。②鉴别:本证须与热邪壅肺、燥邪犯肺相鉴别。燥热犯肺是仅指发生于秋季,且有明显伤津的燥证,而本证则无季节限制。热邪壅肺与前两者不同在于里热证,而前两者往往兼有表证,病程短(表6-10)。

（2）治则　治宜疏风清热,止咳平喘。

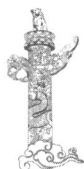

表6-10　风热犯肺、燥热犯肺、热邪壅肺鉴别

证候	发病季节	主证	兼证	舌象	脉象
风热犯肺	冬季多见	咳嗽,痰稠色黄	发热,微恶风寒,口干咽痛	舌尖红,苔薄黄	脉浮数
热邪壅肺	冬季多见	咳嗽,痰稠色黄,或胸痛、咳吐脓血腥臭痰,壮热	气喘息粗,鼻翼扇动,大便秘结,小便短赤	舌红苔黄	脉数
燥邪犯肺	秋季多见	干咳无痰,或痰少而黏,皮肤及口、唇、鼻、咽干燥	发热微恶风寒	舌红苔白或黄	脉数

7. 热邪壅肺　是指邪热内壅于肺所表现的证候。多因温热之邪由口鼻而入,或风寒、风热之邪入里化热。内壅于肺所致。

(1)辨证要点　①证见:热邪壅肺以咳嗽,痰稠色黄,或胸痛、咳吐脓血腥臭痰,壮热口渴甚则心烦为主证。伴见气喘息粗,鼻翼扇动,大便秘结,小便短赤,舌红苔黄,脉数等里热证候。②鉴别:本证须与风热犯肺、燥热犯肺相鉴别,见表6-10。

(2)治则　治宜清热宣肺,止咳平喘。肺热成痈者治宜清热排脓。

8. 燥邪犯肺　是指秋季感受燥邪,侵犯肺卫所表现的证候。

(1)辨证要点　①证见:燥邪犯肺以干咳无痰,或痰少而黏,咳之难出,甚至痰中带血,皮肤及口、唇、鼻、咽干燥等为主证,伴见胸痛,发热微恶风寒,舌红苔白或黄,脉数等伤津干燥证候。新病,发病于秋季,兼寒象为凉燥,兼热象为温燥。②鉴别:本证须与风热犯肺、热邪壅肺相鉴别,见表6-10。

(2)治则　治宜清热润燥。

9. 大肠湿热　是指湿热侵袭大肠所表现的证候。多因外感湿热之邪,或因饮食不节等因素造成。

(1)辨证要点　①证见:大肠湿热以腹痛,下利赤白脓血,里急后重;或暴注下迫,色黄而臭,或腹泻不爽,粪质黏稠腥臭为主证。伴有肛门灼热,小便短赤,身热口渴,舌红苔黄腻,脉滑数或濡数等湿热证候。要点为大肠之症,腹痛、腹泻;实证,病程较短,身体不亏;湿热证,苔黄腻,泻下较臭,或脓血,或如水注等。②鉴别:腹泻一般实证归大肠,虚证归咎于脾。实证加腹泻,一为本证,另一为伤食。虚证腹泻,有肠虚滑脱(责之于脾、肠)、脾虚腹泻(责之于脾)、五更泄泻(责之于脾、肾)等等,或涉及单一脏腑,或累及多脏多腑(表6-11)。

表6-11　大肠湿热、大肠液亏和肠虚滑泻鉴别

证候	主证	兼证	舌象	脉象
大肠湿热	腹痛,下利赤白脓血,里急后重;或暴注下迫,色黄而臭	肛门灼热,小便短赤,身热口渴	舌红苔黄腻	脉滑数或濡数

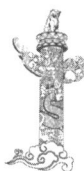

续表 6-11

证候	主证	兼证	舌象	脉象
大肠液亏	大便秘结干燥,难以排出,数日一行,口干咽燥	口臭,头晕	舌红少津,苔黄燥	脉细涩
肠虚滑泻	利下无度,或大便失禁,甚则脱肛	腹痛隐隐,喜温喜按	舌淡苔白滑	脉沉弱

（2）治则　治宜清热利湿,行气导滞。

10. 大肠液亏　是指体内津液不足,不能濡润大肠所表现的证候。多因久病热病伤阴,或素体阴亏,或妇女产后阴血内亏等因素引起。

（1）辨证要点　①证见:大肠液亏以大便秘结干燥,难以排出,数日一行,口干咽燥等津液不足、肠失濡润为主证,或伴有口臭,头晕,舌红少津,舌苔黄燥,脉细涩等燥热津液亏虚证候。要点为久泄,不是新病;无实证之象,没有邪实;大便失禁或腹泻过频。②鉴别:本证须与几种便秘证相鉴别,如气虚便秘,以气虚无力为特征;血虚便秘,以产后或失血后多见;胃阴虚证,则必伴见干呕呃逆,饥不欲食,舌绛少苔等症;阳虚便秘,多见年高肾阳亏虚,以排便无力为特征。而本证主要表现为大便干结,津液不足之特征。

（2）治则　清热利湿,行气导滞。

11. 肠虚滑泻　是指大肠阳气虚衰,不能固摄所表现的证候。多由久泻,久痢所致。

（1）辨证要点　①证见:肠虚滑泻以利下无度,或大便失禁,甚则脱肛为主证。伴见腹痛隐隐,喜温喜按,舌淡苔白滑,脉沉弱等虚寒证候。②鉴别:本证与大肠湿热等鉴别见表 6-11。

（2）治则　治宜涩肠固脱。

（三）脾与胃病辨证

脾胃共处中焦,脾主运化水湿及水谷精微,并统摄血液在脉中运行。胃主受纳、腐熟饮食物,脾气主升,胃气主降,两者共同完成饮食物的消化吸收输布,为后天之本,气血生化之源。脾与胃经脉互为络属,具有表里关系。脾还有统血、主四肢肌肉的功能,脾开窍于口,其华在唇。脾胃病都有寒热虚实的不同。脾病则运化失职,血失所统。脾喜燥而恶湿,故湿邪最易伤脾,脾虚最易生湿。其病变主要表现为食少、腹胀、腹痛、便溏、身重、肢懒、水肿,少气乏力等。临床常见脾气虚、脾阳虚、中气下陷、脾不统血、寒湿困脾、湿热蕴脾证、脾虚湿困等。胃病主要表现为食欲减退、脘腹胀闷疼痛、恶心呕吐、嗳气、呃逆等,临床常见胃阴虚、食滞胃脘、胃寒、胃热、胃气不和、胃气上逆等。

1. 脾气虚　是指脾气不足,失其健运所表现的证候。多因饮食不节,劳累过度,久病耗伤脾气所致。

（1）辨证要点　①证见:脾气虚以纳少,脘腹胀满,食后尤甚,胃痛喜按等为主证。伴见大便溏薄,神倦乏力,少气懒言,面色㿠白或萎黄,或见水肿或消瘦,舌淡苔白,脉缓弱等气虚和脾所主的功能减弱的证候。②鉴别:脾虚证常见且变化较多,不同病人表现有很大差异。气虚多归于脾,胃肠气虚多从脾论治。注意排除湿、痰之证。脾病虚证鉴

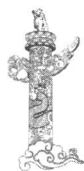

别见表6-12。

表6-12 脾病虚证鉴别

证候	相同点	不同点	舌象	脉象
脾气虚	腹胀纳少,食后尤甚,便溏肢倦,少气懒言,面色㿠白或萎黄	或见水肿或消瘦	舌淡苔白	脉缓弱
脾阳虚		腹痛绵绵,喜温喜按,肢冷尿少,或肢体困重,或水肿,或见白带多质稀	舌淡胖,苔白滑	脉沉迟无力
中气下陷		脘腹坠胀,或便意频数,肛门坠重,或久痢脱肛,或子宫下垂,故小便混浊如米泔	舌淡苔白	脉弱
脾不统血		便血、尿血、肌衄、齿衄、鼻衄,妇女可见月经过多,崩漏	舌淡苔白	脉细弱

(2)治则 治宜健脾和胃。

2.脾阳虚 是指脾阳虚衰,失于温运,阴寒内盛所表现的证候,多因脾气虚发展而来,或过食生冷,过用误用寒凉药物,或肾阳虚衰所导致。

(1)辨证要点 ①证见:腹胀纳少,腹痛绵绵,喜温喜按,形寒肢冷,大便溏薄清稀,或肢体困重,或肢体水肿,小便不利,或见白带多质稀,舌质淡胖,苔白滑,脉沉迟无力等。脾气虚加上虚寒证候为辨证指征,另外此证常有着较长的病史。②鉴别:脾阳虚即脾气虚加上寒象,脾阳虚兼证多,注意排除邪实即湿邪等。与其他脾病虚证鉴别参见表6-12。

(2)治则 治宜温中健脾。

3.中气下陷 是指脾气虚,引致筋脉弛缓不收,脏器脱垂的病证。多因饮食、劳倦伤脾,或久病损脾,脾气虚,脾阳虚陷,升提失司所致。

(1)辨证要点 ①证见:脘腹坠胀,食入益甚;或便意频数,肛门坠重;或先泄久痢不止,甚至脱肛;或子宫下垂;或小便混浊如米泔;伴有头晕目眩,肢体困重倦怠,声低懒言,舌淡苔白,脉弱。脾气虚与脏器下垂共见为辨证指征。②鉴别:本证是脾气虚的一种类似证,鉴别可参见表6-12。

(2)治则 治宜补中益气。

4.脾不统血 是指脾气亏虚不能统摄血液所表现的证候。常因久病脾虚,或劳倦伤脾等因素引起。

(1)辨证要点 ①证见:便血、尿血、肌衄、齿衄、鼻衄,妇女可见月经过多,崩漏等。常伴有眩晕,神疲乏力,少气懒言,食少便溏,面色无华,舌淡苔白,脉细弱等症。脾气虚与血证共见为辨证指征。本证是脾气虚的重证之一。②鉴别:本证须与各类不同原因引起的血证相鉴别,除外伤所致出血,内伤出血多因于邪热和瘀血,邪热往往一派热象,血色鲜红;瘀血则病程多长,血色暗淡。而本证血色多偏淡,且有明显脾虚之证。与其他脾病虚证鉴别参见表6-12。

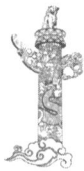

(2)治则 治宜补脾摄血。

5.寒湿困脾 是指寒湿内盛,阻困中阳所表现的证候。多因饮食不节,嗜食生冷,或淋雨涉水,居处潮湿以致内湿素盛等因素引起。

(1)辨证要点 ①证见:脘腹胀闷疼痛,泛恶欲吐,纳呆,口淡不渴,便溏,头身困重,面色晦黄,或面目肌肤发黄,色晦暗如烟熏或肢体水肿,小便短少,或妇女白带量多,舌淡胖苔白腻白滑,脉濡缓。其病程短,多为新病,素无脾气虚,寒湿证候明显,侵犯及脾,使脾的运化功能受到影响为辨证指征。②鉴别:须鉴别寒湿困脾与脾阳虚。两者均有脾失健运,寒象以及湿阻的表现,但侧重不同。寒湿困脾属寒湿内侵,中阳受困,属实证,病程短,苔白腻或白滑,脉濡缓;脾阳虚是阳虚失运,寒湿内生,属虚证,病程长,苔白滑,脉沉迟。

(2)治则 治宜温中化湿。

6.湿热蕴脾 是湿热内蕴中焦所表现的证候。常因过食肥甘酒醴,或感受湿热外邪所致。

(1)辨证要点 ①证见:脘腹痞闷,呕恶纳呆,小便黄,大便溏泄,肢体重困,或面目肌肤发黄,色泽鲜明如橘,皮肤瘙痒,或身热起伏,汗出热不解。舌红苔黄腻,脉濡数。本证的表现或黄疸为主,或发热为主,抑或腹泻为主,可单独或并见,凡出现湿热证,如苔黄腻;脾胃证,如纳呆、脘腹胀满等,辨证即可成立。②鉴别:本证须与湿困脾胃、外感湿热、肝胆湿热相鉴别。有热的表现,即可与湿困脾胃区别开来;外感湿热,则有病程短,多于夏秋之季发病和明显的表证症状,如发热恶寒,周身酸痛之类;肝胆湿热的肝区(两胁)胀痛不适,而本证以胀满为主,也可两证合一。

(2)治则 治宜清热利湿。

7.胃阴虚 是指胃阴不足所表现的证候。由于胃病久延不愈,或热病后期阴液被耗,或嗜食辛辣,或五志化火导致胃阴耗伤引起。

(1)辨证要点 ①证见:胃脘隐痛,饥不欲食,脘痞不舒,干呕呃逆,口燥咽干,大便秘结,小便短少,舌红少津,脉细数等胃阴亏虚,胃阳偏亢,虚热内生,胃失和降证候。本证阴虚和消化系统功能异常,如伴有脾气虚证候则称为脾阴虚。②鉴别:本证须与胃热相鉴别,两者均有热象,前者为虚,后者为实。实以口臭、苔黄、舌质苍老为特点,以此可鉴别。当胃火向胃阴虚过渡时可两证交错出现,见此即可辨作胃阴虚火旺。胃病的寒热虚实鉴别见表6-13。

表6-13 胃病寒热虚实鉴别

证候	疼痛性质	呕吐	口味与口渴	大便	舌象	脉象
胃寒	冷痛	清水	口淡不渴	便溏	舌淡苔白滑	沉迟
胃热	灼痛	吞酸	渴喜冷饮	秘结	舌红苔黄	滑数
胃阴虚	隐痛	干呕	口咽干燥	干结	舌红少苔	细数
食滞胃脘	胀痛	酸腐食物	口中腐臭	酸臭	苔厚腻	滑

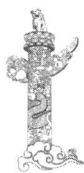

（2）治则 治宜滋养胃阴,兼清胃热。

8. 食滞胃脘 是指食物停滞胃脘不能腐熟所表现的证候。多由饮食不节,或脾胃素虚,运化失职等因素所致。

（1）辨证要点 ①证见:胃脘胀痛,厌食,嗳腐吞酸或呕吐食物,吐后胀痛减轻,或矢气便溏,泻下奥秽酸腐,舌苔厚腻,脉滑。②鉴别:本证有伤食史,表现一派实证,而脾虚则虚证突出,不一定有伤食的诱因。与胃病的寒热虚实鉴别参见表6-13。

（2）治则 治宜消食导滞。

9. 胃寒 是指阴寒凝滞胃腑所表现的证候。多因腹部受凉,过食生冷或劳倦伤中,复感寒邪所致。

（1）辨证要点 ①证见:胃脘疼痛,轻则绵绵不已,重则拘急疼痛,遇冷尤甚,得温痛减,口淡不渴;或伴有神疲乏力,形寒肢冷,喜温,食后痛减,或伴有胃脘水声漉漉,呕吐清水。舌淡苔白滑,脉迟或弦。②鉴别:本证须与脾的病证相鉴别。胃寒重在胃痛,脾则重在腹泻。脾病多虚,而胃寒虚象不显著。寒邪犯胃系新病,突发的,而胃气虚寒病程长,迁延不愈,症状较轻而又兼有虚象(长期的胃脘部怕冷,喜温,面色少华等)。分辨胃病的寒热虚实参见表6-13。

（2）治则 治宜温中散寒止痛。

10. 胃热 是指胃中火炽盛所表现的证候。多由热邪犯胃,或平素过食辛辣肥腻,化热生火,或情志不舒,郁而化火等所致。

（1）辨证要点 ①证见:胃脘灼痛,嘈杂泛酸,消谷善饥,渴喜冷饮,或齿龈肿痛,甚至溃烂出血,口臭,大便秘结,小便短赤,舌红苔黄,脉滑数。热证加胃痛,或胃气上逆之症是本证为辨证指征。所区别点是,有口臭、牙龈肿痛,甚至溃烂出血者称胃火上炎;有吞酸者,称肝火犯胃,也可称之为胃热证。②鉴别:本证与脾的湿热证相鉴别。一般出现胃痛、呕吐、吞酸等证候咎之于胃;而有腹胀、腹泻则咎之于脾。与胃病的寒热虚实鉴别参见表6-13。

（2）治则 治宜清胃泻火。

（四）肝与胆病辨证

肝位于右胁下,胆附于肝,肝胆经脉互相络属为表里关系。肝喜条达,肝主疏泄,其性升发。肝对全身气机、情志、胆汁的分泌和排泄,脾胃的消化以及血和津液的运行、输布具有调节功能。此外,女子的排卵和月经来潮、男子的排精,也与肝主疏泄功能密切有关。肝又主藏血,即肝具有储藏血液和调节血量的生理功能。肝在体为筋,开窍于目,其华在爪。胆的主要功能为储藏和排泄胆汁,有助于饮食物的消化。胆主决断,与人的情志活动有关。胆储藏和排泄胆汁的功能是由肝的疏泄功能调节与控制,肝的疏泄功能正常则胆汁排泄畅达,共同维持人体生理功能。肝病变主要表现为肝失疏泄和肝不藏血两个方面,常表现为眩晕、烦躁易怒,胸胁胀痛或窜痛、巅顶头痛、手足抽搐、痉厥、肢体震颤、眼花目赤或目糊,出血,月经不调,睾丸胀痛等,有寒热虚实之别。临床常见肝血虚、肝阴虚、肝气郁结、肝火上炎、肝阳上亢、肝风内动、肝胆湿热等。胆有病变主要表现为胆汁排泄异常或情志异常,胆气不畅、胆气虚怯,可见口苦、黄疸、惊恐、失眠、两颞侧头

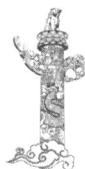

痛等。临床常见胆经郁热证、胆气虚证等。

1. 肝气郁结　又称肝气郁滞,是因肝的疏泄功能失常引起气机失调所表现的证候。多由突然的精神刺激,或情志抑郁,或其他脏腑病证长期不愈,影响了肝的疏泄功能所致。本证以气郁、气滞等气机失调的病理为特点,常因部位不同而见不同的临床表现。

(1)辨证要点　①证见:本证以情志抑郁,急躁易怒,胸闷善太息,胸胁少腹胀闷或窜痛,妇女月经失调等为辨证要点。伴见或自觉咽中有物吐之不出,咽之不下(俗称"梅核气"),或颈部瘿瘤,腹部癥瘕,妇女乳房作胀结块、痛经、闭经,舌苔薄白,脉弦等证候。②鉴别:本证若肝气郁结气机失调日久不愈,可气郁化火成为肝火上炎证;若肝气郁结横逆犯脾,又可出现肝气犯脾证;若气机不畅影响血的运行,又可变为气滞血瘀证等。

(2)治则　肝气郁结治宜疏肝解郁,痰气互结治宜理气化痰,气滞血瘀治宜行气化瘀。

2. 肝火上炎　是指由于肝气郁结,郁而化火,肝经气火上逆所表现的证候。临床以气火上逆热象明显为特征。常因肝气郁结日久,或过食辛温之品,或热内蕴化火上逆所致。

(1)辨证要点　①证见:本证以头晕胀痛,耳鸣如潮,面红,目赤肿痛,胁肋灼痛,急躁易怒,心烦不眠或多梦,或耳内肿痛流脓等为辨证要点。伴见或衄血吐血,妇女月经量多、超前,口苦口干,便秘,尿短黄,舌红苔黄,脉弦数等证候。②鉴别:本证须与肝阳上亢证相鉴别,两者均有面红目赤,急躁易怒,但本证以肝经气火上逆为特征,而肝阳上亢有阳亢见症,还有腰膝酸软等肝阴不足的证候。

(2)治则　治宜清肝泻火。

3. 肝血虚　是指肝血不足,以肝血的调节功能失常及相关脏器失养为特征所表现的证候。多因生化之源不足,或慢性病耗伤肝血,或失血过多等所致。常为全身性血虚证中有关肝的临床表现。

(1)辨证要点　①证见:本证以面色淡白无华或萎黄,爪甲不荣,视力下降或夜盲,手足麻木,震颤,筋脉拘急,肌肉瞤动,妇女可见月经量少,色淡或经闭等为辨证要点。伴见眩晕耳鸣,目糊干涩,唇舌淡,苔薄,脉细等证候。②鉴别:本证须与心血虚相鉴别,两者均有血虚的临床表现,可从各自的脏腑定位症状加以鉴别。本证还须与肝阴虚作鉴别,本证以血虚为特征,而肝阴虚以阴虚为特征,表现为虚热之象。

(2)治则　治宜补养肝血。

4. 肝阴虚　是指肝的阴液亏虚,濡养功能减弱所表现的证候,为肝的虚热证。多因情志不畅、肝气郁结、气郁化火,或肝病、温热病后期耗伤阴液使濡养功能不足所致。

(1)辨证要点　①证见:本证以肝阴虚证候眩晕耳鸣、目涩干痛、胁肋疼痛、面部烘热,以及阴虚证候五心烦热、潮热盗汗、口干舌燥,或手足蠕动,舌红少津、脉弦细数为特征。②鉴别:本证须与肝火上炎证相鉴别,两者均为热证,均有热象,但本证为肝之虚热证,肝火上炎证为肝之实热证。肝阴虚可下汲肾阴致肾水亏损而成肝肾阴虚,肝肾阴虚不能制约肝阳,又可致肝阳上亢证。

(2)治则　治宜滋养肝阴。

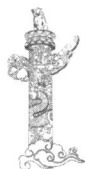

5.肝阳上亢　是指肝阴不足,肝阳上亢所表现的证候。既有肝阴不足的症状,又有肝阳上亢的表现,但以肝阳上亢表现为主,是本虚标实证。多因肝气郁结,气郁化火,耗伤肝阴,或肝肾阴虚不能制约肝阳,阳升太过而致。

(1)辨证要点　①证见:本证以眩晕耳鸣,头目胀痛,头重足轻,面红目赤肝阳上亢的证候为主证。兼见急躁易怒,失眠或多梦,心悸健忘,腰膝酸软,或五心烦热,面部烘热,舌红,脉弦有力或弦细数等肝肾阴亏,心失所养的证候。肝阳上亢如得不到控制则阳亢无制,可引动肝风而成肝阳化风证。②鉴别:本证须与肝火上炎相鉴别,两者在病机上相关,表现均为热证。但本证是本虚标实证,既有肝肾阴虚不足的证候,又有水不涵木、肝阳上亢的症状。肝火上炎则以气火证候为特征。本证还须与肝阴虚相鉴别,肝阴虚以阴液不足濡养功能减弱为特征。而本证除有肝阴虚症状外,更有阳亢的证候。

(2)治则　治宜滋阴平肝潜阳。

6.肝风内动　肝风内动常因肝失条达,木郁化火,耗伤肝肾阴液精血亏虚,血不养筋,肝阴虚不能制约肝阳,肝阳亢奋无制而致风动,临床出现眩晕欲仆、震颤、抽搐的证候。根据造成肝肾阴亏的原因,临床可分为肝阳化风、热极生风、阴虚动风、血虚生风4种证型。

(1)辨证要点　肝阳化风、热极生风、阴虚动风和血虚生风的辨证要点见表6-14。

表6-14　肝风内动的4种证型

证候	性质、病因	主证	兼证	舌脉象	治则
肝阳化风	上实下虚,肝肾之阴久亏,肝阳失潜而暴发	在肝阳上亢基础上出现动风或神志证候:眩晕欲仆,头摇肢颤,语言謇涩,或舌强不语,或卒然昏倒,不省人事,偏瘫	头痛项强,手足麻木,步履不稳,喉中痰鸣,口眼㖞斜	舌红苔白或腻,脉弦而有力	平肝潜阳,熄风开窍
热极生风	热证,高热引动肝风	热邪亢盛灼伤阴液引动肝风的病证:高热,手足抽搐,颈项强直,角弓反张,两目上视,牙关紧闭	神昏,谵语,烦躁如狂	舌红绛,苔黄,脉弦数有力	清热熄风
阴虚动风	虚证,外感病后期或内伤杂病	阴液亏虚,筋脉失于濡养引动肝风的证候:手足蠕动或筋肉瞤动	午后潮热,五心烦热,盗汗,口干咽燥,形体消瘦	舌红,苔少,脉弦细数	滋阴熄风
血虚生风	虚证,急慢性出血或久病血虚	血虚筋脉失养所致动风证候:手足震颤,肌肉瞤动,关节拘急不利,肢体麻木	眩晕耳鸣,面色无华,爪甲不荣	舌淡苔白,脉细	补血熄风

(2)肝风内动与肝气郁结、肝火上炎、肝阴虚、肝阳上亢的鉴别　见表6-15。

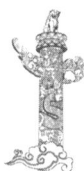

表 6-15　肝风内动与肝气郁结、肝火上炎、肝阴虚、肝阳上亢的鉴别

证候	性质及病机特点	证候特征及主证	兼证	舌脉象
肝气郁结	实证。肝失疏泄气机郁结,精神刺激或其他病邪侵扰	以气郁、气滞、情志改变为特征。胸胁或少腹胀闷或窜痛,胸闷善太息,急躁易怒,妇女月经失调	自觉咽中有物吐之不出,咽之不下,或颈部瘿瘤,腹部癥瘕。乳房作胀结块,痛经,闭经	舌象薄白,脉弦
肝火上炎	热证。肝气郁结郁而化火,肝气郁结日久,或过食辛温之品,或热内蕴化火上逆	以肝经气火上逆、热象明显为特征。头晕胀痛,耳鸣如潮,面红、目赤肿痛,胁肋灼痛,急躁易怒,心烦不眠或多梦,或耳内肿痛流脓	或衄血吐血,妇女月经量多、超前,口苦口干,便秘,尿短黄	舌红苔黄,脉弦数
肝阴虚	虚证。阴液亏虚,濡养功能减弱,情志不畅、肝气郁结、气郁化火,或肝病、温热病后期伤阴液使濡养功能不足	以肝的虚热证为特征。眩晕耳鸣、目涩干痛、胁肋疼痛、面部烘热	五心烦热、潮热盗汗、口干舌燥,或手足蠕动	舌红少津、脉弦细数
肝阳上亢	本虚标实。肝阴不足致肝阳上亢,肝气郁结,气郁化火,耗伤肝阴,或肝肾阴虚不能制约肝阳,阳升太过	既有肝肾阴虚的表现又有肝阳上亢为特征。眩晕耳鸣,头目胀痛,头重足轻,面红目赤	急躁易怒,失眠或多梦,心悸健忘,腰膝酸软,或五心烦热,面部烘热	舌红,脉弦有力或弦细数
肝风内动	上实下虚、热证、虚证。肝肾阴虚血亏、肝的阴阳气血失调、肝阴虚不能制约肝阳,肝阳升动无制或热邪亢盛而致风动	以风动为特征,有虚实之别。临床常见证有肝阳化风、热极生风、阴虚动风和血虚生风。肝阴虚不能潜阳,肝阳升动无制而出现眩晕欲仆,头重脚轻等;肝阳亢,内火旺,必定进一步耗伤肝之阴血,肝之阴血更虚,筋脉失其荣养而出现震颤或抽搐等症状。因上述症状都具有像风动摇不定的特征,故称为肝风。又因非外风引起,而是肝功能失调所产生,故又称为肝风内动。"诸风掉眩,皆属于肝"就是此意		舌红苔白或腻,脉弦数有力,或弦细数

7. 寒滞肝脉　是指寒邪凝滞,肝经气滞,气血运行不畅所表现的病证。多由感受寒邪所致。

(1)辨证要点　①证见:以少腹牵引睾丸、阴囊冷痛,坠胀拒按,或疼痛牵引股侧。遇寒则加剧,得温则缓解为主证。伴见形体寒冷,面色苍白,舌淡苔白或暗,脉沉弦等寒象证候。②鉴别:本证须与疝气病中的寒疝相鉴别。疝气病中的寒疝因其小肠从少腹下

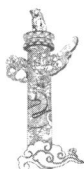

垂阴囊而出现胀气坠痛,故又称小肠气痛,以痛为主,一般无寒象,而本证除疼痛外,还有明显寒象证候。

(2)治则 治宜暖肝散寒。

8.肝胆湿热 是指湿热内蕴肝胆致功能失常所表现的病证。常因感受湿热之邪,或脾虚水湿内生,日久化热,或长期偏嗜肥甘厚味,酿湿生热,影响肝胆功能所致。

(1)辨证要点 ①证见:以胁肋灼痛胀痛,或胁下有痞块按之疼痛,目黄,小便黄,身黄,色鲜明如橘子色为主证。伴见发热,口苦,纳差,恶心,呕吐,腹胀,大便或闭或溏,舌红,苔黄腻,脉弦数或弦滑等肝胆湿热之象。②鉴别:本证须与脾胃湿热相鉴别,因两者均属湿热内蕴,故都有湿热的证候。但脾胃湿热病变部位在脾胃,以纳差,恶心,呕吐,胃脘痞胀,苔腻等脾胃湿热的证候为主,也可见黄疸等症状。而本证病位主要在肝胆,除湿热表现之外,还有黄疸胁痛等肝胆湿热的证候。

(2)治则 治宜清热利湿。

9.胆郁痰扰 是胆失疏泄,痰热内扰所表现的病证。多因情志不遂,胆失疏泄,胆气不宁,生湿生痰化热而致。

(1)辨证要点 ①证见:以惊悸失眠,烦躁不安,胆怯,口苦泛恶,胸闷胁胀,头晕目眩耳鸣,苔黄腻,脉弦滑等胆失疏泄、痰热内扰证候为特征。②鉴别:本证须与痰火扰心相鉴别。痰火扰心以心烦不宁,神志异常,甚则言语错乱、妄躁为主证。而本证以惊悸、胆怯、泛恶等为主证,且证情较轻。

(2)治则 治宜清热化痰,疏胆和胃。

(五)肾与膀胱病辨证

肾与膀胱在经脉上相互络属,故为表里关系。肾藏精,主骨生髓通于脑,是人体生殖、生长和发育的根本,故为人体先天之本。肾主水司二便,为水之下源,肾中精气的蒸腾气化作用,对于体内水液的输布排泄及其平衡具有调节作用。肾主纳气,为气之根,肾有摄纳肺所吸入的清气,使清气深入人体的作用。肾开窍于耳与二阴,其华在发。肾藏先天之精,肾对精具有闭藏而不致无故流失的作用。内藏元阴、元阳。元阴的作用是濡养脏腑组织,元阳的作用是温养脏腑器官。因此,元阴与元阳是人体生命活动不可缺少的物质基础,只宜固秘内守而不宜耗损外泄。固秘则五脏安和,生理功能协调,病无由而生;耗损则五脏乏源,生理功能衰减,病由之而生。凡病日久不愈,皆可耗伤肾之阴精、阳气,因此有"久病及肾"之说,且大多为虚证。故凡有关生殖功能与生长发育,水液代谢的异常,脑、髓、骨以及某些呼吸、听觉、大小便的病变、均应从肾进行分析。肾病主要表现为腰膝酸软而痛,耳鸣耳聋,发白早脱,齿牙松动,遗精阳萎,精冷不育,女子少经,水肿,二便异常等。临床常见肾气虚证、肾阳虚证、肾阴虚证、肾精不足证、肾虚水泛证等。膀胱具有储存和排泄尿液的功能,依赖于肾的气化功能,故隶属于肾。所以膀胱的病变或肾的气化功能失常,都会出现小便异常,膀胱病变主要表现为排尿异常,如小便不利、频数、淋漓、短涩、遗尿、尿闭,尿急,尿痛以及遗尿,小便失禁等。临床常见膀胱湿热证、膀胱虚寒证等。

1.肾阳虚 是肾的阳气虚衰所表现的证候,多因素体阳虚,或先天不足,或房劳过

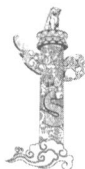

度,或年高肾亏,或久病伤肾,或外邪损伤阳气,或他脏及肾等因素引起。

(1)辨证要点 ①证见:腰膝酸软而痛,畏寒肢冷,尤以下肢为甚,头目眩晕,精神萎靡,面色㿠白或黧黑,舌淡胖苔白,脉沉弱,或阳萎,妇女宫寒不孕;或久泻不止,完谷不化,五更泄泻;或水肿,腰以下为甚,按之凹陷不起,甚者腹部胀满,全身肿胀,心悸咳喘等肾的生理功能减退伴有虚寒的表现。②鉴别:本证须与一般阳虚证相鉴别,一般阳虚证以全身性虚寒之象为主,而本证既有阳虚的证候,又有肾生理功能异常的定位证候。

(2)治则 治宜温补肾阳。肾虚泄泻治宜温肾止泻,肾虚水泛治宜温肾利水。

2.肾阴虚 是肾阴液不足所表现的证候。多由久病伤肾,热病伤阴及肾,或先天不足,房事过度,或失血津亏,或过食温燥之品伤阴等因素引起。

(1)辨证要点 ①证见:腰膝酸软或疼痛,眩晕耳鸣,失眠或多梦,形体消瘦,潮热盗汗,五心烦热,咽干舌燥,男子阳强易举,遗精早泄,女子经少经闭或崩漏,舌红苔少,脉细数等肾虚证候伴有阴虚内热为特征表现。②鉴别:本证须与一般阴虚证相鉴别。一般阴虚证以全身性阴虚内热表现为主,而本证除有阴虚内热证候外,还有肾阴虚的定位证候。

(2)治则 治宜滋补肾阴。

3.肾精不足 是肾精亏虚,发育生殖等功能减退所表现的证候。多由禀赋不足,先天发育不良,或后天调摄失宜,或房事过度,或大病久病伤肾等因素引起。

(1)辨证要点 ①证见:儿童发育迟缓,囟门退闭,身材矮小,智力低下,骨骼痿软,动作迟钝;男子精少不育,女子经少经闭,性功能减退;成人早衰,脱发齿松,耳鸣耳聋,腰膝酸软,精神呆钝,健忘,舌瘦,脉细无力等发育迟缓,生殖功能减退,早衰为特征的证候。②鉴别:本证须与肾阳虚和肾阴虚相鉴别。肾阳虚和肾阴虚证有明显的寒象或热象,而本证一般无明显寒象或热象,以生长发育、生殖功能严重减退为特征,证情有轻重之别。

(2)治则 治宜补益肾精。

4.肾气不固 是肾气虚损,固摄作用减弱所表现的证候。多因先天不足,年幼肾气未充,或房事过度,久病伤肾,或年老肾气亏虚等因素引起。

(1)辨证要点 ①证见:小便清长而频数,或尿后余沥不尽,或小便失禁,或遗溺,或夜尿增多。男子滑精早泄,女子带下清稀,或胎动易滑,神疲乏力,腰膝酸软,听力减退,面色苍白,舌淡苔白,脉细弱沉等肾与膀胱不能固摄的证候。②鉴别:本证的小便异常须与膀胱湿热须鉴别,但膀胱湿热常有尿频、尿急、尿痛,小便短赤,苔黄腻,脉数等湿热证候;而本证一般无湿热之象。本证的肾虚表现须与肾阳虚和肾阴虚相鉴别,肾阳虚和肾阴虚有明显的寒象或热象,而本证一般无明显寒象和热象。本证的喘息短气、呼吸不利须与肺气虚相鉴别,单纯肺气虚常表现为咳喘无力、少气不足以息等肺气不利及气虚证候,一般无呼多吸少等肾不纳气证候。

(2)治则 治宜补肾固涩。

5.肾不纳气 是肾气虚衰,气不归元而不能摄纳肺气所表现的证候。多由久病咳喘,肺虚及肾,或劳伤肾气等因素引起。

(1)辨证要点 ①证见:以久病咳喘,呼多吸少,气不得续,动则喘甚而汗出为主证。

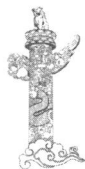

伴见自汗神疲,声音低怯,腰膝酸软,舌淡苔白,脉沉弱。或喘息加剧,冷汗淋漓,肢冷面青,脉浮大无根,或气短息促,面赤心烦,咽干口燥,舌红,脉细数等肾气虚不能摄纳肺气的证候。②鉴别:肾不纳气与肾气不固两证须从病因、病性及临床表现上加以鉴别。两者病变性质皆属肾气虚,但肾不纳气有久病咳喘,肺病及肾等病理基础,有肾气亏虚的一般证候和肾不纳气主证。肾气不固是由肾气亏虚,封藏固摄功能失职所表现的证候。与其他肾病虚证鉴别见表6-16。

表6-16　肾病虚证鉴别

证候	证候	舌象	脉象
肾阳虚	腰膝酸软而痛,畏寒肢冷,尤以下肢为甚,头目眩晕,精神萎靡,面色㿠白或黧黑,阳痿、宫寒不孕;或久泻不止,五更泄泻;或水肿,甚者腹部胀满,全身肿胀,心悸咳喘	舌淡胖苔白	沉弱
肾阴虚	腰膝酸软或疼痛,眩晕耳鸣,失眠或多梦,形体消瘦,潮热盗汗,五心烦热,咽干舌燥,阳强易举,遗精早泄,经少经闭或崩漏	舌红少津	细数
肾精不固	儿童发育迟缓,囟门退闭,身材矮小,智力低下,骨骼痿软,动作迟钝;成人精少不育,经少经闭,脱发齿松,健忘耳聋,足痿无力,精神呆钝	舌淡红苔白	沉细
肾气不固	神疲乏力,腰膝酸软,听力减退,小便清长而频数,或尿后余沥不尽,或小便失禁,或遗溺,滑精早泄,胎动易滑	舌淡苔白	沉弱
肾不纳气	久病咳喘,呼多吸少,气不得续,动则喘甚而汗出,自汗神疲,声音低怯,腰膝酸软	舌淡苔白	沉弱

(2)治则　治宜补肾纳气(七味都气丸加参附龙牡)。

6. 膀胱湿热　是湿热之邪蕴结膀胱所表现的证候。多因感受湿热之邪,或饮食不节,脾胃内伤,湿热内生,下注膀胱等因素所引起。

(1)辨证要点　①证见:以尿频尿急,尿道涩痛,尿液短赤,淋漓不尽为主证。伴见少腹胀闷,或发热腰痛,或见血尿,尿中有砂石,或尿浊如膏,舌红,苔黄腻,脉数等湿热蕴结膀胱证候。②鉴别:本证的小便异常须与膀胱失约相鉴别。膀胱失约可见小便频数,淋漓不禁等,一般无尿急、尿痛。而本证除小便异常外还有湿热内蕴证候。

(2)治则　治宜清利湿热。

(六)脏腑兼病辨证

脏腑兼证是指同时出现两个以上的脏腑病证候。人体是一个整体,脏腑之间在生理上有着互相资生、制约的有机联系。病理上也同样,当某一脏或某一腑发生病变时,在一定的条件下可影响另一脏或另一腑,从而导致病证。脏腑病证之间的相互传变,取决于两脏腑之间的关系。具有表里、生克、乘侮关系的脏腑容易发生传变,反之则较少。

脏腑兼病辨证包括脏与脏、腑与腑、脏与腑兼病3种形式的辨证:①脏与脏兼病辨证。脏与脏兼病是指心、肝、脾、肺、肾五脏中,某两脏或某三脏相兼为病。五脏之间除有

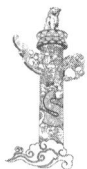

经络互相沟通、功能互相影响外,还保持着一定的生克制化关系。一旦某脏发生病变,即可影响他脏,出现脏与脏兼病。临床常见心脾两虚、心肾不交、肝脾不和、肝肾阴虚、肝火犯肺、脾肾阳虚、脾肺两虚、肺肾阴亏及肾水凌心等兼病形式。②腑与腑兼病辨证。六腑在传化水液及食物过程中,一旦某腑功能障碍,常易导致他腑功能失常,出现腑与腑兼病。六腑病机多为气滞不通或气机上逆。临床常见胃与大肠、小肠与大肠、胃与胆、膀胱与三焦兼病形式。③脏与腑兼病辨证。脏病与腑病相互影响,通常在心与小肠、肝与胆、脾与胃、肺与大肠、肾与膀胱等表里相合的脏腑之间最易形成。一方面由于经络的直接联系,使病气得以互相移易;另一方面是脏与腑的功能异常可彼此相互影响、相兼为病。临床常见脾胃不和证、肝气犯胃证、肝胆湿热证等兼病形式。掌握这些规律,对于分析判断病情的发展变化,具有重要意义。

脏腑兼证的辨证论治:①辨证要点。首先辨清证候所属脏腑,然后辨清伴见证候的寒、热、虚、实,最后审证求因,推断病理,综合分析,确定诊断。②辨证论治。在治疗中对脏腑兼证的病证,宜分清主次,并注意其相互关系。如证候中有心悸健忘、失眠多梦,又有食欲减退、腹胀便溏,并伴见神倦乏力,舌淡嫩,脉细弱。对此证候,应首先认清脏腑证候,根据心悸健忘、失眠多梦,可确定病变部位在心,又根据食欲减退、腹胀便溏,确定病变部位在脾。然后根据伴随证候审症求因,推断病理。根据神倦乏力为气虚所表现的证候,面色萎黄为血虚之象,舌淡嫩,脉细弱为气血两虚之征。综合分析为心血虚,心神失养而表现为心悸健忘,失眠多梦;脾气虚,健运失职而表现为食欲减退、腹胀便溏。结论是"心脾两虚",所以最后就确诊为"心脾两虚"证。治则为补益心脾,如以心悸失眠为主要证候者,重在养心安神为主,补益脾气为辅;如以食欲减退、腹胀便溏为主要证候者,则以补益脾气为主,佐以养心安神。这就是中医"辨证论治"的全过程。

1. 心肾不交 是因心肾水火既济失调所表现的证候。多由外邪损伤肾阴,或久病伤阴,房事过度,阴液暗耗,不能上济于心,或思虑过度,情志郁而化火伤阴等因素引起。

(1)辨证要点 ①证见:心烦失寐,心悸不安,眩晕,耳鸣,健忘,五心烦热,咽干口燥,腰膝酸软,遗精带下,舌红,脉细数等心火偏亢伴有肾阴虚的证候。②鉴别:本证须与心火亢盛相鉴别,心火亢盛仅表现为心烦失寐等心火偏亢的证候,而无肾阴虚见症。本证既有心火偏亢的症状,又有肾阴虚的见症。

(2)治则 阴虚火旺者治宜滋阴降火,上热下寒者治宜交通心肾。

2. 心脾两虚 是指心血不足,脾气虚弱所表现的证候。多由饮食不节,劳倦伤脾,或思虑过度暗耗阴血,或久病失调及慢性出血等因素引起。

(1)辨证要点 ①证见:心悸怔忡,失眠多梦,面色不华,食欲减退,腹胀便溏,眩晕健忘,神疲乏力。月经量少色淡或淋漓不尽,舌淡,脉细弱等心血虚和脾气虚证候。②鉴别:本证须与气血两虚相鉴别。气血两虚为全身性病证,常表现为一般的气虚血虚证候,而本证除气虚血虚证候外,还见心脾的定位证候。

(2)治则 治宜补益心脾。

3. 心肝血虚 是指心肝两脏血液亏虚,心肝两脏失于濡养,功能减退所表现的证候。多由体虚久病,阴血虚少,或失血过多,或他脏病变累及心肝两脏等因素引起。心肝两脏

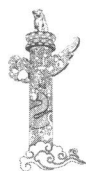

也可互相影响,先由一脏血虚,再影响另一脏,从而导致两脏均血虚者。

(1)辨证要点　①证见:心悸怔忡,失眠多梦,健忘眩晕耳鸣,面色无华,目涩且糊,爪甲不荣,肢体麻木,女子月经量少色淡或经闭,舌淡,脉细弱等血虚与心肝两脏的定位证候。②鉴别:本证须与单纯的心血虚与肝血虚相鉴别。区别在于心血虚和肝血虚,除了血虚证候外有各自脏器的定位见症;而本证是两脏的证候并见。

(2)治则　治宜补养心肝。

4.心肾阳虚　是指心肾两脏阳气虚衰,阴寒内盛所表现的证候。多由外感寒邪,或素体阳虚,久病不愈体虚,劳倦内伤等因素引起。

(1)辨证要点　①证见:心悸怔忡,神疲乏力,畏寒肢冷,或小便不利,面目肢体水肿,唇甲淡暗或青紫,舌淡紫,苔白滑,脉沉细等心肾两脏的定位和阳虚阴寒内盛证候。②鉴别:本证须与单纯的心阳虚和肾阳虚相鉴别,单纯的心阳虚与肾阳虚有各自脏器的定位证候,一般无另一脏的临床证候。本证除有一般阳虚证候外,还有心肾阳虚的定位见症。

(2)治则　治宜温补心肾。

5.心肺气虚　是指心肺两脏气虚,功能减弱所表现的证候。多由肺有宿疾,肺气虚弱,影响心脏而致心气虚弱;或禀赋不足,年老体弱脏腑亏损;或思虑过度,暗耗心气,进而影响肺等因素引起。

(1)辨证要点　①证见:心悸怔忡,咳喘气短,动则加剧,神疲乏力,面色㿠白,自汗,声音低怯,胸闷,痰液清稀,舌淡苔白,脉沉弱或结代等心肺两虚的定位和一般气虚的证候。②鉴别:本证须与单纯的心气虚和肺气虚相鉴别。单纯的心气虚与肺气虚有各自脏器的定位证候,一般无他脏病证的临床表现,而本证除见一般气虚证外,还同时存在心肺两虚的定位见症。

(2)治则　治宜补益心肺。

6.肺脾气虚　是指肺脾两脏气虚,功能减弱所致的病证。多由久病肺气虚弱,影响及脾,导致脾气亦虚;或劳倦伤脾,气血生化之源不足,肺失所养,而致肺气虚;或其他慢性病影响肺脾两脏等引起。

(1)辨证要点　①证见:咳喘不止,短气乏力,痰多稀白,食欲减退,腹胀便溏,声低懒言,面色㿠白,或面浮足肿,舌淡苔白,脉细弱等气虚和肺脾两虚定位证候。②鉴别:本证须与单纯的肺气虚和脾气虚相鉴别。单纯肺气虚以咳喘不止、短气乏力等肺的定位证候为主;脾气虚以食欲减退、腹胀便溏等脾的定位证候为主。本证除了见一般气虚证候外,还同时见肺脾两虚的定位证候。

(2)治则　治宜补益肺脾。

7.脾肾阳虚　是指脾肾两脏阳气亏虚所表现的证候。多由感受寒邪较重,或脾肾久病耗气损伤脾肾阳气,或久泻不止,或水邪久踞,以致肾阳虚衰不能温养脾阳,或脾阳久虚不能充养肾阳,终致脾肾阳气俱伤,或其他脏腑的亏虚,累及脾肾两脏等因素引起。

(1)辨证要点　①证见:下利清谷,或泄泻滑脱,或五更泄泻,畏寒肢冷,小腹冷痛,腰膝酸软,小便不利,面色㿠白,或面目肢体水肿,舌淡胖,苔白滑,脉沉细等脾肾阳

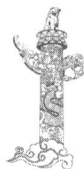

虚、阴寒内盛证候。②鉴别:本证须与单纯的脾阳虚和肾阳虚相鉴别。单纯的脾阳虚与肾阳虚以各自脏器的定位证候为主,而本证则脾肾阳虚的证候同时并见。本证还须与阳虚水泛鉴别,阳虚水泛以水气泛滥水肿为主,本证则以下利清谷、滑脱不禁、五更泻、畏寒肢冷等虚寒证候为主。本证与一般阳虚的区别在于一般阳虚证有全身性的虚寒证候,而本证则还有脾肾阳虚的定位证候。

(2)治则　治宜温补脾肾。

8.肺肾阴虚　是指肺肾两脏阴液亏虚所表现的证候。多由感受外邪入里化热伤阴,或肺有久咳宿疾,肺阴暗耗,肺虚及肾,或房事过度,肾阴亏耗,肾虚及肺等因素引起。

(1)辨证要点　①证见:咳嗽痰少,或干咳无痰,或痰中带血,口干咽燥,形体消瘦,腰膝酸软,骨蒸潮热,颧红盗汗,男子遗精,女子月事不调,舌红苔少,脉细数等肺肾阴虚及阴虚内热证候。②鉴别:本证须与单纯的肺阴虚和肾阴虚相鉴别。单纯的肺阴虚与肾阴虚有各自脏器的定位证候。本证除了阴虚证候外,还同时有肺肾阴虚的见症。

(2)治则　治宜滋补肺肾。

9.肝肾阴虚　是指肝肾两脏阴液不足所表现的证候。多由久病及肾,或房事过度,情志内伤,精血不足,损伤肝肾之阴等因素引起。

(1)辨证要点　①证见:腰膝酸软,目涩目糊,耳鸣健忘,胁痛,五心烦热,颧红盗汗,口干咽燥,失眠多梦,男子遗精,女子经少或崩漏,舌红苔少,脉细数等肝肾阴虚及虚火内扰证候。②鉴别:本证须与单纯的肝阴虚和肾阴虚相鉴别。单纯的肝阴虚与肾阴虚有各自脏器的定位证候,本证除见阴虚表现外,还见肝肾阴虚的临床证候。本证还须与肺肾阴虚证相鉴别,两者都有肾阴虚、虚火内扰的临床证候,区别在于肺肾阴虚证还有肺阴虚见症,而本证则还有肝阴虚证候。

(2)治则　治宜滋补肝肾。

10.肝脾不调　是指肝失疏泄,脾失健运所表现的证候。多由情志不遂,郁怒伤肝,或饮食不节,劳倦伤脾等因素而引起。见于泄泻、胁痛、臌胀、腹痛、月经不调、带下等疾病中,多发生于女性。本证在临床上极为常见,且易反复发作,病情迁延,使脾气易虚,严重地损及脾阳,或肝气亢盛而化火,火灼阴伤,形成肝阴虚、脾阴虚诸证。

(1)辨证要点　①证见:以胸胁胀满窜痛,善太息,情志抑郁或急躁易怒,纳呆腹胀,便溏不爽为主证。伴见肠鸣矢气,或腹痛欲泻,泻后痛减,女性见月经不调、带下,舌苔白或腻,脉弦等证候。②鉴别:本证须与单纯的肝气郁结与脾虚湿困相鉴别。单纯的肝气郁结与脾虚湿困有各自脏器的定位证候。本证既有肝病又有脾病的见症,但早期可先见一脏的临床证候,然后累及他脏而出现另一脏的病证,两脏可互相影响。本证与肝气犯胃均由肝气横逆侵犯中焦所致。两证均属木旺乘土,均可出现胸胁胀满疼痛、精神抑郁或烦躁易怒等证候。但脾主运化,其气主升;胃主受纳,其气主降,因此肝脾不调除见肝气郁结表现外,兼见腹胀、泄泻等脾失健运证候;而肝气犯胃,除肝气郁结外,常伴有胃脘胀满疼痛、呃逆嗳气、吞酸嘈杂、呕吐等胃气上逆的证候。

(2)治则　治宜疏肝健脾。

11.肝胃不和　是肝失疏泄,胃失和降,脏腑功能不协调所表现的证候。多由情志不

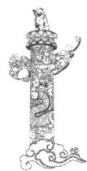

遂,肝气郁结,气郁化火,影响胃的功能;或寒邪侵袭肝胃,导致肝胃功能异常等因素引起。

(1)辨证要点　①证见:证候有两种,肝胃同病为临床特征,并有寒热之别。其一,肝气犯胃者,胃脘胁肋胀闷疼痛,嗳气吞酸,呃逆呕吐,烦躁易怒,舌红苔薄黄,脉弦为肝气郁而化火证候。其二,寒邪侵袭肝胃者,巅顶疼痛,呕吐涎沫,形寒肢冷,舌淡苔白,脉沉弦为阴寒证候。②鉴别:本证的肝气犯胃型须与脾胃湿热相鉴别,两者均可出现胃脘胀痛,嗳气吞酸,呃逆呕吐等证候。但本证有肝气郁结、横逆犯胃的证候,脾胃湿热证无这一证候。本证的寒邪侵袭肝胃型须与寒邪犯胃相鉴别,两者都有胃寒疼痛、呕吐等证候,但本证有肝寒气郁的证候,寒邪犯胃则无这一证候。

(2)治则　治宜疏肝和胃。

12. 肝火犯肺　为肝气郁结,化火犯肺,肺失宣肃所表现的证候。常由郁怒伤肝,情志抑郁,化火犯肺,或肝经有热上逆犯肺,或久病肺气不利,肝气来犯等因素引起。

(1)辨证要点　①证见:咳嗽阵作,咯痰不爽,胸胁胀痛,喜太息,急躁易怒,头晕目赤,烦热口苦,妇女乳房作胀,月经不调,舌红苔黄,脉弦等肺失肃降并伴有肝郁化火证候。②鉴别:本证须与燥邪犯肺相鉴别,燥邪犯肺证以干咳无痰或少痰伴咽干、唇燥等燥象为主,而本证以明显的肝气郁结化火犯肺、气逆咳嗽阵作咯痰不爽为特征见症。

(2)治则　治宜清肝泻肺。

四、卫气营血辨证

卫气营血辨证是清代医家叶天士在《内经》《伤寒论》等基础上,根据外感温热病发生发展的一般规律,总结出的一种辨证方法。中医把感染性热性病统称为温热病。卫气营血辨证是六经辨证的发展,弥补了六经辨证的不足,丰富了外感温热病辨证论治,是外感温热病常用的一种辨证方法。它将外感温热病发展过程中的临床表现,按病证深浅分为卫分证、气分证、营分证、血分证4个不同层次或阶段,用以说明某些外感温热病发展过程中不同阶段的不同证型的病情轻重、病变部位、各阶段病理变化和疾病的变化规律,以及邪正斗争的形势,揭示了外感温热病由表入里、由浅入深的一般规律,从而为治疗提供依据。这就是中医常说的"卫之后方言气,营之后方言血"的道理。它是现代病理生理学的雏形,也更与现代医学的分病期(前驱期、明显期、极盛期、衰竭期4个时期)阶段的诊断法相类似。

温热病,病在卫分或气分为病浅,病在营分或血分则为病深。温热病的发病特点是起病急、发展快、变化多。如常见的感冒、流行性感冒、麻疹、肺炎、流行性脑脊髓膜炎、乙型脑炎、伤寒、流行性出血热等许多传染病、流行病多属该病范畴。中医多按卫气营血来进行辨证论治。

(一)卫分证辨证

1. 概念　卫分证是外感温热病的初期,是温热病邪侵犯肺与皮毛所表现的证候。温热之邪侵袭卫表,肺主气属卫,因肺能敷布卫气达于周身体表,外与皮毛相表里,主一身之表(体表的防卫力),且肺位最高,与口鼻相通,因而卫分证候属表,病位浅。外邪上

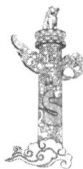

受,首先犯肺,肺气失宣,卫气被遏,出现一系列卫表症状,为表热实证。其基本病机是温邪侵袭,卫表受邪。

2. 主要证候　温热之邪侵袭,卫表受邪为卫分证特征。虽由于季节和气候的不同,卫分证候的表现可不一样,但都有其共同的主要证候,如风温、暑温、湿温、秋燥等的表证,均有发热恶寒、热重寒轻、苔白、口微渴或不渴、无汗或少汗、头痛、身痛、咳嗽、咽红肿痛、舌边尖红苔白、脉浮或濡数等证候。

3. 证型　由于温热之邪常兼夹其他病邪一起侵袭体表,故根据外感邪气性质不同,或病人体质差异,卫分证又有以下多种证型,各以所兼夹的病邪致病特点为辨证依据。①风热犯卫:发热,恶寒,头痛,微汗或无汗,咳嗽,咽红或痛,鼻塞流浊涕,口微渴,舌边尖红,苔薄白或微黄,脉浮数。②暑湿犯卫:发热,恶寒,无汗,头痛,身重,胃脘部痞满,心烦,口渴,舌红,苔白腻,脉濡数。③湿热犯卫:恶寒,身热不扬或午后热势加剧,头重如裹,肢体困重,胸脘痞闷,口黏不渴,舌苔白腻,脉濡数。④燥热犯卫:发热,微恶风寒,少汗,伴有皮肤及口鼻干燥,咽喉干疼,干咳少痰,舌红欠润,苔薄白而干,脉浮数。⑤风寒犯卫:恶风恶寒,发热,鼻塞清涕,无汗,周身疼痛,头痛,口不渴,咳嗽,苔薄白,脉浮紧。

4. 鉴别　本证须与表寒证和太阳病等鉴别。表寒证和太阳病均为感受风寒之邪,以寒邪致病特征为主,表现为恶寒严重,头痛身痛较为明显,无口渴、咽红肿痛、舌边尖红等热象。本证为感受温热之邪,表现为恶风寒轻,口渴、咽红肿痛等热象为主。

5. 治则　本证的治则是宣肺解表。具体治法应随感受病邪的不同而不同。①风热犯卫治宜辛凉解表;②暑湿犯卫治宜清暑化湿;③湿热犯卫治宜清热化湿;④燥热犯卫治宜清热润燥;⑤风寒犯卫治宜辛温解表。如果卫分之邪不解,郁而化热,传入气分,为由表入里,显示病位深入一层,病情加重。但此期邪势虽盛而正气未衰,抗邪有力,倘若治疗及时正确,仍易邪解病愈。

(二)气分证辨证

1. 概念　气分证是指温热病邪由表入里或由卫入气,阳热亢盛,邪正斗争激烈,脏腑功能失调所表现的证候。本证是外感温热病的中期,多由卫分证转化而来,病位较深,属里热实证。气分病的出现多晚于卫分证,高热、皮肤出血,出现与某个传染病相对应的特异性病变及证候。其基本病机是气分热盛,正邪相争。

2. 主要证候　外感温热病,里热炽盛为气分证特征。基本证候为身体壮热,不恶寒,反恶热,心烦,汗出而热不解,口渴,舌红,苔黄,脉数。

3. 证型　气分证因病邪性质不同及侵袭脏腑的不同,气分病变涉及脏腑较多,证候类型亦较复杂,可有不同证型。①邪热壅肺:多兼汗出口渴,咳喘,胸痛,甚则鼻翼扇动,咯吐黄稠痰。②热扰胸膈:多兼心烦懊憹,坐卧不安。③热炽阳明:身大热,汗大出,大渴引饮,舌苔黄燥,脉象洪大。④热结肠胃:多见高热,午后尤甚,腹满胀痛拒按,大便秘结,甚则烦躁神昏谵语,苔黄厚,或焦燥起刺,脉沉实有力。⑤热郁少阳:身热起伏,口苦,咽干,胸胁胀满疼痛。⑥湿热蕴蒸:身热而不甚高,汗出而热不解,体倦身重,胸闷呕恶,腹胀便溏,渴不欲饮,苔黄腻,脉濡数。

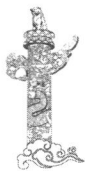

4. **鉴别**　本证与六经辨证中的阳明病相似,如发热不恶寒反恶热、心烦、汗出、口渴与阳明经证相似。热结肠胃型与阳明腑证相似,但传入途径有所不同,阳明病可由太阳病传入,本证则由卫分证传入。本证的热郁少阳型须与少阳病区别,两者临床表现可相似,但传入途径不一。

5. **治则**　气分证据邪在肺、胃、大肠之不同,其治法也相应有别,但总不离清泄气热这一原则。①邪热壅肺治宜清热宣肺。②热扰胸膈,轻者治宜清透郁热,重者治宜凉膈泻热。③热炽阳明治宜辛寒清气。④热结肠胃治宜清热生津或通腑泻热。⑤热郁少阳治宜清疏肝胆、调畅气机。⑥湿热蕴蒸治宜清热利湿、芳香化浊。

(三)营分证辨证

1. **概念**　营分证是指温热之邪进入营分,营行脉中,内通于心,热入营分则营阴受损,心神被扰所表现的证候,营分证多由气分证传变而来,为外感温热病发展过程中邪内陷营阴的深重阶段,病位多在心与心包络,属里热实证,但已兼有虚象。亦有卫分病邪直接内陷于心包,称为"逆转心包"。其是病情急剧转变,病势凶险的表现。营分证介于气分和血分之间,疾病由营转气,是病情好转的表现,若由营入血,则表示病情更加深重。其基本病机是热入营分,营阴受损;热入心包,心神被扰。

2. **主要证候**　营分证以营阴受损,心神被扰为特征。基本证候为身热夜甚,口不甚渴或不渴,心烦不寐,甚或神昏谵语,斑疹隐隐,舌质红绛无苔,脉细数。舌质红绛为邪热入营的标志,对于热入营血具有特定的诊断意义。

3. **证型**　根据温病邪热的兼挟不同,营分证候又有不同的证型,常见的有热伤营阴和热入心包两种证候。①热伤营阴:身热夜甚,口反不甚渴,心烦不寐,甚则神昏谵语,斑疹隐现,舌质红绛,脉象细数。②热入心包:灼热,神昏谵语,或昏愦不语,舌謇,肢厥,舌绛,脉数。

4. **鉴别**　营分证以身热夜甚、心烦不寐、舌绛、脉细数为辨证要点。热灼营阴证因温邪入营,灼伤营阴所致,以身热夜甚、心烦躁扰、斑疹隐隐为特点;热陷心包因热窜血络,心神被扰所致,以身灼热、神昏谵语为特点。

5. **治则**　热伤营阴治宜清营透热,热入心包治宜清心开窍。

(四)血分证辨证

1. **概念**　血分证是热邪深入血分,而导致耗血动血、动风、耗阴、扰动心神所表现的证候,是外感温热病发展演变过程中的最为深重或危重的阶段,既可表现为里实热证,也可兼有虚象,而成为虚实夹杂。心主血,肝藏血,故邪热深入血分,势必影响心、肝二脏。而邪热久羁耗伤真阴,病又累及于肾。所以血分证以心、肝、肾病变为主。其基本病机是热入营血,血热妄行。

血分证可由营分证进一步发展传变而来,亦可与营血证同时并见,它们之间虽有一定的界限,但有时却难以截然划分。气分证也可直接传入血分证,或气分之证未罢,而血分之证已见,出现气血两燔的证候。

2. **主要证候**　血分证以热入营血,耗血动血,心神被扰为特征。其病变的主要表现是不可逆的神志不清,心、肺、肝、肾等多种脏器的损害则更为严重,人体反应性和抵抗力

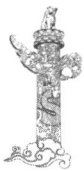

明显减弱。基本证候特点为发热夜甚,肌肤灼热,烦躁不眠,甚则神昏谵狂;或抽搐,四肢厥冷;斑疹显露,吐血、衄血、尿血、便血,舌深绛暗紫,脉细数。

3.证型　血分证虽然复杂,但总以耗血、动血、伤阴、动风为其特征。血分证常见的有血热妄行、肝热动风及阴虚动风3种证候。①血热妄行:在营分证的基础上,更见高热燥扰,甚或发狂,斑疹显露,或吐血、衄血、便血等。②肝热动风:在营分证的基础上更见高热神昏躁扰,两目上视,牙关紧闭,手足抽搐,颈项强直,甚则角弓反张等。舌质红绛,脉弦数。③阴虚风动:低热,消瘦,面色浮红,精神萎靡,手足蠕动或微有抽搐,时有惊跳,心悸不宁,舌红少津,脉虚细数等。

4.鉴别　本证须与营分证相鉴别。两者均有营分证的临床证候,但营分证以热入营分的表现为主,一般无血分证症状。本证可在营分证的基础上又见出血症状,如斑疹显露、吐血、衄血等。

5.治则　血分病情深重,若不积极救治,常可危及病人生命。血热妄行治宜凉血散瘀(方用犀角地黄汤),肝热动风治宜凉肝熄风(方用羚羊钩藤汤),阴虚风动治宜滋阴熄风(方用三甲复脉汤)。

(五)传变规律

外感温热病在临床证候及疾病的发生发展过程中既有区别又有联系,并有一定的传变规律。卫气营血4个证反映了温病过程中病情浅深轻重不同的4个层次,病证的传变规律一般由卫分开始,依次逐渐加深传入气分,深入营分、血分。由于卫气营血的传变过程体现了病邪由表入里、由浅入深,病情由轻而重的发展趋势,因此,运用卫气营血辨证,抓住各个阶段的证候特点,就可从总体上把握外感温热病的病机演变规律。然而,由于所感病邪性质有别,病人体质强弱及反应各异,以及治疗是否及时恰当等因素,所以,临床上又有不少特殊情况。如温热病初起首见于卫分证,若卫分证不解,既可以顺传发展为气分证,也可以逆传转变为心包证;有的病在卫分、气分,经治疗邪从外解而病愈,不再内传营、血;气分证又可传入营血,形成营分证及血分证,若病邪继续深入到营分、血分,则病位较深,病情较重,因其不仅邪气亢盛,正气也多受损,有营血耗伤、津液不足的病理特点;也可由卫分证直接进入营血而出现营分证和血分证,而营分证又可转出气分而复变为气分证。临床也常见到两证同病者,如卫气同病,既可出现发热,微恶风寒之卫分证,又可出现心烦、口渴、汗多、溲黄等气分有热的证候;气营两燔证,既可出现高热、心烦等气分证,又可出现斑疹隐隐营分证;气血两燔证,既可见高热、心烦等气分热盛的表现,又可见斑疹显露或出血等血分证。更有严重者,热邪充斥表里,遍及内外,出现卫气营血同时累及的局面。可见,卫气营血4个阶段的划分不是绝对的,临床上有时难以用卫气营血4种证型来划分,而是四证互有联系,互相兼夹,错杂出现;既有病程发展的一般规律,又有病情变化的特殊形式。所以临证当知常达变,方能准确辨证。

五、六经辨证

六经即太阳、阳明、少阳、太阴、少阴、厥阴。六经病证即太阳病、阳明病、少阳病、太阴病、少阴病、厥阴病,是六经所属脏腑经络的病理变化反映于临床的各种证候。

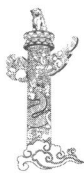

六经辨证是东汉医家张仲景在《素问·热论》有关六经论述的认识基础上,根据外感热病临床病变特点和发生发展的一般规律,总结出的一种辨证方法。其为中医临床辨证之首创,为后世种种辨证方法的形成奠定了基础。六经病证是经络脏腑病理变化的反映。其中三阳病证以六腑的病变为基础,三阴病证以五脏的病变为基础。因此说六经病证基本上概括了脏腑和十二经的病变。运用六经辨证不仅仅局限于外感病的诊治,对内伤杂病的论治也同样具有指导意义。

六经辨证以六经病证作为辨证论治的纲领,概括脏腑、经络、气血、营卫的生理功能和病理变化,用以说明病变部位、性质,人体正气的强弱和病邪的盛衰,病势的进退缓急趋向,以及六经病之间的传变关系,将错综复杂的临床证候进行分析、比较、综合、归纳,从而确定疾病的部位、性质、病机,为治疗提供依据。

六经病证从病变部位上讲,太阳病主表,阳明病主里,少阳病主半表半里,而三阴病统属于里。三阳病证以六腑的病变为基础,三阴病证以五脏的病变为基础。可以说六经病证基本概括了脏腑和十二经脉的病变。但由于六经辨证的重点在于分析外感风寒引起的一系列的病理变化及其传变规律,因而不能等同于内伤杂病的脏腑辨证。从病变的性质与邪正的关系看,三阳病多热,三阴病多寒;三阳病多实、三阴病多虚。通俗地讲,凡是抗病力强、病势亢盛的是三阳病证;反之,抗病力衰减、病势虚弱的为三阴病证。由此可见,六经辨证也蕴含八纲辨证的思想。六经病证的治疗原则为三阳病重在祛邪,三阴病重在扶正。

六经辨证将外感热病发生发展过程中所表现的各种不同临床证候,按疾病的不同性质以阴阳为纲,划分为太阳病、阳明病、少阳病、太阴病、少阴病、厥阴病以下 6 种证型。

(一)太阳病辨证

太阳病是外感热病的初期,风寒之邪侵袭人体,卫气营气受邪产生一系列病理变化,其病位主要在体表。主要临床证候为发热、恶寒、头痛、项强、脉浮等。根据病邪性质的不同以及人体体质的差异,太阳病可分为经证和腑证两种类型。经证为邪在肌表的病变,腑证是太阳经邪不解而内传于膀胱所引起的病变。太阳病若治疗不当,病邪可由寒化热,由表入里,向阳明病发展。

1. 太阳经证 是病邪侵袭人体,正邪交争于肌表,营卫功能失调为特征所表现的以发热、头痛、脉浮为主的证候。分为 3 型。

(1)中风 是指营卫不和,卫失固外开阖之权,肌表疏泄所表现的证候。以发热,汗出,恶风,舌苔薄白,脉缓(表虚证)为辨证要点。治宜解肌祛风、调和营卫,方用桂枝汤。

(2)伤寒 是指卫阳被遏,营卫淤滞不通,肌表致密所表现的证候。证见发热,恶寒,体痛,无汗而喘,舌苔薄白,脉浮紧(表实证)为辨证要点。治宜发汗解表、宣肺平喘,方用麻黄汤。

(3)温病 是指外受温邪,津伤内热所表现的证候。以发热,口微渴,不恶寒或微恶寒,舌尖舌质红绛,脉浮数(表热证)为辨证要点。温病内热原因甚多证候复杂,宜根据临证实际证候辨证论治。

2. 太阳腑证 是指太阳经证不解,病邪由太阳之表内传其膀胱腑为特征所表现的证

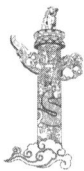

候。根据病机不同,分为太阳蓄水证和太阳蓄血证。

(1)蓄水证 是指太阳经证不解,邪与水结,膀胱气化不利,水液停蓄所表现的证候。以发热恶风,小便不利,消渴,水入则吐,脉浮数为辨证要点。治宜化气利水,方用五苓散。

(2)蓄血证 是指太阳经证不解,邪热内传,与血相结于少腹所表现的证候。以少腹急结或鞭满如狂,小便自利,身体发黄,脉沉结为辨证要点。治宜攻瘀逐血,方用桃核承气汤。

(二)阳明病辨证

阳明病是外感热病邪正斗争最激烈的阶段,病邪已由寒化热,其病位也由表入里,主要在阳明经及肠胃。主要临床证候为身热,汗自出,不恶寒反恶热,不大便,腹胀痛,脉大等。证候性质属里实热。阳明病根据不同的临床证候可分为经证和腑证两种类型。阳明经证是邪在胃中的病变;阳明腑证是邪在大肠的病变。随着病程的进展,若正气出现不足,病邪亦逐步消退,可向少阳病发展。

1. 阳明经证 是指里热炽盛,热邪充斥阳明经所表现的证候。以壮热,汗出,不恶寒反恶热,烦渴,脉洪大,舌红,苔薄白或薄黄为辨证要点(归纳为身大热,大汗出,大烦渴,脉洪大四大症)。治宜泻热存津,方用白虎汤。

2. 阳明腑证 又称阳明腑实证,以"痞、满、燥、实"为其特点。是里热炽盛,肠胃有实热之邪结聚,与肠中糟粕相搏,燥屎内结所表现的证候。以日晡潮热,手足濈然汗出,谵语,腹满疼痛拒按,大便秘结不通,甚则神昏谵语、狂乱、不得眠,苔黄燥或起芒刺,脉沉实或滑数为辨证要点。治宜泻热通便,方用三承气汤[调胃承气汤为泻下缓剂(缓下热结),是治疗腑实初起,结而未实,或津液受损以燥热为主的证候;小承气汤是(轻下热结)治疗腑实以痞满实为主的证候;大承气汤(峻下热结)是治疗腑实以痞满燥实为主的证候]。

(三)少阳病辨证

少阳病是病至少阳,正气与病邪均已相对不足,病邪仍为热邪,以邪入少阳,正邪分争为特征。病主要在胆、胆经,也影响到胃,属于病位既不在表,又未入里的半表半里证,临床上常兼太阳表证或阳明里证。主要临床证候为口苦,咽干,目眩,往来寒热,胸胁苦满,嘿嘿不欲饮食,心烦喜呕,脉弦细等。寒热往来、胸胁苦满、脉弦为其辨证要点。治宜疏调气机、和解少阳,代表方是小柴胡汤。

少阳病为三阳病的最后一个阶段,病邪由热化寒,正气进一步减弱,可向太阴病发展。

(四)太阴病辨证

太阴病是三阴病中较轻的证型,以寒湿侵袭,脾胃虚弱为特征。是外感病病程中,病邪入阴的第一阶段,为中焦阳气虚衰,脾胃功能减退,寒湿不运所表现的证候。寒湿之邪侵袭入里,病位主要在脾胃,正气已有不足。证候性质属里虚寒证。主要临床证候为下利,泻下物多为清稀,可呈水样,也可见白色黏液,腹胀腹痛呈间歇性,喜温喜按,纳差,恶

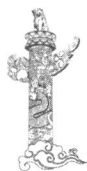

心呕吐,舌淡苔白腻,脉弱等。虚寒性下利的特征为其辨证要点。治宜温中散寒,方用理中汤。

太阴病可由三阳病发展而来,也可一开始即表现为太阴病。太阴病若正气进一步虚衰,可向少阴病发展。

(五)少阴病辨证

少阴病是外感热病最危重的阶段,常由太阴病发展而来,也可由三阳病演变过来。少阴病证的病邪主要是寒邪,也可是热邪,病变部位主要在心肾。以脉微细,但欲寐为主要临床证候。多因邪传少阴,心肾阳气衰微,阴寒内盛所致。辨证要点是发热日轻夜重及心烦、失眠、舌红苔少、脉细数等热邪伤阴的证候。其发病或为素体阳虚,抗邪无力,寒邪直中少阴;或为太阴病久,邪传少阴;或太阳之邪,内传少阴。

根据病邪性质的不同,少阴病可分为寒化、热化两种证型。

1. 少阴热化证　是热邪伤阴,阴虚火旺为特征所表现的证候。属里虚热证。以阴虚阳亢和阴虚火热相搏两种为主。

(1)阴虚阳亢　证见心烦、不得卧、口燥咽干、舌尖红、脉细数等。治宜清热育阴,方用黄连阿胶汤。

(2)阴虚火热　证见下利、小便不利、咳嗽、呕吐、口渴、心烦不得眠、舌红苔少或剥或光、脉细数等。治宜滋阴清热、分利水气,方用猪苓汤。

2. 少阴寒化证　是阳气虚衰,阴寒内盛为特征所表现的证候。属里虚寒证。寒化证为少阴本病,证见精神萎靡,恶寒蜷卧,下利清谷,四肢厥冷,面色苍白,小便清长,舌淡苔白,脉微细等。治宜温经回阳救逆,方用四逆汤。

(六)厥阴病辨证

厥阴病是外感热病的最后阶段。病至厥阴阶段,邪正斗争的形势十分复杂,既可以是邪盛正衰,也可能是正胜邪退,病邪寒热夹杂,错综复杂,病位以肝肾为主,临床证候以寒热错杂、厥热胜复为特征。厥阴病主要可分以下几种类型。

1. 厥热胜复　是外感热病后期正邪相争,阴阳消长,正邪进退的在外表现阴阳胜复的证候。以手足厥冷与发热交替出现为特征,同时伴有烦躁、脉沉等证候。见厥少热多为病退,厥多热少则为病进。即若先手足厥冷后发热,为邪退正胜,预后好;若先发热后手足逆冷,为邪盛正虚,预后差,治当温寒救逆。

2. 寒热错杂　是寒热错杂,气机逆乱,以上热下寒为特征所表现的证候。①上热下寒证:消渴,气上冲心,心中疼热为上热证;饥而不欲食,食则吐蛔,下之利不止为下寒证。②厥逆证:四肢厥冷,轻者不过腕踝,重者可越过肘膝。③下利吐哕证:热利下重为湿热下利;下利谵语为实热下利;下利清谷为虚寒下利。干呕、吐涎沫、头痛为寒饮呕吐;呕而发热为发热呕吐;哕而腹满为里实哕逆。

3. 治则　上热下寒者,治宜寒热并用,厥阴寒证则宜温里寒,厥阴热证则宜清下热,厥多热少治宜温阳,厥少热多自愈。①消渴,气上撞心,心中疼热,饥而不欲食,食则吐蛔,下之利不止,是寒热错杂证,治宜寒温并施,缓肝调中、清上温下、生津止渴、安蛔止痛,方用乌梅丸,其是本证的主方,又善治蛔厥证与厥阴久利。②吐逆自利,食入即吐,气

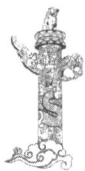

味酸臭浑浊。本证也是上热下寒,证情比较复杂,故也寒热并投。上热宜清,下寒宜温,正虚宜补,治宜清上温下、健脾益气,方用干姜黄芩黄连人参汤。③下利不止,手足厥逆,咽喉不利,唾脓血。邪热当清,寒邪当温,正虚当补,郁阳当宣,寒热杂呈,故宜温凉补散兼施,治宜发越郁阳、清上温下,方用麻黄升麻汤。④利下黏腻脓血,腹痛,里急后重,肛门灼热,口渴,脉数有力,是热性下利,治宜清热解毒、凉血止痢,方用白头翁汤。⑤血虚受寒,正气被郁,手足厥冷,脉细欲绝,治宜温经散寒、养血通脉,方用当归四逆汤。⑥干呕、吐涎沫、头痛,为寒饮呕吐,治宜温中补虚、降逆止呕,方用吴茱萸汤。

(七)传变规律

六经病证是经络脏腑病理变化的反映,而经络脏腑是相互联系的整体,故某一经的病变,很可能影响到另一经。所以六经病有相互传变的证候。其传变规律有传经、合病、并病、两感、直中等。

1. 传经　病邪从外侵入,逐渐向里传播,由这一经的证候转变为另一经的证候,称为传经。传经与否,主要取决于受邪的轻重、病体的强弱和治疗得当与否。传经的一般规律有:①循经传。是按六经次序相传,如太阳→阳明→少阳→太阴→少阴→厥阴,或太阳→少阳→阳明→太阴→少阴→厥阴。②越经传。不按上述循经次序,而是隔一经或隔两经相传,如太阳病不愈,不传少阳而传阳明或太阴。③表里传。是互为表里的两经相传,如太阳传少阴。

2. 合病　合病是指两阳经和三阳经同时受邪发病。合病强调多经病证的同时发生,通常指在三阳病范围内,分为太阳阳明合病、太阳少阳合病、少阳阳明合病、三阳合病。常称"二阳合病"和"三阳合病":①"太阳阳明合病"是指一开始即表现为既有太阳病的伤寒证或中风证症状,又有阳明病的证候。②"三阳合病"是指一开始即有太阳、阳明、少阳病的临床表现。

3. 并病　并病是指一经之病,治不彻底;或一经症状未罢,又出现他经证候,此时两经症状同时存在,但有先后之序,常称"二阳并病"。如"太阳阳明并病"是指先有太阳病的症状,然后又见阳明病的症状,此时两病证的症状均存在。并病强调两经病证的先后出现,通常也指在三阳病范围内。

4. 两感　两感是指一阳经与一阴经同时受邪发病。而这两经往往在经络上有表里关系。如太阳少阴两感、阳明太阴两感、少阳厥阴两感。"太少两感"证是指一开始即有太阳病与少阴病的症状。两感强调阳经与阴经同时受邪发病。

5. 直中　直中是指伤寒病初起时病邪不经太阳、阳明、少阳三阳经传入开始发病,而直入于三阴即见三阴经证候,称为"直中"。这主要由于阳气虚衰,抗邪无力,邪气长驱直入而直接中脏,所以,它比以上的传经之病更为严重。

此外,尚有里邪出表,由阴转阳的传变方式,为正气渐复,病有向愈的征象。

运用六经辨证,能正确地掌握外感病发展变化的规律,在治疗上具有重要的指导作用。

六、三焦辨证

三焦分为上焦、中焦、下焦。膈以上为上焦,包括心与肺;中焦包括脾与胃;脐以下为

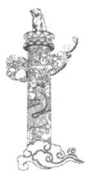

下焦,包括肝、肾、大小肠、膀胱。

三焦辨证是清代医家吴鞠通依据《内经》关于三焦所属部位的概念,在张仲景六经辨证及叶天士卫气营血辨证的基础上,以上焦、中焦、下焦三焦为纲,对外感温热病发生发展过程中的病理变化、证候特点及其传变规律进行分析和概括,确定治疗原则并借以推测预后转归创立的一种辨证方法。吴鞠通有感于当时医生墨守伤寒治法不知变通,根据外感温热病发生发展的一般规律,撰写《温病条辨》(七卷),提出了温病的三焦辨证学说,丰富了外感热病学辨证论治的方法。它是不朽的中医著作,温病学的一座里程碑。

三焦辨证根据温热之邪的性质、人的体质以及邪正斗争的趋势,导致三焦所属脏腑经络产生病理变化所出现的临床证候,把外感温热病的一般过程,划分为 3 个深浅不同而互有联系的阶段。如上焦病证是温热病的初期,中焦病证是温热病的中期或极期,下焦病证是温热病的末期,为治疗提供依据。

三焦辨证是在阐述上、中、下三焦所属脏腑病理变化及其证候的基础上,同时也说明了温病初、中、末 3 个不同的阶段。三焦辨证认为,温病一般始于上焦手太阴肺,然后传入中焦脾胃,最后终于下焦肝肾。但是,由于温病有风温、春温、暑温、湿温、秋燥、伏暑、瘟疫等不同种类。因此,它们的发病和传变规律不尽相同。如暑温初起,即可表现为中焦病证。此外,三焦病证亦可以相兼互见。如湿温初起,多上、中二焦同时发病。

(一)上焦病辨证

1. 概念　上焦病证主要是指温热或湿热之邪侵犯上焦肺经及逆传心包所表现的证候,也包括头面、胸胁等的病证。温邪上受,由口鼻而入,首先犯肺,故外感温热病的初期常表现为肺卫受邪证候,属手太阴肺经。传变两种趋向,一为顺传,病邪由上焦传入中焦,出现脾胃经的证候;另一种为逆传,从肺卫传入心包,出现邪陷心包的证候。

2. 主要证候　发热,午后热甚,微恶风寒,无汗或少汗,口微渴或不渴,咳嗽,咽红肿痛,苔薄白,舌边尖红,脉浮数或两寸独大;或神昏谵语,或昏愦不语,舌謇,肢厥,舌红或绛。以肺卫、心包等病位证候特征为辨证要点。

3. 其他证候　①热扰胸膈:证见身热、心胸烦热、烦躁不安等证候。②热邪壅肺:证见发热、汗出、烦渴、咳喘等证候。③热毒上壅证:证见头面肿、耳前后肿等证候,多见于大头瘟、痄腮(疿腮)、烂喉痧、缠喉风等病证。

4. 鉴别　①本证的肺卫证候与卫分证基本相同,须与表寒证、太阳病等辨别。表寒证和太阳病以感受风寒之邪为主,临床以恶寒严重、头痛身痛明显等证候为特征,一般无口渴、咽红肿痛、舌边尖红等热象。而本证为感受温热之邪为主,临床以热邪致病表现为特征。②邪陷心包与湿蒙心包证病位均在心包,均有神志昏迷,但前者邪热内陷、机窍阻闭,单纯里热;后者兼有湿邪,湿热酿痰,蒙蔽包络所致。

5. 治则　治宜辛凉解表,方用银翘散、桑菊饮等。

(二)中焦病辨证

1. 概念　中焦病证主要是指温热或湿热之邪由上焦传入中焦,侵袭阳明气分,里热炽盛气机不畅,出现足阳明胃、足太阴脾、手阳明大肠病变的证候。脾胃同处中焦,胃为

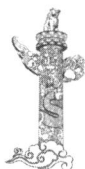

阳土,脾为阴土,胃主燥以降为安,脾主湿得升则健。中焦病证常表现为阳明的燥化与太阴的湿化。

2. **主要证候** 发热不恶寒,反恶热,日晡益甚,面目俱赤,呼吸气粗,腹满胀痛,便秘,口干咽燥.小便涩,舌红苔黄,或焦黑有刺,脉沉实;或身热不扬,头胀身重,胸闷脘痞,小便不利,大便不爽或溏泻,苔腻或黄腻,脉濡数。以阳明燥化、太阴湿化病位证候特征为辨证要点。

3. **其他证候** ①阳明经证:证见壮热、汗出、不恶寒反恶热、烦渴、舌红苔薄白或薄黄、脉洪大等证候。②湿热发黄:证见黄疸色泽鲜明如橘色、纳差、呕恶、小便不利等证候。③寒湿发黄:证见黄疸色泽晦暗、畏寒、腹胀、便溏等证候。④湿热弥漫三焦,以中焦为主者:证见身热不退、汗出、面赤、胸闷脘痞、口渴少饮、呕恶、下利或便结溲赤、舌红苔白腻或黄腻、脉濡数等证候。

4. **鉴别** ①本证的阳明燥化与阳明腑实证基本相同,须与阳明经证相辨别。两者均为里实热证,均表现为发热、舌红苔黄等证候,但阳明经证以大热、汗出、烦渴、脉洪大为主,一般无便秘等证候;而本证以发热日晡益甚、便秘为辨证要点。②本证的太阴湿化须与脾气虚弱证相辨别。单纯的脾气虚弱以食后胃脘痞胀、空腹时消失为特征,舌苔大多薄腻,并有脾气虚证候。而本证则以持续性胸胃脘痞胀为特征,由于湿邪较重,舌苔大多厚腻,且常兼有热邪与湿热相兼。

5. **治则** 阳明燥热,治宜通腑泻热,方用三承气汤;太阴湿热,治宜清热化湿,方用三仁汤。

(三)下焦病辨证

1. **概念** 下焦病证主要是指温热或湿热之邪侵袭到下焦,阴液受损,出现足厥阴肝,足少阴肾等病变的证候。下焦病证是温病末期,肝肾同源,同处下焦,温热之邪深入劫灼下焦,累及肝肾以湿热蕴结膀胱,气化失职,湿阻大肠,腑气不通为主要病理变化,多为肝肾阴伤的证候。

2. **主要证候** 身热面赤,手足心热甚于手背,或夜热早凉,口干,舌燥,神倦,脉虚大;或手足蠕动,心中憺憺大动,舌绛苔少,脉虚。以温热之邪侵袭下焦,邪留阴分,肝肾之阴亏损等病位证候特征为辨证要点。

3. **其他病证** ①湿热下注下焦:证见身热、少腹痞满、大便不通或小便不利、舌红苔腻、脉数等证候。②下焦蓄血:证见少腹硬满、小便自利、大便黑等证候。

4. **鉴别** 本证当与一般阴虚证及阴虚火旺证相辨别。三者均有阴虚见症,但一般阴虚证及阴虚火旺证发生于内伤杂病中,无温热之邪侵袭。一般阴虚证以阴虚则热、阴虚则燥等为辨证特点;阴虚火旺证在一般阴虚证基础上又见火旺为特征;而本证有温热之邪侵袭及阴亏的特征。

5. **治则** 治宜滋阴潜阳,方用加减复脉汤、三甲复脉汤等。

(四)传变规律

三焦病证是标志着外感温热病发展过程中的 3 个不同阶段,三焦辨证所包括的各脏腑病理变化,不仅是温病发展过程中 3 类不同证候的概括,而且标明了温病发展过程的

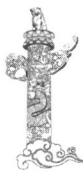

不同阶段在临床上既有区别又有联系,也有三焦所属脏腑一般的传变规律,其传变过程,虽然自上而下,但并不是固定不变的。外感温热病早期常表现为上焦病证,传变多由手太阴肺经开始,进而传入中焦及下焦,这种传变途径称之为顺传。若病邪重,病人体质弱也可逆传心包。有的也可经积极治疗转愈而不传。有的发病即见中焦病证,或即见下焦病证,有的两焦病证同时出现,有的也可病邪侵袭上中下三焦,而同时出现三焦病证者,临床当灵活掌握。

一般而言,温病初起,由口鼻而入,邪袭上焦,首先犯肺,因此温病的初期阶段多为上焦证候,手太阴肺的病变不愈,可进一步顺传入中焦,也可由肺而逆传入心包。中焦病证,处于温病的中期,为邪正剧争的极期,若中焦病不愈,则可传入下焦。就温病发展的一般规律而言是始于上焦,终于下焦。然而,因病人个体体质差异和温病性质不同,又因治疗恰当与否等因素的影响,上、中、下焦各病程阶段的长短不一,累及脏腑重心的不同而有不同的证候表现。如:①逆传心包多见于温热性质的温病;温邪传入中焦,多见胃经热盛,肠道热结;传入下焦多伤及肝肾之阴。②而湿热性质的温病,初起热势多不盛而即可侵犯中焦,病变多在脾胃,而且滞留时间较长;若传入下焦,则除肝肾外还可影响膀胱及大肠功能。温热与湿热两类温病可相互转化。如温热病邪在阳虚湿盛之体,或夏秋湿盛之季,可转化为温病夹湿;而湿热病,由于患者素体胃阳偏旺,或湿热蕴蒸日久化燥化火,也可出现与温热病相同的病机变化。

七、经 络 辨 证

经络,是经脉和络脉的总称。经络是人体运行气血、沟通表里上下、联络脏腑肢节组织器官的通道,是调节体内各部分功能活动的特有的组织结构和联络系统。经络系统通过有规律的循行和错综复杂的联络交会,纵横交错,网络全身,把人体的五脏六腑、四肢百骸、五官九窍、皮肉筋骨等组织器官联结成一个维护机体内外上下的协调统一的有机整体,从而保证人体生命活动的正常进行。经络辨证分十二经脉证候和奇经八脉证候两部分。病理情况下疾病的发生和传变,也可通过经络互相影响,如外邪侵袭人体,可通过经络传入脏腑,脏腑之间的病变可通过经络传递。

经络的发现和经络学说是从远古时代留传下来,其形成最迟是在 5 000 年甚至 7 000 年以前,主要是根据《黄帝内经》的记载。

经络辨证,是以经络学说为理论依据,以经络及其所联系脏腑的生理病理为基础,辨析经络及其相关脏腑在病理情况下病人所反映的症状、体征,从而辨清和判断病属何经、何脏、何腑,并进而确定病证的所在部位、病因病机及其病变性质特征,为治疗提供依据的一种辨证方法。它是中医诊断学的重要组成部分。划分病变所在的经络病位,源于《内经》,后世多有发挥。《灵枢·经脉》载有十二经病证。奇经八脉病证,则以《素问·骨空论》《难经·二十九难》及李时珍《奇经八脉考》论述甚详,至今仍为经络辨证的主要依据。

经络是人体经气运行的通道又是疾病发生和传变的途径,分布周身,运行全身气血,联络脏腑肢节,沟通上下内外,使人体各部相互协调,共同完成各种生理活动。当人

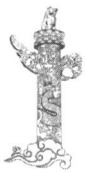

体患病时,经络又是病邪传递的途径。外邪从皮毛、口鼻侵入人体,首先导致经络之气失调,进而内传脏腑。反之,如果脏腑发生病变时,同样也循经络反映于体表,在体表经络循行的部位,特别是经气聚集的腧穴之处,出现各种异常反应,如麻木、酸胀、疼痛,对冷热等刺激的敏感度异常,或皮肤色泽改变或见脱屑、结节等。这样,便可辨别病变所在的经络、脏腑。如肺脏病证,常在肺俞。

十二经脉包括手、足三阴与三阳经。各经病证包括经脉循行和所属脏腑的病变。它们的临床表现有3个特点:①经脉受邪,经气不利,出现的病症多与其循行部位有关,如足太阳膀胱经受邪,可见项背、腰脊、腘窝、足跟等处疼痛;②脏腑病候与经脉所属部位的症状相兼,如手太阴肺经病证可见咳喘气逆、胸满、臑臂内侧前缘疼痛等;③一经受邪可影响功能经脉,表现多经合病的症状,如脾经有病可见胃脘疼痛、食后作呕等胃经病症;足厥阴肝经受病出现的胸胁满、呕逆、飧泄、癃闭等病症。

奇经八脉为十二正经以外的八条经脉,即冲、任、督、带、阳跷、阴跷、阳维、阴维诸脉。奇经八脉具有联系十二经脉,调节人体阴阳气血的作用。奇经八脉的病证,由其所循行的部位和所具有的特殊功能所决定。其中督脉总督一身之阳,任脉总任一身之阴,冲脉为十二经之海。三脉皆起于下极而一源三歧,与足阳明胃经、足少阴肾经联系密切。所以冲、任、督脉的病证常与人的先、后天真气有关,并常反映为生殖功能的异常。如调理冲任可以治疗妇女月经不调、不孕、滑胎流产等;温养督任可以治疗生殖功能衰退等,均为临床所常用。带脉环绕腰腹,其病常见腰脊绕腹而痛、子宫脱垂、赤白带下等。阳跷为足太阳之别,阴跷为足少阴之别,能使机关跷健,其病多表现为肢体痿痹无力、运动障碍。阳维脉起于诸阳会,以维系诸阳经,阴维脉起于诸阴交,以维系诸阴经,所以为全身之纲维。阳维脉为病,多见寒热;阴维脉为病,多见心胸、脘腹、阴中疼痛。

奇经八脉病证与十二经脉也有密切关系,尤其是冲、任、督、带所见病证,与肝、脾、肾诸经尤为密切。其中"冲为血海,任主胞胎",说明冲任为病,与月经、胎妊相关。由于冲、任、督同起胞中,"一源而三歧",它们均与生殖有关。因此,临床常用"调理冲任"以治月经病;用"温养任督"以治生殖功能衰退等。

经络辨证与脏腑辨证互为补充和辅助,二者不可截然分开。脏腑病证侧重于阐述脏腑功能失调所出现的各种症状,而经络病证则主要是论述经脉循行部位出现的异常反应,对其所属脏腑病证论述较为简略,是脏腑辨证的补充,对临床各科,特别是在针灸、推拿(按摩)、气功等治疗方法中具有重要意义,更常运用经络辨证。

总之,无论是哪种辨证方法,都是有着鲜活生命力的中医学祖传家宝,应该继承发扬光大。经络辨证内容参见本书第四章经络学说。

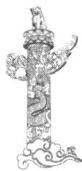

第七章　预防、治则和八法

第一节　预　防

预防，就是采取一定措施，防止疾病的发生和发展。

中医学在总结劳动人民与疾病做斗争的经验中，认识到预防疾病的重要性。早在《内经》中就提出"治未病"的思想，强调防患于未然，如《素问·四气调神大论》说："不治已病，治未病；不治已乱，治未乱。……夫病已成而后药之，乱已成而后治之，譬犹渴而穿井，斗而铸锥，不亦晚乎！"这种防重于治的思想，在指导实践的过程中，收到了显著的成效，至今仍具有现实意义。中医学治未病有两种意义：一是防病于未然，即是指预防疾病的发生；二是既病之后防其传变，即是指早期预防和早期治疗，及时控制疾病的发展演变，促使疾病向痊愈转化。

一、未病先防

未病先防，就是在未病之前，做好各种预防工作，以防止疾病的发生。

首先，调养精神形体，是增强身体健康，提高防病功能，减少疾病发生的一个重要环节。《素问·上古天真论》说："其知道者，法于阴阳，和于术数，饮食有节，起居有常，不妄作劳，故能形与神俱，而尽终其天年，度百岁乃去。"意思是说，要保持身体健康，精力充沛，益寿延年，就应该懂得自然界的变化规律，适应自然环境的变化，并对饮食、起居、劳逸等有适当的节制和安排。反之，如果生活起居没有一定规律，饮食劳逸没有节制，就必然要影响身体健康，削弱抗病功能，容易发生疾病。所以《素问·上古天真论》又说："以酒为浆，以妄为常，醉以入房，以欲竭其精，以耗散其真，不知持满，不时御神，务快其心，逆于生乐，起居无节，故半百而衰也。"古人在这里不仅讲到了形体的调养，而且还特别指出要注意精神的调养，使之饱满充沛而不涣散，因为人体的精神活动与机体的生理、病理变化有密切关系，故保持乐观，心情舒畅，尽量减少不良的精神刺激和过度的情志变化，对于减少或防止疾病的发生，也具有十分重要的意义。所以《素问·上古天真论》说："精神内守，病安从来。"又说："把握阴阳，呼吸精气，独立守神，肌肉若一。"就是这个意思。

充沛的精力，必须寓于健壮的身体；而健壮的体力，又常来自经常不懈的锻炼。因此，加强身体锻炼，也是增强体质，减少或防止疾病发生的一项重要措施。汉代医学家华

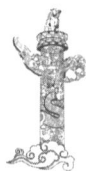

佗根据"流水不腐,户枢不蠹"的道理,创造了"五禽戏"的健身运动,指出人体通过运动或劳动可以促使血脉流通,气机调畅,从而增强机体的抗病能力,防止疾病的发生,后世不断演变的太极拳、八段锦、易筋经等多种健身方法,不仅能增强体质,提高健康水平,预防疾病的发生,而且对某些慢性疾病的调治也有一定的作用。又如现在的气功,在练功时,要求调节呼吸,摒除杂念,意守丹田,坚持不懈地锻炼,就能祛病延年。

在药物防病方面,早在《素问遗篇·刺法论》就有用"小金丹"预防疾病传染的记载。我国于16世纪或更早一些时候发明的人痘接种法,可用来预防天花,是"人工免疫法"的先驱。此外,还有苍术、雄黄等烟熏以消毒防病的方法等。近年来,运用中草药预防疾病,得到很大发展,如贯众、板蓝根或大青叶预防流行性感冒,茵陈、栀子预防肝炎,马齿苋预防细菌性痢疾等都有较好的效果。青蒿素治疗疟疾可以有效降低疟疾病人的死亡率。

二、既病防变

未病先防,这是最理想的积极措施。但如果疾病已发生,则应争取早期诊断、早期治疗,以防疾病的发展传变。《素问·阴阳应象大论》说:"故邪风之至疾如风雨,故善治者治皮毛,其次治肌肤,其次治筋脉,其次治六腑,其次治五脏。治五脏者,半死半生也。"这说明外邪侵犯内脏,使病情越来越复杂、深重,治疗也越加困难。因此,在防治疾病过程中,一定要掌握疾病发生发展规律及其传变途径,做到早诊断,有效地治疗,才能防止其传变。《金匮要略》说:"见肝之病,知肝传脾,当先实脾。"临床上根据这一传变与防治规律,常在治肝病的同时,配合以健脾和胃的方法,就是既病防变法则的具体应用之一。又如清代叶天士,根据温热病伤及胃阴之后,病势进一步发展,往往耗及肾阴的病变规律,便主张在甘寒养胃的方药中加入一些咸寒滋肾之品,并提出了"务在先安未受邪之地"的防治原则,也是既病防变在临床上具体运用的范例。以上充分说明了医生治病早期诊断、早期治疗的重要意义,故《素问·八正神明论》说:"上工救其萌芽,下工救其已成,救其已败。"

疾病发展的过程,包含邪正斗争的消长过程。邪气盛正气衰则病进,正气盛邪气减则病退。因此,在病邪侵袭之初,如能及时治疗,一方面可以控病邪制蔓延,另一方面可以避正气的过度损耗。正气耗损不大的病症,既容易治疗,也容易恢复健康。若因循失治,则病邪步步深入,累及五脏,往往造成正气衰败,病情逆转。所以,无论外感或内伤疾病均须重视早期治疗。

第二节 治 则

治则,即治疗疾病的法则,是指导治疗的总原则,是在整体观念和辨证论治基本精神指导下制订的,对临床治疗、立法处方用药具有普遍指导意义的治疗规律。治疗法则和具体的治疗方法不同。治疗法则是用以指导治疗方法的总则,任何具体的治疗方法,总是由治疗法则所规定并从属于一定的治疗法则的。比如,各种病症从邪正关系来

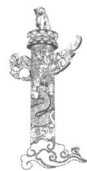

说,离不开邪正斗争、消长盛衰的变化,因此扶正祛邪即为治疗总则,而在此总则指导下所采取的益气、滋阴、养血等方法就是扶正的具体方法,发汗、涌吐、攻下等方法就属于祛邪的具体方法。

由于疾病的证候表现是多种多样的,病理变化是极为复杂的,且病情又有轻重缓急的差别,不同时间、地点与个体差异,对病情变化也会产生不同的影响,因此,只有在复杂多变的疾病表现中,抓住病变的本质,治病求本,采取扶正祛邪,调理阴阳,并针对病变轻重缓急及病变个体时间、地点的不同而治有先后、因人、因时、因地制宜,才能获得满意的治疗效果。

一、治 病 求 本

疾病所反映出来的症状,只是一些疾病的现象,而病因及病理变化才是疾病的本质。所以治疗疾病,重要的是抓住疾病的本质,针对疾病的本质进行治疗,这就是治病求本。

(一)审因论治

任何疾病的发生、发展总要通过若干症状表现出来,但这些症状只是疾病的表现,而不是疾病的本质。只有充分搜集、了解疾病的各个方面,通过分析才能透过现象看本质,找出致病的根本原因,从而确立治疗的方法。比如头痛可由外感、血虚、痰湿、瘀血、肝阳上亢等多种原因引起,治疗时就不能只用止痛的方法,而应通过综合分析,进行"审因论治,必求于本"。

(二)同病异治与异病同治

同病异治与异病同治,也是根据治病求本的原则演变出来的两种治疗法则。

1. 同病异治　同病异治是指同一疾病,由于病邪或机体反应性不同,表现出不同本质,而采用不同的治疗方法。例如,同是痢疾,但痢疾的病邪有湿热或寒热的不同,采取治疗方法也不同:属湿热痢疾的,使用清热利湿的方法治疗;属寒湿痢疾,采用温中燥湿的方法治疗。

2. 异病同治　异病同治是指在不同的病变过程中,如果病理相同,本质一样的,都可采用同样的治疗,如久泻久痢、子宫脱垂、脱肛等多种疾病,只要是由于中气下陷导致的,均可使用补中益气的治法以提升下陷的中气。

综上所述,同病异治与异病同治,其实都是治病求本。它可以体现出祖国医学的治疗方法是建立在辨证论治原则基础上的。

(三)正治与反治

《素问·至真要大论》提出"逆者正法,从者反治"两种治则,就其原则来说,都是治病求本这一治疗法则的具体运用。

1. 正治　亦称逆治,是针对病本而治疗的方法,是临床上一般最为常用的原则,所使用的药性恰好与疾病的性质相针对。例如,寒证用热药,热证用寒药,虚证用补药,实证用攻药等治法,就叫正治法。即前人所谓"寒者热之""热者寒之""虚者补之""实者泻

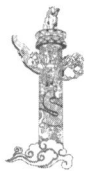

之"之类逆其征象而治的原则。由于临床上多数疾病的症状与疾病的性质相符,如寒病见寒象,热病见热象,虚病见虚象,所以正治法是临床上最常用的一种治疗方法。

2. 反治 又叫从治,就是表面上看是顺从假象,而实质上是针对疾病的本质而治疗的方法。本法适用于病情严重、出现了一些假象、把真象混淆,不容易看清真伪的疾病。例如,外感热病,在里热极盛之时,由于阳盛格阴,可能见到四肢厥冷此寒象是假,而热盛正是它的本质,故仍须用寒凉药物治疗,这就叫作"寒因寒用";某些亡阳虚脱的病人,由于阴寒内盛,格阳于外,有时会见到面颊浮红、烦躁等热象,其因热象是假,而阳虚寒盛是其本质,故仍用温热药治疗,这就是"热因热用"。还有,脾虚不运所致的脘腹胀满,但并无水湿、食积留滞,就用健脾益气、以补开塞的方法治疗,叫作"塞因塞用";因食积所致的腹泻,不仅不能用止泻药,反而要用消导泻下药以去其积滞,这就称为"通因同用"。以上"寒因寒用""热因热用""塞因塞用""通因通用",都是顺从疾病现象而治的不同于一般的治疗方法,故称之为"从者反治",又叫"从治"。但其所从的证候是假象,因此,所谓"反治",实质上还是正治,还是在治病求本法则指导下,针对疾病内在本质而治的方法。

此外,有时因病情比较复杂,如大寒证、大热证等,使用正治法发生格拒(呕吐不纳)的现象时,在治疗上采用在热药方中加入少许寒凉药物,或在寒凉药方中加入少许温热药物,使之引导汤药受纳下咽,或热药冷服等方法叫反佐法。反佐法也属于反治范围,其内容为制方、服药的具体方法,将在方剂学里详细讨论。

二、治标与治本

在疾病发展过程中,如果是存在着两个以上矛盾的复杂过程的话,就要找出它的主要矛盾。抓住了这个主要矛盾,并及时予以解决,是治愈疾病的关键。分清主次关系,也是分清标本关系。

(一)标本缓急

标本,是一个相对的概念。标本是用以说明各种病症矛盾双方的主次关系的。如从正邪来说,正气是本,邪气是标;从疾病的发生来说,病因是本,症状是标;从病变的部位来说,内脏是本,体表是标;从发病的先后来说,先病是本,后病是标;等等。

疾病的发展和变化,特别是复杂的疾病,往往存在着很多矛盾。其中有主要矛盾和次要矛盾;矛盾着的两个方面中,又有矛盾的主要方面和次要方面。而且在疾病的发展过程中,有时次要矛盾也可以上升为主要矛盾;或主要矛盾下降为次要矛盾;或旧的矛盾解决,又出现了新的矛盾等。总之,疾病是复杂多变的,病症常有主次轻重的不同,所以治疗就有先后缓急的区别。故《素问·标本病传论》说:"知标本者,万举万当,不知标本者,是为妄行。"现将标本缓急治疗三原则分述如下。

1. 急则治其标 急则治其标是指标病甚急,可危及病人生命或影响本病的治疗时,所采用的一种急救的治法。例如,肝病病人,当出现腹水胀满、呼吸喘促、二便不通的危急证候时,治疗应先解决标证的腹水,通利大小便使腹水消退,再治肝的本病。再如,肺结核、胃溃疡的病人,在病变过程中,出现咯血、呕血或便血的症状时,也应先止血

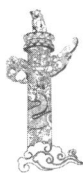

治其标,待血止后,再分别治其本病。但治标终属权宜之计,治本才是根本之法。通过这些治标急救的手段,就能为治本创造有利的条件,从而更好地治本。

2.缓则治其本　缓则治其本是指在一般情况下,治病必须治疗疾病的根本。这个法则,对于指导治疗慢性病更有意义。例如,肺结核病人,若属阴虚肺燥型,常见于午后发热、咳嗽等症,治疗时不应把重点放在退热止咳方面以治其标,而应着重于滋阴润肺方面以治其本。因为解决了阴虚肺燥,提高了机体的抗病能力,则发热、咳嗽等症也能跟着治好。

急则治其标,缓则治其本的法则,对慢性内脏疾患又感受外邪的证候最为常用。例如,慢性支气管炎病人,每逢冬季,常感受风寒而诱发咳喘。此时先宜发散风寒,宣肺解表以治其标;待外邪疏解后,再对内脏的病情以治其本。急则治其标与缓则治其本的实质,是根据疾病的先后、轻重缓急等主要矛盾与次要矛盾的关系而提出的治疗方法的两个步骤。

3.标本同治　标本同治是在病症标本并重的情况下,采用标病与本病同时治疗的方法。例如,气虚病人患感冒,若单益气,则易留邪而表证难解;若只解表,则易出汗多而伤其正气。此时可益气与解表两法同时并用。

又如,急性肾炎病人全身水肿、腰痛、尿少,并见发热、咳嗽、气促、咽痛等上呼吸道感染的证候,其病本是肾水不化,病标为风热犯肺。标病与本病两者俱急,就要在利小便消肿的同时,兼以宣肺解表,采用标本兼治的方法同时治疗。

上面所举例可以说明在标本俱急的情况下,应标本同治、缓急兼顾的治法,不但是可行的,而且是必要的。当然,标本同治也不是治标与治本、不分主次地平均对待,而应根据临床的具体情况有所侧重。在辨证论治中,分清疾病的标本缓急,是抓住主要矛盾,正确处理治本的主要矛盾与次要矛盾关系的一个重要原则,既要掌握其原则性,又要根据疾病的具体情况掌握其灵活性。否则标本不明,主次不分,势必影响疗效,甚或延误病情而危及病人的生命。

最后还应指出,标本的关系并不是绝对的、一成不变的,而是在一定条件下可以相互转化的。因此,在临证时还要注意掌握标本转化的规律,以便始终抓住疾病的主要矛盾,做到治病求本。

(二)扶正与祛邪

疾病的过程,在一定意义上,可以说是正气与邪气矛盾双方互相斗争的过程,邪胜于正则病进,正胜于邪则病退。因而治疗疾病,就是要辅佐正气,祛除邪气,改变邪正双方的力量对比,使之有利于疾病向痊愈方面转化。所以,扶正祛邪也是指导临床治疗的一条重要法则。

1.扶正　就是使用扶助正气的方药,或采用其他疗法,并配合适当的饮食与体育锻炼以增强体质,提高机体的抗病能力,从而达到祛除邪气、战胜疾病、恢复健康的目的。扶正的原则适用于正虚邪不盛,以正虚为矛盾主要方面的病症。临床可根据病人的具体情况,分别运用益气、养血、滋阴、助阳等方法。

2.祛邪　就是驱逐邪气的方药,或运用针灸、手术等其他疗法以祛除病邪,达到邪去

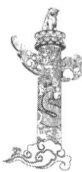

正复的目的。祛邪的原则,适用于正气不虚,而以邪盛为主要矛盾的病症。临床可根据病人的具体情况,分别运用发汗、攻下、清解、消导、涌吐等方法。

3.先扶正后祛邪 适用于正虚而邪不甚盛,以正虚为主要矛盾的病症,倘兼以祛邪,反而更损正气者。此时应先扶正,增强正气后再祛邪。

4.先祛邪后扶正 适用于邪实而正不甚虚,以邪实为主要矛盾的病症,若兼扶正,反会助邪。此时应先祛邪,后再扶正。

5.扶正与祛邪同时并用 适用于正虚邪实的病症。但是,要分清是以正虚或邪实的哪一方面为主要矛盾。若正虚较严重的,则以扶正为主,兼以祛邪,在处方用药时应在补剂中稍加祛邪药。若邪实较严重,则以祛邪为主,兼顾扶正,处方用药时应在祛邪方中稍加补药。总之,在扶正与祛邪同时并用时,应以"扶正不留邪""祛邪不伤正"为原则。

三、调 整 阴 阳

疾病的发生,从根本上说是阴阳的相对平衡遭到破坏,即阴阳的偏盛偏衰代替了正常的阴阳消长。所以调整阴阳,也是临床治疗的根本法则之一。

阴阳偏盛,即阴或阳的过盛有余。由于阳盛则阴病,阳热盛易于损伤阴液,阴寒盛易于损伤阳气,故在调整阴或阳的偏盛时,应注意有没有相应的阴或阳偏衰的情况存在。若阴或阳偏盛而相对的一方并没有构成虚损,即可采用"损其有余"的方法,清泻阳热或温散阴寒。而如其相对一方有偏衰时,则当兼顾其不足,配合以扶阳或益阴之方法。

阴阳偏衰,即阴或阳的虚损不足,或为阴虚,或为阳虚。阴虚则不能制阳,常表现为阴虚阳亢的虚热证;阳虚则不能制阴,多表现为阳虚阴盛的虚汗证。阳病治阴,阴病治阳,因阴虚而致阳热亢盛者,应滋阴以制阳,即所谓"壮水之主,以制阳光";因阳虚而致阴寒偏盛者,应补阳以制阴,即所谓"益火之原,以消阴翳"。若属阴阳两虚,则阴阳双补。由于阴阳是相互依存的,故在治疗阴阳偏衰的病症时,应注意"阴中求阳""阳中求阴",也就是在补阴时,适当用些补阳药;补阳时,适当配以补阴药,从而使"阳得阴助而生化无穷""阴得阳升而泉源不竭"。

又由于阴阳是辨证的总纲,疾病的各种病理变化也均可以阴阳失调加以概括。表里出入,上下升降,寒热进退,邪正虚实以及营卫不和,气血不和等,无不属于阴阳失调的具体表现。因此,从广泛的意义来讲,解表攻里、越上引下、升清降浊、寒热温清、虚实补泻,以及调和营卫、调理气血等治疗方法,也皆属于调整阴阳的范围。

四、因时、因地和因人制宜

疾病的发生发展是和多方面因素有关的。由于时令气候、地理环境、男女老幼和体质强弱等条件的差异,对于药物和治疗会有不同的反应。因此,在处方用药时,还要考虑到不同季节、不同地区和不同个体等特点,对疾病的具体情况进行具体的分析,予以区别对待,采取恰当的治疗措施。这个原则,叫作因时、因地、因人制宜。

(一)因时制宜

四时气候的变化,对人体的生理功能、病理变化均产生一定的影响。根据不同季节

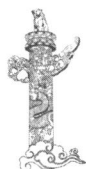

气候的特点,来考虑治疗用药的原则,就是"因时制宜"。一般地说,春夏季节,气候由温渐热,阳气升发,人体腠理疏松开泄,就是患外感风寒,也不宜过用辛温发散之品,以免开泄太过,耗伤气阴;而秋冬季节,气候由凉转寒,阴气渐盛,人体腠理致密,阳气敛藏于内,此时若病非大热,就当慎用寒凉之品,以防苦寒伤阳。《素问·六元正纪大论》"用温远温,用热远热,用凉远凉,用寒远寒"之说,正是这个道理。

(二)因地制宜

根据不同地区的地理环境特点,来考虑用药的原则,即"因地制宜"。不同地区,由于气候条件及生活习惯不同,人的生理活动和病变特点也不尽相同,所以治疗用药亦应有所差异。如我国西北地区,地势高而寒冷少雨,故其病多燥寒,治宜辛润;东南地区,地势低而温热多雨,故其病多湿热,治宜清化。说明地区不同,患病亦异,而治法亦当有别。就是患有相同病症,治疗用药亦当考虑不同地区的特点。例如,用辛温解表药治外感风寒证,在西北严寒地区,药量可以稍重,而在东南温热地区,药量就应稍轻,或改用清淡宣泄之品。如《素问·异法方宜论》说:"医之治病也,一病而治各不同,皆愈何也? 地势使然也。……故治所以异,而病皆愈者,得病之情,知治之大体也。"此外,某些地区还有地方病,治疗时亦应加以注意。

(三)因人制宜

根据病人年龄、性别、体质、生活习惯等不同特点,来考虑治疗用药的原则,叫作"因人制宜"。例如,男女性别不同,各有其生理特点,尤其妇女有月经、妊娠、产后等情况,治疗用药必须加以考虑。年龄不同,生理功能及病变特点亦有不同:老年人气血衰少,生机减退,患病多虚证或正虚邪实,治疗时,虚证宜补,而邪实须攻者亦应慎重,以免损伤正气;小儿生机旺盛,但气血未充,脏腑娇嫩,且婴幼儿生活不能自理,多病饥饱不匀,寒温失调,故治小儿,忌投峻剂,尤当慎用补剂。一般用药剂量,亦必须根据当令加以区别,药量太小则不足以祛病,太大则反伤正气。在体质方面,由于每个人的先天禀赋和后天调养不同,个体素质不但强弱不等,而且还有偏寒偏热以及素有某种慢性疾病等不同情况,所以虽患同样疾病,治疗用药亦当有所区别,如阳热之体慎用温热,阴寒之体慎用寒凉等。其他如病人的职业、工作条件等亦与某些疾病的发生有关,在诊治时也应注意。

从以上分析可以看出,因人制宜,是说治疗疾病时不能只孤立地看病症,还要看到人的整体和不同人的特点;因时、因地制宜,是说治疗时不仅要看到人的整体及个体的差异,还要看到人与自然环境不可分割的关系。只有全面地看问题,具体情况具体分析,善于因人、因时、因地制宜,才能取得较好的治疗效果。

第三节　八法的概念和适应证

八法,即指"汗、吐、下、和、温、清、补、消"8 种基本治法,也叫治疗大法。八法是以脏腑经络、病因病理等基础理论为依据,在辨证(诊断)明确的前提下而使用的治法。治法确定之后,才能进行处方、用药。因此,八法既与中医基础理论有关,又与方剂、用药有

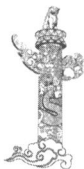

关,它们之间的相互关系,构成中医"理、法、方、药"的独特体系。

八法,是概括了许多具体治疗法中共性的治疗大法。它与具体治法又有所不同,具体治法是针对具体病症进行治疗的具体方法,属于个性的东西,例如,汗法中的辛温解表法和辛凉解表法,清法中的清胃泻热法和清心泻火法,补法中的补益肺气法和补肾阴法等。

一、汗 法

汗法,也称解表法,是运用解表发汗的方药,使病人出汗以及发散外邪而解除表征的方法。

汗法主要适用于一切外感疾病的初期,也适用于麻疹初期,疹将透发阶段;水肿初期,尤以上半身肿较显著者;以及疮疡病的初期。

外邪侵犯人体,大多始于皮毛,然后由表入里。当邪在皮毛肌表,还没有入里之时,应采用汗法,使邪从汗解,从而控制疾病转重,达到早期治愈的目的。故《素问·阴阳应象大论》说"善治者,治皮毛",又说"其在皮者,汗而发之"。

表征有表寒、表热的不同,又由于病人的体质有表虚、表实的不同,故汗法在临床运用时又有多种具体治法。如辛温解表法适用于表寒证或表实证,辛凉解表法适用于表热证,益气助阳解表法适用于表虚证。

应用解表法,以汗出邪去为度,不可发汗太过,以防耗散津液,损伤正气。

二、吐 法

吐法是引导有形之邪或有毒物质,使之从口涌吐而出的一种治法。根据《素问·阴阳应象大论》所说的"其高者,因而越之"的基本法则,其主要作用是使停滞在上、中焦胸脘部分的有形之邪,从口中吐出,是一种急救的方法。

吐法主要适用于痰涎壅盛,食积停滞在胃,欲有上涌之势,或误食毒物尚在胃中等病症。

吐法是一种急救的方法,用之得当则收效迅速。如用之不当或误用过量,最能损人正气,克伐胃阴,因此,吐法大都应用于病情严重、急迫,必须迅速吐出积结的实证。一般慢性疾患,或年老体弱者均不宜施用吐法,而用各种化痰法或消食法来消除痰和食滞。

三、下 法

下法,也称泻下法。

下法主要适用邪在胃肠,燥屎停结,热结于里,如积水、蓄血、痰浊、虫积等里实证。由于里实的病情有缓急,性质有寒热,体质有强弱,积水、积滞有不同,所以下法分3种。

1. **攻下法** 以泻下作用的药来泻下实邪的治法。其中应用苦寒泻下的方药为"寒泻法",适用于胃肠热结;若用泻下药物配温里药,则叫"温泻法",适用于素体阳虚,或肠胃寒结。

2. **润下法** 用润肠药或配用泻下药,或配滋阴药达到通便的作用。泻下作用缓

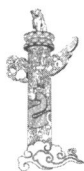

和,适用于习惯性便秘、老人便秘、产后体虚者。

3.逐水法　以峻下逐水的药物而逐除积水的治法。作用猛烈,从肠道排出大量水分,以治疗胸水、腹水和全身水肿等病症。

攻下法和逐水法,每易伤气动血,应用时必须根据病人体质和病情轻重,选用适当的药物和剂量,奏效即止,不可久用。本法对孕妇、月经过多、出血病人均应慎用或禁用。

四、和　　法

和法,又称和解法,是通过和解的方法,来达到祛除病邪扶助正气之目的的方法。

和法主要适用于邪在半表半里之少阳证,以及肝胃不和、肝脾不和所致月经不调、腹痛泄泻等症。

和法适用范围较广,即邪在半表半里,或表里同病,而汗、吐、下等法不适用的情况可运用和法。

和法不可用于病邪在表未入少阳者,或邪已入内里,而见烦渴谵语等里实证。

五、温　　法

温法,也称温理法,又叫祛寒法,是运用温性或热性的方药,以温里祛寒,回阳救逆的方法。即《素问·至真要大论》所说"寒者热之""清者温之"。《神农本草经》也说:"疗寒以热药"。

温法主要适用于里寒证。一是治疗寒邪侵及脏腑,阴寒内盛的实寒证;二是治疗阳气虚弱,寒从内生的虚寒证。

温法所用方药,性多温燥,易耗损阴血,故阴虚、血虚及血热妄行的出血证忌用。

六、清　　法

清法,也称清热法,是运用寒凉的方药,通过泻火、解毒、凉血等作用,以消除热邪的方法。即《素问·至真要大论》所说"热者寒之"。

清法主要适用于里实热证。用于表邪已解的里热炽盛证,也用于表里俱热及虚热证。

清法的具体应用,必须根据热病发展阶段,病位所在以及正气情况而定。故常用清法可分为以下几种。

(一)清热生津

适用于热在气分,热盛伤津的病症。

1.清热泻火　适用于热在气分,属于实热病症。

2.清营透热　适用于热入营分的病症。

3.清热凉血　适用于热入血分的病症。

(二)养阴清热法

若为热灼伤阴,阴液虚亏的阴虚发热证,用养阴清热法。

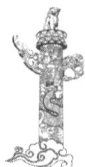

（三）其他清热法

除上述方法外，还有清心火、清肝火、清肺火、清胃火等清热降火的方法。

清法所用方药多为寒凉之性，易损伤脾胃阳气，一般不宜久用。另外，在应用时还应注意热证的病位层次，以防"引邪深入"。

七、补　法

补法，也称补益法，是运用具有补养作用的方药，以治疗虚证的方法。如《素问·至真要大论》所说"衰者补之""不足补之"。

补法主要适用于虚证，虚证一般可分为四大类。

1. **补气法**　适用于气虚证。

2. **补血法**　适用于血虚证。

3. **补阴法**　适用于阴虚证。

4. **补阳法**　适用于阳虚证。

除上述4类外，在运用补法时还必须结合脏腑，进一步分析是属于哪一脏的虚证，而补其脏。

补法忌用于实证、体壮邪盛者，否则会造成"闭门留寇""误补益疾"的不良后果。

八、消　法

消法，是运用消散和破削的方药，消除凝滞在体内的各种有形之邪的方法，是根据《素问·至真要大论》所说"坚者削之""结者散之"的原则而制定的治疗方法。

消法主要适用于因气、血、痰、湿、食等所形成的积聚凝滞。消法适用于慢性积聚凝滞而又不宜攻下者，以渐消缓散的方法来达到治愈疾病的目的。而下法是对燥粪、瘀血、停痰、留饮等危急有形之邪，采用猛攻急下的方法。

消法在运用时应针对病因、病理及病症的不同而分别选择使用以下几个方法。

1. **消坚化积**　适用于癥瘕积聚的实证。

2. **行气化瘀**　适用于气滞血瘀证。

3. **消食导滞**　适用于食积胃肠的病症。

4. **消痰化饮**　适用于痰饮内聚的病症。

5. **消水散肿**　适用于气不化水，水湿潴留的水肿病症。

消法是临床常用治法之一，虽不比下法峻猛，但用之不当或久用也能损伤脾胃，故对脾胃虚弱者应配合健脾益胃法同用。

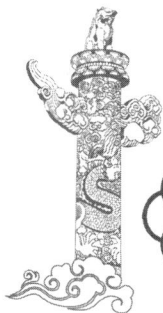

第二篇　中药基础与临床应用

第八章　中药基础知识

　　中国医药学是一个伟大的宝库,历史悠久,源远流长。现存最早的本草专著《神农本草经》,成书于西汉末年至东汉初年。全书共载药 365 种,其中植物药 252 种,动物药 67 种,矿物药 46 种,按药物功效的不同,分为上、中、下三品。

　　中药取材于大自然,产区辽阔。几千年来,中药学以中医理论为基础,形成了独特的理论体系和应用形式,内容博大精深,对维护中华民族的繁衍昌盛做出了重要的贡献。

　　中药主要来源于天然药及其加工品,包括植物药、动物药、矿物药及部分化学、生物制品类药物。

　　明代医学家李时珍穷毕生之精力,广搜博采,亲历实践,历时 27 年,完成了 200 万言药学巨著《本草纲目》。《本草纲目》载药 1 892 种,附方 11 000 余个,分为 16 纲 62 类,这是中国古代最完备的分类系统。《本草纲目》总结了 16 世纪以前中药的理论和使用经验,为后世中药学发展提供了理论基础和丰富的经验。

第一节　中药的命名、产地、采集与保存

一、中药的命名

　　中药是在中医理论指导下用于预防、诊断、治疗疾病或调节人体功能的药物。中药主要起源于中国,少数源于外国,如西洋参。中药过去称为"官药"或"官料药"。清末西医药输入我国以来,为了区别,人们将我国传统的药物称为中药,或称传统药。中药多为植物药,也有动物药、矿物药及部分化学、生物制品类药物。中药按加工工艺分为中药材、中药饮片、中成药、民族药。

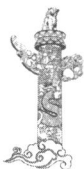

（一）中药材

中药材是指药用植物、动物、矿物的药用部分采收后经产地初加工形成的原料药材。大部分中药材来源于植物,药用部位有根、茎、花、果实、种子、皮等。药用动物来自于动物的骨、胆、结石、皮、肉及脏器。药用动植物最初主要来源于野生动植物,由于医药的发展和科技的进步,药物需求量日益增长,野生动植物药材已满足不了人们的需要,便出现了人工栽培植物和家养动物的品种。矿物类药材包括可供药用的天然矿物、矿物加工品种以及动物的化石等,如朱砂、石膏、轻粉、芒硝、白降丹、红粉、自然铜、密陀僧、雄黄、紫石英、龙骨等。

（二）中药饮片

中药饮片是指取药材切片作煎汤饮用之义。饮片有广义与狭义之分。就广义而言,凡是供中医临床配方用的全部药材统称"饮片"。狭义则指切制成一定形状的药材,如片、块、丝、段等。现在中药饮片大多由中药饮片加工企业提供。

（三）中成药

中成药是指根据疗效确切、应用广泛的处方、验方或秘方,以中药材为原料配制加工而成的药品。如丸、散、膏、丹、露、酒、锭、片剂、冲剂、糖浆等。中成药应由依法取得药品生产许可证的企业生产,质量符合国家药品标准,包装、标签、说明书符合《中华人民共和国药品管理法》的规定。

（四）民族药

民族药是指我国某些地区少数民族经长期医疗实践的积累并用少数民族文字记载的药品,在使用上有一定的地域性,如藏药、蒙药、壮药、苗药等。

（五）命名

1. 因功效而命名　如防风、淫羊藿。

2. 因形态而命名　如佛手、龙眼肉。

3. 因颜色而命名　如红花、黄连、黄柏、黄芩、白芷。

4. 因生长特性而命名　如夏枯草、半夏、桑寄生。

5. 因入药部分而命名　如麻黄根、苏梗、莱菔子、牛黄、龟甲、柿蒂。

6. 因产地而命名　如川芎、常山、党参。

7. 因药物秉性而命名　如沉香、王不留行、浮小麦。

8. 因纪念人名而命名　如杜仲、使君子、徐长卿。

9. 外来药的译名　如西洋参、番泻叶、胡椒。

10. 其他　以时间长久命名的,如陈皮;以贵重难得命名的,如马宝、狗宝;以形状大小命名的,如大枣、小茴香、大蓟、小蓟。

（六）中药、中成药、中草药、植物药和天然药的概念及区别

1. 中药与中成药

（1）中药　广义而言,中药包括传统中药和民族药,通常我们所说的中药指传统中

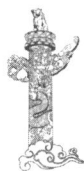

药(约 5 000 种)。传统中药是收载于中医药典籍,以传统中医药学理论阐述药理作用并指导临床应用、有独特的理论体系和使用形式,加工炮制比较规范的天然药物及其加工品,可在全国范围内广泛使用,并作为商品在中药市场流通,包括中药材、中药饮片和中成药。

（2）中成药　中成药是指以中药材为原料生产的各种中药制剂,包括单方、复方制剂和以有效部位或单体化合物投料的各种制剂,包括传统的膏、丹、丸、散和现代的片剂、胶囊剂、微丸、缓释制剂、速效制剂等。

2. 植物药　植物药是指植物或其提取物制成的药物。美国和德国对植物药的定义:"在治疗中所选用的药物是植物或提取物(包括整体的提取物或部分提取物),通常是复合的化学物质。"欧共体对植物药的定义:"植物药是指用单一或多种植物配伍,含有专一活性成分和(或)植物提取物,用于医疗目的的医疗产品。"

西方植物药与中草药是两个同源却完全不同质的概念:都是植物入药,前者仅应用生药,偏重单味药,是植物化学的产物;而后者讲究炮制,讲究药物四性五味、君臣佐使,反映中医药理论。

3. 中草药　中草药是中药和草药的总称。草药主要是指民间用药,用以防治疾病的天然药物及其加工品,多为植物药,少见或不见于药学典籍,而且应用地区局限,即有明显的区域性、习惯性和局限性,缺少比较统一的医药学理论及统一的加工炮制规范。有"中药是官方,草药是民间"之说。但是二者也不是截然分开的,有交叉有重叠。

4. 天然药　天然药是指人类在自然界发现并可直接供药用的植物、动物或矿物中提出的单一有效成分、有效部位或植物、动物、矿物成分的半合成品。有人还认为天然药物还包括植物的浸出物或提取物,在现代医药理论指导下,其适应证用现代医学术语表述。

天然药和中药的主要区别就在于指导思想的不同。中药是在传统中医药理论指导下使用,而天然药是在现代医药理论指导下使用。

二、药物的产地

我国幅员辽阔,由于各地土壤、气候、阳光、水质等自然条件有所不同,甚至差异很大,而各种植物和动物为了适应生长的自然环境,而有一定的地域性,形成了许多传统的"地道"药材,如河南怀庆的地黄;四川的黄连、贝母、苦楝子;宁夏的枸杞;青海的大黄;甘肃的当归;吉林的人参;广西和云南的三七;河北安国的板蓝根;广州石牌的藿香;广东阳春的砂仁等。由于产地不同,所含成分也不同,对功效有一定的影响。

三、药物的采集

中药采收的季节、时间、方法与中药的药性和功效有着密切的关系。孙思邈说,"用药必依土地,所以治病,十愈八九,不知采集时节,所以治病,十不得五也"。李东垣也说过,"凡诸草木昆虫,产之有地,根花果实,采之有时,失其地则性味少异,失其地则性味不全"。

1. 根和根茎　通常在秋、冬季节植物地面部分开始枯萎,或早春采收。

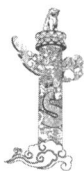

2.**树皮和根皮**　树皮在夏季植物生长旺盛,浆液丰富时采集。根皮在秋后为宜。

3.**茎和叶**　一般在花将开放或正盛开时采收,有效成分含量较高。但桑叶为霜后采收,枇杷叶、银杏叶为落地后采收。

4.**全草**　大都为植物充分生长,枝叶茂盛或开花时期有效成分含量较高时采收。茵陈为初春幼苗。

5.**花和花粉**　一般是未开放的花蕾或刚开放的花朵,以免香味散失或花瓣脱落。花粉在花盛开时采收,晴天上午露水初干时进行,利于速干。

6.**果实和种子**　一般在果实成熟时采收,少数为未成熟果实或果皮,如积实、青皮。茴香、牵牛子、豆蔻成熟后易裂开散失,所以刚成熟就要采集。女贞子、枸杞子等在清晨或傍晚采收。

7.**动物类**　因药材种类不同而异。对昆虫类,必须掌握季节,因虫的孵化发育皆有定时,如桑螵蛸应在3月中旬采集,过时已孵化成空壳而无效。一般动物及虫类多在活动期捕捉,因此时量多,如蚯蚓在6~8月份捕捉。鹿茸必须在雄鹿幼角未角化时锯取。驴皮熬胶宜在冬至后冷天进行。对动物的生理病理产物,注意在捕捉后(如麝香、蟾酥)或在屠宰场(如牛黄、马宝等)采集。

8.**矿物类**　随时可采集,也可结合开矿进行。

此外,在采收药物时,应注意了解其生长习性,即生长分布及活动规律,这样才能多快好省地达到采收目的。同时,更须注意保护药源。

四、药物的保存

药物在采集后,除鲜用的以外都要进行干燥处理,妥善储存,以保证药材的质量。干燥是储存前的重要措施。分晒干、阴干、风干或人工加温等方法。主要避免虫蛀、发霉变质,以保持药效,便于长久保存。

第二节　中药的性能

一、中药的性味

(一)中药的性

中药的性是指药物的性质,即寒、热、温、凉(平)4种不同的属性,前人称为"四气"。

【四气歌诀】

四气寒热与温凉,寒凉属阴温热阳。温里散寒暖肝冷,通经止痛阴霾光。

中寒腹冷寒疝痛,阴水经寒痛痹尝。化痰开窍熄风火,通利二便镇阳光。

生风出血黄疸肿,便秘淋痛与疮疡。温热助阳又补火,回阳救逆功效彰。

疗寒以热用热药,阳萎宫冷及亡阳。寒凉泻火并清热,解毒除蒸血热凉。

疗热以寒用寒医,热病神昏斑疹绛。寒热分明系大法,真假虚实莫能忘。

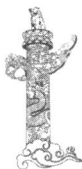

(二)中药的味

中药的味是指药物有酸、苦、甘、辛、咸5种不同的滋味(淡、涩二味附于甘、酸)。

1.**酸(涩)** 有收敛、固涩(止泻、止血)的作用。

2.**苦** 有泻火、燥湿、通泄下降、坚阴作用。

3.**甘(淡)** 有补益、和中缓急的作用。淡附于甘,有渗湿利尿的作用。

4.**辛** 有发散、行气血、滋补润养的作用

5.**咸** 有软坚散结、泻下、潜降的作用。

辛甘淡味属阳,酸苦咸味属阴。

【五味歌诀】

五味辛甘酸苦咸,更添淡涩药味全。辛能发散行气血,气血瘀滞表证痊。
酸涩收剑能固脱,涩肠缩尿敛精汗。咸软散结消瘰疬,软化燥结可通便。
辛散酸书甘补缓,淡渗咸软苦燥坚。甘补和缓解药毒,急痛虚证用之安。
苦泄通降燥湿浊,泻火存阴阴自坚。淡渗利水除湿饮,湿滞水肿痰饮蠲。
药分五味效为主,临证选用须互参。

二、升 降 浮 沉

人体发生疾病,病变部位有上、下、表、里之异,病势有上逆、下陷之差,治疗上必须针对病情用药,以改善或消除病症,要求药物分别具有升、降、浮、沉的作用趋向,这种性能有利于调整紊乱的脏腑气机使之归于平顺。病在表,宜用升浮;病在里,宜用沉降,皆达于病所。

1.**升浮** 升是提升,浮是上行发散,趋于向上、向外。凡具有升阳发表,祛风散寒,涌吐开窍、解肌泻热等作用的药物均属升浮。

2.**沉降** 降为降逆,沉是下行泻利,趋于向下、向内。凡具有泻下、清热、利水渗湿、重镇安神、潜阳熄风、消积导滞、止咳平喘等作用的药物都属沉降。

另外,也可以用炮制的方法来改变药物的性味与升降。例如:酒炒则升、姜制则散、醋制则敛、盐制则下行。在花类中"诸花皆升、旋覆花独降","诸子沉降、苍蓂升浮"。

病邪在上,宜升浮不宜沉降;病邪在下在里,宜沉降不宜升浮;病势上逆者,宜降不宜升;病势下陷者,宜升不宜降。

【升降浮沉歌诀】

药分升降与浮沉,升浮属阳沉降阴。升浮发表散邪气,升用举陷兼透疹。
病位在上与在表,病势下陷升浮臻。重镇安神消积滞,通便利水及通淋。
气机紊乱能纠正,因势利导建功勋。升浮向上或向外,沉降向下向内分。
涌吐宿食与毒物,开窍启闭能醒神。沉降降逆止呕喘,平肝潜阳熄风晕。
病位在下与在里,病热上逆宜降沉。气味炮制与配伍,共主升降与浮沉。

三、药 物 归 经

归经,是指药物对某脏腑的选择作用。如知母入肺,上清肺热;蒲公英入胃经,临床

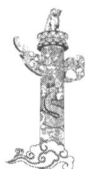

上治疗消化性溃疡;熟地黄入肾肝,能滋肾补肝;黄连入心胃,能泻心胃之火,治口舌生疮、心烦、胃热。

药物的归经是从实践中来,以经络理论为基础,通过实践不断总结而形成的。

药物归经的临床意义:①有的放矢选择药物方剂;②作为随证用药的依据;③探索药物的潜在作用;④执简御繁便于记忆。

【归经歌诀】

用药须知有归经,选择定位有专用。六经卫气与营血,三焦脏腑辨诸经。

掌握归经精选药,药效想同区分用。同归一经性味异,升降浮沉各不同。

脏腑经络是基础,疗效结果来判定。形色气味为辅佐,多途判断定归经。

脏腑相关莫忘记,一药数经有多能。诸多因素要合参,但不拘泥心中明。

四、补 与 泻

病有寒热、表里、阴阳、虚实。所谓虚是指人体精气不足而产生的衰弱,生理功能减退的证候。所谓实是指邪气实或机体病理性功能亢进的证候。"虚则补之,实则泻之"(《内经》)是治疗虚证和实证的基本原则。凡能扶助元气,改善机体衰弱现象者称为补药,如人参、黄芪、白术、冬虫夏草、龙眼肉等。凡能祛除病邪而平其亢进者称为泻药,如大黄、商陆、石膏、知母等。但补泻不能太过,否则会促使病情恶化。

五、有毒与无毒

中药的有毒无毒,药物都各有偏性,这种偏性就是药物的毒性。"毒"的本意是偏的意思,特指药物的本性、特性、偏性,与"药"是同义词。药物的治疗作用是由自身的若干偏性所决定的,以偏纠偏是药物治疗作用的本质所在。药性即药物的偏性,把药物治病的多种多样的性质和作用加以概括,包括性味、归经、升降浮沉及有毒、无毒等,统称为药物的偏性。张景岳说:"药以治病,因毒为能,所谓毒药,是气味之有偏也,盖气味之正者,谷食之属是也,所以养人正气。气味之所偏者,药饵之属是也。"《素问·五常政大论》:"大毒治病,十去其六,常毒治病,十去其七,小毒治病,十去其八,无毒治病,十去其九,谷肉果菜,食养尽之,无使过之,伤其正也。"各种药之有毒、无毒、大毒、小毒可以帮助我们理解其作用之峻烈、缓和,从而按病体虚实、疾病深浅来适当地选用药物和确定用量。这就是治病用药原则。

第三节　中药炮制与剂型

一、中 药 炮 制

炮制古代称为炮炙,是根据医疗和制剂的需要,对中药原药材进行修治整理和特殊处理加工的方法。炮制是一种传统的制药技术,习惯上把炮制的成品称为饮片。

(一)炮制的目的

1.改变药物的性能,增强药物的疗效　如地黄生用性寒而凉血,制熟则微温而补血;

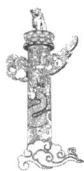

首乌生用导泻,制熟则补肝肾,乌须发;蒲黄生用破血行瘀,炒炭止血;延胡索醋炒增强止痛作用;款冬花蜜制增强润肺止咳功能;白术土炒补脾和中力强;柴胡醋制舒肝解郁效增;生甘草清热解毒,炙甘草润肺补中。

2.降低或消除毒性及副作用　如乌头、附子剧毒之品,经反复浸泡煮,有毒成分被水解、溶出,毒性可大减;半夏、南星经生姜、明矾制后可降低毒性,祛除激喉催吐之物;商陆、芫花醋制以减毒性;女贞子盐水拌蒸,祛其寒性,避免腹泻;乳香、没药含刺激性挥发油,炒后可减除。

3.矫味、矫臭　蜜炙、酒炙、醋炙、麸炒通常都有矫味矫臭的作用。如椿根皮麸炒后可去其臭气,白僵蚕麸炒后可去其腥臭,五灵脂醋炒后可去恶味。

4.其他　便于制剂、水煎服和储存,有利于有效成分的保存,清除杂质和非药用部分。

总之,药物的炮制在于增效和减毒,以适应临床工作的需要。

(二)炮制理论

历代本草中均有论述,如"酒制升提而制寒,醋制注肝而没敛,盐制走肾而下行,姜制温散而豁痰,蜜制甘缓而润燥,土制守中而健脾,蒸熟取其味厚,炒黄炒焦取其燥入脾胃,炒炭存性而止血"。总之,炮制可提高疗效,消减药物的不良反应。

(三)炮制的方法

古代将炮制的方法分为 17 种,但归纳起来共为 5 种:修制、水制、火制、水火共制及其他。

1.修制　是最简单的一种炮制方法,即炮制前的准备阶段,主要是通挑选、修拣除去杂质,并把大块大段变为小块小段,便于加工炮制。程序为 1 筛、2 簸、3 挑、4 刷、5 碾、6 捣、7 研、8 刮、9 锉、10 切。

2.水制　水制是用水来处理药料的一类方法。用水处理,去除药料中的杂质、异物和非药用部分,使植物类药物变软,便于切片,使矿物类药物质地纯净、细腻,便于服用。程序为 1 淘洗、2 淋润、3 浸泡、4 水漂、5 水飞。

3.火制　火制是广泛使用的一种方法,它是把药物直接或间接用火(或加入其他辅料)加工处理的一种方法。包括炒、炙、煅、煨、烫等。

(1)炒　①清炒,炒黄、炒焦、炒炭;②辅料炒,麸炒、土炒、米炒。

(2)炙　可分为蜜炙、酒炙、醋炙、盐炙、姜炙、油炙。

(3)煅　①明煅,直火煅、锅煅、煅淬;②暗煅(闷煅)。

(4)煨　分为面裹煨、纸浆煨、隔纸煨、烘煨、直接煨。

(5)烫　分为沙烫、蛤粉烫、滑石粉烫等。

4.水火共制

(1)煮　煮是用清水或液体辅料与药物共同加热的方法。如醋煮芫花、酒煮黄芩。

(2)蒸　蒸是利用水蒸气或隔水加热药物的方法。不加辅料者,称为清蒸;加辅料者,称为辅料蒸。加热的时间,视炮制的目的而定。

(3)潬　潬是将药物快速放入沸水中短暂潦过,立即取出的方法。常用于种子类药

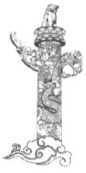

物的去皮和肉质多汁药物的干燥处理。如潭杏仁、桃仁以去皮;潭马齿苋、天门冬以便于晒干储存。

(4)淬 淬是将药物煅烧红后,迅速投入冷水或液体辅料中,使其酥脆的方法。淬后不仅易于粉碎,且辅料被其吸收,可发挥预期疗效。如醋淬自然铜、鳖甲,黄连煮汁淬炉甘石等。

5.其他制法 除修制、水制、火制、水火共制以外的一些特殊制法,均概括于此类。常用的有制霜、发酵、发芽等。

(1)制霜 种子类药材压榨去油或矿物药材重结晶后的制品,称为霜。其相应的炮制方法称为制霜。前者如巴豆霜,后者如西瓜霜。

(2)发酵 将药材与辅料拌和,置一定的湿度和温度下,利用真菌使其发泡、生霉,并改变原药的药性,以生产新药的方法,称为发酵法。如神曲、淡豆豉。

(3)发芽 将具有发芽能力的种子药材用水浸泡后,保持一定的湿度和温度,使其萌发幼芽,称为发芽。如谷芽、麦芽、大豆黄卷等。

以上说明,药物疗效的高低,不但取决于药物的本身,而且与炮制的好坏有很大关系。明代陈嘉谟说:"制药贵在适中,不及则功效难求,太过则气味反失。"也就是说,炮制一定要适度。

二、中药剂型

剂型指中医药方剂组成以后,根据病情与药物性质的特点,以及为适应治疗或预防的需要而制备的药物应用形态或形式,称为药物剂型,简称剂型。

长期以来,因治疗经验的积累和临床诊治的需要,中医方剂传统剂型已发展有汤剂、丸剂(蜜丸、水丸、糊丸、蜡丸、浓缩丸)、散剂、膏剂(膏滋、软膏、膏药)、丹剂、酒剂、糖浆剂、浸膏剂、锭剂、露剂、胶剂、茶剂、酊剂、棒剂、栓剂、曲剂、糊剂、糕剂、洗搽剂、油剂、线剂(药线)、条剂(药捻)、熨剂、灸剂、烟剂、药香等多种内服、外服剂型。

现代创新制剂有片剂、冲剂、袋泡剂、口服液剂、胶囊剂、滴丸剂、合剂、酊剂、气雾剂、灌肠剂、膜剂(薄膜剂)、眼用制剂(洗眼剂、滴眼剂、眼用软膏)、鼻用制剂(滴鼻剂、喷鼻剂)、海绵剂(灭菌止血)、针剂等,共40多种。

中药药材品种繁多,性质差别很大,药物相互作用关系复杂,剂型也各有差异,须根据中药药性理论组合配方,根据用药特性选择适宜的剂型,采用合理的工艺,制备出优良的制剂。现今某些剂型本身和制作工艺尚存在一定问题,有待于在继承传统剂型经验的基础上,吸取先进剂型的优点,不断改进提高,研制出优质高效的新剂型。

中药剂型中以汤剂、酒剂、茶剂、露剂、丸剂、散剂、膏剂、丹剂、片剂、冲剂、口服液剂、胶囊剂、注射剂等最为常用。合适的剂型是为了发挥药物的最佳疗效,减少不良反应,以及便于使用、储存和运输。

1.汤剂 将中医配方加水煎煮饮用的剂型,这是临床最常用者。所谓"汤者荡也",就是说汤剂具有吸收快、作用迅速、加减灵活、针对性强等特点,故适于急病、新病以及病情较急而亟须荡涤病邪或扶持正气的病症治疗。

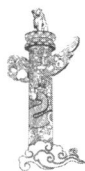

2.**酒剂**　将配方浸入酒中,经过一定的时间,待药性浸出于酒,然后饮用的一种制剂。酒剂古称"酒醴",俗称"药酒"。由于酒本身有活血舒筋之功效,因此多适用于风湿痹痛等病症。

3.**茶剂**　将药方配料轧成粗末,制成块状或粉末状剂型泡服冲饮。茶剂有时也可以加入茶叶同制,服用时仅用沸水冲泡即可,饮用极为方便。有的也可水煎服,如午时茶等。

4.**露剂**　将配方加水蒸馏,取蒸馏所得的药液饮用,即为"露剂"。如金银花露、蔷薇花露等。露剂药力相对轻微,且多由芳香类药物组成,故一般适用于儿科轻症,或作为夏令饮料服用。

5.**丸剂**　将配料药物研成细末,然后以水或蜜、面糊、米糊、药汁、蜂蜡等拌制成大小不等的丸状制剂,如六味地黄丸等。"丸者缓也",临床一般多适用于慢性或虚弱性病症的调理。不过某些有毒或芳香走窜的药物制成的丸药,也可治疗急症,如备急丸、苏合香丸等。

6.**散剂**　分内服、外用两种。内服者指将处方中的药物研成粗末,用水调服,或者煎汤服用。散剂兼具汤剂的吸收快、作用迅速,以及散剂的用量小、容易携带等特点,尤其适用于脾胃病的调理和某些急症的治疗,如平胃散、五苓散、行军散等。除了内服之外,外科也常用散剂(研得极细)调敷,治疗体表局部病变,如生肌散、金黄散等。

7.**膏剂**　膏剂和散剂一样,也分内服和外用两种。内服的是先把配料加水煎熬,滤去渣滓,再加入水、冰糖、蜂蜜等熬成稠厚的膏滋,如十全大补膏等。内服膏剂多适用于需要长期进补的慢性虚证。外用的则用棉籽油或花生油等先将药物煎熬去渣滓,接着再放入黄丹、白蜡等辅料收膏,然后根据需要装瓶或趁热平摊在纸或布上,制成膏药。外用膏剂多适用于外科疮疡或风寒痹痛等病症治疗。

8.**丹剂**　将药物研成细末,精制成丸状、锭状的制剂。丹剂也有内服和外用之分。内服有玉枢丹(又称紫金锭)、至宝丹、天王补心丹等。外用一般以含有汞、硫等矿物药的细末为主,如白降丹、红升丹等。

9.**片剂**　古代"片剂"就是把生药切制成片,如生姜片便于水煎服、人参片便于噙服等。随着中药制剂的发展,现在多将中药研成细末,或制成流浸膏,然后加入赋形剂(如淀粉)压制成片状制剂,如羚羊感冒片、牛黄解毒片等。片剂携带和服用方便,应用十分广泛。

10.**锭剂**　把药物研成极细粉末,然后加入适当的黏合剂制成纺锤、圆锤或长方等不同形状的固体或半固体制剂,如紫金锭等。锭剂除了可以挫末调服或磨汁饮用,还可磨汁涂敷外部患处,因此也适用于内外科等多种疾病的治疗。

11.**冲剂**　系指药材的提取物加适量赋形剂或部分药材细粉制成干燥颗粒状或块状的内服药剂。冲剂是在汤剂和糖浆剂的基础上发展而来的,一般用开水冲服。它既保持了汤剂和糖浆剂的优点,又避免了汤剂和糖浆剂的缺点,还可掩盖某些药物的苦味,便于服用,对小儿尤为适宜。冲剂较丸剂、片剂作用迅速,较汤剂、糖浆剂体积小,重量轻,便于运输携带。冲剂内服适用于多种疾病。

12.**口服液剂**　口服液剂是以中药汤剂为基础,提取药物中有效成分,加入矫味剂、抑菌剂等附加剂,并按注射剂安瓿灌封处理工艺,制成的一种无菌或半无菌的口服液体

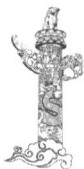

制剂。它是汤剂、糖浆剂和注射剂 3 种剂型相结合的一种新型制剂。其特点是服用剂量小、味道好、吸收快、奏效迅速,易为病人所接受。

13.胶囊剂 将药物按剂量装入胶囊中而成的制剂。胶囊一般以明胶为主要原料,有时为改变其溶解性或达到肠溶等目的,也采用甲基纤维素、海藻酸钙、变性明胶及其他高分子材料。胶囊剂可掩盖药物的不良气味,易于吞服;能提高药物的稳定性及生物利用度;还能定时定位释放药物,并能弥补其他固体剂型的不足,应用广泛。凡药物易溶解囊材、易风化、刺激性强者,均不宜制成胶囊剂。

14.注射剂 注射剂系指药物制成的供注入体内的无菌溶液(包括乳浊液和混悬液)以及供临用前配成溶液或混悬液的无菌粉末或浓溶液。注射剂作用迅速可靠,不受pH 值、酶、食物等影响,无首过效应,可发挥全身或局部定位作用,适用于不宜口服和不能口服药物的病人。但注射剂研制和生产过程复杂,安全性及机体适应性差,成本较高。

第四节 中药的用法

药物的用法包括配伍禁忌、用药禁忌、剂量和服法等主要内容。掌握这些知识与方法,按照病情、药性和治疗要求予以正确应用,对于充分发挥药效和确保用药安全具有十分重要的意义。

一、中药的配伍

中药的配伍是指有目的地按病情需要和药性特点,有选择地将两味以上药物配合同用。

中药从单味药到配伍应用,是通过很长的实践与认识过程逐渐积累丰富起来的。药物的配伍应用是中医用药的主要形式。药物按一定法度加以组合,并确定一定的分量比例,制成适当剂型,即为方剂。方剂是药物配伍的发展,也是药物配伍应用的较高形式。

前人把单味药的应用同药与药之间的配伍关系称为药物的"七情"。现分述如下。

1.**单行** 凡不用其他药物辅助,依靠单味药物发挥作用的,称为单行。

2.**相须** 凡功能相似的药物相结合,可以互相助长疗效,发生协同作用,称为相须。

3.**相使** 凡功效上有某些共性的药物配伍应用,一药为主,另一药为辅,能提高主药的疗效者,称为相使。

4.**相畏** 药物相伍,一种药物的不良反应,能被另一种药物减轻或消除者称为相畏。

5.**相杀** 药物配伍,一种药物能减轻或消除另一种药物的毒性或副作用称为相杀。

6.**相恶** 药物相伍,能相互牵制而使作用降低,甚至丧失药效称为相恶。

7.**相反** 药物相伍,对机体能产生不良反应者称为相反。

二、用药禁忌

中药配伍禁忌即某些因配方后可产生相反、相恶关系,使彼此药效降低或引生不良

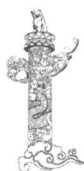

反应,故而禁忌同用。服中药的禁忌大致可分为3种情况:①中药配伍禁忌;②孕妇用药禁忌;③服药期间饮食禁忌。根据中医古籍规定,常见中草药配伍禁忌如下。

1. 十八反 乌头反贝母、栝楼、半夏、白蔹、白及。甘草反甘遂、大戟、芫花、海藻。藜芦反人参、沙参、丹参、玄参、苦参、细辛、芍药。

【十八反歌诀】

本草明言十八反,半蒌贝蔹芨攻乌,藻戟遂芫俱战草,诸参辛芍反藜芦。

2. 十九畏 硫黄与朴硝、水银与砒霜、狼毒与密陀僧、巴豆与牵羊、丁香与郁金、乌头与犀牛、人参与五灵脂、牙硝与三棱、官桂与赤石脂等。

【十九畏歌诀】

硫黄本是火中精,朴硝一见便相争,水银莫与砒霜见,狼毒最怕密陀僧;巴豆性烈最为上,偏与牵牛不顺情,丁香莫与郁金见,牙硝难合京三棱;川乌草乌不顺犀,人参最怕五灵脂,官桂善能调冷气,若逢石脂便相欺。

3. **孕妇用药禁忌** 孕妇要避免动胎、堕胎。因孕后妇女多对大寒大热、峻泻滑利、破血祛瘀及毒性较大的药物耐受性差,故而相关药物必须忌用。①常见孕妇禁忌的中草药有巴豆、牵牛、大戟、麝香、三棱、水蛭、莪术、斑蝥、虻虫、甘遂、芫花、商陆等。②孕妇须慎用的中药有桃仁、红花、大黄、干姜、肉桂、枳实、附子等。

【妊娠禁忌歌诀】

斑蝥水蛭及虻虫,乌头附子配天雄。三棱芫花代赭麝,大戟蛇蜕黄雌雄。

半夏南星与通草,瞿麦干姜桃仁通。野葛水银并巴豆,牛膝薏苡与蜈蚣。

牙硝芒硝牡丹桂,槐花牵牛皂角同。硇砂干漆蟹爪甲,地胆茅根莫用好。

4. **饮食禁忌** 服中药期间的饮食禁忌,也即俗称之忌口,主要为避免服药时的干扰因素、利于提高药效而设。它可分为某一药物对应的忌口与不同病情条件下用药时的忌口两类。前者如何首乌、地黄忌葱、蒜、萝卜,薄荷忌鳖肉,常山忌葱,茯苓忌醋,人参忌萝卜,鳖甲忌苋菜,甘草忌鲢鱼,使君子忌茶等;后者如慢性病服药须忌生冷,热性病治疗期间忌辛辣细腻,痈疡疮毒、皮肤疾患忌鱼虾、鹅肉及辛辣刺激之品。

上述各项服中药的禁忌,多为长期医学实践之经验所得,有相当的合理性,中药应用应当遵循,但也并非绝对。在中药配伍禁忌中,古今都有"违规行事"者,如著名中成药"大活络丹"中,就有乌头与犀角同用。但作为原则,在具体中药应用中,若无特殊理由,上述禁忌还是应该认真遵守的。

三、中药的用量

药物功效的发挥,既决定于其质量,也与其用量密切相关。因此,中药的用量也是保证药物功效正常发挥的重要因素。准确地掌握中药的剂量,不仅对于保证中药的临床疗效非常重要,而且也为保证用药安全所必要。

(一)中药的计量单位

从古至今有过较多的衍变。古代有重量(铢、两、钱、斤等)、度量(尺、寸)及容量(斗、升、合等)等计量方法。此外,还有可与上述计量方法换算的"刀圭""方寸匕""撮"

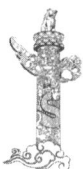

"枚"等较粗略的计量方法。后世多以重量为计量固体药物的方法。明清以来,普遍采用16进位制,即1斤=16两(1两=16钱)。

古代用药以钱为单位,现在我国的中药计量规定采用公制,即1 kg=1 000 g。为了处方和配药进行换算时的方便,按规定以如下近似值进行换算:一两(16进位制)≈30 g,一钱≈3 g,一分≈0.3 g,一厘≈0.03 g。汉代一两等于三钱。

(二)中药的用药量

中药的用药量,通称为剂量,一般是指成人在一日中每一味药的用量。但也可为一剂药物中每味药的分量。在方剂中则是指药与药之间的比较分量,即相对剂量。准确地掌握用药剂量,也是确保用药安全、有效的重要因素之一。

中药的常规量为10~30 g,但花叶类的药物用量较轻,金石、贝壳类用量宜大,芳香类药物用量宜轻,老人儿童用量宜轻,病情轻者用量轻,病情重者适当加大用量,单味药用量宜重。

(三)影响中药剂量的因素

中药的剂量不是一成不变的,主要依据药物因素、病人情况及季节环境来确定。

1. 药物因素

(1)药材质地　一般来说,花叶类质轻的药,用量宜轻(一般用量为3~10 g);金石、贝壳类质重的药物用量宜重(一般用量为10~30 g);鲜品一般用量也较大(一般用量为30~60 g)。

(2)药物性味　一般作用温和、药味较淡的药,用量可重;作用强烈、药味较浓的药,用量则宜轻。

(3)毒性强弱　无毒或毒性较小者用量变化幅度可稍大;有毒药物,尤其毒性较强者均应严格按照药典控制剂量。

(4)方药配伍　一般药物单味应用时,用量可较大;入复方应用时,用量宜小。在复方中做主药时用量可大,做辅药时用量宜轻。

(5)剂型　在汤剂中,用量可大;在丸、散剂中,用量宜轻。

(6)用药目的　在临床用药时,有些药物,由于用药目的不同,同一药物的用量也应不同。如槟榔用作消积行气,可选常用剂量;用作杀虫,即须按要求重用。再如泻下药牵牛子,同是用以泻下,用于通便导滞用量宜轻,若用于峻下逐水则用量宜重。

2. 病人情况

(1)年龄　小儿身体发育尚未健全,老年人气血渐衰,对药物的耐受力均较弱。药物的用量应低于青壮年的用药量。小儿5岁以下通常用成人量的1/4,5岁以上的可按成人量减半用。

(2)性别　一般药物,男女用量区别不大,但妇女在月经期、妊娠期,活血祛瘀通经药用量一般不宜过大。

(3)体质　体质强壮者用量可重;体质虚弱者用量宜轻,即使是用补益药,也宜从小剂量开始,以免虚不受补。

(4)病程　新病病人正气损伤较小,用量可稍重;久病体虚,用量宜轻。

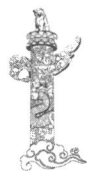

（5）病势　病急病重者,用量宜重;病缓病轻者,用量宜轻。若病重药轻,有杯水车薪之嫌,病势难以控制;若病轻药重,则恐诛伐太过,以致损伤正气。

（6）其他　在病人方面还应考虑所在职业、生活习惯等方面的差异。如体力劳动者的腠理一般较脑力劳动者的致密,使用发汗解表药时,对体力劳动者用量可较脑力劳动者稍重一些。

3.季节环境

（1）季节气候　春夏季节,气候温和,肌肤疏松,发表、温热之品用量宜轻,寒凉之品用量可重;秋冬季节,气候寒凉,肌肤致密,发表、温热之品用量可重,寒凉之品用量宜轻。所谓"因时制宜"也。

（2）居住环境　居于高寒地区,肌肤多致密,温热发散之品,用量可大;地处低洼潮湿之,祛湿药物,用量宜重。所谓"因地制宜"也。

四、煎 服 方 法

（一）煎法

1.煎药用具　"银为上,磁者次之",现代多用陶瓷或不锈钢锅。

2.煎药火候　前人有"武火""文火"之分,如《本草纲目》所说:"先武火后文火,如法服之,未有不效者。"

3.煎煮方法　一般的药可以同煎,某些药须采用如下煎煮方法。

（1）先煎　介壳类,因质重难煎出味,应先打碎先煎,煮沸 30 min 后再下其他药,如鳖甲、代赭石、石决明、牡蛎、龙骨、磁石等。

（2）后下　气味芳香的药物,因借其挥发油取效,所以宜药物快煎好时方下,煎四五分钟即可,如薄荷、木香、沉香、砂仁等。

（3）包煎　为防止煎后药液混浊及减少对消化道、咽喉不良刺激,有些药物要用纱布将药包好,再放入锅内煮煎,如赤石脂、旋覆花、灶心土等。

（4）另炖或另煎　有些贵重药物或难以煎出气味的品种,如人参、角类、鹿茸等。

（5）溶化（烊化）　有些胶质、黏性大的药物,放置碗内,用煎好的药液冲入后搅拌或用黄酒或水另炖烊,如阿胶、饴糖、龟胶等。

（6）泡服（焗服）　含有挥发油,易出味,用量又少的药物,可进行泡服,如藏红花、肉桂、番泻叶等。

（7）冲服　散剂、丹剂、小丸、自然汁及某些需要冲服的药物,如琥珀末、田七末、紫雪丹、六神丸、生藕汁、生姜汁、竹沥等。

（二）服用方法

中药一般服法是一剂汤药每天分两次温服,早、晚各服 1 次;亦有一剂药煎 3 次,分早、中、晚各服 1 次,以增强效力。但根据病情,有的一天只服一次,有的一天需服几次,有的又可以煎汤来代替茶饮。前人认为:"病在胸膈以上者,先食而后服药,病在心腹以下者,先服药而后食。"解表药趁热服,服后微汗出;热证寒药宜冷服;寒证热药宜热服;易呕吐的药,先服姜汁;昏迷病人,吞咽困难者宜鼻饲给药。总之,应根据病情、病位、

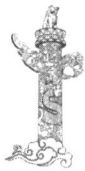

病性和药物的特点来决定不同的服用方法。具体服用方法介绍如下。

（1）温服　一般药物均宜温服，药煎好后放一会儿，待其不冷不热时服。如平和补益药物。

（2）热服　凡伤风感冒的药，宜趁热服下，以达到发汗目的。祛寒通血脉的药也如此，以利于祛寒活血。

（3）冷服　在药液冷却后服。一般是指解毒药、止吐药、清热药，均应冷服。

（4）顿服　是指药性峻烈的小剂量汤药，要一次服完。目的在于使药物在不伤正气的情况下，集中药力，发挥其最大效应，如通便、化瘀血药等。

（5）频服　凡咽喉病者、呕吐病者，宜采用频服的方法，缓缓服下，能使汤药充分接触患部，较快见效。

此外，使用峻烈药与毒性药时，宜从小量开始，逐渐加量，见效就要立即停药，千万不要过量，以免发生中毒和损伤人体正气。疟疾病人，在发作前 2 h 服用，特殊病人也可一天服用多次，儿童可与成人不同。

（三）服药时间

服中药的时间要根据病情和药物的性质来定，以尽量发挥药物的预防、治疗作用，减少不良反应为原则。

1. 饭前服　一般在饭前 30 ~ 60 min 服药。病位在下，应在饭前服药，以使药性容易下达，如肝肾虚损或腰以下的疾病。治疗肠道疾病，也宜在饭前服药，因为在胃空状态下，药液能直接与消化道黏膜接触，较快地通过胃入肠，从而较多地被吸收而发挥作用，不致受胃内食物稀释而影响药效。

2. 饭后服　一般在饭后 15 ~ 30 min 服药。病位在上，应在饭后服药。如治疗心肺胸膈、胃脘以上的病症，在饭后服用，可使药性上行。对胃肠有刺激作用的药，在饭后服用可减少对胃肠黏膜的损害。毒性较大的药，也宜在饭后服用，避免因吸收太快而发生副作用。

3. 餐间服　即在两餐之间服药，避免食物对药物的影响，治疗脾胃病的药宜餐间服。

4. 空腹服　具有滋补作用的汤药，宜早晨空腹服用，以利于充分吸收。用于驱虫或治疗四肢血脉病的药物也宜空腹服，这样可使药物迅速入肠，并保持较高浓度而迅速发挥药效。具有泻下作用的汤药也亦如此，以增强药效。

5. 睡前服　一般在睡前 15 ~ 30 min 服用。补心脾、安心神、镇静安眠的药物，以及有积滞、胸膈病等，服药后宜仰卧；有头、口、耳病等，服药后宜去枕而卧；有左右两肋病症时，服药后应按药性的升降作用选择睡姿，如药性升发，应择健侧卧，如药性沉降，应择患侧卧。

6. 隔夜服　主要是指驱虫药，睡前服 1 次，第 2 天早晨空腹再服用 1 次，以便将虫杀死排出体外。

急性重病可不拘时间尽快服药或频服（每隔 1 ~ 2 h 服 1 次），慢性病则要按时服药。

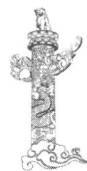

第九章 解表药

凡能疏解肌表,促进发汗,用以发散表邪,解除表证的药物称为解表药。可分为辛温解表与辛凉解表两类。

第一节 辛温解表药

辛温解表药又称发散风寒药。本类药物性味多属辛温,辛以发散,温可祛寒,故以发散风寒为主要作用。主要用于外感风寒所致恶寒发热,无汗或汗出不畅,头痛身痛,口不渴,舌苔薄白,脉浮等风寒表证。部分药物还可用治痹证及喘咳、水肿、麻疹、疮疡初起兼有风寒表证者。

麻 黄

【歌诀】

麻黄发汗辛苦温,风寒头痛脉浮紧,宣肺平喘消水肿,根能止汗功有异。

【性味归经】

性温,味辛、微苦。归肺经、膀胱经。

【功效与作用】

发汗散寒、宣肺平喘、利水消肿。

【临床应用】

用量 2~9 g,水煎服,或入丸、散剂。主治风寒感冒、胸闷喘咳、风水水肿、支气管哮喘。多用治表证已解、气喘咳嗽。

【药理研究】

本药对心血管系统具有拟肾上腺能神经作用,升血压作用,可产生快速的耐受性;对呼吸系统有平喘、镇咳、祛痰作用;可使汗腺分泌增加;具有明显的利尿作用;具有抗变态反应作用及一定的抗炎作用;具有解热作用及不同程度的抗病原微生物作用;可兴奋中枢,影响神经肌肉的传递;有利胆作用,可降低血尿素氮和升高血清胆固醇;可兴奋虹膜辐射肌而使瞳孔扩大;还可以兴奋离体子宫,而对正常妇女则可减少子宫的活动。麻黄碱对胃肠道分泌通常表现为抑制。可引起血糖升高,但作用弱而不恒定。能抗过敏,对流行性感冒病毒有抑制作用;麻黄油乳剂有镇痛作用,可引起肌肉瘫痪,对蟾蜍心脏有抑制作用。

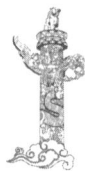

【使用禁忌】

体虚自汗、盗汗、虚喘及阴虚阳亢者禁服。本药能升高血压,失眠及高血压病人慎用。

桂　枝

【歌诀】

桂枝辛甘性亦温,外感风寒调营卫,温经通脉湿痹症,通阳化气心绞痛。

【性味归经】

味辛、甘,性温。归膀胱经,心经,肺经。

【功效与作用】

发表解肌、温经通脉、助阳化气、平喘降气。

【临床应用】

用量 3～9 g,水煎服,或入丸、散剂。主治风寒感冒、脘腹冷痛、血寒经闭、关节痹痛、痰饮、水肿、心悸、奔豚。

【药理研究】

本药具有一定的抗菌、抗病毒作用;对中枢系统,具有解热镇痛、镇静及抗惊厥的作用;具有明显的抗炎的作用;能使心肌营养性血流量增加,还具有抗过敏、抗凝血等作用。

【使用禁忌】

温热病及阴虚阳盛之症禁用,孕妇及血热妄行者不宜使用。

紫　苏

【歌诀】

紫苏辛温入肺脾,发表散寒肺宣通,行气宽中能安胎,鲜叶可解鱼蟹毒。

【性味归经】

性温,味辛。归肺经、脾经。

【功效与作用】

解表散寒,行气和胃。

【临床应用】

用量 5～10 g,水煎服。外用适量,捣敷、研末掺敷或煎汤洗。主治风寒感冒、咳嗽呕恶、妊娠呕吐、鱼蟹中毒等。

【药理研究】

本药具有镇静及较弱的解热作用;可使兴奋性膜产生抑制作用;能促进消化液分泌,增强胃肠蠕动;对呼吸系统,可产生止咳祛痰平喘作用,对血液系统,具有止血和抗凝血双重作用;升高血糖;调节机体免疫功能,具有抗诱变能力;抗微生物,具有广谱的抗菌作用;对腺苷酸环化酶有轻度抑制作用,有很强的黄嘌呤氧化酶抑制作用;有显著抗氧化作用;尚有抗炎作用。

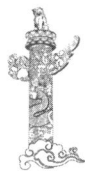

【使用禁忌】

阴虚、气虚及温病者慎服。

荆　芥

【歌诀】

荆芥辛温肺肝经,炒炭入药止血用,透疹疮痈产后病,风热风寒均有功。

【性味归经】

性微温,味辛。归肺经、肝经。

【功效与作用】

发表散风、透疹。

【临床应用】

用量4.5～9.0 g,水煎服,或入丸、散剂。外用适量,捣敷、研末调敷或煎水洗。主治感冒、头痛、麻疹、风疹、疮疡初起。炒炭治便血、崩漏、产后血晕。具有抑菌、解热、解痉、促进汗腺分泌、消炎和止血作用。

【药理研究】

本药具有解热、降温、镇静、镇痛,以及明显的抗炎和止血作用;小剂量可使心率减慢和心肌收缩力代偿性增强,大剂量能明显抑制心脏收缩直至停搏,停药后可恢复;具有抑制十二指肠平滑肌、兴奋子宫平滑肌的作用;具有明显的祛痰和平喘作用;抑制机体免疫功能;具有较强的抗氧化作用及抗微生物作用;对磷酸二酯酶和腺苷酸环化酶也有一定的抑制作用,有弱的抑制癌细胞作用。

【使用禁忌】

表虚自汗、阴虚火旺者禁服。

防　风

【歌诀】

防风辛甘性微温,能入膀胱肝脾经,外感风寒风热证,风湿痹痛固汗灵。

【性味归经】

性温,味甘、辛。归膀胱经、肝经、脾经。

【功效与作用】

发表、祛风、除湿。

【临床应用】

用量4.5～9.0 g,水煎服,或入丸、散剂,外用适量,煎水熏洗。内服治疗感冒、头痛、发热、无汗、风湿痹痛、四肢拘挛、皮肤风湿、瘙痒、破伤风等症。

【药理研究】

本药具有解热、降温、镇痛、镇静和抗惊厥、抗菌、抗炎、抗组胺、抗凝等作用;可增强免疫系统功能;抑制离体十二指肠、离体气管和回肠平滑肌收缩。防风煎剂或醇浸剂,给兔灌胃或给大鼠腹腔注射,有解热作用;给小鼠灌胃或腹腔及皮下注射防风煎剂及醇浸

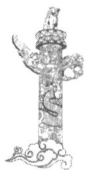

剂,有镇痛作用;肌内注射正丁醇提取物,可降低大鼠血液黏度;防风煎剂、醇浸剂灌胃或腹腔注射,对大鼠、小鼠具有抗炎、免疫作用。防风煎剂具有抗菌、抗病毒作用。

【使用禁忌】

体虚风动发痉者慎服,肝阳上亢头痛、眩晕者禁服。

羌 活

【歌诀】

羌活性味辛苦温,能入膀胱与肾经,外感风寒头身痛,风寒湿痹关节痛。

【性味归经】

性温,味辛、苦。归膀胱经、肾经。

【功效与作用】

解表散寒,祛风除湿,止痛。

【临床应用】

用量6~12 g,水煎服,或入丸、散剂。主治风寒感冒,头痛项强,风湿痹痛,肩背酸痛。

【药理研究】

具有解热、镇痛、抗炎、抗过敏、抗心肌缺血、抗心律失常、抗血栓形成、抗癫痫、抗氧化、抗菌、延长睡眠时间、抑癌等作用。

【使用禁忌】

血虚痹痛、气虚多汗者慎服。

细 辛

【歌诀】

细辛辛温肺胃经,祛风散寒又止痛,头面诸风牙痛症,温肺化饮小青龙。

【性味归经】

性温,味辛。归心经、肺经、肾经。

【功效与作用】

祛风、散寒、通窍止痛、温肺祛痰。

【临床应用】

用量1~3 g,水煎服。外用研末撒、吹鼻或煎水含漱。主治风寒感冒,头痛,牙痛鼻塞鼻渊,风湿痹痛,痰饮喘咳。

【药理研究】

本药有局部麻醉作用,对关节炎有一定程度的抑制作用;还具有一定的抑菌作用;有增强脂质代谢及升高血糖的作用;调节机体平滑肌功能;挥发油能使麻醉动物血压下降,而煎剂则能使血压上升,并具消炎和抗惊厥作用;还有镇痛、镇静、抑制发热、解热、抗组胺、抗变态反应和兴奋呼吸作用。

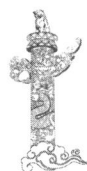

【使用禁忌】

气虚多汗者慎服,热病及阴虚、血虚者禁服。不宜与藜芦同用。本药服用剂量过大,可发生面色潮红、头晕、多汗,甚则胸闷、心悸、恶心、呕吐等不良反应。

苍耳子

【歌诀】

苍耳辛温入肺经,散寒祛风鼻窍通,风湿痹痛与风疹,鼻渊头痛行巅顶。

【性味归经】

性温,味辛、苦。归肺经。

【功效与作用】

散风湿、通鼻窍、杀虫。苍耳子煎剂有镇咳、降血糖、降压、抗菌、消炎以及抗凝血酶作用。

【临床应用】

用量 3～10 g,水煎服,或入丸、散剂。外用适量,煎水洗或研末调敷。用于治疗风寒头痛、鼻酸流涕、风疹瘙痒、湿痹拘挛。

【药理研究】

本药具有抗炎镇痛、抗微生物、降血糖、减慢心率、减弱心肌收缩力、扩张血管、增强血管通透性、抗凝血酶、抗氧化、抗癌、兴奋肠道等作用,以及减少外周血中白细胞总数、恢复胆固醇及甘油三酯至正常水平、抑制细胞免疫和体液免疫功能。小剂量加强呼吸运动,大剂量抑制呼吸运动。可使肝发生退行性变性或坏死,肺、脑可充血水肿,中毒后可致强烈性惊厥。

【使用禁忌】

虚性头痛、痹痛禁服。有毒,剂量过大可致中毒,轻者表现为全身乏力,精神萎靡,食欲缺乏,恶心、呕吐,腹痛腹泻或便秘,继则出现头昏头痛,嗜睡或烦躁不安,心率增快或减慢,低热出汗,两颊潮红而口鼻周围苍黄或出现轻度黄疸,肝大。严重时可发生昏迷抽搐,休克,尿闭,胃肠道大量出血或出现肺水肿以致呼吸、循环或肾功能衰竭而死亡。

辛夷花

【歌诀】

辛夷辛温肺胃经,祛风通窍最有功,专治鼻渊通鼻窍,配伍辛芷与防风。

【性味归经】

性温,味辛。归肺经、胃经。

【功效与作用】

散风寒、通鼻窍。

【临床应用】

用量 3～9 g,水煎服。外用适量。主治风寒头痛、鼻塞、鼻渊、鼻流浊涕。

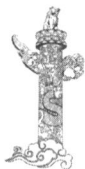

【药理研究】

本药具有麻醉、抗过敏、抗炎、降压、兴奋子宫、抗血小板凝聚、抗微生物、镇痛、改善微循环等作用。

【使用禁忌】

阴虚火旺者慎服。

白　芷

【歌诀】

白芷辛温肺胃经,祛风解表又止痛,排脓消肿止带下,头痛专走阳明经。

【性味归经】

性温,味辛。归胃经、大肠经、肺经。

【功效与作用】

散风除湿、通窍止痛、消肿排脓。

【临床应用】

用量3~9 g,水煎服,或入丸、散剂。外用适量,研末撒或调敷。主治感冒头痛、眉棱骨痛、鼻塞、鼻渊、牙痛、白带、疮疡肿痛。有较好的止痛作用,尤其对头痛等有良好的效果,并有解毒、消炎作用。近来发现,对心脏冠状动脉有扩张作用,可考虑用治冠心病。

【药理研究】

本药具有抗微生物等作用。水煎剂对多种细菌如大肠埃希菌、宋氏痢疾杆菌、变形杆菌、伤寒杆菌、副伤寒杆菌、铜绿假单胞菌(绿脓杆菌)、霍乱杆菌等有抑制作用。对人型结核分枝杆菌亦有抑制作用,甲醇提取物有抗辐射作用。另外还具有解热、镇痛、抗炎、缩短凝血时间、扩张冠状动脉、降血压、光敏作用。

【使用禁忌】

阴虚血热者忌服,阴虚阳亢头痛者禁服。

生　姜

【歌诀】

生姜辛温能发散,可入肺脾胃三经,疏散风寒解表证,温中止呕解蟹毒。

【性味归经】

性微温,味辛。归肺经、脾经、胃经。

【功效与作用】

散寒解表,降逆止呕,化痰止咳,解鱼蟹毒。

【临床应用】

用量3~10 g,水煎服,或捣汁冲服。外用适量,捣敷,或炒热熨,或绞汁调搽。用于风寒感冒、胃寒呕吐、寒痰咳嗽、鱼蟹中毒。

【药理】

本药具有镇静及抗惊厥、解热、镇痛和抗炎作用,以及松弛胃肠道平滑肌、止吐和抗

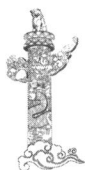

运动病、兴奋心脏、增强心房收缩力、保护胃黏膜、保肝利胆、抗血小板聚集、抗5-羟色胺、抗氧化、抗微生物、兴奋中枢、促进体内活性物质释放、促进吸收、止咳、降血脂、抗过敏、诱变和抗诱变、抑制亚硝胺合成等作用。无明显毒性。

【使用禁忌】

阴虚内热及实热证禁服。

葱　白

【歌诀】

葱白辛温肺胃经,发汗豆豉可助功,散寒通阳阴寒盛,少腹冷痛小便通。

【性味归经】

性温,味辛。归肺经、胃经。

【功效与作用】

发表,通阳,解毒,杀虫

【临床应用】

用量9～15 g,水煎服,或酒煎;煮粥食,每次可用鲜品15～30 g。外用适量,捣敷,炒熨,煎水洗,蜂蜜或醋调敷。主治感冒风寒,阴寒腹痛,二便不通,痢疾,疮痈肿痛,虫积腹痛。

【药理研究】

本药具有抗菌、抗原虫、驱虫、镇静、镇痛、发汗、祛痰、利尿等作用。

【使用禁忌】

表虚多汗者慎服。

藁　本

【歌诀】

藁本解表又散寒,辛温归经属膀胱,祛风胜湿能止痛,巅顶痛与关节炎。

【性味归经】

性温,味辛。归膀胱经。

【功效与作用】

散寒、除湿、止痛。

【临床应用】

用量3～9 g,水煎服。主治风寒感冒、巅顶疼痛、风湿肢节痹痛。

【药理研究】

本药水提物或醇提物有明显的降压作用,同时还能直接扩张血管,对抗乙酰胆碱所致肠肌兴奋,明显降低离体兔子宫张力,并能对抗催产素对子宫的兴奋作用。药理实验表明,有显著的镇静、镇痛、解热和降温等中枢抑制作用;还有抗炎、抑制平滑肌、提高耐缺氧能力、抑菌、抗肝损害、抗早孕、抗氧化等作用。

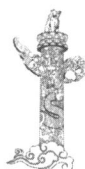

【使用禁忌】

阴血虚、肝阳亢及温热证头痛禁服。

香 薷

【歌诀】

香薷发汗又解表,辛温归于肺胃经,暑天风寒感冒症,腹痛吐泻小便通。

【性味归经】

性微温,味辛。归肺经、胃经。

【功效与作用】

发汗解表,和中利湿。

【临床应用】

用量3～9 g,水煎服,或研末。主治暑湿感冒、恶寒发热、头痛无汗、腹痛吐泻、小便不利。具有抗病原微生物、增强免疫、解痉、利尿、镇痛、镇静、止咳祛痰等作用。

【药理研究】

本药具有解热镇痛作用;对离体肠有抑制作用;可增强机体免疫;具有较强的广谱抗菌作用,具有一定的抗病毒作用;在体外对血管紧张素受体、β-羟基-β-甲基戊二酸辅酶 A 还原酶均有明显抑制作用,可能有降压和降低胆固醇作用。尚有利尿、镇咳和祛痰作用。

【使用禁忌】

内服宜凉饮。表虚自汗、阴虚有热者禁用。

柽 柳

【歌诀】

柽柳解表又透疹,辛甘平入心肺胃,麻疹初发耳后红,风湿痹痛亦有功。

【性味归经】

性平,味甘、辛。归心经、肺经、胃经。

【功效与作用】

散风、解表、透疹。

【临床应用】

用量3～6 g,水煎服。外用适量,煎汤擦洗。主治麻疹不透、风湿痹痛等。

【药理研究】

本药对呼吸系统具有抑制作用,还有护肝、抑制细菌生长、解热等作用。药理实验证明,水煎剂有明显的止咳祛痰作用,对肺炎球菌、甲型链球菌、白色葡萄球菌及流行性感冒杆菌均有抑制作用。

【使用禁忌】

麻疹已透及体虚多汗者禁服,用量过大能令人心烦不安。

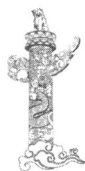

胡荽

【歌诀】

胡荽又名叫香菜,辛温肺脾与肝经。透疹消食开脾胃,麻疹初发可透疹。

【性味归经】

性温,味辛。归肺经、脾经、肝经。

【功效与作用】

发表透疹,消食开胃,止痛解毒。

【临床应用】

用量9~15 g,鲜品15~30 g,水煎服或捣汁服。外用适量,煎汤洗,或捣敷,或绞汁敷。主治风寒感冒、麻疹、痘疹透发不畅、食积、脘腹胀痛、呕恶、头痛、牙痛、脱肛、丹毒、疮肿初起、蛇伤。

【药理研究】

本药能增进胃肠腺体分泌,还能促进胆汁分泌。种子所含挥发油具有某些抗真菌作用。

【使用禁忌】

疹出已透,或虽未透出而热毒壅滞,非风寒外束者禁服。

鹅不食草

【歌诀】

鹅不食草通鼻窍,辛温入肺与肝经,外感风寒鼻流涕、头痛牙痛与疮痈。

【性味归经】

性温,味辛。归肺经、肝经。

【功效与作用】

通鼻窍、止咳。

【临床应用】

用量3~10 g,鲜品加倍,水煎服,捣汁服可用至60 g。外用适量。主治外感风寒之鼻塞、流涕、头痛之症;鼻塞不通;寒痰咳喘、顿咳;头风痛、牙痛、外伤疼痛、风湿痹痛、疮痈肿痛、痧症及泻痢腹痛等多种痛症及癣疮瘙痒。对胃肠道黏膜有一定刺激作用,可引起腹痛、胃脘不适、恶心、呕吐等消化道症状。饭后1 h服药,可减轻其不良反应。

【药理研究】

本药具有止咳、祛痰、平喘、抗过敏、抗突变及抗肿瘤等作用;对革兰氏阳性、革兰氏阴性球菌、杆菌及某些病毒有一定的抑制作用,对金黄色葡萄球菌也具有抑制作用。

【使用禁忌】

气虚胃弱者忌用,胃溃疡及胃炎病人慎用。

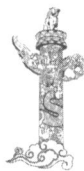

第二节　辛凉解表药

辛凉解表药又称发散风热药。辛以散风,凉可祛热,故有发散风热的作用。主要用于发热恶寒、头痛目赤、咽痛口渴、舌尖红、苔薄白、脉浮数的风热表证,以及温病初起、邪在卫分者。此外,某些解表药还可主治表邪外束,麻疹不透;肌肤有湿,复感表邪,风疹瘙痒;肺失宣降,咳嗽气喘;风邪袭表,肺失宣降,风水水肿;风寒湿痹,肢节疼痛,痈疽初起,兼有表证;风热上攻,眩晕目赤,咽喉肿痛等证。

薄　荷

【歌诀】

薄荷辛凉入肺肝,疏散风热又利咽,芳香解郁疏肝气,透发麻疹止风痒。

【性味归经】

性凉,味辛。归肺经、肝经。

【功效与作用】

宣散风热、清头目、透疹。

【临床应用】

用量3~6g,水煎服(宜后下)。外用适量。主治感冒风热、头痛、目赤、咽喉红肿疼痛、皮肤瘙痒、麻疹透发不畅等。

【药理研究】

本药有发汗、解热、缓解胃肠平滑肌痉挛、兴奋中枢神经、促进呼吸道腺体分泌而具消炎及解痉等作用;还能刺激神经末梢冷感受器产生冷感,并反向性地造成深部组织血管的变化而起到消炎、止痛、止痒作用;对革兰氏阳性、革兰氏阴性球菌和杆菌及多种病毒有一定的抑制作用。具有明显的解痉作用、保肝利胆作用、抗早孕及子宫的作用;对心血管,可麻痹心脏,扩张血管;对呼吸系统,具有祛痰作用及良好的止咳作用;促进透皮吸收,可用于抗微生物。

【使用禁忌】

阴虚血燥,肝阳偏亢,表虚汗多者忌服。本药芳香辛散,发汗耗气,故体虚多汗者不宜使用。

牛　蒡　子

【歌诀】

牛蒡辛苦性亦寒,疏散风热治外感,清热利咽止痰嗽,解毒透疹大便通。

【性味归经】

性寒,味辛、苦。归肺经、胃经。

【功效与作用】

疏散风热、宣肺透疹、消肿解毒。

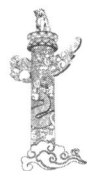

【临床应用】

用量 4.5～9.0 g,水煎服,或入散剂,或煎汤含漱。外用适量。用于风热感冒、咳嗽、咽喉肿痛、麻疹、荨麻疹、腮腺炎、痈肿疮毒等症;对猩红热、面神经麻痹也有一定的疗效。

【药理研究】

本药具有抗菌、抗病毒、降血糖、降压、抗肾病、轻度利尿、泻下作用。据报道,牛蒡子苷元具有抗肾炎的作用;牛蒡子苷和拉帕酚 A、C、F 及牛蒡子苷元、粗提物等体外对人子宫癌细胞 JTC-26 及人正常胎儿成纤维细胞 HE-1 的增殖有一定的抑制作用,与多种化疗药合用可减少或阻滞抗癌药耐药性的增加。

【使用禁忌】

脾虚便溏者禁服。

桑　叶

【歌诀】

桑叶味甘性寒凉,清肝明目火炎上,肝阳上亢头眩晕,轻清发散肺热清。

【性味归经】

性寒,味甘、苦。归肺经、肝经。

【功效与作用】

疏散风热、清肺润燥、清肝明目。

【临床应用】

用量 5～9 g,水煎服,或入丸、散剂。外用适量,煎水洗。主治风热感冒、肺热燥咳、头晕头痛、目赤昏花。

【药理研究】

本药具有降血糖、抗菌作用,能促进细胞生长,刺激真皮细胞分裂,产生新生的表皮并促使昆虫蜕皮;能促进人体蛋白质合成,排出体内胆固醇,降低血脂。药理实验表明,有抑菌、利尿、降压等作用。

【使用禁忌】

肝燥者禁用。

菊　花

【歌诀】

菊花又名为九月,清肝明目治耳聋,头目眩晕散风热,清热解毒血压平。

【性味归经】

性微寒,味甘、苦。归肺经、肝经。

【功效与作用】

散风清热、平肝明目。

【临床应用】

用量 5～9 g,水煎服,或沸水泡服。主治风热感冒、头痛眩晕、目赤肿痛、眼目昏花。

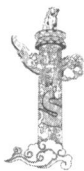

【药理研究】

本药具有抗菌、扩张冠状动脉、增加冠状动脉流量、提高心肌耗氧量等作用。

【使用禁忌】

气虚胃寒,食少泄泻之病,宜少用之。凡阳虚或头痛而恶寒者均忌用。

蝉　蜕

【歌诀】

蝉衣甘寒入肺肝,轻清散热治音哑,麻疹风疹止风痒,明目退翳又镇惊。

【性味归经】

性寒,味甘。归肺经、肝经。

【功效与作用】

散风除热、利咽透疹、解痉、退翳。

【临床应用】

用量 3~6 g,水煎服,或入丸、散剂。外用适量,煎水洗或研末敷。主治风热感冒、咽痛、音哑、麻疹不透、风疹瘙痒、目赤翳障、惊风抽搐、破伤风。

【药理研究】

本药具有解热、镇静、镇痛、抗惊厥等作用,尚有一定的抗癌、免疫抑制及抗过敏作用。实验表明,本药对机体免疫功能和变态反应有明显的抑制作用,其水提液在体外对艾氏腹水癌细胞显示出高度抗肿瘤活性。

【使用禁忌】

孕妇慎服。

葛　根

【歌诀】

葛根辛甘性和平,止渴生津走阳明,风寒风热麻疹透,脾虚泄泻清阳升。

【性味归经】

性凉,味甘、辛。归脾经、胃经。

【功效与作用】

解肌退热、生津、透疹、升阳止泻。

【临床应用】

用量 9~15 g,水煎服,或入丸、散剂。主治伤寒、温热头痛项强、烦热消渴、泄泻、痢疾、斑疹不透、高血压、心绞痛、耳聋等。

【药理研究】

葛根具有 β 受体阻断剂作用,是心血管系统作用的基础;具有明显的解热作用;可收缩或舒张平滑肌;还具有扩张冠状动脉和脑血管,增加冠状动脉血流量和脑血流量,降低心肌耗氧量,增加氧供应,降低血压、降血糖和解除肠管痉挛等作用。

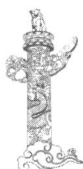

【使用禁忌】

凡中气虚而热郁于胃者,不可轻投。

柴　胡

【歌诀】

柴胡辛苦性微寒,和解少阳又调经,疏肝解郁真要药,升举阳气脏下垂。

【性味归经】

性微寒,味苦。归肝经、胆经、肺经。

【功效与作用】

和解表里、疏肝、升阳。

【临床应用】

用量3~9g,水煎服,或入丸、散剂。外用适量,煎水洗,或研末调敷。主治感冒发热、寒热往来、胸胁胀痛、月经不调、子宫脱垂、脱肛。

【药理研究】

本药具有抗炎、解热、镇静、镇痛、镇咳及抗惊厥作用,可减轻肝损伤和促进胆汁分泌;具有降血压、降低血清胆固醇以及溶血作用;具有抗溃疡、抗菌、抗病毒、抗肿瘤、升高血糖、降低血脂含量、抗辐射损伤等作用。有毒性。

【使用禁忌】

真阴亏损,肝阳上亢及肝风内动之证禁服。

升　麻

【歌诀】

升麻清热降胃火,入肺脾胃大肠经,解表透疹葛根配,升阳举陷治脱肛。

【性味归经】

性微寒,味辛,微甘。归肺经、脾经、胃经、大肠经。

【功效与作用】

发表透疹、清热解毒、升举阳气。

【临床应用】

用量3~9g,水煎服,或入丸、散剂。主治风热头痛、齿痛、口疮、咽喉肿痛、麻疹不透、阳毒发斑、脱肛、子宫脱垂等。

【药理研究】

升麻常见的品种有4个,有效成分有一定差异,临床应用大体相同,除用来发表升阳外,配葛根等对麻疹等病毒之毒血症有较好的疗效;有解热、降温、抗炎、镇痛、镇静、抗惊厥、解痉、增强免疫功能、护肝等作用。

【使用禁忌】

阴虚阳浮,喘满气逆及麻疹已透者禁服。服用过量可产生头晕、震颤、四肢拘挛等证。

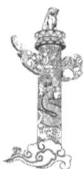

蔓 荆 子

【歌诀】

荆子轻浮苦辛平,头风目痛亦善清,凉血并能利九窍,兼治齿痛与脑鸣。

【性味归经】

性微寒,味辛、苦。归膀胱经、肝经、胃经。

【功效与作用】

疏散风热、清利头目。

【临床应用】

用量5~9 g,水煎服。主治风热感冒头痛、齿龈肿痛、目赤多泪、目暗不明、头晕目眩。

【药理研究】

本药具有抗微生物、镇痛、抗炎、降血压、抗凝、祛痰、平喘、抑癌、抑制肠管平滑肌作用。药理实验表明,可延长常压缺氧小鼠的存活时间;蔓荆子黄素对金黄色葡萄球菌等有明显抑制作用。

【使用禁忌】

胃虚体衰者慎服。

淡 豆 豉

【歌诀】

豆豉解表又除烦,心中虚烦不得眠,风寒感冒大葱配,胸中懊浓筋痉挛。

【性味归经】

性凉,味苦、辛。归肺经、胃经。

【功效与作用】

解表、除烦、宣发郁热。

【临床应用】

用量6~12 g,水煎服。用于感冒、寒热头痛及烦躁胸闷、虚烦不眠。

【药理研究】

淡豆豉具有抗凝血酶作用。

【使用禁忌】

胃气虚弱而又易作恶心者慎服。

浮 萍

【歌诀】

浮萍发汗又解表,味辛性寒入肺经,宣散风热又透疹、风疹瘙痒消水肿。

【性味归经】

性寒,味辛。归肺经。

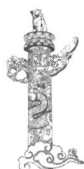

【功效与作用】

宣散风热、透疹、利尿。

【临床应用】

用量 3~9 g,水煎服,或捣汁服,或入丸、散剂。治疗麻疹不透、风疹瘙痒、尿少。外用适量,煎汤浸洗,或研末撒或调敷。

【药理研究】

本药具有解热作用;对正常蛙心无明显影响,对衰竭的蛙心有显著强心作用,尚有收缩血管和升高血压作用;具有一定的抗感染作用,能抑制蚊类幼虫生长,降低蚊类幼虫密度。尚有一定抗凝作用。可用于防治高氟所致的氟中毒。

【使用禁忌】

表虚自汗者禁服。

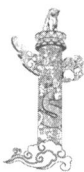

第十章　清　热　药

凡是以清热药为主组成的,具有清热、泻火、凉血、解毒等作用,用于内热、火毒、湿热、瘟疫等多种里热证的药物,称为清热药。根据不同的药物功效可分为清热泻火药、清热凉血药、清热解毒药、清热明目药、清退虚热药、清热解暑药。

第一节　清热泻火药

该类药具有清泻湿热郁火作用。主治外感热病气分高热证,以及肺热、胃火、肝火、心火等三焦、脏腑、五官火热证等。症见目赤肿痛、口舌生疮、耳鸣耳聋、牙痛、牙龈红肿、咽喉肿痛、疮疡初期红肿热痛、小便短赤、大便秘结、舌红苔黄、脉数等。

一、清气分实热药

该类药具有泻火泄热,清解气分实热的作用。主治气分实热证。清热作用较强,适用于高热烦渴、神昏、脉洪实有力、苔黄或燥等里热炽盛的证候。

石　膏

【歌诀】
石膏辛甘性大寒,气分热盛肺胃安,四大热证白虎汤,肺热咳喘治发斑。

【性味归经】
性大寒,味甘、辛。归肺经、胃经。

【功效与作用】
清热降火、除烦止渴。

【临床应用】
用量 15 ~ 60 g,水煎服(先煎)。主治外感热病、高热烦渴、肺热喘咳、胃火亢盛、头痛、牙痛。

【药理研究】
石膏具有解热和中枢镇痛作用;可减轻实验动物口渴状态,具有解渴和增强免疫功能作用。此外还具有扩张血管作用。

【使用禁忌】
脾胃虚寒及血虚、阴虚发热者忌服。

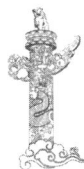

知　母

【歌诀】

知母清热苦甘寒,配伍石膏白虎全,骨蒸虚热均能退,结核消渴病可安。

【性味归经】

性寒,味苦、甘。归肺经、胃经、肾经。

【功效与作用】

清热泻火、生津润燥。

【临床应用】

用量6～12 g,水煎服。主治外感热病、高热烦渴、肺热燥咳、骨蒸潮热、内热消渴、肠燥便秘。

【药理研究】

本药具有解热、镇痛、消炎和利尿作用;抑制 Na^+,K^+-ATP 酶的活性;调节肾上腺素能和胆碱能神经系统;能延缓肝细胞对皮质醇的分解代谢;降低血糖;可抗血小板聚集;抗病原微生物;能延长环己巴比妥引起的睡眠时间;具有利胆、免疫抑制等作用。

【使用禁忌】

脾胃虚寒,大便溏泻者禁服。

栀　子

【歌诀】

栀子苦寒泻三焦,清热泻火热盛消,热病初起火未尽,目赤疮疖黄疸消。

【性味归经】

性寒,味苦。归心经、肺经、三焦经。

【功效与作用】

泻火除烦、清热利尿、凉血解毒;外用消肿止痛。

【临床应用】

用量6～10 g,水煎服,或入丸、散剂。外用适量,研末掺敷或调敷。主治温病热郁心胸、心烦、郁闷、躁扰不宁、睡眠不安;肝胆湿热郁结、黄疸、发热、小便短赤;血热妄行之吐血、衄血、尿血、跌打损伤、烫伤、烧伤等。

【药理研究】

保护消化系统;泻下;降温;增加细胞中 DNA 和蛋白质合成;抗菌;抗炎;能增强胆汁的分泌而具有利胆、抑制血中胆红素形成的作用;能抑制中枢神经系统而具镇静、降压、抗惊厥、镇痛的作用;体外实验表明,对多种致病菌有抑制作用。

【使用禁忌】

本药苦寒,不宜久服,凡脾胃虚寒便溏者慎服。

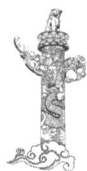

夏 枯 草

【歌诀】

夏枯草能治瘰疬,散结开郁解肝气,夜间目痛眼流泪,淋巴结核瘿瘤愈。

【性味归经】

性寒,味辛、苦。归肝经、胆经。

【功效与作用】

清火、明目、散结、消肿。火药。

【临床应用】

用量 9 ~ 15 g;大剂量 30 g,水煎服。主治目赤肿痛、目珠夜痛、头痛眩晕、瘰疬、瘿瘤、乳痈肿痛、甲状腺肿大、淋巴结结核、乳腺增生、高血压。

【药理研究】

本药具有降压、抗心律失常、抗炎、免疫抑制、降血糖、抗菌、抗病毒、抗细胞毒作用。

【使用禁忌】

脾胃气虚者慎服。

天 花 粉

【歌诀】

天花粉微甘苦寒,养胃生津消渴安,肺热燥咳热病后,清热解毒又排脓。

【性味归经】

性微寒,味甘、微苦。归肺经、胃经。

【功效与作用】

清热生津、消肿排脓。

【临床应用】

用量 10 ~ 15 g,水煎服。主治热病烦渴、肺热燥咳、内热消渴、疮疡肿毒。

【药理研究】

天花粉蛋白注射液大鼠皮下给药有抗早孕作用。天花粉注射液对大鼠和小鼠有抗癌作用,还有抗人类免疫缺陷病毒、降血糖等作用。天花粉制剂临床上用于中期妊娠、死胎、过期流产等引产。

【使用禁忌】

不宜与乌头类药材同用。

芦 根

【歌诀】

芦根甘寒入肺胃,生津止渴止呕吐,肺痈肺热脓痰臭,止咳宣肺又排脓。

【性味归经】

性寒,味甘。归肺经、胃经。

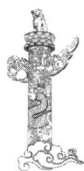

【功效与作用】

清热生津、除烦、止呕、利尿。

【临床应用】

用量15～30 g,水煎服。主治热病烦渴、胃热呕哕、肺热咳嗽、肺痈吐脓、热淋涩痛。治太阴温病、口渴甚、吐白沫黏滞不快者:梨汁、荸荠汁、鲜芦根汁、麦冬(也称麦门冬)汁、藕汁,临用时斟酌多少,和匀凉服,不甚喜凉者,重汤炖温服。

【药理研究】

本药有增强免疫的作用。

【使用禁忌】

脾胃虚寒者慎服。

淡 竹 叶

【歌诀】

淡竹叶入心胃经,甘淡性寒小肠通,清热解痉又利尿,口舌生疮心火轻。

【性味归经】

性寒,味甘、淡。归心经、胃经、小肠经。

【功效与作用】

清热除烦、利尿。

【临床应用】

用量6～9 g,水煎服。主治热病烦渴,小便赤涩淋痛,口舌生疮。不可治疗感冒、寒热头痛,烦躁胸闷,虚烦不眠。附方:发热、心烦、口渴,淡竹叶3～5 g,水煎服。

【药理研究】

淡竹叶有解热作用;利尿作用不强,但能明显增加尿中氯化物的含量;有升高血糖的作用。抑菌实验表明,水煎剂对金黄色葡萄球菌有一定的抑制作用。

【使用禁忌】

无实火、湿热者慎服,体虚有寒者禁服。

二、清热燥湿药

该类药具有清热燥湿,兼以清热泻火作用。主治外感或内伤致湿热火毒诸症。

黄 芩

【歌诀】

黄芩苦寒肺胃经,清热燥湿上焦清,泻火解毒又安胎,肺热咳嗽痰黄稠。

【性味归经】

性寒,味苦。归肺经、胆经、脾经、大肠经、小肠经。

【功效与作用】

清热燥湿、泻火解毒、止血、安胎。

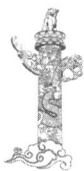

【临床应用】

用量 3~9 g,水煎服。主治湿温、暑温胸闷呕恶、湿热痞满、泻痢、黄疸、肺热咳嗽、高热烦渴、血热吐衄、痈肿疮毒、胎动不安。

【药理研究】

黄芩具有较广的抗菌谱。体外实验表明,其对杆菌、球菌有抑制作用,对流行性感冒病毒、皮肤真菌亦有作用,临床用于治疗病毒性眼病及上呼吸道感染有较好疗效。动物实验表明,水煎剂具有抗炎、增强免疫和镇静解热作用;提取物有抑制 HIV-1 生长的作用;具有抗微生物、抗变态反应、降血压、利尿、降血脂、抗血小板聚集和抗凝、保肝、修复肾损伤的作用;低剂量可促进免疫细胞增殖,高剂量则抑制免疫细胞增殖;延缓白内障的发生。

【使用禁忌】

脾胃虚寒,少食便溏者禁服。

黄 连

【歌诀】

黄连苦寒心胃经,清热泻火中焦行,胃火炽盛虚烦症,疗毒目赤口疮宁。

【性味归经】

性寒,味苦。归心经、脾经、胃经、肝经、胆经、大肠经。

【功效与作用】

清热燥湿、泻火解毒。

【临床应用】

用量 2~5 g,水煎服。主治湿热痞满、呕吐吞酸、泻痢、黄疸、高热神昏、心火亢盛、血热吐衄、目赤、牙痛、消渴、痈肿疔疮。外用适量,主治湿疹、湿疮、耳道流脓。

【药理研究】

本药具有抗菌、抗病毒及原虫、利胆、抗腹泻、抗炎和抗脑缺血、抗微生物、降压、抗心肌缺血及心肌梗死、抗心律失常、抑制中枢神经系统、止腹泻、抗溃疡、利胆、降血糖、抑制 DNA 的合成、抑制血小板聚集等作用。

【使用禁忌】

胃虚呕恶,脾虚泄泻,五更肾泻者,均慎服。

黄 柏

【歌诀】

黄柏入肾膀胱经,湿疹疮疡除骨蒸,皮肤湿疹瘙痒症,肝病黄疸与淋痛。

【性味归经】

性寒,味苦。归肾经、膀胱经。

【功效与作用】

清热燥湿,泻火除蒸,解毒疗疮,长于清下焦湿热。

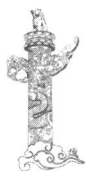

【临床应用】

用量 3 ~ 12 g,水煎服。外用适量。主治湿热泻痢,黄疸尿赤,带下阴痒,热淋涩痛,脚气痿躄,骨蒸劳热,盗汗,遗精,疮疡肿毒,湿疹湿疮。盐关黄柏可滋阴降火。用于阴虚火旺,盗汗骨蒸。

【药理研究】

黄柏水煎剂或醇浸剂在体外对金黄色葡萄球菌、白色葡萄球菌、溶血性链球菌、肺炎球菌、炭疽杆菌、霍乱弧菌、白喉杆菌、枯草杆菌、大肠埃希菌、铜绿假单胞菌、伤寒杆菌、副伤寒杆菌、脑膜炎双球菌等,均有不同程度的抑制作用。黄柏对福氏痢疾杆菌、志贺痢疾杆菌有较强的抑制作用。另外,黄柏煎剂、水浸剂于体外对多种致病性皮肤真菌、阴道滴虫等均有不同程度的抑制作用。

黄柏去掉小檗碱的提取物皮下注射或灌服,对阿司匹林或结扎幽门引起的大鼠胃溃疡有显著抑制作用,对小鼠应激性溃疡也有抑制作用。

关黄柏流浸膏腹腔注射,对麻醉猫有明显的降压作用,对心率则无影响。此外,黄柏尚有解热、抗炎抗血小板聚集等作用。

【使用禁忌】

脾虚泄泻,胃弱食少者忌服。

龙 胆 草

【歌诀】

龙胆苦寒入胆肝,清热燥湿退黄疸,湿热带下阴痒症,目赤惊风治耳聋。

【性味归经】

性寒,味苦。归肝、胆经。

【功效与作用】

泻肝胆实火,除下焦湿热。

【临床应用】

用量 3 ~ 6 g,水煎服,或入丸、散剂。外用适量,煎水洗,或研末调搽。主治肝经热盛、惊痫狂躁、乙型脑炎、头痛、目赤、咽痛、黄疸、热痢、痈肿疮疡、阴囊肿痛、阴部湿痒。治疗急性肝炎、胆囊炎、肾盂肾炎、膀胱炎、盆腔炎、宫颈炎、中耳炎、眼结膜炎、角膜炎、口腔炎、带状疱疹等细菌、病毒引起的急性感染性疾病。治疗湿疹、药疹等过敏性、免疫性疾病。作为健胃剂,小量使用治疗食欲缺乏。

【药理研究】

药理实验表明,龙胆或龙胆苦苷能促进胃液和胃酸分泌,有利胆、保肝、利尿作用。抗菌作用:龙胆草水浸剂在试管内对石膏样毛癣菌星形奴卡氏菌等皮肤真菌有不同程度的抑制作用;龙胆煎剂对铜绿假单胞菌、变形杆菌、伤寒杆菌、痢疾杆菌、金黄色葡萄球菌等有不同程度的抑制作用。龙胆碱对小鼠中枢神经系统呈兴奋作用,但较大剂量时则出现麻醉作用。獐牙菜苦苷能抑制中枢神经系统,具有镇痛和镇静作用。对肠及子宫平滑肌有解痉作用。大量服用时,可妨碍消化,时有头痛,颜面潮红,陷于昏眩。曾用含

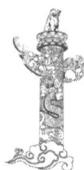

龙胆(品种未注明)的化癌丹试用于小鼠艾氏腹水小癌,证明有抗肿瘤的作用。龙胆酊大剂量对麻醉动物有降压作用,并能抑制心脏,使心率减慢。

【使用禁忌】

脾胃虚弱作泄及无湿热实火者忌服,勿空腹服用。

苦　参

【歌诀】

苦参苦寒泻心肝,清热燥湿利下焦,皮肤湿疹瘙痒症,肝病黄疸与淋痛。

【性味归经】

性寒,味苦。归心经、肝经、胃经、大肠经、膀胱经。

【功效与作用】

清热燥湿、杀虫、利尿。

【临床应用】

用量4.5~9.0 g,水煎服,或入丸、散剂。治疗热痢、便血、黄疸尿闭、赤白带下、阴肿阴痒、湿疹、湿疮、皮肤瘙痒、疥癣麻风。外用适量,煎汤洗患处,治疗滴虫性阴道炎。

【药理研究】

煎剂及其中所含苦参碱给家兔口服或注射,皆可产生利尿作用;高浓度煎剂在试管中对结核分枝杆菌有抑制作用;煎剂、水浸液在体外对某些常见皮肤真菌有抑制作用;醇浸膏在体外有抗滴虫作用;苦参碱注射于家兔,可出现中枢神经麻痹现象,同时发生痉挛,终则呼吸停止而死。注射于青蛙,初呈兴奋,继则麻痹,呼吸变为缓慢而不规则,最后发生痉挛,以致呼吸停止而死,其痉挛的发作可能起因于脊髓反射的亢进。对家兔的最小致死量为0.4 g/kg。有正性肌力作用,剂量过大则心脏出现自发性收缩及兴奋性降低;抗心律失常;抗心肌缺血;扩张血管,增加灌流量;可拮抗咖啡因的兴奋中枢作用;可平喘、抗过敏;抑制免疫系统功能;升高白细胞;抗肿瘤、抗炎、抗病原微生物、增强小鼠小肠的推进功能,保护胃黏膜损伤等。有毒。

【使用禁忌】

本药苦寒败胃损肾,脾胃虚寒、肾虚无热者禁服。不宜与藜芦同用。

第二节　清热凉血药

该类药多入心肝经,具有清热凉血,兼以滋润、活血作用。主治外感热病热入营血之神昏谵语,以及火热内生之火热妄行诸证。

生地黄

【歌诀】

生地生性甘苦寒,能入心肝肾三经,清热凉血兼滋阴,热病伤津口渴干。

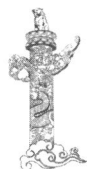

【性味归经】

生地黄:性寒,味甘。归心经、肝经、肾经。鲜地黄:性寒,味甘、苦。归心经、肝经、肾经。

【功效与作用】

生地黄:清热凉血、养阴、生津。鲜地黄:清热生津,凉血,止血。属清热药下属分类的清热凉血药。

【临床应用】

生地黄用量9～15 g,鲜地黄用量加倍,水煎服。生地黄常主治热病舌绛烦渴、阴虚内热、骨蒸劳热、内热消渴、吐血衄血、发斑发疹。鲜地黄用于热病伤阴,舌绛烦渴,温毒发斑,吐血,衄血,咽喉肿痛。

【药理研究】

药理实验证实,本药能提高免疫功能,有降血糖、抗肿瘤、抗过敏、保护心血管系统、抗真菌、止血、抗弥漫性血管内凝血和抗炎等作用。

【使用禁忌】

脾虚泄泻、胃寒食少、胸膈有痰者慎服。

玄　参

【歌诀】

玄参清热又凉血,能清肺肾胃经热,解毒散结脱疽证,肺虚潮热咽喉痛。

【性味归经】

性微寒,味甘、苦、咸。归肺经、胃经、肾经。

【功效与作用】

凉血滋阴、泻火解毒。

【临床应用】

用量9～15 g,水煎服,或入丸、散剂。治疗热病伤阴、舌绛烦渴、温毒发斑、津伤便秘、骨蒸劳嗽、目赤、咽痛、瘰疬、白喉、痈肿疮毒、高血压。外用捣敷或研末调敷。治咽喉连舌肿痛:玄参、射干、黄药子各15 g,水煎服。

【药理研究】

北玄参水浸、醇浸液灌服或注射给正常猫、犬、兔及肾型高血压犬均有降压作用,醇浸膏还能抗缺氧、抗心肌缺血、增加心肌营血量;水浸液对离体豚鼠支气管有明显的舒张作用,并能加强肾上腺素的作用。另具有解热、抗菌、保护心肌缺血、解痉、降血压、降血糖等作用。

【使用禁忌】

脾虚便溏或脾胃有湿者禁服。不宜与藜芦同用。

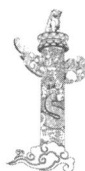

牡 丹 皮

【歌诀】

丹皮清热又凉血,活血散瘀除大热,辛苦微寒治肠痈,虚热经闭散瘀结。

【性味归经】

性微寒,味苦、辛。归心经、肝经、肾经。

【功效与作用】

清热凉血、活血化瘀。

【临床应用】

用量6~12 g,水煎服。主治温毒发斑、吐血衄血、夜热早凉、无汗骨蒸、经闭痛经、痈肿疮毒、跌打伤痛。

【药理研究】

牡丹皮具有镇静、解痉、止痛、抗血凝等作用。

【使用禁忌】

孕妇慎用。

赤 芍

【歌诀】

赤芍苦寒入肝经,清热凉血能调经,血热妄行发斑证,跌打损伤与疮痈。

【性味归经】

性微寒,味苦。归肝经、脾经。

【功效与作用】

清热凉血、散瘀止痛。

【临床应用】

用量6~12 g,水煎服。主治温毒发斑、吐血衄血、目赤肿痛、肝郁胁痛、经闭痛经、癥瘕腹痛、跌扑损伤、痈肿疮疡。

【药理研究】

本药具有抗血栓、抗血小板聚集、降血脂、抗动脉硬化作用。小剂量轻度抑制心脏,大剂量明显抑制心脏,并有传导阻滞作用,使冠状动脉流量增加及减少外周阻力,可治疗和预防心脏功能降低。还具有抗肿瘤、保肝、清除氧自由基、解除肠痉挛、抑菌、排钠等作用。提取物在体外对肾上腺素、腺苷二磷酸、烙铁头蛇毒和花生烯酸诱导的血小板聚集均有明显抑制作用。水煎剂在体外对伤寒杆菌、痢疾杆菌、金黄色葡萄球菌、溶血性链球菌等有较强抑制作用。正丁醇提取物腹腔注射对小鼠肉瘤 S-180 实体型有抑制作用。因本药含苯甲酸及酚类,可配合其他中草药作为化妆品的防腐剂。

【使用禁忌】

不宜与藜芦同用。血虚无瘀之症及痈疽已溃者慎服。

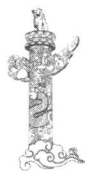

紫 草

【歌诀】

紫草清热又凉血,解毒透疹大便结,与油调和治湿疹,能入心肝性寒甘。

【性味归经】

性寒,味甘、咸。归心经、肝经。

【功效与作用】

凉血、活血、解毒透疹。

【临床应用】

用量5～9 g,水煎服。外用适量,熬膏或用植物油浸泡涂擦。主治血热毒盛、斑疹紫黑、麻疹不透、疮疡、湿疹、水火烫伤。

【药理研究】

本药具有抗炎、解热、镇静、镇痛、抗病原微生物、抗肿瘤、抗生育、兴奋平滑肌等作用。目前认为,紫草素及乙酰紫草素是抗炎症的主要成分。此外,抗促性腺激素的作用至少部分是紫草酸的作用,这种成分占紫草干重的20%～30%。

【使用禁忌】

胃肠虚寒便溏者禁服,忌用水洗。

第三节 清热解毒药

该类药具有清热解毒作用。主治外感或内生湿热火毒诸证。症见烦躁狂乱、头面红肿热痛、口鼻生疮、咽喉不利、疮疡疔毒、化脓溃烂、大便燥结等。

金 银 花

【歌诀】

金银花又名双花,藤名忍冬利膝关,清热解毒血分热,痈毒热痢咽喉痛。

【性味归经】

性寒,味甘。归肺经、心经、胃经。

【功效与作用】

清热解毒、凉散风热。

【临床应用】

用量6～15 g,水煎服,或入丸、散剂。外用适量,捣敷。主治痈肿疔疮、喉痹、丹毒、热毒血痢、风热感冒、温病发热。现临床上多制成各种制剂,用于治疗咽喉炎症、肺结核并发呼吸道感染、肺炎和细菌性痢疾、外科化脓性感染、子宫颈糜烂以及眼科急性炎症。

【药理研究】

本药具有抗病原微生物、抗毒、抗炎、解热、增强炎细胞吞噬功能、降血脂、兴奋中枢、抗生育、预防胃溃疡、兴奋子宫作用。

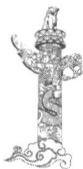

【使用禁忌】

脾胃虚寒及疮疡属阴证者慎服。

连　翘

【歌诀】

连翘苦寒入肝胆,清热解毒又消痈,外感风热温热病,疮家要药瘰疬平。

【性味归经】

性微寒,味苦。归肺经、心经、小肠经。

【功效与作用】

清热解毒、消肿散结。

【临床应用】

用量6～15g,水煎服。主治痈疽、瘰疬、乳痈、丹毒、风热感冒、温病初起、温热入营、高热烦渴、神昏发斑、热淋尿闭。

【药理研究】

本药具有抗微生物、抑制磷酸二酯酶和脂肪氧化酶,以及镇吐、抗肝损伤、抗炎、抑制弹性蛋白酶活性、降低自发性高血压等作用。

【使用禁忌】

气虚、阴虚发热及脾胃虚热者慎服。

蒲 公 英

【歌诀】

蒲公英清热解毒,甘苦性寒肝胃经,乳痈肠痈肺痈证,利湿退黄热淋通。

【性味归经】

性寒,味苦、甘。归肝经、胃经。

【功效与作用】

清热解毒,利尿散结。

【临床应用】

用量9～30g,水煎服,或捣汁服,或入散剂。治疗急性乳腺炎、淋巴腺炎、瘰疬、疔毒疮肿、急性结膜炎、感冒发热、急性扁桃体炎、急性支气管炎、胃炎、肝炎、胆囊炎、尿路感染。

【药理研究】

本药具有抗病原微生物、抗肿瘤、抗胃溃疡、利胆及保肝作用;低浓度时直接兴奋离体蛙心,而高浓度时则呈抑制作用;能提高离体十二指肠的紧张性并加强其收缩力,临床认为有健胃和轻泻作用;注射液在试管内对金黄色葡萄球菌耐药菌株、溶血性链球菌有较强的杀菌作用,对肺炎球菌、脑膜炎球菌、白喉杆菌、铜绿假单胞菌、变形杆菌、痢疾杆菌、伤寒杆菌及卡他球菌亦有一定的杀菌作用。毒性:小白鼠静脉注射蒲公英注射液的半数致死量(median lethal dose, LD_{50})为(58.88±7.94)g/kg,小鼠、兔亚急性毒性实验中尿可出现少量管型,肾小管上皮细胞肿胀,煎剂给大鼠口服,吸收良好,尿中能保持一

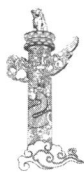

定的抗菌作用。

【使用禁忌】

非实热证及阴疽者禁服。

大 青 叶

【歌诀】

大青味苦性大寒,清热解毒疗腮痉,温热神昏发斑证,口舌生疮咽喉痛。

【性味归经】

性寒,味苦。归心经、胃经。

【功效与作用】

清热解毒、凉血清斑。

【临床应用】

用量 10 ~ 15 g,水煎服。主治温病、血热发斑、壮热不退、疗腮、喉痹、丹毒以及血热妄行的上部出血症等。

【药理研究】

本药具有抗病原微生物及抗内毒素的作用。对大鼠有利尿作用,对大鼠蛋清性"关节炎"及右旋糖酐性"关节炎"均有明显的抗炎作用。

【使用禁忌】

非实热火毒者慎服,脾胃虚寒者禁服。

板 蓝 根

【歌诀】

板蓝根即大青根,苦寒凉血抗病毒,青黛与之同一类,疮痒湿疹耳流脓。

【性味归经】

性寒,味苦。归心经、胃经。

【功效与作用】

清热解毒、凉血利咽。

【临床应用】

用量 9 ~ 15 g,水煎服。主治流行性感冒、流行性脑脊髓膜炎、乙型脑炎、肺炎、丹毒、热毒发斑、神昏吐衄、咽肿、疗腮、疮疹等。

【药理研究】

本药具有抗细菌、抗病毒、抗内毒素、抗癌、增强免疫调节等作用,对乙型肝炎病毒有中度抑制作用,对金黄色葡萄球菌等多种致病菌以及钩端螺旋体均有抑制作用。

【使用禁忌】

脾胃虚寒、无实热火毒者慎服。

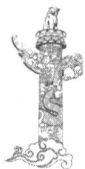

山豆根

【歌诀】

山豆根治咽肿痛,苦寒入肺虚火清,早期肺癌膀胱癌,常配白花功效增。

【性味归经】

性寒,味苦,有毒。归肺经、胃经。

【功效与作用】

清热解毒、消肿利咽。

【临床应用】

用量 3~6 g,水煎服。外用适量,研末涂患处。主治火毒蕴结、咽喉肿痛;外治诸热肿、毒虫咬伤。

【药理研究】

山豆根具有抗肿瘤、增强免疫功能、抗溃疡、抑制高级中枢、兴奋低级中枢的作用,其中生物碱是其抗肿瘤的有效成分,对多种实验中的肿瘤有抑制作用。苦参碱还具体外抑菌作用。对兔、小鼠四氯化碳急性肝损伤和小鼠 D-氨基半乳糖肝损伤均有保护作用。此外,苦参碱、氧化苦参碱、槐果碱等对大、小鼠 5 种关节炎动物模型有抗炎作用。山豆根碱及苦参碱等生物碱具解痉平喘作用。此外,苦参碱、氧化苦参碱、槐果碱及山豆根碱有抗心律失常作用;且具双向免疫功能。大剂量时出现恶心、呕吐、腹痛、腹泻、抽搐、昏迷等,甚至引起呼吸衰竭而致死,注意慎用。现代临床用于治疗咽喉肿痛、乙型肝炎、慢性活动性肝炎、气管炎哮喘、乙型脑炎等。

【使用禁忌】

脾胃虚寒泄泻者忌服。

蚤　休

【歌诀】

蚤休苦寒入肝经,清热解毒散结肿,瘰疬结核蛇咬伤,小儿高热又定惊。

【性味归经】

性微寒,味苦。有小毒。归肝经。

【功效与作用】

清热解毒、消肿止痛、凉肝定惊。

【临床应用】

用量 3~9 g,水煎服;或研末,每次 1~3 g。外用适量,磨汁涂布、研末调敷或鲜品捣敷。主治疔疮痈肿、咽喉肿痛、毒蛇咬伤、跌扑伤痛、惊风抽搐。

【药理研究】

本药水煎剂有抑菌止咳作用;皂苷部分有抗癌作用,并有镇痛和镇静作用。还有抗菌、杀精子、止血、加强子宫收缩等作用。有毒。

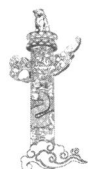

【使用禁忌】

虚寒证、阴性疮疡及孕妇禁服。

地　丁

【歌诀】

地丁功同蒲公英,辛苦甘寒心肝经,清热解毒疗痈证,毒蛇咬伤鲜汁用。

【性味归经】

性寒,味苦、辛。归心经、肝经。

【功效与作用】

清热利湿、解毒消肿。

【临床应用】

用量 15～30 g,水煎服,单味大量可用至 30～60 g。外用适量,捣烂外敷患处。主治热毒痈结所致之疔疮痈肿、乳痈、肠痈、丹毒等症,以及肝热目赤肿痛、毒蛇咬伤等。

【药理研究】

本药有抗病原微生物、利胆、利尿和轻泻等作用,对金黄色葡萄球菌、卡他球菌、链球菌、肺炎球菌均有抑制作用。近期从全草中分离出一种在体外实验中具有高活性抗Ⅰ型人类免疫缺陷病毒的高分子化合物,分子量为 10 000～15 000 的磺化多聚糖。

【使用禁忌】

阴疽漫肿无头及脾胃虚寒者慎服。

穿心莲

【歌诀】

穿心莲清热解毒,苦寒心肺大肠经,外感温热咽喉肿,肺热淋浊与疮痈。

【性味归经】

味苦,性寒。归肺经、胃经、肝经。

【功效与作用】

清热解毒、凉血、消肿。

【临床应用】

用量 6～9 g,水煎服。外用适量。主治感冒发热、咽喉肿痛、口舌生疮、顿咳劳嗽、泄泻痢疾、热淋涩痛、痈肿疮疡、毒蛇咬伤。

【药理研究】

本药主要具有解热作用;多种穿心莲内酯及各种注射剂均有解热效果;还有抗病原微生物及抗炎、增强免疫功能;总黄酮体内体外能抑制腺苷二磷酸诱导的血小板聚集,对抗异丙肾上腺素所致大鼠心肌损伤和实验性心肌梗死兔有一定保护作用;另外,还有保肝利胆、抗肿瘤、抗蛇毒、抗生育作用;能明显抑制钙调素激活靶酶环核苷酸磷酸二酯酶的活性;对牛眼晶状体内醛糖还原酶有一定抑制作用;有抑制大肠埃希菌的作用,且对大肠埃希菌毒素引起的腹泻有对抗作用。

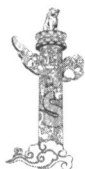

【使用禁忌】

阳虚及脾胃虚寒者慎用。不宜过量或久服。

鱼 腥 草

【歌诀】

鱼腥草寒入肺经,清热解毒治肺痈,湿热淋浊均能治,浓痰疮疡咳百日。

【性味归经】

性微寒,味辛。归肺经。

【功效与作用】

清热解毒、消痈排脓、利尿通淋。

【临床应用】

用量15～25 g,水煎服,不宜久煎;鲜品用量加倍,水煎或捣汁服。外用适量,捣敷或煎汤熏洗患处。主治肺脓肿、痰热咳嗽、肺炎、水肿、脚气、尿路感染、白带过多、痈肿疮毒、热痢、热淋。

【药理研究】

本药有抗菌、抗病毒、免疫增强及利尿作用。鲜汁对金黄色葡萄球菌有抑制作用。水煎剂在体外可明显促进人体白细胞吞噬金黄色葡萄球菌的能力。此外,尚具有抗肿瘤及利尿作用。

【使用禁忌】

虚寒证及阴性外疡忌服。

败 酱 草

【歌诀】

败酱草辛苦微寒,清热解毒治疮痈,产后瘀血腹痛证,目赤黄疸亦能清。

【性味归经】

性凉,味辛、苦。归胃经、大肠经、肝经。

【功效与作用】

清热解毒、祛瘀排脓。

【临床应用】

用量9～15 g,水煎服。主治阑尾炎、痢疾、肠炎、肝炎、眼结膜炎、产后瘀血腹痛。外用鲜品适量,捣烂敷患处,治疗痈肿疔疮。

【药理研究】

本药提取物有促进肝细胞再生、防止肝细胞变性、改善肝功能的作用;醇提物有显著的镇静作用。体外实验,对金黄色葡萄球菌、溶血性链球菌、大肠埃希菌等有较强抑制作用。

【使用禁忌】

脾胃虚弱及孕妇慎服。

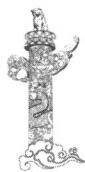

白花蛇舌草

【歌诀】

白花蛇舌草苦寒,清热解毒抗肿瘤,湿热下注热淋证,利湿退黄癥瘤平。

【性味归经】

性凉,味微苦、微甘。归胃经、大肠经、小肠经。

【功效与作用】

清热、利湿、解毒、抗癌。

【临床应用】

用量50～100 g,水煎服,或捣汁服。外用适量,捣敷。主治肺热喘咳、咽喉肿痛;湿热黄疸、胃炎、胆囊炎、胆石症;肠炎、痢疾、肾盂肾炎、尿道炎、盆腔炎;热毒疮疡、肺痈、肠痈、毒蛇咬伤。内服外敷均可。

【药理研究】

本药可增强免疫功能,有抗菌、抗肿瘤作用;大剂量时对离体兔肠呈显著的抑制作用,并可对抗乙酰胆碱或肾上腺素引起的肠兴奋或抑制作用,增强肾上腺皮质功能。

【使用禁忌】

阴疽,脾胃虚寒,孕妇慎用。

射 干

【歌诀】

射干苦寒专利咽,清热解毒痰热壅,肺热咳痰化脓证,疮疖痈肿亦可安。

【性味归经】

性寒,味苦。归肺经。

【功效与作用】

清热解毒、消痰、利咽。

【临床应用】

用量3～9 g,水煎服。主治热毒痰火郁结、咽喉肿痛、痰涎壅盛、咳嗽气喘。具有抗菌、抗病毒、消炎作用,对治疗病毒性咽喉炎有很大意义,特别用于治疗喉头痉挛水肿效果较好。此外,与其他中药配伍对感冒、气管炎、慢性胃炎疗效颇佳。

【药理研究】

本药具有抗炎、解热、抗过敏、抗微生物、祛痰、抗凝血、促进唾液分泌、降血压、利胆、利尿、增进神经细胞生存和生长等作用。

【使用禁忌】

病无实热、脾虚便溏及孕妇忌服。

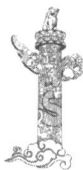

土 茯 苓

【歌诀】

土茯苓味甘淡平,清热解毒热淋清,湿疹牛皮与梅毒,利湿通淋关节痛。

【性味归经】

性平,味甘、淡。归胃经、肝经。

【功效与作用】

解毒利尿、通利关节。

【临床应用】

用量 15～60 g,水煎服。主治湿热淋浊、带下、痈肿、瘰疬、疥癣、梅毒及汞中毒所致的肢体拘挛、筋骨疼痛。现代临床用土茯苓复方治疗急性肾小球肾炎和慢性肾炎急性发作疗效良好;还可用于治疗乙型肝炎、前列腺炎、急性睾丸炎、阴道炎、溃疡性结肠炎以及治疗痛风、膝关节积液、淋病性尿道炎。

【药理研究】

本药水提物在抗原致敏及攻击后给药均明显地抑制了三硝基氯苯所致的小鼠接触性皮炎,以攻击后给药作用较强;还具抗菌作用;此外,对移植性肿瘤艾氏腹水癌和对黄曲霉素 B 致大鼠肝癌病变均有一定抑制作用。

【使用禁忌】

肝肾阴虚者慎服。

白 头 翁

【歌诀】

白头翁性苦又寒,清热解毒治痢全,凉血止血里后重,阿米巴痢与滴虫。

【性味归经】

性寒,味苦。归胃经、大肠经。

【功效与作用】

清热解毒、凉血止痢。

【临床应用】

用量 10～15 g,水煎服,或入丸、散剂。治疗细菌性痢疾、阿米巴痢疾、鼻出血、痔疮出血等。外用适量,捣敷。此外,还有抗滴虫、镇静、镇痛等作用。治疗阿米巴痢疾:白头翁根茎 15～30 g,水煎分 3 次服,7 d 为一疗程。治疗细菌性痢疾:白头翁 15 g,黄柏 9 g,秦皮 5 g,木香、陈皮、甘草各 2.5 g,水煎服。

【药理研究】

本药煎剂及其皂苷体内外均有明显的抗阿米巴原虫作用,毒性很低;水提醇沉物注射液能明显抑制体内移植瘤和荷瘤小鼠存活时间,还能提高机体免疫力,降低脾指数,升高胸腺指数;乙醇提取液对试管内的多种细菌和真菌有不同程度的抑制作用,抗菌有效成分是原白头翁素和白头翁素;还具有抗菌、抗阿米巴原虫、抗病原体、镇静、镇痛

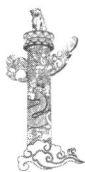

等作用。

【使用禁忌】

虚寒泻痢者慎服。

白 鲜 皮

【歌诀】

白鲜皮清热苦寒,解毒除湿肤痒安,风疹热毒瘙痒症,皮肤真菌亦能清。

【性味归经】

性寒,味苦。归脾经、胃经。

【功效与作用】

清热燥湿、祛风解毒。

【临床应用】

用量4.5~9.0 g,水煎服。外用适量,煎汤洗或研粉敷。治疗湿热疮毒、黄水疮、湿疹、风疹、疥癣、疮癞、风湿痹、黄疸尿赤等症。

【药理研究】

本药对多种致病真菌有抑制作用;能增强心肌收缩力,收缩血管;对子宫及肠平滑肌有强力的收缩作用;抑制免疫功能,尚具有一定的抗癌作用。水浸液对多种皮肤真菌均有不同程度的抑制作用;水浸液对温热刺激发热之兔有解热作用;对细胞免疫和体液免疫均有抑制作用,而不导致脾萎缩;本药多糖还能提高网状内皮系统的吞噬功能;白鲜碱对离体蛙心有兴奋作用,可使心肌张力增加,对离体兔耳血管有明显的收缩作用,崖椒碱能抗心律失常。此外,本药能缩短凝血时间,松弛血管,梣酮对大鼠有抗生育、抗受精作用,白鲜碱有体外抗癌活性。胡卢巴碱大鼠灌服 LD_{50} 为 5 g/kg。

【使用禁忌】

虚寒证禁服。

秦 皮

【歌诀】

秦皮味苦性涩寒,能入大肠与肝胆,清热解毒能止痢,清肝明目翳障平。

【性味归经】

性寒,味苦、涩。归肝经、胆经、大肠经。

【功效与作用】

清热燥湿、收涩、明目。

【临床应用】

用量6~12 g,水煎服。外用适量,煎洗患处。主治热痢、泄泻、赤白带下、目赤肿痛、目生翳膜。

【药理研究】

本药具有抗菌、抗炎、镇痛作用,可用于"痛风"性关节炎,影响花生四烯酸代谢;还

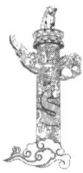

有止咳、祛痰、平喘作用。

【使用禁忌】

脾胃虚寒者禁服。

马 齿 苋

【歌诀】

又酸又寒马齿苋,湿热热毒下痢安,疮疡皮疹崩漏证,产后出血止流产。

【性味归经】

味酸,性寒。归大肠经、肝经。

【功效与作用】

清热解毒、凉血止血。

【临床应用】

用量 9～15 g,鲜品用量 30～60 g,水煎服。外用适量,捣敷患处。主治肠炎、细菌性痢疾、疔疮肿毒、蛇虫咬伤、痔疮肿痛、湿疹、急性皮炎、亚急性皮炎、带状疱疹、产后及功能性子宫出血、阑尾炎、钩虫病。

【药理研究】

本药有收缩子宫的作用,影响心血管和呼吸系统,对骨骼肌呈双向作用,使小肠收缩张力、振幅和频率均增加。本药煎剂对豚鼠离体小肠有抑制作用;抗菌作用;具有降胆固醇作用;能促进上皮细胞功能的正常化及溃疡的愈合;有利尿作用。醇提取物或水煎剂对多种痢疾杆菌有显著抑制作用;还对大肠埃希菌、伤寒杆菌、金黄色葡萄球菌及杜盎小芽孢癣菌等致病性皮肤真菌有抑制作用,对痢疾杆菌能产生耐药性;还能促进溃疡愈合、收缩血管、调血脂。

【使用禁忌】

脾虚便溏者及孕妇禁用。

红 藤

【歌诀】

红藤又名大血藤,清解热毒散瘀肿,跌打损伤肠痈证,妇人经痛关节痛。

【性味归经】

性平,味苦。归大肠经、肝经。

【功效与作用】

清热解毒、活血祛风、止痛。

【临床应用】

用量 5～15 g,水煎服,或研末,或浸酒服用。外用适量,捣敷于患处。主治肠痈腹痛、经闭痛经、风湿痹痛、跌扑肿痛。

【药理研究】

本药水提醇沉物可提高耐缺氧能力、减弱心缩力、减慢心率、减少心输出量、减轻心

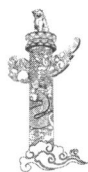

肌梗死和心肌缺血程度、改善心肌梗死所致心肌乳酸代谢紊乱,具直接扩张冠状动脉的作用,对胃肠道平滑肌具抑制作用,亦具降压、增加血液中 cAMP 和 cGMP 含量的作用。

【使用禁忌】

孕妇慎服。

第四节　清热明目药

该类药具有清肝热、散风热作用。主治肝热和风热目疾,常用于肝热上扰所致的目疾。

决明子

【歌诀】

决明子清肝明目,甘苦咸寒入肝胆,能治目赤白内障,降压降脂大便通。

【性味归经】

性微寒,味苦、甘。归肝经、肾经、大肠经。

【功效与作用】

清热明目、润肠通便。

【临床应用】

用量 10~15 g,大量可用至 30 g,水煎服,或研末,或泡茶饮。外用适量,研末调敷。主治虚火上攻或肝经风热等所致目赤肿痛、畏光多泪以及夜盲症;热结便秘、肠燥便秘;肝阳上亢之头晕头痛等。

【药理研究】

本药具有抗菌、预防动脉粥样硬化、抗血小板凝集的作用,以及保肝、泻下、促进胃液分泌、抑制 15-羟基前列腺素脱氢酶的作用;可抑制细胞免疫功能,但对体液免疫功能无影响,可增强巨噬细胞吞噬功能;其水浸液有降压、利尿作用,并有缓泻、收缩子宫作用;其醇浸出液对葡萄球菌及白喉、巨大芽孢、伤寒、副伤寒、乙型副伤寒、大肠等杆菌均有抑制作用;其水浸剂对多种致病性皮肤真菌均有抑制作用,并有降血脂的作用。毒性:致癌及生殖毒性。

【使用禁忌】

脾虚便溏者慎服。

青葙子

【歌诀】

青葙明目入肝经,目赤翳障均有功,肝阳上亢眩晕症,青光压高要禁用。

【性味归经】

性微寒,味苦。归肝经。

【功效与作用】

清肝、明目、退翳。

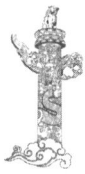

【临床应用】

用量 9~15 g，水煎服。治疗肝热目赤、眼生翳膜、视物昏花、肝火眩晕。

【药理研究】

本药具有降眼压、降血压、抑菌、缩短家兔血浆再钙化时间的作用。青果水提液具抗乙型肝炎表面抗原(HBsAg)作用；青果能兴奋唾液腺、增加唾液分泌从而起助消化作用。

【使用禁忌】

肝虚目疾不宜单用，瞳孔散大、青光眼病人禁服。

谷 精 草

【歌诀】

谷精又名谷精珠，明目退翳风火清，常治畏光怕光证，皮肤真菌亦可清。

【性味归经】

性平，味辛、甘。归肝经、肺经。

【功效与作用】

疏散风热、明目退翳。

【临床应用】

用量 4.5~9.0 g，水煎服。主治肝经风热所致之目赤肿痛、目生翳膜、畏光多泪、雀盲、头痛、齿痛、喉痹、鼻出血等。

【药理研究】

本药有抗菌作用。水浸剂在试管内对奥杜盎氏小芽孢癣菌、铁锈色小芽孢癣菌等均有不同程度的抑制作用。毛谷精草水浸剂，也对絮状表面癣菌、羊毛状小芽孢癣菌等皮肤真菌有效。其煎剂对铜绿假单胞菌作用较强，对肺炎球菌和大肠埃希菌作用弱。

【使用禁忌】

血虚目疾慎服，忌用铁器煎药。

木 贼

【歌诀】

草名木贼甘苦平，专治流泪目不明，翳膜目赤均退净，头风目痛亦善清。

【性味归经】

性平，味甘、苦。归肺经、肝经。

【功效与作用】

疏风散热、退翳、止血。

【临床应用】

用量 3~9 g，水煎服。主治目赤肿痛、目生云翳、迎风流泪、喉痛、痈肿、便血、血痢、脱肛、崩漏。

【药理研究】

本药具有持久性的降压作用，有明显增强戊巴比妥钠的中枢抑制作用。可提高电

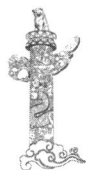

击惊厥的阈值,制止癫痫样发作;能显著降低血清总胆固醇、甘油三酯含量,对实验性高脂血症有防治作用;抑制血小板聚集,缩短凝血及出血时间;在体外有广泛的抑菌作用,并有抗病毒活性及抗疟作用。木贼有扩张外周血管作用和降低毛细血管通透性作用;所含脂肪酸及酯有镇痛作用;醇提物低浓度兴奋回肠,高浓度抑制。

【使用禁忌】

脾胃虚寒者忌用。

密　蒙　花

【歌诀】

清肝明目密蒙花,畏光多泪常用它,味甘微寒入肝经、泻火退翳目光明。

【性味归经】

性微寒,味甘。归肝经。

【功效与作用】

清热养肝泻火、明目退翳。

【临床应用】

用量 3～9 g,水煎服。主治目赤肿痛、多泪畏光、眼生翳膜、肝虚目暗、视物昏花。

【药理研究】

密蒙花可降低小肠及皮肤毛细管的通透性,对细胞毒素有抑制作用,以及具有抗炎、解痉、利尿、促进胆汁分泌、缓解肠痉挛、促进胆道平滑肌松弛作用,其解痛效力为罂粟碱的 75%。

【使用禁忌】

目疾属阳虚内寒者慎服。

第五节　清退虚热药

该类药具有清虚热、除疳热,兼凉血作用。主治热病后期之阴伤发热、久病伤阴之骨蒸潮热,以及小儿疳热。

地　骨　皮

【歌诀】

地骨皮性甘淡寒,骨蒸潮热治盗汗,凉血骨蒸虚热退,吐血衄血痰带血。

【性味归经】

性寒,味甘。归肺经、肝经、肾经。

【功效与作用】

凉血除蒸、清肺降火。

【临床应用】

用量 9～15 g,水煎服。主治阴虚潮热、骨蒸盗汗、肺热咳嗽、咯血、衄血、内热消渴。

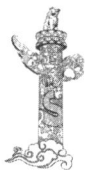

【药理研究】

本药具有解热、降低血压、降血糖、降血、抗微生物作用;对未孕大鼠的离体子宫有显著兴奋作用,还有升白细胞作用,而对免疫器官的重量和常压耐缺氧作用无明显影响;对结核病及慢性炎症引起的低热、潮热等有较好效果,并能改善口渴。

【使用禁忌】

脾胃虚寒者慎服。

银 柴 胡

【歌诀】

银柴胡入肝胃经,清退虚热疳积清,骨蒸潮热盗汗证,常配青蒿与麦冬。

【性味归经】

性微寒,味甘。归肝经、胃经。

【功效与作用】

清虚热,除疳热。

【临床应用】

用量 3~10 g,水煎服,或入丸、散剂。主治阴虚发热,骨蒸劳热,小儿疳热。

【药理研究】

本药具有抗菌、抗炎作用;可降低血清胆固醇浓度,并可使主动脉类脂质含量降低;皂苷可作用于血浆脂蛋白,阻止胆固醇的酯化及其在血管壁的沉积,也可以阻止胆固醇从肠道吸收等。

【使用禁忌】

外感风寒及血虚无热者忌服。

青 蒿

【歌诀】

青蒿苦寒入肝胆,治疗疟疾退黄疸,阴虚潮热温病后,清热解暑湿热清。

【性味归经】

性寒,味苦、辛。归胆经、肝经。

【功效与作用】

清热解毒、除骨蒸、截疟。

【临床应用】

用量 6~12 g,水煎服(宜后下)。主治温病、暑热、骨蒸劳热、暑邪发热、疟疾、痢疾、阴虚发热、疮痒、湿热黄疸等。

【药理研究】

本药有抗菌、抗病毒、抗寄生虫、抗肿瘤、解热作用;调节机体免疫功能;可减慢心率,抑制心肌收缩力,降低冠状动脉流量,降低血压,且有一定抗心律失常作用;尚能保护肝,防辐射,缩短戊巴比妥睡眠时间等。

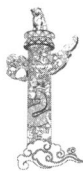

【使用禁忌】

产后血虚、内寒作泻及饮食停滞泄泻者,勿用。

胡 黄 连

【歌诀】

性寒味苦胡黄连,入肝入胃骨蒸痉,虚热疳热与湿热,黄疸尿赤下焦火。

【性味归经】

性寒,味苦。归肝经、胃经、大肠经。

【功效与作用】

退虚热,除疳热,清湿热。

【临床应用】

用量 3～10 g,水煎服,或入丸、散剂。外用适量,研末调敷,或浸汁点眼。主治骨蒸潮热,小儿疳热,湿热泻痢,黄疸尿赤,痔疮肿痛。

【药理研究】

本药具有保肝利胆、抗真菌、抗糖尿病活性、降血脂、抑制盐酸-乙醇诱导的大鼠胃溃疡、抗肿瘤作用,对心脏有保护作用。

【使用禁忌】

脾胃虚弱者慎服。

白 薇

【歌诀】

白薇寒苦味又咸,胃肝肾经低热清,利尿凉血又清热,夜眠出汗配骨皮。

【性味归经】

性寒,味苦、咸。归胃经、肝经、肾经。

【功效与作用】

清热、凉血、利尿。

【临床应用】

用量 4.5～9.0 g,水煎服,或入丸、散剂。治疗阴虚潮热、热病后期低热不退、热淋尿涩等症。治体虚低烧、夜眠出汗,白薇、地骨皮各 12 g;治金疮出血不止,白薇末贴之。

【药理研究】

本药具有退热,抗炎等作用。甾体多糖苷能使心肌收缩力增强,心率减慢;水提物有一定的祛痰作用,而无镇咳和平喘作用。毒性:腹腔注射醇提物 LD_{50} 为 7.5 g/kg。

【使用禁忌】

血虚无热、阳气外越、中寒食少便溏者慎服,汗多亡阳者禁服。

第六节　清热解暑药

清热解暑药是清热药与解暑药相结合,主治外感暑热。症见头痛、身热、有汗、心烦

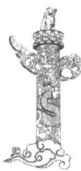

口渴、小便黄赤、苔薄而黄、脉浮数等。

荷 叶

【歌诀】

荷叶平苦清暑热,升发清阳又止血,宽中安胎降血脂,蒂梗和胃须涩精。(注:荷叶、荷蒂、荷梗、莲须)

【性味归经】

性平,味苦。归肝经、脾经、胃经。

【功效与作用】

清暑化湿,升发清阳,凉血止血。

【临床应用】

用量3~10 g(鲜品15~30 g),荷叶炭3~6 g,水煎服,或入丸、散剂。外用适量,捣敷或煎水洗。用于暑热烦渴、暑湿泄泻、脾虚泄泻、血热吐衄、便血崩漏,荷叶炭收涩化瘀止血,用于出血症和产后血晕。

【药理研究】

本药有降脂减肥、降血压、抗氧化、清除自由基的作用;荷叶中生物碱成分对平滑肌有解痉作用,还有抗病毒、抗有丝分裂、抗炎、抗过敏作用;荷叶还具有止血的作用。

【使用禁忌】

尚不明确。

绿 豆

【歌诀】

绿豆甘寒入心胃,清热解暑口干渴,巴豆中毒绿豆汤,可疗热疖与痱瘩。

【性味归经】

性寒,味甘。归心经、肝经、胃经。

【功效与作用】

清热,消暑,利水、解毒。

【临床应用】

用量15~30 g,大剂量可用120 g,水煎服,或研末,或生研绞汁服。外用适量,研末调敷。主治暑热烦渴,感冒发热,霍乱吐泻,痰热哮喘,头痛目赤,口舌生疮,水肿尿少,疮疡痈肿,风疹丹毒,药物及食物中毒。

【药理研究】

降脂与抗动脉粥样硬化;抗肿瘤;保护肝肾。

【使用禁忌】

药用不可去皮。脾胃虚寒滑泄者慎服。

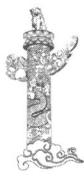

第十一章　泻下药

凡能通利大便的药物称为泻下药。泻下药具有清除肠内积滞燥屎,清泻实热,攻逐水饮等作用。适用于大便不通,肠胃积滞,实热内结,或实积、水饮停蓄等里实证。可分为攻下药、润下药、峻下逐水药。

第一节　攻　下　药

本类药大多苦寒沉降,主入胃、大肠经。既有较强的攻下通便作用,又有清热泻火之效。主要适用于大便秘结、燥屎坚结及实热积滞之证。又可用于热病高热神昏,谵语发狂;火热上炎所致的头痛、目赤、咽喉肿痛、牙龈肿痛以及火热炽盛所致的吐血、衄血、咯血等上部出血证。应用时常辅以行气药,以加强泻下及消除胀满作用。若治冷积便秘者,须配用温里药。

大　黄

【歌诀】

大黄药中称将军,通闭导滞赛天神,若得芒硝相辅佐,破积退黄有奇勋。

【性味归经】

性寒,味苦。归脾经、胃经、大肠经、肝经、心包经。

【功效与作用】

泻热通便、凉血解毒、逐瘀通经。

【临床应用】

用量3～30 g,水煎服。主治实热便秘、积滞腹痛、泻痢不爽、湿热黄疸、血热吐衄、目赤、咽肿、肠痈疔疮、瘀血经闭、跌打损伤。外用适量,治水火烫伤、上消化道出血。

【药理研究】

本药泻下成分为结合性蒽醌苷类,抑菌成分为游离性蒽醌。大黄不含土大黄苷,可作为鉴别正、伪品的依据之一。动物实验表明,提取物有泻下、抑菌、止血、促进胆汁分泌、降脂、降压和抗肿瘤作用,对消化系统有导泻、利胆、保肝、抗胃和十二指肠溃疡、兴奋肠管平滑肌的作用。

【使用禁忌】

凡表证未罢,血虚气弱,脾胃虚寒,无实热、积滞、瘀结,以及胎前、产后,都要慎服,生

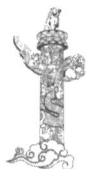

大黄内服可能发生恶心、呕吐、腹痛等不良反应,一般停药后即可缓解。

芒　硝

【歌诀】

芒硝苦咸性大寒,泻热导滞能软坚,湿热积滞陷胸证,制为玄明能利咽。

【性味归经】

性寒,味咸、苦。归胃经、大肠经。

【功效与作用】

泻热通便、润燥软坚、清火消肿。

【临床应用】

用量6～12 g,一般不入煎剂,待汤剂煎得后,溶入汤剂中服用。外用适量。主治实热便秘、大便燥结、积滞腹痛、肠痈肿痛、乳痈、痔疮肿痛。

【药理研究】

本药为渗透性泻下药,口服后在肠中形成高渗盐溶液状态,促使肠道蠕动而致泻。以芒硝为主的方剂有显著的抗炎、抗菌及溶解胆结石作用。

【使用禁忌】

不宜与三棱同用,孕妇禁用。

番泻叶

【歌诀】

番泻叶性寒甘苦,通便行滞入大肠,便秘腹痛水肿满,开水泡服即可安。

【性味归经】

性寒,味甘、苦。归大肠经。

【功效与作用】

泻热行滞,通便,利水。

【临床应用】

用量2～6 g,水煎服(后下),或开水泡服。治疗热结积滞、便秘腹痛、水肿胀满。

【药理研究】

本药具有显著的泻下作用以及止血作用;对多种细菌白色念珠菌和某些致病性皮肤真菌有抑制作用;可使降低的肠黏膜组胺含量恢复至正常水平,能阻断神经-肌肉接头冲动的传递,阻止乙酰胆碱与M受体的结合而使肌肉松弛。

【使用禁忌】

体虚及孕妇、经期及哺乳期禁服。用量过大,易致腹痛、恶心、呕吐。

芦　荟

【歌诀】

芦荟性寒味微苦,归入大肠胃肝经,泻热导滞大便秘,杀虫疗疳治湿癣。

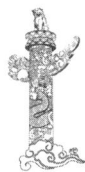

【性味归经】

性寒,味苦。归大肠经、胃经、肝经。

【功效与作用】

清肝热、通便、杀虫疗痔。

【临床应用】

用量 2 ~ 5 g,水煎服。外用适量,研末敷患处。主治便秘、小儿疳积、惊风;外治湿癣。

【药理研究】

本药具有致泻、抗菌、抗肿瘤作用,能延长肉瘤小鼠生存期;具有保肝和抗胃损伤作用,使用后肠腔水分增加导致腹泻;具有治疗组织损伤作用,对皮肤有防护作用;可刺激成纤维细胞的生长;影响免疫系统的功能;能促进伤口愈合、抗炎、增强免疫。

【使用禁忌】

孕妇忌服。凡脾胃虚寒作泻及不思食者禁用。

第二节　润下药

本类药辛散苦降,甘平质润,归脾与大、小肠经。既润肠通便,又利水消肿,还行肠中滞气。主治肠燥便秘,兼气滞者尤佳;水肿胀满及脚气水肿,兼二便不利者最宜。

火麻仁

【歌诀】

麻仁甘平脾胃肠,润肠通便又补虚,津亏肠燥麻仁丸,血虚便溏加补益。

【性味归经】

性平,味甘。归脾经、胃经、大肠经。

【功效与作用】

润燥通便、补虚。

【临床应用】

用量 9 ~ 15 g,水煎服,或入丸、散剂。用于治疗各种原因引起的便秘、肺气肿、胆石症、胆道蛔虫、高血压、口歪斜等症。特别用于老人、妇女产后血虚津亏、大便秘结。

【药理研究】

本药可降血压、降低胆固醇。内服后在肠道内分解产生脂肪酸,能刺激肠黏膜,使分泌增加,蠕动加快,减少大肠的水分吸收而致泻。不良反应:火麻仁含蕈毒素、胆碱、脂肪等,食入量超过 50 g,1 ~ 2 h 内即可中毒,症状为恶心、呕吐、腹泻、四肢麻木、失去定向力、痉挛、昏迷、瞳孔放大等。

【使用禁忌】

脾肾不足之便溏、阳萎、遗精、带下慎服。

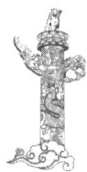

郁 李 仁

【歌诀】

辛苦甘平郁李仁,润肠通便同麻仁,麻仁通便又补虚,李仁通便利水气。

【性味归经】

性平,味辛、苦、甘。归脾经、大肠经、小肠经。

【功效与作用】

缓泻、利尿。

【临床应用】

用量 3~9 g,水煎服,或入丸、散剂。用于治疗大便秘结、水肿、尿少等症。

【药理研究】

郁李仁苷有强烈的泻下作用;皂苷类有止咳、祛痰、平喘作用;提取的蛋白质成分 IR-AI 和 IR-B 静脉注射有抗炎、镇痛作用。

【使用禁忌】

脾虚泄泻者禁服,孕妇慎服。

第三节　峻下逐水药

峻下逐水药作用峻猛,服药后能引起剧烈腹泻,有的兼能利尿,使体内潴留的水饮通过二便排出,消除肿胀。适用于全身水肿、胸腹积水、痰饮结聚、喘满壅实等正气未衰之证。临床应用当"中病即止",不可久服,使用时常配伍补益药以保护正气。体虚者慎用,孕妇忌用。还要注意本类药物的炮制、剂量、用法及禁忌等,以确保用药安全、有效。

甘 遂

【歌诀】

甘遂有毒又苦寒,泄水逐饮通二便,胸水腹水为实证,生用外敷消肿毒。

【性味归经】

性寒,味苦。归肺经、肾经、大肠经。

【功效与作用】

泄水逐饮,消肿散结

【临床应用】

用量 0.5~1.5 g,炮炙后多入丸、散剂用。外用适量,生用。主治水肿胀满、胸腹积水、痰饮积聚、气逆喘咳、二便不利。

【药理研究】

本药为峻泻药,具有泻下、抗生育、抑制免疫功能等作用,用于治胸水及腹水有较好的疗效,但与甘草配伍有一定的不良反应。单用即有效,也可与其他中药配伍使用。现代药理实验表明,甘遂可刺激动物肠管,显著提高肠管紧张性,增加肠蠕动而发挥泻下

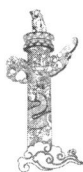

作用。另还有明显的利尿和引产作用。

【使用禁忌】

有毒,气虚、阴伤、脾胃衰弱者及孕妇禁用。反甘草。

牵 牛 子

【歌诀】

牵牛有毒黑白丑,三焦气滞大便秘,泻下祛痰消水肿,除饮消积又杀虫。

【性味归经】

性寒,味苦。归肺经、肾经、大肠经。

【功效与作用】

泄水通便、消痰涤饮、杀虫攻积。

【临床应用】

用量3~6 g,水煎服。主治水肿胀满、二便不通、痰饮积聚、气逆喘咳、虫积腹痛、蛔虫、绦虫病。

【药理研究】

本药具有泻下、利尿、兴奋平滑肌、驱虫等作用。

【使用禁忌】

孕妇禁服,体质虚弱者慎服。不宜多服、久服,以免引起头晕、头痛、呕吐、剧烈腹痛和腹泻、心率加快、心音低钝、语言障碍、突然发热、血尿、腰部不适,甚至高热昏迷、四肢冰冷、口唇发绀、全身皮肤青紫、呼吸急促短浅等中毒反应。不宜与巴豆、巴豆霜同用。

大 戟

【歌诀】

大戟寒苦反甘草,入归肺脾肾三经,泄水消饮通二便,水臌瘰疬痈疽消。

【性味归经】

性寒,味苦。归肺经、脾经、肾经。

【功效与作用】

泄水饮、利二便。

【临床应用】

用量2~5 g,水煎服,或入丸、散剂。外用适量,煎水熏洗。主治慢性肾炎水肿、水臌、痰饮、瘰疬、痈疽肿毒。

【药理研究】

大戟根乙醚提取物有致泻作用,其热水提取物对猫有剧泻作用。根皮70%乙醇提取液注射于动物,可使血压轻微上升,肾容积显著缩小,无论剂量大小,利尿作用均不显著。健康成人服煎剂亦无明显利尿作用。提取液对末梢血管有扩张作用,能抑制肾上腺素的升压作用。东北的大戟鲜叶汁在试管内对金黄色葡萄球菌及铜绿假单胞菌有抑制作用,但除去鞣质后,抗菌作用即消失,制剂保存数天或加热亦可使抗菌作用减弱甚至

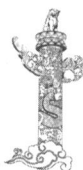

丧失。

【使用禁忌】

体弱者慎服,虚寒水肿者及孕妇禁服。反甘草。

芫 花

【歌诀】

芫花泄水又化痰,外用杀虫又疗疮,气逆喘咳利二便,外治疥癣与痈肿。

【性味归经】

性温,味苦、辛。归肺经、脾经、肾经。

【功效与作用】

泄水逐饮,外用杀虫疗疮。

【临床应用】

用量1.5~3.0 g,水煎服;醋芫花研末吞服,一次0.6~0.9 g,一日1次。外用适量。主治水肿胀满、胸腹积水、痰饮积聚、气逆咳喘、二便不利,外治疥癣秃疮、痈肿、冻疮。

【药理研究】

本药具有终止妊娠、收缩子宫张力、抗肿瘤、利尿、增加肠蠕动、镇咳、祛痰、扩张乳腺血管、抗菌等作用。

【使用禁忌】

体质虚弱,或有严重心脏病、溃疡病、消化道出血者及孕妇禁服;用量宜轻,逐渐增加,中病即止,不可久服。反甘草。

商 陆

【歌诀】

商陆苦寒有小毒,入肺脾肾大肠经,逐水消肿利二便,解毒散结疗疮毒。

【性味归经】

性寒,味苦。有毒。归肺经、脾经、肾经、大肠经。

【功效与作用】

逐水消肿、通利二便、解毒散结。

【临床应用】

用量3~9 g,水煎服。主治水肿胀满、二便不通。外用适量,鲜品捣烂或干品研末涂敷患处,主治痈肿疮毒。

【药理研究】

动物实验表明,本药提取物有利尿作用。水煎剂有明显的祛痰作用,还有增强免疫功能、抗炎、抗菌、抗病毒、抗肿瘤、镇咳、平喘、利尿、抗胃溃疡作用,以及促进DNA、RNA的合成,抑制中枢神经系统和心脏等作用。

【使用禁忌】

脾虚水肿及孕妇忌服。宜从小量开始。本药对胃肠道有刺激作用,故宜饭后服。过

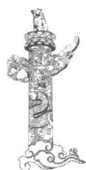

量中毒,可出现恶心呕吐,腹痛腹泻,心动过速,呼吸频数,继则言语不清,躁动,抽搐;严重者血压下降,昏迷,瞳孔散大,心跳或呼吸停止而死亡。

巴　豆

【歌诀】

巴豆辛热有大毒,泻下消积又祛痰,入胃大肠去油用,恶疮疥癣抗肿瘤。

【性味归经】

性热,味辛。有大毒。归胃经、大肠经。

【功效与作用】

外用蚀疮。

【临床应用】

用量 0.1~0.3 g,水煎服;巴豆霜入丸、散剂。外用适量,研末涂患处,或捣烂以纱布包擦患处。用于恶疮疥癣、疣痣。

【药理研究】

本药刺激消化道,可产生剧烈腹痛;具有催吐、兴奋肠肌、增加胆汁和胰腺分泌、抗病原微生物、抗肿瘤、抗炎作用;可致突变,可使血小板凝集。口服巴豆油 1 滴可致激烈腹泻。煎剂在体外对金黄色葡萄球菌、流行性感冒杆菌等均有一定抑制作用,对小鼠艾氏腹水癌等有明显抑制作用。

【使用禁忌】

无寒实积滞、体虚者及孕妇禁用,不宜与牵牛子同用。服巴豆后,不宜食热粥,饮开水等热物,以免加剧泻下。巴豆内服中毒能产生口腔、咽部及胃部的灼热感、刺痛,流涎、恶心、呕吐、上腹剧痛、剧烈腹泻,大便呈米泔样,尿中可出现蛋白、红细胞、白细胞、管型,并可引起急性肾功能衰竭而致少尿、尿闭。中毒重者出现谵语、发绀,脉细弱,体温和血压下降,呼吸困难,终致呼吸、循环衰竭而死亡。外用可使皮肤黏膜发赤起疱,形成炎症,乃至局部组织坏死。服巴豆后若泻下不止,可以黄连、黄柏或绿豆煎汤冷服,或食冷粥,饮大豆汁以缓解。

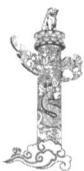

第十二章　芳香化湿药

凡气味芳香、性偏温燥,具有宣化湿邪、健运脾胃作用的药物,称为芳香化湿药。"土爱暖而喜芳香",芳香能健脾,辛燥能化湿,辛散能利气。本类药物多入膀胱、脾、小肠经,有宣化中焦湿浊,健运脾胃,疏通气机,消胀除痞,化湿醒脾,开胃进食,利水渗湿,利尿通淋,利湿退黄等功效。主治脾胃湿阻诸证。症见脘腹痞满、口淡多涎、呕吐泛酸、大便溏泄、食少体倦、口腻发甜、舌苔白腻等。此外对于湿痰壅滞,以及湿温、暑温、霍乱、痧胀等症,亦可适当选用,以化除湿浊。部分药还有散寒解表、祛暑除湿、和胃止呕、降气平喘、理气安胎、除痰截疟等作用。本类药不宜久煎。

藿香(广藿香)

【歌诀】

藿香芳香辛微温,湿浊困脾胸脘闷,和中止呕妊娠吐,发表解暑功效奇。

【性味归经】

性微温,味辛。归胃经、脾经、肺经。

【功效与作用】

芳香化浊、开胃止呕、发表解暑。

【临床应用】

用量3~9 g,水煎服。主治湿浊中阻、脘痞呕吐、暑湿倦怠、胸闷不舒、寒湿闭暑、腹痛吐泻、鼻渊头痛。

【药理研究】

本药具有抑菌及钙拮抗作用,还可调节胃肠功能。广藿香及其挥发油能刺激胃肠运动、促进胃肠分泌、解除胃肠痉挛;还有抗病原微生物的作用,挥发油对皮肤癣和条件致病真菌有抑制作用;另外,还有抑制子宫收缩和镇痛作用。

【使用禁忌】

阴虚者禁服。

佩兰

【歌诀】

佩兰功与藿香同,芳香化湿暑热清,脾中湿浊口甘涩,浊气上逆用之通。

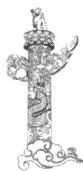

【性味归经】

性平,味辛。归脾经、胃经、肺经。

【功效与作用】

芳香化湿、醒脾开胃、发表解暑。

【临床应用】

用量3~9 g,水煎服。多主治湿浊中阻、脘痞呕恶、口中甜腻、口臭、多涎、暑湿表证、头胀胸闷。

【药理研究】

本药具有祛痰、抗病毒、抗癌的作用。对流行性感冒病毒有抑制作用,并能抑制排卵。

【使用禁忌】

阴虚血燥,气虚腹胀者慎服。

苍　术

【歌诀】

苍术气香辛苦温,健脾燥湿浊气清,祛风除湿痹痛症,发汗解表配防风。

【性味归经】

性温,味辛、苦。归脾经、胃经、肝经。

【功效与作用】

燥湿健脾、祛风散寒、明目。

【临床应用】

用量3~10 g,水煎服。主治脘腹胀满、泄泻、水肿、脚气、风湿痹痛、风寒感冒、夜盲。

【药理研究】

本药具有抗胃炎、抗胃溃疡、调节胃肠运动、抗肝损伤、抗缺氧作用,对烟碱受体有阻断作用。水煎剂具有抗实验性胃炎及胃溃疡作用,对胃液量、胃酸度及胃蛋白酶活性均有明显抑制作用。血清性溃疡系因胃黏膜缺血、循环障碍而引起的组织坏死而形成的溃疡,苍术对此有明显效果。还有护肝利胆、抗缺氧等药理作用。

【使用禁忌】

孕妇禁用。不能过量服用。忌与酸味食物同服。

砂　仁

【歌诀】

砂仁阳春为正品,化湿行气止腹痛,温脾止泻中下焦,行气安胎恶阻宁。

【性味归经】

性温,味辛。归胃经、脾经、肾经。

【功效与作用】

化湿开胃、温脾止泻、理气安胎。

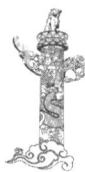

【临床应用】

用量 3~6 g,水煎服,或入丸、散剂。主治水肿胀满、二便不通、痰饮积聚、气逆喘咳、虫积腹痛、蛔虫、绦虫等病。砂仁炒研,袋盛浸酒,煮饮。

【药理研究】

本药具有抗血小板聚集;扩张血管;抑制胃蛋白酶活性;抑制胃酸分泌;促进肠道运动;镇痛等作用。水煎剂能增进肠道运动,能明显抑制血小板聚集。临床应用对胃、十二指肠溃疡有较理想疗效。将砂仁细嚼后咽下,对治疗呃逆效果良好。

【使用禁忌】

阴虚有热者忌服。

白 豆 蔻

【歌诀】

白豆蔻辛温气芳,化湿理气湿浊消,温中止呕呃逆证,小儿胃寒吐乳停。

【性味归经】

性温,味辛。归脾经、胃经。

【功效与作用】

化湿消痞、行气温中、开胃消食。

【临床应用】

用量 3~6 g,水煎服(宜后下),或入丸、散剂。主治湿浊中阻、不思饮食、湿温初起、胸闷不饥、寒湿呕逆、胸腹胀痛、食积不消。白豆蔻仁 9 g,研末,酒送下,治胃口寒作吐及作痛者(《赤水玄珠》)。

【药理研究】

本药能增强小剂量双氢链霉素对豚鼠实验性结核的治疗作用。

【使用禁忌】

阴虚血燥者禁服。

草 果

【歌诀】

草果化食消膨胀,燥湿温中性辛温,除痰截疟入脾胃,痞满呕吐中虚寒。

【性味归经】

性温,味辛。归脾经、胃经。

【功效与作用】

燥湿温中、除痰截疟。

【临床应用】

用量 3~6 g,水煎服。主治寒湿内阻、脘腹胀痛、痞满呕吐、疟疾寒热。

【药理研究】

本药有抗肾上腺素对回肠活动的抑制作用,以及镇痛、镇咳、祛痰与抗菌等作用。

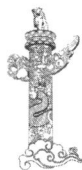

【使用禁忌】

阴虚血少者禁服。

草 豆 蔻

【歌诀】

草蔻辛温入脾胃,燥湿健脾腹冷痛,嗳气反酸食不思,呕逆吐泻中土宁。

【性味归经】

味辛,性温。归脾、胃经。

【功效与作用】

燥湿健脾、温胃止呕。

【临床应用】

用量 3～6 g,水煎服。主治寒湿内阻、脘腹胀满冷痛、嗳气呕逆、不思饮食。

【药理研究】

本药 10% 浸出液可使胃蛋白酶的活性显著升高。草豆蔻还可与花椒、八角和肉桂等药材配合使用作为食品调味剂,可去除鱼、肉等食品的异味。

【使用禁忌】

不宜久煎。阴虚血少,津液不足者禁服,无寒湿者慎服。

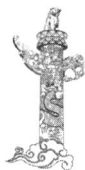

第十三章　利水渗湿药

凡以通利水道、渗除水湿为主要功效的药物,称为利水渗湿药。这类药物能使小便畅通,尿量增多,故又称为利尿药。可分为利水退肿药、利尿通淋药、利湿退黄药。

第一节　利水退肿药

该类药具有渗湿利小便作用,主治水湿内停溢于肌肤所致的水肿、小便不利,水湿积聚形成的痰饮,水湿停聚、脾运失健之泄泻等病症。

茯　苓

【歌诀】

茯苓甘淡性和平,利水渗湿消水肿,健脾补中湿困土,宁心安神失眠宁。

【性味归经】

性平,味甘、淡。归心经、肺经、脾经、肾经。

【功效与作用】

利水渗湿、健脾宁心。

【临床应用】

用量 9~15 g,水煎服,或入丸剂。主治水肿尿少、痰饮眩悸、脾虚食少、便溏泄泻、心神不安、惊悸失眠。

【药理研究】

本药可预防胃溃疡;对肝损伤有防治作用;有抗癌作用;且能加快心率。药理实验表明,本药具有利尿、抗菌作用,能提高机体的免疫力。此外,还有降低血糖、降低胃酸、增强离体心脏收缩等作用。

【使用禁忌】

阴虚而无湿热、虚寒滑精、气虚下陷者慎服。

猪　苓

【歌诀】

猪苓入肾膀胱经,利水渗湿味甘平,淋浊带下与泄泻,小便不利水肿症。

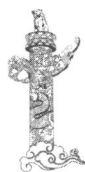

【性味归经】

性平,味甘、淡。归肾经、膀胱经。

【功效与作用】

利尿渗湿。

【临床应用】

用量6～12 g,水煎服,或入丸、散剂。主治小便不利、水肿、泄泻、淋浊、带下。

【药理研究】

本药有利尿、抑菌、抗癌、保肝、降低肝细胞乙型肝炎表面抗原、增加肝糖原积累、抗放射线等作用,并具有促进免疫功能的作用。毒性试验,小鼠无异常反应和中毒现象。

【使用禁忌】

有湿证而肾虚者忌。无水湿者禁用,以免伤阴。

泽　泻

【歌诀】

泽泻甘淡入膀胱,利水渗湿泄热良,小便不利水饮证,滋阴泄热六地黄。

【性味归经】

性寒,味甘、淡。归肾经、膀胱经。

【功效与作用】

利小便、清湿热。

【临床应用】

用量6～13 g,水煎服。主治小便不利、水肿胀满、呕吐、泻痢、痰饮、脚气、淋病、尿血等。

【药理研究】

本药有利尿、调节血脂、抗肾结石形成、降血压、抗脂肪肝、抗动脉粥样硬化、抗肾炎活性等药理作用。在大白鼠的利尿实验中,发现冬季产的泽泻利尿效力大,生泽泻、酒炙、麸炒泽泻均有利尿作用,而盐泽泻无利尿作用。

【使用禁忌】

肾虚精滑无湿热者禁服。

薏苡仁(薏米仁)

【歌诀】

薏米利水能渗湿,健脾止泻又排脓,祛湿除痹温邪盛,甘淡微寒脾肺经。

【性味归经】

性凉,味甘、淡。归脾经、胃经、肺经。

【功效与作用】

健脾利湿、除痹止泻、清热排脓。

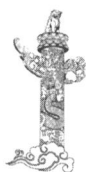

【临床应用】

用量 10～30 g。水煎服,或入丸、散剂,或浸酒、煮粥、做羹。主治水湿停蓄之水肿、小便不利、淋浊、脚气水肿、脾虚泄泻、湿痹筋脉拘挛、屈伸不利或痿弱无力、肺痈、咳吐脓痰、肠痈等。

【药理研究】

本药抑制骨骼肌收缩;小剂量兴奋呼吸中枢,大剂量抑制呼吸中枢;有降血糖、促排卵、抑制胰蛋白酶等作用。目前普遍认为薏苡仁中一定配比的饱和脂肪酸在抗癌方面起主要作用。药理实验还证明,本药有抑制骨骼肌收缩、解热、镇痛、抗炎、抗肿瘤和增强免疫功能等作用,还能轻度降低血糖。

【使用禁忌】

本药力缓,宜多服久服。脾虚无湿,大便燥结及孕妇慎用。

冬 瓜 皮

【歌诀】

冬瓜皮利水消肿,消暑解渴小便通,子能清肠化热痰,排脓止咳治肠痈。

【性味归经】

味甘、性凉。归小肠经、胃经。

【功效与作用】

清热、利尿消肿。冬瓜皮具有利尿作用,使排尿速度增加,且具有降血糖作用。

【临床应用】

用量 10～30 g,水煎服。外用适量。主治水肿胀满、小便不利、暑热口渴、小便短赤。冬瓜皮烧研,酒服 3 g,治损伤腰痛。

【药理研究】

本药有利尿作用。

【使用禁忌】

因营养不良而致之虚肿慎用。

赤 小 豆

【歌诀】

赤小豆利水消肿,解毒排脓酸甘平,腹满黄疸风痹症,肠痈腹痛痈肿痛。

【性味归经】

味甘、酸,性平。归心经、小肠经。

【功效与作用】

利水消肿、解毒排脓。

【临床应用】

用量 9～30 g,水煎服。外用适量,研末调敷。主治水肿胀满、脚气肢肿、黄疸尿赤、风湿热痹、痈肿疮毒、肠痈腹痛。

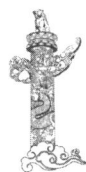

【药理研究】

本药抑制胰蛋白酶。20%赤小豆煎剂对金黄色葡萄球菌、福氏痢疾杆菌等有抑制作用,还具有增强细胞免疫、避孕等作用。

【使用禁忌】

阴虚津伤者慎服,过量可渗利伤津。

半 边 莲

【歌诀】

半边莲利水消肿,毒蛇咬伤毒可清,腹水尿少黄疸症,胃癌肠癌与疖疔。

【性味归经】

性平,味辛。归心经、小肠经、肺经。

【功效与作用】

利尿消肿、清热解毒,治毒蛇咬伤,治胃癌直肠癌。

【临床应用】

用量9～15 g,水煎服;鲜品30～90 g,捣汁服。外用适量,捣敷。主治毒蛇咬伤、腹胀水肿、黄疸尿少、小便不利、晚期血吸虫病及肝硬化腹水、跌打损伤、痈疮疔疮。

【药理研究】

动物实验证明本药有利尿作用;对毒蛇咬伤的狗有良好的保护作用;在非经口给药时能通过颈动脉球反射性地引起呼吸兴奋,大剂量时可引起血压下降;对小鼠剪尾之出血有止血作用;对金黄色葡萄球菌、伤寒杆菌、副伤寒杆菌、福氏痢疾杆菌、大肠埃希菌、铜绿假单胞菌均有抑制作用。对自主神经节、肾上腺髓质、延脑各中枢(尤其是呕吐中枢)、神经肌肉接头以及颈动脉体的化学感受器都有先兴奋、后抑制的作用。对离体兔心和蛙心有兴奋作用,使其收缩力加强,振幅增大,高浓度时则出现暂时的兴奋,继之抑制,最后发生传导阻滞和停搏。有利胆、抗蛇毒、催吐作用,口服有轻泻作用。

【使用禁忌】

虚证水肿禁服。

玉 米 须

【歌诀】

玉米须利水消肿,肾炎水肿高血压,湿热黄疸胆囊病,入肾胃肝与胆经。

【性味归经】

性平,味甘。归肾经、胃经、肝经、胆经。

【功效与作用】

利尿、消肿、降压。

【临床应用】

用量15～30 g,大剂量60 g,水煎服。外用适量,烧烟吸入。主治肾炎水肿、小便不利、湿热黄疸、胆囊炎、胆结石、高血压。

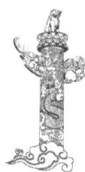

【药理研究】

药理实验证实,本药有利尿、降压、利胆、降血糖、止血等作用。

【使用禁忌】

尚不明确。

第二节　利水通淋药

该类药具有通利小便、畅通尿道的作用,主治淋证。症见小便频数、尿意急迫,淋漓涩痛,尿而不爽。本类药物药性寒凉,主要用于热淋,也可通过配伍用于其他淋证。热淋为膀胱湿热所致,症见排尿不畅,尿道涩痛;血淋则为热蕴灼伤脉络所致,症见小便淋漓兼见出血;石淋为湿热将尿液煎熬成砂石,症见小便淋漓兼见砂石;膏淋则为湿热而致脂液失控,症见小便淋漓兼见尿液呈乳白色。

车 前 子

【歌诀】

车前利水又通淋,小便不利排尿痛,清热明目肝胆火,黄疸带下与肾病。

【性味归经】

性微寒,味甘。归肾经、肝经、肺经、小肠经。

【功效与作用】

清热利尿、渗湿通淋、明目、祛痰。

【临床应用】

用量9～15 g,水煎服(包煎),或入丸、散剂。外用适量,水煎洗或研末调敷。主治热淋、石淋、小便不通、淋浊、水肿、湿盛所致的水泻、目赤障翳、风热目暗涩痛等。

【药理研究】

本药有利尿、祛痰止咳、拟胆碱作用;预防肾结石形成;使滑膜等组织发生关节炎,促进关节囊组织增生,使松弛了的关节囊恢复原有的紧张度。

【使用禁忌】

内伤劳倦、阳气下陷、肾虚精滑及内无湿热者禁服。

木 通

【歌诀】

木通苦寒入小肠,清热利水治淋证,心火上炎小便赤,通经下乳与痹痛。

【性味归经】

性寒,味苦。归心经、小肠经、膀胱经。

【功效与作用】

清心火,利小便,通经下乳。

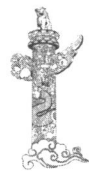

【临床应用】

用量 3~6 g,水煎服,或入丸、散剂。用于淋证、水肿、心烦尿赤、口舌生疮、经闭乳少、湿热痹痛。

【药理研究】

本药具有利尿及抗菌作用。

【使用禁忌】

内无湿热、津亏、气弱、精滑、溲频及孕妇忌服。

滑　石

【歌诀】

滑石利水又通淋,热结膀胱尿涩痛,暑热能解泻能止,湿疹痱子可外用。

【性味归经】

性寒,味甘、淡。归膀胱经、肺经、胃经。

【功效与作用】

利尿通淋、清热解暑。

【临床应用】

用量 10~30 g,水煎服,或入丸、散。外用适量。主治热淋、石淋、尿热涩痛、暑湿烦渴、湿热水泻,外治湿疹、湿疮、痱子。

【药理研究】

滑石粉外用对发炎或破损皮肤组织有保护作用,内服可保护发炎的胃肠道黏膜而镇吐止泻,还能阻止毒物在胃肠道中吸收,但在腹部、直肠和阴道等处可引起肉芽肿。此外,滑石粉对伤寒杆菌、副伤寒杆菌及脑膜炎球菌有抑制作用。

【使用禁忌】

脾胃虚弱、热病津伤,或肾虚滑精者均禁服。孕妇慎服。

海　金　沙

【歌诀】

海金沙利水通淋,清热甘苦入膀胱,血淋热淋均可治,带状疱疹外用宜。

【性味归经】

性寒,味甘。归膀胱经、小肠经。

【功效与作用】

清利湿热、通淋止痛。

【临床应用】

用量 6~15 g,水煎服(包煎);或研末内服,每次 2~3 g。主治热淋、砂淋、石淋、血淋、膏淋、尿道涩痛,临床主治尿路结石、肝胆(黄疸)疾患、尿路感染等。

【药理研究】

本药榨出液体外用对金黄色葡萄球菌、铜绿假单胞菌、福氏痢疾杆菌、伤寒杆菌均

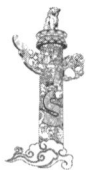

有抑制作用;此外,还具有利胆、利尿、排石作用;另能增强输尿管蠕动。

【使用禁忌】

肾阴亏虚者慎用。

草 薢

【歌诀】

草薢能入肝胃经,分别清浊膏淋通,关节风湿与痹病,妇人带下也能清。

【性味归经】

性平,味苦。归肾经、胃经。

【功效与作用】

利湿浊、祛风通痹。

【临床应用】

用量9~15 g,水煎服。主治风湿顽痹、腰膝疼痛、筋脉屈伸不利,膏淋、热淋、石淋、小便不利,脾胃湿热下注之尿浊,湿热下注所致带下、遗精等。

【药理研究】

本药具有抗菌、杀虫、降血糖、抑制肿瘤细胞等作用。药理研究表明,本药对动脉粥样硬化斑块的形成有抑制作用,可降低动脉粥样硬化斑块的发生率。用其复方治疗慢性前列腺炎及皮肤病疱疹有显著疗效。

【使用禁忌】

肾虚阴亏者忌服。

地 肤 子

【歌诀】

地肤苦寒入膀胱,清热利尿又止痒,皮肤溃疡小便涩,皮肤瘙痒荨麻疹。

【性味归经】

性寒,味甘、苦。归肾经、膀胱经。

【功效与作用】

清利湿热、止痒。

【临床应用】

干品用量9~15 g,水煎服。外用适量,煎水洗患处。用于皮肤瘙痒、荨麻疹、湿疹、小便不利。

【药理研究】

地肤子水浸剂试管内对许兰癣菌、奥杜盎氏小芽孢癣菌、铁锈色小芽孢癣菌、羊毛状小芽孢癣菌、星形奴卡氏菌等真菌都有一定的抑制作用,50%煎剂还对伤寒杆菌有较弱抑制作用;水提液有抗炎、利尿、免疫抑制等药理作用;水煎剂有抗炎、利尿、免疫抑制作用。

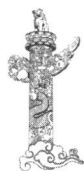

【使用禁忌】

内无湿热,小便过多者禁服。

通 草

【歌诀】

通草清热又利尿,下气通乳配不留,湿热尿赤淋病痛,苦寒归入肺胃经。

【性味归经】

性微寒,味甘、淡。归肺经、胃经。

【功效与作用】

清热利尿、通气下乳。

【临床应用】

用量3～5g,水煎服。主治湿热尿赤、淋病涩痛、水肿尿少、乳汁不下。

【药理研究】

本药有利尿排钾作用。

【使用禁忌】

气阴两虚、中寒、内无湿热及孕妇慎服。

萹 蓄

【歌诀】

萹蓄苦寒入膀胱,利尿通淋尿涩痛,阴痒带下皮湿疹,亦可外用洗患处。

【性味归经】

性微寒,味苦。归膀胱经。

【功效与作用】

利尿通淋、杀虫、止痒。

【临床应用】

用量9～15g,水煎服。外用适量,煎洗患处。主治膀胱热淋、小便短赤、淋沥涩痛、皮肤湿疹、阴痒带下。

【药理研究】

本药具有利尿、降压、抗菌作用,有轻度收敛作用;能加速血液凝固,增强子宫张力。对人血小板聚集有抑制作用;对大鼠和犬有利胆作用等。煎剂可增加大白鼠的尿量及钠、钾排出量,其灰分亦有同样效果;水及醇提物能加速血液凝固,使子宫张力增高,可用作流产及分娩后子宫出血的止血剂;水及醇提物静脉注射对猫、兔、狗有降压作用;浸出液对某些真菌有抑制作用,对细菌的抑制作用较弱。此外,本药能增强呼吸运动的幅度及肺换气量,有轻度收缩作用,可作创伤用药。毒性:萹蓄作为牧草是有毒的,可使马、羊产生皮炎及胃肠紊乱,鸽对此植物的毒性作用最敏感。猫、兔口服浸剂(10%～20%)或煎剂的最小致死量为20 mg/kg,静脉注射水提取物为2 mg/kg。

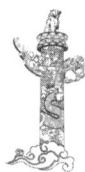

【使用禁忌】

脾胃虚弱及阴虚病人慎服。

石　苇

【歌诀】

石苇利水又通淋,清热止血治五淋,肺热咳嗽老慢支,肾炎水肿水下行。

【性味归经】

性微寒,味苦、甘。归肺经、膀胱经。

【功效与作用】

利尿通淋、清热止血。

【临床应用】

用量5～10 g,水煎服。主治热淋、石淋、血淋、肺热咳嗽、慢性气管炎、崩中漏下、吐血、衄血、尿血、肾炎水肿等。

【药理研究】

本药具有镇咳、祛痰、抗炎、解热、抗菌、抗病毒作用;对于化学疗法及放射线疗法引起的白细胞下降,有使其升高作用,可增强机体吞噬细胞功能,抑制前列腺素的合成;具有抗凝血和调节免疫功能的作用。水煎液(30 mg/kg)在试管内能抑制钩端螺旋体的生长。

【使用禁忌】

阴虚及无湿热者禁用。

瞿　麦

【歌诀】

瞿麦苦寒心小肠,利尿通淋热石淋,破血通经月经闭,利尿降压亦可行。

【性味归经】

性寒,味苦。归心经、小肠经。

【功效与作用】

利尿通淋、破血通经。

【临床应用】

用量9～15 g,水煎服,或入丸、散剂。外用研末调敷。主治热淋、石淋、小便不通、淋沥涩痛、月经闭止。

【药理研究】

药理研究表明,本药有利尿、降血压的作用;对离体蛙心、兔心有明显抑制作用;尚有微溶血作用;对金黄色葡萄球菌、大肠埃希菌、伤寒杆菌、福氏痢疾杆菌、铜绿假单胞菌有抑制作用。

【使用禁忌】

下焦虚寒,小便不利以及妊娠、新产者禁服。

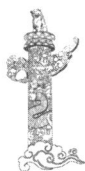

冬葵子（冬葵果）

【歌诀】

冬葵子利水通淋,消肿通乳泌感染,性凉甘涩小便闭,归经大小肠膀胱。

【性味归经】

性凉,味甘、涩。归大肠经、小肠经、膀胱经。

【功效与作用】

清热利尿、消肿。

【临床应用】

用量 3～9 g,水煎服,或入散剂。主治尿闭、水肿、口渴、大便不通、乳汁不行、尿路感染。临床治疗尿路感染,小便不利时,常配以泽泻、茯苓皮、车前子等。

【药理研究】

增强网状内皮系统的吞噬活性。

【使用禁忌】

脾虚肠滑者禁服,孕妇慎服。

第三节　利湿退黄药

该类药具有清热利湿、利胆退黄作用,主治湿热蕴结肝胆之黄疸,症见身目发黄,黄色鲜明,小便短赤。亦可用于湿疮、湿疹、湿温等湿邪为患之证。

茵　陈

【歌诀】

茵陈护肝又保肝,清热利湿退黄疸,阳黄栀子与大黄,阴黄附子配干姜。

【性味归经】

性微寒,味苦、辛。归脾经、胃经、膀胱经。

【功效与作用】

清湿热、退黄疸。

【临床应用】

用量 6～15 g,水煎服,外用适量,煎水熏洗。主治黄疸尿少、湿疮瘙痒、传染性黄疸型肝炎。

【药理研究】

本药具有利胆、解热、保肝、降脂、降血压、平喘、抑菌、抗病毒、利尿、抗癌、镇痛、防龋、消炎等作用,对肝炎病毒有抑制作用。

【使用禁忌】

脾虚血亏而致的虚黄、萎黄,一般不宜使用。

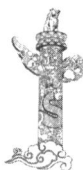

金钱草

【歌诀】

金钱草咸平退黄,热淋石淋特效方,胆石肾石均可治,外用鲜草蛇咬伤。

【性味归经】

性微寒,味甘、咸。归肝经、胆经、肾经、膀胱经。

【功效与作用】

清利湿热、通淋、消肿、利湿退黄。

【临床应用】

用量 15~60 g,鲜品加倍,水煎服。主治热淋、沙淋、尿涩作痛、黄疸尿赤、痈肿疔疮、肝胆结石、尿路结石。

【药理研究】

本药具有排石、抗炎作用;对细胞免疫、体液免疫有抑制作用;能增强小鼠巨噬细胞的吞噬功能;对血管平滑肌有松弛作用,对试管内腺苷二磷酸及花生四烯酸诱导的人血小板聚集也有一定的抑制作用。水煎剂、注射液有利尿作用,给大鼠、犬和病人灌服或静脉注射,均可见利胆、排石和预防胆结石生成作用。水煎剂、冲剂有抗菌和抗炎作用,对金黄色葡萄球菌有一定抑制作用。

【使用禁忌】

风湿性关节炎、肩周炎病人,用鲜品煎水熏洗可能会引起接触性皮炎。

虎 杖

【歌诀】

虎杖利湿退黄疸,苦寒归入肝肺胆,散瘀止痛胆石症,止咳化痰跌扑伤。

【性味归经】

性微寒,味微苦。归肝经、胆经、肺经。

【功效与作用】

祛风利湿、散瘀止痛、止咳化痰。

【临床应用】

用量 9~30 g,水煎服。外用适量,制成煎液或油膏涂。主治关节疼痛、经闭、湿热黄疸、慢性支气管炎、高脂血症、烫火伤、跌扑损伤等。

【药理研究】

药理实验表明,本药能调节血脂,能延缓动脉粥样硬化的发生和发展;并能改善高血脂动物的血液高黏状态,使血黏度恢复正常,防治血栓的形成和血瘀症;且有抗肝损伤、抗休克、镇咳、降压、平喘、抗氧化、抗菌、抗病毒、抗肿瘤、镇静、改善微循环的作用。

【使用禁忌】

孕妇禁服。

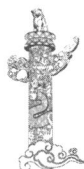

┌─── 垂 盆 草 ───┐

【歌诀】

垂盆草利水消肿,湿热黄疸小便清,痈肿疮疡急慢肝,性凉甘淡外用鲜。

【性味归经】

性凉,味甘、淡。归肝经、胆经、小肠经。

【功效与作用】

清利湿热、解毒。

【临床应用】

干品用量 15～30 g,水煎服;鲜品用量 30～120 g,捣汁服。外用适量,捣敷或制成软膏外敷。用于治疗湿热黄疸、小便不利、痈肿疮疡及急、慢性肝炎。

【药理研究】

药理研究表明,垂盆草苷对四氯化碳性肝损伤有明显保护作用,可使肝细胞内糖原和葡萄糖-6-磷酸酶、乳酸脱氢酶含量增加,琥珀酸脱氢酶和 ATP 酶活性增强。垂盆草苷对小鼠的细胞免疫有显著抑制作用,能抑制 T 细胞介导的移植物抗宿主反应,并能抑制 T 细胞依赖抗原-SRBC 的抗体形成细胞数,增加外周血中白细胞数。垂盆草注射液在体外对金黄色葡萄球菌、甲型与乙型链球菌、铜绿假单胞菌、伤寒杆菌等有一定抑制作用。

【使用禁忌】

脾虚腹泻者慎服。

┌─── 地 耳 草 ───┐

【歌诀】

地耳草利湿退黄,散瘀消肿又止痛,痈疖外用可消肿,跌打损伤毒蛇伤。

【性味归经】

性凉,味甘、微苦。归肝经、胆经、大肠经。

【功效与作用】

清热利湿,解毒,散瘀消肿,止痛。

【临床应用】

用量 15～30 g,鲜品 30～60 g,大剂量可用至 90～120 g,水煎服或捣汁服。外用适量,捣烂外敷,或煎水洗。主治湿热黄疸,泄泻,痢疾,肠痈,肺痈,痈疖肿毒,乳蛾,口疮,目赤肿痛,毒蛇咬伤,跌打损伤。

【药理研究】

本药有抗菌作用;对在体和离体蟾蜍心脏有先兴奋后抑制的作用,剂量过大可致心室颤动而使心跳停止;对麻醉犬有一定降压作用;能加强离体兔肠收缩,浓度过高可致痉挛,与乙酰胆碱有协同作用。

【使用禁忌】

孕妇禁服。外用时间不宜过长,以免起疱。

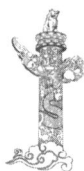

鸡骨草

【歌诀】

鸡骨草清热利湿,疏肝止痛退黄疸,胃胀酶高急慢肝,性凉甘苦入胃肝。

【性味归经】

性凉,味甘、微苦。归胃经、肝经。

【功效与作用】

利湿退黄,清热解毒,疏肝止痛。属利水渗湿药下属分类的利湿退黄药。

【临床应用】

用量 15~30 g,水煎服。主治黄疸、胁肋不舒、胃脘胀痛、急性肝炎、慢性肝炎、乳腺炎。

【药理研究】

本药主要具有保肝作用,鸡骨草粗皂苷部分对四氯化碳引起的肝损害有抑制作用;另外,还有抗炎及增强免疫作用,可影响肠平滑肌功能,增强小鼠游泳耐力。

【使用禁忌】

凡虚寒体弱者慎用。

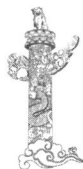

第十四章　祛风湿药

凡能祛除肌肉、经络、筋骨间的风湿,以解除风湿痹痛为主要功效的药物,称为祛风湿药。本类药物除具祛风湿的作用外,还分别兼有散寒、活血、通络、舒筋、止痛、强筋骨的作用。故适用于风寒湿痹、麻木不仁、关节不利、筋脉拘急、腰膝酸痛、筋骨痿弱等证。

第一节　祛风湿止痹痛药

该类药具有祛风湿、止痹痛、补肝肾、益气血作用。主治肝肾两亏、气血不足,风寒湿邪外侵所致腰膝冷痛、酸重无力、屈伸不利,或麻木偏枯、冷痹日久不愈之症。

独　活

【歌诀】

独活辛苦性微温,风寒湿痹腰膝痛。气香通痹又解表,风寒夹湿头身痛。

【性味归经】

性微温,味辛、苦。归肾经、膀胱经。

【功效与作用】

祛风除湿、通痹止痛。

【临床应用】

用量3～9 g,水煎服,或浸酒,或入丸、散。外用适量,煎汤洗。主治风寒湿痛、腰膝疼痛、少阴伏风头痛。

【药理研究】

动物实验表明,本药醇提物有抗血小板凝集和抗血栓作用,活性成分为二氢山芹醇、二氢山芹醇乙酸酯等。水煎剂或流浸膏对大鼠有镇静、催眠、镇痛、抗炎作用。还有降压、抗心律失常,以及光敏、解痉、抗肿瘤、抗菌、促进脂肪分解、兴奋呼吸等作用。

【使用禁忌】

阴虚血燥者慎服。

威 灵 仙

【歌诀】

灵仙能入十二经,风痹游走最有功,祛风止痛消骨刺,鱼刺梗咽跌打痛。

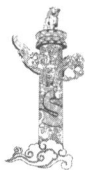

【性味归经】

性温,味辛、咸。归膀胱经。

【功效与作用】

祛风除湿、通络止痛。

【临床应用】

用量6~9 g,水煎服,消骨鲠可用至30 g,或入丸、散剂。主治风湿痹痛、肢体麻木、筋脉拘挛、屈伸不利、骨鲠咽喉。具有镇痛、抗疟、降血糖、利胆、增强食管蠕动、软化鱼骨刺,以及松弛咽、食管和肠平滑肌等作用。

【药理研究】

本药对平滑肌有增强节律或松弛作用,具有镇痛、利胆、引产、抗微生物、抗利尿、降血压等作用。

【使用禁忌】

气血亏虚及孕妇慎用。

秦　艽

【歌诀】

秦艽能治三痹痛,辛苦微寒肝胆经,善走四肢热痹症,清退虚热与疳积。

【性味归经】

性平,味苦、辛。归胃经、肝经、胆经。

【功效与作用】

祛风湿、退虚热、舒筋止痛。

【临床应用】

用量5~10 g,水煎服。治疗风湿关节痛、筋脉拘挛、结核病潮热、小儿疳积发热、黄疸、小便不利等症。治疗关节痛、头痛、牙痛等,用秦艽注射液,每次2 ml,肌内注射。

【药理研究】

给大鼠腹腔注射秦艽碱甲、醇提物(含总苦苷)和氨化秦艽醇提物(含总生物碱)具有明显抗炎作用;秦艽碱甲具有抗过敏作用,能明显减轻组胺喷雾引起的豚鼠哮喘,对兔蛋清过敏性休克有明显的保护作用,小用量时对大鼠、小鼠有镇静作用,较大用量时会出现兴奋、惊厥、导致麻痹而死;其所含龙胆苦苷和当药苷有明显延长戊巴比妥钠引起的小鼠睡眠时间,水提物和醇提物对醋酸诱发小鼠扭体反应有明显镇痛作用,且能直接抑制心脏引起的血压下降及心率减慢,对大鼠、小鼠均有升高血糖作用。

【使用禁忌】

久病虚寒、尿多、便溏者禁服。

防　己

【歌诀】

防己苦寒能祛风,湿热痹痛有奇功,利水消肿汉防己,关节红肿首选用。

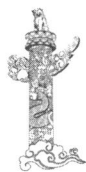

【性味归经】

性寒,味苦。归膀胱经、肺经。

【功效与作用】

利水消肿、祛风止痛。

【临床应用】

用量4.5～9.0 g,水煎服,或入丸、散剂。主治水肿、小便不利、风湿痹痛、下肢湿热、疥癣疮肿等。

【药理研究】

本药有镇痛、抗炎、抗过敏、松弛横纹肌等药理作用,对心血管系统有降压、抗心肌正性肌力、抗心律失常、抗心肌缺血、抗心室肥厚等作用。

【使用禁忌】

脾胃虚弱及阴虚无湿热者禁服。

海 桐 皮

【歌诀】

海桐皮祛风除湿,四肢痉挛味苦辛,通经活络腰膝痛,疥癣湿疹外洗用。

【性味归经】

性平,味苦、辛。归肝经、脾经。

【功效与作用】

祛风湿、通经络、止痛。

【临床应用】

用量10～20 g,水煎服,或浸酒。外用适量,煎洗或研末调敷。主治风湿痹痛、腰膝疼痛;外用治疥癣、湿疹。

【药理研究】

本药具有镇痛、镇静、抗菌作用,还有拮抗乙酰胆碱所致肠管收缩作用。水浸剂试管内对多种皮肤真菌有不同程度的抑制作用。

【使用禁忌】

血虚者不宜服。

附:

松 节

【性味归经】

味苦,性温。归肝、肾经。

【功效与作用】

祛风燥湿,舒筋通络,活血止痛。

【临床应用】

用量10～15 g,水煎服或浸酒、醋等。外用适量,浸酒涂擦,或炒研末调敷。主治风寒湿痹、历节风痛、脚痹痿软、跌打伤痛。临床用于治疗风湿病关节疼痛、跌打瘀血肿痛、

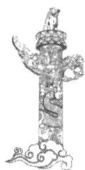

失眠、水肿、湿疹、大骨节病、龋齿牙痛和水田皮炎瘙痒等。

【药理研究】

本药有一定镇痛、抗炎作用。提取的酸性多糖具有抗肿瘤作用,提取的多糖类物质、热水提取物、酸性提取物都具有免疫活性。

【使用禁忌】

阴虚血燥者慎服。

第二节　舒筋活络药

该类药具有祛风除湿、舒筋活络、行血止痛作用。主治风寒湿邪阻滞经络,气血运行不畅,筋脉失养所致骨节风痛、腰膝酸痛等症。

木　瓜

【歌诀】

木瓜辛温入肝脾,舒筋活络腿抽筋,酸能入肝香醒脾,和胃化浊消肉积。

【性味归经】

性温,味酸。归肝经、脾经。

【功效与作用】

平肝舒筋、和胃化湿。

【临床应用】

用量6~9 g,水煎服。主治湿痹拘挛、腰膝关节酸肿疼痛、吐泻转筋、脚气水肿。木瓜片5片/次、3次/d,可用于治疗急性细菌性痢疾。木瓜冲剂可用于治疗急性病毒性肝炎。木瓜胶代血浆可用于出血性休克,又可治风湿性关节炎、脚癣等。

【药理研究】

本药具有保肝、抗菌、抑制肿瘤作用。木瓜冲剂对由四氯化碳引起的大鼠急性肝损害有保护作用。体外实验,对多种肠道菌、葡萄球菌等有不同程度的抑制作用。水浸液对小鼠艾氏腹水癌有明显抑制作用,其抗癌有效成分是有机酸。

【使用禁忌】

精血虚、真阴不足,下部腰膝无力者不宜用,湿热偏盛、小便淋闭者慎服。

蚕　沙

【歌诀】

蚕沙辛甘性微温,湿温热痹及湿疹,风湿热痹肢麻木,和胃化浊腿转筋。

【性味归经】

性温,味甘、辛。归肝经、脾经、胃经。

【功效与作用】

祛风除湿、和胃化浊。

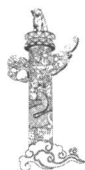

【临床应用】

用量10~15 g,水煎服(包煎),或入丸、散剂。外用适量,煎水洗或研细末调敷患处。主治风湿痹痛、肢体不遂、风疹瘙痒、吐泻转筋、闭经、崩漏。

【药理研究】

实验表明,蚕沙具有抗癌及光敏作用;经日光照射的蚕沙对小鸡具有钙化骨骼的作用;其水提液具有抗牛凝血酶作用,可显著延长人血纤维蛋白质凝聚时间。

【使用禁忌】

胃肠虚弱者慎服,血不养筋、手足不遂者禁服。

桑　枝

【歌诀】

桑枝苦平入肝经,善达四肢经络通,上肢肩背加桂枝,半身不遂脑中风。

【性味归经】

性平,味苦。入肝经。

【功效与作用】

清热,祛风湿,通经络,达四肢,利关节,并有镇痛作用,无论风寒、风热均可用。

【临床应用】

用量50~100 g,水煎服或熬膏。外用适量,煎水熏洗。①祛风通络:用于风湿手臂指麻木,常与威灵仙、防己、当归等同用,如桑枝汤。若风湿热痹,常与络石藤、忍冬藤、地龙等同用,如桑络汤。②用于治疗白癜风,可用桑枝2 500 g,益母草1 000 g,文火煮2次,去渣,取汁再煎成稀膏,黄酒温冲服,如白癜风膏。③利水气,消水肿:用于脚气下肢水肿,用桑枝60 g,炒后水煎服。

【药理研究】

本药具有抗氧化、抗炎、镇痛、降血脂、降血糖、抗病毒、抗肿瘤、降血压作用。

【使用禁忌】

寒饮束肺者不宜用。

豨　莶　草

【歌诀】

豨莶草祛风通络,苦寒能入肝肾经,生用风湿麻痹症,酒制消癥与中风。

【性味归经】

性寒,味辛、苦。归肝经、肾经。

【功效与作用】

祛风湿、利关节、解毒。

【临床应用】

用量9~12 g,水煎服,或入丸、散剂,外用适量。主治风湿痹痛、筋骨无力、腰膝酸软、四肢麻痹、半身不遂、风疹湿疮。

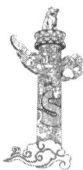

【药理研究】

本药具有抗炎、降压及舒张血管、抗病原微生物作用。豨莶草煎剂对细胞免疫和体液免疫均有明显的抑制作用；毛梗豨莶草醇提取物有明显的抗早孕作用；豨莶草溶液0.6 kg/L对小鼠肠系膜微循环障碍的血流恢复有显著促进作用，其作用与丹参注射液0.3 kg/L相当。

【使用禁忌】

阴血不足者忌服，多服则令人吐。

白 花 蛇

【歌诀】

白花蛇甘咸有毒，专治顽痹肢痉挛，皮肤奇痒口眼歪，定惊又治破伤风。

【性味归经】

性温，味甘、咸。归肝经。

【功效与作用】

祛风、通络、止痉。

【临床应用】

用量3.0～4.5 g，水煎服；或1.0～1.5 g，研粉吞服。主治风湿顽痹、麻木拘挛、中风口眼㖞斜、半身不遂、抽搐痉挛、破伤风、麻风疥癣、瘰疬恶疮。

【药理研究】

动物实验表明，β-银环蛇毒素具有神经肌肉和神经节阻断作用，并能抑制呼吸酶。

【使用禁忌】

有毒，阴虚血少及内热生风者禁服。

乌 梢 蛇

【歌诀】

乌梢功与白花同，无毒力弱入肝经，专治麻木通经络，中风不遂破伤风。

【性味归经】

性平，味甘。归肝经。

【功效与作用】

祛风、通络、止痉。

【临床应用】

用量9～12 g，焙干研粉内服或入丸、散剂。外用适量，烧灰调敷。主治风湿顽痹、麻木拘挛、中风口眼㖞斜、半身不遂、抽搐痉挛、破伤风、麻风疥癣、瘰疬恶疮。

【药理研究】

实验表明，乌梢蛇水煎和醇提取物具有抗炎、镇痛、抗惊厥等作用。

【使用禁忌】

血虚生风者慎服。

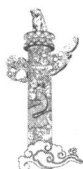

伸 筋 草

【歌诀】

伸筋草祛风除湿,舒筋活络消水肿,风寒湿痹四肢软,跌打损伤关节痛。

【性味归经】

性温,味微苦、辛。归肝经、脾经、肾经。

【功效与作用】

祛风寒、除湿消肿、舒筋活络。

【临床应用】

用量 3～12 g,水煎服。外用适量,捣敷患处。用于风寒湿痹、关节酸痛、皮肤麻木、四肢软弱、水肿、跌打损伤。

【药理研究】

本药对福氏痢疾杆菌、宋内痢疾杆菌高度敏感,对志贺痢疾杆菌中度敏感。但另有报道指出,本药无抗菌作用。石松水浸液及乙醇提取物皮下注射对实验性发热兔有明显降温作用。动物实验表明,伸筋草能显著延长戊巴比妥钠催眠小鼠的睡眠时间;本药醇提物(1 kg/L)喂饲小鼠 0.5 ml/只,有持久的缓和的镇痛作用,但其作用仍弱于目前的较强镇痛药。

【使用禁忌】

尚不明确。

络 石 藤

【歌诀】

络石藤祛风通络,筋脉拘挛腰膝痛,跌扑损伤湿痹症,凉血消肿喉痹轻。

【性味归经】

性微寒,味苦。归心经、肝经、肾经。

【功效与作用】

祛风通络。

【临床应用】

用量 6～12 g,水煎服,或入丸、散。外用适量,研末调敷或取鲜品捣烂敷伤处。主治风湿热痹、筋脉拘挛、腰膝酸痛、喉痹、跌扑损伤。

【药理研究】

本药有抑菌、抗痛风作用,还可影响中枢神经,使呼吸加快,大剂量引起呼吸衰竭,对心脏作用较弱,对离体肠及子宫有抑制作用。

【使用禁忌】

阳虚畏寒,大便溏泻者禁服。

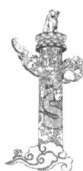

海 风 藤

【歌诀】

海风藤辛温入肝,祛风湿通关节通,舒筋活络腰劳损,筋脉拘挛产后风。

【性味归经】

性微温,味辛。归肝经。

【功效与作用】

祛风除湿、舒筋活络。

【临床应用】

用量 10～20 g,水煎服。主治风湿性关节炎、腰腿痛、腰肌劳损、筋脉拘挛、产后风瘫等。

【药理研究】

海风藤能增加小鼠心肌营养血流量,降低狗心肌缺血区侧枝血管阻力,对冠心病和脑血栓有较好的疗效。海风藤提取物可以拮抗大鼠静脉注射内毒素引起的动脉血压下降,并能减轻内毒素血症对肺血管壁通透性增高引起的肺水肿。海风藤的这种效应可能与其中风藤烯酮与血小板激活因子的拮抗作用有关。提示海风藤是一种值得尝试的治疗内毒素休克的中药。另外,临床还可用于治疗急性胃肠炎、胃及十二指肠球部溃疡等。

【使用禁忌】

尚不明确。

丝 瓜 络

【歌诀】

丝瓜络祛风通络,乳汁不下血脉壅,胸胁胀痛性平甘,关节不利煮汤用。

【性味归经】

性平,味甘。归肺经、胃经、肝经。

【功效与作用】

祛风、通络、行血。

【临床应用】

用量 4.5～9.0 g,水煎服。用于湿火伤筋络之胸胁胀痛、筋络疼痛、关节不利,妇女血脉壅滞之乳汁不通。治肛门酒痔(《本草纲目》)。

【药理研究】

本药主要具有抗炎、抗菌作用,能显著降低角叉菜胶所致大鼠足趾肿胀及棉球肉芽肿胀,故有抗炎作用;另外,还有镇痛、镇静及镇咳、祛痰、平喘作用。

【使用禁忌】

尚不明确。

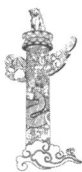

第三节　祛风湿强筋骨药

本类药物多苦甘温,入肝肾经,苦燥,甘温补益,故具有祛风湿、补肝肾、强筋骨等作用。主治风湿久痹肝肾不足之腰膝酸软无力、疼痛及肾虚腰痛等症。

五 加 皮

【歌诀】

五加辛温入肝肾,祛风强筋又壮肾,久痹腰酸儿行迟,小便不利与水肿。

【性味归经】

性温,味辛、苦。归肝经、肾经。

【功效与作用】

祛风湿、补肝肾、强筋骨。

【临床应用】

用量 4.5～9.0 g,水煎服。主治风湿痹痛、筋骨痿软、小儿行迟、体虚乏力、水肿、脚气。

【药理研究】

本药具有抗炎、抗应激、抗辐射作用,对造血功能有保护作用;能明显降低肾上腺中维生素 C 含量,具有促进动物肾上腺皮质的功能;对离体肠肌或离体子宫均有相似的兴奋作用,可使肠肌或子宫的张力略微升高,收缩幅度变大;对小鼠肉瘤 S-180 实体型有抑制作用;具有明显的抗氧化作用,可使血中谷胱甘肽过氧化物酶活性增高和过氧化脂质含量明显增加。药理实验表明,水煎剂对金黄色葡萄球菌、铜绿假单胞菌有抑制作用。

【使用禁忌】

阴虚火旺者慎服。

桑 寄 生

【歌诀】

寄生苦平入肝肾,痹病日久腰膝痛,胎动不安为要药,可降血压冠心病。

【性味归经】

性平,味苦、甘。归肝经、肾经。

【功效与作用】

补肝肾、强筋骨、祛风湿、安胎元。

【临床应用】

用量 9～15 g,水煎服。主治风湿痹痛、腰膝酸软、筋骨无力、崩漏经多、妊娠漏血、胎动不安、高血压。

【药理研究】

本药有降压、增加冠状动脉血流量、改善心肌收缩力作用,还有利尿、抗病原微生物

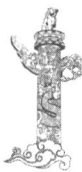

作用,尚能抑制乙型肝炎病毒;桑寄生水浸出液、乙醇–水浸出液和体积分数30%乙醇浸出液均对麻醉动物有降压作用;注射液对正常和颤动的豚鼠心脏冠状动脉有舒张作用;此外,还具利尿和抗病毒作用。

【使用禁忌】

尚不明确。

金毛狗脊

【歌诀】

金毛狗脊补肝肾,腰痛脊强又祛风,俯仰不利首选用,遗精遗尿带下清。

【性味归经】

性温,味苦、甘。归肝经、肾经。

【功效与作用】

补肝肾、强腰膝、祛风湿。

【临床应用】

用量9~15 g,水煎服。主治腰膝酸软、下肢无力、风湿痹痛。

【药理研究】

本药可增加心肌对^{86}铷(^{86}Rb)的摄取。柔毛经消毒后敷贴金疮、跌损有止血生肌之效。

【使用禁忌】

肾虚有热,小便不利,或短涩黄赤,口苦舌干者,均禁服。

川 续 断

【歌诀】

续断苦温补肝肾,强筋壮骨关节痛,冲任可固又安胎,通利血脉接骨灵。

【性味归经】

性微温,味苦、辛。归肝经、肾经。

【功效与作用】

补肝肾、强筋骨、续折伤、止崩漏。

【临床应用】

用量9~15 g,水煎服,或入丸、散剂。外用适量,捣敷。主治腰膝酸软、风湿痹痛、崩漏经多、胎漏下血、跌打损伤。①治腰痛:续断100 g,补骨脂、牛膝、木瓜、萆薢、杜仲各50 g,研细末,炼蜜为丸桐子大,空心无灰酒下50~60丸。②治跌打损伤:续断捣烂外敷。

【药理研究】

本药具有抗菌消炎、增强免疫调节、防氧化抗衰老、促进骨形成、抗维生素 E 缺乏症、止血、镇痛作用。

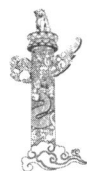

【使用禁忌】

泻痢初起勿用。

骨 碎 补

【歌诀】

骨碎补又名猴姜,滋补肝肾接骨良,活血止痛收浮阳,牙龈松动与耳鸣。

【性味归经】

性温,味苦。归肝经、肾经。

【功效与作用】

续伤止痛、补肾强骨。

【临床应用】

用量 3 ～ 10 g,鲜用 6 ～ 15 g,水煎服。外用适量,研末敷或浸酒涂患处,也可用鲜品切断摩擦或捣烂敷患处。主治肾虚腰痛、牙痛、耳鸣、久泻、跌打损伤、斑秃、鸡眼等。

【药理研究】

药理实验表明,柚皮苷是骨碎补的有效成分之一,有明显的促进骨损伤愈合作用。本药还能促进骨对钙的吸收,并提高血钙和血磷水平,有利于骨折的愈合。骨碎补有一定的改善软骨细胞功能、延缓细胞退行性变的作用。骨碎补双氢黄酮对小鼠有明显的镇痛和镇静作用;能防治链霉素等中毒。临床上用于退行性关节病,防治链霉素不良反应等。本药还具有降血脂、强心、抑菌等作用。

【使用禁忌】

阴虚及无瘀血者慎服。

千 年 健

【歌诀】

千年健性温苦辛,风湿关节下肢麻,健筋强骨腰膝冷,跌打损伤泡酒用。

【性味归经】

性温,味苦、辛。归肝经、肾经。

【功效与作用】

祛风湿、健筋骨。

【临床应用】

用量 4.5 ～ 10.0 g,水煎服。主治风寒湿痹、腰膝冷痛、下肢拘挛麻木。外敷适量,主治中风关节肿痛、慢性盆腔炎、骨折愈合迟缓。

【药理研究】

本药具有抗组胺、抗凝血、抗菌、抗病毒、抗炎、镇痛等作用。临床主治风寒湿痹有较好疗效,但药理作用尚不清楚。

【使用禁忌】

阴虚内热者慎服。

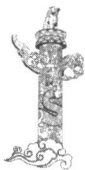

第十五章　理　气　药

凡能疏通气机,消除气滞的药物,均称理气药。理气药大多辛温芳香,分别具有行气止痛、疏肝解郁、降气平喘等作用。部分药物还具有健胃、祛痰、散结等作用。此类药物辛散温燥,易耗气伤阴,故气虚、阴亏者慎用。

陈　皮

【歌诀】

陈皮辛苦性亦温,芳香行气又健脾,燥湿化痰呃逆止,行气疏肝又解郁。

【性味归经】

性温,味辛、苦。归脾经、肺经。

【功效与作用】

理气开胃,燥湿化痰,治脾胃病。

【临床应用】

用量3～9 g,水煎服。主治胸脘胀满、食少呕吐、咳嗽痰多。

【药理研究】

本药有调整消化系统作用;可兴奋心脏,使心肌收缩力增强,剂量过大可抑制心率,又可使冠状动脉流量增加;对高脂饮食引起的动脉硬化有一定的预防作用;平喘祛痰;使肾血管收缩,使尿量减少;抑制离体子宫,高浓度可松弛子宫;增强免疫功能;抗炎;缩短出血及凝血时间;能促进唾液、胃液等消化液分泌和消除肠内积气。

【使用禁忌】

阴虚燥咳,咯血、吐血或内有实热者慎用。

橘红（化橘红）

【歌诀】

橘红辛苦性微温,消痰利气治寒咳,咽痒多痰慢支喘,宽中散结酒食伤。

【性味归经】

性温,味辛、苦。归肺经、脾经。

【功效与作用】

散寒、燥湿、利气、消痰。

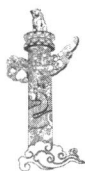

【临床应用】

用量 3~6 g,水煎服。主治风寒咳嗽、喉痒痰多、食积伤酒、呕恶痞闷。柚子皮,蒸鸡冠油服,可治老年咳嗽气喘。

【药理研究】

本药具有镇静、抗微生物作用。挥发油有止咳化痰作用。毒性较小。

【使用禁忌】

气虚及阴虚有燥痰者不宜服。

橘　核

【歌诀】

橘核平苦入肝肾,行气散结疝气痛,睾丸肿痛乳痈癖,少腹冷痛气滞通。

【性味归经】

性平,味苦。归肝、肾经。

【功效与作用】

理气,散结,止痛。

【临床应用】

用量 3~9 g,水煎服,或入丸、散剂。主治疝气疼痛、睾丸肿痛、乳痈、乳癖。

【药理研究】

有研究表明,橘核脂肪油中主要含不饱和脂肪酸,具有降低低密度脂蛋白的效果,同时橘核中还含有二十碳四烯酸和十七烷酸,为其作为保健用油提供了依据。亦有研究证明了橘核油及其有效成分 d-柠檬烯(苎稀)的抗突变作用,其既能阻断肿瘤基因的表达,又能抑制癌细胞,在肿瘤形成的不同时期都能起到抑制作用。橘核提取物还可应用于人体和动物,抵抗由寄生虫、病毒及微生物引起的感染。临床上橘核复方制剂主要用于妇科病和男科病。男性不育者应用橘核丸后,其精子活动率有明显改善,可以显著提高育龄男性的生育率。柠檬苦素类似物还具有明显的杀虫、抗氧化、抗菌、镇静、镇痛等多种药理作用。

【使用禁忌】

体虚病人慎服。

附:

橘　叶

【性味归经】

性平,味苦。归肝经。

【功效与作用】

疏肝行气解郁,消肿散结化痰。

【临床应用】

用量 6~15 g(鲜者 60~120 g),水煎服或捣汁服。主治胁痛、乳痈、肺痈、咳嗽、胸膈痞满、疝气。

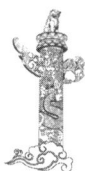

橘 络

【性味归经】

性平,味甘、苦。归肝、脾、肺经。

【功效与作用】

理气化痰,通络。

【临床应用】

3～5 g,水煎服。主治经络气滞、久咳胸痛、痰中带血、伤酒口渴。

青 皮

【歌诀】

小橘晒干为青皮,又名四花肝胆胃,疏肝利气消积滞,气滞血瘀食积平。

【性味归经】

性温,味苦、辛。归肝、胆、胃经。

【功效与作用】

疏肝破气,消积化滞。

【临床应用】

用量3～10 g,水煎服,或入丸、散剂。主治胸胁胀痛、疝气疼痛、乳癖、乳痈、食积气滞、脘腹胀痛。

【药理研究】

本药具有调整胃肠功能、祛痰平喘、利胆、保肝、抗休克作用,对心肌的兴奋性、传导性、收缩性和自律性均有正性作用。

【使用禁忌】

气虚者慎服。

枳 实

【歌诀】

枳实苦寒入阳明,破气消积食滞痛,化痰消痞祛胸痹,枳壳功缓性味同。

【性味归经】

性微寒,味苦、辛、酸。归脾经、胃经。

【功效与作用】

破气消积、化痰散痞。

【临床应用】

用量3～9 g,水煎服,或入丸、散剂。外用适量,研末调涂,或炒热熨。主治饮食积滞所致的脘腹痞满胀痛、热结便秘、腹痞胀痛、湿热泻痢、里急后重、胃下垂、子宫脱垂、脱肛等。

【药理研究】

本药对胃肠道运动及子宫平滑肌有抑制和兴奋的双重作用;有强心、增加心输血量

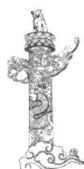

和收缩血管作用;抗炎、抗菌、抗病毒;抗变态反应;抗氧化;镇痛;中枢抑制;解热;治疗毛细血管脆性增加的出血性紫癜。

【使用禁忌】

孕妇慎用。

厚 朴

【歌诀】

厚朴辛苦性亦温,行气燥湿呕泻停,湿困脾胃腹胀满,降逆平喘胸闷宜。

【性味归经】

性温,味苦、辛。归脾经、胃经、肺经、大肠经。

【功效与作用】

燥湿消痰、下气除满。

【临床应用】

用量3~9g,水煎服。主治湿滞伤中、脘痞吐泻、食积气滞、腹胀便秘、痰饮喘咳。

【药理研究】

本药具有肌肉松弛作用;小剂量兴奋肠管平滑肌,而大剂量具有抑制作用;具有抗溃疡的作用;有显著的中枢抑制作用;还有降血压、抗病原微生物、抗肿瘤、抗血小板和抑制细胞内钙流动等作用。

【使用禁忌】

气虚、津伤血枯者及孕妇慎用。

木 香

品种:广木香、川木香、越木香、云木香、青木香。

【歌诀】

木香行气又止痛,三焦气滞皆可通,脾胃气滞脘腹胀,肝胆胁痛热痢平。

【性味归经】

性温,味辛、苦。归脾经、胃经、大肠经、三焦经、胆经。

【功效与作用】

行气止痛,健脾消食。

【临床应用】

用量3~10g,水煎服,或入丸、散剂。外用适量,研末调敷,或熬膏涂。用于胸胁、脘腹胀痛,泻痢后重,食积不消,不思饮食。煨木香实肠止泻,用于泄泻腹痛。

【药理研究】

本药有促进胃肠道蠕动、扩张支气管平滑肌、抗菌、降糖、抗肿瘤等作用。

【使用禁忌】

脏腑燥热,阴虚津液不足者慎服。

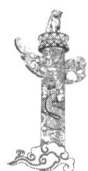

乌药(台片)

【歌诀】

乌药辛温向下行,行气散寒又止痛,胸痹腹痛寒疝痛,经痛遗尿膀胱冷。

【性味归经】

性温,味辛。归肺经、脾经、肾经、膀胱经。

【功效与作用】

顺气、开郁、散寒、止痛。

【临床应用】

用量3~9 g,磨汁或入丸、散剂。主治气逆胸腹胀痛、宿食不消、反胃吐食、寒疝、脚气、小便频数等。

【药理研究】

本药有增强胃肠活动、止痛、止血、保肝、抗菌、平喘、抗组胺、止血、抗单纯疱疹病毒、抗癌等药理作用,对离体平滑肌有兴奋和抑制的双重作用。

【使用禁忌】

气虚及内热证病人禁服,孕妇及体虚者慎服。

川 楝 子

【歌诀】

川楝苦寒有小毒,疏肝利气疝气痛,肝胃气滞胸胁满,根皮力弱可杀虫。

【性味归经】

性寒,味苦,有小毒。归肝经、小肠经、膀胱经。

【功效与作用】

舒肝、行气、止痛、驱虫。

【临床应用】

用量4.5~9.0 g,水煎服。主治胸胁、脘腹胀痛、疝痛、虫积腹痛。

【药理研究】

阻断神经肌肉接头间的传递,驱虫,抑菌。

【使用禁忌】

脾胃虚寒者忌服。

香 附

【歌诀】

香附辛温性和平,肝郁气滞胸胁痛,情志不畅脾胃病,调经止痛月经行。

【性味归经】

性平,味辛、微苦、微甘。归肝经、三焦经。

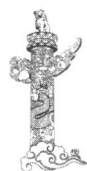

【功效与作用】

行气解郁、调经止痛(香附妇科之主帅,气病之总司)。

【临床应用】

用量 6~9 g,水煎服。主治肝胃不和、气郁不舒、胸腹胁肋胀痛、痰饮痞满、月经不调、崩漏带下等。

【药理研究】

本药挥发油及醇提取物对大鼠有显著的镇痛和解热作用;有松弛平滑肌和雌激素样作用;有抗炎、保肝利胆等药理作用;还有降血糖、降血脂作用;对胃黏膜有保护作用;可促进离体脂肪组织的分解;有抗病原微生物、抗氧化和抗细胞凋亡作用。

【使用禁忌】

气虚无气滞者慎服,阴虚、血热者禁服。

延 胡 索

【歌诀】

玄胡辛苦性亦温,行气活血又止痛,血瘀气滞诸痛症,临床加减再变通。

【性味归经】

性温,味辛、苦。归肝经、脾经。

【功效与作用】

活血散瘀、理气止痛。

【临床应用】

用量 3~9 g,水煎服,或入丸、散剂。治疗全身各部气滞血瘀之痛、痛经、经闭、癥瘕、产后瘀阻、跌扑损伤、疝气作痛。止痛:每日用延胡索 9 g,酒炒研末水煎服,1 周为一疗程。

【药理研究】

本药具有镇痛、催眠、镇静、安定、抗惊厥、扩张冠状动脉、抑制心脏、抗心律失常、抗溃疡、促进垂体分泌促肾上腺皮质激素作用。含有的总碱镇痛效价是吗啡的 40%,总碱中以延胡索甲素、延胡索乙素、延胡索丑素的镇痛作用最为明显,其中延胡索乙素最强,延胡索丑素次之,延胡索甲素再次,较大用量对兔、犬、猴等均有镇静催眠作用,延胡索乙素有对抗中枢兴奋和增强中枢抑制作用;静脉注射延胡索乙素可缩小脑梗死范围、脑水肿及钙离子抑制。毒性:总碱 LD_{50} 为 2 840 mg/kg,延胡索乙素 LD_{50} 为 146 mg/kg。

【使用禁忌】

孕妇忌服,体虚者慎服。

薤 白

【歌诀】

薤白通阳又散结,辛苦性温心肺经,行气止痛胸痹证,下气导滞泄利停。

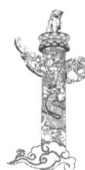

【性味归经】

性温,味辛、苦。归心经、肺经、胃经、大肠经。

【功效与作用】

通阳散结、行气导滞。

【临床应用】

用量5~9 g,水煎服,或入丸、散剂。治疗胸痹疼痛、痰饮咳喘、泻痢后重。外用,捣敷或捣汁涂。

【药理研究】

本药有抗动脉粥样硬化、抗血小板凝集、干扰花生四烯酸代谢、抗氧化、抗菌等作用。

【使用禁忌】

阴虚及发热者慎服。

佛 手

【歌诀】

佛手辛苦入肝经,和中醒脾胃气痛,肝气郁结胸胁满,清香止呕化痰功。

【性味归经】

性温,味辛、苦、酸。归肺经、脾经、肝经。

【功效与作用】

疏肝理气、和胃止痛。

【临床应用】

用量3~9 g,水煎服。主治肝胃气滞、胸胁胀痛、胃脘痞满、食少呕吐。陈佛手6~9 g,水煎饮,治痰气咳嗽(《闽南民间草药》)。

【药理研究】

本药具有平喘、解痉、抗炎、中枢抑制、增加心脏的冠状动脉流量和提高耐缺氧能力、增强毛细血管的抵抗力和减少肾上腺抗坏血酸耗竭作用。醇提取物有解胃肠平滑肌痉挛作用以及增加冠状动脉血流量和降压作用;对离体大鼠肠管有明显抑制作用,且给猫静脉注射后有短时间抑制心脏和降压作用,其柠檬油素对豚鼠离体气管有抗过敏作用。

【使用禁忌】

阴虚有火,无气滞症状者慎服。

附:

佛手花

【性味归经】

性微温,味微苦。归肝经、胃经。

【功效与作用】

疏肝理气,和胃快膈。

【临床应用】

用量3~6 g,水煎服。似佛手,用于肺气上逆之喘咳、肝胃气痛、食欲缺乏。

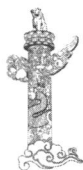

大 腹 皮

【歌诀】

大腹辛温脾胃肠,下气宽中利水良,湿浊气滞胸满闷,五皮饮中是良方。

【性味归经】

性微温,味辛。归脾经、胃经、大肠经、小肠经。

【功效与作用】

行气宽中,行水消肿。

【临床应用】

内服用量6～12 g,水煎服,或入丸、散剂。外用适量,研末调敷,或煎水洗。用于湿阻气滞,脘腹胀闷,大便不爽,水肿胀满,脚气水肿,小便不利。

【药理研究】

大腹皮煎剂能使兔离体肠管紧张性升高,收缩幅度减少,其作用可被阿托品所拮抗。能促进胃肠运动。

【使用禁忌】

气虚体弱者慎服。

檀 香

【歌诀】

檀香行气又止痛,入肺胃脾心四经,温中开胃寒气滞,胸痛腹痛心绞痛。

【性味归经】

性温,味辛。归肺经、胃经、脾经、心经。

【功效与作用】

行气温中、开胃止痛。

【临床应用】

用量2～5 g,水煎服,或入丸、散剂。外用适量,磨汁涂。主治寒凝气滞、胸痛、腹痛、胃痛食少、冠心病、心绞痛。

【药理研究】

本药有较强的抗菌作用。挥发油对痢疾杆菌、乌型结核分枝杆菌及金黄色葡萄球菌均有抑制作用,有利尿作用。此外,本药对离体兔小肠有麻痹作用。临床用檀香复方治疗心绞痛、萎缩性胃炎、浅表性胃炎、胃痛、痛经、乳腺增生等。

【使用禁忌】

如阴虚火盛,有动血致嗽者,勿用之。

沉 香

【歌诀】

沉香辛苦性微温,行气止痛功效奇,温中止呕又平喘,海南沉香为佳品。

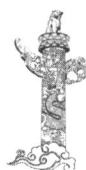

【性味归经】

性微温,味辛、苦。归肾经、脾经、胃经。

【功效与作用】

行气止痛、温中止呕、纳气平喘。

【临床应用】

用量1.5~4.5 g,研末冲服,亦可用原药磨汁服,入煎剂宜后下。主治胸腹胀闷疼痛、胃寒呕吐呃逆、肾虚气逆喘急。

【药理研究】

本药有解除肠平滑肌痉挛、抑制中枢神经系统等作用。水煎液对离体豚鼠回肠的自主收缩有抑制作用,并能对抗组胺、乙酰胆碱引起的痉挛性收缩。醇提物能促进离体豚鼠气管抗组胺作用,从而发挥止喘效果。此外,本药还具解痉、镇静、镇痛、降压、抗菌的作用。

【使用禁忌】

阴虚火旺或气虚下陷者慎用。

荔 枝 核

【歌诀】

荔枝核行气散寒,止痛散结入肾肝,胃痛腹痛小肠疝,睾丸肿痛亦可安。

【性味归经】

性温,味甘、微苦。归肝经、肾经。

【功效与作用】

行气散结、祛寒止痛。用于疝痛、睾丸痛、胃痛。

【临床应用】

用量4.5~9.0 g,水煎服。主治寒疝腹痛、睾丸肿痛。荔枝核1枚,煅存性,酒调服。治心痛及小肠气(《本草衍义》)。

【药理研究】

本药具有降血糖、抑制乙型肝炎抗原、降肝糖原等作用。

【使用禁忌】

无寒湿滞气者勿服。

柿 蒂

【歌诀】

柿蒂性平苦又涩,降逆止呕配丁香,呃逆噫气兼反胃,心悸失眠可平康。

【性味归经】

性平,味苦、涩。归胃经。

【功效与作用】

降逆止呃,下气。

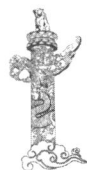

【临床应用】

用量 5～10 g,水煎服,或入散剂。主治呃逆、噫气、反胃。

【药理研究】

本药有抗心律失常、镇静、抗生育作用。

【使用禁忌】

尚不明确。

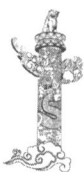

第十六章 止血药

凡具有加速凝血过程,或消除导致血不循经的原因,从而达到迅速制止体内外出血的药物,称为止血药。可分为收敛止血药、凉血止血药、祛瘀止血药、温中止血药。

第一节 收敛止血药

本类药物多涩,或为炭类,或质黏,其性多平,或凉而不寒,具有收敛止血作用。无论虚寒性出血或热性出血均可用之;但其性收涩,有留瘀恋邪之弊,当以出血无瘀者为宜。若有瘀血及邪实者,当慎之。

白 及

【歌诀】

白及苦甘涩微寒,收敛止血肺胃安,胃肠出血溃疡病,疮疡消肿又生肌。

【性味归经】

性微寒,味苦、甘、涩。归肺经、肝经、胃经。

【功效与作用】

收敛止血、消肿生肌。

【临床应用】

用量6~15 g,水煎服,或3~6 g,研粉吞服。主治咳血吐血、肺结核咯血、溃疡病出血。外用适量。主治外伤出血、疮疡肿毒、皮肤皲裂。不宜与乌头类药材同用。

【药理研究】

本药具有止血、保护黏膜、抗肿瘤、抗菌等作用。本药提取物对实验动物有良好的止血作用,可能与所含胶状成分有关,作用原理可能为物理性的。体积分数2%白及葡萄糖注射液做腹腔注射试验,对二甲基氨基偶氮苯诱发的大鼠肝癌的发生有明显抑制作用。

【使用禁忌】

外感及内热壅盛者禁服。不宜与川乌、制川乌、草乌、制草乌、附子同用。

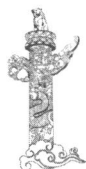

紫珠草(紫珠叶)

【歌诀】

紫珠草性苦凉涩,收敛止血内外用,解毒疗疮火烫伤,功与白及略相同。

【性味归经】

性凉,味苦、涩。归肝经、肺经、胃经。

【功效与作用】

收敛止血、清热解毒。

【临床应用】

用量 10 ~ 15 g,鲜品 30 ~ 60 g,水煎服。外用适量,鲜品捣敷或研末撒。主治血热所致的各种出血症,尤以消化道、呼吸道出血效果较好,以及热毒咽喉肿痛、目赤肿痛等。外治痈疽疮毒、毒蛇咬伤。

【药理研究】

本药对纤溶系统也有显著的抑制作用;能增加血小板,缩短出血、凝血酶原、血块收缩时间,使蛙肠系膜血管收缩;对大肠埃希菌、弗氏痢疾杆菌、金黄色葡萄球菌、链球菌等有抑制作用。

【使用禁忌】

本药性凉,虚寒性出血病人慎服。

仙 鹤 草

【歌诀】

仙鹤草苦涩性平,收敛止血血妄行,解毒疗疮内外用,脱力劳损又杀虫。

【性味归经】

性平,味苦、涩。归心经、肝经。

【功效与作用】

收敛止血、截疟、止痢、解毒。

【临床应用】

用量 6 ~ 12 g,水煎服。外用适量。主治咯血、吐血、崩漏下血、疟疾、血痢、脱力劳伤、痈肿疮毒、阴痒带下。

【药理研究】

本药具有抗凝血和抗血栓形成的作用,以及抗肿瘤作用及对阴道滴虫有良好杀灭作用。仙鹤草素有止血、调整心率、增加细胞抵抗力、降低血糖和消炎等作用;冬芽含酚性物质鹤芽酚,冬芽及根有较强的驱绦虫作用,对金黄色葡萄球菌、大肠埃希菌、铜绿假单胞菌、福氏痢疾杆菌、伤寒杆菌均有抑制作用。

【使用禁忌】

表证发热者慎服。

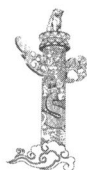

藕　节

【歌诀】

藕节甘涩性和平,收敛止血不留瘀,各种出血均可治,鲜藕捣汁功相同。

【性味归经】

性平,味甘、涩。归肝经、肺经、胃经。

【功效与作用】

收敛止血,化瘀。

【临床应用】

用量9～15 g,水煎服,或入散剂;鲜用60 g左右捣汁冲服。主治胃中瘀热,吐血、咯血、鼻血、尿血、崩漏。

【药理研究】

本药鲜用能清热凉血,煅炭消瘀止血,收敛作用较强,能缩短出血时间。

【使用禁忌】

忌铁器。

第二节　凉血止血药

凉血止血药性寒凉,味多甘苦,入血分,能清泄血分之热而止血,适用于血热妄行所致的各种出血病症。凉血止血药虽有凉血之功,但清热作用不强,在治疗血热出血病证时,常需配清热凉血药物同用。若治血热夹瘀之出血,宜配化瘀止血药,或配伍少量的化瘀行气之品。急性出血较甚者,可配伍收敛止血药以加强止血之效。本类药物原则上不宜用于虚寒性出血。又因其寒凉易于凉遏留瘀,故不宜过量久服。

侧柏叶

【歌诀】

侧柏叶即柏树叶,凉血止血为要药,祛痰止咳肺热证,用于脱发可再生。

【性味归经】

性寒,味苦、涩。归肺经、肝经、脾经。

【功效与作用】

凉血止血、生发乌发。

【临床应用】

用量6～12 g,水煎服。主治吐血衄血、咯血、便血、崩漏下血、血热脱发、须发早白。

【药理研究】

本药对出血时间及凝血时间均有明显缩短作用;对呼吸系统具有镇咳、祛痰、平喘作用;抗病原微生物作用;镇静作用;可使血压轻度下降,并对离体兔耳血管有扩张作用;尚能舒张离体肠管。药理实验表明,热水提取物1 g/kg腹腔注射,对小鼠尾切伤有止血

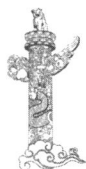

作用。

【使用禁忌】

多服、久服,易致胃脘不适及食欲减退。

大蓟、小蓟

【歌诀】

大蓟小蓟均止血,凉血止血血妄行,血尿热淋为要药,清利肝胆黄疸平。

大　蓟

【性味归经】

性凉,味甘、苦。归心经、肝经。

【功效与作用】

凉血止血、祛瘀消肿(大蓟降压,小蓟退黄)。

【临床应用】

用量9~15 g,水煎服,或捣汁、研末。外用鲜品适量,捣敷。主治衄血、吐血、尿血、便血、崩漏下血、外伤出血、痈肿疮毒。

【药理研究】

本药具有止血、抗菌、降低血压的作用。对无论离体、在位、已孕、未孕或慢性子宫瘘实验,均显现明显兴奋作用,可使子宫张力增加,收缩幅度加大,逐渐发生痉挛性收缩,对十二指肠肠管呈抑制作用。据报道,全草含胆碱并显生物碱及挥发油反应,对脑膜炎球菌、白喉杆菌有抑制作用。

【使用禁忌】

寒性出血、脾胃虚寒者禁服。

小　蓟

【性味归经】

性凉,味甘、苦。归心经、肝经。

【功效与作用】

凉血止血、祛瘀消肿。

【临床应用】

用量4.5~9.0 g,水煎服,或研末,鲜者30~60 g,捣汁。外用适量,捣敷或煎水洗。主治吐血、衄血、尿血、便血、崩漏下血、外伤出血、黄疸、痈肿疮毒等,具有止血作用。对甲醛性关节炎有一定程度的消炎作用,还有镇静、抑菌和利胆作用。

【药理研究】

本药水煎剂有直接的拟交感神经药作用,对麻醉后破坏脊髓的大白鼠有去甲肾上腺素样的升压作用,对离体兔心和蟾蜍心脏均有兴奋作用。

【使用禁忌】

脾胃虚寒者禁服。

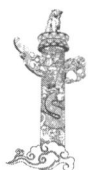

地 榆

【歌诀】

地榆善止下焦血,凉血止血崩漏多,疮毒湿疹均可治,烧伤炒炭外用可。

【性味归经】

性微寒,味苦、酸、涩。归肝经、大肠经。

【功效与作用】

凉血止血、解毒敛疮。

【临床应用】

用量9～15 g,水煎服。外用适量,研末涂敷患处。主治便血、痔血、血痢、崩漏、水火烫伤、痈肿疮毒。

【药理研究】

本药有止血作用,可使创面渗出液减少,抗感染,有利于烫伤创面愈合。此外,尚有降压、止吐、治疗急性肝损伤和对抗氧化氢诱发的溶血等作用。

【使用禁忌】

伤胃,误服多致口噤不食。脾胃虚寒,中气下陷,冷痢泄泻,崩漏带下,血虚有瘀者均应慎服。

槐 花

【歌诀】

槐花凉血又止血,便血痔血常用它,平肝潜阳降血压,槐角功效略相同。

【性味归经】

性微寒,味苦。归肝经、大肠经。

【功效与作用】

凉血止血、清肝泻火。

【临床应用】

用量5～9 g,水煎服。主治便血、痔血、血痢、崩漏、吐血、衄血、肝热目赤、头痛眩晕。

【药理研究】

本药具有抗菌、凝血、止血作用。药理研究表明,所含芸香苷及其苷元槲皮素能保持毛细血管的正常张力,降低其通透性,可使因脆性增加而出血的毛细血管恢复正常弹性。槲皮素可以扩张冠状动脉,改善心肌循环,增强心肌收缩力和输出量,并减慢心率。有抗炎、解痉和抗溃疡作用,对细菌、病毒和真菌均有抑制作用。

【使用禁忌】

脾胃虚寒及阴虚发热而无实火者慎服。

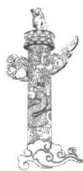

白茅根

【歌诀】

白茅根性甘又寒,凉血止血吐衄安,清热利尿除烦热,鲜用养胃又止渴。

【性味归经】

性寒,味甘。归肺经、胃经、膀胱经。

【功效与作用】

凉血止血,清热利尿。

【临床应用】

用量9～30 g,水煎服;或鲜品30～60 g,捣汁外用。主治血热吐血、衄血、尿血、热病烦渴、黄疸、水肿、热淋涩痛、急性肾炎水肿。鲜用凉血益阳。

【药理研究】

本药具有利尿、促凝血、增加免疫功能等作用;另据研究,水浸剂对提高乙型肝炎表面抗原阳性的转阴率有显著效果;此外,还具有抗菌作用。

【使用禁忌】

脾胃虚寒、溲多不渴者禁服。

茜草根(茜草)

【歌诀】

茜草苦寒入肝经,凉血止血风湿痛,产后出血月经多,炒炭止血倍力增。

【性味归经】

性寒,味苦。归肝经。

【功效与作用】

凉血、止血、祛瘀、通经。

【临床应用】

用量6～9 g,水煎服,或入丸、散剂。治疗吐血、衄血、崩漏、外伤出血,经闭瘀阻、关节痹痛、跌扑肿痛。脾胃虚寒及无瘀滞者忌服。

【药理研究】

本药具有缩短出血时间、抗血小板聚集、升高白细胞的作用;具有镇咳祛痰、抗菌、抗癌作用,能防止实验性肾和膀胱结石的形成,尤其对碳酸钙结石的形成有抑制作用;对实验性心肌梗死有治疗作用;对抗乙酸胆碱所致的离体肠痉挛有解痉作用。对离体子宫有兴奋作用;具有扩张血管、抑制皮肤结缔组织通透性的作用。小鼠口服根煎剂有明显止咳和祛痰作用,但加乙醇沉淀后,滤液即无效;根煎剂能对抗离体兔回肠的收缩作用;根水提物对离体豚鼠子宫有兴奋作用,产妇口服亦有加强子宫收缩的作用;根温浸液能扩张蛙足蹼膜血管,并稍能缩短家兔的血液凝固时间;根在试管内对金黄色与白色葡萄球菌、肺炎球菌及流行性感冒杆菌等有一定的抑制作用。

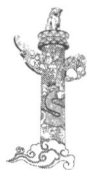

【使用禁忌】

脾胃虚寒及无瘀滞者慎服。

第三节　祛瘀止血药

本类药多为辛味,其性可偏温或偏寒,主要归肝、心二经。既能直接止血,又能活血化瘀,以使血脉通畅,最适用于因瘀血内阻而血不循经之出血证。此类出血,瘀血不去则血不归经而出血不止,故宜以化瘀止血药为主治之。亦可配伍其他各类止血药,用于各种内外出血证,同样有止血而不留瘀的优点。又因其能化瘀而消肿止痛,亦常用于跌打损伤及多种瘀滞疼痛等症。

三　七

【歌诀】

三七止血为良药,一切血症皆用它,跌打损伤能消肿,活血化瘀心绞痛。

【性味归经】

性温,味甘、微苦。归肝经、胃经。

【功效与作用】

散瘀止血、消肿定痛。

【临床应用】

用量 5~10 g,水煎服。外用适量,磨汁涂、研末撒或调敷患处。主治咯血、吐血、衄血、便血、崩漏、外伤出血、胸腹刺痛、跌扑肿痛。

【药理研究】

动物实验表明,人参皂苷 Rg 类对中枢神经有兴奋作用,而 Rb 类有抑制作用;三七总皂苷可抑制血小板凝集;三七提取物有强心、降压、保肝、抗炎、降低血中胆固醇、免疫调节和抗病毒作用。总而言之,对血液及造血系统具有止血、抗血小板聚集及溶栓、溶血、造血等作用;对心血管系统具有抗心律失常、抗动脉粥样硬化、耐缺氧及抗休克、改善脑缺血等作用;对神经系统具有中枢神经抑制、镇痛等作用;可增强免疫功能,保护肝功能,抗肿瘤,延缓衰老,降血糖,调节物质代谢,促进生长。毒性较低,长期用药基本无不良反应。

【使用禁忌】

孕妇慎用。

蒲　黄

【歌诀】

蒲黄甘平入心肝,产后出血血淋安,收敛止血真要药,活血祛瘀心腹痛。

【性味归经】

性平,味甘。归肝经、心经。

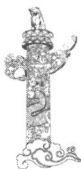

【功效与作用】

止血、化瘀通淋。

【临床应用】

用量4.5~9.0 g,水煎服。外用适量,研末撒或调敷。主治各种出血症、瘀滞痛症,如瘀滞胸痛、胃脘疼痛以及产后瘀痛、痛经;血淋、血痢等。

【药理研究】

本药具有改善心肌微循环、降血脂及抗动脉粥样硬化、促进凝血作用,兴奋子宫平滑肌,对肠道平滑肌有解痉作用,抑制细胞免疫和体液免疫,有抗炎、抗菌、抗过敏、溶血作用。

【使用禁忌】

孕妇忌服。

血 余 炭

【歌诀】

血余炭入肝胃经,止血散瘀崩淋停,咯血衄血与便血,外伤止血研末冲。

【性味归经】

性平,味苦。归肝经、胃经。

【功效与作用】

收敛止血,化瘀,利尿。

【临床应用】

用量5~10 g,水煎服;或研末,每次用量1.5~3.0 g。外用适量,研末掺敷或油调、熬膏涂敷。用于吐血、咯血、衄血、血淋、尿血、便血、崩漏、外伤出血、小便不利。

【药理研究】

本药有止血、抗炎、抗病原微生物的作用。

【使用禁忌】

胃弱者慎服血余炭,内有瘀热者不宜用血余炭。

第四节　温经止血药

本类药药性温热,既能温通血脉,消散凝滞,促进血液循经运行,并扶助阳气,统摄血液,而利于止血,又具独立的止血作用,即温煦经络而止血。主要适用于脾阳虚不能统血或冲脉失固之虚寒性出血证,症见出血日久,血色暗淡,且有全身虚寒表现者。本类药物又是温里之药,尚能温中以止泻、止呕,或温经散寒以调经、止痛等,故又可主治多种里寒证。

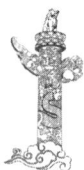

艾 叶

【歌诀】

艾叶苦温性味辛,能入三阴肝肾脾,温经止血寒痛止,逐寒灸法用艾绒。

【性味归经】

性温,味苦、辛。归肝经、脾经、肾经。

【功效与作用】

散寒止痛、温经止血。

【临床应用】

用量 3 ~ 9 g,水煎服。外用适量,供灸治或熏洗用。主治少腹冷痛、经寒不调、宫冷不孕、吐血、衄血、崩漏经多、妊娠下血;外治皮肤瘙痒。艾炭温经止血,用于虚寒性出血。

【药理研究】

近年对本药药理作用有不少研究,如水浸剂对致病金黄色葡萄球菌及某些皮肤真菌有抑制作用;此外,尚有增进食欲等作用;艾叶油有镇咳、祛痰、平喘、抑菌、镇静、抗休克等作用;能显著增强网状内皮细胞的吞噬功能;抑制心肌收缩,抗血凝和高强度抑制血小板聚集;能明显延长戊巴比妥钠睡眠时间。尚具有利胆、兴奋子宫作用。

【使用禁忌】

阴虚血热者及宿有失血病者慎用。

灶心土(伏龙肝)

【歌诀】

灶心土温入脾胃,呕血便血与漏崩,脾虚久泄与呕吐,温中止血脾胃和。

【性味归经】

性温,味辛。归脾经、胃经。

【功效与作用】

收敛止血、温中止呕、止泻。

【临床应用】

用量 15 ~ 30 g,水煎服;或 60 ~ 120 g,布包煎汤,澄清代水用;或入散剂。外用适量,研末调敷。主治虚寒失血、呕吐、泻泄。

【药理研究】

本药具有止呕作用,对静脉注射洋地黄酊所致家鸽呕吐,可使呕吐次数减少,呕吐的潜伏期无改变;但对阿扑吗啡引起的犬呕吐无效。

【使用禁忌】

烧煤灶心土不得作为伏龙肝药用。阴虚失血、热症呕吐,反胃者忌服。

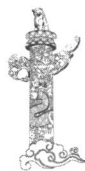

棕 桐 炭

【歌诀】

棕桐炭性平味苦,收敛止血易留瘀,止血炮制炒炭用,崩漏下血最有功。

【性味归经】

性平,味苦、涩。归肺经、肝经、大肠经。

【功效与作用】

收敛止血、止痢止带。

【临床应用】

用量 3～9 g,水煎服。外用适量,研末,外敷。一般炮制后使用。主治各种出血症,如吐血、衄血、尿血、便血,尤多用于崩漏。

【药理研究】

本药可缩短凝血时间,具有止血作用。

【使用禁忌】

出血诸证瘀滞未尽者不宜独用。

鸡 冠 花

【歌诀】

鸡冠花收敛止血,性凉甘涩肝大肠,涩肠止带又止痢,吐血崩漏与痔血。

【性味归经】

性凉,味甘、涩。归肝经、大肠经。

【功效与作用】

收敛止血、止带、止痢。

【临床应用】

用量 6～12 g,水煎服,或入丸、散剂。外用适量,煎水熏洗。主治吐血、崩漏、便血、痔血、赤白带下、久痢不止。

【药理研究】

本药具有引产、抗滴虫作用。

【使用禁忌】

尚不明确。

附:

花 生 衣

【性味归经】

性平,味甘、涩,归肺经、脾经、肝经。

【功效与作用】

止血、消肿。

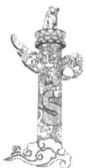

【临床应用】

用量 3～6 g,水煎服。用于紫癜,血友病,类血友病,原发性及继发性血小板减少性紫癜,肝病出血症,术后出血,癌肿出血,胃、肠、肺、子宫等出血。

花蕊石

【歌诀】

花蕊石平酸入肝,止血化瘀外伤痛,专治紫癜出血症,产后出血亦可平。

【性味归经】

性平,味酸、涩。归肝经。

【功效与作用】

化瘀止血。

【临床应用】

用量 4.5～9.0 g,多研末服。外用适量。主治咯血、吐血、外伤出血、跌扑伤痛。

【药理研究】

用本药体积分数20%混悬液给小鼠灌胃,对二甲弗林(回苏灵)诱发的惊厥有明显抗惊厥作用,并有凝血和止血作用。

【使用禁忌】

凡无瘀滞及孕妇忌服。

降真香(降香)

【歌诀】

降香活血能止痛,辛温无毒根木用,跌打损伤能止血,理气胃痛疝气痛。

【性味归经】

性温,味辛,无毒。归肝经、脾经、肺经、心经。

【功效与作用】

理气活血,止痛,止血。

【临床应用】

用量 3～5 g,水煎服,或入丸、散剂。外用适量,研末敷。主治金疮出血、跌打损伤、疼痛、瘀血肿痛等症。根、干木、叶:祛风活血,理气止痛,用于风湿性腰腿痛、跌打肿痛、支气管炎、胃痛、疝气痛。果实:健胃消食,用于食欲缺乏、消化不良。

【药理研究】

本药具有抗炎、抗病原微生物、抗肿瘤、降糖、治疗骨质疏松、干预神经变性疾病等作用,尤其在心血管作用方面表现较为明显,如改善心室重构、促进血管新生、改善心肌功能、对抗氧化应激等。降香乙醇提取物具有调节细胞外基质降解来预防皮肤光老化的作用。

【使用禁忌】

血热妄行、色紫浓厚、脉实便秘者禁用。痈疽溃后,诸疮脓多,及阴虚火盛,俱不

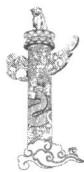

宜用。

荠菜

【歌诀】

荠菜是药食同源,凉血止血清湿热,平肝明目止血淋,眼底出血肾水肿。

【性味归经】

性凉,味甘、淡。归肝经、脾经、膀胱经。

【功效与作用】

凉肝止血,平肝明目,清热利湿。

【临床应用】

用量 15～30 g,鲜品 60～120 g,水煎服或入丸、散剂。外用适量,捣汁点眼。主治吐血、衄血、咯血、尿血、崩漏、目赤疼痛、眼底出血、高血压病、赤白痢疾、肾炎水肿、乳糜尿。

【药理研究】

本药能兴奋子宫、缩短凝血时间、降低血压、抑制肿瘤生长。尚能延长环己巴比妥钠的睡眠时间、解热、收缩小肠平滑肌等作用。

【使用禁忌】

疹出已透,或虽未透出而热毒壅滞,非风寒外束者禁服。

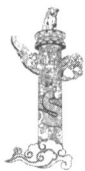

第十七章 活血祛瘀药

凡以疏通血脉,促进血行,消散瘀血为主要作用的药物,称为活血祛瘀药。又称行血散瘀药。其作用强烈者称破血药或逐瘀药。本类药性味苦、辛、微温,归肝、脾经。主要用于癥瘕结块、疮疡肿痛、跌仆伤痛、月经不调、经闭痛经、产后瘀滞腹痛等症,还可用于产后小便不利、身面水肿。

川 芎

【歌诀】

川芎活血又行气,冠心绞痛胸胁闷,祛风止痛月经病,跌打损伤偏头痛。

【性味归经】

性温,味辛。归肝经、胆经、心包经。

【功效与作用】

活血行气,祛风止痛。

【临床应用】

用量 3~10 g,水煎服;或研末,每次 1.0~1.5 g,入丸、散剂。外用适量,研末撒,或调敷,或煎汤漱口。用于胸痹心痛,胸胁刺痛,跌扑肿痛,月经不调,经闭痛经,癥瘕腹痛,头痛(头痛用川芎,若不愈加引经药),风湿痹痛。

【药理研究】

本药对心脑血管系统的影响:对心脏有抑制作用;可扩血管,降血压;增加冠状动脉流量;对心肌及再灌注损伤有保护作用;改善微循环;改善脑循环及脑缺血。本药还可利尿、增强免疫功能;可抑制白三烯、组胺、前列腺素 E2 引起的气管收缩;能预防和保护肾上腺素所致大鼠实验性肺水肿;有抗肿瘤及抗放射等作用。

【使用禁忌】

月经过多,孕妇及出血性疾病慎服;阴虚火旺者禁服。

丹 参

【歌诀】

丹参一味同四物,活血化瘀心绞痛,月经不调产后病,癥瘕积聚又安神。

【性味归经】

性微寒,味苦。归心经、肝经。

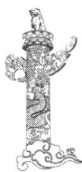

【功效与作用】

祛瘀止痛、活血痛经、清心除烦。

【临床应用】

用量 9 ~ 15 g,大剂量可用至 30 g,水煎服。主治月经不调、经闭、痛经、癥瘕积聚、胸腹刺痛、热痹疼痛、疮疡肿毒、心烦不眠、肝脾大、心绞痛。

【药理研究】

本药制剂能使实验动物冠状动脉扩张,使心功能获得明显改善。注射液有抗凝血作用。提取物体外有抑菌作用。隐丹参酮是抗菌的有效成分。本药有保护心脑系统、降血脂、抗动脉粥样硬化、活血化瘀、增强耐缺氧能力、增强免疫功能、抗炎及抗过敏、护肝、抗胃溃疡、抗肿瘤、镇静镇痛、对呼吸系统有保护作用,以及改善肾功能、抗氧化、抗菌、促进皮肤伤口和骨折愈合、有性激素样作用。

【使用禁忌】

月经过多而无瘀血者禁服,孕妇慎用。不宜与藜芦同用。

鸡血藤

【歌诀】

鸡血藤活血补血,通络痛经腰酸痛,肢体麻木中风病,血虚闭经可再通。

【性味归经】

性温,味苦、甘。归肝经、肾经。

【功效与作用】

补血、活血、通络。

【临床应用】

用量 9 ~ 15 g,水煎服或浸酒。主治月经不调、血虚萎黄、麻木瘫痪、风湿痹痛。

【药理研究】

本药具有扩血管、抗血小板聚集、促进磷代谢等作用。水煎剂对离体及在体蟾蜍心脏有轻度抑制作用;也能增加壮年兔血细胞作用,升高其血红蛋白;能加强子宫的节律性收缩。有调节血脂、抗动脉粥样硬化病变作用。用鸡血藤糖浆 10 ~ 20 ml,每日 3 次,治疗贫血疗效好。用以鸡血藤为主药的"升白冲剂"或"鸡甲升白汤"治疗白细胞减少症有较好的临床疗效。也可治疗风湿性关节炎、红斑性狼疮、血小板减少、急性泄泻等症。

【使用禁忌】

阴虚火亢者慎用。

泽兰

【歌诀】

泽兰专能调血症,产前产后止腹痛,跌打损伤疮痛毒,行水利尿解郁症。

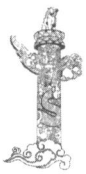

【性味归经】

性微温,味苦。归肝经、脾经。

【功效与作用】

行血利尿、散郁舒肝。

【临床应用】

用量4.5~9.0g,水煎服,或入丸、散剂。外用适量,鲜品捣敷,或煎水熏洗。用于月经不调、经闭、痛经、产后瘀血腹疼、身面水肿、跌打损伤、疮疡肿痛。

【药理研究】

有改善微循环障碍、抑制血液凝固、强心作用。

【使用禁忌】

血虚无瘀者慎服,孕妇禁服。

桃 仁

【歌诀】

桃仁活血又祛瘀,闭经痛经血气通,肺痈肠痈跌打伤,润肠通便喘可平。

【性味归经】

性平,味苦、甘。归心经、肝经、大肠经。

【功效与作用】

活血祛瘀、润肠通便。

【临床应用】

用量4.5~9.0g,水煎服,或入丸、散剂。外用适量,捣敷。主治经闭、痛经、癥块、跌扑损伤、肠燥便秘。

【药理研究】

本药具有抗凝血、抗血栓、改善血流、抗炎、镇痛和抗过敏等作用,并能止咳、平喘,对肺结核有一定疗效,还有驱虫作用。毒性试验发现本药无毒性。

【使用禁忌】

孕妇慎用。

红 花

【歌诀】

红花辛温入心肝,活血化瘀又通经,跌打损伤胸痹病,疮痈肿痛加公英。

【性味归经】

性温,味辛。归心经、肝经。

【功效与作用】

活血通经、散瘀止痛。

【临床应用】

用量3~9g,水煎服。主治经闭、痛经、恶露不行、癥瘕痞块、跌扑损伤、疮疡肿痛等。

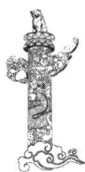

【药理研究】

本药具有轻度兴奋心脏、降低冠状动脉阻力、增加冠状动脉流量和心肌营养性血流量、抗心肌缺血、心肌梗死、心律失常、改善外周微循环障碍、抗凝血、降血脂、提高耐缺氧能力、兴奋子宫、缓解肠道痉挛、免疫活性和抗炎作用;能减轻脑组织中单胺类神经介质的代谢紊乱;可致突变。动物实验表明,水煎剂小剂量对心脏有兴奋作用,大剂量有抑制作用;对血管有明显的直接收缩作用;红花黄色素能明显延长小鼠左肺缺氧环境的生存时间;对腺苷二磷酸引起的血小板聚集有明显的抑制作用;有镇痛作用。

【使用禁忌】

孕妇及月经过多者慎用。

益 母 草

【歌诀】

益母活血能调经,经少经痛产后痛,慢性肾炎蛋白尿,茺蔚名子治眼病。

【性味归经】

性微寒,味苦、辛。归肝经、心经、膀胱经。

【功效与作用】

活血调经、利尿消肿。

【临床应用】

用量 9 ~ 30 g,鲜品 12 ~ 40 g,水煎服。主治妇女血瘀的痛经、闭经、经行不畅、产后瘀阻腹痛;水肿、小便不利等。

【药理研究】

本药具有兴奋子宫、增加冠状动脉流量、改善微循环、扩张外周血管及降低血压等作用,还有利尿及抑制皮肤真菌等作用;具有收缩子宫平滑肌的作用;能显著增加缺血性心肌、冠状动脉流量及减慢心率;抗血小板聚集及抗血栓形成,增强机体细胞免疫功能;小剂量兴奋呼吸中枢,大剂量抑制;小剂量能使离体肠管紧张性弛缓、振幅扩大,大剂量则振幅变小、频率增加。治疗缺血型初发期急性肾功能衰竭具有显著效果,可见尿量显著增加。对神经肌肉标本呈箭毒样作用。在试管内具有一定的抑制皮肤真菌作用。在较高浓度时能使血悬液发生溶血。

【使用禁忌】

阴虚血少、月经过多、寒滑泻利者及孕妇禁服。

牛 膝

【歌诀】

牛膝引药能下行,活血化瘀治闭经,肝阳上亢头眩晕,跌打利水又通淋。

【性味归经】

性平,味苦、酸。归肝经、肾经。

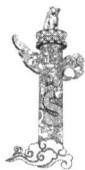

【功效与作用】

补肝肾、强筋骨、逐瘀通经、引血下行(土牛膝泻火治咽喉痛,怀牛膝补肾作用强,川牛膝活血化瘀强)。

【临床应用】

用量5～10 g,水煎服。主治腰膝酸痛、筋骨无力、经闭癥瘕、肝阳眩晕。

【药理研究】

现代药理研究证实,本药有抗生育作用,对子宫平滑肌有较强的兴奋作用;提取物有抗炎镇痛作用和降血糖、降血脂等作用;对免疫功能正常或低下动物均有免疫增强作用(包括细胞免疫和体液免疫);此外,还证实有延缓衰老和抗肿瘤的作用;对心脏有一定的抑制作用,可扩张血管、降压;具有抗溃疡、抗炎镇痛、利胆、兴奋子宫、抗生育、抗凝血、抗瘀、降血糖、降脂、蛋白同化、增强免疫力、延缓衰老、利尿等作用。

【使用禁忌】

凡中气下陷,脾虚泄泻,下元不固,梦遗滑精,月经过多及孕妇均禁服。

郁　金

【歌诀】

郁金行气又解郁,祛瘀止痛胸胁闷,凉血清心癫狂症,利胆退黄心绞痛。

【性味归经】

性寒,味辛、苦。归肝经、心经、肺经。

【功效与作用】

活血止痛、行气化石、清心解郁、利胆退黄。

【临床应用】

用量3～10 g,水煎服,主治经闭痛经、热病神昏、癫痫发狂、黄疸尿赤、胸腹胀痛、刺痛。

【药理研究】

本药具有增强免疫功能、抑制中枢神经效应,对心肌损伤有保护作用,抗肝损伤、抗孕作用,提高脾cAMP含量;水溶性部分对小鼠实验性心律失常有显著疗效,其水浸剂(1∶3)在试管中对多种皮肤真菌有抑制作用。

【使用禁忌】

阴虚失血及无气滞血瘀者禁服,孕妇慎服。不宜与丁香、母丁香同用。

姜　黄

【歌诀】

姜黄破血行气滞,通经活络肩臂痛,肝炎胁痛胆石证,外科痈疽亦可平。

【性味归经】

性温,味苦、辛。归脾经、肝经。

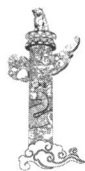

【功效与作用】

破血行气、通经止痛。

【临床应用】

用量 3～10 g,水煎服。主治心腹痞满胀痛、癥瘕、妇女血瘀经闭、产后瘀停腹痛、跌打损伤、痈肿等。

【药理研究】

药理研究表明,本药具有保肝、利胆、抗菌、抗炎、抗肿瘤、抗人类免疫缺陷病毒、抗生育、降血脂、抗病原微生物及抗病原虫、加快创伤愈合、抗突变、保护消化系统、增加心脏冠状动脉血流量、抗凝血和抑制血小板聚集等作用。

【使用禁忌】

血虚无气滞血瘀及孕妇慎服。

三棱、莪术

【歌诀】

三棱莪术功效同,破血祛瘀辛苦平,经闭经痛产后病,行气止痛子宫瘤。

三　　棱

【性味归经】

性平,味辛、苦。归肝经、脾经。

【功效与作用】

破血行气、消积止痛。

【临床应用】

用量 5～10 g,水煎服。主治癥瘕痞块、瘀血经闭、食积胀痛。

【药理研究】

三棱水提物可使凝血酶对纤维蛋白的凝聚时间显著延长;有抗体外血栓形成的作用;水煎剂对离体兔子宫平滑肌呈兴奋作用;抗肿瘤;对心脏有降低心肌细胞耗氧量、减少冠状动脉阻力、增加冠状动脉流量、改善心肌缺氧耐受力等作用。有一定毒性。

【使用禁忌】

气虚体弱、血枯经闭、月经过多及孕妇禁服。

莪　　术

【性味归经】

性温,味辛、苦。归脾经、肝经。

【功效与作用】

行气破血、消积止痛。

【临床应用】

用量 6～9 g,水煎服,或入丸、散剂。外用适量,煎汤洗,或研末调敷。用于治疗癥瘕痞块、瘀血经闭、食积胀痛、早期宫颈癌。

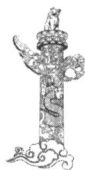

【药理研究】

本药具有抗肿瘤、抗菌、升高白细胞、活血化瘀的作用;对胃肠平滑肌低浓度紧张、高浓度舒张;具有保肝作用;对急性肾功能衰竭有改善作用;抑制血小板聚集及抗血栓形成;具有抗炎等作用。临床用莪术油注射剂静脉滴注治疗血栓闭塞性脉管炎获较好疗效,对婴儿呼吸道合胞病毒性肺炎有较好疗效且无不良反应。油制剂具抗肿瘤作用,治疗卵巢癌、恶性淋巴癌、肺癌、肝癌有一定疗效。

【使用禁忌】

孕妇禁用。

乳香、没药

【歌诀】

乳香没药均活血,二药相须能止痛,跌打损伤为要药,消肿生肌关节痛。

乳香

【性味归经】

性温,味辛、苦。归心经、脾经、肝经。

【功效与作用】

调气活血、定痛、消肿、生肌。

【临床应用】

用量3~9 g,水煎服,或入丸、散剂。主治气血瘀滞、心腹疼痛、痈疮肿毒、跌打损伤、风湿痹痛、痛经、产后瘀血刺痛。临床还用于治疗急性阑尾炎。

【药理研究】

本药挥发油为乳香镇痛的有效成分,主要为具镇痛作用的乙酸正辛酯,占挥发油总量的92.46%。以蒎烯作指标成分,可将索马里乳香与埃塞俄比亚乳香及苏丹乳香鉴别开。

【使用禁忌】

孕妇、胃弱者及无瘀滞者禁服。

没药

【性味归经】

性平,味辛、苦。归心经、肝经、脾经。

【功效与作用】

散瘀定痛、消肿生肌。

【临床应用】

用量3~10 g,水煎服,或入丸、散剂。外用适量,研末调敷。用于胸痹心痛,胃脘疼痛,痛经经闭,产后瘀阻,癥瘕腹痛,风湿痹痛,跌打损伤,痈肿疮疡。

【药理研究】

本药与其他含油树脂的物质相似,没药(一般用酊剂)有某些局部刺激作用,可用于口腔洗剂,也可用于胃肠无力时以兴奋肠蠕动。1∶2的水浸剂试管稀释液对堇色毛癣

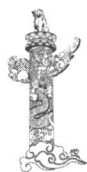

菌等皮肤真菌有抑制作用。所含挥发油对真菌有轻度抑制作用。没药煎剂 20 mg/kg 股动脉注射,可使麻醉狗股动脉血流量增加,血管阻力下降。

【使用禁忌】

胃弱者慎服,孕妇及虚证无痛者禁服。

王不留行

【歌诀】

王不留行通乳汁,活血通经治闭经,前列腺炎配山甲,乳痈再加蒲公英。

【性味归经】

性平,味苦。归肝经、胃经。

【功效与作用】

活血通经、下乳消肿。

【临床应用】

用量 4.5～9.0 g,水煎服。主治血瘀、经闭、乳汁不下、痈肿疔毒等。可用于带状疱疹,或用做耳穴压迫治疗胆囊炎、胆石症。

【药理研究】

本药具有抗着床、抗早孕、兴奋子宫、收缩平滑肌和镇痛等作用。

【使用禁忌】

孕妇、血虚无瘀滞者均禁服。

穿山甲

【歌诀】

穿山甲散结通乳,经闭肿瘤瘰疬平,消痈排脓为要药,通络利痹亦有功。

【性味归经】

性微寒,味咸。归肝经、胃经。

【功效与作用】

通经下乳、消肿排脓、搜风通络。

【临床应用】

用量 5～9 g,水煎服,穿山甲鳞片一般炮制后用。主治经闭癥瘕、乳汁不通、痈肿疮毒、关节痹痛、麻木拘挛。目前国家已明令禁止使用穿山甲入药,可用其他同等功效的药物替代。

【药理研究】

实验表明,本药水提醇沉制剂可直接扩张动物血管壁,显著增加动脉血流量,并具有抗凝血、降低血液黏度、抗炎作用,可提高小鼠常压缺氧的耐受能力。

【使用禁忌】

气血虚弱、痈疽已溃以及孕妇慎用。

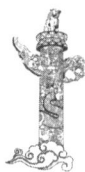

五 灵 脂

【歌诀】

五灵脂酒炒去腥,脏腑瘀滞气血痛,经闭产后少腹冷,冠心绞痛胸痹宁。

【性味归经】

性温,味咸、甘。归肝经。

【功效与作用】

活血止痛、化瘀止血、消积解毒。

【临床应用】

用量5~10 g,水煎服,或入丸、散剂。外用适量,研末撒或调敷。主治心腹血气诸痛、妇女经闭、产后瘀滞腹痛、崩漏下血、小儿疳积;外治蛇、蝎、蜈蚣咬伤。

【药理研究】

动物实验表明,本药有抑制血小板聚集、增加冠状动脉血流量和改善微循环作用,并有抗应激性损伤、增强免疫功能、抑制胃酸分泌和抗氧化作用。

【使用禁忌】

血虚无瘀及孕妇慎服。

水 蛭

【歌诀】

水蛭咸平有小毒,破血逐瘀血栓溶,癥瘕积聚皆可消,孕妇禁用正气生。

【性味归经】

性平,味咸、苦,有小毒。归肝经。

【功效与作用】

破血、逐瘀、通经。

【临床应用】

用量1.5~3.0 g,水煎服,或入丸、散剂。外用适量。主治癥瘕痞块、血瘀闭经、跌打损伤。

【药理研究】

本药具有抗血凝、抗血栓、降血脂及终止实验动物妊娠作用;尚有扩张血管、增加血液循环的作用;还具有抗肿瘤作用。

【使用禁忌】

体弱血虚、孕妇、妇女月经期及有出血倾向者禁服。

蟅虫(土鳖虫)

【歌诀】

蟅虫又名土鳖虫,破血逐瘀经络通,续筋接骨疗外伤,跌打损伤骨折痛。

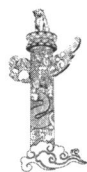

【性味归经】

性寒,味咸。归肝经。

【功效与作用】

破瘀血,续筋骨。用于跌打瘀肿,筋骨折伤,瘀血经闭,癥瘕痞块。

【临床应用】

用量3～10 g,水煎服,或浸酒饮,或研末,1.0～1.5 g。外用适量,煎汤含漱、研末撒或鲜品捣敷。①用于跌打损伤有瘀肿或骨折。地鳖虫有助于消肿止痛。内服每日6～9 g,酒送服,也可配自然铜、骨碎补、乳香、没药等,如跌打散。外用可配其他活血祛瘀药水煎外洗。②治疗肝大属慢性肝炎或早期肝硬化,肝区有闷痛。可配郁金、三七、鸡内金等内服,有活血止痛作用。③治疗宫外孕,有包块和蓄血。可用地鳖虫加四物汤,再配蒲黄、五灵脂、花蕊石等。④试用于抗癌。取其有软坚散结作用,常与其他抗癌药配伍,治疗子宫肌瘤,可用地鳖虫配大风艾、铁包金、穿破石、虎乳灵芝等。

【药理研究】

实验证明,本药具有抗凝血、抗血栓、调节血脂、降低血黏度、抗缺血缺氧、抑制血栓生成、抗肿瘤、抗突变、促进骨折愈合、镇痛、消炎以及保肝作用。

【使用禁忌】

孕妇禁用。

苏 木

【歌诀】

苏木专能调血症,产前产后治腹痛,跌打损伤瘀血肿,痛经经闭亦可通。

【性味归经】

性平,味甘、咸。归心经、肝经、脾经。

【功效与作用】

行血祛瘀,消肿止痛

【临床应用】

用量3～9 g,水煎服。主治跌打损伤,骨折筋伤,瘀滞肿痛,经闭痛经,产后瘀阻,胸腹刺痛,痈疽肿痛。

【药理研究】

本药可影响循环系统、血液血黏度,具有一定的抗癌作用,尚有催眠及抗菌等作用。

【使用禁忌】

其性走散动血,血虚无瘀者及孕妇慎用。

月 季 花

【歌诀】

月季又名玫瑰花,肝气郁结常用它,活血调经痛经症,跌打损伤与瘰疬。

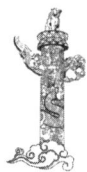

【性味归经】

性温,味甘。归肝经。

【功效与作用】

活血调经、疏肝解郁。

【临床应用】

用量 1.5~4.5 g,水煎服或外用。主治肝气郁结而致的月经不调、痛经、经闭;胸腹胀痛;跌打损伤;血瘀肿痛;痈疽肿毒及瘰疬等。不宜久煎;用量不宜过大,过量可引起腹痛,多服久服可引起便溏腹泻。孕妇亦当慎用。

【药理研究】

本药有较强的抗真菌作用,已分离出其抗真菌的有效成分是没食子酸。

【使用禁忌】

不宜久服,脾胃虚寒者及孕妇慎用。

自 然 铜

【歌诀】

自然铜性平味辛,散瘀止痛入肝经,跌打骨折瘀肿消,外用煎洗亦有功。

【性味归经】

性平,味辛。归肝经。

【功效与作用】

散瘀、接骨、止痛。

【临床应用】

用量 3~9 g,多入丸、散剂,若水煎服,宜先煎。外用适量。主治跌扑肿痛,筋骨折伤。

【药理研究】

实验表明,口服含有自然铜的接骨丹,对骨折愈合有促进作用。在地方性甲状腺肿病地区的井水中加入自然铜,可起到预防作用。自然铜在试管中对多种病原性真菌均有不同程度的抗真菌作用。

【使用禁忌】

阴虚火旺,血虚无瘀者忌服。

附:

毛 冬 青

【性味归经】

性平,味微苦甘,无毒。归肺经、肝经、大肠经。

【功效与作用】

清热解毒,活血化瘀。

【临床应用】

毛冬青根 150~250 g,每日 1 剂,水煎分 3 次服;或用片剂、冲剂、糖浆剂等,剂量按

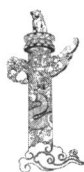

每日生药150～200 g计算,分3次服。主治风热感冒、肺热喘咳、喉头水肿、扁桃体炎、痢疾、冠状动脉粥样硬化性心脏病、脑血管意外所致的偏瘫、血栓闭塞性脉管炎、丹毒、烫伤、中心性视网膜炎、葡萄膜炎以及皮肤急性化脓性炎症。外用治烧伤、烫伤、冻疮。

【药理研究】

实验证明,毛冬青黄酮苷增加冠状动脉流量作用强而持久,还具有抗菌、镇咳、祛痰作用。毛冬青黄酮苷的毒性很低,小白鼠静脉注射半数致死量为 920 mg/kg,家兔以1 g/kg(临床用量的2 500倍)静脉注射后,虽产生了中毒症状,但仍存活。猴、家兔的慢性毒性实验(用量超过人的4倍,时间3个月)中,血液、肝、肾、甲状腺功能及实质器官的组织未见明显变化,亦无不良反应。

【使用禁忌】

不明确。

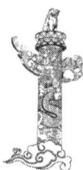

第十八章　温里药

凡能温里祛寒及益火扶阳,用以治疗里寒证的药物,称为温里药,又称祛寒药。所谓里寒,一是寒邪内侵,阳气受困,而见呕逆泻痢、胸腹冷痛、食欲不佳等脏寒证,必须温中祛寒,以消阴翳;一是心肾虚,阴寒内生,而见汗出恶寒、口鼻气冷、厥逆脉微等亡阳证,必须益火扶阳,以除厥逆。此类药性多辛温燥烈,易伤阴耗液助火,凡素体火旺或天气炎热时用量宜小;属热证及阴虚者慎用;阴虚火炎、津伤、失血及真热假寒者当禁用。

附 子

【歌诀】

附子大热名黑顺,回阳救逆配人参,温肾助阳四肢冷,脾肾阳虚水肿行。

【性味归经】

性热,味辛、甘,有大毒。归心经、肾经、脾经。

【功效与作用】

回阳救逆,补火助阳,散寒止痛。

【临床应用】

用量3~15 g,水煎服(先煎,久煎)。用于亡阳虚脱,肢冷脉微,心阳不足,胸痹心痛,虚寒吐泻,脘腹冷痛,肾阳虚衰,阳萎宫冷,阴寒水肿,阳虚外感,寒湿痹痛(与川乌、草乌为同类,有毒,需制用,主治风湿痹痛)。

【药理研究】

本药具有强心、抗心肌缺血、抗休克、抑制凝血功能和抗血栓形成、抗炎、镇痛、局部麻醉、增强体液免疫、兴奋肠管自发性收缩、抑制胃排空、平喘、松弛气管、对抗平滑肌痉挛等作用。

【使用禁忌】

阴虚阳盛,真热假寒及孕妇均禁服。服药时不宜饮酒,不宜以白酒为引。不宜与半夏、栝楼、天花粉、贝母、白蔹、白及同用。

干 姜

品种分为生姜、姜皮、生姜汁、煨姜、干姜、炮姜、姜炭等,各有分工。姜炭有止血作用,煨姜和胃止呕。

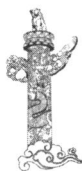

【歌诀】

干姜辛热入脾胃,温中回阳附子配,脾胃虚寒脘腹冷,温肺化痰小青龙。

【性味归经】

性热,味辛。归脾经、胃经、心经、肾经、肺经。

【功效与作用】

温中散寒、回阳通脉、燥湿消痰。

【临床应用】

用量3～10 g,水煎服。主治脘腹冷痛、肢冷脉微、痰饮喘咳、胃肠气痛和绞痛、风湿痛、腰腿痛、胃及十二指肠溃疡、急性细菌性痢疾、急性睾丸炎、蛔虫病肠梗阻、慢性消化不良。

【药理研究】

动物实验表明,本药水煎液及浸膏有兴奋中枢、健胃、止呕、抗菌作用;挥发油有抗炎及解热止痛作用;还有镇静、升血压、抗凝血作用;对消化系统具有止吐、增强离体肠收缩等作用;还有灭螺、抗血吸虫、促进肾上腺皮质激素的合成与释放作用。

【使用禁忌】

阴虚内热、血热妄行者禁服。

肉　桂

【歌诀】

肉桂辛甘性大热,命门火衰阳萎兴,脾肾阳虚脘腹冷,寒痹腰痛虚火平。

【性味归经】

性大热,味辛、甘。归肾经、脾经、心经、肝经。

【功效与作用】

补火助阳,引火归元,散寒止痛,温通经脉。

【临床应用】

用量1～5 g,水煎服,不宜久煎;研末,0.5～1.5 g,入丸剂。外用适量,研末调敷,或浸酒涂擦。用于阳萎宫冷、腰膝冷痛、肾虚作喘、虚阳上浮、眩晕目赤、心腹冷痛、虚寒吐泻、寒疝腹痛、痛经经闭。

【药理研究】

本药对肠胃有缓和的刺激作用,并能解除胃肠平滑肌痉挛,具有很强的抗溃疡作用;可拮抗血小板聚集,具有改善心血管系统的作用,调节机体免疫功能;对中枢神经系统,具有镇静、镇痛、解热、抗惊厥等作用;对阳虚、阴虚模型有预防和保护作用;具有一定的抗炎作用;具有很强的杀真菌作用;抗肿瘤;对升高的小鼠血清三酰甘油有明显的降低作用,能延长亚硝酸钠中毒小鼠的存活时间;肉桂中含有的桂皮醛对小鼠有明显的镇静作用,表现为自发活动减少,对抗甲基苯丙胺所产生的过多活动、转棒实验产生的运动失调以及延长环己巴比妥钠的麻醉时间等。

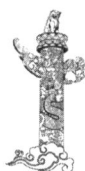

【使用禁忌】

阴虚火旺、里有实热、血热妄行出血及孕妇均禁服。畏赤石脂。

吴茱萸

【歌诀】

吴茱萸治脘腹冷,中焦虚寒能止痛,厥阴头痛寒疝痛,降逆止呕寒泻停。

【性味归经】

性热,味辛、苦。有小毒。归肝经、脾经、胃经、肾经。

【功效与作用】

散寒止痛、降逆止呕,助阳止泻。

【临床应用】

用量 3～10 g,水煎服。外用适量。主治肝经寒凝之疝气腹痛、厥阴头痛、冲任虚寒、瘀血阻滞之痛经、寒湿脚气肿痛、胃寒或脾胃虚寒之脘腹冷痛、呕吐、外寒内侵、胃失和降之呕吐、脾肾阳虚之五更泄泻、湿疹等。

【药理研究】

本药具有芳香健胃作用,能祛除肠内积气及抑制肠内异常发酵,增加消化液分泌,抑制胃肠蠕动而解痉、止吐,并有镇痛、抗胃溃疡、降血压、兴奋子宫、抗血栓形成、杀虫、抗菌、升高体温、保肝利胆、抑制中枢神经系统、改善心血管系统功能、抗血栓、抗缺氧等药理作用。

【使用禁忌】

不宜多服久服,无寒湿滞气及阴虚火旺者忌服。

高良姜

【歌诀】

良姜辛热胃冷痛,温中止呕气逆通,专治胃寒腹冷证,功与干姜略不同。

【性味归经】

性热,味辛。归脾经、胃经。

【功效与作用】

温胃止呕,散寒止痛。

【临床应用】

用量 3～6 g,水煎服,或入丸、散剂。主治脘腹冷痛,胃寒呕吐,嗳气吞酸。

【药理研究】

本药具有抗菌、镇痛、抗胃溃疡、止泻、利胆作用,可延迟血栓的形成和抑制血小板聚集,提高低氧条件下的氧利用能力。

【使用禁忌】

阴虚有热者禁服。

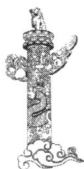

花 椒

【歌诀】

花椒辛热有小毒,温中止痛又杀虫,椒目利水能消肿,胡椒温中又散寒。

【性味归经】

性温,味辛。归脾经、胃经、肾经。

【功效与作用】

温中止痛、杀虫止痒。

【临床应用】

用量3~6 g,水煎服。外用适量,煎汤熏洗。主治脘腹冷痛、呕吐泄泻、虫积腹痛、蛔虫症等;外用治湿疹瘙痒。

【药理研究】

本药具有抗实验性胃溃疡作用,对肠平滑肌运动有双向作用,以及抗腹泻、保肝、镇静、抗炎、局部麻醉、抗凝血、杀疥螨作用。药理实验表明,果皮注射液有止痛、麻醉作用;牻牛儿醇小量可引起离体肠管蠕动,大量则使之抑制;水煎剂对链球菌、葡萄球菌、肺炎球菌、炭疽杆菌、枯草杆菌、霍乱弧菌、副伤寒杆菌和铜绿假单胞菌均有抑制作用;所含挥发油可使蛔虫、蛲虫中毒。

【使用禁忌】

阴虚火旺者禁服,孕妇慎服。

丁 香

分为公丁香与母丁香。

【歌诀】

丁香温中能降逆,温肾助阳宫寒冷,肾虚阳萎胃寒泻,油滴龋齿治牙痛。

【性味归经】

性温,味辛。归胃经、脾经、肾经。

【功效与作用】

温中降逆、补肾助阳。

【临床应用】

用量1~3 g,水煎服。主治脾胃虚寒、呃逆呕吐、食少吐泻、心腹冷痛、肾虚阳萎。

【药理研究】

本药具有抗胃溃疡、止泻、利胆、镇痛、抗缺氧、抗凝血、抗突变、抑菌杀虫、健胃作用;浸出液具有明显的刺激胃液分泌作用,并能缓解腹胀、恶心、呕吐等;另外,对多种致病性真菌、球菌、链球菌,肺炎、痢疾、大肠、伤寒等杆菌,以及流行性感冒病毒有抑制作用。

【使用禁忌】

热病及阴虚内热者忌服。

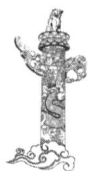

小 茴 香

【歌诀】

小茴香散寒止痛,理气和胃寒疝痛,睾丸偏坠脘腹冷,经痛小腹气血通。

【性味归经】

性温,味辛。归肝经、脾经、胃经、肾经。

【功效与作用】

祛寒止痛、理气和胃。

【临床应用】

用量3~6 g,水煎服。治疗寒疝腹痛、睾丸偏坠、痛经、少腹冷痛、脘腹胀痛、食少吐泻、睾丸鞘膜积液。盐小茴香暖肾,散寒止痛,用于治疗寒疝腹痛、睾丸偏坠、经寒腹痛。

【药理研究】

本药具有促进胃肠蠕动、抗溃疡、利胆、松弛气管平滑肌作用,有性激素样作用,以及中枢麻痹、抑菌、抗肿瘤作用。煎剂能兴奋离体兔肠收缩和促进在体兔肠蠕动,茴香油、茴香脑均先兴奋肠管加强收缩,浓度增高出现解痉作用;给动物灌服或十二指肠给药,能抑制应激性胃溃疡;对部分肝切除大鼠,茴香油能使其肝再生度增加;丙醇提取物具有性激素样作用;此外,还具有中枢抑制、抗凝抗纤溶等作用。

【使用禁忌】

热证及阴虚火旺者禁服。

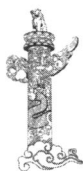

第十九章 开窍药

凡具辛香走窜之性,以通关开窍醒神为主要功效的药物,称为开窍药。本类药物味辛香,入心、脾二经者为多,善走关窍、避秽恶、醒神志,主要适用于热病邪陷心包或痰浊蒙闭清窍所致的昏迷、惊痫、中风等病出现卒然昏厥的证候。本类药物对大汗亡阳引起的虚脱及肝阳上亢所致的昏厥,均应忌用。

麝 香

【歌诀】

麝香芳香能开窍,十二经络都走到,神昏痉厥蒙心窍,痈疽肿毒心绞痛。

【性味归经】

性温,味辛。归心经、脾经。

【功效与作用】

开窍醒神、活血通经、消肿止痛

【临床应用】

用量 0.03 ~ 0.10 g,多入丸、散剂。外用适量。主治热病神昏、中风痰厥、气郁暴厥、中恶昏迷、经闭、癥瘕、难产死胎、心腹暴痛、痈肿瘰疬、咽喉肿痛、跌扑损伤、痹痛麻木。

【药理研究】

实验表明,本药有兴奋中枢神经和苏醒作用,可兴奋呼吸、加速心搏、升高血压;能增加肾上腺素对 β 受体的作用,并有增加 β-儿茶酚胺的作用;对大鼠、家兔、豚鼠的妊娠离体子宫均呈明显兴奋作用,而对非妊娠离体子宫多呈抑制作用;此外,还有强心、抗炎及抑制血管通透性等作用。

【使用禁忌】

虚脱证禁用。本药无论内服或外用均能堕胎,故孕妇禁用。

冰 片

【歌诀】

冰片又名龙脑香,开窍醒神似麝香,神昏惊厥中风证,清热止痛又止痒。

【性味归经】

性寒,味辛、苦。归心经、脾经、肺经。

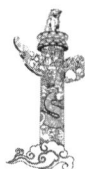

【功效与作用】

通诸窍,开窍醒神,散郁火,去翳明目,消肿止痛,清热解毒。

【临床应用】

用量 0.03～0.10 g,不入水煎剂,研末或入丸、散剂吞服,或浸酒内服。外用适量。主治热闭神昏、痰热内闭、暑热卒厥、小儿惊风及各种疮痈肿痛、溃后不敛、烫火伤、咽喉肿痛、喉痹、目赤肿痛、口舌生疮等。

【药理研究】

本药可抑制中枢神经系统,表现为明显的镇静、镇痛作用;促进神经胶质细胞的生长和分裂;有抗炎、抗菌、抗生育作用,能与其他药物如四甲基吡嗪(川芎嗪)、水杨酸发生相互作用。局部应用对感觉神经具有轻微的刺激作用,有一定的止痛和防腐作用;服后能迅速通过血-脑屏障进入神经中枢发挥作用;能显著延长戊巴比妥引起的小鼠睡眠时间与戊巴比妥产生协同作用,并能延长小鼠耐缺氧时间;较高浓度(0.5%)的冰片对多种细菌有抑制作用;对中、晚期妊娠小鼠有引产作用。

【使用禁忌】

孕妇及气血虚者均应慎服。

石菖蒲

【歌诀】

菖蒲芳香开心智,豁痰开窍化中浊,痰壅神昏心蒙闭,能通九窍耳目明。

【性味归经】

性微温,味辛、苦。归心经、胃经。

【功效与作用】

开窍、豁痰、理气、活血、散风、去湿。

【临床应用】

用量 3～6 g,水煎服,或入丸、散剂。外用适量,煎水洗或研末调敷。主治癫痫、痰厥、热病神昏、健忘、气闭耳聋、心胸烦闷、胃痛、腹痛、风寒湿痹、痈疽肿毒、跌打损伤等。石菖蒲、生姜共捣汁灌下,主治痰迷心窍。

【药理研究】

本药具有镇静、抗惊厥、改善记忆再现缺失、镇咳、祛痰、解痉、抗菌、抗心律失常、降血脂、开窍、抗肿瘤等药理作用。本药有毒,有一定的致癌、致突变作用。

【使用禁忌】

阴虚阳亢,汗多、精滑者慎服。

苏合香

【歌诀】

苏合香开窍避秽,气郁中风突昏仆,胸痹心痛冠心病,开窍开郁与麝同。

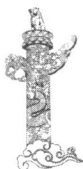

【性味归经】

性温,味辛。归心经、脾经。

【功效与作用】

开窍、避秽、止痛。

【临床应用】

用量0.3~1.0 g,入丸、散剂。主治中风痰厥、猝然昏倒、胸腹冷痛、惊痫。临床用于治疗冠心病心绞痛、各种疼痛止痛、冻疮、胆道蛔虫病等。

【药理研究】

苏合香有抗血栓、抗血小板聚集、抗心肌梗死、扩张冠状动脉、抗缺氧、抗心律失常、提高冠状动脉流量作用;此外,本药还具有祛痰、抗炎作用。

【使用禁忌】

阴虚多火者禁用。

樟　脑

【歌诀】

樟脑有毒入心经,开窍避秽治中风,跌打损伤痈肿消,杀虫止痒龋齿痛。

【性味归经】

性热,味辛,有毒。归心经、脾经。

【功效与作用】

开窍避秽、除湿杀虫、温散止痛。

【临床应用】

用量0.1~0.2 g,入散剂或酒溶化服。外用适量,研末撒或调敷。主治痧胀腹痛、暑湿之邪所致腹痛闷乱、寒热、吐泻、疥癣湿疮、瘙痒溃烂。

【药理研究】

本药可兴奋中枢神经系统,对于高级中枢尤为显著;对循环性虚脱或急性心功能衰竭有强心作用;其水溶性代谢产物有明显的强心、升压和兴奋呼吸的作用;对皮肤有温和的刺激及防腐作用;对胃肠道黏膜的刺激,小剂量使胃感到温暖及舒适,大量则能产生恶心、呕吐;并有轻微的祛痰作用。

【使用禁忌】

内服不宜过量,气虚者及孕妇忌服。皮肤过敏者慎用。忌见火。

牛　黄

【歌诀】

牛黄开窍又化痰,熄风定痫治神昏,咽喉肿痛有炎症,热毒疔疮与中风。

【性味归经】

性凉,味甘。归心经、肝经。

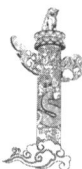

【功效与作用】

清心、豁痰、开窍、凉肝、熄风、解毒。

【临床应用】

用量 0.15～0.35 g，多入丸、散剂。外用适量，研末敷患处。主治热病神昏、中风痰迷、惊痫抽搐、癫痫发狂、咽喉肿痛、口舌生疮、痈肿疔疮。

【药理研究】

本药抑制中枢神经系统，具有镇静、镇痛、解热、抗惊厥的作用；强心，改善心功能，治疗多种心律失常，扩张外周血管，收缩冠状动脉，显著持久地降低血压，尚能抑制血小板聚集；促进胆汁分泌及保护实验性肝损伤，对平滑肌主要表现为解痉作用，其能收缩子宫平滑肌；具有祛痰镇咳、兴奋呼吸作用；增加末梢血内的红细胞；具有抗炎、抗病原微生物、抗氧化及抑制肿瘤生长的作用。实验表明，牛黄具有抗心肌损伤及降压作用，并有利胆及保肝作用；此外，能助脂肪消化，使胰蛋白酶活化，并可与多种有机物结合成稳定的化合物，而起到解毒作用。牛黄一直是通过天然获得，进口较多，价格较昂贵。现采用体外培育牛黄技术，使市场需求得到缓解。人工牛黄的性状、结构、成分、含量、药效及临床疗效均与天然牛黄同。

【使用禁忌】

脾虚便溏及孕妇慎服。

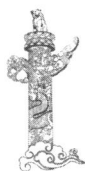

第二十章　平肝熄风药

凡入肝经而以平降肝阳,镇痉熄风为主要作用的药物,称为平肝熄风药。本类药物适用于肝阳上亢所致的眩晕头痛、烦躁易怒及高热痉厥抽搐、惊风、癫痫、中风、破伤风等证。其中虫类药物还可以用于顽固性风湿关节痛、肌肉麻木等证。此外,此类药物多属治标之品,中病即止,不宜长期服用。

石决明

【歌诀】

石决明咸寒入肝,平肝潜阳头眩痛,清肝明目眼流泪,镇心安神血压平。

【性味归经】

性寒,味咸。归肝经。

【功效与作用】

平肝潜阳,清肝明目。

【临床应用】

用量 3～15 g,水煎服(先煎)。主治头痛眩晕,目赤翳障,视物昏花,青盲雀目。

【药理研究】

实验表明,本药提取液对金黄葡萄球菌、大肠埃希菌、铜绿假单胞菌有较强抑制作用;其贝壳内层水解液可显著降低四氯化碳急性中毒小白鼠谷氨酸氨基转移酶;其酸性提取液对家兔体内、外均具有显著的抗凝作用。其贝壳提取液对小白鼠常压下缺氧实验有明显的耐缺氧作用,还可使离体小鼠肺的灌流量增加,扩张气管、支气管的平滑肌(扩张率17%);其水煎醇沉提取液对实验小鼠具有免疫抑制作用。

【使用禁忌】

脾胃虚寒者慎服,消化不良、胃酸缺乏者禁服。

钩藤

【歌诀】

钩藤甘寒平入肝,肝阳上亢眩晕痛,肝火目赤失眠症,熄风止痉天麻同。

【性味归经】

性凉,味甘。归肝经、心包经。

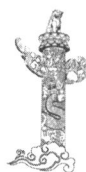

【功效与作用】

清热平肝、熄风定惊。

【临床应用】

用量3～12 g,水煎服或入散剂。主治头痛眩晕、惊厥抽搐、妊娠子痫及高血压症。

【药理研究】

药理实验表明,本药具有降低血压、影响血流动力学、增强心肌电生理的作用,抗心律失常;抑制血小板聚集和抗血栓形成;具有镇静抗惊厥、收缩平滑肌等作用。

【使用禁忌】

最能盗气,脾胃虚寒者慎服。

天　麻

【歌诀】

天麻平肝又熄风,眩晕头痛肝风动,风湿痹痛经络闭,惊痫抽搐又止痛。

【性味归经】

性平,味甘。归肝经。

【功效与作用】

平肝熄风止痉。

【临床应用】

用量3～9 g,水煎服。主治头痛眩晕、肢体麻木、小儿惊风、癫痫抽搐、破伤风。

【药理研究】

动物实验证明,天麻浸膏及水煎液有镇静、镇痛、抗惊厥作用;天麻多糖有增强实验动物机体非特异性免疫及细胞免疫和抗炎作用。另有延缓衰老、抑制血小板聚集、保护心肌细胞等作用。

【使用禁忌】

气血虚甚者慎服。

代赭石（赭石）

【歌诀】

代赭石与旋覆花,降气镇逆胃气下,凉血止血宜煅用,平肝潜阳降血压。

【性味归经】

性寒,味苦。归肝经、心经、肺经、胃经。

【功效与作用】

平肝潜阳,重镇降逆,凉血止血。

【临床应用】

用量15～30 g,水煎服(打碎,先煎);研末,每次3 g,或入丸、散剂。外用适量,研末撒或调敷。一般生用,止血煅用。用于眩晕耳鸣、呕吐、噫气、呃逆、喘息、吐血、衄血、崩漏下血。

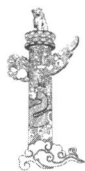

【药理研究】

赭石可升高白细胞数,对肺及肝有损害作用;可引起肺线粒体蛋白质含量和细胞色素 C 氧化酶活性增加,线粒体呈肿胀状态。

【使用禁忌】

虚寒证及孕妇慎用。有毒性,不可久服。

僵 蚕

【歌诀】

僵蚕熄风又止痉,痰热壅盛惊痫风,风热上受目流泪,化痰散结咽痒痛。

【性味归经】

性平,味咸、辛。归肝经、肺经、胃经。

【功效与作用】

祛风定惊、化痰散结。

【临床应用】

用量 5~9 g,水煎服,或入丸、散剂。主治惊风抽搐、咽喉肿痛、皮肤瘙痒、颌下淋巴结炎、面神经麻痹。

【药理研究】

实验表明,本药具有抗惊厥、镇静、抗凝血、降血糖和抗癌作用,并有雄激素样作用。

【使用禁忌】

心虚不宁、血虚生风者慎服。

地 龙

【歌诀】

地龙清热能熄风,肝风内动善止痉,平肝降压通经络,利尿平喘气管痉。

【性味归经】

性寒,味咸。归肝经、脾经、膀胱经。

【功效与作用】

清热定惊、通络、平喘、利尿。

【临床应用】

用量 4.5~9.0 g,水煎服,或入丸、散剂。外用适量,捣烂、化水或研末调敷。主治高热神昏、惊痫抽搐、关节痹痛、肢体麻木、半身不遂、肺热咳嗽、尿少水肿、高血压。

【药理研究】

本药提取物对多数动物有缓慢持久的降压作用;浸剂对豚鼠实验性哮喘有平喘作用;对离体蛙心,适量可使心跳增强;动物实验中尚有解热、镇静、抗惊厥作用;次黄嘌呤为降压成分,并有抗组胺及舒张气管作用。

【使用禁忌】

脾胃虚寒者慎服,孕妇禁服。本药味腥,内服易致呕吐,煎剂宜配少量陈皮,或炒香

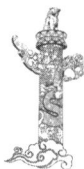

研末装胶囊,可减少此反应。

全　蝎

【歌诀】

全蝎有毒入肝经,熄风止痉经络通,口眼㖞斜中风证,解毒散结治疮痈。

【性味归经】

性平,味辛,有毒。归肝经。

【功效与作用】

熄风镇痉、攻毒散结、通络止痛。

【临床应用】

用量 2.5 ~ 4.5 g,水煎服。外用适量。用于小儿惊风、抽搐痉挛、中风口歪、半身不遂、破伤风、风湿顽痹、偏正头痛、疮疡、瘰疬。

【药理研究】

本药具有一定的抗惊厥作用;全蝎制剂给狗灌胃、肌内注射及静脉注射,均有显著、持久的降压作用;全蝎煎剂或其提取物的降压作用,较其浸剂作用持久;蝎毒素作用于蛙、豚鼠、家兔等动物,均可产生中毒现象。

【使用禁忌】

孕妇禁用。

白　蒺　藜

【歌诀】

白蒺藜平肝解郁,祛风明目入肝肺,除湿消痈瘙痒症,胁痛乳痈头眩晕。

【性味归经】

性平,味苦、辛。入肝经、肺经。

【功效与作用】

平肝解郁,活血祛风,明目,止痒,除湿,消痈。

【临床应用】

用量 6 ~ 10 g,水煎服。主治头痛眩晕、胸胁胀痛、乳闭乳痈、目赤翳障、风疹瘙痒、暑湿伤中、呕吐泄泻、鼻塞流涕、皮肤风痒、疥癣、痈肿。

【药理研究】

白蒺藜提取物有自然提升睾酮、增长力量、提高整体竞技状态的作用,无不良反应。研究证明,服用蒺藜皂苷 1 周,血睾酮水平可以提高 40% 或者更多。蒺藜皂苷是非激素营养补剂,因为这种草本植物中不含 3 种主要的激素(雌激素、孕酮和睾酮)中的任何一种。

【使用禁忌】

凡血虚弱者忌服。

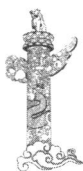

蜈　蚣

【歌诀】

蜈蚣熄风又镇痉,解毒散结经络通,毒虫咬伤中风症,瘰疬疮疡破伤风。

【性味归经】

性温,味辛。归肝经。

【功效与作用】

熄风镇痉、攻毒散结、通络止痛。

【临床应用】

用量3～5g,水煎服,或入丸、散剂。外用适量,研末调敷。主治小儿惊风、抽搐痉挛、中风口歪、半身不遂、破伤风、风湿顽痹、疮疡、瘰疬、毒蛇咬伤。

【药理研究】

实验表明,本药提取物对戊四氮、纯烟碱及硝酸士的宁碱引起的惊厥均有不同程度的对抗作用;对多种皮肤真菌有不同程度的抑制作用,对结核分枝杆菌有抑制和杀灭的功能;还具有抗肿瘤、抗炎、镇痛、抗衰老和增加心肌收缩力的功能。

【使用禁忌】

本药有毒,用量不宜过大。血虚生风及孕妇禁用。

玳　瑁

【歌诀】

玳瑁镇心又定惊,平肝熄风入心肝,心烦失眠眩晕症,性寒甘咸疗疮痈。

【性味归经】

性寒,味甘、咸。归心经、肝经。

【功效与作用】

平肝定惊,清热解毒。

【临床应用】

用量9～15g,水煎服或磨汁服,亦可入丸、散剂。外用适量,研末调涂。主治热病高热、神昏谵语、小儿惊痫、眩晕、心烦失眠、痈肿疮毒。

【药理研究】

本药乙醇提取液在体外对鼻咽癌病人T调节细胞亚群的T4和T8阳性细胞,仅有微弱诱导作用。

【使用禁忌】

虚寒证无火毒者禁服。

罗　布　麻

【歌诀】

罗布麻叶甘苦凉,平肝清热血压降,肝阳眩晕失眠症,肾炎水肿小便通。

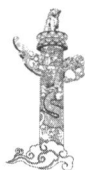

【性味归经】

性凉,味甘、苦。归肝经。

【功效与作用】

平肝安神、清热利水。

【临床应用】

用量 6 ~ 12 g,水煎服。主治肝阳眩晕、心悸失眠、水肿尿少、高血压、神经衰弱、肾炎水肿。

【药理研究】

药理实验表明,本药水煎剂有降压作用,同时还具有止咳、祛痰、利尿等作用。

【使用禁忌】

脾虚慢惊者慎用。

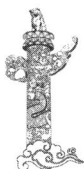

第二十一章　安　神　药

以镇静安神为主要功效的药物,称为安神药。主要用于心血虚或心气虚或心火盛及其他原因所致的心神不宁、心悸怔忡、失眠多梦、惊风、癫、痫、狂等证。可分为重镇安神药与滋养安神药。

第一节　重镇安神药

本类药物多为矿石、化石、介类药物,具有质重沉降之性,重者能镇,重可祛怯,故有镇安心神、平惊定志、平肝潜阳等作用。主要用于心神不宁、躁动不安等证。本类药物有镇静安神的功效,能镇定浮阳,但不能消除导致浮阳的其他因素,因此,在应用时应考虑配伍适当的药物。

朱　砂

【歌诀】
朱砂有毒能安神,善清心火睡眠催,高热惊痫口舌疮,目赤翳障为丸服。

【性味归经】
性微寒,味甘,有毒。归心经。

【功效与作用】
清心镇惊、安神解毒。

【临床应用】
用量0.1～0.5 g,多入丸、散剂,不宜入煎剂。外用适量。主治心悸易惊、失眠多梦、癫痫发狂、小儿惊风、视物昏花、口疮、喉痹、疮疡肿毒。

【药理研究】
实验表明,朱砂混悬液小鼠灌胃具有镇静、抗惊厥作用;雌鼠口服朱砂后可抑制生育,且胎儿汞含量高于对照组,故妊娠期应禁服朱砂。

【使用禁忌】
不宜大量服用,也不宜少量久服;肝肾功能不全者禁服,入药忌用火煅。

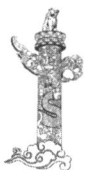

龙 骨

【歌诀】

龙骨潜阳又安神,心悸生服头眩晕,收敛固涩遗精带,湿疹疮疡虚汗平。

【性味归经】

性平,味甘涩。入心经、肝经、肾经、大肠经。

【功效与作用】

重镇安神镇惊安神,敛汗固精,止血涩肠,生肌敛疮。

【临床应用】

用量 20～30 g,水煎服(先煎)。治惊痫癫狂、怔忡健忘、失眠多梦、自汗盗汗、遗精淋浊、吐衄便血、崩漏带下、泻痢脱肛、溃疡久不收口。龙齿镇惊安神效果更好。

【药理研究】

本药具有镇静、催眠、抗惊厥作用。实验表明:20% 龙骨混悬液 20 ml/kg 给小鼠灌服,能显著增加戊巴比妥钠的催眠率;对回苏灵所致惊厥亦有对抗作用;有缩短正常小鼠凝血时间的作用。

【使用禁忌】

有湿热、实邪者忌服。

牡 蛎

【歌诀】

牡蛎潜阳又安神,收敛固涩虚汗停,软坚散结肝脾大,失眠眩晕兼耳鸣。

【性味归经】

性微寒,味咸。归肝经、胆经、肾经。

【功效与作用】

重镇安神,潜阳补阴,软坚散结。

【临床应用】

用量 10～30 g,水煎服(先煎)。用于惊悸失眠、眩晕耳鸣、瘰疬痰核、癥瘕痞块。煅牡蛎收敛固涩,用于自汗盗汗、遗精崩带、胃痛吞酸。

【药理研究】

本药具有保肝、增强免疫力、抗肿瘤、延缓衰老、降血糖等作用。

【使用禁忌】

多服久服,易引起便秘和消化不良。

磁 石

【歌诀】

磁石潜阳能安神,癫狂惊痫头眩晕,聪明耳目滋肝肾,纳气平喘失眠宁。

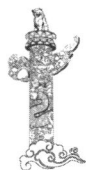

【性味归经】

性寒,味咸。归肝经、心经、肾经。

【功效与作用】

平肝潜阳、聪耳明目、镇惊安神、纳气平喘。

【临床应用】

用量9～30 g,水煎服(先煎)。主治头晕目眩、视物昏花、耳鸣耳聋、惊悸失眠、肾虚气喘。

【药理研究】

动物实验表明,超分散磁石微粒,可使实验大鼠血液中血红蛋白、红细胞和白细胞数增加,血液凝固时间延长,血浆纤维蛋白分解活性增加,同时中性粒细胞吞噬反应增加。混悬液有镇静、镇痛、抗惊厥、消炎和止血作用。

【使用禁忌】

脾胃虚弱者慎服,不宜多服、久服。

第二节　滋养安神药

本类药物多为植物类种子、种仁,具有甘润滋养之性,故有滋养心肝、益阴补血、交通心肾等作用。主要适用于阴血不足、心脾两虚、心肾不交等导致的心悸怔忡、虚烦不眠、健忘多梦、遗精、盗汗等虚证。

酸枣仁

【歌诀】

酸枣仁养心安神,生用炒用各不同,滋阴敛汗虚火动,虚烦失眠又柔肝。

【性味归经】

性平,味甘、酸。归肝经、胆经、心经。

【功效与作用】

补肝、宁心、敛汗、生津。

【临床应用】

用量9～15 g,水煎服,或入丸、散剂。主治虚烦不眠、惊悸多梦、体虚多汗、津伤口渴。具有镇静催眠、镇静降温、抗惊厥、降压、抗心律失常功效。

【药理研究】

本药有中枢抑制作用,可镇静、催眠、镇痛、抗惊、降体温;抗心律失常和抗心肌缺血;降压;降血脂和防治动脉粥样硬化;抗缺氧、抗血小板凝结;治疗烧伤;增强免疫;兴奋子宫。

【使用禁忌】

内有实邪郁火及肾虚滑泄梦遗者慎服。

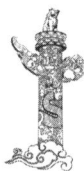

柏子仁

【歌诀】

柏子仁养心安神,润肠通便配麻仁,阴虚血少大便燥,心肾不交可安睡。

【性味归经】

性平,味甘。归心经、肾经、大肠经。

【功效与作用】

养心安神、止汗、润肠。

【临床应用】

用量3~9g,水煎服,或入丸、散剂。主治虚烦失眠、心悸怔忡、阴虚盗汗、肠燥便秘。

【药理研究】

本药有改善记忆、延长睡眠、恢复体力等作用。

【使用禁忌】

便溏及痰多者慎服。

远 志

【歌诀】

远志祛痰能利窍,情志郁结心肾交,痰阻心窍神志乱,咳嗽痰多又安神。

【性味归经】

性温,味苦、辛。归心经、肾经、肺经。

【功效与作用】

安神益智、祛痰、消肿。

【临床应用】

用量3~9g,水煎服。主治心肾不交引起的失眠多梦、健忘惊悸、神志恍惚、咳痰不爽、疮疡肿毒、乳房肿痛。

【药理研究】

药理研究表明,本药因含皂苷,能刺激胃黏膜,引起轻度恶心,因而反射性使支气管分泌物增加而有祛痰作用;提取物给动物狗口服,可促进气管分泌;此外,尚有降压、抑菌、中枢镇静与抗惊厥作用;以及祛痰、降压、溶血、收缩子宫、抑菌、抗突变等作用。

【使用禁忌】

阴虚火旺、脾胃虚弱者慎服。用量不宜过大,以免引起恶心呕吐。

珍珠母

【歌诀】

珍珠母平肝潜阳,烦躁失眠归心肝。明目消翳惊癫痫,甘咸性寒疮疡收。

【性味归经】

性寒,味甘、咸。归心经、肝经。

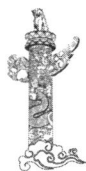

【功效与作用】

平肝潜阳、安神定惊、明目消翳、解毒生肌。

【临床应用】

用量20~30g,多入丸、散剂。外用适量,研末撒或点眼。主治惊悸失眠、惊风癫痫、目生云翳、疮疡不敛。

【药理研究】

本药主要有镇静、抗氧化、抗急性肝损伤、中和胃酸、调节免疫力、抑菌、降血糖、抗肿瘤等作用;马氏珍珠母贝提取液具有清除活性氧的能力和提高体内抗活性氧酶活性的作用,对延缓衰老有一定作用;水溶性的珍珠母蛋白能够有效地促进成纤维细胞、骨髓基质细胞向成骨细胞分化,提高成骨样细胞的增殖速度。

【使用禁忌】

气虚下陷及孕妇慎用。

琥　珀

【歌诀】

琥珀镇惊又安神,散瘀止血治血淋,利水通淋闭经症,惊悸失眠翳目明。

【性味归经】

性平,味甘。归心经、肝经、膀胱经。

【功效与作用】

镇惊安神、散瘀止血、利水通淋、去翳明目。

【临床应用】

用量1~3g,研末冲服,或入丸、散剂。外用适量,研末撒或点眼。主治失眠、惊悸、惊风、癫痫、瘀血经闭、产后腹痛、癥瘕积聚、血淋血尿、目生翳障。

【药理研究】

琥珀具有中枢抑制作用。琥珀中的琥珀酸有抗惊厥、镇静、降低体温及镇痛等作用,可短暂地兴奋呼吸和升高血压。动物实验中可使小鼠自发性活动明显减少,体温下降,还能延长戊巴比妥钠的睡眠时间;对小鼠听源性惊厥与电休克反应有保护作用;对士的宁、氨基脲引起的惊厥,可延长其出现时间。

【使用禁忌】

阴虚内热及无淤滞者慎服。

夜 交 藤

【歌诀】

夜交藤即首乌藤,养心安神失眠宁,风湿痹痛通经络,皮肤瘙痒可外用。

【性味归经】

性平,味甘。归心经、肝经。

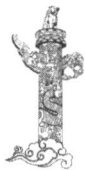

【功效与作用】

养血安神、祛风通络,虚烦失眠,风湿痹痛。

【临床应用】

用量 9~15 g,水煎服。外用适量,煎水洗患处。主治失眠多梦、血虚身痛、风湿痹痛;外治皮肤瘙痒。用何首乌 90 g,夜交藤 90 g,加红枣制成煎剂,每日 1 剂,分早、晚 2 次服,15 d 为一疗程,治疗精神分裂症具一定疗效。

【药理研究】

本药具有镇静、催眠及降脂作用。煎剂灌服能显著降低高血脂大鼠的血清胆固醇含量;对戊巴比妥钠阈下睡眠时间有协同作用,能加强小鼠睡眠。所含的大黄素对离体、在体肠管小剂量肌张力增加,大剂量呈抑制作用。此外,还有抗菌、镇咳、抗癌作用。

【使用禁忌】

躁狂属实火者慎服。

合 欢 皮

【歌诀】

合欢皮安神解郁,忧郁失眠神不安,痈肿瘰疬皆可治,跌打损伤肿可消。

【性味归经】

性平,味甘。归心经、肝经、肺经。

【功效与作用】

解郁安神、活血消肿。

【临床应用】

用量 6~12 g,水煎服。外用适量,研末调敷。主治心神不安、忧郁失眠、肺痈疮肿、跌打损伤。现代主治心神不安、忧郁失眠。

【药理研究】

本药具有抗生育、抗过敏、抗肿瘤作用。

【使用禁忌】

溃疡病及胃炎病人慎服,风热自汗、外感不眠者禁服。

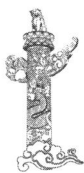

第二十二章　止咳化痰平喘药

凡能消除痰涎的药物,称为化痰药;能减轻或制止咳喘的药物称为止咳平喘药。按化痰止咳平喘药的不同性能,可分为温化寒痰药、清化热痰药、止咳平喘药。

第一节　温化寒痰药

本类药物味多辛苦,性多温燥,主归肺、脾、肝经,有温肺祛寒,燥湿化痰之功,部分药物外用有消肿止痛的作用。主治寒痰、湿痰证,多因素体阳虚,寒饮内停;或外受寒邪,津液凝结而成。如咳嗽气喘、痰多色白、苔腻之证或兼见口鼻气冷,肢冷恶寒,舌体淡胖,脉来沉迟等,以及由寒痰、湿痰所致的眩晕、肢体麻木、阴疽流注,以及疮痈肿毒。临床运用时,常与温散寒邪,燥湿健脾的药物配伍,以期达到温化寒痰、湿痰的目的。温燥之性的温化寒痰药,不宜用于热痰、燥痰之证。

半　夏

【歌诀】

半夏燥湿能化痰,降逆止呕痞结散,梅核瘿瘤脘腹闷,脾失健运生浊痰。

【性味归经】

性温,味辛,有毒。归肺经、脾经。

【功效与作用】

燥湿、化痰、止咳、消肿。

【临床应用】

用量6~9 g,水煎服,或入丸、散剂。外用适量,捣敷。主治咳嗽痰多、支气管炎。外用鲜品治痈疮疔肿、无名肿毒、毒虫咬伤。

【药理研究】

本药具有祛痰、止咳、镇吐、抑制唾液分泌、中枢抑制、抗氧化、泻下等作用。

【使用禁忌】

阴虚燥咳及孕妇慎用。

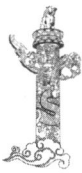

天 南 星

【歌诀】

南星燥湿又化痰,胆制南星化热痰,祛风解痉头眩晕,小儿高热抽搐安。

【性味归经】

性温,味苦、辛。归肺经、肝经、脾经。

【功效与作用】

燥湿化痰、祛风止痉、散结消肿。

【临床应用】

用量3~9g,水煎服,一般炮制后用。主治顽痰咳嗽、风痰眩晕、中风痰壅、口眼㖞斜、半身不遂、癫痫、惊风、破伤风。生用外治痈肿、蛇虫咬伤。

【药理研究】

本药果实含类似毒蕈碱样物质。有抗肿瘤作用,疗效较肯定,可望成为抗癌新药物,也可成为抗癫痫的辅助药;另有祛痰;镇静;抗惊厥;抗心律失常;抗氧化等作用。

【使用禁忌】

孕妇慎用,有毒,生品内服宜慎,阴虚燥咳、热极、血虚动风者禁服。

白 芥 子

【歌诀】

白芥子利气散结,温肺化痰壅胸胁,关节麻木阴疽证,痰在胁下亦能达。

【性味归经】

性温,味辛。归肺经。

【功效与作用】

温肺豁痰利气、散结通络止痛。

【临床应用】

用量3~9g,水煎服或捣汁服。治疗寒痰喘咳、胸胁胀痛、痰滞经络、关节麻木疼痛、痰湿流注、阴疽肿毒。外用适量,研末调敷。治感寒无汗:水调芥子末填脐内,以热隔衣熨之,取汗出妙。

【药理研究】

本药所含的异硫氰酸苄酯具有广谱抗菌作用,对酵母菌、20种真菌及数十种其他菌株均有抗菌作用,对革兰氏阴性或阳性细菌均有抑制作用。白芥子水浸液在试管内对堇色毛癣菌、许兰黄癣菌等有不同程度的抗真菌作用。黄芥子苷水解产生苷元芥子油亦具杀菌作用。白芥子苷本身无刺激作用,遇水后经芥子酶的作用生成挥发性油(白芥子油),其主要成分异硫氰酸烯丙酯具刺鼻辛辣味及刺激作用,能使皮肤发红、温暖,甚至引起水疱。

【使用禁忌】

肺虚咳嗽,阴虚火旺者禁服。内服过量可致呕吐。外敷一般不超过15 min,时间过

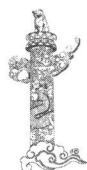

长,易起疱化脓。

第二节　清热化痰药

本类药物多属苦寒,或甘寒清润,具有清热化痰、润燥化痰等作用。主治热痰证,证见咳嗽痰黄、黏稠难咯,以及由热痰所致的胸痛、眩晕、惊痫等。

栝楼

【歌诀】

栝楼根仁均入药,清热化痰黄痰多,宽中散结胸痹痛,润肠通便用仁多。

【性味归经】

性寒,味甘苦。入肺经、胃经、大肠经。

【功效与作用】

润肺,化痰,散结,润肠。

【临床应用】

用量 6~10 g,水煎服,或捣汁,或入丸、散剂。外用适量,捣敷。治痰热咳嗽、胸痹、结胸、肺痿咯血、消渴、黄疸、便秘、痈肿初起。

【药理研究】

本药有抗菌、抗癌、祛痰、泻下、抑制胃酸分泌及抗溃疡作用。栝楼在体外对大肠埃希菌、宋内痢疾杆菌、变形杆菌等有某些抑制作用,对葡萄球菌、肺炎球菌、甲型溶血性链球菌、流行性感冒杆菌、奥杜盎小芽孢癣菌及星形奴卡菌等也有一定抑制作用。水浸液(1∶2)在体外对某些皮肤真菌也有不同程度的抑制作用。在体外实验中,全栝楼煎剂(20%)对腹水癌细胞有致死作用,醇、醚提取物亦有效,60%醇提取物体外作用最好。种壳与脂肪油则无效。但动物实验中其作用不太显著,也不稳定;在体内,对肉瘤的作用比对腹水癌细胞的作用强一些。栝楼皮(35%)、籽(65%)水煎醇沉浓缩剂以及栝楼皮浸膏经阳离子树脂交换所得的部分制成的注射液,均对豚鼠离体心脏有扩张冠脉的作用,而以后者更为显著。

【使用禁忌】

脾胃虚寒,大便不实,有寒痰、湿痰者不宜。

川贝、浙贝

【歌诀】

川贝浙贝功效同,清热化痰肺热清,浙贝兼治痈瘰疬,川贝久咳小儿用。

川贝

【性味归经】

性微寒,味苦、甘。归肺经、心经。

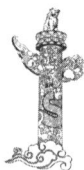

【功效与作用】

清热润肺、化痰止咳。

【临床应用】

用量 6~10 g,水煎服。主治虚劳咳嗽、吐痰咯血、心胸郁结、肺痈、瘿瘤、瘰疬、喉痹、乳痈。

【药理研究】

动物实验表明,本药提取物有止咳化痰、降压、消炎作用。体外实验表明,川贝碱可引起豚鼠子宫收缩、抑制兔小肠收缩;兔静脉注射川贝碱可使血糖增高;醇提液灌服,可明显提高小鼠耐受常压缺氧能力。体外抗菌实验表明,醇提取物对金黄色葡萄球菌和大肠埃希菌有明显抑制作用。

【使用禁忌】

不宜与川乌、制川乌、草乌、制草乌、附子同用。

浙 贝

【性味归经】

性寒,味苦。归肺经、心经。

【功效与作用】

清热散结、化痰止咳。

【临床应用】

用量 4.5~9.0 g,水煎服;或 1.5 g 研末服。主治风热咳嗽、肺痈喉痹、瘰疬、疮疡肿毒等。反乌头。

【药理研究】

本药有镇咳、镇静、平喘、扩瞳、调节血压、镇痛、升高血糖、祛痰等作用。可扩张气管平滑肌,加强子宫平滑肌收缩;可减慢心率;扩张瞳孔,抑制唾液分泌;可升高血糖等。

【使用禁忌】

寒痰、湿痰及脾胃虚弱者慎服。不宜与乌头类药材同用。

竹 茹

【歌诀】

竹茹清热又化痰,除烦止咳胎可安,咳痰黄稠失眠症,竹沥定惊又豁痰。

【性味归经】

性微寒,味甘。归胃经、胆经、脾经。

【功效与作用】

清热化痰、除烦止呕。

【临床应用】

用量 4.5~9.0 g,水煎服或熬膏服。主治痰热咳嗽、胆火挟痰、烦热呕吐、惊悸失眠、中风痰迷、舌强不语、胃热呕吐、妊娠恶阻、胎动不安。

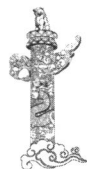

【药理研究】

本药有抑制 cAMP 磷酸二酯酶活性、抗菌作用。

【使用禁忌】

寒痰咳喘、胃寒呕逆及脾虚泄泻者禁服。

天 竺 黄

【歌诀】

天竺黄清热豁痰,小儿惊痫夜啼安,热病神昏中风症,抽搐痰热见惊痫。

【性味归经】

性寒,味甘。归心经、肝经。

【功效与作用】

清热豁痰、凉心定惊。

【临床应用】

用量 3～9 g,水煎服。主治热病神昏、中风痰迷、小儿痰热惊痫、抽搐、夜啼。

【药理研究】

本药具镇痛、局部麻醉的作用,可使离体蛙心收缩力减弱、心率减慢;另外,可引起光敏性皮炎。

【使用禁忌】

无实热痰火者慎服,脾虚胃寒便溏者禁服。

海 藻

【歌诀】

海藻咸寒能消痰,软坚散结瘰疬全,甲状亢进代谢旺,地方缺碘甲瘤生。

【性味归经】

性寒,味苦、咸。归肝经、胃经、肾经。

【功效与作用】

软坚散结、消痰、利水。

【临床应用】

用量 6～12 g。水煎服,或浸酒和入丸、散剂。主治瘿瘤、瘰疬、睾丸肿痛、痰饮水肿。

【药理研究】

本药能影响甲状腺功能,有缩肝脾、抑菌作用;具有明显的降压作用;具有肝素样抗血凝作用;有降血脂作用,能显著降低血清胆固醇含量,并减轻动脉硬化;能增强机体免疫功能,尚具有抗肿瘤及抗感染等作用。

【使用禁忌】

脾胃虚寒者禁服,反甘草。

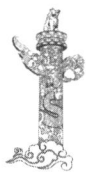

昆　布

【歌诀】

昆布消痰又软坚,功同海藻药力强,润下利尿消水肿,瘿瘤要药功效增。

【性味归经】

性寒,味咸。归肝经、胃经、肾经。

【功效与作用】

软坚散结、消痰、利水。

【临床应用】

用量 6～12 g。水煎服或入丸、散剂。主治瘿瘤、瘰疬、睾丸肿痛、痰饮水肿。有降压、抑制平滑肌、止咳平喘、预防白血病、止血、清除血脂等功能。也用于治疗地方性甲状腺肿和脚气水肿。

【药理研究】

本药能降低血脂;有明显的抗凝血作用;显著增强机体免疫功能;还有抗肿瘤、降血糖、松弛肠道平滑肌、抗辐射及促进造血等作用;能纠正缺碘引起的甲状腺功能不足。

【使用禁忌】

脾胃虚寒蕴湿者忌服。

桔　梗

【歌诀】

桔梗载药舟上行,宣肺祛痰咽喉痛,咽喉发炎声音哑,癃闭水肿肺生脓。

【性味归经】

性平,味苦、辛。归肺经。

【功效与作用】

宣肺祛痰、利咽排脓。

【临床应用】

用量 3～9 g,水煎服。治疗咳嗽痰多、胸膈满闷、咽痛音哑、肺痈吐脓。治肺痈:桔梗 1 份,甘草 2 份,水煎服。

【药理研究】

桔梗的根、茎、叶、花和果实均有非常显著的祛痰作用,桔梗提取物及桔梗皂苷给大鼠或豚鼠腹腔注射均有镇咳作用。皂苷溶血,只用于口服,具有抗炎、抗溃疡、扩张血管、降血糖、镇静、镇痛、降体温、降低胆固醇、抗水肿和利尿的作用;可减慢心率、抑制呼吸以及减弱心房收缩力。毒性:小鼠灌服 LD_{50} 为 24 g/kg,皂苷皮下注射最小致死量 770 mg/kg。

【使用禁忌】

阴虚久咳及咯血者禁服,脾胃虚弱者慎服。内服过量可引起恶心、呕吐。

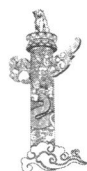

第三节　止咳平喘药

此类药物一般分为化痰药和止咳平喘药。在化痰药中,药性辛而燥者,多有燥湿化痰、温化寒痰的作用;药性甘苦微寒者,多有清化热痰、润燥化痰的作用。止咳平喘药中,由于药物性味的不同,分别具有宣肺、降肺、泻肺、清肺、润肺、敛肺止咳平喘的作用。部分药物还有散结消肿、熄风定惊、清热利尿、润肠通便等作用。主要用于各种原因引起的肺失宣降、痰壅气逆的咳喘证。

杏　仁

【歌诀】

杏仁止咳能平喘,润肠通便入大肠,甜杏又名巴旦杏,肺虚久咳用最宜。

【性味归经】

性微温,味苦。归肺经、大肠经。

【功效与作用】

降气、止咳平喘、润肠通便。

【临床应用】

用量4.5~9.0 g,水煎服,生品入煎剂宜后下,或入丸、散剂。杏仁用时须打碎,杏仁霜入煎剂须布包。外用适量,捣敷。主治咳嗽气喘、胸满痰多、血虚津枯、肠燥便秘。

【药理研究】

本药具有保肝、止咳平喘、润肠通便、抗肿瘤、抗炎、抗癌、抗突变、杀蛔虫作用。毒性:苦杏仁苷被肠道微生物水解产生出较多的氢氰酸,可致死。

【使用禁忌】

阴虚咳嗽及大便溏泻者禁服,婴儿慎服。内服不宜过量,以免中毒。剂量大时,轻者可出现头晕乏力,吐泻,腹痛,上腹部烧灼感,血压升高,呼吸加快;严重者,呼吸明显减慢而表浅,昏迷,并可有强直性、阵发性痉挛,瞳孔散大,血压下降,最后因呼吸或循环衰竭而死亡。

款冬花

【歌诀】

款冬花润肺下气,止咳化痰定喘逆,痰多久咳肺虚症,润而不寒外感宜。

【性味归经】

性温,味辛、微苦。归肺经。

【功效与作用】

润肺下气、止咳化痰。

【临床应用】

用量5~9 g,水煎服,或熬膏,或入丸、散剂。外用适量,研末调敷。临床上主治新久

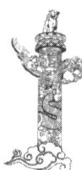

咳嗽、喘咳痰多、劳嗽咯血。主要用于咳喘的治疗,特别用于慢性支气管炎咳嗽,并用于哮喘及哮喘性支气管炎。

【药理研究】

本药具有镇咳、祛痰、平喘、呼吸兴奋、收缩平滑肌、收缩血管、减慢心率、阻断钙离子通道作用,具有致癌活性。动物实验证明,本药有较强的镇咳作用,水煎剂能促进呼吸道分泌物增加,有较明显的祛痰作用。

【使用禁忌】

阴虚及肺火盛者慎服。

紫 菀

【歌诀】

紫菀止咳又化痰,润而不燥祛痰强,不论内伤与外感,功同冬花止咳弱。

【性味归经】

性温,味辛、苦。归肺经。

【功效与作用】

润肺下气、消痰止咳。

【临床应用】

用量5~9 g,水煎服,润肺宜用蜜炙。主治痰多喘咳、新久咳嗽、劳嗽咯血。

【药理研究】

现代药理实验证实,本药有祛痰镇咳作用,并对金黄色葡萄球菌、痢疾杆菌、伤寒杆菌、大肠埃希菌、铜绿假单胞菌、霍乱弧菌皆有抑制作用,对结核分枝杆菌亦有抑制作用;此外,还有抗病毒、抗癌、溶血及利尿等作用。

【使用禁忌】

有实热者慎服。

枇 杷 叶

【歌诀】

枇杷叶入肺胃经,清肺止咳干无痰,和胃降逆口干渴,蜜炙姜汁各不同。

【性味归经】

性微寒,味苦。归肺经、胃经。

【功效与作用】

清肺止咳、降逆止呕。

【临床应用】

用量6~9 g,水煎服。主治肺热咳嗽、气逆喘急、胃热呕逆、烦热口渴。润肺下气止咳逆,宜蜜汁炒用;和胃下气止呕逆,宜姜汁炒用。

【药理研究】

本药有镇静、平喘、镇咳作用。局部应用对角叉菜胶性水肿有强大抑制作用,可显著

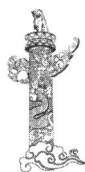

降低遗传性糖尿病小鼠及正常小鼠的尿糖。临床上试用治肾炎水肿、痤疮等。水煎剂或醋酸乙酯提取物具有祛痰和平喘作用,挥发油有轻度祛痰作用。此外,皂苷也是枇杷叶止咳祛痰的主要成分。醇提物灌胃或局部用药具抗炎作用。此外,还具抗菌、降血糖、抗肿瘤的作用。

【使用禁忌】

胃寒呕吐入风寒咳嗽禁服。

旋 覆 花

【歌诀】

旋覆花能降胃气,祛痰平喘又下气,降气止噫配赭石,功能下气金沸草。

【性味归经】

性温,味咸,有小毒。归肺经、肝经、胃经。

【功效与作用】

消痰,下气,软坚,行水。

【临床应用】

内服用量3～10 g,水煎服(包煎或滤去毛),或入丸、散剂。外用适量,煎水洗,研末干撒或调敷。主治胸中痰结、胁下胀满、咳喘、呃逆、唾如胶漆、心下痞鞕、噫气不除、大腹水肿。

【药理研究】

大花旋覆花的根和地上部分之脂溶性及醚溶性部分有抗菌作用,无显著利尿作用。咖啡酸与绿原酸有较广泛的抑菌作用,但在体内能被蛋白质灭活。绿原酸与咖啡因相似,口服或腹腔注射,可提高大鼠的中枢兴奋性。绿原酸与咖啡酸口服,可增加人胃中盐酸的分泌量,并能使脉搏变慢。绿原酸能显著增加大鼠、小鼠小肠的蠕动,绿原酸、咖啡酸、奎宁酸皆可增强大鼠子宫的张力,此作用可被罂粟碱所取消,而阿托品则不能影响之。咖啡酸、绿原酸还可增进大鼠的胆汁分泌。在离体兔回肠标本上,绿原酸能增强肾上腺素的作用,但对肾上腺素的升高血糖作用、预防大鼠蛋清性足踝水肿等皆无影响。

【使用禁忌】

病人体虚者不宜多服,利大肠,戒之。阴虚劳嗽,风热燥咳,不可误用。

桑 白 皮

【歌诀】

桑白皮泻肺平喘,利水消肿降血压,热痰能消气喘降,蜜炙润肺力量强。

【性味归经】

性寒,味甘。归肺经。

【功效与作用】

泻肺平喘,利水消肿。

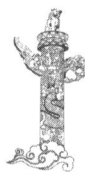

【临床应用】

用量 6~12 g,水煎服,或入丸、散剂。主治肺热喘咳,水肿胀满尿少,面目肌肤水肿。

【药理研究】

本药具有利尿、降低血压作用;能抑制离体蛙心心肌收缩力和频率;可兴奋平滑肌,对神经系统有抑制作用;还有一定的抑菌作用。

【使用禁忌】

肺寒无火及风寒咳嗽禁服。

百 部

【歌诀】

百部润肺又止咳,新久咳嗽百日咳,灭虱杀虫内外用,肺痨咳嗽效力强。

【性味归经】

性微温,味甘、苦。归肺经。

【功效与作用】

润肺止咳,杀虫灭虱。

【临床应用】

用量 3~9 g,水煎服,生用或蜜炙用。外用适量,水煎或酒浸。主治外感咳嗽,常配荆芥、桔梗、紫菀等。此外,可用生百部 30 g 煎取浓汁 30 ml,每晚临睡时做保留灌肠,连用 5 d 为一疗程。另可 20% 醇浸液或 50% 水煎液外用,灭头虱、体虱及虱卵。近年来,用百部治疗肺结核、百日咳、慢性气管炎等均有一定疗效。

【药理研究】

现代药理实验表明,本药能抗病原微生物、抗寄生虫、镇咳、祛痰、平喘;具有弱的抑制中枢作用。此外,本药有毒。

【使用禁忌】

脾胃虚弱者慎服。

紫 苏 子

【歌诀】

苏子止咳又平喘,降气化痰哮喘安,润肠通便加麻仁,苏梗理气胎气安。

【性味归经】

性温,味辛。归肺经。

【功效与作用】

降气化痰,止咳平喘,润肠通便。

【临床应用】

用量 3~10 g,水煎服,或入丸、散剂。治疗痰壅气逆,咳嗽气喘,肠燥便秘。

【药理研究】

本药有抗癌作用,给由 7,12-二甲基苯并蒽和 1,2-二甲基肼诱发的乳腺癌、结肠癌和

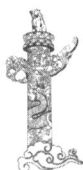

肾母细胞瘤的大鼠喂饲含10%紫苏油(富含α-亚麻酸)的饲粒有抗癌作用;其他作用,给易于中风的自发性高血压大鼠喂紫苏油可提高其存活率,使生存时间延长;紫苏油还可提高大鼠的学习能力。

【使用禁忌】

肺虚咳喘,脾虚便溏者禁服。

葶苈子

【歌诀】

葶苈泻肺又平喘,力强需把大枣添,肺源心病胸有水,利水消肿肺心安。

【性味归经】

性大寒,味辛、苦。归肺经、膀胱经。

【功效与作用】

泻肺平喘、行气消肿。

【临床应用】

用量3~9 g,水煎服(包煎)。主治痰涎壅肺、喘咳痰多、胸胁胀满、不得平卧、胸腹水肿、小便不利,以及肺源性心脏病水肿。

【药理研究】

本药具有强心利尿、抗菌、抗癌和祛痰等功效,对胰蛋白酶有较强的抑制作用。

【使用禁忌】

葶苈子遇水发黏,不宜用水淘洗。肺虚咳喘、脾虚肿满、肾虚水肿者慎服,不宜久服。

前胡

【歌诀】

前胡化痰又止咳,宣散肺热肃降安,咳嗽喘满痰热证,寒热往来柴胡添。

【性味归经】

性微寒,味苦、辛。归肺经。

【功效与作用】

发表镇痛、降气化痰。

【临床应用】

用量3~9 g,水煎服。主治外感表证、头痛昏眩、痰热喘满、咯痰黄稠、风热咳嗽痰多。

【药理研究】

动物实验表明,本药水煎液有镇痛、镇静、解热和抗炎作用。

【使用禁忌】

阴虚咳嗽、寒饮咳嗽病人慎服。半夏为之使,恶皂荚,畏藜芦。

马兜铃

藤名,天仙藤;根名,青木香。

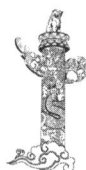

【歌诀】

马兜铃性极苦寒,清肺止咳又平喘,天仙藤活血利尿,青木香顺气止痛。

【性味归经】

性微寒,味苦。归肺经、大肠经。

【功效与作用】

清肺降气、止咳平喘、清肠消痔。

【临床应用】

用量3~9g,水煎服。主治肺热咳嗽、痰中带血、肠热痔血、痔疮肿痛。

【药理研究】

本药有镇咳、祛痰和平喘作用;能增强免疫功能;还具有抗肿瘤、抑菌、降压、抗生育、舒张支气管、收缩平滑肌等作用。

【使用禁忌】

本药味苦而寒,内服过量可致呕吐,虚寒咳喘及脾弱便泄者慎服。

胖 大 海

【歌诀】

胖大海清热润肺,镇咳化痰性甘寒,利咽解毒通大便,干咳声哑咽喉干。

【性味归经】

性寒,味甘。归肺经、大肠经。

【功效与作用】

清热润肺、利咽解毒、润肠通便。

【临床应用】

用量2~3枚,沸水泡服或水煎服。主治肺热声哑、干咳无痰、咽喉干痛、热结便闭、头痛目赤。

【药理研究】

本药有利尿、镇痛作用。浸出液对兔有缓泻作用,服后能促进肠蠕动而通便;种仁煎液有降血压作用;对流行性感冒病毒PR6株有较强的抑制作用。此外,尚有抗菌作用。具有一定毒性。

【使用禁忌】

脾胃虚寒忌服。

海 浮 石

【歌诀】

海浮石可化顽痰,咸寒入肺可软坚,消石通淋治肺痨,血淋尿痛加金钱。

【性味归经】

性寒,味咸。归肺经、肾经、肝经、大肠经。

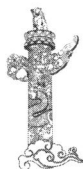

【功效与作用】

清肺化痰,软坚散结,消石通淋。

【临床应用】

用量9~15 g,水煎服,或入丸、散剂。外用适量,研末撒或水飞点眼。主治痰热喘嗽、老痰积块、瘿瘤、瘰疬、淋病、疝气、疮肿、目翳。用于肺热咳嗽,痰稠色黄,咯血,支气管炎,淋巴结结核。

【药理研究】

本药有促进尿液分泌及祛除支气管分泌物的作用。

【使用禁忌】

虚寒咳嗽者忌用。

白 附 子

【歌诀】

白附子化痰止痉,功与乌附不相同,祛风化痰定惊搐,口眼㖞斜语不清。

【性味归经】

性温,味辛。有毒。归胃经、肝经。

【功效与作用】

祛风痰、定惊搐、解毒、散结、止痛。

【临床应用】

用量3~6 g,水煎服,一般炮制后用。外用生品适量捣烂,敷膏或研末以酒调敷患处。主治中风痰壅、口眼㖞斜、语言涩謇、痰厥头痛、偏正头痛、喉痹咽痛、破伤风,外治瘰疬痰核、毒蛇咬伤。

【药理研究】

现代研究证实,本药有抗结核分枝杆菌的作用,其疗效仅次于链霉素;有显著抗凝血酶作用和镇痛作用;还具有镇静、抗惊厥、抗炎、抑菌、催吐和刺激等作用。

【使用禁忌】

血虚生风、内热生惊及孕妇慎服。

白 前

【歌诀】

白前性温苦入肺,降气消痰能镇咳,胸闷气喘肺气壅,配加杏仁与麦冬。

【性味归经】

性微温,味辛、苦。归肺经。

【功效与作用】

降气、消痰、止咳。

【临床应用】

用量3~9 g,水煎服,或入丸、散剂。主治肺气壅、咳嗽、多痰、胸满喘急等。

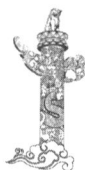

【药理研究】

本药具有镇咳、祛痰、平喘、抗炎等药理作用。

【使用禁忌】

阴虚火旺、肺肾气虚咳嗽者慎服。

皂荚（皂角）

【歌诀】

皂荚祛痰能开窍,突然晕倒人不省,中风口噤癫痫症,通关开窍神志清。

【性味归经】

性温,味辛、咸。有小毒。归肺经、大肠经。

【功效与作用】

开窍祛痰、散结消肿、润燥通便。

【临床应用】

用量1.0~1.5 g,多入丸、散剂。外用适量,研末吹鼻取嚏,或熬膏贴患处。主治中风口噤、昏迷不醒、癫痫痰盛、关窍不通、喉痹痰阻、顽痰不爽、大便燥结,外治痈肿。

【药理研究】

本药具有抗菌作用。药理实验表明,皂苷能使呼吸道分泌增加产生祛痰作用;尚刺激胃肠黏膜产生腹泻,腐蚀胃黏膜产生吸收中毒;对某些革兰氏阴性肠内致病菌及某些皮肤真菌有抑制作用。毒性:有溶血作用及其他组织细胞毒性作用,特别是对中枢神经系统。

【使用禁忌】

体虚、孕妇及咯血、吐血病人忌服。

海 蛤 壳

【歌诀】

海蛤壳微寒味咸,清热化痰又软坚,制酸敛疮能利水,瘿瘤淋浊带下痊。

【性味归经】

性微寒,味咸。归肺经、肝经、胃经

【功效与作用】

清肺、化痰、软坚、利水、制酸、敛疮。

【临床应用】

用量10~15 g,水煎服,或入丸、散剂。外用适量,研末撒或填敷。主治痰热咳嗽、瘿瘤、痰核、胁痛、湿热水肿、淋浊带下、胃痛泛酸、臁疮湿疹。

【药理研究】

本药有抗肿瘤作用,对免疫功能有双向调节作用;此外还有抗炎、降血脂、抗血小板凝集作用。

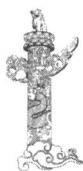

【使用禁忌】

气虚有寒者不得用。

瓦 楞 子

【歌诀】

瓦楞子软坚散结,消痰化瘀又制酸,瘿瘤瘰疬癥瘕痞、性平味咸肺胃肝。

【性味归经】

性平,味咸。归肺经、胃经、肝经。

【功效与作用】

消痰化瘀、软坚散结、制酸止痛。

【临床应用】

用量 9～15 g,水煎服(宜先煎)。外用研末调敷。主治顽痰积结、黏稠难咯、瘿瘤、瘰疬、癥瘕痞块、胃痛泛酸。

【药理研究】

实验表明,复方瓦楞子冲剂抗消化溃疡面愈合作用优于西咪替丁,具有抑制幽门螺旋杆菌生长的作用,其抑菌能力亦优于西咪替丁。

【使用禁忌】

无瘀血痰积者勿用。

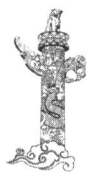

第二十三章　补益药

凡能补益正气、扶持虚弱、治疗虚证的药物,称为补益药,又称补养药。补益药的临床应用及其意义有二:一是用于病后体弱,以之辅助正气,改善虚弱症状,促进机体早日恢复健康;二是用于邪盛正虚或正气虚弱而病邪未尽的病症,配合祛邪药物以扶正祛邪,从而战胜疾病早日康复。虚证有气虚、血虚、阴虚、阳虚之分,而补益药也根据功效和应用范围可分为补气药、补血药、补阴药、补阳药4类。用此类药物必须先保护脾胃,凡虚不受补者,可先健脾和中,然后用补益药物调理。

第一节　补气药

补气药,又称益气药,是能治疗气虚病症的药物。具有补肺气、益脾气的功效,适用于肺气虚及脾气虚等病症。补气药又常用于血虚的病症,因为气旺可以生血。尤其在大失血时,必须运用补气药,因为"有形之血,不能速生;无形之气,所当速固"。所以,临床上有"血脱益气"的治法。补气药如应用不当,有时也会引起胸闷腹胀、食欲减退等症,必须注意。

人　参

【歌诀】

人参味甘补元气,气虚固脱脉微细,补脾益胃又生津,安神益智扶正气。

注:人参分为生晒参、红参、糖参、参须、野山参、高丽参。野山参阴阳俱补,功效最大;西洋参性凉,功效较弱。

【性味归经】

性温,味甘、微苦。归心经、肺经、脾经、肾经。

【功效与作用】

大补元气、复脉固脱、补脾益肺、生津安神。

【临床应用】

用量3~9g,另煎兑入汤剂服;野山参若研粉吞服,一次2g,一天2次。治疗体虚欲脱、气短喘促、自汗肢冷、精神倦怠、食少吐泻、气虚作喘或久咳、津亏口渴、消渴、失眠多梦、惊悸健忘、阳萎、尿频、一切气血津液不足之症。

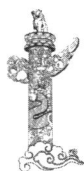

【药理研究】

人参对中枢神经系统有双向调节,提高机体免疫功能,有益智、镇痛、解热、抗惊厥和抗肌力减弱等作用;对心血管系统有强心、抗缺血、扩张血管、降压等作用;对血液系统有保护和刺激造血功能,并抗凝血和抗血栓;对内分泌系统有促皮质激素样、促性激素样作用。本药还能调整血糖水平,显著抑制胆固醇的吸收,抗肿瘤,延缓衰老,加强机体的适应性,其提取物能明显促进大鼠器官核酸和蛋白质的合成。

【使用禁忌】

实热证、湿热证及正气不虚者禁服。不宜与茶同服。不宜与藜芦、五灵脂同用。

党　参

【歌诀】

党参补中又益气,功效可代替人参,益血生津补气血,肺虚声弱自汗虚。

【性味归经】

性平,味甘。归脾经、肺经。

【功效与作用】

补中益气、健脾益肺。

【临床应用】

用量 9～30 g,水煎服,或熬膏,或入丸、散剂。生津、养血宜生用,补脾益肺宜炙用。主治脾肺虚弱、气短心悸、食少便溏、虚喘咳嗽、内热消渴。

【药理研究】

本药能增强机体应激能力、免疫功能,延缓衰老,抗溃疡,能使离体豚鼠和兔肠紧张性升高,收缩加强,并能拮抗 5-羟色胺引起的肠挛缩,但对乙酰胆碱引起的无明显作用;能显著减少小鼠自发活动,延长戊巴比妥钠或环己巴比妥的睡眠时间;能增进或改善小鼠记忆的获得、记忆巩固和樟柳碱引起的记忆获得障碍;可使家兔红细胞数及血红蛋白量增加,白细胞总数减少;还有抗肿瘤、升高血糖和抑菌等作用;水煎液灌胃对小鼠[60]钴-γ射线损伤有一定防护作用;多糖对实验动物应激性溃疡等多种溃疡均有明显的对抗作用;党参注射液有抗心肌缺血、缺氧作用。

【使用禁忌】

实证、热证禁服;正虚邪实证,不宜单独应用。不宜与藜芦同用。

太 子 参

【歌诀】

太子又名孩儿参,益气生津补肺阴,口干少津食不振,少儿久病热夏季。

【性味归经】

性平,味甘、微苦。归脾经、肺经。

【功效与作用】

益气健脾、生津润肺。

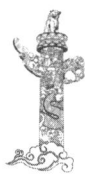

【临床应用】

用量 9~30 g,水煎服,或入丸、散剂。主治脾虚体倦、食欲缺乏、病后虚弱、气阴不足、自汗口渴、肺燥干咳。

【药理研究】

本药具有抗应激、抗疲劳、降血糖、降血脂、增强免疫功能、抗氧化、改善心肌梗死所致的慢性心力衰竭、改善记忆障碍、延缓肾小球硬化作用。

【使用禁忌】

脏腑燥热,阴虚津液不足者慎服。

黄 芪

【歌诀】

黄芪补气又升阳,固表止汗能托疮,内脏下垂形寒冷,自汗盗汗水肿平。

【性味归经】

性微温,味甘。归脾经、肺经。

【功效与作用】

补气固表、利尿、托毒排脓、生肌。

【临床应用】

用量 9~30 g,水煎服,或入丸、散剂。治疗气短心悸、乏力、虚脱、自汗、盗汗、体虚水肿、慢性肾炎、久泻、脱肛、子宫脱垂、痈疽难溃、疮口久不愈合、小儿支气管哮喘、慢性乙型肝炎、慢性肾炎和病毒性心肌炎。补气宜炙用,止汗、利尿、托毒排脓生肌宜生用。

【药理研究】

本药对核酸代谢有促进作用;能增强造血功能;改善心肌功能,对抗心肌梗死;具有抗氧化、抗病毒、抗癌、改善肾功能和肾组织病理改变等作用。水煎剂具调节免疫、抗衰老和抗应激作用。毒性:煎剂 LD_{50} 为 $(40±5)$ g/kg。

【使用禁忌】

表实邪盛、湿阻气滞、肠胃积滞、阴虚阳亢、痈疽初起或溃后热毒尚盛者,均禁服。

白 术

【歌诀】

白术补脾又燥湿,脾虚气滞泄泻停,健脾利水痰饮病,止汗安胎又和中。

【性味归经】

性温,味甘、苦。归脾经、胃经。

【功效与作用】

健脾、益气、燥湿利水、止汗、安胎。

【临床应用】

用量 6~12 g,水煎服,或入丸、散剂,或熬膏。主治脾胃气弱、不思饮食、倦怠少气、虚胀、泄泻、痰饮、水肿、黄疸、湿痹、小便不利、头晕、自汗、胎气不安等。

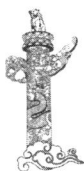

【药理研究】

本药有明显且持久的抗利尿作用,对小鼠艾氏腹水癌、淋巴肉瘤腹水瘤及人食管癌都有显著的抑制作用;对胃肠系统有双向调节作用,能抗胃溃疡;此外,还有解痉、保肝、抗菌等药理作用;还具有促进肠胃蠕动、利胆、抗氧化、降血糖、抗凝血、抗菌、扩张血管、抑制心脏、镇静等作用。

【使用禁忌】

阴虚内热、津液亏耗者慎服,内有实邪壅滞者禁服。

山　药

【歌诀】

山药甘平补脾胃,平补三焦功效奇,气阴两虚消渴症,肺虚久咳与梦遗。

【性味归经】

性平,味甘。归脾经、肺经、肾经。

【功效与作用】

补脾养胃、生津益肺、补肾涩精。

【临床应用】

用量 15 ~ 30 g,水煎服。主治脾虚食少、久泻不止、肺虚喘咳、肾虚遗精、带下、尿频、虚热消渴等。麸炒山药补脾健胃,主治脾虚食少、泄泻便溏、白带过多。

【药理研究】

现代药理实验表明,本药有促进骨折愈合、降血糖、增强免疫力、增强消化系统功能等作用。

【使用禁忌】

湿盛中满或有实邪、积滞者慎服。

白扁豆

【歌诀】

扁豆健脾又化湿,脾虚腹泻带下淋,暑湿泄泻与呕吐,豆花解暑又化湿。

【性味归经】

性微温,味甘。归脾经、胃经。

【功效与作用】

健脾化湿、和中消暑。

【临床应用】

用量 9 ~ 15 g,水煎服,或生品捣研水绞汁,或入丸、散剂。外用适量,捣敷。主治脾虚湿盛、运化失常而见食少便溏或泄泻;脾虚而湿浊下注,白带过多;暑湿吐泻等。扁豆内含毒性蛋白,生用有毒,加热后毒性大大减弱。

【药理研究】

本药具有抗菌、抗病毒、增强细胞免疫功能作用。平板纸片法结果显示,100% 本药

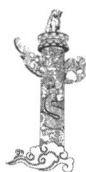

煎剂,对痢疾杆菌有抑制作用,对食物中毒引起的呕吐、急性胃肠炎有解毒作用。本药含两种不同的植物凝集素 A、凝集素 B,其中凝集素 A 为有毒成分,但加热后毒性大为减弱,凝集素 B 有抗胰蛋白酶活性的作用。

【使用禁忌】

不宜多食,以免壅气滞脾。生用研末服宜慎。

黄　精

【歌诀】

黄精补中又益气,滋阴润肺补腰膝,消渴之证血糖高,养阴生津代参芪。

【性味归经】

性平,味甘。归肺经、脾经、肾经。

【功效与作用】

补气养阴、健脾、润肺、益肾。

【临床应用】

用量 9～15 g,水煎服。主治脾胃虚弱、体倦乏力、口干食少、肺虚燥咳、精血不足、内热消渴。

【药理研究】

黄精能增加冠状动脉流量、调血脂、降血糖、抗衰老和增强免疫;黄精粗多糖具免疫调节作用,对化学性肝损伤具保护作用,另具抗炎和抗病毒作用;此外,还具抗病原微生物、降压、止血等作用。现代临床主治冠心病、高脂血症、糖尿病、白细胞减少症、肺结核、慢性肝炎、脑力及睡眠不足、头痛、阳萎及癣菌病等。

【使用禁忌】

中寒泄泻,痰湿痞满气滞者忌服。

甘　草

【歌诀】

甘草生来性甘平,调和诸药走诸经,补中益气脉结代,缓急止痛咽喉肿。

【性味归经】

性平,味甘。归心经、胃经、脾经、肺经。

【功效与作用】

补脾益气、止咳祛痰、缓急定痛、调和药性。行十二经,可升可降,调和百药。

【临床应用】

用量 2～6 g,水煎服。调和诸药用量宜小,作为主药用量宜稍大,可用 10 g 左右;用于中毒抢救,可用 30～60 g。凡入补益药中宜炙用,入清泻药中宜生用。外用适量,煎水洗、渍,或研末敷。治疗脾胃虚弱、中气不足、咳嗽气喘、痈疽疮毒、腹中挛急作痛、缓和药物烈性、解药毒。清热应生用,补中宜炙用。实证中满腹胀者忌服。

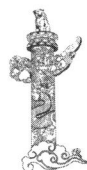

【药理研究】

甘草有肾上腺皮质激素作用,以及抗炎、抗溃疡、抗过敏反应、抗癌、抗菌、抗病毒、促进胰液分泌、镇咳祛痰、抗突变、解毒、抗氧化、利尿、保肝、防止动脉硬化、抗脑缺血作用;还有调节免疫功能、保护耳前庭功能、预防糖尿病并发症等作用。

【使用禁忌】

湿浊中阻而脘腹胀满、呕吐及水肿者禁服。不宜与海藻、京大戟、红大戟、甘遂、芫花同用。

大 枣

【歌诀】

大枣补脾又益胃,养血安神能养营,调和营卫缓药性,配伍生姜脾胃中。

【性味归经】

性温,味甘。归脾经、胃经、心经。

【功效与作用】

补中益气、养血安神。

【临床应用】

用量6~15 g,水煎服。主治脾虚食少、气血津液不足、乏力便溏、妇人脏躁。

【药理研究】

本药有抑制中枢、护肝、增强肌力、抗变态反应、抗疲劳、抗肿瘤、镇静安、增加白细胞cAMP、增强免疫等作用。

【使用禁忌】

凡湿盛、痰凝、食滞、虫积及龋齿作痛,痰热咳嗽者慎用。

蜂 蜜

【歌诀】

蜂蜜甘平入大肠,补中润燥又止痛,脾虚咳嗽大便秘,水火烫伤解乌头。

【性味与归经】

性平,味甘。归脾经、肺经、心经、胃经、大肠经。

【功效与作用】

滋阴润燥、补虚润肺、解毒、调和诸药的作用。

【临床应用】

每天饭后1.5~2.0 h食用比较适宜,每次口服一茶勺,60 ℃以下温水冲服。常用于肺燥咳嗽、体虚、肠燥便秘、口疮、水火烫伤、胃脘疼痛,还可以解乌头、附子之毒。常吃可以防治贫血、心脏病、肠胃病等,并能提高人体免疫力。

【药理研究】

蜂蜜中单糖:葡萄糖和果糖可直接被人体消化吸收。蜂蜜中酶类:各种酶能够促进人体对多种物质的消化吸收。乙酰胆碱:消除疲劳、兴奋神经、提高记忆力。蜂蜜中黄

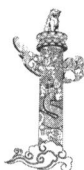

酮:抗氧化,提高机体免疫力。

【使用禁忌】

糖尿病病人不宜用,不能与豆浆牛奶合用,不能与韭菜同用。

饴 糖

【歌诀】

饴糖又名麦芽糖,缓急止痛味甘温,润肺止咳咽喉痛,脾胃虚弱小建中。

【性味与归经】

性温,味甘。归肺经、脾经、胃经。

【功效与作用】

补中缓急,润肺止咳,解毒。

【临床应用】

用量 30～60 g,烊化冲入汤药中,或熬膏,或入丸剂,或入糖果等。主治劳倦伤脾、脾胃虚弱、里急腹痛、肺燥咳嗽、吐血、口渴、咽痛、便秘。

【药理研究】

本品具有麦芽糖的一般作用,临床观察有滋养、止咳、止腹绞痛作用。

【使用禁忌】

脾胃湿热、中满呕哕者不宜。

灵 芝

【歌诀】

灵芝镇静又安神,止咳平喘虚劳咳,强心降压缓衰老,健脾和胃抗肿瘤。

【性味归经】

性平,味甘。归心经、肺经、肝经、肾经。

【功效与作用】

补气安神、止咳平喘。

【临床应用】

用量 6～12 g,水煎服,或入丸、散剂。主治眩晕不眠、心悸气短、虚劳咳喘。现代也有用来治疗神经衰弱、高血压病、血胆固醇过高症、慢性气管炎和过敏性哮喘等疾病。

【药理研究】

本药改善心血管功能,表现为强心、降压的作用;具有明显的抗血小板凝聚及抗血栓作用;对呼吸系统,具有祛痰止咳平喘的作用;影响机体代谢和内分泌功能,还有保肝作用;具有抗氧化、延缓衰老的作用,具有明显的抗炎、抗肿瘤作用,对放射损伤有一定防护效应,具有免疫加强等作用;对神经系统有镇静作用;还能提高代谢,增强免疫力;对肺炎球菌、甲型链球菌、白色葡萄球菌及流行性感冒杆菌有抑制作用。

【使用禁忌】

实证慎服。

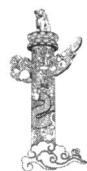

第二节 补血药

补血药,又叫养血药,主要功效为滋补生血,是常用于治疗血虚证的药物。其中补血包括补心血、补肝血、健脾生血、养血调经等。补血药多滋腻黏滞,故脾虚湿阻,气滞食少者慎用。

当 归

【歌诀】

当归补血又活血,需分头尾身三节,调经止痛产后病,湿痹润便心绞痛。

【性味归经】

性温,味甘、辛。归肝经、心经、脾经。

【功效与作用】

补血活血、调经止痛、润肠通便。

【临床应用】

用量6~12 g,水煎服。主治血虚萎黄、眩晕心悸、月经不调、经闭痛经、虚寒腹痛、肠燥便秘、风湿痹痛、跌扑损伤、痈疽疮疡。

【药理研究】

本药有降低血小板聚集及抗血栓;促进造血系统功能;降血脂及抗动脉硬化;抗氧化和清除自由基;增强免疫系统功能;抑制Ⅰ、Ⅱ、Ⅲ、Ⅳ型变态反应;对子宫具有兴奋及抑制的双向性作用;抑制前列腺增生;抗促性腺激素;抗辐射损伤;抗肿瘤;抗炎镇痛、抗损伤;保肝,利胆,促进消化,抑制胃肠的推动运动;具有抑制神经系统、松弛气管平滑肌、利尿、抑菌等作用。本药可抑制离体动物的子宫。藁本内酯对实验动物有平喘作用,对其中枢神经系统有抑制作用。抗贫血作用可能与所含的维生素 B_{12} 和铁、锌等微量元素有关。

【使用禁忌】

热盛出血病人禁服,湿盛中满及大便溏泄者慎服。

熟 地 黄

【歌诀】

熟地滋阴又补血,血虚崩漏经血多,骨蒸潮热消渴病,培元固本又填精。

【性味归经】

性微温,味甘。归肝经、肾经。

【功效与作用】

补血滋阴,益精填髓。

【临床应用】

用量10~30 g,水煎服,或入丸、散剂,或熬膏,或浸酒。用于血虚萎黄、心悸怔忡、月经不调、崩漏下血、肝肾阴虚、腰膝酸软、骨蒸潮热、盗汗遗精、内热消渴、眩晕、耳鸣、须发

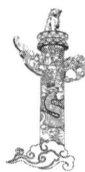

早白。

【药理研究】

关于熟地黄和生地黄对血管内血栓形成综合征作用的药效比较表明:中国产的猪胆状的粗熟地黄能够强烈抑制肝出血性坏死灶及单纯性坏死,而熟地黄抗凝血酶的作用较弱。应用纤维蛋白平板法通过纤维蛋白溶酶原激活作用探讨对纤溶系统的活化作用,发现熟地黄具有活化作用,而生地黄无此作用。亦有报道认为,地黄炒炭前后均有止血作用,且地黄制炭后止血作用并未增强。对生地黄、熟地黄、生地黄炭、熟地黄炭的水煎液止血效果进行分析,结果无显著性差异。

【使用禁忌】

脾胃虚弱、气滞痰多、腹满便溏者禁服。

```
┌─────────────┐
│  白    芍   │
└─────────────┘
```

【歌诀】

白芍养血又敛阴,调和营卫虚汗停,柔肝缓急能止痛,平肝潜阳血压平。

【性味归经】

性微寒,味苦、酸。归肝经、脾经。

【功效与作用】

平肝止痛、养血调经、敛阴止汗。

【临床应用】

用量4.5~9.0 g,水煎服,或入丸、散剂。主治头痛眩晕、胸胁疼痛、泻痢腹痛、自汗盗汗、阴虚发热、月经不调、崩漏、带下等。

【药理研究】

应用高效液相色谱研究发现,白芍(也称白芍药或芍药)根经去皮、水煮后苷类成分略有下降,但其中的有害成分苯甲酸则明显降低。白芍应用较广泛,有的学者认为许多作用类似"人参"。野生品种与栽培品种作用相似。本药有解痉、镇痛、抗炎、抗心肌缺血等药理作用;对中枢有抑制作用,可解热降温,镇静催眠;具有解痉、抗炎、抗溃疡、增强细胞免疫和体液免疫、扩张血管、增加血流量、耐缺氧、降血压、抑制血小板凝集、抗菌、保肝、抗诱变抗肿瘤、抑制肥大细胞组胺释放、神经接头去极化等作用。有毒。

【使用禁忌】

不宜与藜芦同用,虚寒证不宜单用。

```
┌─────────────┐
│  阿    胶   │
└─────────────┘
```

【歌诀】

阿胶补血又止血,滋阴润肺止久咳,贫血出血皆可用,心烦失眠大便通。

【性味归经】

性平,味甘。归肺经、肝经、肾经。

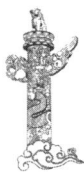

【功效与作用】

补血滋阴、润燥、止血。

【临床应用】

用量 3～9 g,烊化兑服。用于血虚萎黄、眩晕心悸、肌痿无力、心烦不眠、虚风内动、肺燥咳嗽、劳嗽咯血、吐血尿血、便血崩漏、妊娠胎漏。

【药理研究】

实验表明,本药具有促进造血、增强免疫、抗辐射和抗休克功能。

【使用禁忌】

脾胃虚弱、消化不良者慎服。

何 首 乌

【歌诀】

何首乌延年益寿,肝肾得补精血生,解郁散结发早白,阳萎遗精白带停。

注:首乌生用润肠通便,能降胆固醇,藤名"夜交藤",九大仙草之一。

【性味归经】

性温,味苦、甘、涩。归肝经、肾经、心经。

【功效与作用】

补肝肾,益精血,解郁散结,温而不燥,补而不腻。

【临床应用】

用量 6～12 g,水煎服,或入丸、散剂。主治精血亏虚、须发早发、脱发、腰膝酸软、阳萎、遗精、瘰疬疮痈、风疹瘙痒、肠燥便秘、高血脂。

【药理研究】

何首乌具有抗衰老、增强免疫、促进肾上腺皮质的功能、抗动脉粥样硬化、抗菌作用;能促进血细胞新生和发育、调节血脂和抗动脉粥样硬化,并具保肝作用;可增加离体兔心的冠状动脉血流量,可拮抗垂体后叶激素引起的心率减慢,但对垂体后叶激素引起的心律失常无拮抗作用。

【使用禁忌】

大便清泄及有湿痰者不宜,忌铁器。

枸 杞 子

【歌诀】

枸杞子平补肝肾,滋阴补血又填精,益精明目头眩晕,肝病消渴糖不升。

【性味归经】

性平,味甘。归肝经、肾经。

【功效与作用】

滋补肝肾、益精明目。

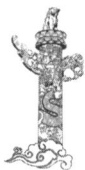

【临床应用】

用量 6 ~ 12 g,水煎服,或入丸、散、膏、酒剂。主治虚劳精亏、腰膝酸痛、眩晕耳鸣、内热消渴、血虚萎黄、目昏不明。

【药理研究】

本药具有增强免疫功能、延缓衰老、抗肿瘤、降血脂、保肝、促进造血功能、抗遗传损伤、降血糖、降血压、抑制心脏及兴奋肠道等拟胆碱作用;还可增强小鼠的耐缺氧能力及延长其游泳时间。

【使用禁忌】

外感实热、脾虚泄泻者慎服。

桑葚子(桑葚)

【歌诀】

桑葚滋阴又补血,精血不足腰酸痛,五心烦热心悸证,阴虚消渴津液生。

【性味归经】

性寒,味甘、酸。归心经、肝经、肾经。

【功效与作用】

补血滋阴、生津润燥。

【临床应用】

用量 9 ~ 15 g,水煎服。主治眩晕耳鸣、心悸失眠、须发早白、津伤口渴、内热消渴、血虚便秘。

【药理研究】

本药可增强免疫功能、降低 Na^+,K^+-ATP 酶活性。

【使用禁忌】

脾胃虚寒便溏者慎服。

龙眼肉

【歌诀】

龙眼又名桂圆肉,补中神品老少宜,补益心脾能安神,失眠健忘气血虚。

【性味归经】

性温,味甘。归心经、脾经。

【功效与作用】

补益心脾、养血安神。

【临床应用】

用量 10 ~ 15 g,水煎服,或熬膏,或浸酒,或入丸、散剂。主治心脾虚损之心悸、健忘、泄泻、水肿等;气血不足而致失眠、崩漏、经行眩晕;肺阴亏虚、肺失润降而致干咳、痰少黏白、声音嘶哑、口干咽燥等。临床用于滋补、内耳眩晕、消化系统疾病及冠心病等。

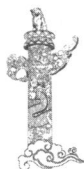

【药理研究】

本药具有抑菌、镇静和健胃、抗疲劳作用；提取液能抑制小鼠脑（肝）的 MAO-B 活性，有抗衰老作用；水提液在试管内对奥杜益小芽孢癣菌有抑制作用；水煎液对痢疾杆菌有抑制作用。

【使用禁忌】

脾胃有痰火及湿滞停饮、消化不良、恶心、呕吐者忌服。孕妇，尤其妊娠早期，则不宜服用龙眼肉，以防胎动及早产等。此外，因其葡萄糖含量较高，故糖尿病病人不宜多服。

第三节　补阴药

补阴药，又叫养阴药或滋阴药，是治疗阴虚病症的药物。具有滋肾阴、补肺阴、养胃阴、益肝阴等功效，适用于肾阴不足、肺阴虚弱、胃阴耗损、肝阴亏乏等病症。滋阴药大多甘寒滋腻，如遇脾肾阳虚、痰湿内阻、胸闷食少、便溏腹胀等症，不宜应用。

沙参（南沙参、北沙参）

【歌诀】

沙参润肺又止咳，养胃生津口干渴，南沙润肺祛痰好，北沙养胃生津强。

【性味归经】

性微寒，味甘。归肺经、胃经。

【功效与作用】

养阴清肺、益胃生津、化痰、益气。

【临床应用】

用量 9～15 g，水煎服，或入丸、散剂。主治肺热燥咳、阴虚劳嗽、干咳痰黏、胃阴不足、食少呕吐、气阴不足、烦热口干。

【药理研究】

本药具有调节免疫平衡的功能，有祛痰、抗真菌、强心作用。

【使用禁忌】

不宜与藜芦同用，风寒咳嗽禁服。

麦门冬

【歌诀】

麦冬润肺又止咳，益胃清心内火生，小便淋涩咽喉肿，生脉散中养心阴。

【性味归经】

性微寒，味甘、微苦。归心经、肺经、胃经。

【功效与作用】

养阴生津、润肺清心。

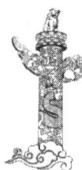

【临床应用】

用量 6 ~ 12 g,水煎服,或入丸、散、膏剂。外用适量,研末调敷;煎汤涂;或鲜品捣汁搽。主治肺燥干咳、吐血、肺痈、虚劳烦热、消渴、热病津伤、咽干口燥、便秘等。

【药理研究】

本药有保护心血管系统、增强耐缺氧和延长常压缺氧的存活时间、增强免疫功能、降血糖、延缓衰老、抑制胃肠蠕动、抗菌作用。近年来发现其降低血糖的作用较好,临床应用强心作用稳定而效果佳。实验还证明,麦门冬(也称麦冬)中的水溶性多糖有抗缺氧和免疫促进作用。

【使用禁忌】

虚寒泄泻、湿浊中阻、风寒或寒痰咳喘者禁用。

石斛(铁皮石斛)

【歌诀】

石斛滋阴能清热,养胃生津胃萎缩,热病伤津消渴症,雀盲翳障可光明。

【性味归经】

性微寒,味甘。归胃经、肾经。

【功效与作用】

益胃生津,滋阴清热。

【临床应用】

用量 6 ~ 12 g,鲜品 15 ~ 30 g,水煎服。主治热病津伤,口干烦渴,胃阴不足,食少干呕,病后虚热不退,阴虚火旺,骨蒸劳热,目暗不明,筋骨痿软。

【药理研究】

本药具有免疫调节、抗肿瘤、促进消化液分泌、促进胃排空和利肝胆的作用;对半乳糖所致的白内障晶状体中醛糖还原酶、多元醇脱氢酶的活性异常变化有抑制或纠正作用。石斛多糖具有增强 T 细胞及巨噬细胞免疫活性的作用;能显著提高超氧化物歧化酶水平,从而起到降低脂质过氧化物的作用。

【使用禁忌】

尚不明确。

玉 竹

【歌诀】

玉竹滋阴不恋邪,养阴润肺胃生津,阴虚外感兼咳嗽,面部褐斑可消清。

【性味归经】

性微寒,味甘。归肺经、胃经。

【功效与作用】

养阴润燥、生津止渴。

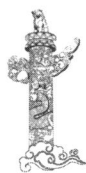

【临床应用】

用量 6～12 g，水煎服，或熬膏、浸酒，或入丸、散剂。外用适量，鲜品捣敷，或熬膏涂。主治肺胃阴伤、燥热咳嗽、咽干口渴、内热消渴。

【药理研究】

本药煎剂或酊剂，小剂量使离体蛙心收缩力增强，大剂量使心跳减弱甚至停跳；煎剂（20%）使蛙后肢血管灌流的血管收缩。给大鼠灌服浸剂，对肾上腺素、葡萄糖及四氧嘧啶引起的高血糖均有抑制作用，甲醇提取物中水溶部分和正丁醇部分对链佐星高血糖小鼠有明显抑制作用。此外，本药还可增强免疫功能。

【使用禁忌】

痰湿气滞者禁服，脾虚便溏者慎服。

女 贞 子

【歌诀】

女贞子与旱莲草，滋补肝肾虚热清，养肝明目眼底病，头眩耳鸣发早白。

【性味归经】

性凉，味甘、苦。归肝经、肾经。

【功效与作用】

滋补肝肾、明目乌发。

【临床应用】

用量 6～12 g，水煎服，或入丸剂。外用适量，敷膏点眼。主治肝肾阴虚而致耳鸣、耳聋、头晕、腰膝酸软、须发早白等。

【药理研究】

本药具有强心、利尿、保肝、止咳、抗炎、缓泻、抗菌、抗癌、降血糖作用；还有升高外周白细胞、增强网状内皮系统吞噬能力、增强细胞免疫和体液免疫的作用；对化疗或放疗所致的白细胞减少有升高作用，并有抑制变态反应、预防动脉粥样硬化、抗诱变和抗血卟啉微生物光氧化等作用。

【使用禁忌】

脾胃虚寒及肾阳不足者禁服。效力和缓宜少量久服。

旱莲草（墨旱莲）

【歌诀】

旱莲草能补肝肾，凉血止血清补中，腰膝酸软发早白，清热解毒带下淋。

【性味归经】

性寒，味甘、酸。归肾经、肝经。

【功效与作用】

滋补肝肾，凉血止血。

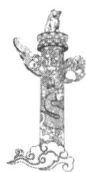

【临床应用】

用量 6~12 g,水煎服,或熬膏,或捣汁,或入丸、散剂。外用适量,捣敷,或捣绒塞鼻,或研末敷。主治肝肾阴虚,牙齿松动,须发早白,眩晕耳鸣,腰膝酸软,阴虚血热、吐血、衄血、尿血,血痢,崩漏下血,外伤出血。

【药理研究】

本药具有抑制细菌生长、止血、改善心血管系统功能、增强机体免疫功能作用,对肝功能具有明显的保护作用和明显的抗诱变作用;对食管癌 Eca-109 细胞有中等程度的杀伤作用;此外,对小鼠有明显镇痛作用,可明显降低四氯化碳诱导的环己巴比妥睡眠时间的增加和莫唑胺麻痹时间的增加。

【使用禁忌】

脾肾虚寒者忌服。

龟板(龟甲)

【歌诀】

龟板滋阴又潜阳,大补元阴虚火降,益肾健骨醋炒用,龟胶滋阴力更强。

【性味归经】

性微寒,味咸、甘。归肝经、肾经、心经。

【功效与作用】

滋阴潜阳、益肾强骨、养血补心。

【临床应用】

用量 9~24 g,水煎服(先煎)。用于阴虚潮热、骨蒸盗汗、头晕目眩、虚风内动、筋骨痿软、心虚健忘。

【药理研究】

本药煎剂可降低甲状腺功能亢进型大鼠的甲状腺和肾上腺皮质功能,可提高细胞免疫和体液免疫功能,高浓度对小鼠离体子宫有收缩作用。此外,尚有抗结核分枝杆菌的作用。

【使用禁忌】

脾胃虚寒、内有寒湿及孕妇禁服。

鳖 甲

【歌诀】

鳖甲滋阴又潜阳,夜热早凉盗汗方,软坚散结肝脾大,癥瘕聚积经闭通。

【性味归经】

性微寒,味咸。归肝经、肾经。

【功效与作用】

滋阴潜阳、软坚散结、退热除蒸。

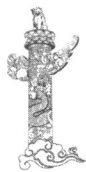

【临床应用】

用量9~24 g,水煎服(捣碎先煎)。外用适量,研末撒或调敷。主治阴虚发热、劳热骨蒸、虚风内动、经闭、癥瘕。

【药理研究】

实验表明,鳖甲有补血、抗肝纤维化、抗癌作用,并可增强实验动物免疫力。

【使用禁忌】

脾胃虚寒、食少便溏及孕妇禁服。

明 党 参

【歌诀】

明党参润肺化痰,和胃止呕风热咳,微寒甘苦肺脾肝,功与党参不相同。

【性味归经】

性微寒,味甘、微苦。归肺经、脾经、肝经。

【功效与作用】

润肺化痰、养阴和胃、平肝、解毒。

【临床应用】

用量3~9 g,水煎服。主治风热咳嗽、痰黄黏稠、口干咽痛、疔毒疮疡、红肿热痛、脾胃不和之呕吐、湿热带下等。

【药理研究】

药理研究表明,本药有祛痰、止咳、平喘、调节血脂、抗氧化、抗应激的作用;对正常小鼠的小肠蠕动有促进作用。

【使用禁忌】

脾胃虚易泻者及孕妇不宜服用。大量服食易引起水肿。

百 合

【歌诀】

百合润肺又止咳,清心安神心肺经,阴虚久咳痰带血,失眠多梦虚烦惊。

【性味归经】

性寒,味甘。归心经、肺经。

【功效与作用】

养阴润肺、清心安神。

【临床应用】

用量6~12 g,水煎服。主治阴虚久咳、痰中带血、虚烦惊悸、失眠多梦、精神恍惚。

【药理研究】

现代药理实验表明,本药水煎剂对氨水引起的小鼠咳嗽有止咳作用,使小鼠肺灌流流量增加;此外,还有镇咳、平喘、祛痰、抗应激性损伤、镇静催眠、增强免疫功能、升高外周白细胞等作用。

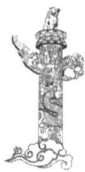

【使用禁忌】

风寒咳嗽、脾胃虚寒、大便滑泄者忌服。

白木耳（银耳）

【歌诀】

白木耳滋阴润肺，养胃生津咽干咳，风热伤肺咽喉痒，痰中带血大便通。

【性味归经】

性平，味甘。归肺经、胃经、肾经。

【功效与作用】

润肺生津、滋阴养胃。

【临床应用】

用量3～9g，水煎服，或炖冰糖、肉类服。主治肺热咳嗽、肺燥干咳、久咳喉痒，咳痰带血、久咳络伤肋痛及肺痈、肺痿、月经不调、胃炎、大便秘结和下血等症。

【药理研究】

本药具有抗凝和抗血栓、抗炎、降血脂、降血糖、抗溃疡、抗突变、延缓衰老、抗放射及升高白细胞作用；对造血功能有一定的促进作用；从各方面提高机体免疫功能；具有抗肿瘤作用；有膜保护的作用；还有促进蛋白质和核酸生物合成作用。药理实验表明，抗肿瘤多糖A、抗肿瘤多糖B及抗肿瘤多糖C对小鼠肉瘤S-180实体型有抑制作用。动物实验显示，孢子制剂有祛痰作用。银耳糖浆可显著地增强巨噬细胞的吞噬功能，对^{60}钴γ射线所致放射损伤有防护作用。

【使用禁忌】

风寒咳嗽者及湿热酿痰致咳者禁用。

天门冬

【歌诀】

天门冬滋阴清热，性寒甘苦入肺肾，阴虚蒸热虚盗汗，润肺生津干咳清。

【性味归经】

性寒，味甘、苦。归肺经、肾经。

【功效与作用】

养阴润燥、润肺生津。

【临床应用】

用量6～12g，水煎服。主治肺热干咳、顿咳痰黏、咽干口渴、肠燥便秘。

【药理研究】

动物实验表明，天门冬（也称天冬）水煎剂有抑菌、镇咳、抗肿瘤和杀虫作用。临床上主治乳房肿瘤、扩张子宫颈以及子宫出血。

【使用禁忌】

虚寒泄泻及风寒咳嗽者禁服。

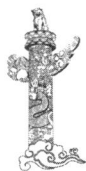

黑芝麻

【歌诀】

黑芝麻滋养肝肾,润肠通便耳鸣聋,头晕眼花发早白,妇人乳少性平甘。

【性味归经】

性平,味甘。归肝经、肾经、大肠经。

【功效与作用】

补肝肾、益精血、润肠燥。

【临床应用】

用量9~15 g,水煎服,或入丸、散剂。主治耳鸣、耳聋、病后脱发、肠燥便秘、肝肾不足、风痹、瘫痪、妇人乳少。

【药理研究】

本药具有降低血糖、增加肝及肌肉中糖原的含量、增加肾上腺中抗坏血栓及胆固醇含量、抗衰老、兴奋子宫、通便、抑制肾上腺皮质功能等作用。

【使用禁忌】

便溏者禁服。

第四节　补 阳 药

凡能补助人体阳气,以治疗各种阳虚为主的药物,称为补阳药。补阳药主要适用于:命门火衰,肾阳不足,畏寒肢冷,腰膝酸软,性欲淡漠,阳萎早泄,精寒不育或宫冷不孕,尿频遗尿;脾肾阳虚,脘腹冷痛,或阳虚水泛之水肿;肝肾不足,精血亏虚之眩晕耳鸣,须发早白,筋骨痿软,或小儿发育不良,齿迟行迟;肺肾两虚,肾不纳气之虚喘以及肾阳亏虚,下元虚冷,崩漏带下;以及其他阳虚诸证。

本类药物味多甘辛咸,性味多甘温、咸温或辛热,主入肾经、肝经。补阳药补肾化阳,能补助一身之元阳,诸阳之本,肾阳之虚得补,以消除或改善全身的阳虚诸证,还有益心阳、补脾阳的作用。补阳药的药理是提高神经的兴奋性。本类药常与温里药、补肝肾药以及补益脾肺之气药物配伍。补阳药甘温多燥,易助火伤阴,故阴虚火旺者不宜使用。

鹿 茸

【歌诀】

鹿茸壮阳益精血,大补元气为要药,强筋壮骨不育症,阳萎遗精小便多。

【性味归经】

性温,味甘、咸。归肾经、肝经。

【功效与作用】

壮肾阳,益精血,强筋骨,调冲任,托疮毒。

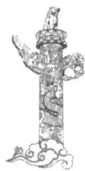

【临床应用】

用量 1~2 g,研末冲服,或入丸、散剂,亦可浸酒。主治阳萎滑精,宫冷不孕,羸瘦,神疲,畏寒,眩晕耳鸣耳聋,腰脊冷痛,筋骨痿软,崩漏带下,阴疽不敛。

【药理研究】

鹿茸提取物具有强壮、保肝、抗衰老、抗氧化、增加免疫功能、抗炎、增强性腺功能等作用。

【使用禁忌】

凡阴虚阳亢、血分有热、胃中火盛、肺有痰热及外感热病未愈者均禁服。

附:

鹿 角

【性味归经】

性温,味咸。归肾经、肝经。

【功效与作用】

温肾阳,益精血,强筋骨,行血消肿。

【临床应用】

用量 6~15 g,水煎服,或研末冲服,或入丸、散剂,亦可浸酒。用于肾阳不足,阳萎遗精,腰脊冷痛,阴疽疮疡,乳痈初起,瘀血肿痛。

【使用禁忌】

阴虚火旺者禁服。无瘀血停留者不得服,阳盛阴虚者忌之,胃火齿痛者不宜服。

鹿角胶

补肾阳,止血作用强。

鹿角霜

收敛作用强,用于壮阳遗精崩漏,敛疮。

鹿尾巴、鹿血、鹿骨

壮阳、补肾、强骨。

巴 戟 天

【歌诀】

巴戟天补肾壮阳,强筋壮骨祛寒痹,阳萎早泄宫寒证,肾虚哮喘腰腿痛。

【性味归经】

性微温,味甘、辛。归肾经、肝经。

【功效与作用】

补肾阳,强筋骨,祛风湿。

【临床应用】

用量 6~15 g,水煎服,或入丸、散剂,亦可浸酒或熬膏。主治阳萎遗精、宫冷不孕、月经不调、少腹冷痛、风湿痹痛、筋骨痿软。

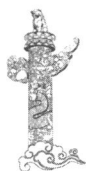

【药理研究】

本药有增强抗疲劳能力、抗炎、升高血中白细胞等作用。

【使用禁忌】

阴虚火旺及有湿热之证者忌服本药。

淫阳藿（淫羊藿）

【歌诀】

淫羊藿补肾壮阳,祛风除湿筋骨强,止咳平喘阳虚证,男女不育更年康。

【性味归经】

性温,味辛、甘。归肝经、肾经。

【功效与作用】

补肾阳、强筋骨、祛风湿。

【临床应用】

用量 3~9 g,水煎服。主治阳萎遗精、筋骨痿软、风湿痹痛、麻木拘挛、更年期高血压。

【药理研究】

本药对下丘脑-垂体-性腺轴功能具有调节作用;可调节机体免疫功能;对阳虚动物模型具有"助阳"的作用,可增加冠状动脉血流量、降低血压、延缓衰老,有较强的抗 HSVⅡ作用。动物实验表明,本药有广泛的激素样作用,有促进性腺功能;水提液可抗衰老与促进物质代谢;淫羊藿多糖和总黄酮有免疫调节功能;煎剂有强心、降压和增加冠状动脉流量的作用。

【使用禁忌】

阴虚而相火易动者禁服。

肉苁蓉

【歌诀】

苁蓉又名叫大芸,补肾益精壮肾阳,阳萎早泄不育症,肝肾双补润大肠。

【性味归经】

性温,味甘、咸。归肾经、大肠经。

【功效与作用】

补肾阳、益精血、润肠通便。

【临床应用】

用量 6~9 g,水煎服。用于腰膝痿软、阳萎、女子不孕、肠燥便秘。

【药理研究】

本药能增强体液和细胞免疫功能;对中枢神经系统,能增加去甲肾上腺素(NE)和5-羟吲哚乙酸含量,并增加多巴胺与二羟苯乙酸比值;具有延缓衰老的作用;能显著提高小鼠小肠推进度,缩短通便时间,能有效对抗阿托品的抑制排便作用,同时对大肠的水

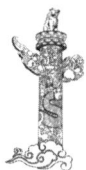

分吸收也有明显抑制作用;还具有降压、抗突变、调整内分泌、促进代谢及强壮作用。

【使用禁忌】

相火偏旺、胃弱便溏、实热便结者禁服。

杜 仲

【歌诀】

杜仲甘温补肝肾,强筋壮骨腰酸痛,肾虚阳萎尿频数,安胎降压炒后用。

【性味归经】

性温,味甘。归肝经、肾经。

【功效与作用】

补肝肾、强筋骨、安胎。

【临床应用】

用量6~9g,水煎服、浸酒或入丸、散剂。主治肾虚腰痛、筋骨无力、妊娠漏血、胎动不安、高血压症。

【药理研究】

本药具有降血压、增强机体免疫功能作用;影响垂体-肾上腺皮质系统功能、对离体子宫有抑制作用;具有利尿作用,有明显的镇痛、抗炎等作用。药理实验表明,皮、叶水浸物、醇浸物具急性降压和扩张血管作用。

【使用禁忌】

阴虚火旺者慎服。

补 骨 脂

【歌诀】

骨脂大温壮肾阳,遗精阳萎夜尿长,肾虚哮喘五更泻,泡酒可治白癜风。

【性味归经】

性温,味辛、苦。归肾经、脾经。

【功效与作用】

温肾助阳、纳气、止泻。

【临床应用】

用量3~10g,水煎服。外用适量。主治肾阳不足、命门火衰之腰膝冷痛、阳萎、遗精、尿频、脾肾阳虚泄泻、肾不纳气之虚喘、白癜风等。

【药理研究】

本药能扩张冠状动脉,兴奋心脏,提高心率;能收缩子宫及缩短出血时间,减少出血量;有抗早孕和雌激素样作用;有致光敏作用,内服或外涂皮肤,日光或紫外线照射可使局部皮肤色素沉着;此外,尚有抗肿瘤、抗衰老、抑菌、杀虫及雌激素样作用。

【使用禁忌】

阴虚火旺者忌服。

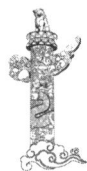

菟 丝 子

【歌诀】

菟丝子补肾益精,养肝明目能涩精,肾虚腰痛胎气动,益脾止泻白癜风。

【性味归经】

性平,味辛、甘。归肝经、肾经、脾经。

【功效与作用】

补肾益精,养肝明目。

【临床应用】

用量10~15 g,水煎服,或入丸、散剂。外用适量,炒研调敷。主治肾虚腰痛、阳萎、早泄、尿浊、带下、小便频数、胎动不安、先兆流产、肝肾不足、视物昏花、视力减退。此外,本药还可用于脾虚食少、大便不实,常与白术、山药、茯苓、党参等同用。

【药理研究】

本药对下丘脑−垂体−性腺有兴奋作用,且有促进造血、增强免疫功能、防治心肌缺血、抑制肿瘤发生、抗肝损害等作用。菟丝子浸剂、酊剂可增强离体蟾蜍心脏收缩力,降低心率,使麻醉犬血压下降。

【使用禁忌】

阴虚火旺、阳强不萎及大便燥结者禁服。

蛤 蚧

【歌诀】

蛤蚧广西品最佳,尾巴纳气功力大,补肺补肾能定喘,肾虚阳萎一对蛤。

【性味归经】

性平,味咸。归肺经、肾经。

【功效与作用】

补肺益肾、纳气定喘、助阳益精。

【临床应用】

用量3~6 g,多入丸、散或酒剂。主治虚喘气促、劳嗽咯血、阳萎遗精。

【药理研究】

本药有雄性激素样作用,对小鼠受低温、高温、缺氧等应激刺激有明显的保护作用,具有免疫增强作用,还具有抗炎、抗衰老、抗过敏、抗应激、降血糖及解痉平喘等作用。

【使用禁忌】

外感风寒喘嗽及阳虚火旺者禁服。

紫 河 车

【歌诀】

紫河车补肾益精,益气养血有奇功,肾气不足虚羸证,哮喘乳少退骨蒸。

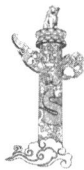

【性味归经】

性温,味甘、咸。归心经、肺经、肾经。

【功效与作用】

温肾补精、养血益气(注:紫河车为人之胎盘,大补气血阴阳,用于劳损精气之证,固本还原之功)。

【临床应用】

用量2~3g,研末吞服,或入丸剂。主治虚劳羸瘦、骨蒸盗汗、咳嗽气喘、食少气短、阳萎遗精、不孕少乳。

【药理研究】

实验表明,本药有雌激素和孕激素样作用,以及抗感染、增强抵抗力、促进凝血作用;其煎液灌胃,可提高小鼠T淋巴细胞比例、淋巴细胞数量及胸腺指数,使胸腺髓质区域扩大,导致胸腺退化;还能对抗泼尼松引起的免疫抑制作用。

【使用禁忌】

脾虚湿困食少者慎服,表邪未解及内有实邪者禁服。

冬 虫 夏 草

【歌诀】

冬虫夏草为仙草,平补肺肾止喘咳,肾虚阳萎精早泄,肺肾两虚病后弱。

【性味归经】

性平,味甘。归肺经、肾经。

【功效与作用】

补肺益肾、止血、化痰。

【临床应用】

用量3~9g,水煎服,或入丸、散剂。主治久咳虚喘、劳嗽咯血、阳萎遗精、腰膝酸痛。

【药理研究】

本药可调节免疫功能,有使免疫功能增强或减弱的双向调节作用;具有较强的抗癌作用;使心率减慢,但心输出量却显著增加;对支气管平滑肌有明显的扩张作用,有平喘和祛痰作用;可使空腹血糖升高;影响内分泌系统;还有抗心律失常、抗炎、镇静及抗惊厥作用;具有一定的抗菌作用;能保护肾功能;具有防辐射、抗突变的作用;能提高细胞吞噬功能,增强心血管和机体免疫功能。

【使用禁忌】

有表邪者慎用。

仙 茅

【歌诀】

仙茅补肾又壮阳,命门火衰精冷良,强筋壮骨寒湿痛,小便失禁腰膝冷。

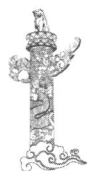

【性味归经】

性热,味辛,有小毒。归肾经、肝经、脾经。

【功效与作用】

补肾阳、强筋骨、祛寒湿。

【临床应用】

用量 3～9 g,水煎服,或入丸、散剂,或浸酒。主治阳萎精冷、小便失禁、崩漏、心腹冷痛、腰脚冷痹、痈疽、瘰疬等。

【药理研究】

药理研究表明,本药具有雄激素样、适应原样作用,以及抗衰老、镇静、抗惊厥、抗炎、提高免疫功能、提高下丘脑-垂体-性腺轴功能、提高 Na^+,K^+-ATP 酶活性、抗菌、降血糖、抗癌等作用。仙茅有一定的毒性,一般可用米泔水浸泡以除去红水而减毒。近年来对仙茅成分及作用有较多的研究,基本药理皆为强壮作用,单用有效,亦入复方中用。

【使用禁忌】

阴虚火旺者禁服。

锁　阳

【歌诀】

锁阳益精又壮阳,养血强筋阳萎强,润肠通便治便秘,女子不孕男精遗。

【性味归经】

性温,味甘。归脾经、肾经、大肠经。

【功效与作用】

补肾阳、益精血、润肠通便。

【临床应用】

用量 5～9 g,水煎服,或入丸、散剂。主治腰膝痿软、阳萎滑精、肠燥便秘。可与菟丝子、肉苁蓉配伍使用,治疗肾阳不足所致的阳萎早泄、女子不孕。配龟甲、熟地黄、牛膝等可补肾填精,强筋壮骨,治疗肾虚精亏所致的腰膝痿弱,筋骨无力。现代常用于治疗原发性血小板减少性紫癜。

【药理研究】

本药对免疫功能有影响,有清除自由基、耐缺氧、抗血小板聚集的作用;对肠胃蠕动有促进作用。

【使用禁忌】

阴虚火旺阳事易举,脾虚泄泻及实热便秘者禁服。长期食用,亦可致便秘。

葫　芦　巴

【歌诀】

葫芦巴温苦入肾,温肾散寒又止痛,下腹冷痛阳萎疝,寒湿脚气亦能平。

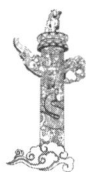

【性味归经】

性温,味苦。归肾经。

【功效与作用】

温肾,祛寒,止痛。

【临床应用】

用量 $4.5 \sim 9.0$ g,水煎服,或入丸、散剂。主治肾虚冷、小腹冷痛、小肠疝气、寒湿脚气。

【药理研究】

本药有抗生育与抗雄激素、抗肿瘤、降血压、降血糖、利尿、抗炎、强心等作用;能抑制平滑肌,少量使得子宫兴奋,大量使之麻痹。

【使用禁忌】

阴虚火旺或有湿热者禁服。

沙 苑 子

【歌诀】

沙苑子补肾固精,养肝明目入肝肾,遗精早泄白浊带,小便余沥头目昏。

【性味归经】

性温,味甘。归肝经、肾经。

【功效与作用】

温补肝肾、固精、缩尿、明目。

【临床应用】

用量 $9 \sim 15$ g,水煎服。主治肾虚腰痛、遗精早泄、白浊带下、小便余沥、眩晕目昏。

【药理研究】

本药具有适应原样、收缩子宫和缩尿、降压、抗炎、保肝、改善血液流变性和抑制血小板聚集、增加脑血流量、调血脂等作用。

【使用禁忌】

相火炽盛,阳强易举者忌服。

胡 桃 肉

【歌诀】

胡桃肉补肾益精,温肺止咳化寒痰,肾虚腰酸阳萎症,润肠通便又定喘。

【性味归经】

性温,味甘。入肾、肺、大肠经。

【功效与作用】

补肾固精,温肺定喘,润肠通便。

【临床应用】

用量 $10 \sim 30$ g,水煎服。定喘止咳宜连皮用,润肠通便宜去皮。主治肾虚、腰酸足

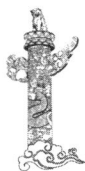

软、阳萎遗精,肺虚久咳、肠燥便秘等症。

【药理研究】

胡桃叶和果实中含胡桃叶醌。腹腔注射胡桃叶醌对肝癌腹水型小鼠生命延长率可达 95%,对小鼠肉瘤 S-180 实体型抑制率达 50%。在体外对小鼠肝癌细胞 DNA 合成有抑制作同,电子显微镜下观察可发现胡桃叶醌主要影响肝癌细胞线粒体。给犬喂饲含有胡桃油的混合脂肪食饵,可加快其体重增长,并使血清白蛋白增加,血胆甾醇水平升高较慢。研究表明,它可能影响胆固醇在体内合成及其氧化、排泄。

【使用禁忌】

阴虚火旺,痰热咳嗽及便溏者均不宜服。

韭 菜 子

【歌诀】

韭菜子补肾壮阳,老人尿频有特长,阳萎遗精腰膝软,妇人带下生精汤。

【性味归经】

性温,味辛、甘。归肾经、肝经。

【功效与作用】

温补肝肾、壮阳固精,老人尿数,妇人带下。

【临床应用】

用量 3～9 g,水煎服,或入丸、散剂。治疗遗精、腰膝酸痛、遗尿尿频、白浊带下。

【药理研究】

本药有增强肝、脾、肾功能作用。其特有的成分硫化基可促进浮华酵素的分泌,增加食欲;有暖胃的作用,且能帮助人体将毒素排出体外。此外还有调味、杀菌的作用。

【使用禁忌】

阴虚火旺者忌用。

海 龙

【歌诀】

海龙海马功效同,阳萎遗精虚喘宁,癥瘕积聚治瘰疬,跌打损伤腰腿痛。

【性味归经】

性温,味甘、咸。归肝经、肾经。

【功效与作用】

温肾壮阳、散结消肿。

【临床应用】

用量 3～9 g,水煎服,或入丸、散剂。外用适量,研末敷患处。主治阳萎遗精、癥瘕积聚、瘰疬痰核、跌扑损伤、痈肿疔疮。

【药理研究】

实验表明,本药具有抗癌、提高机体免疫力、性激素样、抗疲劳作用。其乙醇提取物

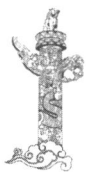

能不同程度地增加正常雄性小鼠的精子数量和精子存活率。

【使用禁忌】孕妇及阴虚火旺、有外感者慎用。

海 马

【性味归经】

性温,味甘、咸。归肝经、肾经。

【功效与作用】

温肾壮阳、散结消肿。

【临床应用】

用量3~9g,水煎服,或入丸、散剂。外用适量,研末敷患处。主治阳萎、遗尿、肾虚作喘、癥瘕积聚、跌扑损伤,外治痈肿疔疮。

【药理研究】

海马的乙醇提取物具有性激素样作用,可诱发及延长雌鼠和小鼠动情期,可使去势小鼠出现动情期。此外,其水、醇提取物还具有延缓衰老、促进免疫功能和抗血栓作用。

【使用禁忌】

孕妇及阴虚阳亢者禁服。

阳 起 石

【歌诀】

阳起石性温味咸,温肾壮阳治精冷,女子宫寒不孕症,寒疝腹痛腰膝疼。

【性味归经】

性温,味咸。归肾经。

【功效与作用】

温肾壮阳。

【临床应用】

用量3~5g,水煎服,或入丸、散剂。外用适量,研末调敷。主治肾阳虚衰、腰膝冷痹、男子阳萎遗精及寒疝腹痛、女子宫冷不孕及崩漏、癥瘕。

【药理研究】

阳起石能增加血中矿物质,兴奋生殖系统功能,但有致癌性。

【使用禁忌】

阴虚火旺者禁服,不宜久服。

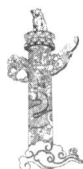

第二十四章　收涩药

凡以收敛固涩为主要功效,用于治疗各种滑脱不禁证候的药物,称为收涩药。此类药物多具酸、涩之味,分别具有敛汗、止泻、固精、缩尿、止带、止血、止嗽等作用,适用于久病体虚、元气不固所致的自汗、盗汗、泻痢、脱肛、遗精、早泄、遗尿以及带下日久、崩漏失血、久嗽不止等证。

第一节　止汗药

止汗药,是一种止汗的药品,能益气,固表。主治表虚不固,自汗恶风。治疗时,要分清虚实,标本兼顾。

麻黄根

【歌诀】
麻黄根与梢不同,自汗盗汗均有功,常配黄芪浮小麦,大病之后虚汗停。

【性味归经】
性平,味甘、涩。归肺经、心经。

【功效与作用】
固表止汗。

【临床应用】
用量3~9g。水煎服,外用适量,研粉撒扑。主治自汗、盗汗。

【药理研究】
本药具有降压、止汗的作用。

【使用禁忌】
有表邪者忌服。

浮小麦

【歌诀】
浮小麦甘凉入心,自汗盗汗产后虚,骨蒸虚热配骨皮,收敛盗汗调腠理。

【性味归经】
性凉,味甘。归心经。

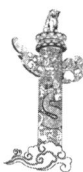

【功效与作用】

除虚热、止汗。

【临床应用】

用量 15～30 g,水煎服,或研末,止汗宜微炒用。主治阴虚发热、盗汗、自汗。

【药理研究】

现代药理研究表明,浮小麦具有抑制致病菌的生长、促进有益菌的繁殖和维生素的合成、降低人体内胆固醇、提高机体免疫力的作用。

【使用禁忌】

无汗而烦躁或虚脱汗出者忌用。

糯 稻 根

【歌诀】

糯稻根即稻根须,阳虚自汗虚热退,阴虚盗汗结核病,慢性肝炎亦可医。

【性味归经】

性平,味甘。归肺经、肾经。

【功效与作用】

养阴除热,止汗。

【临床应用】

用量 15～30 g,大剂量可用 60～120 g,水煎服。主治阴虚发热、自汗盗汗、口渴咽干、肝炎、丝虫病。

【药理研究】

糯稻根的水煎液对肝损伤有保护作用,并有明显的滋阴作用。

【使用禁忌】

未发现。

第二节　止泻药

止泻药酸涩收敛,主入肺经、大肠经。具有涩肠止泻痢之功。多用于大肠虚寒不能固摄或脾肾虚寒所致的久泻、久痢。

肉 豆 蔻

【歌诀】

肉豆蔻辛入大肠,涩肠止泻气芳香,脾虚阳虚五更泻,温中行气又止痛。

【性味归经】

性温,味辛。有小毒.归大肠经、胃经、脾经。

【功效与作用】

温中行气、涩肠止泻。

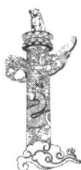

【临床应用】

用量 3 ~ 9 g,水煎服。主治脾胃虚寒、久泻不止、脘腹胀痛、食少呕吐。外用可作寄生虫驱除剂,治疗风湿痛等。

【药理研究】

本药主要有止泻、抗炎、抗血小板凝聚、抗癌、中枢镇静、抗菌等作用。

【使用禁忌】

不能用金属物品存放,不宜用生品。该品用量不宜过大,过量可引起中毒,出现神昏、瞳孔散大及惊厥,甚至死亡。

乌　梅

【歌诀】

乌梅酸平能敛肺,肺虚久咳配罂粟,涩肠止泻又生津,安蛔便血与漏崩。

【性味归经】

性平,味酸、涩。归肝经、脾经、肺经、大肠经。

【功效与作用】

敛肺、涩肠、生津、安蛔。

【临床应用】

用量 6 ~ 12 g,水煎服。外用适量,捣烂或炒炭研末外敷。主治肺虚久咳、久泻、久痢、蛔厥腹痛、呕吐、虚热消渴、崩漏下血、疮毒等。

【药理研究】

药理实验证明,本药能使胆囊收缩,促进胆汁分泌;并有抗蛋白过敏作用;对多种致病菌有抗菌作用,对各种皮肤真菌亦有抑制作用;有驱蛔虫、抗疲劳、抗衰老、抗辐射、拮抗钙离子、增强免疫功能等作用。

【使用禁忌】

表邪未解者禁服,内有实邪者慎用。不宜多食。

诃　子

【歌诀】

诃子酸涩肺大肠,涩肠止泻久痢痉,敛肺利咽虚咳喘,喉炎失音咽肿痛。

【性味归经】

性平,味苦、酸、涩。归肺经、大肠经。

【功效与作用】

涩肠敛肺、利咽。

【临床应用】

用量 3 ~ 9 g,水煎服。主治久泻久痢、便血脱肛、肺虚喘咳、久嗽不止、咽痛音哑。

【药理研究】

本药具有抗氧化、抑菌、解除平滑肌痉挛等作用。药理实验表明,水煎剂对痢疾杆

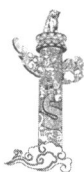

菌、铜绿假单胞菌、白喉杆菌、金黄色葡萄球菌、大肠埃希菌、肺炎球菌、变形杆菌、鼠伤寒杆菌有抑制作用。

【使用禁忌】

凡外邪未解,内有湿热火邪者忌服。

五 倍 子

【歌诀】

五倍子收涩止泻,止汗遗精又降火,外用止血痈疮毒,肺虚久咳热痰停。

【性味归经】

性寒,味酸、涩。归肺经、大肠经、肾经。

【功效与作用】

敛肺降火,涩肠止泻,敛肺,止血,收湿敛疮。

【临床应用】

用量 3~10 g,水煎服;研末,1.5~6.0 g,入丸、散剂。外用适量,煎汤熏洗,研末撒敷或调敷。主治肺虚久咳、肺热痰嗽、久泻久痢、自汗盗汗、消渴、便血痔血、外伤出血、痈肿疮毒、皮肤湿烂。

【药理研究】

本药具有收敛、抗菌、杀精子、抗肿瘤等作用。对蛋白质有沉淀作用,鞣酸能和很多重金属离子、生物碱及苷类形成不溶性的复合物,故可用作化学解毒剂。

【使用禁忌】

外感风寒、肺有实热之咳嗽以及积滞未清之泻痢忌服。

赤 石 脂

【歌诀】

赤石脂涩肠止泻,外用溃疡能生肌,疮疡湿疹与带下,性温甘酸胃大肠。

【性味归经】

性温,味甘、酸、涩。归大肠经、胃经。

【功效与作用】

涩肠、止血、生肌、敛疮。

【临床应用】

用量 9~12 g,水煎服。外用适量,研末敷患处。主治久泻久痢、大便出血、崩漏带下、疮疡不敛、湿疹脓水浸淫。不宜与肉桂同用。

【药理研究】

本药可吸收消化道内有毒物质及食物异常发酵的产物,对发炎的胃肠黏膜有局部保护作用;可吸附创面的磷,配合绿豆汤治疗家兔黄磷烧伤,可降低血磷,促进尿磷排泄。

【使用禁忌】

不宜与肉桂同用。

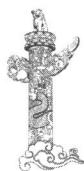

禹 余 粮

【歌诀】

禹余粮涩肠止泻,收敛止血胃大肠,便血脱肛与崩带,性寒甘涩久泻痊。

【性味归经】

性微寒,味甘、涩。归胃经、大肠经。

【功效与作用】

涩肠止泻、收敛止血。

【临床应用】

用量10～15 g,水煎服。外用适量,研末撒于患处或调敷。主治久泻久痢、便血、脱肛、妇女崩漏带下。

【药理研究】

本药生品有明显缩短凝血时间及出血时间作用,而煅品则可延长凝血时间及出血时间;生品、煅品、醋淬品水煎液均能抑制胃肠蠕动。

【使用禁忌】

暴病实邪不宜使用。孕妇慎用。

罂 粟 壳

【歌诀】

罂粟壳性平酸涩,入肺大肠与肾经,镇痛催眠又止咳,久泻脱肛功效奇。

【性味归经】

性平,味酸、涩。归肺经、大肠经、肾经。

【功效与作用】

敛肺、涩肠、止痛。

【临床应用】

用量1～2 g,水煎服,或入丸、散剂。外用适量。主治久咳、久泻、脱肛、脘腹疼痛。

【药理研究】

本药具有镇痛、催眠、呼吸抑制及镇咳、抑制肠蠕动、缩瞳、松弛平滑肌作用。

【使用禁忌】

本药易成瘾,不宜常服;孕妇及儿童禁用;运动员慎用。

石 榴 皮

【歌诀】

石榴皮性温味酸,涩肠止泻归大肠,止血驱虫可外用,久泻久痢与带崩。

【性味归经】

性温,味酸、涩。归大肠经。

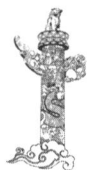

【功效与作用】

涩肠止泻、止血、驱虫。

【临床应用】

用量3~9 g,水煎服,或入丸、散剂。外用适量,煎水熏洗,研末撒或调敷。主治久泻、久痢、便血、脱肛、崩漏、白带、虫积腹痛等。

【药理研究】

本药可治疗消化功能紊乱失去平衡所致腹泻。其煎剂体外实验具抗菌、抗病毒作用;石榴皮碱是驱虫的主要有效成分,对绦虫的杀灭作用最强,能使其肌肉陷入持久收缩。

【使用禁忌】

用量不宜过大。痢疾积滞未清者慎服。

第三节 涩精、缩尿、止带药

凡以涩精、缩尿、止带为主要功效,治疗遗精、滑精、遗尿、尿频、崩漏、带下的药物,称为涩精、缩尿、止带药。

山茱萸

【歌诀】

山茱萸温而不燥,补益肝肾助阳好,涩精敛汗固虚脱,阳萎遗精抗疲劳。

【性味归经】

性微温,味酸、涩。归肝经、肾经。

【功效与作用】

补益肝肾,收涩固脱。

【临床应用】

用量6~12 g,水煎服,或入丸、散剂。主治眩晕耳鸣、腰膝酸痛、阳萎、遗精、遗尿、尿频、崩漏、带下、大汗虚脱、内热消渴。

【药理研究】

本药具有增强免疫系统功能、抗菌、抗炎、抗失血性休克、降血糖、抑制血小板聚集、改善心功能及血流动力学、利尿等作用。

【使用禁忌】

命门火炽,肝阳上亢,及素有湿热,小便不利者禁服。

五味子

【歌诀】

五味子甘酸化阴,敛肺益肾寒喘宜,养心益气生脉散,收敛固脱汗自停。

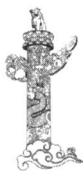

【性味归经】

性温,味酸、甘。归肺经、心经、肾经。

【功效与作用】

收敛固涩、益气生津、补肾宁心。

【临床应用】

用量2~6 g,水煎服;研末,每次1~3 g;熬膏或入丸、散剂。外用适量,研末掺敷患处,或煎水洗。主治久咳虚喘、梦遗、滑精、遗尿、尿频、久泻不止、自汗盗汗、津伤口渴、内热消渴、心悸失眠。

【药理研究】

本药具有增强机体免疫功能、抗氧化及抗衰老、护肝、诱导肝药物代谢酶、镇咳祛痰、抗肿瘤、降血糖、强心、增强机体适应能力、抗溃疡、抗肾病变、抗菌等作用。五味子煎剂静脉注射,对正常兔有呼吸兴奋作用,使呼吸加深、加快,并能对抗吗啡的呼吸抑制作用,酊剂亦有同样效果。

【使用禁忌】

外有表邪,内有实热,或咳嗽初起、痧疹初发者忌服。

金樱子

【歌诀】

金樱子酸涩固精,收敛缩尿治遗精,小便频数五更泻,带下尿糖亦可收。

【性味归经】

性平,味酸、甘、涩。归肾经、膀胱经、大肠经。

【功效与作用】

固精、缩尿、涩肠、止泻。

【临床应用】

用量6~12 g,水煎服,或入丸、散剂,或熬膏。主治遗精、滑精、遗尿、尿频、带下、久泻、久痢等。

【药理研究】

本药能促进胃液分泌,帮助消化,又能使肠黏膜分泌减少而止泻;并有抑制流行性感冒病毒的作用;能减少排尿次数,延长排尿间隔时间,增加排尿量;降低实验性动脉粥样硬化;抗病原体等。

【使用禁忌】

有实火、邪热者禁服。

芡　实

【歌诀】

芡实健脾能止泻,固肾涩精功效奇,妇人带下色微黄,下元虚损小便频。

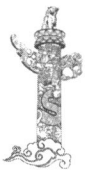

【性味归经】

性平,味甘、涩。归脾经、肾经。

【功效与作用】

益肾固精,补脾止泻,除湿止带。

【临床应用】

用量 15 ~ 30 g,水煎服,或入丸、散剂,亦可适量煮粥食。主治遗精、滑精、遗尿、尿频、脾虚久泻、白浊、带下。

【药理研究】

本药具有抗氧化、延缓衰老、抗疲劳、抗心肌缺血、抗癌等药理作用。

【使用禁忌】

大小便不利者禁服,食滞不化者慎服。

莲 子

【歌诀】

莲子涩平入脾肾,补脾止泻纳呆通,益肾固精尿频数,安神养心眠不宁。

【性味归经】

性平,味甘、涩。归脾经、肾经、心经。

【功效与作用】

补脾止泻、益肾固精、养心安神。

【临床应用】

用量 6 ~ 15 g,水煎服,或入丸、散剂。主治脾虚久泻、遗精带下、心悸失眠。

【药理研究】

本药具有抗癌作用,其所含的氧化黄心树宁碱有抑制鼻咽癌的作用。从莲子心提取的莲子碱有强而持久的降压作用,对治疗高血压有一定效果。

【使用禁忌】

中满痞胀、大便秘结者禁服。

覆 盆 子

【歌诀】

覆盆子功能缩尿,补肾涩精尿淋沥,尿崩之症精早泄,肝肾不足眼花昏。

【性味归经】

性温,味甘、酸。归肾经、膀胱经。

【功效与作用】

益肾、固精、缩尿。

【临床应用】

用量 6 ~ 12 g,水煎服,或入丸、散剂,亦可浸酒或熬膏。主治肾虚不固所致的遗精、滑精、遗尿、尿频以及肝肾不足之目暗不明等。

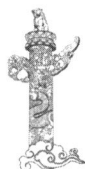

【药理研究】

本药似有雌激素样作用,并能抑制霍乱弧菌生长。

【使用禁忌】

肾虚火旺,小便短赤者慎服。

益 智 仁

【歌诀】

益智仁补肾固精,肾阳不足小便频,温脾止泻口流涎,缩泉丸中配淮山。

【性味归经】

性温,味辛。归脾经、肾经。

【功效与作用】

温脾止泻摄涎、暖肾固精缩尿。

【临床应用】

用量 3 ~ 9 g,水煎服。主治脾寒泄泻、腹中冷痛、口多垂涎、肾虚遗尿、小便频数、遗精白浊、崩中。

【药理研究】

本药有抑制心肌的 Na^+-K^+ 泵,强心、扩张血管、抗胃溃疡、抑制前列腺素等作用。

【使用禁忌】

本药燥热,能伤阴助火,故阴虚火旺或因热而患遗精、尿频、崩漏等证者,均忌服。

桑 螵 蛸

【歌诀】

桑螵蛸补肾助阳,固精缩尿功力强,遗精尿频小便溺,肾虚阳萎助功力。

【性味归经】

性平,味甘、咸。归肝经、肾经。

【功效与作用】

益肾固精,缩尿,止浊。

【临床应用】

用量 5 ~ 9 g,水煎服,或入丸、散剂。主治遗精滑精、遗尿尿频、小便白浊。

【药理研究】

桑螵蛸乙醇提取物具有增加胸腺指数、增加睾丸指数及抗利尿作用。

【使用禁忌】

阴虚火旺或膀胱有湿热者慎服。

白果仁(银杏)

【歌诀】

银杏入肺能定喘,收涩止带配乌鸡,叶能强心降血压,尿频白浊均可医。

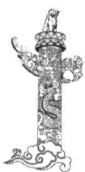

【性味归经】

性平,味甘、苦、涩。有毒。归肺经、肾经。

【功效与作用】

敛肺定喘、止带浊、缩小便。

【临床应用】

用量4.5~9.0 g,水煎服。主治哮喘痰嗽、带下、白浊、小便频数、遗尿等。

【药理研究】

本药有抗菌、祛痰、清除自由基、解痉、降压、抗肿瘤、调节免疫功能、抗脂质过氧化、抗过敏、延缓衰老、抗微生物以及治疗脑缺血、收缩离体子宫等作用;可使主动脉输出量减少,冠状动脉流量增加;能显著提高动物常压耐缺氧能力。

【使用禁忌】

生食有毒,不可多用,小儿更应注意。

乌 贼 骨

【歌诀】

乌贼骨即海螵蛸,收敛止血又涩精,胃酸过多溃疡病,湿疹外伤出血停。

【性味归经】

性温,味咸、涩。归脾经、肾经。

【功效与作用】

收敛止血、涩精止带、制酸、敛疮。

【临床应用】

用量5~9 g,水煎服,或入丸、散剂。外用适量,研末敷患处。主治胃痛吞酸、吐血衄血、崩漏便血、遗精滑精、赤白带下、溃疡病、损伤出血、疮多脓汁。

【药理研究】

实验表明,本药具有利于骨折修复、抗辐射、调节和促进免疫、抗肿瘤、抗溃疡作用。

【使用禁忌】

阴虚多热者慎服,久服易致便秘。

附:

藕 节

参见第十六章第一节收敛止血药。

莲 须

【性味归经】

性平,味甘、涩。归心经、肾经。

【功效与作用】

清心,固肾,涩精,止血。

【临床应用】

用量3.0~4.5 g,水煎服。常用于遗精滑精、带下、尿频。

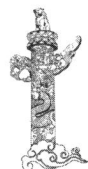

莲子心

【性味归经】

性寒,味苦,无毒。归心经、肺经、肾三经。

【功效与作用】

清心安神,交通心肾,涩精止血,敛液止汗。平肝火,泻脾火,降肺火,消暑除烦,生津止渴。

【临床应用】

用量0.5～3.0 g,水煎服,或入散剂。可治疗心力衰竭、休克、阳萎、心烦、口渴、吐血、遗精、目赤、肿痛等病症,用莲心12 g,每天代茶饮用,可以降脂、清热、安神、强心。

莲叶

解暑,治小儿夏季热,降血脂。

分心木

治尿频、尿急、小儿遗尿。

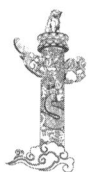

第二十五章　消　导　药

　　凡能消化饮食积滞的药物,均称消导药。具有消食积、增进饮食、健胃和中之功能。适用于饮食不节引起的胸脘胀满、不思饮食、嗳气吞酸、恶心呕吐、大便失常等证。

山　楂

【歌诀】

山楂味酸而不收,消食健胃化肉食,活血化瘀血脂降,疝气坠胀配橘核。

【性味归经】

性微温,味酸、甘。归脾经、胃经、肝经。

【功效与作用】

消食健脾、行气消瘀。

【临床应用】

用量6～12 g,水煎服,或入丸、散剂。外用适量,煎水洗或捣敷。治疗肉食积滞、小儿乳积、脘腹胀痛、痢疾、泄泻、痛经、产后瘀血腹痛、高脂血症等。

【药理研究】

本药有促进消化、保护心血管、降压、降血脂、抗氧化、增强免疫、抗菌、防癌、收缩子宫、止痛作用。山楂中的有机酸是消食导滞的有效成分,黄酮类化合物是防治心血管病及降血脂的活性成分。德国将山楂制剂作为治疗心血管疾病的药物,已载入药典,缩合黄烷(黄烷聚合物)是其质量标准之一。山楂黄酮或水解物对离体或在体蟾蜍心脏均有强心作用;浸膏、黄酮或水解物能增加冠状动脉流量;总黄酮、水解物、三萜酸具降压作用;提取物、醇浸膏、总三萜酸提取物能降血脂。此外,本药还具增强免疫、抗氧化、抗菌作用。毒性:总黄酮小鼠腹腔注射 LD_{50} 为 165 mg/kg。

【使用禁忌】

脾胃虚弱者慎服。生山楂不宜多食。

神　曲

【歌诀】

神曲消食又和胃,脘闷腹胀胃有积,和胃消食三仙配,磁朱丸中有神曲。

【性味归经】

性温,味甘、辛。归脾经、胃经。

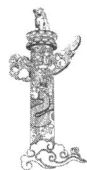

【功效与作用】

消食化积,健脾和胃。

【临床应用】

用量 10～15 g,水煎服,或入丸、散剂。主治饮食停滞、消化不良、脘腹胀满、食欲缺乏、呕吐泻痢。

【药理研究】

本药具有 B 族维生素样作用,如增进食欲、维持正常消化功能等。

【使用禁忌】

脾阴不足、胃火盛及孕妇慎服。

麦　芽

【歌诀】

麦芽消食又健胃,升发脾胃消面食,妇人回乳用此药,食欲减退可开胃。

【性味归经】

性平,味甘。归脾经、胃经。

【功效与作用】

行气消食、健脾开胃、退乳消胀。

【临床应用】

用量 10～12 g,水煎服,或研末冲服。回乳炒用,用量 60 g。用于食积不消、脘腹胀痛、脾虚食少、乳汁郁积、乳房胀痛、妇女断乳。生麦芽健脾和胃通乳,用于脾虚食少、乳汁郁积;炒麦芽行气消食回乳,用于食积不消、妇女断乳;焦麦芽消食化滞,用于食积不消、脘腹胀痛。健胃消食、疏肝和胃宜生用;回乳生用、炒用均可;止泻多炒用。

【药理研究】

本药具有助消化、降血糖作用,对胃酸与胃蛋白酶的分泌似有轻度促进作用;对哺乳期乳腺分泌具有抑乳和催乳双向作用;能增强豚鼠子宫的紧张度,扩张支气管;有降低血脂、护肝及对放射线损伤的防护作用;对真菌有一定的抑制作用。

【使用禁忌】

孕妇、无积滞者慎服,妇女哺乳期禁用。

谷　芽

【歌诀】

谷芽性与麦芽同,功力缓和能宽中,谷麦二芽开胃气,健脾消积有神奇。

【性味归经】

性温,味甘。归脾经、胃经。

【功效与作用】

消食和中、健脾开胃。

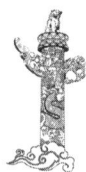

【临床应用】

用量 9 ~ 15 g，水煎服。炒谷芽会降低消食效力。主治食积不消、腹胀口臭、脾胃虚弱、不饥食少等。

【药理研究】

本药所含消化酶及 B 族维生素有助消化作用。

【使用禁忌】

胃下垂者忌用。

鸡 内 金

【歌诀】

鸡内金消食力强,食积不化三仙汤,小儿疳积止遗尿,肝胆结石化石好。

【性味归经】

性平,味甘。归脾经、胃经、小肠经、膀胱经。

【功效与作用】

健胃消食、涩精止遗。

【临床应用】

用量 3 ~ 9 g,水煎服或研末服,或入丸、散剂。主治食积不消、呕吐泻痢、小儿疳积、遗尿、遗精。

【药理研究】

口服鸡内金粉后,胃液分泌量、酸度、消化力三者均增加,胃的运动期延长,蠕动波增加。此外,鸡内金水煎液对加速排泄放射性锶有一定作用。

【使用禁忌】

脾虚无积滞者慎服。

莱 菔 子

【歌诀】

莱菔子即萝卜子,行气消食除腹胀,反酸嗳气消气滞,降气除痰宜炒用。

【性味归经】

性平,味辛、甘。归脾经、胃经、肺经。

【功效与作用】

下气、祛痰、消食化积。

【临床应用】

用量 4.5 ~ 9.0 g,水煎服,或入丸、散剂,宜炒用。外用适量,研末调敷。用于咳嗽痰喘、食积气滞、胸闷腹胀、下痢后重等症。

【药理研究】

本药能促进回肠节律性收缩和抑制胃排空。麻醉动物静脉注射莱菔子水-醇提取液后有缓和而持久的降压作用,其降压作用与利血平比较无明显差异。莱菔子水煎剂

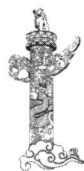

能增强胃肠运动。1 g/L 莱菔子素可抑制葡萄球菌、大肠埃希菌,1∶3 水浸剂对同心性毛癣菌、许兰黄癣菌等多种皮肤真菌有抑制作用。莱菔子体外对细菌外毒素(破伤风、白喉等)有解毒功效。

【使用禁忌】

中气虚弱者慎服(莱菔子不宜与人参、熟地黄合用)。

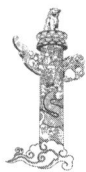

第二十六章　驱虫药

　　凡能驱除或抑杀肠道寄生虫的药物,称为驱虫药。本类药物主要用于肠内寄生虫,如蛔虫、蛲虫、钩虫、绦虫等引起的感染疾病。

使君子、苦楝皮

【歌诀】

使君儿科为上药,驱杀蛔虫消疳积,苦楝皮能杀蛔虫,疥疮头癣抑真菌。

使君子

【性味归经】

性温,味甘,有小毒。归脾经、胃经。

【功效与作用】

杀虫消积。

【临床应用】

用量9~12 g,捣碎入煎剂;使君子仁6~9 g,多入丸、散剂或单用,作1~2次分服。主治蛔虫病、蛲虫病、虫积腹痛、小儿疳积。

【药理研究】

本药可引起呃逆和呕吐或致泻。药理实验表明,水浸剂或乙醇浸剂在体外对猪蛔虫有麻痹作用。水浸剂对某些皮肤真菌有抑制作用。

【使用禁忌】

服药时忌饮热茶,大量服用能引起呃逆、眩晕、呕吐等反应。

苦楝皮

【性味归经】

性寒,味甘。归胃经、脾经、肝经。

【功效与作用】

驱虫、疗癣。

【临床应用】

用量4.5~9.0 g,水煎服,或入丸、散剂。外用适量,煎水洗或研末调敷患处。主治蛔虫和蛲虫病、虫积腹痛,外治疥癣瘙痒。

【药理研究】

本药具有驱虫,以及抑制呼吸中枢,影响神经肌肉传递功能,对肉毒中毒具有治疗

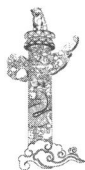

等作用,可影响心肌电和机械特性。对实验性曼氏血吸虫病有一定疗效。

【使用禁忌】

肝肾功能障碍者、孕妇及脾胃虚寒者均慎服。亦不宜持续和过量服用。苦楝皮有一定的毒性,服药中毒后可有头痛、头晕、恶心、呕吐、腹痛等症状。严重中毒,可出现内脏出血、中毒性肝炎、精神失常、呼吸中枢麻痹,甚至休克、昏迷、死亡。

槟榔

【歌诀】

槟榔杀虫又消积,食积气滞腹胀痛,行气利水青光眼,岭南有人代茶饮。

【性味归经】

性温,味苦、辛。归胃经、大肠经。

【功效与作用】

驱虫、消积、下气、行水。

【临床应用】

用量3~9 g,水煎服。主治绦虫、蛔虫、姜片虫病,以及虫积腹痛、积滞泻痢、里急后重、水肿脚气、疟疾。驱绦虫、姜片虫:用量30~60 g。

【药理研究】

本药具有驱虫、兴奋胆碱受体、抗病原微生物、抗高血压、抗癌作用。

【使用禁忌】

气虚下陷者禁服。

南瓜子、榧子

【歌诀】

南瓜子与槟榔配,杀灭绦虫疗效增,榧子杀虫又泻下,蛔绦蛲虫均能医。

南瓜子

【性味归经】

性平,味甘。归大肠经。

【功效与作用】

杀虫,下乳,利水消肿。

【临床应用】

用量30~60 g,水煎服,或研末,或制成乳剂。外用适量,煎水熏洗。主治绦虫、蛔虫、血吸虫、钩虫、蛲虫病,以及产后缺乳、产后手足水肿、百日咳、痔疮。

【药理研究】

本药有驱虫、抗血吸虫、升压、兴奋呼吸中枢、抑制回肠平滑肌收缩等作用。

【使用禁忌】

脾胃虚寒者禁服。

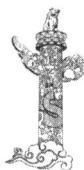

榧　子

【性味归经】

性平,味甘。归肺经、胃经、大肠经。

【功效与作用】

杀虫消积,润肺止咳,润燥通便。

【临床应用】

用量 15 ~ 50 g,连壳生用,打碎入煎剂;或 10 ~ 40 枚,炒熟去壳,取种仁嚼服。用于钩虫病、蛔虫病、绦虫病,虫积腹痛,小儿疳积,肺燥咳嗽,大便秘结。

【药理研究】

本药驱钩虫。日本产榧子含生物碱,对子宫有收缩作用,民间用以堕胎。

【使用禁忌】

脾虚泄泻及肠滑大便不实者慎服。

雷丸、鹤虱

【歌诀】

雷丸有毒能杀虫,绦虫蛔钩均有功,鹤虱小毒可杀虫,蛔虫蛲虫与滴虫。

雷　丸

【性味归经】

性寒,味微苦。归大肠经、胃经。

【功效与作用】

杀虫消积。

【临床应用】

用量 15 ~ 21 g,不宜入煎剂,一般研粉服。一次 5 ~ 7 g,饭后用温开水调服,一日 3 次,连服 3 d。主治绦虫、钩虫、蛔虫病、虫积腹痛、小儿疳积。

【药理研究】

本药浸出液在体外实验中有驱绦虫作用;乙醇提取液对蛔虫有明显的抑制作用;煎剂有抗阴道滴虫的作用;雷丸素无论肌内注射,还是腹腔注射,对小鼠肉瘤 S-180 实体型均有抑制作用;还有增强免疫及抗癌作用。

【使用禁忌】

雷丸对热不稳定,只宜研粉服,不可水煎服。无虫积者禁服,有虫积而脾胃虚寒者慎服。

鹤　虱

【性味归经】

性平,味辛、苦。归脾经、胃经。

【功效与作用】

杀虫消积。

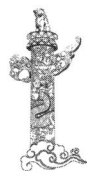

【临床应用】

用量 5～10 g,多入丸、散剂,或水煎服。主治蛔虫病、蛲虫病、绦虫病、虫积腹痛、小儿疳积。

【药理研究】

本药具有杀虫、抗惊厥、降温、降压、驱除蛔虫作用;煎剂或水提液有抗菌和抑制中枢作用。本药可作皮肤消毒剂。

【使用禁忌】

有小毒,孕妇慎用。

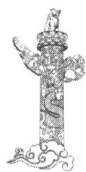

第二十七章 外用药

　　凡以外用为主,以奏药效的药物称外用药。外治法是治疗疾病的一大法则,而外用药的应用是外治法的一部分,主要用局部搽、扑、涂布、熏洗、点眼、吹喉、滴鼻、滴耳等方法,达到发挥这类药物的消毒消肿、化腐拔毒、活血、止痛、排脓、止血等功效,主要用于痈疽疮疖、疔毒、疥癣、创伤、蛇虫咬伤、烧伤、痔瘘以及五官科疾患。部分药物也可内服。

硫 黄

【歌诀】

硫黄有毒性酸温,解毒杀虫疗癣平,助阳益火命门衰,内服量少多外用。

【性味归经】

性温,味酸,有毒。归肾经、大肠经。

【功效与作用】

解毒、杀虫、疗疮、助阳通便。外用解毒杀虫疗疮,内服补火助阳通便。

【临床应用】

外用适量,研末油调涂敷。内服用量 $1.5 \sim 3.0$ g,炮制后入丸、散剂。外治用于疥癣、秃疮、阴疽恶疮。内服主治阳萎足冷、虚喘冷哮、虚寒便秘。

【药理研究】

实验表明,硫黄对大鼠甲醛性关节炎有明显治疗作用;对皮肤真菌有杀灭作用;内服可因其变为硫化物或硫化氢而导致泻下;对二氧化硫诱导的大鼠实验性支气管炎有一定的镇咳、消炎作用;对氯丙嗪及硫喷妥钠的中枢抑制作用有明显增强作用。

【使用禁忌】

本药大热有毒,内服宜用制品,不宜多服、久服,孕妇慎用。不宜与芒硝、玄明粉同用。

轻 粉

【歌诀】

轻粉有毒辛又寒,攻毒杀虫湿疹痊,逐水消肿通二便,外用内服不入煎。

【性味归经】

味辛,性寒。归大肠、小肠经。

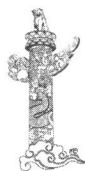

【功效与作用】

外用杀虫,攻毒,敛疮。内服祛痰消积,逐水通便。

【临床应用】

外用适量,研末掺敷患处。外治用于疥疮、顽癣、臁疮、梅毒、疮疡、湿疹。内服每次0.1~0.2 g,一日1~2次,多入丸剂或装胶囊服,服后漱口。内服用于痰涎积滞、水肿鼓胀、二便不利。

【药理研究】

轻粉在肠中遇碱及胆汁,小部分变成易溶的二价汞离子。二价汞离子能抑制肠壁细胞的代谢与功能活动,阻碍肠中电解质与水分的吸收而导致泻下;且可抑制肠中细菌将胆绿素变为胆红素,又因肠内容物迅速排出,影响了胆绿素的转变,故服药后大便可呈绿色;二价汞离子吸收后,还可与肾小管细胞中含巯基酶结合,抑制酶的活性,影响其再吸收功能而有利尿作用,大量可致中毒。用阿拉伯胶制成轻粉混悬液灌胃,其半数致死量小鼠为410 mg/kg,大鼠为1 740 mg/kg。中毒后小鼠的心、肝、肾皆有不同程度的病变,肾小管上皮细胞最显著,有肿胀、脂变、坏死等,卵巢中部分较大滤泡破碎,且有白细胞浸润。轻粉水浸剂(1∶3),在试管内对堇色毛癣菌、许兰黄癣菌、奥杜盎小芽孢癣菌、红色表皮癣菌、星形奴卡菌等皮肤真菌均有不同程度的抑制作用。

【使用禁忌】

本药有毒,不可过量;内服慎用;孕妇禁服。

铅丹、密陀僧

【歌诀】

铅丹拔毒能生肌,制成膏药外用奇,密陀僧粉为粗制,外用皮炎与湿疹。

【性味归经】

性微寒,味咸、辛,有毒。归心经、肝经、脾经。

铅 丹

【功效与作用】

消肿杀虫,收敛防腐,坠痰镇惊。

【临床应用】

外用:适量,研末撒或调涂,或熬膏敷贴,每次不得超过20 g,用药范围应小于30 cm。内服:0.1~0.3 g,研末,或入丸、散剂,时间不能超过2周。主治痈疽疮疡、痔疮、肿毒、溃疡、湿疹、狐臭、烧烫伤、久痢、惊痫。

【药理研究】

铅丹能直接杀灭细菌、寄生虫,并有抑制黏膜分泌的作用。

【使用禁忌】

体虚者忌服。大都可外敷,不可内服。铅丹有毒,且有蓄积作用。外敷不宜大面积、长时间使用,以防引起中毒。一般不做内服,必要时应控制剂量,只可暂用,并严密观察。服药期间禁止饮酒,防止过劳、饥饿、感染,以免使潜在铅游离出来,引起急性中毒。孕

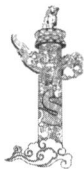

妇、哺乳期妇女及儿童禁用。中毒症状,出现面呈土黄色或灰白色的"铅性面容",口中有金属味,齿龈铅线、腹绞痛、便秘或腹泻、贫血、肝大、黄疸、精神及神经系统功能紊乱、多发性神经炎、尿毒症等铅中毒表现。

密 陀 僧

【功效与作用】

消毒防腐,杀菌止痒,收敛作用。

【临床应用】

外用,每瓶3 g,内含密陀僧1.85 g。用前洗净患处,趁皮肤湿润时撒上药粉,每日1～2次。用于手足癣、手足多汗症。本品为复方制剂,其组成为密陀僧、冰片、水杨酸等。

【药理研究】

本品根据民间验方、以中西药为原料、应用现代科学方法精制而成。经药理、毒理试验证明,具有杀菌、杀虫、解毒、祛湿、祛臭、止瘙痒、防腐烂、抗感染等良好作用,临床证明对脚趾缝间潮湿、糜烂、瘙痒等脚气疾患有独特疗效。

【使用禁忌】

对冰片、水杨酸、密陀僧过敏者禁用,婴幼儿禁用。严禁内服。对急性炎症有糜烂的皮损及毛发部位禁用。孕妇及哺乳期妇女、儿童禁用。

雄 黄

【歌诀】

雄黄有毒性辛温,解毒止痒明矾配,杀虫驱蛔抑真菌,配酒能驱毒虫蚊。

【性味归经】

性温,味辛,有毒。归肝经、大肠经。

【功效与作用】

解毒杀虫,燥湿祛痰,截疟。

【临床应用】

外用适量,研末撒或调敷患处。内服用量0.05～0.10 g,入丸、散剂。主治痈肿疔疮、蛇虫咬伤、虫积腹痛、惊痫、疟疾。

【药理研究】

本药具有抗菌、抗血吸虫的作用。实验表明,雄黄对金黄色葡萄球菌、铜绿假单胞菌、多种皮肤真菌、人型和牛型结核分枝杆菌有抑制作用。临床上对带状疱疹、慢性粒细胞性白血病及慢性支气管炎有显著疗效。

【使用禁忌】

本药辛热有毒,内服宜慎,中病即止,不可多服久服。外用亦不可大面积涂搽或长期持续使用,以免皮肤吸收积蓄中毒。孕妇及阴亏血虚者禁用,其中毒症状主要为上吐下泻。

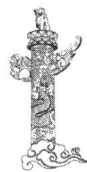

砒　石

【歌诀】

砒石大毒氧化砷,蚀疮去腐能拔毒,祛痰定喘入丸剂,中毒急服绿豆汤。

【性味归经】

性热,辛酸,有毒。入脾经、肺经、肝经。

【功效与作用】

蚀疮去腐,杀虫,祛痰定喘,截疟。

【临床应用】

外用:适量,研末撒或调敷,或入膏药中贴之。内服:入丸、散剂,每次 1～3 mg。用于痔疮、瘰疬、溃疡腐肉不脱、走马牙疳、顽癣、寒痰哮喘、疟疾。

【药理研究】

本药具有抗肿瘤、治疗白血病的作用。

三氧化二砷是毒性较大的砷化物,口服吸收后可随血流分布到全身各脏器,以骨和毛发储存量最多,时间亦长,即使脱离接触数月至数年仍可测得。主要由肾和消化道排出,部分由皮肤、毛发和指甲排出。哺乳妇女可由乳汁排出。

三氧化二砷为原浆毒,对蛋白质的巯基有巨大亲和力,能抑制在代谢过程中起重要作用的许多含巯基的酶,如抑制丙酮酸氧化酶,影响细胞的正常代谢;抑制磷酸酯酶,损害细胞的染色体,阻碍细胞的有丝分裂;抑制葡糖-6-磷酸脱氢酶、乳酸脱氢酶和细胞色素氧化酶等,使细胞呼吸和氧化过程发生障碍。

三氧化二砷还直接损害小动脉和毛细血管壁,也可抑制血管舒缩中枢,使血管平滑肌麻痹,毛细血管扩张,血管渗透性增加;砷剂能使肝脂肪变性、肝小叶中心坏死,心、肝、肾、肠充血,上皮细胞坏死。

【使用禁忌】

有大毒,用时宜慎,体虚及孕妇、哺乳妇女禁服,肝肾功能损害者禁服。应严格控制剂量,单用要加赋形剂。外敷面积不宜过大。注意防止中毒。绿豆水可解砒霜毒。

硼　砂

【歌诀】

硼砂解毒又防腐,冰硼散中清咽喉,清热化痰可内服,外用皮肤糜烂敷。

【性味归经】

性凉,味甘、咸,无毒,归肺经、胃经。

【功效与作用】

外用清热解毒,消肿,防腐;内服清肺化痰。

【临床应用】

外用:研极细末撒或调敷。外用适量,配合其他药物研粉搽敷患处。或外洗,或配制成滴眼剂外用。内服:入丸、散剂,用量 0.5～3.0 g。主治咽喉肿痛、口舌生疮、目赤翳

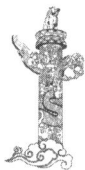

障、骨鲠、噎膈、咳嗽痰稠。用于急性扁桃体炎、咽喉炎、口腔炎、齿龈炎、中耳炎、目赤肿痛、汗斑。

【药理研究】

本药具有抑菌、抗惊厥及抗癫痫作用。硼砂为一弱碱,其与硼酸一样有弱的抑菌作用。用平板法使培养基中含 10% 的硼砂,对大肠埃希菌、绿脓杆菌、炭疽杆菌、福氏痢疾杆菌、志贺痢疾杆菌、伤寒杆菌、副伤寒杆菌、变形杆菌及葡萄球菌、白色念珠菌均有抑制作用;纸片法证明,硼砂还能抑制白喉杆菌、牛型布氏杆菌、肺炎球菌、脑膜炎球菌及溶血性链球菌等。配合其他抗癫痫药物,硼砂能迅速控制癫痫大发作及癫痫持续状态。

硼砂尚有防腐及保护皮肤黏膜的作用。临床可以用本品冲洗溃疡、脓肿,特别是黏膜发炎,如结膜炎、胃炎等,因其为碱性,可使黏膜去垢;口服用于尿道杀菌,特别是尿为酸性时可使之成为碱性。

【使用禁忌】

一般不作内服。

血　竭

【歌诀】

血竭进口东南亚,行瘀止痛又止血,外用内服均可用,敛疮生肌疮愈合。

【性味归经】

性平,味甘、咸。归心经、肝经。

【功效与作用】

祛瘀定痛、止血生肌。

【临床应用】

外用适量研末撒或入膏药用。内服用量 1 ~ 2 g,研末内服或入丸剂。主治跌打损伤、内伤瘀痛、外伤出血不止。临床主治妇女月经过多、痛经、咯血、便血。

【药理研究】

本药有抗炎、抑菌、抗血栓作用,对环核苷酸有影响,影响纤维蛋白溶解活性等。

【使用禁忌】

凡无瘀血者慎用。

炉 甘 石

【歌诀】

炉甘石明目去翳,敛疮去湿止痒奇,疮疡黄水不收口,外用疮面可痊愈。

【性味归经】

性平,味甘。归肝经、脾经。

【功效与作用】

解毒、明目退翳、收湿止痒、敛疮。

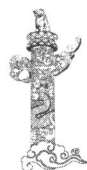

【临床应用】

仅可外用,使用时研成细粉,适量调敷患处或点眼。主治目赤翳障、目缘赤烂、翳膜胬肉、溃疡不敛、脓水淋漓、湿疮、皮肤瘙痒。

【药理研究】

本药用于治疗皮肤炎症或表面创伤,既可部分溶解、吸收创面的分泌液而收敛,又能驱杀局部葡萄球菌和限制其繁殖,有较好的消炎止痛作用。

【使用禁忌】

忌内服。

明矾（白矾）

【歌诀】

明矾解毒又杀虫,收湿止痒湿疹平,燥湿祛痰治癫痫,湿热黄疸肝炎病。

【性味归经】

性寒,味涩、酸。有小毒。归肺经、脾经、肝经、大肠经。

【功效与作用】

祛痰燥湿、解毒杀虫、止血止泻、解毒杀虫、燥湿止痒。

【临床应用】

外用适量,研末撒,或吹喉,或调敷,或化水洗漱。内服用量 $1 \sim 3$ g,研末服,或入丸、散剂。主治痰饮中风、癫痫、喉痹、疥疮湿疮、痈疽肿毒、水火烫伤、口舌生疮、烂弦风眼、聤耳流脓、鼻中息肉、痔疮、崩漏、衄血、外伤出血、久泻久痢、带下阴痒、脱肛、子宫下垂、便血、湿疹、疥癣。

【药理研究】

本药对金黄色葡萄球菌、草绿色链球菌、溶血性链球菌、变异链球菌、肺炎球菌、脑膜炎双球菌、变形杆菌、大肠埃希菌、铜绿假单胞菌、炭疽杆菌、福氏及志贺痢疾杆菌、伤寒杆菌、副伤寒杆菌、白喉杆菌、破伤风杆菌、淋病球菌等有明显抑制作用,对白色念珠菌、表皮癣菌、毛真菌等均有一定抑制作用。体外实验表明,本药有明显抑制阴道毛滴虫作用。此外,还具有利胆和止血作用。

【使用禁忌】

本药内服过量易致呕吐,体虚胃弱者慎服。

蛇床子

【歌诀】

蛇床子治会阴痒,寒湿带下祛滴虫,阴囊湿疹与疥疮,温肾壮阳可助孕。

【性味归经】

性温,味辛、苦。归肾经。

【功效与作用】

温肾壮阳、燥湿、祛风、杀虫。

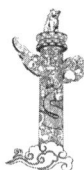

【临床应用】

外用:煎水熏洗,或研末撒、调敷。内服用量 3 ~ 9 g,水煎服,或入丸、散剂。主治阳萎、宫冷、寒湿带下、湿痹腰痛,外治外阴湿疹、妇人阴痒、滴虫性阴道炎。

【药理研究】

本药具有抗心律失常、降血压、抗真菌、杀虫、滴虫及杀精、祛痰和平喘、局部麻醉、抗变态反应、抗诱变、延缓衰老、影响血浆前列腺胞素和内环核苷酸的代谢、抑制平滑肌收缩、防治骨质疏松、镇静催眠作用,以及性激素样作用等。

【使用禁忌】

阴虚火旺、湿热相火妄动及阳强、精不固者禁内服。

蟾 酥

【歌诀】

蟾酥有毒辛甘温,解毒消肿治疮疔,咽喉痈疮能止痛,各种肿瘤均可医。

【性味归经】

性温,味辛。归心经。

【功效与作用】

解毒止痛、开窍醒神。

【临床应用】

外用适量,研末调敷或掺膏药内贴患处。内服用量 0.015 ~ 0.030 g,多入丸、散剂。主治痈疽疔毒、咽喉肿痛、中暑神昏、腹痛吐泻。

【药理研究】

本药具有洋地黄样强心、局部麻醉、抗炎、显著兴奋呼吸和升压作用,以及抗肿瘤和抗白血病作用。大剂量服用可引起呼吸急促、肌肉痉挛等症状,最终导致麻痹而死亡。

【使用禁忌】

有毒,孕妇慎用。外用时注意不可入目。

马 钱 子

【歌诀】

马钱苦寒有大毒,解毒散结治肿瘤,通络止痛风痹症,跌打损伤与痰核。

【性味归经】

性温,味苦,有毒。归脾经、肝经。

【功效与作用】

清肺利咽、止血、止痛(特效止痛药)。

【临床应用】

外用:适量,研末撒、浸水、煎油涂敷或熬膏摊贴。内服:炮制后入丸、散剂,每次 0.2 ~ 0.6 g,大剂量 0.9 g。内服,如按其成分番木鳖碱(士的宁)计算,一次量控制在 6 mg 为宜。内服一般从小剂量开始,逐渐加量,加至病人感觉肌肉有一过性轻微颤动为

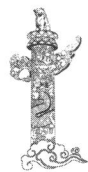

最佳有效量,此反应也表明不可再加量。主治风热郁肺咽痛、咳嗽、音哑,外治鼻出血、创伤出血。

【药理研究】

本药具有兴奋中枢、镇痛、镇咳祛痰、健胃、抑菌作用。提取物能缩短小鼠巴比妥睡眠时间和明显降低最大电惊厥阈值,提高中枢神经系统的兴奋性;士的宁能使再生障碍性贫血病人骨髓增生活跃,促进骨髓造血。

【使用禁忌】

体质虚弱者及孕妇禁用,不宜多服久服及生用,运动员慎用,有毒成分能经皮肤吸收,外用不宜大面积涂敷。高血压、心脏病及肝肾功能不全者,亦应禁服或慎服。据报道,麝香、延胡索可增强马钱子的毒性,故不宜同用。本药有大毒,过量易致中毒,初期表现为头痛头昏,烦躁不安,继则颈项强硬,全身发紧,甚至角弓反张,两手握拳,牙关紧闭,面呈痉笑;严重者昏迷,呼吸急促,瞳孔散大,心律不齐,可因循环衰竭而死亡。

露 蜂 房

【歌诀】

露蜂房辛平有毒,攻毒消肿治疮疽,祛风止痛乳痈证,鼻炎鼻渊亦可通。

【性味归经】

性平,味微甘,小毒。归肝经、胃经、肾经。

【功能与作用】

祛风止痛,攻毒消肿,杀虫止痒。

【临床应用】

外用:适量,煎水洗、研末掺敷或调敷患处。内服:用量 5 ~ 10 g,水煎服;研末服,2 ~ 5 g。主治风温痹痛、风虫牙痛、痈疽恶疮、瘰疬、喉舌肿痛、痔漏、风疹瘙痒、皮肤顽癣。

【药理研究】

露蜂房水提液每日 2 次,每次灌胃 30 g/kg,对巴豆油诱发的小鼠耳郭肿胀有明显的抑制作用,小鼠摘除肾上腺后其抗炎作用仍然存在;大鼠皮下注射该品 5 g/kg,对蛋清所致的足垫肿胀、棉球诱发的肉芽组织增生均有显著的抑制作用。露蜂房皮下注射 3.3 ~ 9.9 g/kg,可使正常及摘除肾上腺小鼠体温明显下降,4 h 后恢复正常;对醋酸诱发的扭体反应有明显抑制作用。该品乙醇、醚、丙酮浸剂有止血作用,并能增强心脏收缩及有暂时性降压与利尿作用。毒性:露蜂房水提取液小鼠静脉注射半数致死量为(12.00±0.38)g/kg,皮下注射半数致死量为(33.33±2.32)g/kg。

【使用禁忌】

气虚及肾功能不全者慎服。

斑 蝥

【歌诀】

斑蝥攻毒治蚀疮,破瘀散结治癌肿,瘰疬恶疮死肌证,顽癣外用瘘管封。

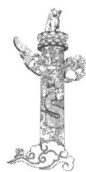

【性味归经】

性热,味辛,有大毒。归肝经、胃经、肾经。

【功效与作用】

破血逐瘀,散结消癥,攻毒蚀疮。

【临床应用】

外用适量,研末或浸酒、醋涂患处。内服用量 0.03~0.06 g,炮制后多入丸、散剂用。主治癥瘕肿块、积年顽癣、瘰疬、赘疣、痈疽不溃。

【药理研究】

斑蝥素具有抗肿瘤作用,对小鼠腹水型肝癌有显著的抑制作用;斑蝥水煎剂对小鼠肉瘤 S-180 实体型和网质肉瘤 L2 也有一定的抑制作用;斑蝥水浸剂(1∶4)对试管内堇色毛癣菌等皮肤真菌有抑制作用;此外,还有增强免疫、升高白细胞和抗肝炎作用。斑蝥素对皮肤、黏膜有强烈的刺激作用。动物实验证明,斑蝥素能引起各实质脏器的病理改变;口服斑蝥毒性颇大,能引起胃炎、肠炎、肾炎等多种症状。

【使用禁忌】

本药有大毒,内服慎用,孕妇禁用。外用时不宜大面积用。

大 蒜

【歌诀】

大蒜解毒又杀虫,痢疾泄泻与痨病,疮痈肿痛可外用,预防流感抗病毒。

【性味归经】

性温,味辛。归脾经、胃经。

【功效与作用】

行滞气、暖脾胃、消积、解毒杀虫。

【临床应用】

用量 5~10 g,水煎服或生食。外用适量,捣烂外敷或切片外擦。主治痈疽疔毒、疥癣、泄泻、痢疾、肺痨、百日咳、钩虫、蛲虫病等。

【药理研究】

大蒜辣素有杀菌作用,但在新鲜的大蒜中并不存在,它是大蒜中所含的蒜氨酸受大蒜酶的作用而水解产生的。药理研究表明,大蒜有较强的抗菌及抗真菌作用,其机制可能是使巯基失活而抑制与微生物生长繁殖有关的含巯基的酶;对多种致病细菌、真菌、阿米巴原虫及阴道滴虫等具有明显的抑制或杀灭作用;可提高吞噬细胞的吞噬功能,增强免疫能力,降低血糖及脂质代谢;有抗癌及抗血小板聚集等作用。

【使用禁忌】

阴虚火旺者,以及目、口齿、喉、舌诸患和时行病后均忌食。

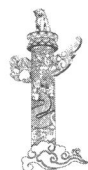

土 槿 皮

【歌诀】

土槿皮辛温有毒,外用杀虫又止痒,湿疹疥癣瘙痒症,外搽根皮酒浸酊。

【性味归经】

性温,味辛、苦,有毒。归肺经。

【功用与作用】

祛风除湿,杀虫止痒。

【临床应用】

外用:浸酒涂擦或研末调敷。主治疥癣、湿疹、神经性皮炎。

【药理研究】

本药具有抗真菌、抗生育、止血、抗癌作用。

【使用禁忌】

本品有毒,只供外用,不宜内服。

人 中 白

【歌诀】

人中白即人尿晶,清热降炎口疮清,吐血衄血喉痹证,常配散剂喷喉用。

【性味归经】

性凉,味咸。归肺经、心经、膀胱经。

【功效与作用】

清热降火,止血化瘀。

【临床应用】

外用:适量,研末吹或调敷患处。内服:用量3～6 g,入散剂,或水煎服。主治肺痿劳热、吐血、衄血、喉痹、牙疳、口舌生疮、诸湿溃烂、烫火伤。对于咽喉肿痛或牙疳口疮等症,可配合黄连、黄柏、儿茶、青黛、冰片、硼砂等药,研末外敷。对血热所引起的咯血、衄血等症,可配合侧柏叶、大蓟、小蓟、藕节炭等凉血止血药同用。

【药理研究】

本药有止血、抗炎作用。

【使用禁忌】

阳虚无火,食不消,肠不实者忌之。

木 芙 蓉

【歌诀】

木芙蓉性凉辛苦,清热解毒入肺肝,凉血止血消肿痛,肺热咳嗽与疮痈。

【性味归经】

性凉,味微辛、苦。归肺经、肝经。

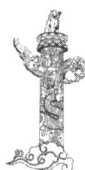

【功效与作用】

清热解毒、凉血止血、消肿止痛。

【临床应用】

外用适量,研末调敷患处。内服用量 10～30 g,水煎服。主治肺热咳嗽、吐血崩漏、痈肿疮毒、淋巴结炎、阑尾炎等,外用治痈疖脓肿、烧伤烫伤等。

【药理研究】

药理实验表明,本药叶、花流浸膏具有明显抗菌作用。

【使用禁忌】

孕妇禁服。

附:历代重要本草简介

历代重要本草简介

书名	年代	作者	说明
《神农本草经》	汉代	著者不详	记载药物 365 种
《雷公炮炙论》	南朝	雷学效	药物 300 种
《本草经集注》	梁武帝时	陶弘景	记载药物 730 种
《千金备急方》	唐太宗时	孙思邈	共 30 卷
《新修本草》	唐高宗时	苏敬等 22 人	记载药物 844 种
《食疗本草》	唐开元中	孟诜、张鼎	记载药方 227 条
《本草拾遗》	唐开元中	陈藏器	
《海药本草》	唐肃宗、代宗时	李珣	共 6 卷
《蜀本草》	后蜀	韩保升等	共 6 卷
《开宝本草》	宋开宝时	刘翰、马志等 9 人	记载药物 983 种
《嘉祐补注本草》	宋嘉祐时	掌禹锡、林亿等	记载药物 1 082 种
《图经本草》	宋	苏颂	共 21 卷
《证类本草》	宋徽宗时	裙慎微	共 31 卷
《本草衍义》	宋政和六年(1116 年)	寇宗奭	收药 472 种
《重修本草》	南宋	张存惠	共 30 卷
《绍兴本草》	宋绍兴二十九年(1159 年)	王继先等	共 22 卷
《洁古珍珠囊》	金太祖	张元素	大扬药理
《汤易本草》	元代	王好古	收药 225 种
《救荒本草》	明初永乐时	朱橚	收药 414 种
《本草品汇精要》	明弘治时	刘文泰等	共 42 卷收药 1 811 种
《本草纲目》	明代(1518—1593 年)	李时珍	载药 1 892 种,方 11 096 条
《本草纲目拾遗》	清代(1719—1805 年)	赵学敏	载药 716 种附 205 种
《植物名实图考、植物名实图考长编》	清道光二十八年(1848 年)	吴其濬	收载植物 1 714 种共 38 卷

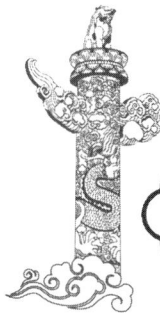

第三篇　中药方剂

　　早在远古时代,原始社会时期,我们的祖先在寻找植物食物的同时,发现有些植物能够治疗疾病,或误吃了有毒的药草,当毒性反应过后,却治好了疾病,因而发现了能治病的药草。所以前人把药物称为"本草"。开始只是使用单味药物治疗疾病,经过长期的医疗实践,又学会将几种药物配合起来,经过煎煮制成汤液,即是最早的方剂。

　　方剂,学名,简称方。方指医方。《隋书·经籍志》:"医方者,所以除疾疢保性命之术者也。"剂,古作齐,指调剂。《汉书·艺文志》:"调百药齐,和之所宜。"方剂是治法的体现,是根据配伍原则,总结临床经验,以若干药物配合组成的药方。

　　方剂学是研究治法与方剂的配伍组成、变化规律及临床应用的一门学科,是中医药学各类专业主要基础学科的必修课。方剂学的内容包括方剂的组成原则、药物的配伍规律、方剂的组成变化、剂型及方剂的用法等。在中医学中,方剂是在中医理论的指导下,在辨证审因、决定治法之后,选择适当的中药,按组方原则,酌定用量、用法,妥善配伍而成。

　　方剂一般由君药、臣药、佐药、使药四部分组成。"君臣佐使"的提法最早见于《内经》,在《素问·至真要大论》中有"主病之谓君,佐君之谓臣,应臣之谓使"的记载。

　　君药是方剂中针对主证起主要治疗作用的药物,是必不可少的,其药味较少,药量较其他药大。臣药协助君药,以增强治疗作用。佐药是协助君药治疗兼证或次要症状,或抑制君、臣药的毒性和峻烈性,或为其反佐。使药引方中诸药直达病症所在,或调和方中诸药作用。如《伤寒论》中的麻黄汤,由麻黄、桂枝、杏仁、甘草四味药组成,主治恶寒发热、头痛身痛、无汗而喘、舌苔薄白、脉浮紧等,属风寒表实证。方中麻黄辛温解表,宣肺平喘,针对主证为君药;桂枝辛温解表,通达营卫,助麻黄峻发其汗为臣药;杏仁肃肺降气,助麻黄以平喘为佐药;甘草调和麻黄、桂枝峻烈发汗之性为使药。

　　中医分为经方派与时方派。所谓经方派,是指主要用经方施治者,若深究其意,当为运用六经辨证体系本经方之意施治者;所谓时方派,是指主要用脏腑气血八纲辨证施方者。时方派往往将各种辨证方法并列参合运用,故其用方药多而杂;经方派以六经辨证统领八纲气血脏腑经络辨证,故其方药简而专。究其实,在乎理法,理愈明则法愈简,理愈晦则法愈繁。

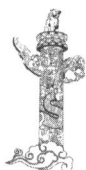

第二十八章　解表剂

　　凡以解表药为主而组成,具有发汗、解肌、透疹,疏达腠理,透邪外出等作用,主治表证的方剂,统称为解表剂。"其在皮者,汗而发之",解表剂属于八法中的"汗法"。解表剂是为治疗表证而设,凡风寒所伤或温病初起,以及麻疹、疮疡、水肿、痢疾等病初起之时,以恶寒发热并见、舌苔薄白或薄黄、脉浮等为主要表现者,均可用解表剂治疗。

　　解表剂可分为辛温解表、辛凉解表及扶正解表3类。解表剂多用辛散轻扬之品,不宜久煎,以免药性耗散,功效减弱。解表剂取汗以微汗出为宜,若汗出不彻,则病邪不解;汗出过多,必致耗气伤津,甚则导致伤阴亡阳。病邪已入里,或麻疹已透,或疮疡已溃,不宜使用解表剂。在服法上一般适宜温服,服后宜避风寒,或增衣被以助汗出。服药期间应注意禁食生冷、油腻之品,以免影响药物的吸收和药效的发挥。

第一节　辛温解表剂

麻黄汤

【方歌】

麻黄汤中用桂枝,杏仁甘草四般施,发热恶寒头项痛,伤寒无汗服之宜。

【组成】

麻黄(去节)9 g,桂枝(去皮)6 g,杏仁(去皮尖)9 g,甘草3 g。

【功效】

发汗解表,宣肺平喘。

【主治】

主治外感风寒表实证。症见恶寒发热,头痛身疼,无汗而喘,舌苔薄白,脉浮紧。常用于感冒、流行性感冒、急性支气管炎、支气管哮喘等属风寒表实证者。

【用法】

水煎服,每日3次,温服取微汗。

【禁忌】

本方发汗作用强,表虚者不可用,或阳虚发热忌用。

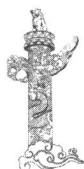

桂 枝 汤

【方歌】

桂枝汤治太阳风,芍药甘草姜枣同,疏表解肌调营卫,伤寒有汗服之宁。

【组成】

桂枝(去皮)9 g,芍药 9 g,生姜(切)9 g,大枣(切)3 枚,炙甘草 6 g。

【功效】

解肌发表,调和营卫。

【主治】

主治外感风寒表虚证。症见头痛发热,汗出恶风,鼻鸣干呕,苔白不渴,脉浮缓或浮弱者。常用于感冒、流行性感冒、原因不明的低热、产后及病后的低热、妊娠呕吐、多形红斑、冻疮、荨麻疹等属营卫不和者。此外,对病后、产后、体弱而致营卫不和,证见时发热自汗出,兼有微恶风寒等,也可酌情使用。

【用法】

水煎温服,服药少后,进食热稀粥一碗,以助药力,同时盖棉被床上而卧,使身体微似有汗出,不要让出大汗。服一剂汗出病解,则不再服药。若不见汗出,可依照前法再服,如不见汗,可照服三四剂。

【禁忌】

表实无汗或表寒里热,不汗出而烦躁,以及温病初起,见发热口渴,咽痛脉数时,皆不宜使用。凡外感风寒表实无汗者禁用。服药期间禁食生冷、黏腻、酒肉、五辛、臭恶等物。

九味羌活汤

【方歌】

九味羌活用防风,细辛苍芷与川芎,黄芩生地同甘草,三阳解表益姜葱。

【组成】

羌活 9 g,防风 9 g,苍术 9 g,细辛 3 g,川芎 6 g,白芷 6 g,生地黄 10 g,黄芩 6 g,甘草 6 g。

【功效】

发汗祛湿,兼清里热。

【主治】

主治外感风寒湿邪,内有蕴热证。临床应用以恶寒发热,无汗,头痛项强,肢体酸楚疼痛,口苦微渴,舌苔白或微黄,脉浮为辨证要点。

【用法】

上九味药,水煎服。若急于取汗,宜热服,并以羹粥助之;若需缓汗,宜温服,亦可不用汤粥辅助。

【禁忌】

本方为辛温燥烈之剂,故风热表证及阴虚内热者不宜使用。

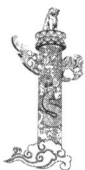

小续命汤

【方歌】

小续命汤桂附芎,麻黄参芍杏防风,黄芩防己兼甘草,六经风中此方通。

【组成】

麻黄、桂心、杏仁、甘草、芍药、防己、川芎、黄芩、人参各9 g,附子、生姜各6 g,防风 12 g。

【功效】

辛散温通,祛风扶正。

【主治】

主治中风不省人事,神气溃乱,半身不遂,筋急拘挛,口眼㖞斜,舌强不能语,风湿痹痛等。

【用法】

水煎服。

【禁忌】

阴虚少津者不宜服。

大青龙汤

【方歌】

大青龙汤桂麻黄,杏草石膏姜枣藏,伤寒无汗兼烦躁,解表清里此方良。

【组成】

麻黄(去节)9 g,桂枝3 g,甘草(炙)3 g,杏仁10 g,生姜(切)5 g,大枣(擘)5 枚,石膏 30 g。

【功效】

发汗解表,兼清郁热。

【主治】

主治外感风寒,兼有里热,恶寒发热,头身疼痛,无汗,烦躁,口渴,脉浮紧。亦治溢饮,见上述症状而兼喘咳面浮者。

【用法】

水煎服。

【禁忌】

本方发汗力较强,过汗容易伤人阳气,故风寒表虚症,有汗而烦,发热脉弱者,不宜使用。

小青龙汤

【方歌】

小青龙汤治水气,喘咳呕哕渴利为,姜桂麻黄芍药甘,细辛半夏兼五味。

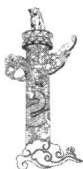

【组成】

麻黄 9 g,白芍 9 g,细辛 6 g,干姜 6 g,甘草 6 g,桂枝 9 g,五味子 6 g,半夏 9 g。

【功效】

解表散寒,温肺化饮。

【主治】

外寒里饮证。恶寒发热,头身疼痛,无汗,喘咳,痰涎清稀而量多,胸痞,或干呕,或痰饮喘咳,不得平卧,或身体疼重,头面四肢水肿,舌苔白滑,脉浮。

【用法】

水煎温服。

【禁忌】

因本方多温燥之品,故阴虚干咳无痰或痰热证者,不宜使用。忌海藻、菘菜、羊肉、饧(糖稀)、生菜、生葱。

香 苏 散

【方歌】

香苏散内草陈皮,外感风寒气滞宜,寒热无汗胸脘痞,理气解表此方施。

【组成】

香附 9 g,紫苏叶 9 g,甘草 6 g,陈皮 9 g。

【功效】

疏散风寒,理气和中。

【主治】

外感风寒,气郁不舒证。恶寒身热,头痛无汗,胸脘痞闷,不思饮食,舌苔薄白,脉浮。

【用法】

作汤剂,水煎服。

【禁忌】

发汗解表作用较强,用于表寒较重而内有气滞者。

第二节　辛凉解表剂

桑 菊 饮

【方歌】

桑菊饮中桔梗翘,杏仁甘草薄荷饶,芦根为饮轻清剂,风温咳嗽服之消。

【组成】

桑叶 9 g,菊花 9 g,杏仁 9 g,连翘 9 g,薄荷 6 g,桔梗 9 g,甘草 6 g,芦根 10 g。

【功效】

疏风清热,宣肺止咳。

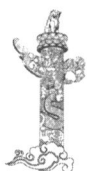

【主治】

风温初起。但咳,身热不甚,口微渴。

【用法】

水煎服,薄荷后下。

【禁忌】

风寒咳嗽不宜用。

银 翘 散

【方歌】

银翘散主上焦疾,竹叶荆牛薄荷豉,甘桔芦根凉解法,风温初感此方宜。

【组成】

连翘 10 g,金银花 10 g,桔梗 6 g,薄荷 6 g,淡竹叶 6 g,甘草 5 g,荆芥穗 5 g,淡豆豉 5 g,牛蒡子 9 g,芦根 9 g。

【功效】

辛凉透表,清热解毒。

【主治】

温病初起。发热无汗,或有汗不畅,微恶风寒,头痛口渴,咳嗽咽痛,舌尖红,苔薄白或薄黄,脉浮数。

【用法】

水煎服。鲜芦根可用 18 g。

【禁忌】

麻黄汤治风寒实喘,本方治风热实喘,不能混淆。

麻杏石甘汤

【方歌】

麻杏石甘汤法良,四药组合有专长,肺热壅盛气喘急,辛凉宣泄效力彰。

【组成】

麻黄 5 g,杏仁 9 g,甘草 6 g,石膏 24 g。

【功效】

辛凉宣肺,清热平喘。

【主治】

邪热壅肺,发热喘急,烦渴,汗出,苔黄,脉数。

【用法】

水煎服。

【禁忌】

本方与麻黄汤同治身热而喘。但麻黄汤治风寒实喘,本方治风热实喘,寒温不同,不能混淆,应当注意。

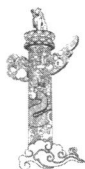

柴葛解肌汤

【方歌】

柴葛解肌法辛凉,邪在三阳热势张,芩芍菊甘羌活芷,石膏大枣与生姜。

【组成】

柴胡 9 g,葛根 9 g,甘草 6 g,黄芩 9 g,白芍 9 g,羌活 9 g,白芷 9 g,桔梗 9 g,石膏 10 g。

【功效】

解肌清热。

【主治】

三阳合病,头痛发热,心烦不眠,恶寒无汗,嗌干(咽干)耳聋,眼眶痛,衄血,脉浮洪而紧。

【用法】

水煎服。加大枣 3 枚、生姜 3 片,同煎。

【禁忌】

不宜凉服。

升麻葛根汤

【方歌】

治疹升麻葛根汤,芍药甘草合成方,麻疹初期出不透,解肌透疹此良方。

【组成】

升麻 6 g,白芍 9 g,甘草 6 g,葛根 9 g。

【功效】

解肌透疹。麻疹初起。

【主治】

疹发不出,身热头痛,咳嗽,目赤流泪,口渴,舌红,苔薄而干,脉浮数。

【用法】

水煎服。

【禁忌】

伤寒未入阳明者勿服,恐反引表邪入阳明。

竹叶柳蒡汤

【方歌】

竹叶柳蒡葛根知,蝉衣荆芥薄荷司,玄参甘草与麦冬,风疹初患此方施。

【组成】

西河柳 10 g,荆芥穗 6 g,葛根 6 g,蝉蜕 3 g,薄荷 3 g,牛蒡子(炒,研)6 g,知母(蜜炙)6 g,玄参 9 g,甘草 3 g,麦冬(去心)9 g,淡竹叶 6 g(里热甚者加石膏 18 g)。

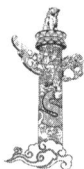

【功效】

透疹解表,清热生津。

【主治】

痧疹初起,透发不出。喘嗽,鼻塞流涕,恶寒轻,发热重,烦闷躁乱,咽喉肿痛,唇干口渴,苔薄黄而干,脉浮数。

【用法】

水煎服。

【禁忌】

未发现。

第三节 扶正解表剂

败 毒 散

【方歌】

人参败毒草苓芎,羌独柴前枳桔同,薄荷少许姜三片,益气解表又祛湿。

【组成】

北柴胡9 g,前胡9 g,川芎6 g,枳壳9 g,羌活9 g,独活9 g,茯苓10 g,桔梗9 g,人参6 g,甘草3 g,生姜6 g,薄荷6 g。

【功效】

散寒祛湿,益气解表。

【主治】

气虚,外感风寒湿表证。憎寒壮热,头项强痛,肢体酸痛,无汗,鼻塞声重,咳嗽有痰,胸膈痞满,舌淡苔白,脉浮而按之无力。

【用法】

水煎服,薄荷后下。

【禁忌】

无表证者,是邪已入里化热,不宜用此方。

麻黄附子细辛汤

【方歌】

麻黄附子细辛汤,发表温经两法彰,若非表里相兼治,少阴发热易能康。

【组成】

麻黄6 g,附子9 g,细辛3 g。

【功效】

温经解表助阳。

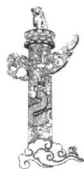

【主治】

素体阳虚,外感风寒,无汗恶寒,发热,蜷卧,苔白,脉沉。亦治肾咳及寒厥头痛。

【用法】

水煎服,附子先下。

【禁忌】

若少阴阳气衰微,已见下利清谷,误发其汗,必致厥逆亡阳,应加注意。

加减葳蕤汤

【方歌】

加减葳蕤用白薇,豆豉生姜桔梗随,草枣薄荷共八味,滋阴发汗最相宜。

【组成】

葳蕤 9 g,葱白 6 g,桔梗 6 g,白薇 3 g,淡豆豉 12 g,薄荷 6 g,甘草 3 g,大枣 3 枚。

【功效】

滋阴清热,发汗解表。

【主治】

素体阴虚,外感风热证。头痛身热,微恶风寒,无汗或有汗不多,咳嗽,心烦,口渴,咽干,舌红,脉数。

【用法】

水煎服,薄荷后下。

【禁忌】

无阴虚证候,不宜使用。

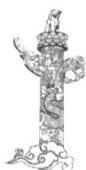

第二十九章　清热剂

　　凡以清热药组成,具有清热泻火、清热燥湿、清热解毒、清营凉血、清解暑热、清退虚热、滋阴透热等作用,主治里热证的方剂,统称为清热剂。

　　里热证有外感六淫,入里化热和内伤七情,五志化火之分。病邪传变、病情变化,多不相同,且病人体质各异,因此清热剂可分为清热泻火剂含清气分实热剂及清脏腑热剂、清热燥湿剂、气血两清剂、清营凉血剂、清热解毒剂含拔毒提脓、去腐蚀腐外用剂、清解暑热剂、清退虚热剂等类,广泛用治外感温病,热入气分,高热烦渴,脏腑诸热证;湿温暑温初起及湿蒸热蕴诸证;温邪入营,气血两燔证;热入营血,斑疹吐衄;火毒疮疡、痈疽疔疗、肺痈肠痈、瘰疬流痰、痔漏、癌肿,耳、鼻、喉、眼火毒为患;暑热烦渴、暑湿吐泻;温邪伤阴,夜热早凉,阴虚发热、骨蒸劳热等证。临证时首先辨清热证的虚实,实热证宜苦寒直折,清热泻火,若属虚热,则宜凉血除蒸,甘寒养阴;再分热证真假,如热深厥深,真热假寒,才可使用清热剂。为避免寒热格拒,可采用寒药温服法,若阴盛格阳,真寒假热,决不可妄投清热剂。热为阳邪,易耗伤阴液,应配合养阴生津之品,以顾护阴液。

　　清热剂药性多寒凉且易伤阳败胃,故不宜多服久用,以免损伤脾胃。服用清热剂宜食清淡食物和清凉饮料,忌食辛辣油腻黏腻之品。

第一节　清气分热剂

白虎汤

【方歌】
白虎汤用石膏偎,知母甘草粳米陪,清热泻火力止渴,阳明经中四大症。

【组成】
石膏30 g,知母9 g,甘草3 g,粳米6 g。

【功效】
清热生津,清肺金,泻胃火实热。

【主治】
阳明气分热盛,壮热面赤,烦渴引饮,汗出恶热,脉洪大有力,或滑数,或温病气分证。

【用法】
水煎,至米熟汤成,去渣温服。

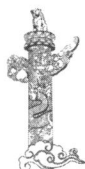

【禁忌】

表未解而恶寒无汗,不宜用本方。

竹叶石膏汤

【方歌】

竹叶石膏用人参,麦冬半夏草粳临,虚羸少气且欲呕,暑热烦渴脉虚损。

【组成】

淡竹叶 10 g,石膏 30 g,半夏 9 g,麦冬 9 g,人参 6 g,粳米 10 g,甘草 6 g。

【功效】

清热生津,益气和胃。

【主治】

伤寒、温病、暑病余热未清,气津两伤证。身热多汗,心胸烦闷,气逆欲呕,口干喜饮,或虚烦不寐,舌红苔少,脉虚数。

【用法】

水煎服,粳米煮熟,汤成去米,温服,日三服。

【禁忌】

本方清凉质润,如内有痰湿,或阳虚发热,均应忌用。

栀子豉汤

【方歌】

栀子豉汤治虚烦,懊憹颠倒不得眠,呕吐少气加姜草,胸窒结痛药不添。

【组成】

栀子 10 g,淡豆豉 6 g。

【功效】

清热除烦。透邪泄热,解郁。

【主治】

虚烦懊憹证,身热虚烦不眠,胸脘懊憹不适,或胃脘嘈杂,甚则坐卧不安,舌苔微黄,脉微数。

【用法】

水煎服。

【禁忌】

凡用栀子汤,病人原有便溏者应慎用。

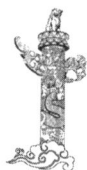

第二节　清营凉血剂

清营汤

【方歌】

清营汤是条辨方,热入心包营血伤,犀角丹元连麦地,银翘竹叶卷心藏。

【组成】

犀角(水牛角代)30 g,地黄 10 g,玄参 10 g,竹叶心 6 g,麦冬 9 g,丹参 6 g,黄连 5 g,金银花 10 g,连翘 6 g。

【功效】

清营解毒,透热养阴。

【主治】

热入营分证。身热夜甚,神烦少寐,时有谵语,目常喜开或喜闭,口渴或不渴,斑疹隐隐,脉细数,舌绛而干。

【用法】

水煎服,日三服。

【禁忌】

湿重者不宜用。

犀角地黄汤

【方歌】

犀角地黄芍药丹,解毒凉血又消斑,热甚动血出血症,热扰心神谵语昏。

【组成】

犀角(水牛角代)30 g,地黄 9 g,牡丹皮 9 g,白芍 9 g。

【功效】

清热解毒,凉血散瘀。

【主治】

热入血分证。热扰心营,神昏谵语,斑色紫黑,舌绛起刺;热入血分,吐血,衄血,尿血,便血;蓄血发狂,漱水不欲咽,胸中烦痛,自觉腹满,大便色黑。

【用法】

水煎服,水牛角另煎。

【禁忌】

阳虚失血,脾胃虚寒者不宜用。

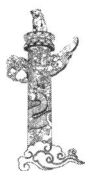

清瘟败毒饮

【方歌】

清瘟败毒地连芩,甘知丹石竹叶寻,犀角玄翘枝芍桔,清热解毒亦滋阴。

【组成】

石膏 30 g,生地黄 10 g,犀角(水牛角代)30 g,栀子 10 g,桔梗、黄芩、知母、赤芍药、玄参、连翘、淡竹叶、甘草、牡丹皮各 10 g。

【功效】

清热解毒泻火,凉血救阴。

【主治】

一切火热,气血两燔证,表里俱盛,狂躁烦心;口干咽痛,大热干呕,错语不眠,吐血衄血,热盛发斑。

【用法】

水煎服,石膏先煎。

【禁忌】

非热毒实火之证,不宜用此方。

第三节　清热解毒剂

普济解毒饮

【方歌】

普济解毒蒡芩连,甘桔蓝根勃翘玄;升柴陈薄僵蚕入,大头瘟毒服之痊。

【组成】

黄芩 10 g,黄连 6 g,陈皮 6 g,甘草 6 g,玄参 10 g,北柴胡 10 g,桔梗 6 g,连翘 6 g,板蓝根 6 g,马勃 3 g,牛蒡子 6 g,薄荷 6 g,僵蚕 3 g,升麻 3 g。

【功效】

清热解毒,疏风散邪。

【主治】

大头瘟。恶寒发热,头面红肿灼痛,目不能开,咽喉不利,舌燥口渴,舌红苔白兼黄,脉浮数有力。

【用法】

水煎服。

【禁忌】

非热毒实火之证者不宜用此方。

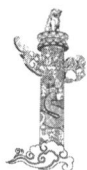

黄连解毒汤

【方歌】

黄连解毒汤四味,黄芩黄柏栀子配,热势猖狂心烦躁,一切火邪服之退。

【组成】

黄连 9 g,黄芩 10 g,黄柏 10 g,栀子 10 g。

【功效】

泻火解毒。

【主治】

一切实热火毒,三焦热盛之证。大热烦躁,口燥咽干,错语,不眠;或热病吐血、衄血;或热甚发斑,身热下痢,湿热黄疸;外科痈疽疔毒,小便赤黄,舌红苔黄,脉数有力。

【用法】

水煎服。

【禁忌】

本方大苦大寒,热伤阴者不宜用。

五味消毒饮

【方歌】

五味消毒蒲公英,银花野菊紫地丁,更用天葵加白酒,疮疡疔毒总能平。

【组成】

金银花 20 g,野菊花 15 g,蒲公英 15 g,紫花地丁 15 g,紫背天葵子 6 g。

【功效】

清热解毒,消散疔疮。

【主治】

疔疮初起,发热恶寒,疮形如粟,坚硬根深,状如铁钉,以及痈疡疖肿,红肿热痛,舌红苔黄,脉数。

【用法】

水煎服。

【禁忌】

属阴疽者忌用。

仙方活命饮

【方歌】

仙方活命金银花,防芷归陈草芍加,贝母花粉兼乳没,山甲皂刺酒煎嘉。

【组成】

白芷 6 g,贝母 6 g,防风 6 g,白芍 6 g,归尾 6 g,甘草 6 g,皂角刺 6 g,穿山甲 6 g,天花粉 6 g,乳香 6 g,没药 6 g,金银花 10 g,陈皮 10 g。

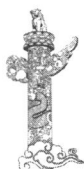

【功效】

清热解毒,消肿溃坚。

【主治】

活血止痛。阳证痈疡肿毒初起。红肿灼痛,或身热凛寒,苔薄白或黄,脉数有力。

【用法】

水煎服,或用酒、水各半煎服,或煎好后加酒。

【禁忌】

忌豆芽、油腻等物。若已溃或阴疽不可服。

四妙勇安汤

【方歌】

四妙勇安治脱疽,当归甘草配元参,银花解毒兼清热,气血流通结自息。

【组成】

金银花 30 g,玄参 30 g,当归 60 g,甘草 20 g。

【功效】

清热解毒,活血止痛。

【主治】

脱疽证。患肢暗红微肿灼热,溃烂腐臭,疼痛剧烈,或见发热口渴,舌红脉数。

【用法】

水煎服。

【禁忌】

脱疽属寒凝者,不可用此方。

第四节　清脏腑热剂

导 赤 散

【方歌】

导赤生地与木通,草梢竹叶四般攻,口糜淋痛小肠火,引热同归小便中。

【组成】

生地黄 10 g,木通 10 g,甘草 6 g,竹叶 10 g。

【功效】

清心利水。

【主治】

心经火热证。心胸烦热,口渴面赤,意欲饮冷,以及口舌生疮;或心热移于小肠,小便赤涩刺痛,舌红,脉数。

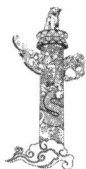

【用法】

水煎服,食后温服。

【禁忌】

脾胃虚寒者慎用。

龙胆泻肝汤

【方歌】

龙胆泻肝栀芩柴,生地车前泽泻来,木通甘草当归合,肝经湿热力能排。

【组成】

龙胆草6 g,黄芩9 g,栀子9 g,泽泻10 g,木通9 g,车前子10 g,当归8 g,生地黄20 g,北柴胡10 g,甘草6 g。

【功效】

泻肝胆实火,清下焦湿热。

【主治】

肝胆实火上扰,症见头痛目赤,胁痛口苦,耳聋、耳肿;或湿热下注,症见阴肿阴痒,筋痿阴汗,小便淋浊,妇女湿热带下等。

【用法】

水煎服。

【禁忌】

本方多苦寒,易伤胃,中病即止。

左 金 丸

【方歌】

黄连吴萸左金丸,肝经郁火力当排,胁痛吞酸兼嗳气,辛开苦降冲逆安。

【组成】

黄连180 g,吴茱萸30 g。

【功效】

清泻肝火,降逆止呕。

【主治】

肝火犯胃证。胁肋疼痛,嘈杂吞酸,呕吐口音,舌红苔黄,脉弦数。

【用法】

上为末,水为丸,或蒸饼为丸。每服50 丸,白汤送下。

【禁忌】

肝胆血虚而致胁痛者,不宜用。

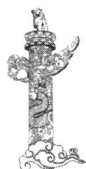

清 胃 散

【方歌】

清胃散用升麻连,当归生地丹皮全,或加石膏清胃热,口疮吐衄及牙宣。

【组成】

生地黄9 g,当归6 g,牡丹皮9 g,黄连6 g,升麻9 g。

【功效】

清胃凉血。

【主治】

胃热证。胃火牙痛。牙痛牵引头痛,面颊发热,其齿喜冷恶热,或牙宣出血,或牙龈红肿溃烂,或唇舌腮颊肿痛,口气热臭,口干舌燥,舌红苔黄,脉滑数。

【用法】

水煎服。

【禁忌】

风寒牙痛,肾虚牙痛不宜用。

玉 女 煎

【方歌】

玉女煎用熟地黄,石膏知麦牛膝襄,阴虚胃火相兼治,烦热牙痛失血良。

【组成】

寒水石15 g,熟地黄9 g,麦冬9 g,知母6 g,牛膝6 g。

【功效】

清胃热,滋肾阴。

【主治】

胃热阴虚证。头痛,牙痛,齿松牙衄,烦热干渴,舌红苔黄而干。亦治消渴,消谷善饥等。

【用法】

水煎服。

【禁忌】

大便溏者不宜用。

泻 黄 散

【方歌】

泻黄甘草与防风,石膏栀子藿香充,炒香蜜酒调和服,胃热口疮亦见功。

【组成】

藿香10 g,栀子7 g,石膏15 g,甘草6 g,防风10 g。

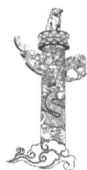

【功效】

泻脾胃伏火。

【主治】

脾胃伏火证,目疮口臭,烦渴易饥,口燥唇干,舌红脉数,以及脾热弄舌等。

【用法】

现作汤剂,水煎服。

【禁忌】

小儿先天不足,大脑发育不全之弄舌者禁用,阴虚有热者禁用。

泻 白 散

【方歌】

泻白桑皮地骨皮,粳米甘草四般宜,日晡烦热脉细数,肺热喘嗽功效奇。

【组成】

地骨皮 9 g,桑白皮 9 g,甘草 3 g,粳米 10 g。

【功效】

清泻肺热,止咳平喘。

【主治】

肺热喘咳证。气喘咳嗽,皮肤蒸热,日晡尤甚,舌红苔黄,脉细数。

【用法】

现作汤剂,水煎服。

【禁忌】

外感风寒咳喘或虚喘不宜用。

苇 茎 汤

【方歌】

苇茎汤是千金方,桃仁薏仁冬瓜襄,肺中瘀热成痈毒,化浊排脓有神方。

【组成】

芦根 30 g,薏苡仁 20 g,冬瓜仁 20 g,桃仁 9 g。

【功效】

清肺化痰,逐瘀排脓。

【主治】

肺痈证,热毒壅滞,痰瘀互结证。身有微热,咳嗽痰多,甚则咳吐腥臭脓血,胸中隐隐作痛,舌红苔黄腻,脉滑数。

【用法】

水煎服。

【禁忌】

孕妇慎用。

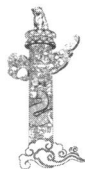

白头翁汤

【方歌】

白头翁汤秦柏连,清热凉血毒痢痊,湿热菌痢为主治,阿米巴痢亦可疗。

【组成】

白头翁 15 g,黄柏 12 g,黄连 6 g,秦皮 12 g。

【功效】

清热解毒,凉血止痢。

【主治】

热痢证。腹痛,里急后重,肛门灼热,下痢脓血,赤多白少,渴欲饮水,舌红苔黄,脉弦数。

【用法】

水煎服。

【禁忌】

虚寒性休息痢不宜用。

香连丸

【方歌】

香连丸为痢疾方,木香黄连醋糊丸,湿热为痢腹胀痛,清热燥湿效非凡。

【组成】

黄连 800 g(吴茱萸制),木香 20 g。

【功效】

清热化湿,行气化滞。

【主治】

湿热痢疾。下痢赤白相间,腹痛,里急后重。

【用法】

黄连、吴茱萸二味同炒,去吴茱萸,加木香,为丸。口服,每次 3～6 g,每日 2～3 次。亦可作汤剂。酌定用量。

【禁忌】

孕妇慎用。忌食辛辣、油腻食物。按照用法用量服用,小儿、哺乳期妇女及年老体虚者应在医师指导下服用。

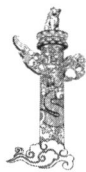

第五节　清热祛湿剂

清 络 饮

【方歌】

清络饮治暑热伤,荷叶翠衣双花良,豆花竹叶丝瓜皮,治暑防暑均鲜尝。

【组成】

荷叶 6 g,金银花 10 g,西瓜翠衣(鲜)30 g,扁豆花 3 g,丝瓜皮(鲜)20 g,竹叶心 10 g。

【功效】

解暑清肺。

【主治】

暑伤肺经气分之轻证。暑温经发汗后,暑证悉减,但头微胀,目中不了了,余邪未解者。

【用法】

水煎服。

【禁忌】

本方甘凉气清走上,对暑热挟湿,暑湿下注者不宜使用。

六 一 散

【方歌】

六一滑石同甘草,清暑利湿益清燥,益元碧玉与鸡苏,砂黛薄荷加之好。

【组成】

滑石 180 g,甘草 30 g。

【功效】

清暑利湿。

【主治】

暑湿证。身热烦渴,小便不利,或呕吐泄泻。

【用法】

为细末,每服 9~12 g,包煎,或温开水调服,每日 3 次,亦常加入其他方药中水煎服。入汤剂时按比例酌情减量。

【禁忌】

孕妇不宜服。

清暑益气汤

【方歌】

清暑益气洋参良,竹叶知母荷粳强,麦冬甘斛连瓜翠,气阳耗伤此方尝。

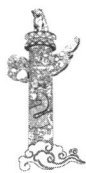

【组成】

西洋参 6 g,石斛 15 g,麦冬 9 g 黄连 3 g,竹叶 6 g,荷叶 10 g,甘草 6 g,知母 6 g,粳米 15 g,西瓜翠衣 30 g。

【功效】

清暑益气,养阴生津。

【主治】

暑热伤气耗津证。平素气虚,又受暑湿,身热头痛,口渴自汗,四肢困倦,不思饮食,胸满身重,大便溏薄,小便短赤,苔腻,脉虚者。

【用法】

水煎服。

【禁忌】

本方因有滋腻之品,故暑病夹湿者不宜使用。

第六节 清虚热剂

青蒿鳖甲汤

【方歌】

青蒿鳖甲地知丹,热自阴来仔细研,夜热早凉无汗出,养阴透热服之安。

【组成】

鳖甲 15 g,青蒿 10 g,生地黄 10 g,知母 9 g,牡丹皮 10 g。

【功效】

养阴透热。

【主治】

虚热证。治温病后期,热邪深伏阴分证,症见夜热早凉,热退无汗,能食消瘦,舌红少苔,脉细数。

【用法】

水煎服。

【禁忌】

阴虚欲抽搐者,不宜用。

清 骨 散

【方歌】

清骨散中秦鳖襄,银胡地骨青蒿汤,甘草知母胡黄连,专治阴亏骨内蒸。

【组成】

银柴胡 6 g,胡黄连 3 g,秦艽 6 g,鳖甲 6 g,地骨皮 6 g,青蒿 6 g,知母 3 g,甘草 3 g。

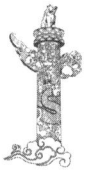

【功效】

清骨退蒸,滋阴潜阳。

【主治】

治虚劳阴虚火旺,骨蒸劳热,身体羸瘦,脉细数。

【用法】

水煎服或研细末,每服 9 g,每日 3 次,白水送下。

【禁忌】

阳虚者不宜服。

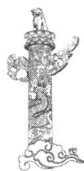

第三十章 温里回阳剂

凡以温热药组成,具有温里助阳、散寒通脉、温中祛寒、暖肝散寒、温经通络、回阳救逆等作用,祛除脏腑经络间寒邪,治疗里寒证的方剂,统称温里剂。回阳救逆剂是以温热固脱药为主配伍组成,救治阳气将脱证的温里剂。

造成里寒证的原因有多种,有素体阳虚,寒从内生者;有外寒直中,深入脏腑经络者;有误治损伤阳气者。故里寒证大体可分为中焦虚寒、寒犯厥阴、经脉受寒、心肾阳衰等类。根据《素问·至真要大论》"寒者热之"、《神农本草经》"疗寒以热药"的原则,治疗里寒证常用温里祛寒法。根据病变部位的不同,温里剂可分为温中祛寒剂、暖肝散寒剂、温经通络剂、回阳救逆剂等类。广泛用治中焦虚寒,脘腹冷痛,呕吐泄泻;寒滞肝脉,少腹冷痛,寒疝作痛,经寒腹痛;寒气攻冲,胸痹心痛,肢寒冻疮,阴疽流注;四肢厥冷,脉微欲绝,亡阳厥脱等证。

使用温里剂首先要辨别寒热真假,内真热外假寒者切不可用温里剂,以防火上加油,变生他端。阴寒太盛,服热药入口即吐者,可热药冷服或少佐寒凉之品,以反佐为用。温里剂的药多辛温燥烈,对平素火旺、阴亏血虚的里寒证病人,可减少用量,防止劫阴动血,复生他证。回阳救逆剂中多用附子、乌头之类,须使用炮制品,且要久煮,以沸煮45~60 min 为宜,并不得与半夏、栝楼、贝母、白蔹、白及配伍使用,以免中毒。服药饮食禁忌生冷固硬、难以消化的食物。

第一节 温中祛寒剂

理 中 汤

【方歌】

理中汤主理中乡,甘草人参术干姜,温中散寒益脾胃,或加附子可扶阳。

【组成】

干姜9 g,人参9 g,白术10 g,甘草9 g。

【功效】

温中祛寒,补气健脾。

【主治】

脾胃虚寒证,自利不渴,呕吐腹痛,不欲饮食,中寒霍乱。

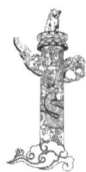

【用法】

水煎服或入丸剂。脾肾阳虚加附子、肉桂。

【禁忌】

湿热内蕴中焦或脾胃阴虚者禁用。

厚朴温中汤

【方歌】

厚朴温中橘甘苓,草叩木香甘姜呈,脾胃虚寒心腹胀,秋冬客寒胃时疼。

【组成】

厚朴10 g,陈皮10 g,甘草5 g,草豆蔻10 g,茯苓15 g,木香9 g,干姜6 g。

【功效】

温中理气,燥湿除满。

【主治】

治脾胃虚寒,心腹胀满及秋冬客寒犯胃,时作疼痛。妇女白带可用本方加味。

【用法】

水煎服。

【禁忌】

忌食生冷。

吴 茱 萸 汤

【方歌】

吴茱萸汤人参枣,重用生姜温胃好,阳明寒呕少阴利,厥阴头痛皆能保。

【组成】

吴茱萸9 g,人参9 g,生姜18 g,大枣4 枚。

【功效】

温中补虚,降逆止呕。

【主治】

肝胃虚寒,厥阴头痛,少阴吐利。浊阴上逆证。食后泛泛欲呕,或呕吐酸水,或干呕,或吐清涎冷沫,胸满脘痛;巅顶头痛,畏寒肢凉,甚则伴手足逆冷,大便泄泻,烦躁不宁,舌淡苔白滑,脉沉弦或迟。

【用法】

水煎服,呕逆严重者可采取冷服。

【禁忌】

胃热呕吐,阴虚呕吐,或肝阳上亢之头痛均禁用本方。

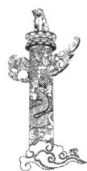

小建中汤

【方歌】

小建中汤芍药多,桂姜甘草大枣和,更加饴糖补中脏,虚劳腹痛服之瘥。

【组成】

饴糖 30 g,桂枝 9 g,白芍 18 g,生姜 9 g,大枣 6 枚,甘草 6 g。

【功效】

温中补虚,和里缓急。

【主治】

中焦虚寒,肝脾不和证。腹中拘急疼痛,喜温喜按,神疲乏力,虚怯少气;或心中悸动,虚烦不宁,面色无华;或伴四肢酸楚,手足烦热,咽干口燥。舌淡苔白,脉细弦。

【用法】

现代用法:水煎取汁,兑入饴糖,文火加热溶化,分 2 次温服。

【禁忌】

糖尿病病人慎用。

第二节　回阳救逆剂

四逆汤

【方歌】

四逆汤中姜附草,三阴厥逆太阳沉,或益姜葱参芍桔,通阳复脉力能任。

【组成】

附子 15 g,干姜 6 g,甘草 6 g。

【功效】

温中祛寒,回阳救逆。

【主治】

心肾阳衰寒厥证。四肢厥逆,恶寒蜷卧,神衰欲寐,面色苍白,腹痛下利,呕吐不渴,舌苔白滑,脉微细。

【用法】

用水久煎温服。

【禁忌】

血虚寒滞之厥逆非本方所宜,热厥禁用。

参附汤

【方歌】

参附汤是救急方,回阳益气救脱良,正气大亏阳暴脱,喘汗肢冷急煎尝。

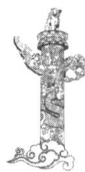

【组成】

附子 9 g,人参 12 g。

【功效】

回阳、益气、救脱。

【主治】

阳气暴脱证。四肢厥逆,冷汗淋漓,呼吸微弱,脉微欲绝。

【用法】

水煎服,阳气脱陷者,倍用之。或加姜、枣。

【禁忌】

中病即止,不可多服。

回阳救急汤

【方歌】

回阳救急用六君,桂附干姜五味群,加麝三厘或胆汁,三阴寒厥建奇勋。

【组成】

附子 9 g,干姜 6 g,人参 6 g,甘草 6 g,白术 9 g,官桂 3 g,陈皮 6 g,五味子 3 g,赤茯苓 9 g,半夏 9 g。

【功效】

回阳固脱,益气生脉。

【主治】

阴寒内盛,寒邪直中三阴,真阳衰微证。四肢厥冷,神衰欲寐,恶寒蜷卧,吐泻腹痛,口不渴,甚则身寒战栗,或指甲口唇青紫,或吐涎沫,舌淡苔白,脉沉微,甚或无脉。

【用法】

水煎服。

【禁忌】

中病即止,不得多服。

真 武 汤

【方歌】

真武汤壮肾中阳,茯苓术芍附生姜,温阳制水水内停,季眩瞤惕保安康。

【组成】

茯苓 9 g,白芍 9 g,白术 6 g,生姜 9 g,附子 5 g。

【功效】

温阳利水。

【主治】

脾肾阳虚,水气内停,小便不利,四肢沉重疼痛,腹痛下利,或肢体水肿,苔白不渴,太阳病发汗,汗出不解,其人仍发热,心下悸,头眩,身瞤动,振振欲擗地者。脉管炎属血虚

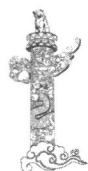

经寒者,用本方加味。

【用法】

水煎服。

【禁忌】

孕妇忌服。禁止过量服用,因为过量有不良反应,偶尔出现口干、便结等现象。

第三节　温经通络剂

当归四逆汤

【方歌】

当归四逆桂枝芍,细辛甘枣通草酌,温经散寒通血脉,血虚寒厥此方宜。

【组成】

当归 12 g,桂枝 9 g,白芍 9 g,细辛 3 g,通草 6 g,大枣 8 枚,甘草 6 g。

【功效】

温经散寒,养血通脉。

【主治】

血虚寒厥证。手足厥寒,或腰、股、腿、足、肩臂疼痛,口不渴,舌淡苔白,脉沉细或细而欲绝。

【用法】

水煎服。

【禁忌】

本方只适用于血虚寒凝之四肢逆冷,其他原因之肢厥不宜使用。

黄芪桂枝五物汤

【方歌】

黄芪桂枝五物汤,芍药大枣与生姜,益气活营治血痹,肢体顽麻是效方。

【组成】

黄芪 9 g,白芍 9 g,桂枝 9 g,生姜 18 g,大枣 5 枚。

【功效】

益气温经,和血通痹。

【主治】

血痹证。肌肤麻木不仁,脉微涩而紧。

【用法】

水煎服。

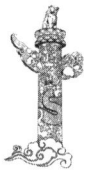

【禁忌】

湿热证,阴虚证,慎用本方。

阳 和 汤

【方歌】

阳和汤是外科方,阴疽流注急煎汤,熟地鹿胶姜炭桂,麻黄白芥甘草尝。

【组成】

熟地黄20 g,麻黄2 g,鹿角胶9 g,白芥子6 g,官桂3 g,甘草3 g,姜炭2 g。

【功效】

温阳补血,散寒通滞。

【主治】

阳虚寒凝而成之流注、阴疽、脱疽、鹤膝风、石疽、贴骨疽等漫肿无头,平塌白陷,皮色不变,酸痛无热,口不渴,舌淡苔白者。

【用法】

水煎服。

【禁忌】

乳腺炎者不可用,阴虚有热及破溃日久者,半阴半阳之证忌用。

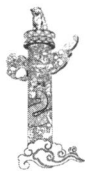

第三十一章　治风剂

　　凡以辛散祛风或熄风止痉药为主组成,具有疏散风热、搜风通络、熄风止痉、养血祛风、平肝熄风、养荣熄风、滋液熄风、镇肝熄风、育阴潜阳作用,以治疗风病的方剂,统称治风剂。临床常见风病有两类:一是风自外来感伤为外风,外风致病往往是正气不足,腠理疏松,而易感风邪;一是内风指风从内生,是人体内部脏腑功能失常而引起的风病。"诸风掉眩,皆属于肝",说明内风是肝风内动,而且每与脾肾有关。在治疗上,外风大都以疏散为主,内风皆宜平熄为先,并滋阴活血,有"治风先治血,血行风自灭"之功。

　　风为百病之长,风邪致病广泛,每易兼挟其他邪气如寒燥、湿、热邪,又多依附于风而侵犯人体,如风寒、风湿、风热等,从外感疾病来看,风往往是其他外感病的先导。风为阳邪,其性开泄,具有阳性散发作用,升腾,"伤于风者,上先受之"。风邪善行数变,致病变化较多,而且迅速善行游走不守,变化无常,如热极生风、抽搐、眩晕、僵仆。风胜多动,动摇不稳定的证候多从风治,如颤抖、眩晕、抽搐、痉厥、摇、弄舌等多从风治,"诸暴强直,皆属于风"。

　　治风之法首辨风病的类型,分清外风与内风,并详辨风的兼挟证。外风宜疏散,内风宜平熄。辨别病邪的兼夹以及病性的虚实,辨明外风是否引动内风,内风是否兼挟外风,如有挟兼应兼治,配伍相应的药物,可与祛痰、清热、化湿、化痰、活血祛瘀等法配合。外风与内风兼夹者,立法用方,应该分清主次,全面照顾。辛散疏风药多温燥,易伤津助火,对阴虚阳亢者,应佐滋阴之品。

第一节　疏散外风剂

川芎茶调散

【方歌】
川芎茶调羌活芷,荆防细薄甘草使,食后清茶调服下,偏正头痛皆用此。

【组成】
薄荷 8 g,川芎 10 g,荆芥 10 g,细辛 3 g,防风 9 g,白芷 9 g,羌活 9 g,甘草 3 g,香附(炒)10 g。

【功效】
散风邪,止头痛。

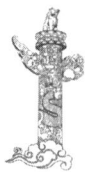

【主治】

风邪头痛。偏正头痛,或巅顶作痛,目眩鼻塞,或恶风发热,舌苔薄白,脉浮。

【用法】

现代多为水煎服。

【禁忌】

对于气虚、血虚或肝肾阴虚、肝阳上亢、肝风内动等引起的头痛,均不宜使用。忌烟、酒及辛辣食物。

苍 耳 散

【方歌】

苍耳子散治鼻渊,辛夷白芷薄荷添,疏风清热通鼻窍,鼻塞浊涕服之安。

【组成】

辛夷9 g,苍耳子6 g,白芷10 g,薄荷6 g。

【功效】

疏风清热,除湿,通鼻窍。

【主治】

鼻渊,鼻流浊涕不止。不闻香臭。

【用法】

现代多为水煎服。

【禁忌】

鼻渊久治不愈,转为虚证者不宜使用。

牵 正 散

【方歌】

牵正散治口眼偏,白附僵蚕全蝎研,每服三克热酒下,风痰中络服此安。

【组成】

白附子、白僵蚕、全蝎(去毒)各等份,并生用。

【功效】

祛风化痰,通络止痉。

【主治】

风中头面经络。口眼㖞斜,或面肌抽动,舌淡红,苔白。面神经麻痹。

【用法】

共为细末,每次服3 g,日服2~3次,温酒送服;亦可作汤剂,用量按原方比例酌定。现代多为水煎服。

【禁忌】

脑血管意外引起的口眼㖞斜不宜用。

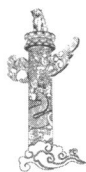

玉真散

【方歌】

玉真散治破伤风,牙关急紧体角弓,天麻星附羌防芷,祛风止痉有奇功。

【组成】

生白附子、防风、白芷、天南星、天麻、羌活各等份。

【功效】

祛风,解痉,止痛。

【主治】

用于破伤风;外治跌扑损伤。

【用法】

现已做成中成药。用热酒或童便调服,并外敷患处。亦可作汤剂,用量按原比例酌定。

【禁忌】

孕妇禁用。

小活络丹

【方歌】

小活络丹川草乌,乳没地龙与胆星,中风手足皆麻木,湿痰瘀血服之宁。

【组成】

天南星、制川乌、制草乌、地龙各180 g,乳香(制)65 g,没药(制)65 g。

【功效】

舒筋活络,散风止痛,除湿化痰。

【主治】

治风湿痹痛,麻木不仁,四肢瘦痛,半身不遂。

【用法】

现已做成中成药。上药研细末,加炼蜜制成大蜜丸,每丸重3 g,每次1 丸,每日2 次,空腹时用陈酒或温开水送服。也可作汤剂水煎服,用量按原方比例酌减,川乌、草乌先煎30 min。

【禁忌】

本方药力比较峻猛,体虚及孕妇禁用。

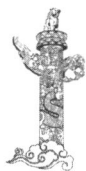

第二节　平息内风剂

羚角钩藤汤

【方歌】

羚羊钩藤菊茯桑,竹茹贝草与地黄,凉肝熄风又育阴,热急动风急煎汤。

【组成】

羚羊角(黄羊角替代,或用山羊角)30 g,钩藤9 g,桑叶10 g,菊花10 g,生地黄15 g,白芍9 g,川贝母3 g,竹茹10 g,茯神10 g,甘草3 g。

【功效】

凉肝熄风,养阴舒筋。

【主治】

热盛动风证。高热不退,烦闷躁扰,手足抽搐,发为痉厥,甚则神昏,舌绛而干,或舌焦起刺,脉弦而数;以及肝热风阳上逆,头晕胀痛,耳鸣心悸,面红如醉,或手足躁扰,甚则瘛疭,舌红。脉弦数。

【用法】

水煎服。

【禁忌】

血压偏低者慎用。

镇肝熄风汤

【方歌】

镇肝熄风牛膝芍,天冬麦芽赭石酌,玄楝龟茵龙牡草,肝风内动有奇效。

【组成】

牛膝10 g,赭石30 g,龙骨15 g,牡蛎15 g,龟板15 g,白芍15 g,玄参15 g,天冬15 g,川楝子6 g,麦芽6 g,茵陈20 g,甘草5 g。

【功效】

镇肝熄风,养阴舒筋。

【主治】

热极生风,肝风内动。头目眩晕,目胀耳鸣,脑部热痛,面色如醉,心中烦热,或时常噫气,或肢体渐觉不利,口眼渐形歪斜;甚或眩晕颠仆,昏不知人,移时始醒,或醒后不能复原,脉弦长有力。

【用法】

水煎服。

【禁忌】

若属气虚血瘀之风,则不宜使用本方。

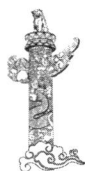

大定风珠

【方歌】

大定风珠芍地黄,阿麦草味麻仁良,三甲鸡黄亦入内,滋阴熄风是妙方。

【组成】

生白芍、干地黄、麦冬(连心)各 18 g,麻仁、五味子各 6 g,生龟板、生牡蛎、甘草(炙)、鳖甲(生)各 12 g,阿胶 9 g,鸡子黄(生)2 枚。

【功效】

滋阴熄风。

【主治】

虚风动证,手足瘛疭,形消神倦,舌绛少苔,脉气虚弱,时时欲脱者。

【用法】

水煎去渣滓,再入鸡子黄,搅令相得,分 3 次服。

【禁忌】

阴液虽虚,而邪气犹盛者,不宜用。

地黄饮子

【方歌】

地黄饮子苁蓉斛,桂附苓萸菖远冬,戟味薄荷姜枣引,风痱言謇足难从。

【组成】

熟地黄 12 g,巴戟天、山茱萸、石斛、肉苁蓉、附子、官桂、茯苓、麦冬、石菖蒲、远志、五味子、肉桂各 15 g。

【功效】

滋肾阴,补肾阳,安神窍。

【主治】

瘖痱证。下元虚衰,痰浊上泛之喑痱证。舌强不能言,足废不能用,口干不欲饮,足冷面赤,脉沉细弱。

【用法】

现代做汤剂,水煎服,用量以病情酌定。

【禁忌】

若有气火上升,肝阳偏亢,突然舌强足废者,本方不宜用。

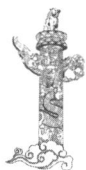

第三十二章 祛湿剂

凡以祛湿药为主配伍组成,具有化湿行水、通淋泄浊等作用,用以治疗水湿为病的方剂,统称祛湿剂。分为化湿和胃剂、清热祛湿剂、利水渗湿剂、温化水湿剂、祛风胜湿剂等。

湿邪特点是重浊黏滞,易困气机,易伤阳气,向下,病程长,难愈。

湿邪与脏腑关系:肺主气,通调水道,调水在肺;脾主运化,制水在脾,诸湿肿满,皆属于脾;肾主水,主水在肾;其次与膀胱三焦气化失常,水道不通有关。

水湿病症分为外湿与内湿。

外湿:①湿邪客于肌表表证(见解表剂),头胀重痛,肢体沉重,恶寒发热,脉濡。②风湿痹证,关节疼痛,肿胀,屈伸不利。③湿温初起证。

内湿:①湿困脾胃证,脘腹胀满、食少呕吐、泄泻。②湿热郁结证,黄疸、泄泻、湿热淋浊。③寒湿内阻证,痰饮、水肿、痹证、脚气。④水湿内停证,蓄水、水肿、癃闭、淋浊、泄泻。

治水湿大法是开鬼门、洁净腑、利小便。祛湿药多辛燥或渗泄,易于伤阴,故阴亏、体虚、孕妇应慎用。常配伍理气药,使"气化湿亦化"。要注意病因及涉及的脏腑灵活运用。

第一节 芳香化湿剂

藿香正气散

【方歌】

藿香正气大腹苏,甘桔陈苓术朴俱,白芷夏曲加姜枣,胃肠感冒肠之宜。

【组成】

大腹皮、白芷、紫苏、茯苓(去皮)各30 g,半夏曲、白术、陈皮(去白)、厚朴(去粗皮,姜汁炙)、苦桔梗各60 g,藿香(去土)90 g,甘草(炙)75 g。

【功效】

解表化湿,理气和中。

【主治】

外感风寒,内伤湿滞证。恶寒发热,头痛,胸膈满闷,脘腹疼痛,恶心、呕吐,肠鸣泄

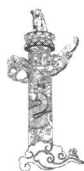

泻,舌苔白腻,以及山岚瘴疟等。

【用法】

已做成不同剂型的成药。现代用法:散剂,每服 9 g,生姜、大枣煎汤送服;或作汤剂,加生姜、大枣,水煎服,用量按原方比例酌定。

【禁忌】

本方重在化湿和胃,解表散寒之力较弱,故服后宜温覆以助解表。湿热霍乱之吐泻,则非本方所宜。

平 胃 散

【方歌】

平胃散是苍术朴,陈皮甘草四般药,燥湿健脾又行气,湿阻脾胃从此扩。

【组成】

苍术(去黑皮,捣为粗末,炒黄色)120 g,厚朴(去粗皮,涂生姜汁,炙令香熟)90 g,陈皮(洗令净,焙干)60 g,甘草(炙黄)30 g。

【功效】

燥湿运脾,行气和胃。

【主治】

湿滞脾胃证。脘腹胀满,不思饮食,口淡无味,恶心、呕吐,嗳气吞酸,肢体沉重,怠惰嗜卧,常多自利,舌苔白腻而厚,脉缓。

【用法】

现代用法:上药共为细末,每服 4～6 g,加生姜 3 片、大枣 2 枚煎汤送下;或作汤剂,水煎服,用量按原方比例酌减。已有成药。

【禁忌】

脾土不足及老弱、阴虚之人,皆非所宜也。

六 合 汤

【方歌】

六合藿香朴砂仁,杏夏木瓜赤茯苓,参术扁豆同甘草,煎加姜枣六气平。

【组成】

砂仁 3 g,半夏 10 g,杏仁 10 g,人参 6 g,白术 10 g,甘草 6 g,藿香 10 g,木瓜 10 g,厚朴 10 g,扁豆 10 g,赤茯苓 10 g。

【功效】

和中化湿,升清降浊。

【主治】

湿伤脾胃。症见呕吐腹泻,倦怠嗜卧,胸膈痞满,舌苔白滑等。

【用法】

水煎服。

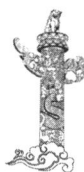

【禁忌】

本方药性偏温,湿热霍乱者忌用。

第二节　清热祛湿剂

茵 陈 蒿 汤

【方歌】

茵陈蒿汤治黄疸,阴阳寒热细推详,阳黄大黄栀子入,阴黄附子与干姜。

亦有不用茵陈者,仲景柏皮栀子汤。

【组成】

茵陈 30 g,栀子 15 g,大黄 6 g。

【功效】

清热利湿退黄。

【主治】

治湿热黄疸,一身面目俱黄,色鲜明如橘子,腹微满,口中渴,小便不利,舌苔黄腻,脉沉实或滑数。

【用法】

水煎服。

【禁忌】

阴黄者不宜用。

八 正 散

【方歌】

八正木通与车前,萹蓄大黄栀滑研,灯芯瞿麦甘草梢,湿热诸淋此方先。

【组成】

车前子、瞿麦、扁蓄、滑石、栀子仁、甘草(炙)、木通、大黄(面裹,煨,去面,切,焙)各 500 g。

【功效】

清热泻火,利水通淋。

【主治】

热淋、淋证。尿频尿急,溺时涩痛,淋沥不畅,尿色浑赤,甚则癃闭不通,小腹急满,口燥咽干,舌苔黄腻,脉滑数。

【用法】

现代用法:散剂,每服 6～10 g,灯心煎汤送服;汤剂,加灯心,水煎服,用量根据病情酌定。

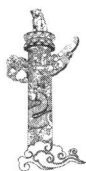

【禁忌】

孕妇及虚寒病者忌用。

三 仁 汤

【方歌】

三仁杏蔻薏苡仁,夏朴白通竹叶滑,宣化畅中清湿热,湿温初起用此方。

【组成】

杏仁 15 g,通草 6 g,白豆蔻 6 g,淡竹叶 6 g,厚朴 6 g,薏苡仁 18 g,半夏 15 g,飞滑石 18 g。

【功效】

宣畅气机,清利湿热。

【主治】

湿温初起或暑温夹湿之湿重于热证。头痛恶寒,身重疼痛,肢体倦怠,面色淡黄,胸闷不饥,午后身热,苔白不渴,脉弦细而濡。

【用法】

水煎服。

【禁忌】

舌苔黄腻,热重于湿者不宜使用。

甘露消毒丹

【方歌】

甘露消毒蔻藿香,茵陈滑石木通菖,芩翘贝母射干薄,湿热留连此可扩。

【组成】

飞滑石 450 g,淡黄芩 300 g,绵茵陈 330 g,石菖蒲 180 g,川贝母、木通各 150 g,藿香、连翘、白蔻仁、薄荷、射干各 120 g。

【功效】

利湿化浊,清热解毒。

【主治】

湿温时疫初期,邪在气分,湿热并重证。发热倦怠,胸闷腹胀,肢酸咽痛,身目发黄,颐肿口渴,小便短赤,泄泻淋浊,舌苔白或厚腻或干黄,脉濡数或滑数。

【用法】

现代用法:散剂,每服 6～9 g;丸剂,每服 9～12 g;汤剂,水煎服,用量按原方比例酌定。

【禁忌】

湿热入营、谵语舌绛者,则非本方所宜。

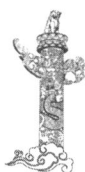

宣痹汤

【方歌】

宣痹防己赤豆宜,蚕沙夏杏滑翘栀,骨节烦疼由湿郁,痹阻经络此方施。

【组成】

防己15 g,杏仁15 g,滑石15 g,连翘10 g,栀子9 g,半夏9 g,蚕沙6 g,赤小豆皮9 g。

【功效】

清化湿热,宣痹通络。

【主治】

治湿热痹证。湿聚热蒸,阻于经络,寒战发热,骨节烦疼,面色萎黄,小便短赤,舌苔黄腻或灰滞。

【用法】

水煎服。

【禁忌】

防己苦寒较甚,不宜大量使用,以免损伤胃气。食欲缺乏及阴虚无湿热者忌用防己。

二 妙 散

【方歌】

二妙散中苍柏兼,若云三妙牛膝添,湿热下流解痿痹,四妙再把苡仁添。

【组成】

黄柏(炒)、苍术(米泔水浸,炒)各15 g。

【功效】

清热燥湿。

【主治】

主治湿热下注,筋骨疼痛,脚膝无力,或足膝红肿热痛,或下部湿疮,以及湿热带下、淋浊等症。

【用法】

已有成药。现代用法:为散剂,各等份,每服3～9 g,每日2次,用沸汤加姜汁送服。或为丸剂,亦可作汤剂,水煎服。表实体壮者,加酒少许佐之。气虚者加补气药,血虚者加补血药,痛甚者加生姜汁,热服。

【禁忌】

湿多热少者,不宜使用。

连 朴 饮

【方歌】

连朴饮内用豆豉,菖蒲半夏炒山栀,芦根厚朴黄连入,湿热霍乱此方施。

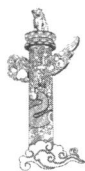

【组成】

厚朴 6 g,石菖蒲 3 g,半夏 3 g,淡豆豉 9 g,栀子 9 g,芦根 60 g,黄连 3 g。

【功效】

清热化湿,理气和中。

【主治】

湿热霍乱。上吐下泻,胸脘痞闷,心烦躁扰,小便短赤,舌苔黄腻,脉滑等。

【用法】

水煎,温服。

【禁忌】

本方不宜用于寒湿霍乱者。

第三节 利水渗湿剂

五 苓 散

【方歌】

五苓散中用桂枝,白术泽泻猪茯苓,温阳化气利水湿,外解表邪内停饮。

【组成】

桂枝(去皮)6 g,猪苓(去皮)10 g,茯苓 10 g,泽泻 15 g,白术 10 g。

【功效】

利水渗湿,温阳化气。

【主治】

主治外有表证,内停水湿,头痛发热,烦渴欲饮,或水入即吐,小便不利,水湿内停的水肿,泄泻,小便不利,以及霍乱、头痛、发热、身疼痛,热多欲饮水者,痰饮,脐下动悸,吐涎沫而头眩或短气而咳者。

【用法】

现代用法:散剂,每服 6~10 g;汤剂,水煎服,多饮热水,取微汗,用量按原方比例酌定。

【禁忌】

入汤剂不宜久煎。湿热者忌用,且本方不宜常服。

猪 苓 汤

【方歌】

猪苓汤中二苓全,泽泻阿胶滑石添,利水育阴兼泻热,淋疾血尿服之痊。

【组成】

猪苓 9 g,茯苓 9 g,泽泻 9 g,阿胶 9 g,滑石 9 g。

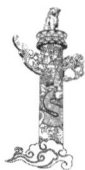

【功效】

滋阴清热利水。

【主治】

主治水热互结,小便不利,邪热伤阴所致的发热,渴欲饮水,或下利,咳而呕渴,心烦不得眠者。

【用法】

水煎服,阿胶分 2 次烊化。

【禁忌】

因本方为渗利之剂,若内热盛,汗出多而渴者忌用。

五 皮 饮

【方歌】

五皮饮用五般皮,陈茯姜桑大腹皮,或用五加去桑白,脾虚腹胀此方宜。

【组成】

陈皮 9 g,茯苓皮 10 g,生姜皮 6 g,桑白皮 9 g,大腹皮 10 g。

【功效】

行气化湿,利水消肿。

【主治】

主治皮水。用于全身水肿、胸腹胀满、小便不利以及妊娠水肿等。本方也常用于各种原因引起的水肿,但以急性肾炎水肿、妊娠水肿、经期水肿以及腹水等较为多用。

【用法】

水煎服。

【禁忌】

忌生冷油腻食物。

防己黄芪汤

【方歌】

风水防己黄芪汤,白术甘草枣生姜,汗出恶风身重肿,表虚湿胜此方良。

【组成】

黄芪 30 g,防己 10 g,甘草 5 g,白术 10 g,生姜 3 片,大枣 3 枚。

【功效】

益气祛风,健脾利水。

【主治】

主治风水或风湿,汗出恶风,身重水肿,关节烦疼,自汗出,腰以下重,小便不利,脉浮。

【用法】

水煎服。

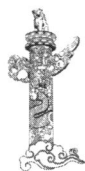

【禁忌】

水湿壅盛肿甚者,非本方所宜。

第四节　温化水湿剂

苓桂术甘汤

【方歌】

苓桂术甘蠲饮剂,健脾又化膀胱气,饮邪上逆气冲胸,胸满能除眩悸平。

【组成】

茯苓 12 g,桂枝 9 g,白术 6 g,甘草 6 g。

【功效】

温阳化饮,健脾利湿。

【主治】

主治痰饮病。中阳不足之痰饮。胸胁支满,目眩心悸,短气而咳,舌苔白滑,脉弦滑或沉紧。

【用法】

水煎服。

【禁忌】

口苦、喜冷者,忌之。若饮邪化热,咳痰黏稠者,非本方所宜。

实　脾　散

【方歌】

实脾茯苓与木瓜,甘草木香大腹加,草果姜附兼厚朴,虚寒阴水效堪夸。

【组成】

厚朴(去皮,姜制,炒)、白术、木瓜(去瓣)、木香(不见火)、草果仁、大腹子、附子(炮,去皮脐)、白茯苓(去皮)、干姜(炮)各 30 g,甘草(炙)15 g。

【功效】

温阳健脾,行气利水。

【主治】

阳虚水肿。身半以下肿甚,手足不温,胸腹胀满,大便溏薄,舌苔白腻,脉沉弦而迟者。

【用法】

现代用法:加生姜、大枣,水煎服,用量按原方比例酌减。

【禁忌】

属阳水者,非本方所宜。

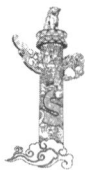

萆薢分清饮

【方歌】

萆薢分清石菖蒲,乌药益智同煎煮,或以苓草加盐煎,益肾利湿清浊除。

【组成】

益智、川萆薢、石菖蒲、乌药各9 g。

【功效】

温暖下元,利湿化浊。

【主治】

膏淋,白浊。小便频数,白如米泔,凝如膏糊,舌淡苔白,脉沉。

【用法】

现代用法:水煎服,加入食盐少许。

【禁忌】

湿热白浊非本方所宜。

鸡鸣散

【方歌】

鸡鸣散是脚气方,苏叶吴萸桔梗姜,木瓜槟陈晨冷服,宣散湿邪降浊良。

【组成】

槟榔7枚,陈皮30 g,木瓜30 g,吴茱萸6 g,桔梗15 g,生姜15 g,紫苏梗叶9 g。

【功效】

行气降浊,温化寒湿。

【主治】

湿性脚气,风湿流注,足胫肿重无力,行动不便,麻木冷痛,或挛急上冲,甚则胸闷泛恶。

【用法】

水煎服。

【禁忌】

孕妇慎用。方中槟榔易耗正气,故不宜久服。干脚气、湿热脚气者不宜使用本方。

第五节　祛风胜湿剂

羌活胜湿汤

【方歌】

羌活胜湿藁独芎,蔓荆甘草与防风,湿邪在表头腰痛,发汗升阳有殊功。

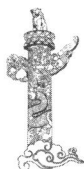

【组成】

羌活 10 g,独活 10 g,藁本 10 g,防风 10 g,甘草 6 g,川芎 6 g,蔓荆子 9 g。

【功效】

祛风胜湿。

【主治】

主治风湿在表,头痛项强,腰背重痛,一身尽痛,难以转侧,恶寒发热,脉浮。

【用法】

水煎服。

【禁忌】

羌活气味浓烈,用量过多易致呕吐,脾胃虚弱者不宜服用。

独活寄生汤

【方歌】

独活寄生芄防辛,芎归地芍桂苓均,杜仲牛膝人参草,冷风顽痹屈能伸。

【组成】

独活 9 g,桑寄生 6 g,杜仲 6 g,牛膝 6 g,细辛 6 g,秦芄 6 g,茯苓 6 g,桂心 6 g,防风 6 g,川芎 6 g,人参 6 g,甘草 6 g,当归 6 g,白芍 6 g,干地黄 6 g。

【功效】

祛风湿,止痹痛,益肝肾,补气血。

【主治】

风寒湿痹证,痹证日久,肝肾两虚,气血不足证。腰膝疼痛,肢节屈伸不利,或麻木不仁,畏寒喜温,心悸气短,舌淡苔白,脉细弱。

【用法】

水煎服。

【禁忌】

痹证之属湿热实证者忌用。

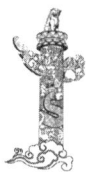

第三十三章　润燥剂

　　凡具有辛润疏达、辛凉甘润、甘凉益胃、清热润肺、滋水清金、滋养心肾、滋养肝肾、滋阴养血、养血润肠等作用,治疗外燥证与内燥证的方剂均属润燥剂。

　　治疗燥证,应分清外燥与内燥。外燥系外感燥邪所致,又分温燥与凉燥,夏火之余气多病温燥有类风热,但以伴燥热伤津为特征,近冬之寒气则多病凉燥有类风寒,但较严冬之寒为轻,又称次寒。温燥治宜辛凉甘润辛凉解表之药为主,凉燥则治宜苦辛温润辛温解表之药为主,并配伍止咳化痰、养阴润燥、清热等药。内燥又分为上燥肺、中燥脾胃和下燥肾、大肠。内燥证或由汗吐下重伤津液,或由久病精血大虚,或由感受温邪化燥伤阴所致脏腑伤津耗液。内燥治宜甘寒滋润以补损耗之阴液。

　　总之,外燥宜用轻宣外燥剂,内燥适用滋阴润燥剂。使用时注意滋腻之品易助湿碍气,避免使用辛香苦燥之品。

第一节　轻宣外燥剂

杏苏散

【方歌】
杏苏散内枳桔前,二陈汤中姜枣煎,轻宣温润治凉燥,宣肺化痰功效多。

【组成】
紫苏叶、半夏、茯苓、前胡、杏仁各9 g,苦桔梗、枳壳、橘皮各6 g,甘草3 g,大枣3枚,生姜适量。

【功效】
轻宣凉燥,宣肺化痰。

【主治】
外感凉燥证。恶寒无汗,头微痛,咳嗽痰稀,鼻塞咽干,苔白脉弦。

【用法】
水煎温服。

【禁忌】
本方药性偏温,温燥,外感热病或津伤较重者慎用。

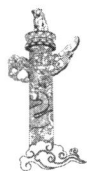

桑杏汤

【方歌】

桑杏汤用象贝豉,沙参梨皮栀子皮,轻宣凉润治温燥,头痛发热干咳疗。

【组成】

桑叶、象贝、淡豆豉、栀皮、梨皮各 3 g,杏仁 4.5 g,北沙参 6 g。

【功效】

清宣温燥,润肺止咳。

【主治】

外感温燥证。身热不甚,口渴,咽干鼻燥,干咳无痰或痰少而黏,舌红,苔薄白而干,脉浮数而右脉大者。

【用法】

水煎服。

【禁忌】

因本方证邪气轻浅,故诸药用量较轻,且煎煮时间也不宜过长。

清燥救肺汤

【方歌】

清燥救肺桑石膏,麦胶胡麻人参草,杏仁杷叶降肺气,温燥伤肺喘咳疗。

【组成】

桑叶(经霜者,去枝、梗、净叶)9 g,石膏(煅)8 g,甘草、胡麻仁(炒,研)、真阿胶、枇杷叶(刷去毛,蜜涂,炙黄)各 3 g,麦冬(去心)4 g,人参、杏仁(泡,去皮尖,炒黄)各 2 g。

【功效】

清燥润肺,养阴益气。

【主治】

温燥伤肺,气阴两伤证。头痛身热,干咳无痰,气逆而喘,咽喉干燥,鼻燥,心烦口渴,胸满胁痛,舌干少苔,脉虚大而数。

【用法】

水煎服。

【禁忌】

肺胃虚寒者忌服。

沙参麦冬汤

【方歌】

沙参麦冬扁豆桑,甘草玉粉合成方,秋燥耗伤肺胃津,苔光干咳服之佳。

【组成】

沙参 9 g,玉竹 6 g,甘草 3 g,桑叶 3 g,白扁豆 4.5 g,天花粉 4.5 g,麦冬 9 g。

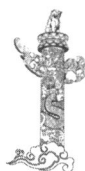

【功效】

清养肺胃,生津润燥。

【主治】

燥伤肺胃阴分,津液亏损,咽干口渴,干咳痰少而黏,或发热,脉细数,舌红少苔者。

【用法】

水煎服。

【禁忌】

凡脾胃虚寒泄泻、胃有痰饮、风寒咳嗽者均忌服。

第二节 滋润内燥剂

养阴清肺汤

【方歌】

养阴清肺白喉方,生地玄麦增液汤,芍药丹皮贝薄草,凉血解热效力高。

【组成】

麦冬3.6 g,甘草15 g,玄参4.5 g,川贝母2.5 g,牡丹皮2.5 g,薄荷1.5 g,白芍2.4 g。

【功效】

养阴清肺,解毒利咽。

【主治】

白喉之阴虚燥热证。喉间起白如腐,不易拭去,并逐渐扩展,病变甚速,咽喉肿痛,初起或发热或不发热,鼻干唇燥,或咳或不咳,呼吸有声,似喘非喘,脉数无力或细数。

【用法】

水煎服。

【禁忌】

白喉忌表,尤忌辛温发汗。据原方后记载:"如有内热及发热,不必投表药,照方服去,其热自除。"

百合固金汤

【方歌】

百合固金二地黄,玄参贝母桔甘藏,麦冬芍药当归配,养阴润肺痰咳方。

【组成】

熟地黄9 g,生地黄9 g,当归9 g,白芍3 g,甘草3 g,桔梗2.4 g,玄参2.4 g,川贝母1.5 g,麦冬1.5 g,百合1.5 g。

【功效】

滋养肺肾,止咳化痰。

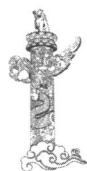

【主治】

肺肾阴亏,虚火上炎。咳嗽气喘,痰中带血,咽喉燥痛,头晕目眩,午后潮热,舌红少苔,脉细数。

【用法】

水煎服。

【禁忌】

忌食生冷、辛辣、油腻等物。

麦门冬汤

【方歌】

麦门冬汤半夏甘,大枣粳米人参煎,肺痿咳逆因虚火,益胃生津降逆方。

【组成】

半夏 9 g,麦冬 60 g,甘草 4 g,人参 6 g,粳米 6 g,大枣 4 枚。

【功效】

清肺养胃,降逆下气。

【主治】

主治肺痿。肺胃津伤,虚火上炎,咳唾涎沫,气逆而喘,咽干口燥,舌干红少苔,脉虚数者。

【用法】

水煎服。

【禁忌】

肺痿属于虚寒者禁用。

增液汤

【方歌】

增液汤用玄地冬,滋液润燥大有功,热病津枯肠燥结,增水行舟便自通。

【组成】

玄参 30 g,麦冬 24 g,生地黄 24 g。

【功效】

增液润燥。

【主治】

阳明温病,津亏便秘证。大便秘结,口渴,舌干红,脉细数或沉而无力者。

【用法】

水煎服。

【禁忌】

本方增液有余,攻下不足,是为津液少,而燥结不甚者而设。若阳明里实热结所致便秘,则非所宜。如津液不足,燥结较甚者亦非本方所能胜任。

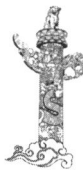

第三十四章 和解剂

　　凡具有和解少阳、调和肝脾、调和肠胃、截疟等作用,治疗少阳证、肝脾不和、肠胃不和、疟疾的方剂,统称和解剂。

　　和解剂原为治疗伤寒邪入少阳而设。少阳属胆,位于表里之间,既不宜发汗,又不宜吐下,唯有和解一法最为适当。然胆附于肝,与肝相表里,胆经发病可影响及肝,肝经发病也可影响及胆,且肝胆疾病又可累及脾胃,导致肝脾不和;若中气虚弱,寒热互结,又可导致肠胃不和。故和解剂除和解少阳以治少阳病症外,还包括调和肝脾以治肝郁脾虚、肝脾不和证,调和肠胃以治肠胃不和证。

　　临证应用和解剂时注意,和解剂组方配伍较为独特,往往既祛邪又扶正,既透表又清里,既疏肝又治脾,无明显寒热补泻之偏,性质平和,作用和缓,照顾全面。此为本类方剂的优势所在,也是其应用范围较广、主治病症较为复杂的原因。和解剂毕竟以祛邪为主,纯虚不宜用,以防其伤正,且因兼顾正气,故纯实者亦不可选,以免贻误病情。平和之中皆有针对性,临床上表里、寒热、虚实夹杂的情况很多,应尽量辨清寒热、虚实、表里、上下、气血所占比例的多少和病位,这样才能纠正其偏盛与偏衰,更加针对病情。

第一节 和解少阳剂

小柴胡汤

【方歌】

小柴胡汤和解供,半夏人参甘草从,更用黄芩加姜枣,少阳百病此为宗。

【组成】

北柴胡 12 g,黄芩 9 g,人参 6 g,半夏 9 g,甘草 5 g,生姜 9 g,大枣 4 枚。

【功效】

和解少阳。

【主治】

伤寒少阳证。往来寒热,胸胁苦满,默默不欲饮食,心烦喜呕,口苦,咽干,目眩,舌苔薄白,脉弦者。妇人伤寒,热入血室,以及疟疾、黄疸与内伤杂病而见少阳证者。

【用法】

水煎服。

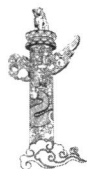

【禁忌】

因柴胡升散,黄芩、半夏性燥,故阴虚血少者忌用。

蒿芩清胆汤

【方歌】

蒿芩清胆枳竹茹,苓夏陈皮碧玉至,少阳热重寒轻症,胸痞呕恶总能平。

【组成】

青蒿6 g,淡竹茹9 g,半夏5 g,赤茯苓9 g,黄芩9 g,枳壳5 g,陈皮5 g,碧玉散(滑石、甘草、青黛,包煎)9 g。

【功效】

清胆利湿,和胃化痰。

【主治】

少阳湿热痰浊证。症见寒热如疟,寒轻热重,口苦膈闷,吐酸苦水或呕黄涎而黏,胸胁胀痛,舌红苔白腻,脉濡数。

【用法】

水煎服。

【禁忌】

本方药性寒凉,素体阳虚者慎用。

第二节　调和肝脾剂

四 逆 散

【方歌】

四逆散里用柴胡,芍药枳实甘草须,透解郁热调肝脾,真热假寒四肢厥。

【组成】

北柴胡6 g,枳实6 g,白芍6 g,甘草6 g。

【功效】

透邪解郁,疏肝理脾。

【主治】

阳郁厥逆证:手足不温,或腹痛,或泄利下重,脉弦。肝脾气郁证:胁肋胀闷,脘腹疼痛,脉弦。

【用法】

水煎服。

【禁忌】

本方只能用于阳气内郁所致的热厥较轻者,其他厥逆不可用。

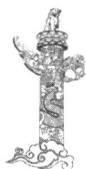

逍遥散

【方歌】

逍遥散用当归芍,柴苓术草加姜薄,散郁除蒸功最奇,调经八味丹枝着。

【组成】

北柴胡 15 g,当归 15 g,白芍 15 g,白术 15 g,茯苓 15 g,生姜 15 g,薄荷 6 g,甘草 6 g。

【功效】

疏肝解郁,健脾养血。

【主治】

肝郁血虚,而致两胁作痛,寒热往来,头痛目眩,口燥咽干,神疲食少,月经不调,乳房作胀,脉弦而虚者。

【用法】

水煎服。

【禁忌】

忌生冷及油腻难消化的食物。孕妇慎用。

痛泻要方

【方歌】

痛泻要方陈皮芍,防风白术煎丸酌,补土泻木理肝脾,若作食伤医便错。

【组成】

白术 10 g,白芍(炒)10 g,陈皮(炒)10 g,防风 10 g。

【功效】

补脾泻肝。

【主治】

主治肝旺脾虚,肠鸣腹痛,大便泄泻,泻必腹痛,舌苔薄白,脉两关不调,弦而缓。

【用法】

水煎服。

【禁忌】

伤食腹痛泄泻及湿热泻痢者不宜使用。

第三节　调和肠胃剂

半夏泻心汤

【方歌】

半夏泻心黄连芩,干姜甘草及人参,大枣和中治虚痞,法在调阳与和阴。

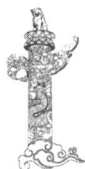

【组成】

半夏 9 g,黄芩 6 g,干姜 6 g,人参 6 g,甘草 6 g,黄连 3 g,大枣 4 枚。

【功效】

和胃降逆,开结除痞。

【主治】

寒热错杂之痞证。心下痞,但满而不痛,或呕吐,肠鸣下利,舌苔腻而微黄。

【用法】

水煎服。

【禁忌】

本方主治虚实互结证。若因气滞或食积所致的心下痞满,则不宜使用。

第四节 治疟剂

截疟七宝饮

【方歌】

截疟七宝草果仁,常山朴槟草青陈,疟发频频邪气盛,劫痰燥湿此方饮。

【组成】

常山 3 g,厚朴、青皮、陈皮、炙甘草、槟榔、草果仁(去皮)各 1.5 g。

【功效】

燥湿,祛痰,截疟。

【主治】

主治疟疾。先有呵欠乏力,继而寒战,寒罢则内外皆热,头痛面赤,口渴引饮,终则遍身汗出,热退身凉,每日或间一两日发作一次,寒热休作有时,舌红,苔薄白或黄腻,脉弦。

【用法】

水煎服。

【禁忌】

中气虚弱,或内有郁火者慎用。

达 原 饮

【方歌】

达原饮用朴槟芩,知甘白芍草果仁,邪伏募原瘟疫发,疏邪宣壅此方寻。

【组成】

槟榔 6 g,厚朴 3 g,草果仁 1.5 g,知母 3 g,芍药 3 g,黄芩 3 g,甘草 1.5 g。

【功效】

开达膜原,避秽化浊。

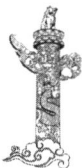

【主治】

瘟疫或疟疾,邪伏膜原证。憎寒壮热,或每日 3 次,或每日 1 次,发无定时,胸闷呕恶,头痛烦躁,脉弦数,舌边深红,舌苔垢腻,或苔白厚如积粉。

【用法】

水煎服。

【禁忌】

中气虚弱,或内有郁火者慎用。

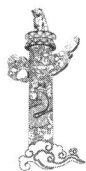

第三十五章　表里双解剂

凡以解表药配合泻下、清热、温里药组成,具有表里同治、内外分解的作用,治疗表里同病的方剂,统称表里双解剂。

主要适用于外有表证而内有便秘或内有郁热或内有阴寒等证。对于表证未除,里证又急,如仅用表散,则在里之邪不得去,仅治其里,则在外之邪不解,在这种情况下,必须考虑表里双解剂以表里同治,使病邪得以分消。

临证时应用表里双解剂注意:必须具备既有表证,又有里证,方可使用本方;须辨明表证里证的性质及彼此轻重缓急程度以便灵活运用;辨别表证与里证的寒、热、虚、实,针对病情选择适当方剂;辨清表证与里证的轻重主次,表证与里证寒、热、虚、实的比例,分清后权衡确定解表药与治里药的用药比例,方无太过与不及之弊。

第一节　解表攻里剂

大 柴 胡 汤

【方歌】

大柴胡汤用大黄,枳实芩夏白芍将,煎加姜枣表兼里,和解少阳泻热结。

【组成】

北柴胡 15 g,黄芩 9 g,白芍 9 g,半夏 9 g,生姜 15 g,枳实 9 g,大枣 4 枚,大黄 6 g。

【功效】

和解少阳,内泻热结。

【主治】

少阳阳明合病。往来寒热,胸胁苦满,呕不止,郁郁微烦,心下痞硬,或心下满痛,大便不解或协热下利,舌苔黄,脉弦数有力。

【用法】

现代用法:水煎 2 次,去渣,再煎,分 2 次温服。

【禁忌】

单纯少阳证者、单纯阳明证者、少阳阳明病而阳明尚未结热成实者禁用。

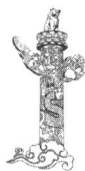

防风通圣散

【方歌】

防风通圣大黄硝,荆芥麻黄栀芍翘,甘桔芎归膏滑石,薄荷芩术力偏饶。

表里交攻阳热盛,外科疡毒总能消。

【组成】

防风、荆芥、连翘、麻黄、薄荷、川芎、当归、炒白芍、白术、栀子、酒大黄、芒硝(后下)各 15 g,石膏、黄芩、桔梗各 30 g,生甘草 60 g,滑石 90 g。

【功效】

疏风解表,泻热通便。

【主治】

外感风邪,内有蕴热之表里俱实证。症见恶寒发热、头痛眩晕、口苦口干、咽喉不利、大便秘结、小便黄短、舌苔黄腻、脉洪数或弦滑。

【用法】

上药研成细末,每服 30 g,加生姜同煎,或水煎服(已有成药)。

【禁忌】

本方汗、下之力峻猛,有损胎气,虚人及孕妇慎用。时毒饥馑之后胃气亏损者,须当审察,非大满大实不用。荆芥、麻黄、防风疏风解表,使在皮肤的风热之邪得汗而泄,但麻黄量不宜太大,少用即可。

第二节 解表清里剂

葛根黄芩黄连汤

【方歌】

葛根黄芩黄连汤,甘草四般治二阳,解表清里兼和胃,喘汗自利保安康。

【组成】

葛根 15 g,甘草 6 g,黄芩 9 g,黄连 9 g。

【功效】

解表清里。

【主治】

身热下利,喘而汗出,或疹后身热不除,或项背强急,心悸而下利,以及外疡火毒内逼,协热下利。

【用法】

水煎服。

【禁忌】

下痢而不发热,病属虚寒者不宜用。

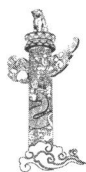

石 膏 汤

【方歌】

石膏汤用芩柏连,麻黄豆豉山枝痓,清热发汗兼解毒,姜枣细茶一同煎。

【组成】

石膏30 g,黄连、黄柏、黄芩各6 g,香豉(绵裹)9 g,栀子(擘)9 g,麻黄(去节)9 g。

【功效】

清热泻火,发汗解表。

【主治】

主治外感表证未解,三焦里热已炽,症见壮热无汗、身体拘急、面赤目赤、鼻干口渴、烦躁不眠、神昏谵语、鼻出血、脉滑数,或发斑者。

【用法】

水煎服。可加生姜3 片、大枣3 枚、绿茶3 g,同煎。

【禁忌】

服药期间,忌猪肉、冷水。

第三节　解表温里剂

五 积 散

【方歌】

五积寒食气血痰,桂麻芎芷芍归甘,平胃二陈姜枳桔,临床应用细详参。

【组成】

白芷、川芎、甘草(炙)、茯苓(去皮)、当归(去芦)、肉桂(去粗皮)、芍药、半夏(汤洗7 次)各90 g,陈皮(去白)、枳壳(去瓤、炒)、麻黄(去根、节)各180 g,苍术(米泔浸、去皮)720 g,干姜120 g,桔梗(去芦头)360 g,厚朴(去粗皮)120 g。

【功效】

解表温中,化痰消积,散寒祛湿,理气活血。

【主治】

外感风寒,内伤生冷证。脾胃宿冷,腹胁胀痛,胸膈停痰,呕逆恶心;或外感风寒,内伤生冷,心腹痞闷,头目昏痛,肩背拘急,肢体怠惰,寒热往来,饮食不进;妇人血气不调,心腹撮痛,经候不调,或闭不通。

【用法】

现已有成药。水煎服,剂量酌情而定。

【禁忌】

若病人热重于湿,壮热烦渴,舌苔黄腻,则不宜使用。

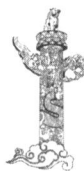

第三十六章 理 气 剂

凡以理气药为主组成,具有行气或降气的作用,主治气滞或气逆病症的方剂,统称为理气剂。

气是人体生命活动的物质基础,来源于脾、肾的升降出入,治制于肺,升发疏泄条达于肝,运行周身,使五脏六腑得以维持正常生理活动。气的病变主要分为虚实两类:一是气虚,一是气滞、气逆。气虚当补用补气剂,气滞当通用行气剂,气逆当降用降气剂,都需应用理气剂治疗。

理气剂,以辛温香窜的理气药为主药组成,具有调理气分,疏畅气机,消除气滞、气逆,调整脏腑功能等作用。广泛用于治疗七情郁结、寒暖不适,或瘀血、痰湿阻滞所致的肝胆、脾胃气滞、胸胁胀痛、脘腹胀满、嗳气吞酸、恶心食少、大便失常,或疝气痛,月经不调、痛经,以及胃气上逆、呕吐、呃逆,肺气上逆,咳喘等证。根据治疗作用和主治病症的不同,理气剂可分为疏肝理气剂、疏肝理脾剂、疏肝和胃剂、理脾和胃剂、调和胃肠剂。

临证时用理气药应注意,首先应辨明病情的虚实,气滞实证方可使用理气剂,若误投补气剂,壅塞气机,则气滞更甚。理气药多辛温香燥,易耗气伤阴,气阴不足者不宜多用。使用疏肝理气剂治肝郁气滞时,要注意精神护理,保持正常心态,才能收到良好效果。治疗脾胃不和、肝脾失调、肝胃不和、胃肠失和诸证时,应忌食辛辣刺激、寒冷固硬、腥膻油腻、不易消化的食物。理气剂多辛温香燥,易伤津耗气,勿使过剂,孕妇慎用。

第一节 行 气 剂

越 鞠 丸

【方歌】
越鞠丸治六般郁,气血痰火湿食因,芎苍香附与枝曲,气畅郁舒痛闷伸。

【组成】
香附200 g,川芎200 g,栀子200 g,苍术200 g,神曲200 g。

【功效】
理气解郁,宽中除满。

【主治】
六郁:气、血、痰、火、湿、食。用于胸脘痞闷,腹中胀满,饮食停滞,嗳气吞酸。

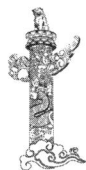

【用法】

上药为末,水泛为丸,如绿豆大。每次 6~9 g,每日 2 次。

【禁忌】

服药期间忌气怒,宜进食易消化之食物。孕妇慎用。

良附丸

【方歌】

良附丸内高良姜,再加香附为丸尝,肝郁胃寒脘胁痛,调肝祛寒止痛良。

【组成】

高良姜(酒洗 7 次)500 g,香附(醋洗 7 次)500 g,焙干。

【功效】

疏肝理气,温胃祛寒,温胃理气。

【主治】

肝郁气滞,胃有寒凝,脘腹疼痛,吐酸,喜温喜按,胸胁胀痛,或痛经,苔白,脉沉紧者。

【用法】

现已有成药,每次 6 g,每日 2 次。

【禁忌】

饮食宜清淡,忌酒及辛辣、生冷、油腻食物。胃部灼痛,口苦便秘之胃热者不适用。

半夏厚朴汤

【方歌】

半夏厚朴气滞疏,茯苓生姜共紫苏,加枣同煎名四七,痰症凝聚尽能除。

【组成】

半夏 12 g,厚朴 9 g,紫苏叶 12 g,茯苓 12 g,生姜 15 g。

【功效】

行气开郁,降逆化痰。

【主治】

梅核气,主妇人咽中如有炙脔;喜、怒、悲、思、忧、恐、惊之气结成痰涎,状如破絮,或如梅核,在咽喉之间,咯不出,咽不下,此七气所为也;或中脘痞满,气不舒快,或痰涎壅盛,上气喘急,或因痰饮中结,呕逆恶心。

【用法】

水煎服。

【禁忌】

方中多辛温苦燥之品,仅适宜于痰气互结而无热者。若见颧红口苦、舌红少苔属于气郁化火,阴伤津少者,虽具梅核气之特征,亦不宜使用本方。

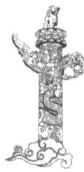

栝楼薤白白酒汤

【方歌】

栝楼薤白治胸痹,配以白酒最相宜,加夏加朴枳桂枝,治法稍殊名亦异。

【组成】

栝楼实 24 g,薤白 12 g,白酒适量。

【功效】

通阳散结,行气祛痰。

【主治】

胸痹证。胸部闷痛,甚或胸痛彻背,喘息咳唾,短气,舌苔白腻,脉沉弦或紧。

【用法】

水煎服。

【禁忌】

本方偏温,阴虚者不宜用。

金铃子散

【方歌】

金铃子散用延胡,疏肝泄热热可除,或加黄酒调散用,行气化瘀瘀痛行。

【组成】

川楝子 30 g,延胡索 30 g。

【功效】

疏肝泄热,行气止痛。

【主治】

肝气不舒,气郁化火,致患心腹胁肋诸痛,或发或止,口苦,舌红苔黄,脉弦数。现用于溃疡病、肝炎、胆囊炎、肋间神经痛、胆道蛔虫症等肝郁气滞偏热者。

【用法】

现代用法:为末,每服 9 g,酒或温开水送下。

【禁忌】

孕妇慎用。

加味乌药汤

【方歌】

加味乌药汤缩砂,木香元胡草附加,行气解郁能止痛,脘腹胁痛痛经夸。

【组成】

乌药 9 g,砂仁 6 g,木香 6 g,延胡索 9 g,香附 10 g,甘草 9 g。

【功效】

行气解郁,调经止痛。

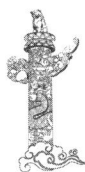

【主治】

血气凝滞,经前腹胀痛,胀过于痛,或连胸胁、乳房胀痛,舌淡,苔薄白,脉弦紧。

【用法】

水煎服。

【禁忌】

本方药偏行散,对经痛绵绵属冲任虚损者不宜使用。

橘 核 丸

【方歌】

橘核丸是济生方,疝气顽痛必须尝,枳朴元胡昆藻带,楝桂桃香木通襄。

【组成】

橘核 30 g,海藻 30 g,昆布 30 g,海带 30 g,川楝子 30 g,桃仁 30 g,厚朴 15 g,木通 15 g,枳实 15 g,延胡索 15 g,桂心 15 g,木香 15 g。

【功效】

行气活血,软坚散结。

【主治】

㿗疝。睾丸肿胀,偏有大小,或坚硬如石,不痛不痒,或引脐腹绞痛,甚则阴囊肿大,或成疮毒,轻则时出黄水,甚则成痈溃烂。

【用法】

水煎服。

【禁忌】

若已成疮疡,溃烂者应加外治法处理。

第二节 降 气 剂

苏子降气汤

【方歌】

苏子降气半夏归,前胡桂朴草姜随,下虚上盛痰嗽喘,或入沉香遏其危。

【组成】

紫苏子 10 g,半夏 10 g,甘草 6 g,前胡 10 g,厚朴 10 g,官桂 6 g,当归 10 g。

【功效】

降气平喘,温化痰湿。

【主治】

上实下虚喘咳证。咳喘痰多,胸膈满闷,喘咳短气,呼多吸少,或腰疼脚弱,肢体倦怠,或肢体水肿,舌苔白滑或白腻,脉弦滑。

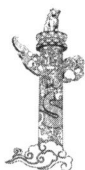

【用法】

水煎服。可加生姜 3 片、大枣 2 枚。

【禁忌】

肺肾两虚的咳喘,肺热痰喘,均不宜用。

定 喘 汤

【方歌】

定喘白果与麻黄,款冬半夏白皮桑,苏杏黄芩兼甘草,肺寒膈热喘哮尝。

【组成】

白果 21 枚,麻黄、款冬花、桑白皮(蜜炙)各 9 g,紫苏子 6 g,法半夏 9 g,甘草 6 g,杏仁 9 g,黄芩 10 g。

【功效】

宣降肺气,清热化痰。

【主治】

哮喘症,风寒外束,痰热内蕴证。咳喘痰多气急,质稠色黄,或微恶风寒,舌苔黄腻,脉滑数者。

【用法】

水煎服。

【禁忌】

内无痰热者,或哮喘日久,气虚脉弱者,均不宜用。白果有小毒,不宜过服和久服。

旋覆代赭汤

【方歌】

旋覆代赭用人参,半夏甘草姜枣临,降逆化痰和胃气,胃气上逆噫气频。

【组成】

旋覆花 9 g,人参 6 g,代赭石 30 g,甘草(炙)6 g,半夏(洗)9 g,生姜 10 g,大枣 12 枚。

【功效】

降逆化痰,益气和胃。

【主治】

胃气虚弱,痰浊内阻,心下痞硬,噫气不除。

【用法】

水煎服。

【禁忌】

胃虚有热之呕吐、呃逆、嗳气者不宜使用本方。因方中代赭石、半夏有降逆作用,妊娠呕吐者不宜用之。

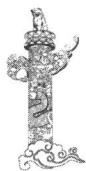

橘皮竹茹汤

【方歌】

橘皮竹茹呕呃方,人参甘草枣生姜,更有一方加半夏,降逆祛痰效更佳。

【组成】

陈皮 12 g,竹茹 12 g,大枣 9 枚,生姜 10 g,甘草 6 g,人参 6 g。

【功效】

理气降逆,益胃清热。

【主治】

久病体弱或吐下后胃虚有热,气逆不降,呃逆或呕吐,虚烦少气,口干,舌嫩红,脉虚数。

【用法】

水煎服。

【禁忌】

呕逆因实热或虚寒而致者,非本方所宜。

丁香柿蒂汤

【方歌】

丁香柿蒂人参姜,脾胃虚寒呃逆方,济生香蒂仅二味,或加竹橘用皆良。

【组成】

人参 3 g,丁香 4 g,柿蒂 6 g,生姜 6 g。

【功效】

温中益气,降逆止呃。

【主治】

虚寒呃逆。呃逆不已,胸脘痞闷,舌淡苔白,脉沉迟。

【用法】

水煎服。

【禁忌】

本方性偏温热,胃热呃逆者不宜使用。

四 磨 饮

【方歌】

四磨饮治七情侵,气逆填胸喘急频,乌药槟沉参等份,浓度煎服效如神。

【组成】

人参、槟榔、沉香、乌药各等份。

【功效】

扶正理气,降逆平喘。

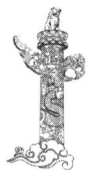

【主治】

七情气逆,上气喘急,胁肋胀痛,胸膈不快,烦闷不食。

【用法】

水煎服。

【禁忌】

本方乃破气降逆峻剂,适宜气机郁结重症。若虽胸膈心下胀满,但正气虚弱,神倦脉弱者慎用。

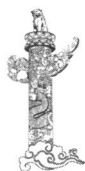

第三十七章　理　血　剂

凡以理血药组成为主,具有活血祛瘀或止血作用,主治瘀血或出血病症的方剂,通称为理血剂。

血分疾病包含血虚、血热、血瘀、出血等4个方面的病症,治疗时,血虚宜补血,血热宜凉血,血瘀宜活血,出血宜止血。补血方药和凉血方药分别列入补益剂和清热剂,本章只介绍活血祛瘀、止血方剂。

临证时用理血药应注意,要详审病机,分清标本缓急,遵急则治其标,缓则治其本,或标本兼顾的治则。活血祛瘀剂常配行气之品,以调畅气机,使气行则血行。祛瘀须防伤正,必要时可配补益之品,使到祛邪而不伤正。月经过多及孕妇慎用。新瘀证急,多用汤剂;久瘀证缓,外伤出血,多用丸散成药。止血须防留瘀,必要时可选用有活血祛瘀作用的止血药;或适当配伍活血药,适当止血而不留瘀。上部出血者,忌用升提药,可酌加牛膝、大黄以引血下行;下部出血者,忌用沉降药,可酌加焦芥穗、黑升麻黄芪等以助升举。

第一节　活血祛瘀剂

桃仁承气汤

【方歌】

桃仁承气五般施,甘草硝黄并桂枝,热结膀胱小腹胀,如狂蓄血最相宜。

【组成】

大黄9 g,桃仁12 g,桂枝6 g,甘草6 g,芒硝6 g。

【功效】

破血下瘀。

【主治】

蓄血证。症见少腹拘急胀满,大便色黑,小便自利,谵语烦渴,至夜发热,其人如狂,以及血瘀经闭,痛经。

【用法】

水煎服。

【禁忌】

孕妇禁用。下焦蓄血,表证未解者不宜用。

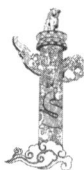

血府逐瘀汤

【方歌】

血府逐瘀用桃红,四物之中易赤芍,柴胡牛膝枳甘桔,逐瘀诸方从此扩。

【组成】

当归9 g,生地黄9 g,桃仁12 g,红花9 g,枳壳6 g,赤芍药6 g,北柴胡3 g,甘草3 g,桔梗6 g,川芎6 g,牛膝10 g。

【功效】

活血祛瘀,行气止痛。

【主治】

胸中血瘀,血行不畅。胸痛、头痛日久不愈,痛时如针刺而有定处,或呃逆日久不止,或饮水即呛,干呕,或内热瞀闷,或心悸怔忡,或夜不能睡,或夜寐不安,或急躁善怒,或入暮潮热,或舌质黯红,舌边有瘀斑;或舌面有瘀点,唇暗或两目黯黑,脉涩或弦紧。

【用法】

水煎服。

【禁忌】

方中活血祛瘀药较多,故孕妇忌用。

复元活血汤

【方歌】

复原活血用柴归,花粉桃红山甲煨,甘草大黄须酒浸,跌打损伤瘀能推。

【组成】

柴胡10 g,栝楼根10 g,当归10 g,红花6 g,甘草6 g,穿山甲6 g,大黄6 g,桃仁10 g。

【功效】

疏肝通络,活血祛瘀。

【主治】

主治跌打损伤,血瘀胁肋,痛不可忍,或小腹作痛,或痞闷及便毒初起肿痛。

【用法】

水煎服。现已有成药。

【禁忌】

孕妇禁用。

七厘散

【方歌】

七厘散是伤科方,血竭红花冰麝香,乳没儿茶散为末,酒调内服与外敷。

【组成】

血竭500 g,乳香(制)75 g,没药(制)75 g,红花75 g,儿茶120 g,冰片6 g,麝香

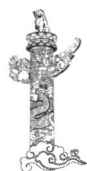

6 g,朱砂 60 g。

【功效】

散瘀消肿,定痛止血。

【主治】

外伤症。跌打损伤,筋断骨折,瘀血肿痛;刀伤出血,无名肿毒,烧伤烫伤。金疮,血流不止,金刃伤重,食嗓割断,汤泡火灼。闪腰挫气,筋骨疼痛,瘀血凝结。

【用法】

已有成药。口服,一次 1.0 ~ 1.5 g,一日 1 ~ 3 次。外用,调敷患处。

【禁忌】

本品处方中含朱砂,不宜过量久服,肝肾功能不全者慎用。孕妇忌服。

补阳还五汤

【方歌】

补阳还伍芪芍芎,桃红归尾加地龙,补气活血通经络,半身不遂此方通。

【组成】

黄芪(生)120 g,当归尾 6 g,赤芍药 10 g,地龙(去土)、川芎、红花、桃仁各 6 g。

【功效】

补气活血,祛瘀通络。

【主治】

卒中后遗症。正气亏虚,脉络瘀阻,半身不遂,口眼㖞斜,语言謇涩,口角流涎。大便干燥,小便频数,或遗尿不禁,舌苔白,脉缓。

【用法】

水煎服。麻木甚者,加乌梢蛇 10 g。本方需久服才能有效,愈后还应继续服用,以巩固疗效,防止复发。

【禁忌】

中风后半身不遂属阴虚阳亢,痰阻血瘀,见舌红苔黄、脉洪大有力者,非本方所宜。正气未虚者慎用,阴虚阳亢,或阴虚血热,或风、火、痰、湿等余邪未尽者,均忌用。

丹　参　饮

【方歌】

丹参饮中用丹参,再加檀香与砂仁,气滞血阻胃脘痛,行气活血效如神。

【组成】

丹参 30 g,檀香 6 g,砂仁 6 g。

【功效】

活血祛瘀,行气止痛。

【主治】

血瘀气滞,心胃诸痛。

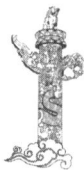

【用法】

水煎服。

【禁忌】

因方中丹参有活血作用,且用量较大,故出血性疼痛慎用本方。孕妇忌用。

温 经 汤

【方歌】

温经汤用桂萸芎,归芍丹皮姜夏冬,参草阿胶调气血,暖宫祛瘀化温通。

【组成】

吴茱萸、麦冬(去心)各9 g,当归、芍药、川芎、人参、桂枝、阿胶、牡丹皮(去心)、生姜、甘草、半夏各6 g。

【功效】

温经散寒,养血祛瘀。

【主治】

冲任虚寒,瘀血阻滞。月经不调,或前或后,或多或少,或逾期不止,或一月再行,傍晚发热,手心烦热,唇口干燥,或小腹冷痛,或久不受孕。

【用法】

水煎服,阿胶烊冲。

【禁忌】

月经不调属实热或无瘀血内阻者忌用。服药期间忌食生冷之品。

失 笑 散

【方歌】

失笑五灵与蒲黄,心腹结痛效非常,活血行瘀除恶露,产后痛晕急煎尝。

【组成】

五灵脂(酒研,淘去沙土)、蒲黄(炒香)各等份。

【功效】

活血祛瘀,散结止痛。

【主治】

瘀血停滞,心腹剧痛,或产后恶露不行,或胞衣不下,或月经不调,少腹急痛。

【用法】

现代用法:上药共为细末,每服6~9 g,每日2次,用黄酒或醋冲服。亦可每日取8~12 g,用纱布包煎,作汤剂服。

【禁忌】

本方孕妇禁用,脾胃虚弱及妇女月经期慎用。方中含有五灵脂,因此,不能与人参以及含有人参的制剂同用。

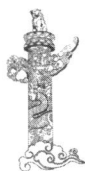

桂枝茯苓丸

【方歌】

仲景桂枝茯苓丸,丹芍桃仁共五般,等份炼蜜和丸服,活血化瘀癥块蠲。

【组成】

桂枝、白芍、茯苓、桃仁(去皮尖,熬)、牡丹皮(去心)各等份(各 100 g)。

【功效】

活血化瘀,缓消癥块。

【主治】

化瘀生新,调和气血。妇人宿有癥病,经断未及 3 个月,而得漏下不止,胎动在脐上者,为癥痼害。

【用法】

口服,一次 1 丸,一日 1 ~ 2 次。水煎服,用量酌定。

【禁忌】

孕妇慎用。

生 化 汤

【方歌】

产后多宜生化汤,腹留露恶痛难当,炮姜归草与桃芎,童便还须黄酒尝。

【组成】

当归 10 g,川芎 9 g,桃仁 14 粒,炮姜 6 g,炙甘草 6 g。

【功效】

活血化瘀,温里止痛。

【主治】

主治产后留瘀,恶露不行,血块内结,小腹冷痛。

【用法】

用黄酒、童便各半煎服。现代多为水煎服,加黄酒。

【禁忌】

血热而有瘀滞者,不宜用。

第二节　止 血 剂

十 灰 散

【方歌】

十灰散中十般灰,丹柏茅棕茜荷煨,二蓟栀黄各炒黑,诸血妄行遏其危。

【组成】

大蓟、小蓟、荷叶、侧柏叶、茅根、茜根、栀子、大黄、牡丹皮、棕榈皮各 9 g。

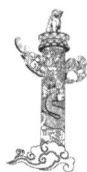

【功效】

凉血、收敛、止血。

【主治】

血热妄行之上部出血证。呕血、吐血、咯血、嗽血、衄血等,血色鲜红,来势急暴,舌红,脉数。

【用法】

上药各烧灰存性,研极细末,用纸包,碗盖于地上一夕,出火毒。用时先将白藕捣汁或萝卜汁磨京墨半碗,调服 15 g,食后服下。现代可做汤剂,水煎服,剂量酌定。

【禁忌】

制备时需火烧存性,否则效力不佳。

四 生 丸

【方歌】

四生丸用叶三般,艾柏鲜荷生地参,热燔血分成吐衄,血随火降一时还。

【组成】

生荷叶 9 g,生艾叶 9 g,生柏叶 12 g,生地黄 15 g 或各等份。

【功效】

凉血止血。

【主治】

血热妄行。吐血、衄血,血色鲜红,口干咽燥,舌红或绛,脉弦数。

【用法】

上研,丸如鸡子大,每服 1 丸(12 g),水煎服。

【禁忌】

本方对内热暴作之吐血、衄血疗效较好,然只可暂用,中病即止。若多服、久服,寒凉太过,则可使血凝成瘀,造成不良后果。

小 蓟 饮 子

【方歌】

小蓟饮子蒲黄滑,藕节山枝生地当,竹叶木通和甘草,血淋热结下焦殃。

【组成】

地黄 20 g,小蓟 15 g,滑石 15 g,木通 6 g,淡竹叶 6 g,蒲黄 9 g,藕节 9 g,当归 6 g,栀子 9 g,甘草 6 g。

【功效】

凉血止血,利水通淋。

【主治】

下焦结热血淋,小便频数,赤涩热痛,血尿,舌红,脉数有力。现用于急性肾小球肾炎等。尿血同出,茎中不时作痛。

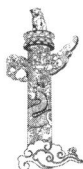

【用法】

现代多为水煎服。

【禁忌】

本方性寒,血淋日久正虚者不宜用。

槐 花 散

【方歌】

槐花散用治肠风,侧柏黑荆枳壳充,等份为末米饮下,宽肠凉血逐肠风。

【组成】

槐花 12 g,侧柏叶 12 g,荆芥穗 6 g,枳壳 6 g。

【功效】

清肠止血,疏风行气。

【主治】

风热湿毒,壅遏肠道,损伤血络证。便前出血,或便后出血,或粪中带血,以及痔疮出血,血色鲜红或晦暗,舌红苔黄脉数。

【用法】

现代用法:水煎服。

【禁忌】

本方药性寒凉,故只可暂用,不宜久服。便血日久属气虚或阴虚者,以及脾胃素虚者均不宜使用。

黄 土 汤

【方歌】

黄土汤用干地黄,芩草阿胶术附襄,便后下血功专擅,吐衄崩中亦可尝。

【组成】

甘草、干地黄、白术、附子(炮)、阿胶、黄芩各 9 g,灶心黄土 30 g。

【功效】

温阳健脾,养血止血。

【主治】

脾虚阳衰,大便下血及吐血、衄血、妇人血崩,血色黯淡,四肢不温,面色萎黄,舌淡苔白,脉沉细无力。

【用法】

现代用法:先将灶心土水煎过滤取汤,再煎余药,阿胶烊化冲服。

【禁忌】

凡热迫血妄行所致出血者忌用。

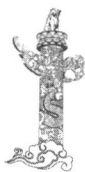

第三十八章　补　益　剂

　　凡以补养强壮药物为主组成,具有补益人体气、血、阴、阳不足的作用,治疗各种虚证的方剂,统称补益剂。根据作用不同,补益剂可分为补气剂、补血剂、气血双补剂、补阴剂、补阳剂等5类。

　　本类方剂根据"虚者补之""损者益之"以及"形不足者,温之以气;精不足者,补之以味"的理论立法。人体虚损不足诸证,成因甚多,但总属先天不足,或后天失调包括饮食劳倦、情志所伤、病后失调等所致的五脏虚损,而五脏虚损又不外乎气、血、阴、阳,故虚证有气虚、血虚、气血两虚、阴虚、阳虚、阴阳两虚等区别。所以,补益剂则相应分为补气、补血、气血双补、补阴、补阳、阴阳并补。补益气、血、阴、阳虽各有不同,但不能截然分开。须从整体出发,既要有所侧重,又要统筹兼顾。气虚补气,血虚补血,两者虽各有重点,但气血相依,补气与补血常配合使用。血虚者补血时,宜加入补气之品,以助生化,或着重补气以生血;如因大失血而致血虚者,尤当补气以固脱,使气旺则血生。对于气虚,一般以补气药为主,虽亦可少佐补血药,但过之则阴柔碍胃。至于气血两虚者,则宜气血双补。补阴补阳亦是如此。阴阳互根,孤阴不生,独阳不长。正如《景岳全书》中所说:"善补阳者,必于阴中求阳,则阳得阴助而生化无穷;善补阴者,必于阳中求阴,则阴得阳升而泉源不竭。"因此,阳虚补阳,常佐以补阴之品,使阳有所附,并可借阴药滋润之性以制阳药之温燥,使补阳而不伤津;阴虚补阴,常佐以补阳之品,使阴有所化,并可借阳药温运之力以制阴药之凝滞,使滋阴而不碍气。若阴阳两虚,自应阴阳并补。培补五脏之法,又分直接补益法和间接补益法。虚在何脏就补该脏为直接补益法。间接补益法主要是根据脏腑相生理论使用"补母"法来治疗,如肺气虚者补其脾,即培土生金;脾阳虚者补其命门,即补火生土;肝阴虚者补其肾,即滋水涵木等。

　　临证时应用补益剂注意:一要辨清虚证的实质和具体病位,即要首先分清气血阴阳究竟哪方面不足,再结合脏腑相互资生关系,予以补益。二是注意虚实真假,若真虚假实,误用攻伐之剂,则虚者更虚;若为真实假虚,误用补益之剂,则实者更实。三要注意脾胃功能,补益药易于壅中滞气,如脾胃功能较差,可适当加入理气醒脾之品,以资运化,使之补而不滞。四是注意水煎服方法,补益药宜慢火久煎,务使药力尽出;服药时间以空腹或饭前为佳,若急证则不受此限。

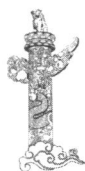

第一节 补气剂

四君子汤

【方歌】

四君子汤中和义,参术茯苓甘草比。益以夏陈名六君,祛痰补气阳虚饵。

除却半夏名异功,或加香砂胃寒使。加入豆芪名六神,脾虚食少虚热宜。

【组成】

人参、白术、茯苓各9 g,甘草6 g。

【功效】

益气健脾。

【主治】

脾胃气虚证。面色萎白,语声低微,气短乏力,食少便溏,舌淡苔白,脉虚弱。

【用法】

水煎服。

【禁忌】

多湿热症状者不适宜本方。

参苓白术散

【方歌】

参苓白术扁豆陈,山药甘莲砂苡仁,桔梗上浮兼保肺,枣汤调服益脾神。

【组成】

丸散剂:莲子肉500 g,薏苡仁500 g,砂仁500 g,桔梗500 g,白扁豆750 g,白茯苓1 000 g,人参1 000 g,炙甘草1 000 g,白术1 000 g,山药1 000 g。

汤剂:莲子肉(去皮)9 g,薏苡仁9 g,缩砂仁9 g,桔梗(炒令深黄色)6 g,白扁豆(姜汁浸,去皮,微炒)12 g,白茯苓15 g,人参15 g,甘草(炒)9 g,白术15 g,山药15 g。

【功效】

益气健脾,渗湿止泻。

【主治】

脾虚湿盛证,饮食不化,胸脘痞闷,肠鸣泄泻,四肢乏力,形体消瘦,面色萎黄,舌淡苔白腻,脉虚缓。

【用法】

此药现为水丸制剂,每袋6~9 g。成人每次服6 g,日服3次。或水煎服。

【禁忌】

泄泻兼有大便不通畅,肛门有下坠感者忌服。服药期间忌食生冷油腻之品。服本药时不宜同时服用藜芦、五灵脂、皂荚或其制剂;不宜喝茶和吃萝卜,以免影响药效。此药

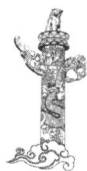

组成中含甘草,不可与海藻、大戟、芫花、甘遂同时服用。

补中益气汤

【方歌】

补中益气芪术陈,升柴参草当归身,气虚下陷功偏擅,亦治阳虚外感因。

【组成】

黄芪 15 g,人参(或党参)15 g,白术 10 g,炙甘草 15 g,当归 10 g,陈皮 6 g,升麻 6 g,北柴胡 12 g,生姜 9 片,大枣 6 枚。

【功效】

补中益气,升阳举陷。

【主治】

脾胃气虚,发热,自汗出,渴喜温饮,少气懒言,体倦肢软,面色晄白,大便稀溏,脉洪而虚,舌质淡,苔薄白。或气虚下陷,脱肛,子宫下垂,久泻,久痢,久疟等,以及清阳下陷诸证。

【用法】

水煎服。现已做成丸药。

【禁忌】

阴虚发热及内热炽盛者忌用。

生 脉 散

【方歌】

生脉散中麦味参,汗多伤气复伤阴,神疲气短脉虚软,益气生津法可斟。

【组成】

人参 9 g,麦冬 9 g,五味子 6 g。

【功效】

益气养阴,敛汗生脉。

【主治】

气阴两伤,肢体倦怠,气短懒言,口干作渴,汗多脉虚;久咳伤肺,气阴两亏,干咳少痰,食少消瘦,虚热喘促,气短自汗,口干舌燥,脉微细弱;或疮疡溃后,脓水出多,气阴俱虚,口干喘促,烦躁不安,睡卧不宁。

【用法】

水煎服。

【禁忌】

若属外邪未解,或暑病热盛,气阴未伤者,均不宜用。久咳肺虚,亦应在阴伤气耗,纯虚无邪时方可使用。

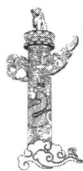

第二节　补血剂

四物汤

【方歌】

四物地芍与归芎,血家百病此方通,八珍合入四君子,气血双疗功独充。

再加黄芪与肉桂,十全大补补方丢。

【组成】

熟地黄 12 g,当归 10 g,白芍 12 g,川芎 8 g。

【功效】

调益营卫,滋养气血。

【主治】

营血虚滞,面色萎黄,眩晕失眠,唇淡,舌淡脉弱;妇女营血虚滞,月经不调,痛经,闭经,崩漏;妊娠胎动不安,产后恶露不下;以及各科疾病属于血虚或血行不畅者。

【用法】

水煎服。

【禁忌】

若上下失血太多,气息几微之际,则四物禁勿与之;肥盛多湿痰及呕逆、少食、便溏者,禁用。

当归补血汤

【方歌】

当归补血李东垣,黄芪一两归二钱,更有芪防同白术,别名止汗玉屏风。

【组成】

黄芪 30 g,当归 6 g。

【功效】

补气生血。

【主治】

血虚阳浮发热证。肌热面赤,烦渴欲饮,脉洪大而虚,重按无力。亦治妇人经期、产后血虚发热头痛;或疮疡溃后,久不愈合者。

【用法】

水煎服。

【禁忌】

阴虚内热证禁用。

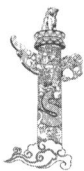

归 脾 汤

【方歌】

归脾汤用术参芪,归草茯苓远志随,酸枣木香龙眼肉,加煎姜枣益心脾,

怔忡健忘俱可治,肠风崩漏总能医。

【组成】

白术 10 g,当归 10 g,茯苓 10 g,黄芪(炒)30 g,远志 6 g,龙眼肉 6 g,酸枣仁(炒)10 g,人参 10 g,木香 6 g,甘草(炙)6 g。

【功效】

益气补血,健脾养心。

【主治】

主治心脾两虚。思虑伤脾,发热体倦,失眠少食,怔忡惊悸,自汗盗汗,吐血下血,妇女月经不调,赤白带下,以及虚劳、中风、厥逆、癫狂、眩晕等见有心脾血虚者。

【用法】

加生姜、大枣,水煎服。月经过多者加止血药。

【禁忌】

忌生冷饮食。阴虚内热者慎用。

第三节 气血双补

八 珍 汤

【方歌】

四君四物八珍汤,气血双虚用此方,再加黄芪与肉桂,十全大补效倍彰。

【组成】

人参 9 g,白术 9 g,白茯苓 9 g,当归 9 g,川芎 9 g,白芍药 9 g,熟地黄 9 g,炙甘草 5 g。

【功效】

益气补血。

【主治】

气血两虚证,面色苍白或萎黄,头晕目眩,四肢倦怠,气短懒言,心悸怔忡,饮食减少,舌淡苔薄白,脉细弱或虚大无力。

【用法】

现代用法:作汤剂,加生姜 3 片、大枣 5 枚,水煎服,用量根据病情酌定。

【禁忌】

感冒、发烧期间禁服;小孩禁服;孕妇、阴虚内热、湿热体质者慎服。

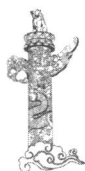

炙甘草汤

【方歌】

炙甘草汤参桂姜,麦地阿枣麻仁襄,心动悸兮脉结代,虚劳肺痿服之康。

【组成】

炙甘草 12 g,生姜(切)9 g,桂枝(去皮)9 g,人参 6 g,生地黄 20 g,阿胶 10 g,麦门冬(去心)12 g,麻仁 10 g,大枣(擘)10 枚。

【功效】

益气滋阴,通阳复脉。

【主治】

气阴两虚,心悸,脉结代;肺痿,咳嗽短气。

【用法】

水煎服。

【禁忌】

虚劳肺痿属气阴两伤者,使用本方,是用其益气滋阴而补肺。但对阴伤肺燥较甚者,方中姜、桂、酒减少用量或不用,因为温药毕竟有耗伤阴液之弊,故应慎用。

泰山磐石散

【方歌】

泰山磐石八珍芪,去苓加砂芩断米,气血双虚胎屡堕,服此胎元稳自喜。

【组成】

人参 3 g,黄芪 6 g,白术 6 g,甘草 2 g,当归 3 g,川芎 2 g,白芍 3 g,熟地黄 3 g,川续断 3 g,糯米 6 g,黄芩 3 g,砂仁 3 g。

【功效】

益气健脾,养血安胎。

【主治】

气血虚弱所致的堕胎、滑胎。胎动不安,或屡有堕胎宿疾,面色淡白,倦怠乏力,不思饮食,舌淡苔薄白,脉滑无力。

【用法】

水煎服,其中人参宜另炖。原方水一盏半,煎七分,食远服。但觉有孕,三五日常用一服;4 个月之后,方无虑也。本方用治习惯性流产,从孕 8 周(受精后 6 周)起,每周服用 2～3 剂,连续服用 2～3 个月为一疗程。

【禁忌】

戒遇事恼怒,远酒醋辛热之物。

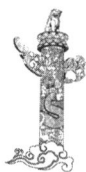

第四节 补阴剂

六味地黄丸

【方歌】

六味地黄补肾肝,熟地淮药山萸添,丹皮泽泻与茯苓,阴虚火旺服之安。

【组成】

丸剂:熟地黄 160 g,山茱萸(制)80 g,牡丹皮 60 g,山药 80 g,茯苓 60 g,泽泻 60 g。

汤剂:熟地黄 24 g,山茱萸(制)12 g,山药 12 g,泽泻 9 g,牡丹皮 9 g,茯苓 9 g。

【功效】

滋补肝肾。

【主治】

头晕目眩。耳聋耳鸣,腰膝酸软,遗精盗汗,骨蒸潮热,五心烦热,失血失音,消渴淋浊;妇女肾虚,血枯闭经;小儿囟开不合,五迟五软。

【用法】

口服:水蜜丸一次 6 g,小蜜丸一次 9 g,大蜜丸一次 1 丸,一日 2 次。亦可作汤剂水煎服。

【禁忌】

本方药性平稳,适宜长服,但脾虚腹胀,食少便溏者应慎用。忌萝卜,忌铁器。

左 归 饮

【方歌】

左归丸中山药地,山萸枸杞与牛膝,龟胶鹿胶菟丝子,壮水之主方第一。

头昏目眩腰膝酸,填精益脑效非凡。

【组成】

熟地黄 9~30 g,山药 6 g,枸杞子 6 g,甘草 3 g,茯苓 4.5 g,山茱萸 3~6 g(畏酸者少用之)。

【功效】

补益肾阴。

【主治】

真阴不足证。腰酸遗泄,盗汗,口燥咽干,口渴欲饮,舌尖红,脉细数。

【用法】

已成丸剂,现代多为水煎服。

【禁忌】

未发现。

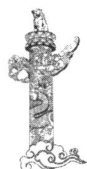

一 贯 煎

【方歌】

一贯煎中地沙杞,麦归川楝六般宜,肝肾阴虚胸胁痛,滋阴疏肝气能舒。

【组成】

北沙参 10 g,麦门冬 10 g,当归 10 g,地黄 30 g,枸杞子 12 g,川楝子 6 g。

【功效】

滋阴舒肝。

【主治】

治肝肾阴虚,肝气不舒。胸脘胁痛,嗳气吞酸,咽干口燥,舌红少津,脉弦细弱。

【用法】

水煎,去渣温服。口苦干燥者,加黄连。

【禁忌】

停痰积饮者忌服。

大 补 阴 丸

【方歌】

大补阴丸治水亏,火炎劳热致虚羸,知柏地黄兼龟板,猪脊胎膏蜜和为。

【组成】

熟地黄 120 g,知母 80 g,黄柏 80 g,龟甲 120 g,猪脊髓 160 g。

【功效】

滋阴降火。

【主治】

阴虚火旺,潮热盗汗,咳嗽咯血,耳鸣遗精。

【用法】

口服,水蜜丸一次 6 g,一日 2~3 次。

【禁忌】

此治阴火炽盛以致厥逆者则可,至内伤虚热,不可用。糖尿病病人禁服。孕妇慎用。感冒病人不宜服用,虚寒性病人不适用。忌辛辣、生冷、油腻食物。

第五节 补 阳 剂

右 归 饮

【方歌】

右归饮治命门衰,附桂山萸杜仲施,地草淮山枸杞子,便溏阳萎服之宜,左归饮主真阴弱,附桂当除易麦龟。

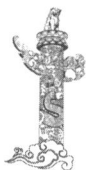

【组成】

熟地黄 6 ~ 9 g 或加至 30 ~ 60 g,山药(炒)6 g,枸杞子 6 g,山茱萸 3 g,炙甘草 3 ~ 6 g,杜仲(姜制)6 g,肉桂 3 ~ 6 g,制附子 3 ~ 9 g。

【功效】

温补肾阳。

【主治】

肾阳不足,阳衰阴胜,腰膝酸痛,神疲乏力,畏寒肢冷,咳喘,泄泻,舌质淡,苔白,脉弱,以及产妇虚火不归元而发热者。

【用法】

水煎服。现已有成药。

【禁忌】

右归丸纯补无泻,故对肾虚而有湿浊者,不宜应用。忌辛辣、生冷、油腻食物。

肾气丸

【方歌】

肾气丸治肾阳虚,熟地淮药及山萸,丹皮苓泽加附桂,温肾补阳此方宜。

【组成】

熟地黄 10 g,山药 10 g,山茱萸 10 g,牡丹皮 6 g,泽泻 6 g,茯苓 6 g,桂枝 3 g,附子 3 g。

【功效】

温补肾阳。

【主治】

肾虚水肿,腰膝酸软,小便不利,畏寒肢冷。

【用法】

现已有成药,口服,一次 20 粒(4 g) ~ 25 粒(5 g),一日 2 次。也可水煎服。

【禁忌】

有咽干口燥,舌红少苔等肾阴不足,肾火上炎表现者,不宜使用本方。孕妇忌服。忌房欲、气恼。忌生冷食物。

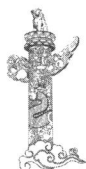

第三十九章　消 导 剂

凡以消导药物为主组成,具有消食导滞、消痞除满、开胃进食的作用,主治食积内停等证的方剂,统称消导剂。根据配伍组成及适应证的不同,消导剂可分为消食导滞剂、消痞化积剂、消补兼施剂等类。

临证时应用消导剂注意:须根据病情适当配伍,若食积气阻,脘腹胀痛加剧者可配行气宽中药同用;若食积兼见湿浊中阻,脘痞不饥者,当配芳香化湿药同用;若食积化热,便秘尿赤者,可配清热泻火通便药同用。消导剂虽有渐消缓散之性,但究属克伐之剂,若见脾胃虚弱积滞日久,正气受戕者,当选用消补兼施剂,或用消食导滞剂配健脾和胃药同用,使消积而不伤正气,以求标本兼顾。服药期间忌油炸黏腻、寒冷固硬、不易消化的食物。

第一节　消食导滞剂

保 和 丸

【方歌】
保和神曲与山楂,苓夏陈翘莱菔加,消积和胃兼利湿,方中亦可用麦芽。

【组成】
山楂 180 g,神曲 60 g,半夏 90 g,茯苓 90 g,陈皮 30 g,连翘 30 g,莱菔子 30 g。

【功效】
消食和胃。

【主治】
食积停滞,胸脘痞满,腹胀时痛,嗳腐吞酸,恶食,或呕吐泄泻,脉滑,舌苔厚腻或黄。

【用法】
已有成药。每服 6 ~ 9 g,开水或麦芽水送服。

【禁忌】
忌生冷、油腻不易消化食物。服药期间不宜同时服用滋补性中药。

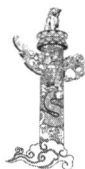

枳 术 丸

【方歌】

枳术丸是消补方,荷叶裹饭为丸良,加入麦芽与六曲,消食化积效力强。

【组成】

白术 60 g,枳实 30 g。

【功效】

消食健脾,行气化湿。

【主治】

脾胃虚弱,饮食停滞,脘腹胀满,不思饮食。

【用法】

每服 6~9 g,荷叶水送下。

【禁忌】

饮食宜清淡,忌酒及辛辣、生冷、油腻食物。服药期间不宜同时服用滋补性中药。

枳实导滞丸

【方歌】

枳实导滞首大黄,芩连曲术茯苓襄,泽泻为丸温水下,消积清热利湿方。

【组成】

大黄 30 g,枳实 15 g,神曲 15 g,茯苓 10 g,黄芩 10 g,黄连 10 g,白术 10 g,泽泻 10 g。

【功效】

消食导滞,清热祛湿。

【主治】

湿热食积。脘腹胀痛,下痢泄泻,或大便秘结,小便短赤,舌苔黄腻,脉沉有力。

【用法】

每服 6~12 g,温开水送下。

【禁忌】

孕妇禁用。忌酒及辛辣、生冷、油腻食物。服药期间不宜同时服用滋补性中药。

第二节　消痞化积剂

枳实消痞丸

【方歌】

枳实消痞四君全,麦芽半夏朴姜连,消积除满健脾胃,脾虚痞满消补兼。

【组成】

生姜 3 g,甘草 6 g,麦芽 6 g,茯苓 6 g,白术 6 g,半夏 9 g,人参 9 g,厚朴 12 g,枳实

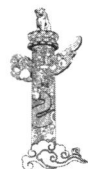

15 g,黄连 15 g。

【功效】

行气消痞,健脾和胃。

【主治】

脾虚气滞,寒热互结证。心下痞满,不欲饮食,倦怠乏力,大便失调。

【用法】

每服 9 ~ 12 g,温水送服。亦可改为汤剂,水煎服。

【禁忌】

尚不明确。

鳖甲煎丸

【方歌】

鳖甲煎丸疟母方,䗪虫鼠妇及蜣螂,蜂巢石苇硝黄射,桂朴凌霄丹芍姜,

瞿麦柴芩附半夏,桃仁葶苈和参尝。

【组成】

鳖甲(炙)90 g,乌扇(烧)22.5 g,黄芩 22.5 g,柴胡 45 g,鼠妇(熬)22.5 g,干姜 22.5 g,大黄 22.5 g,芍药 37.5 g,桂枝 22.5 g,葶苈(熬)7.5 g,石苇(去毛)22.5 g,厚朴 22.5 g,牡丹(去心)37.5 g,瞿麦 15 g,紫葳 22.5 g,半夏 7.5 g,人参 7.5 g,土鳖虫(熬)37.5 g,阿胶(炙)37.5 g,蜂房(炙)30 g,硝石 90 g,蜣螂(熬)45 g,桃仁 15 g。

【功效】

活血化瘀,软坚散结。

【主治】

疟母(癥瘕),一切癥积。疟疾日久不愈,胁下痞鞕有块。

【用法】

每次 6 ~ 9 g,每日 2 次,温水服。

【禁忌】

忌苋菜、生葱、胡荽、羊肉等物;虚人忌用,体力较强者亦不宜久用;孕妇禁用。

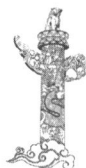

第四十章　祛　痰　剂

　　凡以祛痰药物为主组成,具有消除痰饮作用,主治各种痰病的方剂,统称祛痰剂。根据配伍组成及适应证的不同,祛痰剂可分为燥湿化痰剂、祛寒化痰剂、清热化痰剂、润燥化痰剂、治风化痰剂等类。

　　痰饮为有形之阴邪,由水湿停聚而成,稠浊者为痰,清稀者为饮。痰饮形成以后,具有湿浊黏滞特性,既可阻滞气机,影响经脉气血运行,又可表现为病症缠绵难愈。痰的产生多由外感六淫、饮食所伤及内伤七情等引起肺、脾、肾各脏气化功能失常所致。饮的形成,多由脾肾阳气素虚,复加外感寒湿、饮食劳欲之伤,以致脏腑功能失调,水液在体内不得输化,停聚或流注于某一部位所致。

　　对痰证的辨证论治原则:一是掌握该病症的脏腑虚实缓急,急则先治其痰,以化痰、祛痰为主,缓则求其本,治在肺、脾、肾。二是依据痰的不同性质,采用不同法则。对脾失健运,湿聚成痰者,宜健脾燥湿化痰;对火热内郁,炼津为痰者,宜清热化痰;肺燥阴虚,虚火灼津为痰者,宜润肺化痰;脾肾阳虚,寒痰内停者,宜温阳化痰。若外邪袭肺,肺失宣降,聚液为痰者,宜宣肺化痰;痰迷心窍者,宜涤痰开窍;痰火扰心者,应清心豁痰;痰停于胃,宜健脾燥湿化痰;肝风内动挟痰上扰者,宜熄风化痰;胆郁痰扰者,宜清化热痰、降逆和胃;痰浊上犯于头,宜健脾去湿、化痰熄风;痰气凝结于咽喉,宜化痰利气解郁;痰阻经络筋骨,宜软坚消结、通络化痰。

　　对饮证的辨证论治原则:一是饮为阴邪,遇寒而凝,得温而行,故"病痰饮者,当以温药和之",不仅阳虚而饮邪不甚者应予温化,而且逐饮、利水、发汗之剂中均应佐以温药。二是应分清标本缓急、表里虚实的不同,"病溢饮者,当发其汗";病悬饮者,应攻逐水饮;支饮为寒饮伏肺,应温肺化饮。脾肾阳虚者,则宜温补脾肾,以化水饮。

　　临证时应用祛痰剂注意,配伍健脾祛湿药,"治痰先宜治脾""治痰必先祛湿"。肺燥咯血者,不宜用辛燥之剂,以免动血;外感痰多者,慎用滋润之品,以免留邪。常配伍理气药,使气顺痰消。"善治痰者,不治痰而治气,气顺则一身之津液亦随气而顺矣。"注意痰之兼夹,如兼寒、湿、燥、热、风不同,配用相应之药治之,根据不同症型,可结合燥湿、清热、温里、润燥、熄风、散结、开窍等法联合运用。

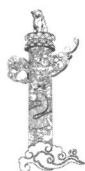

第一节　燥湿化痰剂

二 陈 汤

【方歌】

二陈夏橘茯苓草,湿痰咳嗽服之好,燥湿化痰理中气,温胆枳实竹茹添。

【组成】

半夏10 g,茯苓10 g,甘草6 g,橘红10 g。

【功效】

燥湿化痰,理气和中。

【主治】

湿痰咳嗽。痰多色白易咯,胸膈痞闷,恶心呕吐,肢体倦怠,或头眩心悸,舌苔白润,脉滑。

【用法】

水煎服。

【禁忌】

热痰、燥痰、吐血、消渴、阴虚、血虚均忌用。

第二节　祛寒化痰剂

苓甘五味姜辛汤

【方歌】

苓甘五味姜辛汤,温肺化痰是良方,寒饮内停咳稀痰,或用理中化痰丸。

【组成】

茯苓12 g,甘草6 g,干姜9 g,细辛3 g,五味子6 g。

【功效】

温肺化痰。

【主治】

咳逆。寒饮内停,咳嗽痰稀,喜唾,胸满喘逆,舌苔白滑,脉沉迟。

【用法】

水煎服。

【禁忌】

本方辛温药较多,对肺热、肺燥的咳喘证禁用。

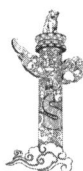

第三节 清热化痰剂

清热化痰丸

【方歌】

清气化痰星夏橘,杏仁枳实栝楼仁,芩苓姜汁为糊丸,清热化痰又止咳。

【组成】

半夏(汤泡7次)15 g,陈皮(去白)12 g,白茯苓9 g,黄芩(酒炒)5 g,杏仁(去皮尖)6 g,枳实(炒)3 g,胆南星3 g,栝楼仁15 g。

【功效】

清热化痰,下气止咳。

【主治】

肺热咳嗽,痰多气喘,痰涎壅盛,肺气不畅,痰饮为患,恶心、头眩,心悸,中脘不快;或因食生冷,饮酒过多,脾胃不和。

【用法】

已有成药,口服,一次1袋(6 g),一日2次。水煎服酌量。

【禁忌】

忌食辛辣、油腻食物。高血压、心脏病病人慎用。儿童、孕妇、体质虚弱及脾胃虚寒者慎用。

滚痰丸

【方歌】

滚痰丸中用大黄,礞石黄芩与沉香,诸证多因痰作怪,顽痰固结服之良。

【组成】

大黄(酒蒸)、片黄芩(酒洗净)各240 g,礞石(捶碎,同焰硝30 g,投入小砂罐内盖之,铁线缚定,盐泥固济,晒干,火煅红,候冷取出)30 g,沉香15 g。

【功效】

降火逐痰。

【主治】

主治实热老痰,发为癫狂惊悸,或怔忡昏迷,或咳喘痰稠,或痰闭子宫不孕,大便秘结,舌苔黄厚而腻,脉滑数有力者。现用于精神病、癫痫身体壮实者。

【用法】

已有成药,每次4~9 g,一日2次,温水送服。

【禁忌】

体虚及孕妇不可轻用,以免损伤正气。

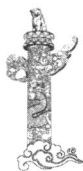

消 瘰 丸

【方歌】

玄参牡贝消瘰丸,清热化痰又软坚,肝肾阴亏痰火结,瘰疬痰核酌加减。

【组成】

玄参(蒸)200 g,牡蛎(煅,锉碎)200 g,贝母(去心,蒸)200 g。

【功效】

清润化痰,软坚散结。

【主治】

瘰疬,痰核。颈项结核,累累如珠,久不消散,不红不热,按之不痛,或伴有潮热盗汗,舌质红,脉弦滑或弦细。

【用法】

现代用法:蜜丸,每服 9 g,每日 2 ~ 3 次,亦可水煎服,方中贝母以浙贝为佳,牡蛎应生用。

【禁忌】

饮食以清淡为宜。

小 陷 胸 汤

【方歌】

小陷胸汤楼夏连,痰热互结心下满,大陷胸汤硝黄遂,痞硬如石心下痛。

【组成】

黄连 6 g,半夏(洗)12 g,栝楼(实大者)30 g。

【功效】

清热化痰,宽胸散结。

【主治】

小结胸病。痰热互结,胸脘痞闷,按之则痛,或咳痰黄稠,舌苔黄腻,脉滑数者。

【用法】

水煎服。

【禁忌】

脾胃虚寒,大便溏者均不宜用。

贝母栝楼散

【方歌】

贝母栝楼茯苓梗,橘红花粉共煎成,润肺止咳燥痰化,咽干咳嗽痰难排。

【组成】

贝母 6 g,栝楼 6 g,天花粉 2 g,茯苓 2 g,橘红 2 g,桔梗 2 g。

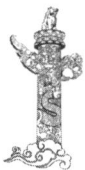

【功效】

清热化痰,润肺止咳。

【主治】

燥痰咳嗽。咯痰不爽,涩而难出,咽喉干燥,苔白而干等。

【用法】

水煎服。

【禁忌】

虚火上炎,痰喘咽干者,不宜用。

第四节　治风化痰剂

止 嗽 散

【方歌】

止嗽散中桔甘前,荆陈紫菀百部研,诸般咳嗽加减用,每用姜汤调三钱。

【组成】

紫菀 15 g,百部 12 g,白前 12 g,桔梗 15 g,荆芥 10 g,陈皮 15 g,甘草 6 g。

【功效】

宣利肺气,疏风止咳。

【主治】

风邪犯肺。咳嗽咽痒,咯痰不爽,或微有恶风发热,舌苔薄白,脉浮缓。

【用法】

作汤剂,水煎服。

【禁忌】

虚劳咳嗽不宜用。

半夏白术天麻汤

【方歌】

半夏白术天麻汤,苓草橘红大枣姜,眩晕头痛痰涎盛,化痰熄风是效方。

【组成】

半夏 4.5 g,白术 3 g,天麻 3 g,陈皮 3 g,茯苓 3 g,甘草 1.5 g,生姜 2 片,大枣 3 个。

【功效】

健脾祛湿,化痰熄风。

【主治】

风痰上扰证。眩晕头痛,胸闷呕恶,舌苔白腻,脉弦滑等。主痰饮上逆,头昏眩晕,恶心呕吐。

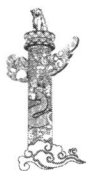

【用法】

水煎服。

【禁忌】

眩晕头痛,肝阳上亢者禁用。

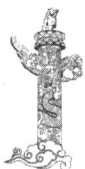

第四十一章 泻 下 剂

凡以泻下药物为主组成,具有通导大便,荡涤实热、排除积滞、攻逐水饮等作用,可以泻下里实证的一类方剂,称为泻下剂。主要用于治疗胃肠积滞,实热内结,脘腹胀痛,或脏腑有寒凝积滞,或水饮内停引起的严重水肿,胸腹积水体质壮实者,或虚、实便秘。根据配伍组成及适应证的不同,可分为寒下剂、温下剂、润下剂、逐水剂和攻补兼施剂。

临证时应用泻下剂注意,泻下剂专治里实便秘。若表证未解,里实未成者,不可用泻下剂;若表证未解,里实已成,则需要权衡轻重,或先解表,后治里,或表里双解,以免表邪内陷。泻下剂除润下剂外,均较峻烈,有的还有不良反应,故年老体弱、孕妇、产后、久病体虚、津伤阴亏、血虚者均应慎用,必要时可根据病情及体质的不同,或先予攻下,后顾其虚,或攻补兼施,虚实兼顾。泻下剂易伤胃气,奏效即止,不可过服。凡重症、急症而必须急下者,可加大剂量煎成汤剂服用;若病情较缓,只需缓下者,药量不宜过大,可制成丸剂服用。服药期间忌食油腻辛辣和不易消化的食物,以防重伤胃气。泻下剂易伤胃气,有效即止,切勿过剂。

第一节 寒 下 剂

大 承 气 汤

【方歌】
大承气汤用芒硝,枳实大黄厚朴调,峻下热结阳明府,热结旁流与热厥。

【组成】
大黄 12 g,厚朴 15 g,枳实 12 g,芒硝 9 g。

【功效】
峻下热结。

【主治】
阳明腑实证。大便不通,频转矢气,脘腹痞满,腹通拒按,按之硬,甚或潮热谵语,手足汗出。舌苔黄燥起刺,或焦黑燥裂,脉沉实。热结旁流。下利清水,色纯青,脐腹疼痛,按之坚硬有块,口舌干燥,脉滑实。里热实证之热厥、痉病或发狂等。

【用法】
水煎服,大黄后下,芒硝溶服。

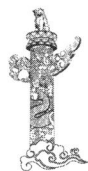

【禁忌】

使用本方时,应以痞心下闷塞坚硬、满胸胁脘腹胀满、燥肠有燥屎,干结不下、实腹中硬满,痛而拒按,大便不通或下利清水而腹中硬满不减四证及苔黄、脉实为依据。孕妇禁用。

凉 膈 散

【方歌】

凉膈硝黄栀子翘,黄芩甘草薄荷饶,竹叶蜜煎疗膈热,中焦燥实服之消。

【组成】

川大黄、朴硝、甘草各 600 g,栀子仁、薄荷叶(去梗)、黄芩各 300 g,连翘 1 250 g。

【功效】

凉膈泻热

【主治】。

上、中二焦积热,烦躁多渴,面热头昏,唇焦咽燥,舌肿喉闭,目赤,鼻出血,颌下硬结,口舌生疮,涕唾稠黏,睡卧不宁,谵语狂妄,大便秘结,小便热赤,以及小儿惊风,舌红苔黄,脉滑数。

【用法】

上药为粗末,每服 6 g,水一盏,入竹叶七片,蜜少许,煎至七分,去渣滓,食后温服。小儿可服半钱,更随年龄加减服之。水煎服,酌量。

【禁忌】

体虚病人及孕妇,忌用或慎用本方。

大黄牡丹汤

【方歌】

大黄牡丹治肠痈,桃仁瓜子芒硝冲,泻热破瘀消肿结,脓未解时此方通。

【组成】

大黄 12 g,牡丹皮 3 g,桃仁 50 个,冬瓜仁 30 g,芒硝 9 g。

【功效】

泻热破瘀,散结消肿。

【主治】

肠痈初起,湿热瘀滞证。右少腹疼痛拒按,按之其痛如淋,甚则局部肿痞,或右足屈而不伸,伸则痛剧,小便自调,或时时发热,自汗恶寒,舌苔薄腻而黄,脉滑数。

【用法】

水煎服。

【禁忌】

凡肠痈溃后以及老人、孕妇、产后或体质过于虚弱者均应慎用或忌用。

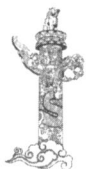

第二节 温 下 剂

大黄附子汤

【方歌】

大黄附子辛细汤,胁下寒凝疝痛良,冷积内结因成实,功专温下妙非常。

【组成】

大黄 9 g,附子 12 g,细辛 3 g。

【功效】

温阳散寒,通便止痛。

【主治】

寒积里实证。腹痛便秘,胁下偏痛,发热,手足厥冷,舌苔白腻,脉弦紧。

【用法】

水煎服。

【禁忌】

大黄用量一般不超过附子。孕妇忌用。

温 脾 汤

【方歌】

温脾附子与干姜,甘草人参及大黄,寒热并行兼补泻,温通寒积最相当。

【组成】

大黄 15 g,干姜 9 g,附子 6 g,人参 6 g,甘草 6 g。

【功效】

温补脾阳,攻下冷积。

【主治】

脾阳不足,冷积便秘,或久利赤白,腹痛,手足不温,脉沉弦。

【用法】

水煎服,后下大黄。

【禁忌】

温脾汤属温下之剂,里实热证不宜用。

三物备急丸

【方歌】

三物备急逐停寒,干姜巴豆大黄丸,下脘不通腹胀痛,阴结垂危服此安。

【组成】

大黄 30 g,干姜 30 g,巴豆 30 g。

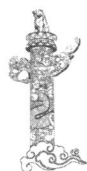

【功效】

攻逐冷积。

【主治】

寒实冷积内停,心腹卒暴胀痛,痛如锥刺,气急口噤,大便不通。

【用法】

已有成药。

【禁忌】

巴豆性烈,孕妇、老弱者不宜用。

第三节　润　下　剂

麻 子 仁 丸

【方歌】

麻仁丸治大便难,枳朴大黄杏芍添,润肠通便脾约症,肠胃燥热大便难。

【组成】

火麻仁(麻子仁)500 g,白芍药250 g,枳实250 g,大黄500 g,厚朴250 g,杏仁250 g。以上为丸剂用量。

【功效】

润肠通便。

【主治】

破气消积,胃强脾弱,津亏便秘。

【用法】

上药,蜜和丸,如梧桐子大,饮服10丸,每日3服。已有成药,水煎酌量。

【禁忌】

气虚年老者,体弱而大便溏泄者,及孕妇、产妇忌服。忌食辛辣、油腻等物。

五 仁 丸

【方歌】

五仁柏子杏仁桃,松肉陈皮郁李仁,蜜水为丸米饮下,血结气滞可通调。

【组成】

桃仁30 g,杏仁(麸炒,去皮尖)30 g,松子仁5 g,柏子仁15 g,郁李仁3 g,陈皮(另研末)120 g。

【功效】

润肠通便。

【主治】

津枯肠燥证。大便艰难,以及年老和产后血虚便秘,舌燥少津,脉细涩。

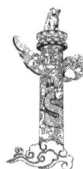

【用法】

已为成药,口服,一次 1 丸,一日 2 次。水煎酌量。

【禁忌】

孕妇慎用。忌食生冷、油腻、辛辣食物。年轻体壮者便秘时不宜用本药。服用本药出现大便稀溏时应立即停服。

济 川 煎

【方歌】

济川归膝肉苁蓉,泽泻升麻枳壳从,肾气虚弱大便秘,温润通便腰冷酸。

【组成】

当归 9~15 g,牛膝 6 g,肉苁蓉 6~9 g,泽泻 4.5 g,升麻 1.5~3.0 g,枳壳 3 g。

【功效】

温肾益精、润肠通便。

【主治】

虚损,大便秘结不通。小便清长,腰背酸冷。

【用法】

水煎服,食前服。

【禁忌】

凡热邪伤津及阴虚者忌用。

第四节　逐 水 剂

十 枣 汤

【方歌】

十枣逐水效力夸,甘遂大戟与芫花,悬饮潴留胸胁痛,大腹肿胀服之嘉。

【组成】

芫花 1.5 g,大戟 1.5 g,甘遂 1.5 g,大枣 10 枚。

【功效】

攻逐水饮。

【主治】

悬饮。咳唾胸胁引痛,心下痞硬胀满,干呕短气,头痛目眩,或胸背掣痛不得息,舌苔滑,脉沉弦。

水肿。一身悉肿,尤以身半以下为重,腹胀喘满,二便不利。

【用法】

现代用法:芫花、甘遂、大戟各等份研末,每服 1.5~3.0 g,每日 1 次,清晨空腹服,大枣煎汤调服。若服后泻泄不止,可饮冷粥则易止。

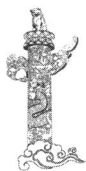

【禁忌】

体弱及孕妇忌用。

舟 车 丸

【方歌】

舟车牵牛及大黄,遂戟芫槟与木香,青陈二皮加轻粉,燥实阳水用之尝。

【组成】

牵牛子(炒)400 g,大黄200 g,甘遂(醋制)100 g,红大戟(醋制)100 g,芫花(醋制)100 g,槟榔50 g,青皮(醋制)100 g,陈皮100 g,木香50 g,轻粉10 g。

【功效】

行气逐水。

【主治】

水湿内停,气血壅滞,不得宣通,水肿水胀,二便秘塞,脉沉实有力。现用于肝硬化腹水或其他疾病引起的腹水见上述症状者。

【用法】

上药为末,水糊丸,梧桐子大。每服3~6 g,每日1次,清晨空腹时用温开水送下,以利为度。

【禁忌】

病甚者,忌盐、酱百日;久病气虚、脾胃虚弱、胎前产后者,均不宜用。非形气俱实者亦不可轻投,且不可久服。勿与甘草同服。

第五节　攻补兼施剂

黄 龙 汤

【方歌】

黄龙汤用大承气,参归甘桔枣姜比,正虚邪实治颇难,攻补兼施病能起。

【组成】

大黄12 g,芒硝(冲服)9 g,枳实9 g,厚朴12 g,人参6 g,当归9 g,桔梗3 g,生姜3片,大枣2枚,甘草3 g。

【功效】

攻下通便,补气养血。

【主治】

阳明腑实,气血不足证。自利清水,色纯青,或大便秘结,脘腹胀满,腹痛拒按,身热口渴,神疲少气,谵语,甚则循衣摸床,撮空理线,神昏肢厥,舌苔焦黄或焦黑,脉虚。

【用法】

现代多为水煎服。上药加桔梗3 g、生姜3片、大枣2枚水煎,芒硝溶服。

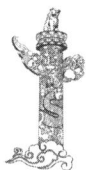

【禁忌】

神志不清的病人不宜口服,应行鼻饲,以防不测。

增液承气汤

【方歌】

增液承气玄地冬,硝黄加入五药供,热结津枯大便秘,增液通便补而攻。

【组成】

玄参30 g,麦门冬24 g,生地黄24 g,大黄9 g,芒硝5 g。

【功效】

滋阴增液,泻热通便。

【主治】

阳明温病,热结阴亏,燥屎不行,下之不通,津液不足,无水舟停,服增液汤不下者。

【用法】

水煎服。

【禁忌】

得下不再服。热结津亏、燥屎不行,属虚实夹杂之证,使用攻下剂当审慎,故《温病条辨》指出,阳明温病,如属津液枯竭,水不足以行舟而燥结不下者,间服增液汤以滋阴增液,若再不下,是燥结太甚,宜予增液承气汤缓缓服之,且在得下后,停服余药,避免攻伐太过。

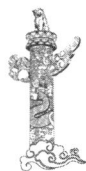

第四十二章　固　涩　剂

凡以收敛固涩药物为主组成,具有敛汗、固脱、涩精、止泻、止遗、止带等作用,主要用于治疗先天不足,久病失养,正气虚极不能固密,阳气虚弱,卫外不固,所致汗出不止、自汗盗汗、肺虚久咳;肾虚失藏,精关不固,或膀胱失约,以致遗精滑泄、尿频遗尿、小便失禁;脾胃虚寒,久泻久痢、滑脱不禁、带下量多色白等滑脱不禁的证候,以及疮疡久溃不敛病症的一类方剂,称为固涩剂。根据功效及主治病症的不同,可分为敛汗固表剂、涩精止遗剂、涩肠止泻剂、固崩止带剂、敛疮生肌剂等类。

临证用固涩剂注意,固涩剂常与补益剂同用,以收标本兼顾之效。有实邪者,如热病多汗,痰浊壅肺实证喘咳,实热积滞泄泻痢疾,湿热下注或虚火扰动遗精滑泄,湿热溺涩,湿热带下及火毒疮溃初起者,均不宜用。若外邪未尽,过早使用此类药剂,有闭门留寇之弊。

第一节　敛汗固表剂

牡 蛎 散

【方歌】
牡蛎散内用黄芪,浮麦麻黄根最宜,自解阳虚或盗汗,固表敛汗此方奇。

【组成】
黄芪(去苗土)、麻黄根(洗)、牡蛎(米泔浸,刷去土,火烧通赤)各30 g。

【功效】
敛阴止汗,益气固表。

【主治】
虚劳不足,自汗盗汗,心悸遗精。

【用法】
现代用法:为粗散,每服9 g,加小麦30 g,水煎温服;亦作汤剂,用量按原方比例酌减,加小麦30 g,水煎温服。

【禁忌】
若为阴虚火旺所致之盗汗,或大汗淋漓不止属于阳虚欲脱者,不宜使用本方。

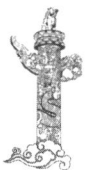

玉 屏 风 散

【方歌】

玉屏风散术芪防,脾虚卫弱汗多尝,芪能固卫防疏表,药虽相畏效亦彰。

【组成】

防风 30 g,黄芪 180 g,白术 60 g。

【功效】

益气固表止汗。

【主治】

表虚自汗。汗出恶风,面色㿠白,舌淡苔薄白,脉浮虚。亦治虚人腠理不固,易感风邪。

【用法】

现代用法:研末,每日 2 次,每次 6~9 g,大枣煎汤送服。亦可作汤剂,水煎服,用量按原方比例酌减。

【禁忌】

本方用于表虚自汗,伤风自汗不宜用。

当归六黄汤

【方歌】

止汗当归六黄汤,芪柏芩连二地黄,固表滋阴又泻火,麻黄根加效更彰。

【组成】

当归 6 g,生地黄 6 g,熟地黄 6 g,黄芩 6 g,黄柏 6 g,黄连 6 g,黄芪 12 g。

【功效】

滋阴泻火,固表止汗。

【主治】

阴虚火旺盗汗。发热,盗汗,面赤心烦,口干唇燥,大便干结,小便黄赤,舌红苔黄,脉数。

【用法】

上药为粗末,每服 15 g,水二盏,煎至一盏,食前服,小儿减半服之。现代用法:水煎服,酌量。

【禁忌】

本方养阴泻火之力颇强,对于阴虚火旺,中气未伤者适用。若脾胃虚弱、纳减便溏则不宜使用。

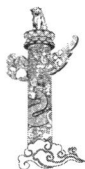

第二节　涩精止遗剂

金锁固精丸

【方歌】

金锁固精芡莲须,蒺藜龙骨与牡蛎,莲粉糊丸盐汤下,补肾涩精止滑遗。

【组成】

沙苑子(炒)60 g,芡实(蒸)60 g,莲子60 g,莲须60 g,龙骨(煅)30 g,牡蛎(煅)30 g。

【功效】

固肾涩精。

【主治】

治肾虚精关不固,遗精滑泄,腰酸耳鸣,四肢乏力,舌淡苔白,脉细弱。

【用法】

空腹用淡盐水或温开水送服,莲子粉糊为丸,一次15丸(相当于原药材3 g),一日3次。现代用法:水煎服,酌量。

【禁忌】

如属心、肝火旺或下焦湿热所扰以致遗精者,禁用本方。

桑螵蛸散

【方歌】

桑螵蛸散治尿数,参茯龙骨同龟壳,菖蒲远志及当归,心肾双虚精滑脱。

【组成】

桑螵蛸30 g,远志30 g,石菖蒲30 g,人参30 g,茯神30 g,当归30 g,龙骨30 g,龟板30 g。

【功效】

补肾养心,涩精止遗。

【主治】

心肾两虚,小便频数,如稠米泔,心神恍惚,健忘食少,或溺后遗沥不尽,或睡中遗尿,或梦遗失精,舌淡苔白,脉细弱者。

【用法】

现代用法:除人参外,共研细末,每服6 g,睡前以人参汤调下;亦作汤剂,水煎,睡前服,用量按原方比例酌定。

【禁忌】

下焦火盛,小便频数,尿赤涩痛者不宜用。

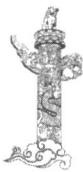

第三节　涩肠止泻剂

真人养脏汤

【方歌】

养脏参草桂木香,诃子术芍当归襄,肉蔻除油罂粟壳,温补脾肾止泻良。

【组成】

人参 18 g,当归 18 g,白术 18 g,肉豆蔻 15 g,官桂 24 g,甘草 24 g,白芍 48 g,木香 42 g,诃子 36 g,罂粟壳 18 g。

【功效】

涩肠固脱,温补脾肾。

【主治】

久泻久痢。泻痢无度,滑脱不禁,甚至脱肛坠下,脐腹疼痛,不思饮食,舌淡苔白,脉迟细。

【用法】

现代用法:共为粗末,每服 6 g,水煎去渣滓,饭前温服;亦作汤剂,水煎去渣滓,饭前温服,用量按原方比例酌减。

【禁忌】

忌食酒、面、生冷、鱼腥、油腻。若泻痢虽久,但湿热积滞未去者,忌用本方。

桃 花 汤

【方歌】

桃花汤用赤石脂,粳米干姜三味施,专治虚滑肛脱痢,湿热带下慎易宜。

【组成】

方一:赤石脂(一半全用,一半筛末)500 g,干姜 30 g,粳米 500 g。

方二:赤石脂 30 g,干姜 9 g,粳米 30 g。

【功效】

涩肠止泻。

【主治】

久痢不愈,便脓血,色黯不鲜,腹痛喜温喜按,舌质淡苔白,脉迟弱,或微细。

【用法】

上三味,以水七升,煮米令熟,去渣滓,温服七合,内赤石脂末 6 g,日 3 服。若一服愈,余勿服。现代用法:水煎服,用量酌减。

【禁忌】

热痢便脓血,里急后重,肛门灼热者,禁用本方。

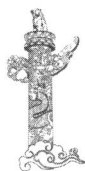

四神丸

【方歌】

四神故纸吴茱萸,肉蔻去油五味须,大枣百枚姜八两,五更肾泻火衰宜。

【组成】

肉豆蔻(煨)200 g,补骨脂(盐炒)400 g,吴茱萸(制)100 g,五味子(醋制)200 g,大枣(去核)200 g。

【功效】

温肾暖脾,涩肠止泻。

【主治】

命门火衰,脾肾虚寒,肾阳不足所致的泄泻,症见肠鸣腹胀、五更泄泻或便溏腹痛、食少不化、久泻不止、面黄腰酸肢冷。

【用法】

口服,一次9 g,一日1~2次。现代用法:水煎服,用量酌定。

【禁忌】

胃肠积滞未清的泄泻,禁用本方。忌食生冷、油腻。

第四节　固崩止带剂

固冲汤

【方歌】

固冲术芪龙牡芍,五倍棕蛸萸茜合,妇人崩漏月经多,益气健脾又摄血。

【组成】

白术(炒)30 g,生黄芪18 g,龙骨(煅,捣细)、牡蛎(煅,捣细)、山萸肉(去净核)各24 g,生杭白芍、海螵蛸(捣细)各12 g,茜草9 g,棕榈炭6 g,五倍子(轧细)1.5 g。

【功效】

固冲摄血,益气健脾。

【主治】

脾肾亏虚,冲脉不固证。猝然血崩或月经过多,或漏下不止,色淡质稀,头晕肢冷,心悸气短,神疲乏力,腰膝酸软,舌淡,脉微弱。

【用法】

水煎服。偏热者加生地黄,偏寒者加附子,剂量酌定。

【禁忌】

血热妄行崩漏者忌用本方。

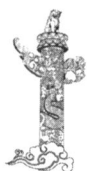

完 带 汤

【方歌】

完带二术陈车芍,参草柴荆怀山药,健脾化湿止白带,倦怠便溏因湿浊。

【组成】

白术30 g,山药30 g,人参6 g,白芍15 g,车前子9 g,苍术9 g,甘草3 g,陈皮2 g,黑芥穗2 g,北柴胡2 g。

【功效】

补脾疏肝,化湿止带。

【主治】

白带,脾虚肝郁,湿浊带下。带下色白,清稀如涕,面色㿠白,倦怠便溏,舌淡苔白,脉缓或濡弱。

【用法】

水煎服。

【禁忌】

白带色黄,稠黏臭秽,湿热下注,不宜用本方。

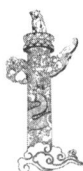

第四十三章　安　神　剂

凡以滋养心神、金石贝类重镇药为主组成的,具有安神定志作用,主要用于治疗因气血不足、痰热内扰等引起的心神不安,虚烦失眠,精神恍惚,心悸怔忡,健忘,或是心肝火盛的实症,神志不宁,失眠多梦,惊狂癫痫,躁扰不宁等证的一类方剂,均称为安神剂。根据功效及主治病症的不同,安神剂可分为重镇安神剂、滋养安神剂等类。

临证时应用安神剂注意,重镇安神剂中多为金石类药物,质重碍胃,故脾胃虚弱者宜慎用,而且有的药有一定毒性,只宜暂服,不可久用。使用安神剂服药期间忌服茶叶、咖啡等兴奋性饮料,饮食宜清淡。

第一节　重镇安神剂

磁　朱　丸

【方歌】
磁朱丸能和阴阳,六曲能使谷气昌,心悸失眠耳聋效,还治目昏癫痫狂。

【组成】
磁石 60 g,朱砂 30 g,六曲 120 g。

【功效】
重镇安神,潜阳明目。

【主治】
心悸失眠,目昏耳聋,亦治癫痫。

【用法】
炼蜜为丸,每服 6~9 g,空心米汤送下,或温水送服,每日 2 次。

【禁忌】
肝肾功能不全、造血系统疾病病人,孕妇、哺乳期妇女、儿童及体弱虚寒者禁用。

朱砂安神丸

【方歌】
朱砂安神不寻常,归草黄连生地黄,烦乱怔忡时不寐,镇心安神病自康。

【组成】
朱砂 200 g,黄连 300 g,生地黄 300 g,当归 200 g,甘草 100 g。

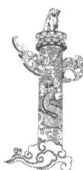

【功效】

镇心安神,清热养血。

【主治】

心火亢盛,阴血不足证。失眠多梦,惊悸怔忡,心烦神乱,或胸中懊憹,舌尖红,脉细数。

【用法】

每服 15 丸或 20 丸,食后津唾咽下,或温水、凉水少许送下。

【禁忌】

忌食辛辣、油腻、烟、酒;因消化不良,胃部嘈杂,有似烦闷而怔忡不安,或不眠等症忌服;不宜多服或久服,以防造成汞中毒。

珍 珠 母 丸

【方歌】

珍珠母丸归地黄,枣仁柏仁与沉香,人参茯苓共犀角,龙齿朱砂蜜丸良。

【组成】

珍珠母、酸枣仁、柏子仁、龙齿各 12 g,当归、熟地黄、人参、茯神、沉香各 6 g,犀角(水牛角代)30 g,辰砂、金银花、薄荷各 1 g。

【功效】

镇惊定悸,滋阴宁神。

【主治】

阴血不足,肝阳偏亢,症见神志不宁,入夜少寐,时而惊悸,头目眩晕,脉细弦等。

【用法】

制蜜丸如梧桐子大,辰砂为衣,每服 40 ~ 50 丸,金银花、薄荷汤下。

【禁忌】

对纯属痰热、痰火为患的惊悸、少寐之症不适用。

第二节　滋养安神剂

酸 枣 仁 汤

【方歌】

酸枣仁汤治失眠,芎草知母茯苓煎,清热除烦兼养血,安然入睡梦乡甜。

【组成】

酸枣仁(炒)15 g,甘草 3 g,知母、茯苓、川芎各 6 g。

【功效】

养血安神,清热除烦。

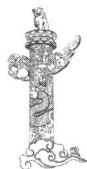

【主治】

虚劳虚烦不得眠,心悸盗汗,怔忡恍惚,夜以不安,头目眩晕,咽干口燥。

【用法】

现代用法:水煎,分 3 次温服。

【禁忌】

孕妇慎用。

天王补心丹

【方歌】

天王补心柏枣仁,二冬归地与三参,桔苓远志朱砂蜜,五味酸收血自生。

【组成】

人参 15 g,茯苓 15 g,玄参 15 g,丹参 15 g,桔梗 15 g,远志 15 g,当归 30 g,麦门冬 30 g,天冬 30 g,柏子仁 30 g,酸枣仁 30 g,生地黄 30 g,五味子 30 g。

【功效】

滋阴养血,补心安神。

【主治】

心肾不足,阴亏血少。失眠、心悸、梦遗、健忘。

【用法】

上药为末,炼蜜为丸,如梧桐子大,用朱砂为衣。每服 20～30 丸,临卧时用竹叶汤服。现代用法:水煎服。

【禁忌】

饮食少思,大便不实者,不宜用。

甘麦大枣汤

【方歌】

甘草小麦大枣汤,情志失常用此方,精神恍惚悲欲哭,妇人脏燥效力彰。

【组成】

甘草 9 g,小麦 30 g,大枣 5 枚。

【功效】

补益心脾,养心安神,和中缓急,养胃生津,化血润燥。

【主治】

脏燥。精神恍惚,常悲伤欲哭,不能自主,睡眠不安,甚则言行失常,呵欠频作,舌红少苔。

【用法】

水煎服。

【禁忌】

痰火内盛之癫狂证者不宜使用。

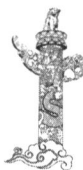

第四十四章　开窍剂

凡以芳香走窜的开窍药为主配伍组成，具有通关、开窍、醒神作用，主要用于治疗窍闭神昏证的方剂，统称为开窍剂。根据功效及主治病症的不同，开窍药可分为凉开剂、温开剂等类。

神昏闭证又有寒闭、热闭之分，故开窍剂可分为凉宣开窍剂、温宣开窍剂两类。凉宣开窍剂主要用治温邪热毒内陷心包引起的热病神昏、中风痰迷、小儿痰热急惊、中恶神昏、中气昏厥、妊娠子痫、暑温痧胀、霍乱昏瞀等神志昏迷，牙关紧闭，面赤身热，苔黄脉数，属于热闭神昏者。温宣开窍剂主要用治中风痰迷，寒郁气逆神昏，寒湿痰浊上壅，痰厥昏迷，寒湿霍乱神昏等神志昏迷，牙关紧闭，面青身冷，苔白脉迟，属于寒闭神昏者。

开窍剂只用于邪气盛实的闭证，临证时应用开窍剂注意：须辨明病症的虚实，如邪盛气实而见口噤，两手紧握，脉有力者，属于闭证，可用开窍剂；对于汗出肢冷、呼吸气微、手撒遗尿、口开目合的脱证，即使神志昏迷，也不可使用。对于阳明腑实证而见神昏谵语者，治之宜寒下，不宜使用开窍剂；阳明腑实而兼邪陷心包证，应根据病情的轻重缓急，或先投寒下，或开窍与泻下并用。

开窍剂多为芳香的药物，其性辛散走窜，多含雄黄、朱砂等有毒之品，只可暂用，不可久用，久服易伤元气，故临床中病即止，不可久服，以免中毒；此类方剂中的麝香等药，含活血通经堕胎之品，有碍胎元，孕妇慎用。本类方剂多制成散剂、丸剂或注射剂使用，尤以丸剂为优，宜温开水化服或鼻饲，不宜加热煎煮。误汗、误吐、误下或大失血、久病体虚、元气衰微而见神志昏迷，四肢厥冷，冷汗淋漓，尿遗手撒，脉微欲绝，无气虚脱，属于神昏脱证者，不可使用开窍剂，以免犯虚虚之戒。

第一节　凉开剂

安宫牛黄丸

【方歌】

安宫牛黄开窍方，芩连栀郁雄朱襄，犀角珍珠金冰麝，心包热闭细参详。

【组成】

牛黄、郁金、水牛角浓缩粉(代犀角)、黄连、朱砂、冰片、麝香、珍珠、栀子、雄黄、黄芩各等份。目前已制成中成药，金箔为衣。

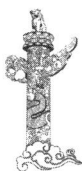

【功效】

清热解毒,豁痰开窍。

【主治】

热闭症。热邪内陷心包,痰热壅闭心窍,高热烦躁,神昏谵语,或舌謇肢厥,或下利脉实,以及中风窍闭,小儿惊厥属痰热内闭心窍者。

【用法】

口服,一次 1 丸,一日 1 次;小儿 3 岁以内一次 1/4 丸,4 ~ 6 岁一次 1/2 丸,一日1 次;或遵医嘱。病重者日服 3 丸,前人用人参汤下。

【禁忌】

中风脱证神昏(包括舌苔白腻、寒痰阻窍者)不宜用。孕妇慎用。服药期间饮食宜清淡,忌食辛辣油腻之品,以免助火生痰。

安宫牛黄丸含朱砂等有毒之物,不可久服或过服,肝肾功能不全者慎用。神志清醒后当停用。另外,因安宫牛黄丸中含有雄黄,与亚硝盐类、亚铁盐类同服可生成硫代砷酸盐,可使疗效下降。同理,与硝酸盐、硫酸盐类同服,可使雄黄所含的硫化砷氧化,增加毒性。因此,也不宜与硝酸盐、硫酸盐类同服。

紫 雪 丹

【方歌】

紫雪犀羚朱芒硝,磁硝寒金滑羔遨,丁香木麝升玄草,热闭内陷亦可疗。

【组成】

石膏、寒水石、磁石、滑石、水牛角、山羊角、木香、沉香、元参、升麻、甘草、丁香、朴硝、硝石、麝香、朱砂等 16 味药物配制而成。各地配制不同,药味和药量各有出入。

【功效】

清热解毒,镇痉开窍。

【主治】

温热病,邪热内陷心包而致的高热烦躁、神昏谵语、痉厥、口渴唇焦,尿赤便闭,以及小儿热盛惊厥。

【用法】

制成散剂,口服:冷开水调下,每次 1.5 ~ 3.0 g,每日 1 ~ 2 次。周岁小儿每次0.3 g,每增 1 岁,递增 0.3 g,一日 1 次,5 岁以上小儿遵医嘱,酌情服用。

【禁忌】

使用本方中病即止,不宜过用。孕妇忌服。忌食辛辣、油腻。

至 宝 丹

【方歌】

至宝朱砂麝息香,雄冰犀角珀牛黄,金银二箔兼玳瑁,内闭痰热用之良。

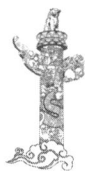

【组成】

生乌犀(水牛角代)、生玳瑁、琥珀、朱砂、雄黄各30 g,牛黄、龙脑、麝香各0.3 g,安息香(酒浸,重汤煮令化,滤过渣滓,净)45 g,金、银箔各50 片。

【功效】

化浊开窍,清热解毒。

【主治】

中暑、中恶、中风、痰热内闭。神昏谵语,身热烦躁,痰盛气粗,舌绛苔黄垢腻,脉滑数。亦治中风、中暑、小儿惊厥属于痰热内闭者。

【用法】

目前已制成中成药。现代用法:水牛角、玳瑁、安息香、琥珀分别粉碎成细粉;朱砂、雄黄分别水飞成极细粉;将牛黄、麝香、冰片研细,与上述粉末配研、过筛、混匀。加适量炼蜜制成大蜜丸,每丸重3 g。口服,每次1 丸,每日1 次,小儿减量。本方改为散剂,用水牛角浓缩粉,不用金银箔,名"局方至宝散"。每瓶装2 g,每服2 g,每日1 次;小儿3 岁以内每次0.5 g,4 ~6 岁每次1 g;或遵医嘱。

【禁忌】

本方芳香辛燥之品较多,有耗阴劫液之弊,故神昏谵语由阳盛阴虚所致者忌用;孕妇慎用。

小儿回春丹

【方歌】

回春丹里二连并,礞石珠黄菖半星,薄贝钩朱天竺麝,小儿惊搐赖斯平。

【组成】

川贝母、陈皮、木香、白豆蔻、枳壳、法半夏、沉香、天竺黄、僵蚕、全蝎、檀香各37.5 g,牛黄、麝香各12 g,胆南星60 g,钩藤24 g,大黄60 g,天麻37.5 g,甘草26 g,朱砂适量。

【功效】

开窍安神,清热化痰。

【主治】

小儿急惊风证,痰热蒙蔽,发热烦躁,神昏惊厥,或反胃呕吐,夜啼吐乳,痰嗽哮喘,腹痛泄泻。

【用法】

目前已制成中成药。上药为小丸,每丸重0.09 g。周岁以下,每次1 丸;1 ~2 岁,每次2 丸,每日2 ~3 次。

【禁忌】

忌风寒,及一切荤食、面食。

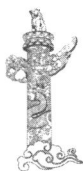

第二节 温开剂

苏合香丸

【方歌】

苏合香丸麝息香,木丁沉附荜檀香,犀冰白术朱诃乳,寒实气闭急须尝。

【组成】

苏合香、安息香、冰片、水牛角(浓缩粉)、人工麝香、檀香、沉香、丁香、香附、木香、乳香(制)、荜茇各630 g,白术、诃子肉、朱砂各180 g。

【功效】

芳香开窍,行气化浊,止痛。

【主治】

中风证,霍乱证,中暑,痰厥昏迷,心胃气痛。

【用法】

目前已制成中成药。上药研为细末,入研药匀,用安息香膏并炼白蜜和剂为丸,如梧桐子大。口服,一次1丸(每丸重3 g),一日1~2次。

【禁忌】

孕妇禁用。脱证,热闭证不宜用。

通关散

【方歌】

通关散里细辛皂,吹鼻取嚏效力高,气机开利关窍畅,风痰口噤苏醒方。

【组成】

猪牙皂50 g,细辛25 g。

【功效】

通关开窍。

【主治】

中风痰厥证。用于突然气闭昏厥,牙关紧闭,不省人事。

【用法】

上药研为细末。每用少许,吹鼻取嚏。

【禁忌】

孕妇慎用。属脱证昏厥不宜用。

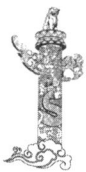

第四十五章 驱 虫 剂

　　凡以驱虫药物为主组成,具有驱杀人体内寄生虫的作用,主要用于驱杀寄生在人体消化道内的蛔虫、蛲虫、绦虫、钩虫等寄生虫病的方剂,统称驱虫剂。

　　人体肠胃道中的寄生虫,多由饮食不洁所引起。多见脐腹作痛,时发时止或面生干癣样的白色虫斑等。如迁延失治,日久则形体消瘦、不思饮食、精神萎靡、毛发枯槁、肚腹胀大、青筋暴露,成为疳积之证。组方时依据病因不同,而常配伍泻下、清热、温里、消导、补益之品。

　　临证时应用驱虫剂注意,服药时应忌吃油腻食物,并以空腹为宜,尤以临睡前服用为妥。有些驱虫药有毒性,因此在运用时要注意剂量:用量过大,易伤正气或中毒;用量不足,则难生效。有些驱虫药具有攻伐作用,对年老体弱、孕妇等,使用宜慎重,或禁用。服驱虫剂之后,见有脾胃虚弱者,宜适当内服调补脾胃之剂,以善其后。凡见有寄生虫病症状,可以先做粪便检查,发现虫卵,再结合辨证使用驱虫剂,这样可以达到安全、准确的目的。

乌 梅 丸

【方歌】

乌梅丸味苦辛酸,黄柏辛椒姜桂连,参归附子虚寒治,温脏安蛔正可传。

【组成】

乌梅 10 g,细辛 3 g,干姜 3 g,黄连 3 g,当归 3 g,附子 3 g,桂枝 3 g,人参 6 g,黄柏 6 g,蜀椒 3 g。

【功效】

温脏安蛔。

【主治】

主治蛔厥。脘腹阵痛,烦闷呕吐,时发时止,得食则吐,甚至吐蛔,手足厥冷,或久痢不止,反胃呕吐,脉沉细或弦紧。

【用法】

水煎服。

【禁忌】

服药期间,忌生冷、滑物、臭食等。

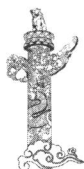

胆蛔汤

【方歌】

胆蛔汤用苦楝皮,使君榧子与乌梅,再入槟榔合为剂,胆道蛔虫服之宜。

【组成】

槟榔 10 g,苦楝皮 6 g,使君子 10 g,榧子 10 g,乌梅 6 g。

【功效】

驱蛔解痉止痛。

【主治】

胆道蛔虫病。右上腹阵发性剧痛,大汗淋漓,面色苍白,屈膝体位。

【用法】

水煎服,

【禁忌】

使君子不可多服或生用,以免引起呃逆。

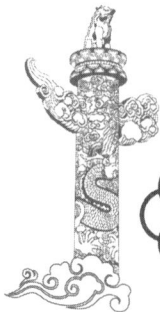

第四篇　中医养生理念

第四十六章　中医养生的概念

第一节　概　述

千百年来人们最渴望的是什么？是长寿，是幸福。而长寿的基础是健康。健康又是幸福的核心。就军队而言，健康也是战斗力，保健康就是保战斗力，在未来战争中心理保健更为重要。

人们自出生以来都在为健康而追求，为长寿而努力，秦始皇曾派人东渡扶桑寻求长生不老之方，然而生老病死是不可抗拒的大自然规律，但人们通过养生保健是可以达到"百岁乃去，尽终天年"目的的。人处在天地之间，生活在自然环境之中，作为自然的一部分而存在。所以养生得道、天人合一，才是养生的最高境界。养生只是对身体的保养和维护，而不是治病，是防病，是延缓衰老。那么养生首先是养心，《内经》说："恬淡无虚，真气从之，精神内守、病安从来。"古代名医扁鹊，兄弟三人都是医生，属扁鹊最出名，有人问他：你们兄弟三人究竟谁的医术高？为什么你的名气大？扁鹊回答说：真正水平高的是我大哥和二哥。我大哥是帮助人们养生保健，使人们健康不生病，所以不出名。我二哥是在人们刚一生病，就把病治好了，不至于发展成大病，所以人们认为他只会治小病。而我治的是那些得了病的人，所以我的名气大。但真正高明的医术是通过养生保健而使人不生病。这才是大哥的高水平，才是大医。

人人都向往健康长寿，但通常比较关心自己的躯体状态，而对心理是否健康、精神状态如何，多有忽略。古代《内经》将形态的健康与精神的健康摆在同等重要的位置上。世界卫生组织把健康的标准定为身与心健康两部分。

心理养生（情志养生）是中医养生极为重要的内容之一。从自我调节的角度去塑造和维持积极向上、健康稳定的心理状态，以适应周围环境，并尽可能消除或避免各种不

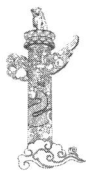

良刺激对人体的影响,保持心身处于良好状态。

养生必须养神,因为神是生命的主宰,只有精神永远保持乐观、开朗,体内气血才能正常运行。"精神内守,病安从来",是《内经》中养生的原则。主要是指人对自己意识思维活动及心理状态,进行自我锻炼,自我控制,自我调节,使之与机体、环境保持协调平衡而不紊乱。"精神内守"强调了内环境——精神安定对健康的重要作用。世界卫生组织对健康下了一个定义:健康指身体健康、心理健康和具有良好的社会适当能力。后两条都是指的心理养生,就是"精神内守,病安从来"。情志太过可以致病:一是如果情绪波动太大,过于激烈,往往可以很快致病伤人;另一种情况是某种情绪持续太久,也会伤人致病。《红楼梦》中描写的林黛玉就是这一类型。正因为如此,要特别提醒人们,应该树立这样的理念,那就是"健康在你手中""最好的医生是你自己"。

那么,作为一个现代人,应该如何提高心理健康水平,预防和调节各种心理障碍、心理疾病呢? 这就是心理养生问题,与生理健康相辅相成而发展起来的心理健康。智能良好,情感健全,意志坚强。所谓人格完善,是指一个人拥有与人类社会民主进步总趋势协调一致的人生信念、理想、志趣、动机以及需要等,能有效适应社会生活环境的变化及自身身心的发展,完全发挥自己身心的最大潜能,积极为社会创造物质和精神财富。个人能够在社会大环境和小环境中找准自己的位置,认清自己的人生目标,清醒地认识到自己的能与不能、长处与不足,能与他人建立起和谐的人际关系。社会发展的核心是以人为本,而人的根本是生命,身体则以健康为本。身体健康了,就能促进身心的和谐,懂得心理养生之道会为您的生活增添光彩。

第二节　以中医整体观为指导的思想

一、人体是以脏腑经络为核心的有机整体

中医认为,人体是一个以脏腑经络为核心的有机整体,人和自然界一切事物都是对立统一的两个方面。疾病的发生、发展是阴阳失调、邪正斗争的过程,其中内因是起主要作用的。因此,在治疗过程中不仅要注意局部病变,还要注意相关脏腑的变化。体表的变化可影响有关脏腑的功能,而相关脏腑的疾病也可在体表反映出来。因此,可从机体局部的变化来推断整体的反应状态,测知内脏病变。根据疾病发生的原因、脏腑经络的病理变化、病人的体质情况及外界环境对病人的影响等,进行全面观察了解,正确认识疾病,施以妥善处理。在与疾病做斗争的过程中,中医十分重视良好的生活环境、稳定而舒畅的情志、合理的饮食调养和必要的功能锻炼。关于这些方面的论述,历代医书均有记载。

二、人和自然界和平相处也是相互制约的统一体

中医将自然界正常气候变化称为"六气",当气候急剧变化或六气侵犯人体成为致病因素时称为"六淫"。六淫致病多与季节气候、居住环境有关,故要求在生活中应主动

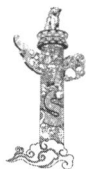

掌握气候变化规律,做好防范工作,并提倡"春夏养阳,秋冬养阴,动静结合"的养生方法。也要求做到"因人、因时、因地"制宜,针对病人不同年龄、不同体质和发病的不同季节以及所处的不同环境,采取不同措施。因此,中医关于整体观念与现代所提倡的对病人作系统、整体、全身心的调理是完全一致的。

第三节 "辨证"是治与养的主要依据

中医讲究辨证施治,望、闻、问、切是辨证施治的依据,通过采集病人的自觉症状和临床表现来分析、辨别、认识疾病的证候。中医针对不同病情,应用"扶正祛邪""标本缓急""同病异治""异病同治""正治反治""因人、因时、因地制宜"及"预防为主"等原则来制定相应的措施。

1.扶正祛邪 是指通过各种方法或手段达到扶助正气、祛除病邪的目的,根据不同病情采用扶正为主或祛邪为主等调理措施。

2.标本缓急 "标"与"本"是相对而言的,根据病情的主次轻重,遵循"急则治其标,缓则治其本"的原则,在标本并重的情况下,可采用"标本同治"的方法。

3.同病异治、异病同治 同一种病,在病程发展的不同阶段,出现不同证候时,采取不同的治疗措施为同病异治;而不同疾病在病程某一阶段出现相同证候时,采取相同的治疗措施为异病同治。

4.正治与反治 正治与反治是以临床治则为依据所采取的措施。

5.因人、因时、因地制宜 根据时令、气候、地理环境的不同,病人年龄、性别、体质的不同,采取不同的治疗措施。

6.预防为主 治疗中以"未病先防"和"既病防变"为原则,掌握疾病传变途径,防止并发症,在疾病康复期防止病情复发。突出了中医在病因、观察病情、诊断、治疗、护理、预防中的整体观和现代的社会-生物-心理医学模式特点。

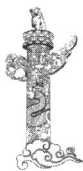

第四十七章　中医养生的主要内容

中医养生的主要内容包括生活起居养生、情志养生、饮食养生、房事养生、疾病后期调理等。这些与人类的健康是息息相关的。

第一节　生活起居与健康

一、生活起居养生的概念与目的

1. 生活起居养生的概念　生活起居养生是指人在日常生活中应顺应自然规律,病人在住院期间病患罹身,生活起居方面不能自理,按照医院的等级护理制度和护理计划,分别给予病人合理的护理和照料。

2. 生活起居养生的目的　一是保养人机体的元气,二是提高自身祛邪与修复机制,三是使体内阴阳达到平衡,祛病康复。

二、生活起居养生与健康的关系

(一)顺应四时调阴阳,避时邪养形神

早在《素问·宝命全形论》中就讲道"人以天地之气生,合四时之法成""春生,夏长,秋收,冬藏,是气之常也,人亦应之"(《灵枢·顺气一日分四时》)。所以,养生原则是春夏养阳,秋冬养阴。

1. 春夏之季,应以调养阳气为主

(1)起居方面　春季宜夜卧早起,舒展形体;夏季宜夜卧早起,睡觉时不宜扇类送风、夜宿露天;使用空调时,室内外温差不宜过大。《养老奉亲书》指出:"夏月天暑地热,若檐下过道,穿隙破窗,皆不可纳凉,以防贼风中人。"《素问·四气调神大论》指出:春季宜"夜卧早起,广步于庭";夏季宜"夜卧早起,无厌于日"。

(2)饮食方面　春季宜食辛温升散的食品,少食生冷、黏杂之品,以免损伤脾胃。夏季宜食清淡、解渴、生津、消暑之品,少食寒凉、厚味之品。

(3)运动方面　春季应多进行户外活动,年老体弱者在户外晒太阳或散步,散步时还可以配合擦双手、擦面、揉颈项、抓头皮、揉摸胸腹、捶打腰背、拍打全身等动作。夏季宜在清晨或傍晚较凉爽时进行锻炼,运动不宜过分剧烈。

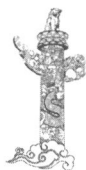

2.秋冬之季,应以保养阴精为主

(1)起居方面　秋季宜早卧早起。冬季宜早卧晚起,日出而作。《素问·四气调神大论》指出,秋季宜"早卧早起,与鸡俱兴";冬季宜"早卧晚起,必待日光"。

(2)饮食方面　秋季饮食应以滋阴润肺为主,可适当食用一些柔润食品,尽可能少食葱、姜等辛味之品。冬季宜食用滋阴潜阳、热量较高的食物,且宜食热饮食,以保护阳气。冬至以后是进补的最好时机。正如《饮膳正要》指出:"秋气燥,宜食麻以润其燥;冬气寒,宜食黍以热性治其寒。"

(3)运动方面　秋季适合进行各种体育锻炼。冬季如果出现大风降温,气温骤降,不宜外出锻炼。

(二)空气流通及温度湿度与健康

1.为保持身体健康,应保持空气流通　①夏季要经常开窗通风,冬季可短时间轮流通风换气,通风时要避免对流风直接吹到病人。②对身体虚弱或已感受寒邪的病人,要在通风时盖好被子,缩短通风时间。③病人服用发汗解表药后,暂时不宜通风换气,待汗出热退以后再通风。

2.温度要适宜　房间温度一般以20~25℃为宜。感受风寒或年老、体弱、阳虚的病人,室温宜高些。感受暑热者、青壮年及阴虚或实热证病人,室温宜低些。

3.湿度要适宜　房间相对湿度以50%~60%为宜。对于因燥邪而致病的病人,室内湿度宜偏高。对于因湿邪而致病的病人,室内湿度宜偏低;阳虚证多寒而湿,宜偏燥;阴虚证多热而燥,宜偏湿。

(三)生活起居有常,劳逸适度才能保证身体健康

起居有常主要是指起卧作息和日常生活中的各个方面都要有一定的规律并合乎自然界和人体的生理常度。

《管子》就指出:"起居不时,饮食不节,寒暑不适,则形累而寿命损。"《素问·上古天真论》指出:"上古之人,其知道者,法于阴阳,和于术数,饮食有节,起居有常,不妄作劳,故能形与神俱,而尽终其天年,度百岁乃去。今时之人不然也,以酒为浆,以妄为常,醉以入房,以欲竭其精,以耗散其真,不知持满,不时御神,务快其心,逆于生乐,起居无节,故半百而衰也。"《素问·宣明五气篇》中指出:"五劳所伤,久视伤血,久卧伤气,久坐伤肉,久立伤骨,久行伤筋。"

具体来说要注意以下几点:①适应四时气候变化,注意防寒防暑。夏季昼长夜短,应适当延长午休时间,冬季昼短夜长,应早些熄灯休息。②按时起居,养成有规律的睡眠习惯。③劳逸适度是指在病情允许的情况下,凡能下地活动的病人都要保持适度的休息与活动,做到"动静结合""形劳而不倦"。④葛洪在《抱朴子·内篇》中说,"不欲甚劳,不欲甚逸。"⑤对处于急性期和危重的病人,要让其静卧休息或随病情好转在床上做适当的活动。⑥慢性病或恢复期的病人,可做户外活动,以达到舒筋活络、调和气血、增强抗病能力。

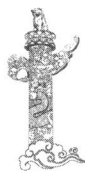

第二节　情志养生与健康

情志养生是指在治疗工作中,注意观察了解病人的情志变化,掌握其心理状态,设法防止和消除不良情绪的影响,使病人处于治疗中的最佳心理状态,以利于疾病的康复。

许浚在《东医宝鉴》中指出:"古之神圣之医,能疗人之心,预使不到有疾;今之医者唯知疗人之疾,而不知疗人之心,是犹舍本逐末,不穷其源而攻其流,欲求疾愈,不亦愚乎?"(心理治病的重要性,今人之作息多违此意)。

一、情志调养的原则

(一)诚挚体贴

孙思邈在《备急千金要方》的"大医精诚"篇中指出:"凡大医治病,必当安神定志,无欲无求,先发大慈恻隐之心,誓愿普救含灵之苦。……华夷愚智,普同一等,皆如至亲之想。……见彼苦恼,若己有之"。

(二)因人施调

《灵枢·寿夭刚柔》指出:"人之生也,有刚有柔,有强有弱,有短有长,有阴有阳。"

1.体质差异　《灵枢·行针》曰:"多阳者多喜,多阴者多怒。"

2.性格差异　《素问·经脉别论》中就指出:"当是之时,勇者气行则已,怯者则著而为病也。"

3.年龄差异　儿童多易为惊、恐致病;成年人多易为怒、思致病;老年人多易为忧郁、悲伤、思虑致病。

4.性别差异　男性属阳,以气为主,感情粗犷,刚强豪放,较易为狂喜、大怒致病。

女性属阴,以血为先,感情细腻而脆弱,多易为忧郁、悲哀而致病。《外台秘要》:"女属阴,得气多郁"(肝气郁结女性较多)。

(三)避免刺激

《素问·生气通天论》:"起居如惊,神气乃浮。"《素问·痹论》:"静则神藏,躁则消亡。"《灵枢》:"神劳则魂魄散,意志乱。"

具体措施:①工作中应做到"四轻",即说话轻、走路轻、关门轻、操作轻。②对于真心痛、癫痫病人,条件许可应安置在单人房间。③不要给病人以不必要的刺激,危重病人谢绝探视。④病历应严格管理,保护病人隐私。⑤轻重病人要分开安置。

二、七情致病与预防

(一)情志与健康的关系

1.情志正常,脏气调和　《素问·举痛论》:"喜则气和志达,荣卫通利。"

2.情志异常,内伤脏腑　致病特点包括:①直接伤及脏腑。《灵枢·百病始生》:"喜怒不节则伤脏。"《素问·阴阳应象大论》:"怒伤肝""喜伤心""思伤脾""悲伤肺""恐伤

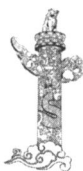

肾"。②影响脏腑气机。《素问·举痛论》:"余知百病生于气也。怒则气上,喜则气缓,悲则气消,恐则气下,惊则气乱,思则气结。"情志异常波动,可使病情加重,或迅速恶化。

(二)预防七情致病的方法

1. 保持乐观情绪 《遵生八笺》说:"安神宜悦乐。"首先要培养开朗的性格,其次要善于化解烦恼和忧愁。

解脱的方法有:①退步思量,减轻烦恼;②吐露宣泄,消除烦恼;③唱歌。

2. 避免七情过激 《素问·举痛论》:"怒则气逆,甚则呕血及飧泄"。

戒怒与制怒的基本方法是以理制情,以"耐"养性。如《老老恒言·燕居》所说:"虽事值可怒,当思事与身孰重,一转念间,可以涣然冰释。"

(三)情志调理的方法

《素问·汤液醪醴论》:"精神不进,志意不治,故病不可愈。"《寿世青编》:"药之所治只有一半,其一半则全不系药方,唯在心药也。"

1. 说理开导 说理开导即指通过正面的说理,使病人认识到情志对人体健康的影响,从而使病人能自觉地调和情志,提高战胜疾病的信心,积极配合治疗,使机体早日康复。

《灵枢·师传》中指出:"人之情,莫不恶死而乐生,告之以其败,语之以其善,导之以其所便,开之以其所苦,虽有无道之人,恶有不听者乎?"

2. 释疑解惑 释疑解惑是指根据病人存在的心理疑虑,通过一定的方法,解除病人对事物的误解、疑惑,使其去掉思想包袱,恢复健康。

3. 移情法 移情简单地说是指注意力的转移,具体地说是指采用一定措施,设法分散病人对疾病的注意力,使其从病转移到另外的人或物上。

《素问·移精变气论》:"古时治病,唯其移精变气,可祝由而已。"祝是指告诉,由是指生病缘由,"祝由"即指祝说发病的缘由,转移病人的精神,调整病人的气机,使精神内守以治病的方法,又称为"移精变气"(心理疗法的一种)。

4. 以情胜情 以情胜情是指有意识地采用一种情志抑制另一种情志,淡化甚至消除不良情志,以保持良好的精神状态的一种情志调理方法。

《素问·阴阳应象大论》:"怒伤肝,悲胜怒""喜伤心,恐胜喜""思伤脾,怒胜思""忧伤肺,喜胜忧""恐伤肾,思胜恐"。

5. 顺情从欲 顺情从欲是指顺从病人的意志、情绪,满足病人的心身需要。病人在患病过程中,情绪多有反常,对此,先顺其情,从其意,有助于心身康健。

第三节 饮食养生与健康

一、饮食养生在健康中的重要性

饮食调理是指在治疗疾病的过程中,根据祖国医学辨证施治的原则,进行营养膳食

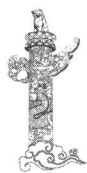

方面的调理,即调整饮食规律,注意饮食宜忌,合理摄取食物等。

饮食调理的重要性:①促使疾病早日康复;②调治疾病,尤其是慢性疾病和重病恢复期的饮食调理,能起到巩固疗效的作用。

二、饮食调理的基本要求

(一)饮食有节

饮食有节是指饮食要有节制,即进食应定量、定时。元代饮膳太医忽思慧在《饮膳正要》中指出:"善养性者,先饥而食,食勿令饱,先渴而饮,饮勿令过,食欲数而少,不欲顿而多。"

1.饮食宜定量　定量是指进食宜饥饱适中,恰到好处,则脾胃足以承受。《素问·痹论》:"饮食自倍,肠胃乃伤。"《东谷赘言》中指出:"多食人有五患,一者大便数,二者小便数,三者扰睡眠,四者身重不甚修养,五者多患食不消化。"《管子》说:"饮食节……则身利而寿命益。""饮食不节……则形累而寿命损。"

2.饮食宜定时　定时是指进食宜有较为固定的时间。我国传统的进食方法是一日三餐,即"早饭宜好,午饭宜饱,晚饭宜少"。《诸病源候论》:"夫饮食过饱,则脾不能磨消,令人气急烦闷,眠卧不安。"《千金要方·道林养性》:"须知一日之忌,暮无饱食。""饱食即卧,乃生百病"(晚上要吃少)。

(二)合理配膳

1.种类多样　《素问·脏气法时论》中指出:"五谷为养,五果为助,五畜为益,五菜为充,气味合而服之,以补精益气。"《素问·五常政大论》也说:"谷、肉、果、菜、食养尽之。"

2.饮食宜调和

(1)五味调和,不可偏嗜　《素问·生气通天论》中指出:"阴之所生,本在五味,阴之五宫,伤在五味。"《素问·生气通天论》:"膏粱之变,足生大丁。"

(2)饮食宜寒热调和　孙思邈:"热无灼唇,冷无冰齿。"《灵枢·师传》:"食饮者,热无灼灼,寒无沧沧。"《寿亲养老书》:"饮食太冷热,皆伤阴阳之和。"

3.饮食宜卫生

(1)饮食宜新鲜　《论语·乡党》中指出:"鱼馁而肉败不食,色恶不食。"《金匮要略》:"秽饭、馁肉、臭鱼食之皆伤人""诸肉及鱼,若狗不食,鸟不啄者,不可食之""生果停留多日,有损处,食之伤人"。

(2)宜以熟食为主　《千金要方·养性序》:"勿食生肉,伤胃,一切肉唯须煮烂。"

4.饮食宜因人因时因地制宜

(1)因人制宜

1)体质

体胖者:饮食宜清淡,如多食青菜、水果等含纤维素多的食物,忌食肥甘厚腻、助湿生痰之物。

体瘦者:宜食滋阴生津、补血的食物,忌食辛辣、燥烈之品。

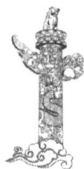

2）年龄

儿童：宜食性味平和，易于消化，健脾开胃的食物，品种宜多样化、粗细粮、荤素合理搭配，不可偏嗜，忌食滋腻峻补之品。

青年人：宜食营养丰富的血肉有情之品和五谷杂粮、新鲜果菜，忌暴饮暴食，寒热、饥饱无度。

老年人：宜食清淡、温热熟软之品，忌食生冷、黏硬、不易消化。《寿亲养老新书》："老人之食，大抵宜其温热熟软，忌其黏硬生冷。""尊年之人，不可顿饱，但频频与食，使脾胃易化，谷气长存。"

3）妇女

妊娠期：宜食性味甘平、甘凉的补益之品，忌食辛热、温燥之品，"产前宜凉"。

哺乳期：宜食有营养，偏于温补之物，忌食寒凉、辛燥、酸性食物，"产后宜热"。

（2）因时制宜

1）春季："万物生发之始"宜食辛温升散之品，忌食生冷、黏杂。

2）夏季："暑热夹湿，脾胃受困"宜食清热解暑之品，忌食肥甘厚味。

3）秋季："凉风初长，燥气袭人"宜食生津润肺之品，忌食辛辣、燥烈。

4）冬季："天气严寒，万物伏藏"宜食滋阴潜阳之品，忌食寒凉。

（3）因地制宜　根据不同地理环境特点来选用适宜的食物。《黄帝内经》认为，由于人们居住的地理位置的不同，气候寒热温凉是有区别的。如《素问·五常政大论》说："天不足西北，左（北方）寒而右（西方）凉，地不满东南，右（南方）热而左（东方）温……地有高下，气有温凉，高者气寒，下者气热。"如西北、东北地势高，阳热之气不足，气候寒冷，宜多选用温热的食物，以温壮阳气，增加抗寒能力。又北方地势高，且多风燥，易于风燥伤肺，宜多食新鲜蔬菜。东南地势低，寒冷之气相对较弱，气候温热，宜多选用清凉淡利的食物。又南方某些地方地势低下，多潮湿，易于湿困脾虚，会阻滞人体经络，引起肢体沉重、困倦等，饮食菜肴中则宜多用辛辣和具有祛湿作用的食物，如辣椒、薏苡仁、荸荠、冬瓜、丝瓜、赤豆等。

5. 保持良好的进食习惯　①进食宜缓；②进食宜专致；③进食宜乐；④进食的环境要宁静、整洁；⑤进食的气氛要轻松、愉快。轻松、柔和的乐曲有助于消化吸收。如《寿世保元》："脾好音声，闻声即动而磨食。"

6. 加强食后调理

（1）食后漱口　《饮膳正要》中说："晚餐不可多食，食后漱口，清旦刷牙，不如夜分刷牙，齿疾不生。"《金匮要略》："食毕当漱口数过，令牙齿不败口香。"

（2）食后摩腹　腹部是气血生化之所，摩腹既可健脾助运而直接防治脾胃诸疾，又可培植元气，使气血生化机能旺盛，而起到防治全身疾患的作用。唐代名医孙思邈"常以手摩腹"作为养生之道。宋代诗人陆游也常作"摩腹功"。他们都成了古代闻名的长寿者。现代医学证明，摩腹不仅可以调节胃肠道的蠕动功能，而且还能加强胃肠道的血液循环，防止胃肠消化功能失调。

（3）食后散步　《摄养枕中方》："食止，行数百步，大益人。"

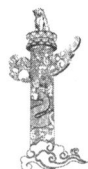

三、食物的性味、功效与健康的关系

1. **清补类食物**　具有寒凉性质,如小麦、薏苡仁、绿豆、各种豆芽、梨、甘蔗等。常用于热性病症的调护,具有清热、解毒、泻火的功效。

2. **温补类食物**　具有温热性质,如羊肉、狗肉、鸡、糯米、桂圆肉、红糖等。常用于寒性病症的调护,具有温中、补阳、散寒的功效。

3. **平补类食物**　性较平和,没有寒凉温热之偏性,如牛奶、猪肉、蚕豆、扁豆、山药、莲肉、黑木耳、黄花菜等。常用于各种疾病的恢复期,具有补益、和中的功效。

4. **辛散类食物**　具有辛温或辛热的性质,如生姜、大蒜、葱、花椒等。常用于各种阴寒之证,具有发散、行气的功效。

5. **清热类食物**　具有苦寒、甘寒性味的食物,如苦瓜、冬瓜及各种动物的胆等。常用于实热证的调护,具有清热、泻火、解毒的功效。

四、饮食宜忌与健康

《金匮要略》中指出:"所食之味,有与病相宜,有与病为害,若得宜则补体,为害则成疾。"

常见病症的饮食宜忌如下。

1. **外感热证**　①宜食清淡食物,如米粥、清汤面、新鲜蔬菜、水果等;②忌食油腻、煎炸、辛辣之品。

2. **肺系病症**　①宜食清淡素食、水果;②忌食辛辣、烟酒、油腻、甜黏之品;③咳嗽痰黄、肺热盛者,宜食萝卜、橘子、梨、枇杷等清热化痰之品;④痰中带血者,宜食藕片、藕汁等清热止血之品;⑤痰白清稀、肺寒者,忌食生冷水果;⑥疾病恢复期表现为肺阴虚者,宜食百合、银耳、燕窝、甲鱼等滋阴润肺之品;⑦哮喘病人,应忌食发物,如海鱼、虾、香菜、羊肉等。

3. **心系病症**　①血脂正常,一般营养食物均适宜;②血脂增高,以清淡素食为主,大豆、香菇、木耳、洋葱、海带、茶叶等,少进瘦肉、鱼类之品;③忌食动物脂肪、猪肝,以及烟酒、浓茶、咖啡等刺激品。

4. **脾胃系病症**　①宜食营养丰富、软、烂、热,易于消化的食物;②忌食生冷、煎炸、硬固之品;③脾胃有寒者,宜食姜、椒类;④胃热者宜酌进水果。

5. **肝胆系病症**　①宜食清淡蔬菜及营养丰富的瘦肉、鸡、鱼类;②忌食辛辣烟酒刺激品,少进动物脂肪。

6. **肾系病症**　①宜食清淡、营养丰富的食物以及多种动物性补养类食物;②忌食盐、碱过多和酸辣太过的刺激之品。

7. **五脏疾病对五味的禁忌**　《灵枢·五味论》中指出:"五味入于口也,各有所走,各有所病,肝病禁辛,心病禁咸,脾病禁酸,肾病禁甘,肺病禁苦"。

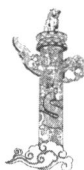

第四节　病症后期调理与健康

病症后期是指正气渐复,邪气已衰,脏腑功能逐渐恢复,疾病好转,已趋于痊愈的时期。

一、防止因风邪复病

新病初愈,真元尚虚,气血未复,卫外防御功能低下,常易感受六淫之邪的侵袭而引起疾病的复发,因此做好四时气象调理,对于防止虚邪贼风的侵袭有着十分重要的意义。

(一)扶正助卫

调理措施:①调节饮食,加强营养,补益脾肾。②自然调护,即根据自然与人体变化规律进行适当调整。人们生活的地理位置和生态环境差别较大,生活习惯、饮食结构等不尽相同,人的生理活动、体质,以及所患疾病、病变特点也不尽相同。因此,进行自然调护时,必须注意到地理位置的不同,根据不同地域的特点和自身情况,进行调护。决定健康的最主要的还是身体本身,外在的一切手段都只是助力。当健康出现问题时,积极寻求外在助力是一个方面,更主要的还是要积极的自我调护,给身体创造自我修复的空间。

(二)当避风邪

调理措施:①根据天气的变化,及时增减衣物,以防风寒之邪的侵入;②保持居室内适宜的温、湿度。

二、防止因食复病

脾胃为仓廪之本,是补充气血营养的来源。新病初愈,脾胃虚弱,不可强食、纵食、暴食,如饮食不节,可造成疾病复发。《素问·热论》中指出:"病热少愈,食肉则复,多食则遗,此其禁也。"

(一)合理调配

由于病后初愈者具有阴阳平衡不稳及正虚邪恋的特点,在饮食调节调补时,应防止偏补太过或因补滞邪,因此,应注意饮食的基本要求:①饮食宜清淡、易消化,且宜少食多餐。②饮食应卫生。③应辨证施养,如寒病者,偏于温养,但不宜过燥;热病者,宜清养,应防其过寒。

(二)注意忌口

对于病后初愈之人,由于病邪余焰未熄,所以凡有助于增邪伤正的饮食,皆应忌口。

所谓"忌口",就是指病人不该吃的东西。若吃了这些东西,就会对健康不利。传统医学是非常重视忌口的,一般地说,中医的"忌口"主要是针对病人而设的。如热病者忌食温燥辛辣之品,瘾疹者忌食鱼虾海鲜等。

饮食忌口是在中医营养学中一个很重要的方面。正如名医学家张仲景所说"所食之味,有与病相宜,有与身为害,若得宜则宜体,害则成疾,以此致危",便是此理。

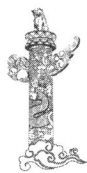

病中的忌口,一方面与服药有密切的关系,也就是药后忌口,另一方面是要注意与病情的关系,要针对疾病的寒、热、虚、实、表、里、上、下及五脏六腑等病因、病位、病性诸方面,结合食物的性、味全面加以考虑。凡于病不利的饮食皆为所忌。

特定时期或疾病的忌口如下。

1. **放疗期间的病人**　因为放射线为"热毒",所以此时不宜多吃易于"上火"的辛辣、干硬食物,例如油炸的食物、狗肉、羊肉、鹿肉、坚果、荔枝、桂圆、花椒、胡椒、大料等热性食品,以免加重放疗不良反应。

2. **肝硬化的病人**　因为可能合并有胃底-食管静脉曲张,很容易出现曲张静脉破裂出血,危及生命,所以这部分病人忌食坚硬、粗糙之品,如老玉米、铁蚕豆等,吃鱼、排骨也需要仔细挑刺、剔骨,宜细嚼慢咽,以免粗糙、尖锐之物刺破胃、食管黏膜曲张的静脉,导致大出血。

3. **水肿的病人**　应该少食咸食品,少吃盐,否则会加重水肿。

4. **伴腹泻的病人**　忌食生冷之品,如冷饮、水果、油腻食物,及菠菜、萝卜、韭菜、蜂蜜等润肠食物,否则会加重腹泻。

5. **肾功能衰竭及晚期肝癌病人**　此时需要限制蛋白的入量,所以饮食中要少吃蛋白质含量高的食物,包括动物蛋白与植物蛋白,如各种肉类、海鲜、豆腐、豆制品等。

三、防止因劳复病

劳复为大病初愈,因精神刺激或形体劳倦及房事不节等引起疾病的复发。

(一)防精神疲劳

应及时消除急躁、焦虑等各种不良情志的影响,让病人安心养病。为了消除精神疲劳,可调整生活制度,做到轻微的体力劳动和脑力劳动相结合。

精神疲劳的表现有头晕、头痛、耳鸣、烦躁、易激动、怕吵闹、情绪低落、记忆力差、睡眠不安、对工作产生厌倦感等。精神疲劳还可导致身体免疫功能低下,抗病能力降低,因而易患各种疾病。

防止和缓解精神疲劳应采取以下综合措施。

1. **起居有序,早睡早起**　无论应酬还是娱乐都要有节制。每晚要尽早休息,不要再熬夜。对短期内任务繁重的人员,应在结束阶段性任务后给予短期休息,以彻底消除疲劳。

2. **充足的睡眠**　是保护大脑,恢复体力、精力和维护健康的基础和最佳手段。每天要保持充足的睡眠,但不要依靠安眠药。安眠药引起睡眠不如自然睡眠解除疲劳效果好,应采取睡前精神放松、散步、洗温水澡、按摩等物理治疗措施。

3. **适当运动**　保持适当的体育活动能够有效转移思维紧张,提高人体的活力和精力,提高人体在应付复杂枯燥工作时的适应能力,也能帮助解除疲劳,恢复精力,增强身体的免疫力和抵抗力。脑力劳动者应多参加慢跑、骑自行车、散步、做操、登山、游泳、打太极拳、练气功等多种形式的体育锻炼,以助于消除精神疲劳。

4. **饮食定时,营养均衡**　饮食上要多喝茶、多吃水果、多吃清淡的东西,如新鲜的绿

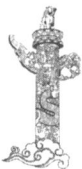

叶蔬菜、稀饭、面条汤等,有条件的可以每天用 3～5 g 西洋参片泡水喝。注意摄取高蛋白质、高糖类以及富含钙、磷、维生素 B_1 和维生素 C 的食物。

5.洗澡舒筋活血 洗澡可消除体表代谢的排泄物,使毛细血管扩张,有效消除疲劳。

6.热水泡脚,解乏安眠 每天晚上可用热水泡泡脚,水温可略高一点,以自身感觉到"烫"为妥。泡脚可增强血液循环,解乏安眠。

7.全身按摩,放松肌肉 自己或请家人用手捏或用拳头轻轻敲打小腿、大腿及手臂、双肩,使肌肉得到放松,可以缓解疲劳。

8.聆听音乐,读书阅报 每天工作一段时间后,可选用闭目养神、聆听舒缓一些的轻音乐、读书阅报等方式调整自己的身心。

9.理疗 如静电浴、高压氧治疗和钙、溴离子导入,其中以高压氧治疗最为有效。

(二)防形体劳倦

病后初愈之人,应量力而施,进行必要的形体活动,使气血流畅,有助于彻底康复。如散步、打太极拳等,但应以"小劳不倦"为原则。

四、防止因情复病

情志所伤,可直接影响相应的脏腑,使气血阴阳失调,脏腑功能紊乱,在病证后期应注意调畅病人的情志,以免因情复病。

(一)心情要舒畅

病证后期,脏腑功能恢复需要一段时间,病人容易产生急躁等不良情志,这些不良刺激都可以影响脏腑功能,而使病情加重,因此,要让病人树立乐观情绪,保证心情舒畅,学会调节生活。

(二)避免情志异常波动

病人在休养期间,如果出现情志异常波动,可使病情加重,或迅速恶化。因此,在病证后期,应使病人避免五志过极,以免因五志变化对各脏腑的不同影响,使脏腑失调,加重病情。

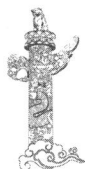

参考文献

[1]胡真,王华.中医药文化的内涵与外延[J].中医杂志,2013,54(3):192-194.

[2]凌锡森.中西医结合的内涵外延及其发展态势分析[J].湖南中医药导报,2003,9(2):1-3.

[3]郭宏伟,徐江雁.中国医学史[M].北京:中国中医药出版社,2021.

[4]梁永宣.中国医学史[M].2版.北京:人民卫生出版社,2016.

[5]邓铁涛,程之范.中国医学通史(近代卷)[M].北京:人民卫生出版社,2000.

[6]华国凡 金观涛.中医奇迹与黑箱方法[OL].https://www.docin.com/p-943812976.html.

[7]张安玲,徐胤聪.中医基础理论[M].上海:同济大学出版社,2009.

[8]朱文锋.中医诊断学[M].北京:中国中医药出版社,2009.

[9]崔福德.方剂学[M].7版.北京:人民卫生出版社,2011.

[10]陈蔚文.中药学[M].2版.北京:人民卫生出版社,2013.

[11]张灿玾,徐国仟,宗全和.黄帝内经素问校释[M].2版.北京:中国医药科技出版社,2016.

[12]河北医学院.灵枢经校释[M].2版.北京:人民卫生出版社,2009.

[13]李克光,张家礼.金匮要略译释[M].2版.上海:上海科学技术出版社,2010.

[14]李时珍.濒湖脉学译注[M].程宝书,张艳秋,译注.北京:中国中医药出版社,2013.

[15]南京中医药大学.伤寒论译释[M].4版.上海:上海科学技术出版社,2010.

[16]吕文增,袁欣,陈艳.中医基础入门[M].北京:军事医学科学出版社,2008.

第二部分

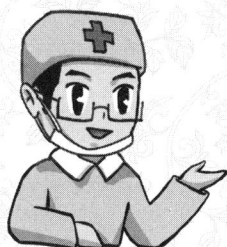

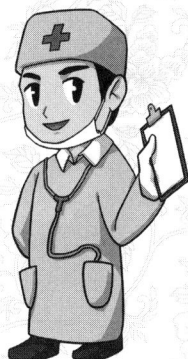

临证治验与研究

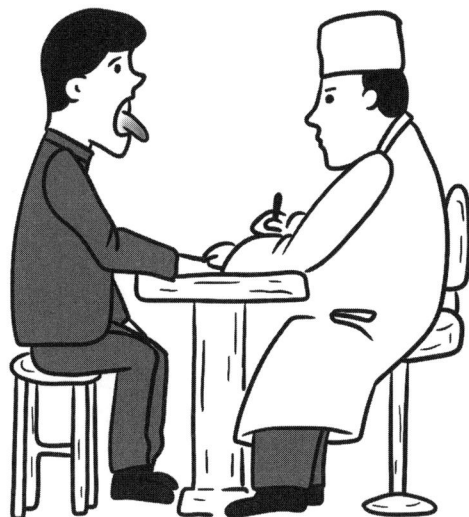

内容概览

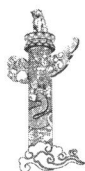

01 210 例强直性脊柱炎辨证分析

徐成林,严碧玉

　　强直性脊柱炎(ankylosing spondylitis,AS)是一种脊柱和骶髂关节的慢性疾病,早期以炎性改变为主,继之为进行性脊柱运动受限和脊柱韧带钙化。本病过去属于中医"痹证"的范畴,并按痹证的病因病机及分型进行辨证论治。本组 210 例 AS 患者均来自风湿病专科门诊,通过辨证分析和临证观察,认为 AS 与传统"痹证"的病因病机有所区别。AS 乃西医诊断名称,对其按中医理论进行专题论证尚为鲜见,本文试图对其病因病机及辨证问题进行探讨。

1　临床资料

1.1　一般资料　本组病例的诊断均经 X 射线检查证实。其中男 196 例,女 14 例,男女之比为 14∶1。初发年龄 8~57 岁,其中 30 岁以前发病者 202 例。病程最短 1 年,最长 35 年,其中 5 年以上者 167 例。

1.2　发病诱因　因外伤后发病者 40 例,感受寒湿发病者 37 例,因劳累发病者 25 例,感染后发病者 9 例,发病原因不明者 104 例。全组病例中直系亲属患有类似疾病者 50 例。

1.3　临床特点

1.3.1　脊柱及关节症状:大部分患者有下腰背部酸痛僵硬和不能久坐;因腰椎受累,使脊柱运动受限,前屈、后伸及侧弯均有不同程度的障碍;部分患者因脊柱强直而不能平卧,若病变累及颈椎,致颈部运动受限,疾病晚期因脊柱畸形而呈驼背畸形。关节损害多见于膝、踝及肩关节,其受累时可有关节疼痛、肿胀;当髋膝关节受累时,患者常表现步行及下蹲困难。

　　本组病例 20 m 步行时间测定:>17 s 者 84 例。脊肋关节受累时,胸廓的扩张度受限。本组胸廓扩张度(简称胸扩度)测量 176 例,等于或<2.5 cm 者 128 例,其中胸扩度为零者 12 例。

　　关节功能[1]:有详细记载的 192 例,其中 Ⅰ 级者 43 例,Ⅱ 级者 110 例,Ⅲ 级者 39 例。

1.3.2　一般证候与舌、脉象:绝大多数患者具有疲倦、腰膝酸软或酸痛(表 1),部分患者全身重度乏力、低热、食欲减退、面色少华或萎黄、汗多、心悸、气短、双或单侧大腿肌肉萎缩等。舌、脉象见表 2 和表 3。

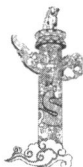

表1　临床证候

证候	例	%
腰膝酸软	203	96.7
疲倦	168	80.0
腰背强直	143	68.1
口干口苦	115	54.8
出汗	94	44.8
畏寒肢冷	91	43.3
心烦	78	37.1
心悸	71	33.8
气短	60	28.6
头昏	60	28.6
纳差	55	26.2
耳鸣	50	23.8
眼干	32	15.2
肌肉萎缩	29	13.8
大便干	29	13.8
大便稀	14	6.7
小便黄	36	17.1
小便多	9	4.3
发热	24	11.4
恶热	3	1.4

表2　舌象

舌象		例	%
舌质	淡红	79	37.6
	红及尖边红	72	34.3
	淡白胖	30	14.3
	暗紫	28	13.3
	瘀斑	5	2.4

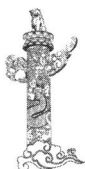

续表2

舌象		例	%
舌苔	白厚	76	36.2
	薄白	69	32.9
	黄苔	62	29.5
	腻苔	35	16.7
	少苔	3	1.4
	剥苔	3	1.4
舌下静脉	正常	86	40.9
	增粗	82	39.0
	延长	28	13.3
	分支	10	4.8
	瘀点	4	1.9

表3 脉象

脉象	弦脉	细脉	数脉	滑脉	沉脉	虚脉	缓脉	濡脉	涩脉
例	139	83	67	60	30	6	2	1	1
%	66.2	39.5	31.7	28.6	14.3	2.3	1.0	0.5	0.5

1.4　辨证分型　本组病例可概括为如下4个证型:肝肾亏虚型105例,50.0%;气血虚弱型50例,23.8%;瘀阻筋骨型36例,17.1%;寒凝督脉型19例,9.0%。

2　讨　论

2.1　病因病机　《素问·痹论》:"五脏皆有合,病久而不去者,内舍于其合也。故骨痹不已,复感于邪,内舍于肾;筋痹不已,复感于邪,内舍于肝……""肾痹者,善胀,尻以代踵,脊以代头"。AS从临床特点来看,似属于骨痹和筋痹范畴,并与肝肾密切相关。传统上把痹证分为行痹、痛痹、着痹、热痹及久痹5个证型进行辨证施治。随着认识的深化和临床的进一步观察,发现部分病人初发在外周关节,并有风、寒、湿、热等痹证的临床表现。当病情进一步发展,病变累及骶髂关节及脊柱时,外周关节的病变可渐趋稳定,其风、寒、湿、热等痹证的表现也渐减轻或消失。本病发展缓慢,病程较长,病人对确切的发病原因往往难以回顾。从本文210例临床资料分析:病因明确的106例,其中与寒、湿、热有关的仅46例次;从其临床症候来看,此时大都不具有行痹、着痹、热痹的典型临床特征,故认为一旦能对AS进行正确的诊断,此时疾病的性质已发生了转化,现将其病因、病机概括如下几方面。

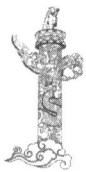

2.1.1 肝肾亏损、督脉失养:肝藏血,主筋,肾藏精,主骨,为先天之本。由于先天禀赋不足(部分具有显著的遗传特点),后天失养;或相火妄动、灼伤真阴,均可致肾精亏损,故不能充骨、生髓,骨失所养,易发生本病;肝肾同源,肾精不足,不能化血以养肝润筋,筋骨失于精血之濡养,筋脉拘急,故见耳鸣、下腰背酸痛、关节僵硬及运动受限,并可见步行时间延长、胸廓扩张度受限;督脉循身之背部正中,以"总督诸阳",并与肾有着直接的络属关系,肾精亏损,则督脉失养,经脉失调,致脊柱疼痛、强直、腰肌僵硬等。

2.1.2 气血不足:久病伤血耗气,或损及于脾,使脾虚不运,气血化生不足,致四肢百骸失养,故见面色少华或萎黄,疲倦,出汗多,心悸,气短,纳差,肌肉萎缩,胸廓运动缩小。舌质淡,脉沉细无力等。

2.1.3 瘀阻筋骨:筋骨伤病或痛久入络,使气血运行受阻,筋骨失荣,不通则痛、不荣则痛。"人静血归于肝,人动则血运于诸经",故疼痛以夜间为重,关节僵硬,屈伸不利,稍事活动,气血运行得以畅通,故疼痛及僵硬减轻。临床证见舌下静脉粗长、舌质黯紫、瘀斑等,均为瘀血阻络、气血运行不畅所致。

2.1.4 寒凝督脉:督脉对全身阳经脉气具有统率和督促作用,故为"阳脉之海",据《内经》《难经》所载,督脉有3条分支[2],其中有2支均贯通脊内,络属于肾,因而督脉与肾密切相关,而肾为人体阳气之根。肾阳不足、督脉失温,或犯手淫冲凉,至寒邪直入宗筋、凝于脊里,使督脉经络之气受阻,故见腰脊强硬、冷痛,或畏寒肢冷,清阳之气不能上升则项强、转动不灵等。

此外感受寒湿或湿热内侵、劳累过度,致使外邪留滞肌肉、关节,痹阻经脉,损及筋骨,亦可发为骨痹。

2.2 辨证分型 根据本组病例临床资料及病因病机分析,笔者认为本病的临床辨证有别于传统的辨证分型,但与"久痹"较为契合,依其病因病机不同,故提出以脏腑、气血、经络为辨证纲领较为切合临床。根据上述病因病机分析,本病的辨证分型除具备脊柱及关节症状的共同临床特点外,尚依其证型不同而表现各异。

2.2.1 肝肾亏虚型:主证为脊柱强硬、运动受限,腰背部肌肉紧张、酸痛、易疲倦而不能久坐久立,腰膝酸软,心烦,口干口苦,头晕耳鸣。兼见胸廓运动及步行受限,少数病人有低热或五心烦热、盗汗、眼干、大便干、小便黄少,或畏寒肢冷,或腰膝冷痛,舌质偏红或尖边红、苔薄白或薄黄,脉弦细数等。

2.2.2 气血虚弱型:主证为腰背部僵硬,胸廓扩张受限,倦怠乏力,腰膝酸痛,心悸气短,自汗,口淡纳差,消瘦,面色少华或萎黄。兼见肌肉萎缩(以大腿肌肉萎缩多见),大便稀溏,舌下静脉增粗,舌质淡白或淡红,舌体胖大、苔白厚或腻,脉弦细或沉细无力。

2.2.3 瘀阻筋骨型:腰背及髋部疼痛、僵硬如板样,甚则不能平卧,夜间痛甚。兼见腰膝酸困、疲倦,口干或苦,心悸气短,面色黯滞,舌质紫暗或瘀斑,舌下静脉粗长或分支、瘀点,脉弦细或沉细。

2.2.4 寒凝督脉型:证见腰脊强硬冷痛,颈项强硬,遇寒则甚,得热则舒,畏寒肢冷,或四肢关节冷痛,步履艰难,弯腰驼背等。舌质淡红、苔白厚或腻。脉沉弦或弦紧。

本病的治疗,目前尚缺乏满意的疗效,尚有待同道们进行探索和研究。笔者仅就其

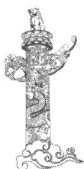

辨证特点,提出以治本为主,采用活络止痛、舒筋骨、利关节为总则辨证施治。肝肾亏虚者以补肾益精、养肝柔筋为主;气血虚弱者重在益气养血;瘀阻筋骨则宜化瘀通络、养血活血,佐以行气;若寒凝督脉,应以扶阳温督、祛寒通络为主。

对 AS 的辨证分型,尚未见有报道。本文通过对 210 例 AS 患者的资料分析和临证观察,认为病因以内因为主,按脏腑、气血、经络理论为指导,将其分为 4 个证型,意在提高中医对本病的进一步认识和指导临床进行辨证施治,并为辨病与辨证的中西医结合提供一点素材。

说明:本文的 210 例 AS 的临床资料来源于第一军医大学第一附属医院(南方医院)门诊风湿病专科。

参考文献

[1]严碧玉等.类风湿性关节炎的研究 I[J].第一军医大学学报,1983,3(2):106.
[2]李鼎.经络学[M].上海:上海科学技术出版社,1984.

(1988 年发表于《新中医》杂志第 20 卷第 5 期)

注:"强直性脊柱炎的临床研究"于 1991 年获中国人民解放军总后勤部卫生部军队科技进步奖叁等奖。

02　乙肝转阴丸治疗乙肝 206 例

汪宗发

近几年来,笔者应用自制"乙肝转阴丸"治疗乙型病毒性肝炎(简称乙肝)206 例,临床观察,疗效甚佳,现报道如下。

1　一般资料

206 例中,男性 147 例,女性 59 例;年龄最小者 4 岁,最大者 56 岁,尤以 11~40 岁发病率为高;病程最短者 1 个月,最长者达 10 年以上。全部病例均依据临床表现及实验室检查确诊。

2　治疗方法

乙肝转阴丸方:白花蛇舌草.冬瓜子、黄芪,板蓝根、鱼腥草各 500 g,党参、白术、黄精、虎杖、大枣、何首乌、半枝莲各 300 g,菌灵芝、青黛、生白芍、生枣仁、枸杞子、生山楂、生谷芽、菟丝子各 150 g,丹参、黄芩、柴胡、生大黄、三七、生甘草各 100 g。上药共碾为细粉。和匀过 80~100 目细罗筛,用冷开水泛为小丸,晒干或低温干燥,即得。用法:每服 6 g,日服 3 次,温开水送服,6 个月为 1 个疗程。忌食过多油腻及辛辣食物。

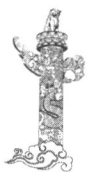

3 疗效观察

多数患者服 1 ~ 2 个疗程,少数患者服 3 ~ 4 个疗程。本组病例,经治疗后症状、体征消失,实验室检查肝功正常,澳抗阴性,两对半正常,半年以上未复发者为治愈;经治疗后症状、体征消失,实验室检查肝功正常,澳抗阴性,两对半部分正常者为好转;经治疗后症状、体征消失,实验室检查肝功正常,澳抗阴性,两对半仍异常者为有效;经治疗后症状、体征及实验室检查无变化者为无效。按以上疗效标准统计,206 例中,治愈 126 例(占 61.16%);好转 36 例(占 17.48%)有效 26 例(占 12.62%);无效 18 例(占 8.74%)。总有效率达 91.26% 。

4 典型病例

患者 32 岁,男性,干部。1991 年 9 月 27 日初诊,全身乏力,食欲减退 3 个月。3 个月来一直感觉全身乏力,食欲减退,甚而大便干燥,小便稍黄,头昏头痛,肝区隐痛等不适。××县医院检查诊断为乙型肝炎。经治疗后无明显效果,来我院就诊。望其面赤唇红,舌质红,苔黄厚,脉弦滑稍数,肝在肋下 1 指,有触痛,无结节,质软。脾未扪及。肝功能谷丙转氨酶 100 U,澳抗阳性,两对半中 HBsAg、抗-HBs、抗-HBc、HBeAg、抗-HBe、抗HBc-IgM 分别出现阳性。诊断:乙肝,证属肝经毒热伴脾虚肝阴不足。法当凉血解毒,滋阴养血,补养肝阴,活血化瘀。方用自制乙肝转阴丸。每服 6 g,日服 3 次,温开水送服。服用 1 个疗程,肝功正常。澳抗转阴,两对半正常而治愈。再投服 1 个疗程巩固,复查 2 次肝功,2 次澳抗均正常停药。一年后 2 次复查肝功,澳抗和 2 次两对半正常未见复发。

5 讨 论

乙肝是由乙型肝炎病毒感染人体后所引起的一种传染病,临床以食欲减退,二便不调,四肢无力,胁痛,腹胀,多汗等为主要表现。属于中医学中"肝温"范围。其病理机制为"湿热"。由于肝疏泄失职,病久则伤脾。《难经》云:"见肝之病,则知肝当传之与脾,故先实其脾,无令得受肝之邪也。"因治肝病必先实脾,则在治疗中以"清肝经毒热,补脾养肝阴"为主,佐以"养血活血化瘀"为法。因此,笔者专一选用自制乙肝转阴丸治疗,从 206 例的疗效观察,除 18 例无效外,无 1 例发生毒副反应。与其他治疗乙肝的药物相比,乙肝转阴丸的疗效为佳。乙肝转阴丸可使肝之疏泄正常,能疏肝经,泄郁热,养肝阴,培脾气,则脾气壮,脾经湿邪得除,达到湿热去肝病自愈之功。乙肝转阴丸在药理作用方面能提高免疫力,促进消化,增加血清总蛋白,增强胆汁排泄,防止糖原减少,降低谷丙转氨酶,抑制脂肪沉积,抑制肝炎病毒等八大作用。所以,乙肝患者应用乙肝转阴丸治疗可靠。

(1996 年发表于《四川中医》第 14 卷第 5 期。获全国优秀论文特等奖。"乙肝转阴丸治疗乙肝项目"获全军医疗成果三等奖)

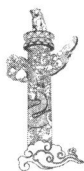

03 干燥综合征合并肺脏损害 18 例临床分析

王小平,郭志红

干燥综合征(sicca syndrome,又称舍格伦综合征,Sjögren syndrome,SS)是一个累及外分泌腺体并亦侵犯多个其他系统的慢性炎症性自身免疫性结缔组织病。它以泪腺和唾液腺分泌减少,口干眼干症状为突出表现,从而形成干燥性角结膜炎和口腔干燥。它还同时会侵犯其他内脏器官,可引起呼吸系统(肺、胸膜)、消化系统(肝、胃、食道)、泌尿系统(肾脏)、神经系统(脑、脊髓)、淋巴组织增生,以及免疫系统异常。本文将我院收治的18 例干燥综合征患者出现呼吸系统损害病例总结如下。

1 临床资料

1.1 性别、年龄和病程 18 例中男 2 例,女 16 例,年龄在 28~63 岁,平均 48 岁,病程 1~8 年。18 例病人均有口腔干燥,吞咽固体食物需要用水送下,均有双眼干燥、无泪、双眼烧灼样涩痛。2 例患者出现干咳症状,3 例病人胸片显示双肺间质性肺炎,3 例病人胸片显示双肺间质纤维化。肺功能提示:弥散功能障碍 3 例,通气障碍 3 例,通气与弥散功能均障碍 2 例,肺功能正常 2 例。

1.2 实验室检查 抗 SS-A 阳性(+)8 例,抗 SS-B 阳性(+)6 例,高球蛋白血症10 例,类风湿因子阳性(+)10 例,免疫球蛋白 IgG 升高 12 例,IgA 升高 10 例,抗核抗体 1∶80(+) 7 例。

1.3 治疗 本文 18 例均采用中医中药治疗,根据中医辨证施治:益气养阴,润燥生津,活血化瘀治则药用:生黄芪、太子参、当归、红花、鸡血藤、赤芍、知母、北沙参、天冬、麦冬、元参、全栝楼、炒山栀、花粉、生熟地、丹参、桃红、黄芩、五味子等药。治疗时间为 3 个月至半年。

1.4 转归 临床症状明显减轻,如进固体食物不用水送下,口眼干燥等临床症状改善,有关免疫学检查基本恢复正常或明显好转。

2 讨 论

本组病例中有 2 例患者出现干咳症状,说明干燥症状并不局限于口腔、眼睛,它可以发展至呼吸道。支气管黏膜干燥,黏液分泌减少,支气管引流不畅,引起刺激性干咳,从而导致反复的支气管炎、肺炎,甚至出现肺不张。本组病例有 3 例病人胸片显示双肺间质性肺炎改变,3 例病人胸片显示双肺间质纤维化均提示肺功能弥散障碍或伴有低氧血症。有学者报道通过支气管肺泡灌洗和肺组织活检发现肺泡和肺间质有淋巴细胞浸润,类似唾液腺的改变,引起淋巴细胞性肺泡炎和淋巴细胞性间质性肺炎,淋巴细胞浸

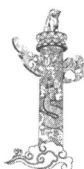

润进一步发展可致肺间质纤维化。本组病例中肺的弥散功能障碍 3 列,通气功能障碍 3 例,通气和弥散均障碍 2 例,由此可见肺脏受损可以是阻塞性、限制性或混合性通气障碍。目前认为阻塞性通气障碍更为常见。以上结果说明我国近年来对干燥综合征的研究和观察,特别是干燥综合征对呼吸系统损害有了新的进展。目前部分病人口眼干燥症状并不明显,而以呼吸系统受损为主要临床表现,容易造成漏诊或误诊,需要我们高度重视。

(1998 年发表于《临床医学》第 18 卷第 12 期)

04 中西医结合治疗血栓闭塞性脉管炎 360 例

王勇,王海彬,马利,连晓丽

血栓闭塞性脉管炎(thromboangiitis obliterans,TAO)系一种非动脉硬化性、阶段性炎症、阻塞性周围血管疾病之一。其病因尚未明确。我们自 1998 年 12 月—2002 年 1 月对 360 例 TAO 患者进行静脉滴注和股动脉注射治疗,取得了满意的疗效,现报告如下。

1 临床资料

1.1 诊断标准 本组病例根据《临床疾病诊断治愈好转标准》(孙传兴主编. 第 2 版. 北京:人民卫生出版社,1998:373-375)确诊,Ⅲ期病例排除观察。

1.2 资料 本组病例从 1998 年 12 月—2002 年 1 月符合 TAO 诊断标准的 360 例纳入观察病例。根据病案号尾数单、双数依住院先后为序随机将其分为 A、B 两组。A 组 180 例,男 147 例,女 33 例;年龄 18 ~ 60 岁,平均年龄 45 岁;病程 2 个月 ~ 3 年,平均 6 个月;Ⅰ 期 126 例,Ⅱ 期 54 例。B 组 180 例,男 135 例,女 45 例;年龄 16 ~ 58 岁,平均年龄 43 岁;病程 3 个月 ~ 3 年,平均 5 个月;Ⅰ 期 150 例,Ⅱ 期 30 例。

2 治疗方法

A 组用 5% 葡萄糖注射液 250 ml 加维脑路通(曲克芦丁)注射液(山东泗水制药厂批号:97100603)1.0 g 加山莨菪碱 0.01 g 静脉滴注,每天 1 次,14 d 为 1 个疗程。B 组用 5% 葡萄糖注射液 250 ml 加复方丹参注射液(每支 2 ml,含丹参、降香各 2.0 g;上海第一制药厂批号:97080605)30 ml,静脉滴注,每天 1 次;同时用 5% 葡萄糖注射液 30 ml 加川芎嗪注射液(北京制药厂批号:97090702)0.1 g,股动脉(患侧)注射每天 1 次,14 d 为 1 个疗程。A、B 两组病例疗程结束后间歇 3 ~ 5 d,再进行下一个疗程治疗,接受治疗满 3 个疗程后判定疗效。统计学方法,采用 χ^2 检验。

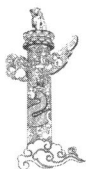

3 结 果

疗效判定依《临床疾病诊断治愈好转标准》为据进行。A 组 180 例,治愈 79 例,好转 73 例,无效 28 例,治愈率 43.9%,总有效率 84.4%。B 组 180 例,治愈 98 例,好转 76 例,无效 6 例;治愈率 54.4%,总有效率 96.7%。A、B 两组比较,差异有显著性,B 组明显优于 A 组($\chi^2 = 15.84, P < 0.01$)。毒副反应:部分患者应用山莨菪碱后出现口干和一过性排尿困难。1999—2001 年随访临床治愈出院患者两组各 60 例,A 组 3~6 个月复发 20 例,9~12 个月复发 9 例,复发率 48.3%;B 组 3~6 个月复发 15 例,9~12 个月复发 8 例,复发率 38.3%。复发者二次住院治疗,无效病例用其他方法治疗。

4 讨 论

血栓闭塞性脉管炎(TAO)系一种非动脉硬化、阶段性炎症、阻塞性周围血管疾病之一,病因尚未明确。主要病理表现为中、小动、静脉的非感染性的全层炎症,广泛的内皮细胞和成纤维细胞增生及淋巴细胞浸润。该病治疗较困难(目前欧美、亚洲复发率为 33%~60%,Ⅲ 期病例截肢率 6%),因为动脉闭塞在肢体远端侧支循环建立较难。治疗目的在于控制病变活动,促使侧支循环建立,改善肢体血液循环,减轻组织因缺血而引起的损伤程度(吴阶平,裘发祖. 黄家驷外科学. 中册. 第 6 版. 北京:人民卫生出版社,2000:852-860)。

治疗原则是解痉、解聚、抗凝、扩张血管、稀释血液,活血化瘀、止痛。满意的疗效取决于合理选药、规范治疗。A 组病例选用山莨菪碱注射液。该药能解除血管痉挛,改善微循环。1965 年国内首先用于临床,合低分子右旋糖酐每日或隔日一次患侧股动脉注射治疗脉管炎,取得了良好的效果。维脑路通注射液有防止血管通透性异常升高,抑制红细胞和血小板凝集,改善微循环等作用,常用于闭塞性脑血管病、血栓性静脉炎。B 组病例选用复方丹参注射液静脉滴注。该药具有活血化瘀、理气开窍的功能;有扩张血管、增进血流量的作用。川芎嗪注射液能抑制血栓素 A_2 合成,促进血管内皮细胞合成前列环素并加强抗血小板凝聚、扩张动脉,改善组织和血管微循环,阻滞钙通道,减少钙离子内流,减少氧自由基和脂质过氧化等作用。两组病例用药不同(一中一西),单独静脉给药与静脉和动脉(局域)联合给药(途径不同)疗效相差显著,显示中西药并用、静脉给药和动脉注射联合能获得较满意的疗效。

(2002 年发表于《中国中西医结合杂志》第 22 卷第 10 期)

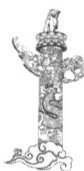

曹沙平

中西医结合治疗系统性红斑狼疮的体会

05

系统性红斑狼疮是一种常见的风湿性疾病,根据流行病学调查资料表明发病率为70/10万人[1],已知致病因素有遗传因素、环境因素、感染因素、药物因素及内分泌激素因素等。该病的最显著特征是免疫功能异常,表现为对多种身体组织成分产生自身抗体,B淋巴细胞活性增强,抑制性T淋巴细胞活性降低,抗体依赖的细胞介导的细胞毒作用(antibody-dependent cell-mediated cytotoxicity,ADCC)反应中的效应功能降低等。临床表现为多脏器损害,最常受累的器官、系统为皮肤、关节、肾、心脏、肺。常见的死因是肾功能衰竭和感染。故积极治疗狼疮性肾炎及合理的激素应用是治疗系统性红斑狼疮的关键问题,但是从目前西药全身性治疗用药情况看,无论是非甾体类抗炎药、抗疟药、免疫抑制剂、糖皮质激素、血浆置换疗法等,都具有其负面效应,特别值得指出的是糖皮质激素仍是治疗红斑狼疮的基础用药。病情得到基本控制后大部分患者须长期、单独使用激素,而长期或大剂量的应用,常造成严重并发症,如感染、库欣综合征、应激性溃疡、出血、缺血性骨坏死,以及高血压、蛋白质代谢负平衡所造成的肾脏负担,从而直接影响患者的预后。

祖国医学在疑难重症的治疗方面具有独到之处,在祖国医学文献中系统性红斑狼疮虽无确切病名,但却可见"蝴蝶丹""日晒疮""五脏痹""虚劳""水肿""心悸"之说。中医的整体观和辨证施治的观点能够做到对系统性红斑狼疮的不同个体和疾病的不同阶段给予客观的论证,从而指导临床,收到显效。例如,认识到红斑狼疮是气血同病、数脏受累,非单纯扶正或攻邪所能奏效[2]。同时,现代中医药理学揭示,同一药物或药方既可能是免疫促进剂,又可能是免疫抑制剂,同时具有双向调节作用,在系统性红斑狼疮的治疗中,如能配合中药治疗常能提高疗效,对抗或抵消西药对身体的副作用,取得增效、减毒的良好生物学效应,从而使疾病得到有效控制,使病情达到较长期的缓解。

下面根据临床用药体会总结三大类中药为治疗系统性红斑狼疮的基础药物。

1 扶正固本药

在确诊系统性红斑狼疮的患者中,最常见到的是肝肾阴虚及脾肾阳虚的患者,尤其在长期反复应用激素的患者中,常见有低热、面部红斑暗褐、耳鸣口干、头晕目眩、五心烦热、全身乏力、纳呆、腰膝酸软、头发脱落、闭经、舌红少津、苔薄黄、脉细,以及下肢周身水肿、尿少、尿闭;精神萎靡;怕冷喜热,甚则心悸、胸腹水、喘咳痰鸣,舌淡有瘀、脉沉细弱,故"因其衰而彰之"扶正固本为其治疗大法。实验证明补益药黄芪、党参、云苓、山药、补骨脂、仙灵脾、天冬、麦冬、沙参等使E玫瑰花结和淋巴细胞转化率明显提高,熟

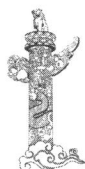

地、五味子等亦有同样功效。而甘草、附子、黄芪有肾上腺皮质激素样的作用,其次它们还可改善骨髓的造血功能,促进骨髓多能干细胞增生,从而促进红细胞、白细胞增生及血红蛋白生成,调节细胞内环磷酸腺苷(cyclic adenosine monophosphate,cAMP)及环磷酸鸟苷(cyclic guanosine monophosphate,cGMP)的含量及此例(cAMP含量升高能抑制花生四烯酸合成血栓烷 A_2(thromboxane A_2,TXA_2),后者是强烈的血小板聚集刺激物),提高和改善机体核酸代谢功能,促进改善机体核酸、蛋白质合成,增强机体物质代谢功能,进而影响调节机体参与免疫反应细胞的功能,提高免疫的自我稳定性[3]。

2 活血化瘀药

系统性红斑狼疮患者的皮肤、面部红斑色暗,胸胁刺痛、胀痛,腹胀纳呆,月经不调,肝脾大,舌暗紫、脉弦涩者多辨证为血分瘀热或风邪伏于血分,久而成瘀(做血流变学检查提示有高血黏稠度及高血凝状态),故当"因其重而减之"用具有抑制抗体产生,消除抗原抗体复合物,改善微循环,抗过敏介质释放以及诱生干扰素的作用[4]。此类药物有当归、赤芍、桃仁、红花、益母草、丹参、鸡血藤、牛膝、水蛭、虻虫等,通过上述生物学效应,阻断其病理过程,重建机体免疫的自我稳定性。此类药物对改善皮肤症状、口腔溃疡、关节炎、肾病、血栓性静脉炎等疗效较好。

3 清热解毒药

红斑狼疮急性期所见的壮热、无汗、面赤红斑色鲜,皮肤紫癜、关节肌肉酸痛、烦躁、渴喜冷饮、大便秘结、小便短赤、舌红苔黄、脉弦数,甚则神昏谵语,热盛动风,手足抽搐,此时应为热毒炽盛,当选用清热解毒药物。此类药物常用有 20 余种,分为清热解毒,清热凉血、清利湿热、清退虚热等不同种类。此类药物对机体免疫力具有广泛的影响,其中包括抑制体液及细胞免疫力的雷公藤[5],活化单核巨噬细胞系统,提高自然杀伤细胞(natural killer cell,NK cell)活性的白花蛇舌草、牛黄、黄芩、黄连、水牛角、青蒿、紫草等,以及抗过敏、调节 T 淋巴细胞、促进白细胞介素-2(interleukin-2,IL-2)及干扰素(interferon,IFN)产生,增加 cAMP 的苦参、汉防己,还有对肾上腺皮质有兴奋功能及抗炎作用的金银花、连翘、柴胡、防己、土茯苓、半枝莲、秦艽、乌梢蛇等[5],个人体会此类的药物对改善患者的各项免疫学指标,有其特殊的功效。

4 病案举例

患者女性,20 岁。主诉:反复发热,关节痛,四肢结节样红斑13 年,加重5 年。

现病史:1976 年无明显诱因出现低热、关节痛,查红细胞沉降率40 mm/h。当地医院诊断为"风湿性关节炎"治疗,给予抗风湿类等药物治疗,激素应用史不详。病情较稳定。于1984 年2 月起高热不退,肌肉酸痛加剧,上下肢均出现结节状红色斑块,有触痛,查红细胞沉降率110 mm/h,抗核抗体 1∶160(阳性),血中找到狼疮细胞,血小板计数 $50×10^9$/L,血红蛋白79 g/L,尿蛋白(++++),肝脾大,当地医院确诊为系统性红斑狼疮。用泼尼松治疗,最大口服剂量60 mg/d,1989 年8 月患者就诊时症状是低热、关节肿

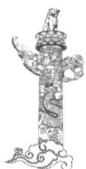

痛、脱发、闭经、腰膝酸软等，口服泼尼松 30 mg/d。

查体：体温 37.4 ℃，血压 120/80 mmHg，意识清楚，未见皮损，表浅淋巴结不大，心、肺、腹部无异常。双膝关节肿胀，下肢凹陷性水肿。

实验室检查：红细胞沉降率 77 mm/h，血红蛋白 89 g/L，抗核抗体 1∶160（阳性），抗 ds-DNA 抗体（+），尿蛋白（++）

临床诊断：系统性红斑狼疮（美国风湿病学会 1982 年 SLE 诊断标准）。

中医见证：低热、关节肿胀、乏力、腰膝酸软，夜眠多梦，胸胁胀满，脱发，经期后错，渴喜温饮，舌淡有瘀斑，苔薄黄，脉弦滑。

中医辨证及用药：此患者久病以虚损见证且阴阳俱虚，脉证不符，故辩证立论应以脾肾阳虚为主，肝肾阴虚，热毒内蕴，瘀血阻络位次。治宜攻补兼施，温凉并用，所用温补脾肾、滋补肝肾及活血化瘀，清热解毒凉血之药为：生黄芪 30 g，太子参 30 g，白术 20 g，云苓 30 g，泽泻 15 g，防己 10 g，仙灵脾 15 g，菟丝子 15 g，生熟地各 10 g，丹皮 20 g，牛膝 10 g，鸡血藤 30 g，益母草 15 g，当归 10 g，水牛角 30 g，半枝莲 30 g，鬼箭羽 30 g，连翘 20 g，土茯苓 10 g，秦艽 15 g，柴胡 15 g，三七 10 g。并阶段性应用雷公藤、白花蛇等药。用药后 1 个月泼尼松减量，每 2 周减 5 mg，用中药治疗 4 个月后，患者无发热，关节肿痛明显减轻，新发再生，尿蛋（±），红细胞沉降率 40 mm/h，后患者回当地服药，据患者家属称抗核抗体滴度亦下降，泼尼松减至 15 mg/d，顿服，半年后病情平稳。

5 体 会

（1）系统性红斑狼疮是一种慢性、迁延性疾病，有较复杂的病理机制，目前对它的认识和治疗水平还不完善，很多药物的作用机制尚未揭示，故该病很难根治，治疗原则应以短期内抑制自身免疫反应及炎症，尽可能地维护损伤器官的功能，消除诱因，促进身体自身免疫调节功能的恢复为主，中西药合用体现了这一原则。其运用中药的优点是：①作为免疫调节剂使用（利用中药的双向调节作用）；②可以减少激素或免疫抑制剂的用量，或减轻其毒副作用，有利于激素的撤、停用。

（2）系统性红斑狼疮的整个病程中，固然存在多种病机，但虚损是其主因，故治疗应以扶正固本为要。肾为先天之本，是真阴真阳之所寄；脾为后天之本，是气血营卫生化之源。所以补益脾肾是扶正固本之根本，但活血化瘀，清热解毒等亦不可偏废，如此才能收到良好的治疗效果。

（3）重视非药物性综合疗法：患者生活质量的监控指导，会直接影响患者的预后、病情的转归，故在治疗中所占的地位应予肯定。很多患者由于不能认识红斑狼疮的严重性，或对此过于恐惧，甚至极度悲观，造成病情加重，给治疗带来困难。祖国医学也特别重视"百病生于气"之说，从摄生调养方面阐述疾病的发生与转归，故让患者对疾病有客观的认识，积极配合治疗，避免强烈的情绪波动、紫外线照射、日晒、感冒、妊娠和饮食、药物等诱发因素，以及必要的活动，定期的治疗监测对缓解期的患者尤为重要。

参考文献

[1]陈顺乐,鲍春德. 系统性红斑狼疮的治疗[J]. 实用内科杂志,1992,12(12):633-634.

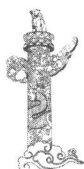

[2]李晓宇.中医药治疗红斑性狼疮的体会[J].陕西中医学院学报,1988,11(3):19-20
[3]项一萍.免疫与微生物学解答[M].上海:上海中医学院出版社,1991.
[4]骆和生.中药与免疫[M].广州:广东科学技术出版社,1987.
[5]许月林,康克非.雷公藤研究进展[J].上海医学,1988,11(3):181-182.

06 中医治癌 24 法

汪宗发

癌症,是一种常见而难治的疾病。全球范围内,癌症发病率有上升的趋势,每年约有 200 万人患癌症。我国癌症发病率也有上升,严重威胁着人类的健康和生命安全,给多少个家庭带来不幸。为癌症患者,认真研究癌症防治,吸取前人经验,弥补不足与教训,总结治癌方法,让癌症患者尽可能康复和延长生命,提高生存质量。治癌须注意"地域不同,环境差异;证型不同,因人而异;施法不同,疗效各异。"治癌原则"扶正祛邪",祛邪不宜伤正,更不能伤胃气。本文中医治癌 24 法,纯属个人意见,供同道参考。

1　疏肝降逆法

疏肝降逆法用于肝郁气滞型肿瘤。主要表现为胸闷不舒,胸胁作痛,脘腹胀满,嗳气呃逆,恶心呕吐,食欲减退,吞咽梗阻,腹部串痛,腹鸣,两乳部作胀,忧郁善怒。舌质淡红,苔薄白或薄腻,脉弦细或兼数。宜疏肝降逆。方用自拟疏肝降逆汤。临床选用药物:①疏肝理气解郁药,柴胡、香附、青皮、枳壳、橘核、苏梗、郁金、川朴花、白蔻仁。②和胃降逆止呕药,砂仁、白术、白蔻仁、旋覆花、代赭石、半夏、竹茹。③和中健脾开胃药,麦芽、砂仁、白蔻仁、白术、陈皮。④燥湿化痰散结药,白术、陈皮、半夏、橘核、旋覆花。

2　益气活血法

益气活血法用于气滞血瘀型肿瘤。主要表现为体内有积块,痛有定处,肌肤甲错,唇舌暗紫。舌质紫暗或有瘀斑、瘀点,脉细涩不滑。宜益气活血。方用自拟益气活血汤。临床选用药物:①益气养血药,党参、生黄芪、当归、生地、白芍。②活血祛瘀药,丹参、赤芍、桃仁、红花、三棱、莪术、刘寄奴。③活血行气药,川芎、乳香、没药。④行血祛瘀药,苏木、五灵脂、王不留行。⑤破血行瘀药,桃仁、刘寄奴、三棱、莪术。⑥行气止痛药,川芎、刘寄奴、乳香、没药、苏木。

3　健脾燥湿法

健脾燥湿法用于脾虚痰湿型肿瘤。主要表现为脘腹满闷,食欲减退,恶心呕吐,咳嗽痰鸣,水肿,大便溏薄,白带增多,四肢无力,懒于行动。舌质淡,舌体胖大有齿印,苔白

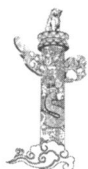

腻,脉滑或细缓。宜健脾燥湿。方用自拟健脾燥湿汤。临床选用药物:①益气健脾药,党参、黄芪、茯苓、白术、山药、砂仁、陈皮、苍术、甘草。②燥湿化痰药,半夏、陈皮、苍术、厚朴、猪苓、泽泻、杏仁、全栝楼、川贝母、浙贝母、冬瓜皮、茯苓、甘草。

4 养阴清热法

养阴清热法用于阴虚内热型肿瘤。主要表现为五心烦热,虚烦不寐,耳鸣头晕,午后潮热,咽干盗汗,干咳无痰,或痰少而黏难咯,时有痰中带血,声音嘶哑,腰酸腿软,消瘦,面红烘热,便干溲赤。舌质红,苔少或无苔,脉细数。宜养阴清热。方用自拟养阴清热汤。临床选用药物:①滋阴清热药,生地、玄参、麦冬、天花粉。②益气养阴药,黄芪、甘草、生牡蛎、百合、天花粉。③养阴益肾药,沙参、五味子、百部、百合、麦冬。④润肺止咳药,全栝楼、杏仁、白及、桔梗、麦冬、沙参、生牡蛎、百部、甘草。

5 清热解毒法

清热解毒法用于热毒亢盛型肿瘤。主要表现为发热、口干咽燥,喜冷恶热,便干溲赤,头痛,鼻流脓涕,鼻衄血,痰黄黏稠难咯。或咳吐脓血痰,带下呈米泔色,有恶臭味,少腹作胀。舌质红或暗,有瘀斑瘀点,苔黄而干,脉弦或滑数。宜清热解毒。方用自拟清热解毒汤。临床选用药物:①清热解毒药,金银花、连翘、蒲公英、野菊花、大青叶、板蓝根、白花蛇舌草、半枝莲、山豆根、鱼腥草、紫花地丁、草河车、七叶一枝花。②清热燥湿药,黄连、黄芩、黄柏、土茯苓、生薏苡仁。③清热养阴药,沙参、生地、麦冬、玄参、天冬、玉竹。④活血清热药,丹参、赤芍。⑤清热凉血药,白茅根、生地、玄参、丹皮、紫草、犀角(水牛角代)。

6 养血补肾法

养血补肾法用于气血双亏型肿瘤。主要表现为形体消瘦,面色苍白,精神不振,气短心悸,乏力懒动,四肢酸软,动则自汗,动则气促,食欲减退。舌淡,苔少或苔薄白腻,脉沉细弱。宜养血补肾。方用自拟养血益肾汤,临床选用药物:①补血养血药,党参、黄芪、当归、阿胶、熟地、白芍、制首乌、山茱萸、鸡血藤、紫河车。②补益肝肾药,熟地、山茱萸、枸杞子、杜仲、川续断、肉苁蓉、女贞子、旱莲草、制首乌。③益气健脾药,党参、茯苓、白术、甘草、山药、薏苡仁、砂仁。④健脾燥湿药,白术、茯苓、薏苡仁、苍术,白花蛇舌草。

7 活血化瘀法

活血化瘀法用于血瘀积聚,瘀血络阻,气结血瘀,血瘀积滞,血热瘀滞,血瘀气滞,瘀阻气滞,气血凝滞等型肿瘤。主要表现为癥瘕积聚,积聚成块,腹部肿块,肿块积聚,肝脾大,瘀血癥瘕,胸闷胁痛,胸胁作痛,脘腹胀满疼痛,大腹水肿,或瘀滞腹痛,瘀血腹痛。舌质紫暗有瘀斑点,脉弦细涩。宜活血化瘀。方用自拟活血化瘀汤。临床选用药物:①活血散瘀药,丹皮、丹参、玄胡、红花、泽兰、琥珀、龙葵、䗪虫(土鳖虫)。②破血行瘀药,大黄、桃仁、三棱、莪术、归尾、续随子、刘寄奴。③行气活血药,乳香、没药、川芎、玄胡。

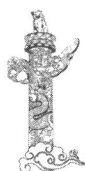

④活血消肿药,三七、赤芍。⑤行血祛瘀药,五灵脂。⑥凉血化瘀药,郁金。⑦活血通经药,急性子。⑧散血消积药,水红花子。

8　软坚散结法

软坚散结法用于眼、耳、鼻、咽、喉、口腔、舌、唇、下颌、甲状腺、颈部、乳腺、肺、胸膜、食道、贲门、胃、肝、壶腹、胰、大肠、肾、膀胱、前列腺、睾丸、子宫、卵巢、输卵管、外阴、颅内、骨、皮肤、淋巴结、纵隔等包块,淋巴瘤、白血病、癥瘕积聚、瘰疬结核、瘿瘤痰核,无名肿块,肝脾大,淋巴结肿大。宜软坚散结。方用自拟软坚散结汤。临床选用药物如下。

8.1　散结药　①下气散结药,半夏;②理气散结药,全栝楼、橘核;③行气散结药,橘叶;④破气散结药,青皮、三棱;⑤利咽散结药,大力子、山豆根;⑥解毒散结药,连翘、蒲公英、山慈菇;⑦活血散结药,琥珀;⑧消痰散结药,南星、瓦楞子、海藻、昆布;⑨开郁散结药,浙贝母;⑩攻毒散结药,全蝎;⑪清肝散结药,夏枯草。

8.2　软坚药　①化痰软坚药,生牡蛎;②破瘀软坚药,鳖甲、急性子、莪术;③消坚破积药,枳实;④软坚散结药,海浮石;⑤攻坚散血药,穿山甲[可用川芎、蟅(土鳖虫)及丹参等替代]。

9　扶正祛邪法

扶正祛邪法用于各种恶性肿瘤。凡肝郁气滞,气滞血瘀,脾虚痰湿,阴虚内热,热毒亢盛,气血双亏等肿瘤者。宜扶正祛邪。方用自拟扶正祛邪汤。临床选用药物:①扶正祛邪药,人参、黄芪、鳖甲、穿山甲[可用川芎、蟅(土鳖虫)及丹参等替代]、莪术、白花蛇舌草、半枝莲合用达到扶正祛邪,提高免疫,增强抗癌,抑制癌块。②增强免疫药,人参、黄芪、白术合用,一是增强免疫,二是激发和促进细胞免疫,不足调整机体环磷酸腺苷(cyclic adenosine phosphate, cAMP)和环磷酸鸟苷(cyclic guanosine monophosphate, cGMP)比值,保护骨髓,提高血象。③改善循环药,丹参、三七、莪术、白术合用,一是改善循环,二是抑制肿瘤血管生成因子,三是解除血液高凝状态。④攻坚破积药,蜈蚣、浙贝母、鳖甲、穿山甲[可用川芎、蟅(土鳖虫)及丹参等替代]合用,一是攻坚破积,二是缩小癌灶,直至消失。

10　和胃降逆法

和胃降逆法用于肿瘤患者应用化学药物治疗后损伤胃气,造成胃气上逆之证。主要表现为胸脘满闷,嗳气呕逆,恶心呕吐。舌质淡,苔腻,脉沉滑。宜和胃降逆。方用自拟和胃降逆汤。临床选用药物:①和胃降逆药,旋覆花、代赭石、半夏、生姜。②益气健脾药党参、茯苓、白术、甘草。③理气宽中药,陈皮、川朴花、苏梗。④燥湿化痰药,半夏、茯苓、陈皮、甘草。⑤温肾壮阳药,韭菜子。

11　健脾开胃法

健脾开胃法用于肿瘤患者应用化学药物治疗后引起脾虚气滞。主要表现为胸腹胀

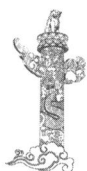

闷,口淡乏味,不思饮食,闻食呕吐,大便溏薄。舌质淡,苔白厚腻,脉沉细滑。宜健脾开胃。方用自拟健脾开胃汤。临床选用药物,①益气健脾药党参、黄芪、白术、茯苓、甘草。②燥湿化痰药,半夏、陈皮、茯苓、甘草。③燥湿健脾药,陈皮、川朴花、白术、甘草。④行气开胃药,木香、砂仁。⑤理气化湿药,川朴花、枳壳。⑥健脾开胃药,神曲、山楂、麦芽、谷芽、鸡内金。

12 燥湿化浊法

燥湿化浊法用于肿瘤患者应用化学药物治疗后引起脾虚湿困,湿阻中焦,浊气上逆,造成湿浊内阻。主要表现胸闷不舒,泛恶频繁、乏味厌食,困倦嗜睡。舌质淡,苔白腻,脉濡滑。宜燥湿化浊。方用自拟燥湿化浊汤。临床选用药物:①芳香化浊药,藿香、佩兰。②燥湿健脾药,苍术、川朴花、陈皮、甘草。③燥湿化痰药,半夏、陈皮、茯苓、甘草。④行气开胃药木香、砂仁、苏梗。⑤健脾消食药神曲、山楂、麦芽、谷芽、鸡内金。

13 疏肝和胃法

疏肝和胃法用于肿瘤患者应用化学药物治疗后干扰气血运行,肝气横逆犯胃引起肝气犯胃之证。主要表现脐周阵发性疼痛,疼痛难以忍受,大便干结。舌质淡红,苔白微黄,脉弦细数。宜疏肝和胃。方用自拟疏肝和胃汤。临床选用药物:①疏肝理气药,柴胡、香附、郁金、青皮。②行气止痛药,木香、砂仁、陈皮、川楝子、玄胡、乌药、苏梗。③缓气止痛药,白芍、甘草。④清热燥湿药,大黄、黄连。⑤养血散瘀药,白芍、大黄、郁金、青皮。⑥和胃醒脾药,砂仁、木香。⑦活血补气药,郁金、青皮、川楝子。

14 健脾利湿法

健脾利湿法用于肿瘤患者应用化学药物治疗后损伤脾胃而引起脾虚湿泻之证。主要表现为腹胀腹鸣,大便溏薄或腹泻,一日数次,量多,食欲减退,肢软乏力。舌质淡,苔薄白而腻,脉细滑。宜健脾利湿。方用自拟健脾利湿汤。临床选用药物:①益气健脾药,党参、茯苓、白术、甘草。②燥湿清热药,薏苡仁、扁豆、黄连、陈皮。③健脾开胃药,麦芽、砂仁、神曲、谷芽。④行气消积药,木香、山楂。⑤补脾固肾药,山药、诃子、五味子。

15 补益气血法

补益气血法用于肿瘤患者应用化学药物治疗后引起气血两虚之证。主要表现为乏力懒动,头昏眼花,心悸怔忡,面色苍白,毛发脱落。舌质淡胖,苔薄白,脉细弱无力。宜补益气血。方用自拟益气补血汤。临床选用药物:①益气健脾药,党参、黄芪、茯苓、大枣、陈皮。②补血养血药,当归、白芍、鸡血藤、龙眼肉、阿胶、熟地、制首乌。③补肾益髓药,鹿角胶、补骨脂、核桃仁、熟地、制首乌。④活血通络药,茜草、当归、鸡血藤。⑤祛湿散瘀药,虎杖、茜草。

16 温补脾肾法

温补脾肾法用于肿瘤患者应用化学药物治疗后引起脾肾两亏之证。主要表现为头

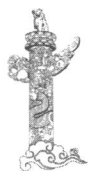

昏乏力、腰膝酸软、四肢水肿、食少便溏,毛发脱落。舌质淡胖、脉沉细无力。宜温补脾肾。方用自拟温补脾肾汤。临床选用药物:①健脾和胃药党参、大枣、扁豆。②健脾利湿药,虎杖、扁豆。③活血通络药,鸡血藤、茜草、当归。④温肾散寒药,附子、肉桂、干姜、仙茅。⑤补肾壮阳药,补骨脂、鹿角胶、淫羊藿、仙茅。

17　凉补肝肾法

　　凉补肝肾法用于肿瘤患者应用化学药物治疗后引起肝肾两亏之证。主要表现为头昏耳鸣,心烦不安,腰酸无力,口干溲赤,或潮热盗汗。舌质红、苔少或苔光剥如镜面,脉细数。宜凉补肝肾。方用自拟肝肾两亏汤。临床选用药物:①养阴润肺药,生地、天冬、麦冬、玄参、知母、龟板、黄精、鳖甲。②清热凉血药,水牛角、甘草、玄参。③补益肝肾药,制首乌、女贞子、山茱萸。④补血活血药,鸡血藤、虎杖、龟板。

18　养阴清胃法

　　养阴清胃法用于肿瘤患者放射治疗后射线烧伤引起津液灼伤,胃肠蕴热之证。主要表现为恶心呕吐、食纳减少。舌红,苔少,脉细数。宜养阴清胃。方用自拟养阴清胃汤。临床选用药物:①降气止呕药,旋覆花,重镇降逆药代赭石,二药合用能疏肝平肝。②降逆止呕药,旋覆花、代储石、竹茹、芦根、法半夏。③清热止呕药,竹茹、芦根、法半夏、陈皮。④行气清胃药砂仁、茯苓、薏苡仁、陈皮。⑤养阴益胃药沙参、麦冬、玉竹。⑥宣肺化痰药桔梗。⑦健脾开胃药神曲、麦芽、山植、谷芽、砂仁、鸡内金。

19　滋阴清肠法

　　滋阴清肠法用于肿瘤患者放射治疗后射线烧伤引起肠道蕴热之证。主要表现腹痛、下坠,大便脓血等放射性结肠炎症状。苔腻稍黄,脉弦滑稍数。宜滋阴清肠。方用自拟滋阴清肠汤。临床选用药物:①解毒止痢药,白头翁、黄连、秦皮、黄柏。②清热解毒药马齿苋、败酱草。③缓急止痛药,白芍、甘草、木香。④凉血止血药,槐角、地榆。⑤行气消积药,木香、生山楂。⑥滋阴涩肠药,白芍、乌梅。

20　清热通淋法

　　清热通淋法用于肿瘤患者放射治疗后引起蕴热炽盛、下注膀胱之证。主要表现为尿频、尿急、尿痛、尿血等放射性膀胱炎症状。舌质红,苔黄厚腻,脉滑数。宜清热通淋。方用自拟清热通淋汤。临床选用药物:①清热利水通淋药,萹蓄、瞿麦、木通、泽泻、黄柏、金钱草、车前子、滑石。②清热利湿解毒药,滑石、甘草。③清热凉血止血药,白茅根、大蓟、小蓟、侧柏叶、槐花、生地、旱莲草。④收敛止血药,藕节。⑤滋阴补肾药旱莲草、生地。

21　活血通络法

　　活血通络法用于肿瘤患者放射治疗后引起气血瘀滞,经络受阻之证。主要表现为

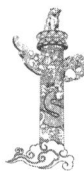

肢体水肿,有沉重感等放射性肢体水肿症状。舌质淡,苔白,脉沉细。宜活血通络。方用自拟活血通络汤。临床选用药物:①活血祛瘀通络药,丹参、赤芍、鸡血藤、桑枝、络石藤、川牛膝。②清热解毒利湿药,忍冬藤、生薏苡仁、泽泻。③益气健脾养胃药,党参、茯苓、白术、甘草。④健脾利水消肿药,防己、黄芪、生姜、大枣、白术、甘草。

22 滋阴养血法

滋阴养血法用于肿瘤患者放射治疗后放射损伤引起阴虚血少之证。主要表现为疲乏无力,面色苍白,白细胞下降至 $4.0 \times 10^9/L$ 以下的放射性白细胞减少症。舌质淡,苔白,脉细弱。宜滋阴养血。方用自拟滋阴养血汤。临床选用药物:①益气健脾和胃药,炙黄芪、黄精、党参、茯苓、白术、菌灵芝、甘草、大枣。②活血补血养血药,鸡血藤、当归、紫河车、熟地、阿胶。③滋阴补肾养肝药,菟丝子、枸杞子、熟地、山茱萸。

23 益气养阴法

益气养阴法用于肿瘤患者放射性治疗后辐射引起气阴两伤之证。主要表现为疲乏无力,皮肤黏膜出血,血小板下降至 $50 \times 10^9/L$ 以下的放射性血小板减少症。舌质红、苔白、脉细弱。宜益气养阴。方用自拟益气养阴汤。临床选用药物:①养阴清热益胃药,龟板胶、鳖甲、西洋参。②清热凉血解毒药,丹皮、甘草。③补血活血散瘀药,当归、丹皮、龟板胶。④凉血散血止血药,白茅根、大蓟、小蓟。⑤收敛止血药,仙鹤草、藕节。⑥益气健脾燥湿药,党参、黄芪、大枣、甘草、茯苓、白术、菌灵芝。

24 养阴清肺法

养阴清肺法用于肿瘤患者放射治疗后辐射伤肺引起热灼肺阴之证。主要表现为咳嗽、痰中带血、胸闷气短等放射性肺炎症状。舌质淡红、苔微黄,脉细数。宜养阴清肺。方用自拟热灼肺阴汤。临床选用药物:①清热凉血解毒药,大青叶、板蓝根、白花蛇舌草、半枝莲、鱼腥草、甘草。②养阴清热解毒药,玄参、天冬。③润肺清心益胃药,沙参、麦冬、甘草。④宣肺止咳化痰药,桔梗、杏仁、百部。⑤凉血止血散瘀药,大蓟、小蓟。⑥清热化痰散结药,全栝楼、浙贝母、冬瓜子。

上述中医治癌24法,是综合性治癌方法,也是临证用药实施方案。24法集中体现了扶正与祛邪,虚者扶正,实者祛邪;虚实夹杂者,宜攻补兼施;寒热虚实者,宜全面兼顾,以"急则治标,缓则治本"。24法是从整体观念出发,抓住病因病机,以辨证论治为基础,权衡病势,参合舌脉,随证治之基础。临床实践证明,综合应用24法,大多癌症就诊患者已见成效,提高了康复率和生存质量。

(2011年发表于国际中医药临床研究学术会议暨全国第二届中医临床研究学术会议论文集。获全国优秀论文二等奖)

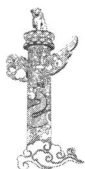

07 中医学传承与中西医结合浅谈

郑军,张玉亮,李振川

中医学是中华文化历史长河的一条支流,在人类文化的氛围中生生不息,以其旺盛之生命力自立于古今学科之林,不断获得新的生命力和继续存在的价值。

中、西医学属于两种医学体系,都经历了数千年的发展历程。中医学文明源于东方中国文化,西医学文明源于西方欧洲文化,尽管研究对象具有同一性,但由于地域与历史背景不同,毕竟异化为认识与思维方式截然不同的两种医学体系。

如何回答好传承中医学这一中华民族文化瑰宝的"时代之问",如何破解好中西医结合这一中国特色医疗创新发展的"历史之题",现就此谈谈粗浅看法。

1 中医学传承

中医学作为中华民族原创的医学科学,是中华民族的伟大创造,是中华文明的杰出代表。习近平总书记多次就中医药工作发表重要讲话,把中医药放在中华文明传承发展的历史长河中来审视,放在中华民族伟大复兴中国梦和构建人类卫生健康共同体的历史进程中来谋划部署,为新时代传承发展中医药事业提供了根本遵循和行动指南。习近平总书记这些重要论述是引领我们回答好如何传承中医学这一中华民族文化瑰宝的"时代之问"之重要依据。据此,我们从文明和文化的制高点出发,分以下三点理解和把握中医学传承的要义。

1.1 文化自信是中医学传承的灵魂与根基 文化自信是指一个民族、一个国家以及一个政党等身处于文化主体中的各个客体,通过对具象的文化进行认知实践。反思,批判再认识的辩证唯物主义认识运动,对自身文化价值的充分肯定和积极践行。并对其文化的生命力持有坚定的信心。习近平总书记明确提出:"我们要坚持道路自信,理论自信,制度自信。最根本的还有一个文化自信""中国有坚定的道路自信、理论自信、制度自信,其本质是建立在五千多年文明传承基础上的文化自信""文化自信是更基础,更广泛,更深厚的自信"。

中医药文化作为中华文明的一部分,作为中国最负盛名的国粹之一,其文化自信包括对中医学的基础理论自信、医疗实践自信、理法方药自信、治疗效果自信等一系列源于五千年医疗实践的真理性自信。中医学以其特有的文化根基,数千年来经历检验的真理性和源源不断更新壮大的传承,成了增加中华民族文化软实力的源泉与动力。并具有重要当代价值的中流砥柱。为中华民族文化应对世界异质文化冲突与融合提供了强大的心理支撑。文化自信是中医学传承的灵魂与根基。

只有文化自信,中医学传承才能灵魂清澈,根基牢固。

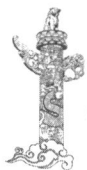

1.2　认知自觉是中医学传承的筋骨与支撑　认知自觉是指通过学习与思考树立一种精神与理念,建立一种思维与觉悟。这种存在于精神思想层次的信念,不是盲目迷信的尊经崇古,更不是夜郎自大的自卖自夸,而是建立在全面学习、客观观察、实践验证基础上产生的认知自觉,通过认知自觉,将理念升华成"正气存内,邪不可干"的筋骨,支撑觉悟者矢志不渝、心无旁骛地传承中医学。

认知自觉建立在四个方面的:一是对中医历史的充分认知,即对涵盖跨越五千年的厚重医史,浩如烟海的文献典籍,博大精深的思想理论,百花齐放的各家学说,悬壶济世的大医精神的充分认知;二是对中医本质的充分认知,即对遵循自然、文以载道、知行合一、并重防治、知常达变的中医本质的充分认知;三是对中西差异的充分认知,即对不同文化起源、理论体系、思维方式、认知方法、价值取向、行为规范、诊疗模式等多方面的明显差异的充分认知;四是对中医特色与优势的充分认知,即对其天人合一、藏象合一、形神合一的整体观念,司外揣内、见微知著的诊断思想,阴平阳秘、和合致中的调理特色,勿待渴而穿井、斗而铸锥的"治未病"理念等特色与优势的充分认知。

只有认知自觉充分,中医学传承才能筋骨强壮,支撑有力。

1.3　内涵自强是中医学传承的血脉与动力　内涵自强是指是在实践中不断丰富和强化中医学内涵和外延,努力实现中医学文化的创造性转化、创新性发展,深入发掘中医药宝库中的精华,充分发挥中医药的独特优势,推进中医药现代化,推动中医药走向世界。

内涵自强,需要梳理中医学文化"三大关系",弄清中医学文化的"五大特点"。三大关系是:中华传统文化与中医学文化的组成关系,中医学文化与中医学事业的互根关系,中医学文化内部各要素的整合关系;五大特点是:中医学文化的广泛性、基础性、特殊性、普适性、时代性。

内涵自强,还需要懂得中医学文化的基础、构成、属性、功能。即中医学文化是中华民族优秀传统文化中体现中医药本质与特色的精神文明和物质文明的总和,它以中国传统哲学、文学、史学为基础;由中医学精神文化、行为文化、物质文化3个方面构成,包含中医学文化理念、文化实践、文化环境3个层面;体现中医学的人文属性;具有塑造中医学文化核心理念和价值观念,形成中医学思维方式和认知,揭示中医药学规律,影响中医学事业传承与发展和增强中华民族文化认同与自信,扩大中华文化影响力的功能。

内涵自强,更需要在文化底蕴、核心理念、价值观念上深化研究,创新发展,从更高层面上不断升华。中医学内在精神一直是稳定的,始终贯穿于从理论到临床的各个方面。中医学在伴随着中华民族繁衍生息的千年之旅中是变而不变的,变的是形态与数量,不变的是精神。

只有内涵丰沛,中医学传承才能血脉充盈,动力不竭。

2　中西医结合

中医学植根于深厚中华民族哲学智慧和优秀传统文化土壤,具有深入中华民族血脉的文化基因,是中华文明的一个重要标识,具有"医学科学"的属性,具有防病治病的独特优势、历史地位和时代价值。在当今世界的全球化不断深入发展的环境中,任何想

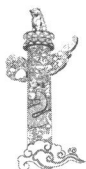

持续发展的文化都不能局限于自己固有的环境。中医药文化本身就是一种具有和谐包容精神的文化。因此,我们要以中医药对未来世界医学发展做出贡献的信心和洞见,用中华文明的钥匙,打开中西医结合的大门,用中国式办法破解世界性医学难题。

以下用中国古代先贤孔子在《论语·子路》《论语·卫灵公》《论语·为政篇》中提出的"和而不同""周而不比""泰而不骄"的哲理,从共生、共存、共荣3个层面打开思路,理解中西医结合的必要性、重要性和可能性。

2.1 "和而不同"各行其美 中西医学是当今世界并存的两大医学体系,两者来自不同的地理环境、语言文字、人类的历史活动和文化传统。同时,两者经历了完全不同的历史发展过程,导致两者在理论体系、思维方式、认知方法、价值取向、行为规范、诊疗模式乃至审美意蕴等多方面存在明显差异。

西方的科学注重归纳、演绎、抽象、分析,而中国传统的学术思想则注重有机整体、融会贯通、综合总体和相生相克,以及依靠悟性产生的智慧,深入认识客观世界的本质。

两种异质文化背景产生的医学体系势必会产生碰撞和分歧,产生医学宗旨和模式的"同而不和"。如果按照孔子"和而不同"的思想方法认识世界,转变思路,求同存异,中西医就能够形成一种"共生"的态势。

只有"和而不同",中医学才能"传承精华",永葆底色。

2.2 "周而不比"优势互补 中、西医学两种不同医学体系的比较,中医学以"整体论"为主,体现在生命的精神层面、整体层面、动态层面,它是一种朴素的系统论,源于"天人合一"哲学思维的"复合医学模式",更多采用经验的积累、类比推理的方式,中药方剂中多种有效组分对机体多系统、多途径、多靶点的综合调节,以达祛病养生的目的,同时强调整体、强调多因素的相互联系,重"辨证",治"病的人",重视整体效果,注重机制解释的哲学思维。

西医学则以"还原论"为主,将人体视为由组织器官等组合而成,偏向于机械的还原论,强调"物理—化学"反应的"生物医学模式",并且强调实验实证,注重分析,多强调单一活性化合物对机体靶点的作用,具有高度的选择性和明显的对抗性,倾向于形态、局部医学,直接因果考虑,重"看病",治"人的病",也重视直接效果,成分、靶点、通路比较明确。

如果以"比而不周"的方式对待两种医疗体系的不同,就容易固执己见,襟怀狭隘,产生圈子主义和山头主义,拒人于千里之外;而以"周而不比"的态度对待两种医疗体系的不同,就能襟怀坦荡,海纳百川,中西医就能够形成一种"共存"的态势。

只有"周而不比",中医学才能"守中创新",纳足底气。

2.3 "泰而不骄"创新发展 中医是中国的医学。中医植根于中国传统文化的土壤之中,蕴含着中国传统文化的精神内核,深烙着中华民族的精神印记,是中国人民几千年来智慧的结晶,是中华优秀传统文化的代表之一。中医在中国的土地上迁延数千年之久,药物从数百种增加到数千种乃至上万种,方剂从数百首增加到数万首乃至数十万首,文献从医经七家、经方十一家增加到洋洋万种之多,理论的更新、方法的丰富、技术的创新、效果的提高举世瞩目。尤其是中医药学在抗击疫情取得重大成就,充分展现了中

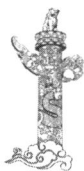

华文明的深厚底蕴,彰显了中华民族文化与科技的双重实力,极大增强了中国人民的文化自信。中医学是中华民族原创的、土生的、独有的、是不可以被其他民族或国家复制或嫁接的硕果,是中华民族的骄傲。

尽管如此,我们如果以"骄而不泰"的意识对待西医和现代医学,中医学就会举步不前乃至倒退,而以"泰而不骄"的思想兼收并蓄,创新展,中西医结合就能形成一种"共荣"的态势。

只有"泰而不骄",中医学才能双流汇聚,丰盈底蕴。

中西医结合是在既有中医药又有西医药这样特殊的历史和现实条件下产生的,是在当代科学发展总趋势下,相邻学科彼此渗透、相互促进、补充融合的必然结果。中西医结合将随着中医学与西医学的发展而前进。中、西医学需要结合,也必定能够结合。它遵循科学史律,由低级结合到高层次结合最终形成中西医结合科学体系,这是人类对医学科学认识和实践由必然王国走向自由王国的过程,决不会因人们的主观意志而转移。

中西医结合前途光明,未来可期。未来医学的发展趋势是什么呢?我们概括为"宏微并举、系统把握、多种组学、连接中西",具体而言,就是整体与局部相结合、综合与分析相结合、经验与实验相结合、辨证与辨病相结合。现代系统生物医学全方位、立体化、多视角地研究生命全过程和疾病全过程,努力全方位、全周期保障人民健康。

"只有民族的才是世界的",中医要以中华优秀传统文化为基石,以中医基础理论为发展核心,以现代疾病谱系的变化为发展导向,以现代科技知识为发展手段,将临床疗效作为发展目的,遵守其特有的发展规律,在自我完善中不断创新发展,弘扬中医之要旨,迈向康宁之通衢!

参考文献

[1]胡真,王华.中医药文化的内涵与外延[J].中医杂志,2013,54(3):192-194.

[2]凌锡森.中西医结合的内涵外延及其发展态势分析[J].湖南中医药导报,2003,9(2):1-3.

[3]何清湖,孙相如,陈小平.充分认知方能坚定中医文化自信[N].中国中医药报,2021-04-28.

[4]张宗明.论中医药文化自信[J].南京中医药大学学报,2018,19(3):1-5.

08 中医药治疗高泌乳素血症的研究进展

雷晋,郭志红,宁静

高泌乳素血症是由于多种因素引起垂体前叶嗜酸性细胞分泌过多的泌乳素(prolactin,PRL;又称催乳素)所致。泌乳素升高可使下丘脑-垂体-卵巢轴功能紊乱,从而发生闭经、不孕、月经稀发及黄体功能不健等,血清 PRL> 25pg,即可诊断为高泌乳素

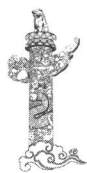

血症。随着放射免疫测定的广泛应用,发现高泌乳素血症患者有逐渐增多的趋势。本病西医主要用溴隐亭治疗,具有一定疗效,但副作用较大。近几年不少中医文献报道采用中医药治疗该病取得了满意的疗效,现概述如下。

1　病因病机

现代医学认为一切妨碍 PRL 分泌调节的因素都可能引起 PRL 分泌的增多,其病因是多方面的,而最多见的原因是垂体腺瘤及特发性高泌乳素血症(即育龄妇女有闭经泌乳,但不伴脑病变且与妊娠无关),其次为原发性甲状腺功能减退以及医源性高 PRL 血症,如服用避孕药、氯丙嗪、利血平、奋乃静等,还有异位分泌如肾上腺病、肾功能不全、支气管癌、创伤等均可引起高泌乳素血症。因其主要临床表现为月经失调、闭经和溢乳,所以中医文献多从月经病及溢乳方面探讨其病因病机。王氏[1]认为常见病机为肝气郁结或肝经怒火上冲或肾虚封藏失职或脾胃气虚,气血失约所致。吕氏[2]认为本病往往肾虚、肝郁、脾虚三者并存且相互影响。陈氏[3]认为本病病机主要是湿、痰、郁、瘀四个方面,湿从热化,袭扰肝经;痰湿阻滞,脾被困扰;气滞血瘀、肝不条达,皆可影响冲任失调,致使经血不能下达而上溢为乳。张氏[4]认为本病归属肝气郁结,痰湿阻滞,脾虚血瘀,肝肾阴虚。综上所述,大多数学者都认为本病与肝、肾、脾密切相关,但其病机关键是肝郁为主,多因郁怒情志不遂而气血逆乱,脏腑功能失调所致。

2　临床治疗

2.1　分型论治　王氏[1]将该病分为四型论治,肝郁气滞以逍遥散加生麦芽、牛膝;肝火上冲以用丹栀逍遥散加卷柏、泽兰、牛膝、生牡蛎,备选龙胆泻肝汤加牛膝、丹参;肾虚肝旺以神妙方逸丸加味(大熟地、菖蒲、菟丝子、地骨皮、远志、牛膝各 100 g,仙灵脾 75 g,紫石英、鹿角霜、巴戟天、白芍、女贞子、旱莲草各 100 g,共研细末,炼蜜为丸 10 g 重,1 日 2 次);脾虚痰阻以苍附导痰丸加减。龚氏[5]将该病分为二型,肝郁肾虚型,以疏肝补肾调经为主,方用逍遥散合二至丸加减;肾虚型以补肾调经法,方药以五子补肾丸加减。共观察治疗 23 例,结果肝郁肾虚型及肾虚型 18 例均有效,PRL 恢复至正常范围。以 5 例用活血调经法对照,仅 1 例有效。吕氏等[2]分三型,肾阳虚肝郁型治以补肾助阳疏肝,方用妇孕 I 号新方(紫石英、川断、山药、当归、白芍、柴胡、甘草等);肾阴虚肝郁以滋阴补肾清肝,方用妇孕 II 号方(干地黄、山药、紫河车、川断、白芍、丹皮、钩藤、甘草等);肝郁脾虚型方用逍遥散加减。治疗 65 例,高泌乳素降低由(38.63±26.56)μg/ml,下降到(18.32±8.04)pg/ml。陈氏[3]分为三型,肝经湿热、冲任阻滞型治以清肝利湿兼以化瘀,药用龙胆泻肝汤加逍遥散加减;脂痰凝寒、血海滞流,治当豁痰除湿,调气活血通经,药用茯苓、半夏、陈皮、甘草、苍术、胆南星、香附、枳实、当归、川芎、海藻、昆布、泽泻、皂角刺;气滞血瘀、胞脉阻滞,治以疏肝抑火、化痰通经,药用桃仁、红花、当归、生地、川芎、赤芍、牛膝、柴胡、泽兰、丹皮、山栀子、香附等。治疗 3 例患者均获痊愈。

2.2　专方论治辨证加减　根据辨病与辨证相结合的原则,许多人采用专方论治结合辨证加减的方法,取得较好的疗效。李氏等[6]报告以逍遥散加减治疗 54 例,平均服

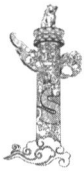

29.3 d，PRL 值降到正常者 49 例（90.74%），而且在治疗过程中随着泌乳素降低，临床症状获得相应改善或治愈。张氏等[4]应用仙甲冲剂（柴胡、白芍、当归、仙灵脾、穿山甲[可用川芎、䗪（土鳖虫）及丹参等替代]）等 15 味中药浓缩后制成冲剂，每袋 20 g，对 PRL＞1 500 g/ml 者，每日 2 次，每次 2 袋；PRL≤1 500 μg/ml 者，每日 3 次，每次 1 袋，30 d 为一疗程。73 例高泌乳素血症患者经 1～2 疗程治疗后，除 5 例 PRL 无变化外，14 例血清泌乳素恢复至正常水平，相应症状得到改善。张氏等[7]以疏肝和胃，调和冲任为主，自拟抑乳方（炒麦芽、白芍、茯苓、莲须、当归、柴胡、石菖蒲）结合辨证加减，经过 1 年系统观察 40 例，显效 17 例，有效 15 例，无效 8 例，总有效率为 81%。何氏等[8]应用柴麦二仙汤（柴胡 8 g、生麦芽 40 g、仙灵脾 12 g、仙茅 10 g、白芍 15 g、当归 15 g、广郁金 10 g、栝楼 15 g、茯苓 15 g、熟地 16 g、川牛膝 12 g、生川军 5 g），30 d 为一疗程。30 例经 30～60 d 治疗后血清 PRL 测定，24 例均有不同程度下降，有效率达 80%，其中 6 例恢复正常水平，相应症状得到改善。

3 实验研究

日本和汉医药学会报道了福岛峰子等[10]研究芍药甘草汤对高泌乳素血症无排卵大鼠的作用。作者用止吐灵诱发大鼠的高泌乳素血症，从内分泌角度观察了芍药甘草汤的作用。结果止吐灵诱发的大鼠高泌乳素血症，其血中雄激素值增高，而雌二醇降低。若并用芍药甘草汤，则可抑制血中泌乳素，雄激素上升。其机制为止吐灵可阻断垂体的多巴胺受体，而使泌乳素分泌亢进，由于并用芍药甘草汤而使其作用消失。不能否认芍药甘草汤为多巴胺受体激动剂的可能性。芍药未能使 PRL 分泌正常化；甘草末次之。崔氏[11]研究 78 例患者，血中睾酮值 0.7 pg/ml 以上，口服芍药甘草汤 7.5 g/d 10～18 周，服药 6 周血中睾酮值降低，雌二醇升高，其中有 10 例服药前血中 PRL 值在 25 μg/ml 以上，服药后 2 周 PRL 值均明显下降，雌酮和皮质醇自 4 周开始有下降趋势；还有 9 例于服用舒必利过程中出现无排卵，无月经，当月呈现高泌乳素血症（100～280 μg/ml），加服芍药甘草汤 7.5 g/d 后，其中 3 例于服药后 2～4 周，1 例血中 PRL 由 178.8 μg/ml 降到 17.0 μg/ml，1 例由 100 μg/ml 降到 13.0 μg/ml，1 例由 280 μg/ml 降到 6.8 μg/ml，月经恢复正常。

4 小 结

近几年中医药在治疗高泌乳素血症方面取得了明显的进展，改变了那种只用西药溴隐亭单一治疗的局面，而且副作用小疗效较为肯定。我们所统计的用中医药治疗该病大多属特发性高泌乳素血症，均在排除了原发病的基础上用中药治疗。另外中医药治疗该病文献资料还不多，病机不十分清楚，尚缺乏系统的观察及远期疗效观察，有些报道仅限于案例没有统计学的意义，设立对照组观察少。实验研究亦不多见。上述问题有待于科研和临床工作者克服和解决。

参考文献

[1]王耀廷.闭经溢乳综合征证治刍议[J].中医杂志,1988(11):23.

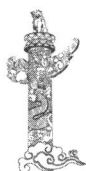

[2]吕春英,夏桂成.中医药治疗高泌乳素血症性不孕症65例[J].新中医,1993
(11):39.

[3]陈连起.闭经泌乳综合征治验三例[J].中医杂志,1992,33(1):39-40.

[4]张思佳,何春娜,阮丽萍.仙甲冲剂治疗高泌乳素血症73例[J].中医杂志,1993,34
(11):675.

[5]龚励俐,许慧莉,韩桂珍.疏肝补肾药治疗高泌乳素血症初探[J].贵阳中医学院学
报,1991(4):33.

[6]李秀珍,李家福.逍遥散加减治疗高泌乳素血症54例[J].中西医结合杂志,1991,11
(7):439.

[7]张秀霞,关绍昌,罗淑贞.中医药治疗高泌乳素血症40例临床观察[J].新中医,1993
(11):37-38.

[8]何邦余,何毅.柴麦二仙汤治疗高泌乳素血症30例[J].实用医学杂志,1994,10
(5):519.

[9]刘继章.针刺治疗高泌乳素血症的临床观察[J].中医杂志,1990,31(10):40.

[10]福岛峰子,太田博孝,姚石安.芍药甘草汤对于因溴隐亭的副作用而难以给药的高
催乳素血症性不孕的疗效[J].国医论坛,1988,10(2):54.

[11]崔丰年.芍药甘草汤的药理研究和临床应用[J].中成药杂志,1991,13(7):36-37.

(1996年发表于《中医杂志》第37卷第11期)

09 中医理论的现代研究

李强森,张晓威,曾光汉,刘其升,徐成林

中医学理论体系形成于两千多年前的《黄帝内经》,历经几十个朝代,其理论日臻完善,内容不断丰富。中医学理论包括阴阳五行、脏腑经络、病因病机、诊法辨证、治则治法、预防养生、中药方剂、针灸治疗等内容。在对中医学的研究中,主要借助现代科学技术,运用系统论、控制论原理及细胞学、分子生物学等理论来研究、阐明中医理论的学术思想。有关中医学术研究的进展介绍如下。

1　脾实质研究

脾主要包括消化系统、其次为自主神经、代谢、免疫、内分泌等多种综合功能。

1.1　与消化系统关系　中医研究院对脾虚患者研究,发现小肠功能下降(木糖排泄试验),血清胃泌素含量降低,胰淀粉酶活性降低(尿淀粉酶活性测定),消化道排空加快(放射碘131),说明胃肠消化吸收功能下降导致脾失健运。广州中医学院研究发现,脾虚患者唾液淀粉酶活性下降(开窍于口),慢性痢疾血清淀粉酶活性下降,小肠功能

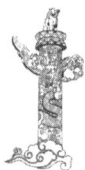

异常。

1.2　与自主神经系统关系　南京医学院研究发现,脾虚腹泻患者结肠腺体增大,分泌亢进;原第一军医大学中医系对溃疡病患者钡餐检查发现:脾胃虚寒型胃张力增高,空腹滞留液增加,分泌功能增加,说明副交感神经兴奋占优势,中枢神经系统抑制增强;寒热错杂者中枢神经系统兴奋性增高(脑电图显示);寒证时胃内温度下降,热证时胃内温度增高结论:与自主神经关系密切,副交感神经偏亢较普遍。

1.3　与机体代谢系统的关系

1.3.1　蛋白质代谢:脾虚者血清蛋白下降,黄芪、大枣等补脾药治疗,可使肝硬化患者的白蛋白增高。

1.3.2　糖代谢:南京医学院给脾虚者做葡萄糖耐量实验,空腹血糖低于正常。健脾方剂可使肝糖原含量增加。

1.3.3　水盐代谢:第一军医大学中医系研究发现,脾虚患者的电解质失调与肾上腺皮质功能下降有关,肾上腺皮质功能下降者,早期表现为脾虚,晚期表现为肾虚;慢性的脾虚者尿量减少而痰量增加(水湿内停、积液成痰)。

1.4　与免疫系统关系　白求恩和平医院对脾虚者测定细胞免疫和体液免疫功能,均比正常人下降;玫瑰花瓣形成率下降,经健脾药治疗后均升高。

1.5　与内分泌关系　脾虚时 17-酮类固醇降低。

1.6　脾虚动物模型　大黄造模的脾虚动物,用四君子汤治疗可使其 2 周后完全恢复正常。

2　肾本质研究

2.1　肾与内分泌系统　垂体-肾上腺之间有密切关系。肾阳虚者尿中皮质激素代谢产物(17-羟皮质类固醇、17-酮类固醇明显下降)含量明显低于正常人,提示肾阳虚者具有下丘脑-垂体-肾上腺皮质系统功能下降或不同程度功能紊乱。

2.2　肾与免疫系统　肾虚型慢性支气管炎患者 T 细胞比值明显低于正常人,补体含量增高。用补肾药治疗后,T 细胞和免疫球蛋白 A、G 升高,说明补肾药对体液免疫有调节作用,说明肾与抵抗力有关。

2.3　肾与自主神经系统　一般认为肾虚患者的自主神经功能呈失调状态。肾阳虚为副交感神经偏亢,使心肌功能下降,心跳减慢,血压下降,有效血循环量减少,基础代谢率降低,故出现阳虚证候;肾阴虚为交感神经功能增强,使心肌功能增强,心跳增快,血压升高,有效血循环量增加,基础代谢率增高,故出现阴虚证候。

2.4　肾与能量代谢系统　肾虚患者能量代谢失常,上海医科大学以红细胞糖酵解与氧化强度为指标,肾阳虚者红细胞糖酵解降低,获得能量下降,机体生热效应下降,故阳虚生寒;反之为阴虚生热。上述证候用调整阴阳药治疗后,阳虚者糖酵解值增高;阴虚者糖酵解值下降,症状消失,红细胞糖酵解正常。由此证明,肾阴、肾阳是有物质基础的。

3　经络实质研究

3.1　经络与周围神经、血管、淋巴管相关学说　①穴位层次解剖各层中有丰富神经末

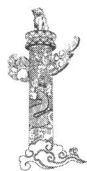

梢、神经干或分支。②截瘫者针刺其下肢无得气感。③切断、封闭神经干,均可影响针刺效应。经络与神经关系最密切,其次为血管、淋巴管。微细结构观察,未能发现其他新的组织结构。

存在问题:得气感传导速度慢20 cm/s;得气感向相反两个方向循行;上病下取,右病左取等,不能用上述学说解释。

3.2 经络与神经节段相关学说 ①四肢部经络分布与周围神经分布相似。②躯干部经络纵横交错。③测痛试验。

3.3 经络与神经体液综合调节功能相关学说 神经包括神经末梢到大脑皮层的完整系统;体液指内分泌腺、体细胞分泌的激素、代谢产物等化学物质,经血液循环、渗透等途径传递到各处。体液调节已直接或间接地接受神经系统的管辖。针刺可使:激素含量增加(阑尾炎);促进垂体前叶分泌卵泡刺激素及黄体生成;酶系统活性增强;白细胞增加;甲、乙、丙种球蛋白增加等。

3.4 与中枢神经系统相关学说 通过循经感传分析,认为经络是大脑皮层各部位之间特有的功能联系。大脑皮质某一系统兴奋后,在体表的投射,主观上形成了循经感传的感觉。

3.5 从生物电角度探讨经络实质 认为经络实质是人体内生物电的通路,从组织器官发出的电流沿着特殊的电通路行走,纵横交错遍及全身,形成经络系统。

3.6 经络是一种特殊的传导系统学说 认为其本质可能是进化比较古老的、分化较为低的传导系统。

3.7 生物光子系统学说 由上海复旦大学、上海宝山针灸专科医院、上海市第六人民医院、原第二军医大学、上海中医药大学等单位联合组成的多学科课题组,从经络能被人们检查到的唯一窗口——穴位入手,利用磁共振成像造影、解剖、X射线计算机扫描等现代化的科研手段,对经络的物质基础及功能性特征进行探索研究,获得3项重大发现:一是首次以现代科学理论和实验手段,证明了经络穴位的形态学位置是在以结缔组织为基础,连带其中的血管、神经丛和淋巴管等交织而成的复杂体系之中,形成具有综合复杂生理功能的某种生理结构。二是初步发现与穴位位置相对应的深层结缔组织结构中,富含有钙、磷、钾、铁、锌、锰、铬等元素,尤其是钙的含量要比非穴位的其他组织(骨骼除外)高数十倍至上百倍。而钙离子是重要的信使物质,在人体各种生理活动中发挥着极其重要的作用。三是初步发现结缔组织中呈液晶态结构的胶原纤维,具有一个高效率传输红外光的特殊波段。这预示着人体内部可能存在着一个生物光子系统,在生命信息、能量的传输交换等生理活动中起着极其重要的作用。经络学说是中医学的基本理论之一,它以一种完全不同于现代医学理论的方式,阐述人体的功能调控和生命过程。虽然中医中药和针灸推拿在临床医学中的特殊疗效已得到普遍承认,但长期以来现代生物学和医学界在经络存在和客观性、经络的物质基础和本质等重要问题上存在着极大的争议,只有通过严格的实验探索、验证,从科学理论上给予系统的阐明,才能使这一中华民族的宝贵遗产与现代科学接轨、融合,确立其应有的学术地位。经络物质基础这一课题还有待医学、物理学、化学、生物学等各学科专家深入研究和论证。

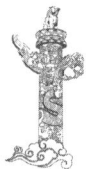

4 病因学研究

由于医学模式的改变,人与自然的关系更加受到医学界的重视,并诞生了新的学科:气象生理学与气象医学,就气象条件对人体健康的影响进行研究,是一个有前途的领域。气象医学包括的内容如下。

4.1 气象生理学 研究季节、气候、气象对正常人生理过程的影响及健康人对各种气象条件的适应。

4.2 气象病理学 研究气候、气象对人类疾病的关系、影响及疾病在不同气候、地区的分布。

4.3 气象环境学 研究城市、农村、住宅区环境小气候以及人工气候(空调)对人体健康的影响。目前主要从临床入手研究气象与疾病的关系:①流感风行与持续阴雨、积雪、严寒天气有关。②气管炎、感冒常在冷风,暖风经过时发病。③关节痛常在气温、湿度、气压的变化时明显。低温、风速、湿度三项气象要素与感冒发病最密切。

5 活血化瘀研究

活血化瘀疗法对心血管、呼吸、消化、免疫系统及感染性等 40 多种疾病有较好的疗效。

(1)改善微循环供血供氧,毛细血管通透性↓,微血管扩张↑,毛细血管网开放↑,血流↑。

(2)调节血流动力学,降低血黏度,恢复红细胞变形能力,促红细胞解聚,减少消除微血栓等。

(3)抑制血小板凝聚,增加血小板内 cAMP 含量。

(4)纤溶激活作用,对磷酸二酯酶有明显抑制作用。

(5)改善机体免疫功能,促进组织代谢。

(6)抑制病原体、抗炎、抗癌、止痛等作用。

(7)抑制纤维组织增生,促进细胞再生。

6 扶正固本法研究

扶正固本法是用于正气虚为主的一种治疗法则,本法能改善机体的物质代谢和心血管功能,调节中枢神经系统及内分泌系统,增强免疫功能等。目前研究侧重于免疫系统及能量代谢。补阴药:使抗体存在时间延长;补阳药:使抗体提前形成,有助于功能低下的恢复,对体内激素的代谢、能量、水盐代谢,免疫功能等具有促进作用;补气药:党参、白术、茯苓等可提高巨噬细胞的吞噬功能,党参作用最强;益气活血药黄芪、川芎:提高细胞免疫、体液免疫功能与转移因子合用提高整个免疫功能。黄芪对病毒有预防作用,增加病毒诱生干扰素能力,与黄芪抑制核糖核酸代谢有关。

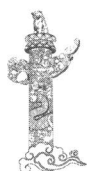

⑩ 中药不良反应和预防

牛晓勤

中药不良反应,实际上是药物毒副反应,这里"毒"字中医和西医含义不同:中医认为"是药三分毒",用之得当即为药,用之不当即为毒。毒是药物的偏性,在治病时用药物的偏性调整人体阴阳的偏性,改善病理状态,达到恢复机体正常功能。西医将损伤机体作用的药称为毒药,所以不能混淆。

现代医疗中药物治疗也是不可替代的,它的药理作用也是双重性,绝对无害、无毒的药是没有的,重在辨证,运用恰当,发挥其主要作用,减少其副作用。稍有不慎就会发展为中毒事故。例如:20 世纪 60 年代欧洲德国等发生的"反应停"造成近万名儿童呈现海豹肢畸形事故。70 年代日本发生的"氯碘喹"导致"恶急性脊髓视神经病",使数千名病人丧失劳动力,这些药害事故震惊了全世界。为此,世界各国卫生部门对药物不良反应都很重视,相继建立了"中毒情报中心",现在已形成了国际性的情报网络。我国从1980 年开始制订了《药品不良反应监测报告制度》,及时地交换情报,采取对策,减少损害。因为药物的运用都要有预见性,防止或尽量减少不良反应的出现,即使万一发生药害,能及时抢救亦可得到事半功倍的效果。再是近年来新药不断出现,不良反应也相应增加,临床上用药不当而导致的不良反应事件屡见不鲜;另外"自我用药,自我保健"意识的增强,而普通人对药物的知识缺乏全面了解,也增加了不良反应,应引起广大医药工作者的普遍关注。人们往往认为"中药比西药安全"这话不完全对,中药产生的不良反应不可忽视,这里谈谈笔者的看法,供参考。

1 不良反应的常见原因

1.1 药不对症 误治加重或延长病情,使表证入里,引寇入室,虚证攻伐,造成虚虚实实,临床上辨证不准确,药不对症引起不良反应时有报道。

1.2 配伍不当 中药有七情(单行、相须、相畏、相使、相杀、相恶、相反)、四气、五味,配伍时一定按法度组合。前人总结出十八反、十九畏,是两千年来经过正反两方面经验教训总结出来的。至今仍是配伍法则,不可忽视。

1.3 用药量过大 有些中药与有些西药一样,治疗量与中毒量甚为接近。如草乌、砒石等,有些中药有效量与中毒量尚不明确,如雷公藤、桑寄生、万年青等治疗肾炎银屑病引起药物肝炎。

1.4 病人不遵医嘱 有的病人,认为中药无毒,掉以轻心,胡乱吃药,有的苦于病魔缠身难愈,擅自加大药量,病未治好,造成有的脏腑功能损害。

1.5 外用中药使用不当 在滥用、超量、配伍不当、贴敷时间过长等,经皮肤、黏膜及呼

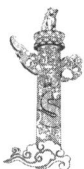

吸道吸收中毒,甚至死亡,此类药有蟾皮、蟾酥、砒霜、轻粉、巴豆、生南星、生半夏、芫花等。

1.6 煎服药具不妥 自古至今均认为陶器为煎服中药的器具。金属器皿因化学性质不稳定,易与药物产生化学反应,影响药效,甚至产生毒副作用。

2 如何预防不良反应

2.1 提高素质 加强思想教育,提高业务水平,防止差错事故的发生。

2.2 健全药物管理制度 中药调剂人员一定要遵守操作规程,按规定发药,配好后应仔细核对,无误后方可发出,并向患者说明煎法、服法、用量及注意事项。对有大毒药品应有单位证明并限量出售。

2.3 中成药应注明成分或标明注意事项 以便患者了解其使用及不良反应、解救方法。

2.4 注意用量 从大量文献报道看,在中药不良反应中,用量过大而导致中毒占首位,以非医务人员占绝大多数。可见医者要注意用量勿过大,需要时应从小剂量开始,逐步加量,对非医者要加强宣传教育,避免因无知而盲目用药,造成不良反应。

2.5 对症下药 只要辨证准确,用药对证,即便是"毒药"也有益无害,而在于辨证是否准确,用药是否对证。

2.6 依法炮制 炮制不仅是增强和扩大药物疗效的必要手段,也是确保安全的重要措施,如生半夏有毒,用生姜、明矾制后,其减毒、止咳效果好。

(2001 年发表于《中华实用医学理论与实践》第 7 卷)

11 中药降压的临床选用浅谈

徐学斌

我们在临床工作中遇到一些高血压患者,经辨证论治,用了二三周中药后,患者头晕、头痛、心烦易怒、失眠等症状有了明显好转,但血压却往往没有明显降低,此为何故?笔者经过长期的临床观察,并参考有关文献,浅谈一下对降压中药临床选用的认识和体会,不妥之处,望同道斧正。

1 使用降压中药要恰当选择

高血压属于慢性全身性疾病,中医通过辨证论治,常常能够较快地改善临床症状,但若不熟悉现代药理作用,则不能恰当地选用降压中药,因此,就不可能取得理想的降压效果。在临床工作中,虽然我们按照中医辨证论治的原则而遣方用药,但如果在处方中用了具有升压作用的中药,可能导致升降抵消降压效果不好。因此,在治疗高血压用药时,应对中药的现代药理研究了然于胸,优先选用经药理研究证明其有较好降压作

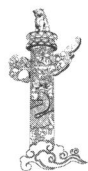

用的中药。

1.1　随症选药　已知90余种具有降压作用(或迅速,或缓慢,或持久,或短暂)的中药之中,可依据高血压患者的不同伴随症状选择用药:①若有眩晕,用天麻、钩藤、菊花、罗布麻等,可明显改善眩晕;②若头痛剧烈,两目胀痛者,用夏枯草、钩藤、菊花、槐花、决明子、青葙子等以清肝热;③若心烦易怒,善叹息,则选用山栀、龙胆草、夏枯草、莲子心、柴胡、白芍等;④若心悸、失眠,则选用丹参、酸枣仁、五味子、柏子仁等较好;⑤若腰酸膝软,用桑寄生、怀牛膝、巴戟天、杜仲等;⑥若呕吐痰涎,则用半夏、胆南星、莱菔子等可明显改善症状。

1.2　依证配伍　若配伍恰当,则能取得事半功倍,令人满意的效果。例如:①如肝阳上亢,天麻配钩藤;②阴虚火旺,知母配黄柏;③心烦不宁,山栀配豆豉;④两目干涩,枸杞配菊花;⑤腰酸膝软,杜仲配怀牛膝;⑥大便干结,火麻仁配郁李仁……

1.3　随症取舍　高血压患者兼有或患有其他病症时,用药时要注意,凡是证明有升压作用的中药,还是不用为妙。例如:①兼有脘腹胀满、气滞疼痛、呃逆者,不要选用枳实、枳壳、青皮、乌药等具有升压作用的药物,可用厚朴、木香、佛手、代赭石等;②若有痰湿壅滞、气逆喘咳,用二陈汤而弃有升压作用的陈皮,改用其他燥湿化痰止咳之品,具有升压作用的麻黄、款冬花等亦不宜使用;③若患有脾肾阳虚、里寒之候,不用干姜,以防血压升高之弊,可用巴戟天、淫羊藿之类以温肾助阳;④若患鼻渊,阳明经头痛等症,不要用白芷;⑤若患皮肤之疾,不宜用白鲜皮,而另选其他清热解毒,祛风除湿之品……

总之,治疗高血压病,应优先选择既符合中医辨证论治原则,又符合药理研究证明有较好降压作用的中药,对于有升压作用的中药,则不用。

2　使用降压中药要遵循中医的治则

在使用降压中药治疗高血压病时要分清标本,最好把中医的辨证与西医的辨病结合起来。高血压病降压是其本,而缓解由于血压升高而产生的一系列症状是其标。

治疗时要遵循中医的治疗法则,分清主次,先后缓急。例如:患者头晕严重,或头痛剧烈难以忍受,或失眠彻夜不寐等,这时就应"急则治其标",首先考虑用何药才能较快地缓解诸症之标,待标症缓解后,再考虑"缓则治其本",加大力度降低血压之本,其疗效往往较明显。特别是我们在国外行医,外国人对中医不甚了解,若标症不能较快减轻缓解,则患者可能一去不复返,有的甚至反面宣传,说中医无效。

3　使用降压中药要注意药物的副作用

高血压患者由于需较长时间的服药,故选用药物时除考虑疗效外,更应注意药物的副作用,尽量避免使用有毒副作用的中药。

例如:①马兜铃科植物青木香,虽药理研究表明有温和持久的降压作用,然其成分马兜铃酸却对肾脏有损害,故还是不用为好;②广防己亦含马兜铃酸,故也要避而远之;③钩藤碱大剂量、长期使用,对心、肝、肾有损害,故钩藤不宜大剂量、长期使用;④动物实验证明杜仲对动脉硬化的冠状动脉有收缩作用,若高血压合并冠心病者,杜仲应慎用;

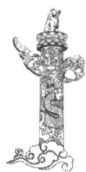

⑤白芍的分解产物含苯甲酸,大量使用会增加肝脏解毒的负担,因此高血压伴有肝功能不良者,不宜长期大量使用……

4 使用降压中药要了解药物的新用途

经常关注现代药理研究的新进展(当然我们在国外有许多困难),以便了解药物的新用途很有必要。

例如:①在治疗高血压病中,黄芪在前贤的方药中罕见使用,可能是因其具有升阳之功,用则有升高血压之虞。现代研究证明,黄芪不但能降糖、降脂,而且能直接扩张冠状动脉及全身外周血管而有降压作用,能增强心脏的收缩力而有强心作用,故用于高血压或高血压合并症中非常适宜。若舒张压高,脉压小的患者用生黄芪,不但能降低舒张压,而且可使脉压增大,并能明显改善胸闷、气短、乏力等症状。②山楂乃消导之品,多用于食积之症。现代研究其有降压降脂,增加冠状动脉流量、强心等作用,所以可治疗高血压、高血脂、冠心病等。③三七具有止血散瘀,消肿定痛之功,多用于出血、跌打损伤、瘀滞肿痛之症。现代研究证明,三七提取液或三七黄酮能明显增加动物的冠脉流量、减慢心率、减少心肌耗氧量、迅速持久地降低血压,尚有降血脂和胆固醇的作用,因此也极适用于高血压、冠心病和心肌梗死的治疗。④苦参清热燥湿,祛风杀虫,常用于湿热黄疸和皮肤之疾,然现代研究其有抗心律失常的作用,故亦可用于高血压、冠心病伴有心律失常者……

综上所述,在治疗高血压病时,只有辨证和辨病相结合,遵循中医"急则治其标,缓则治其本"或"标本兼治"等大法,审时度势,恰当选择降压中药,巧用药物的新用途,避免药物的副作用,才能获得满意的疗效。

12 手法松解治疗冻结肩 86 例临床观察

徐学斌,于守贞,张信

冻结肩是以肩关节疼痛和功能障碍为主要症状的常见病。自 1986 年以来,我们用手法松解治疗冻结肩 86 例(92 肩),收到了满意的效果,现报告如下。

1 病例选择

本组患者除有冻结肩的一般症状和体征外,均有严重的肩关节功能障碍,包括上举<90°,外展<45°,前伸<45°,后伸<10°,内收、内旋及外旋等明显受限。86 例中男性 39 例,女性 47 例;年龄 33～76 岁,以 50 岁左右为多见;病程 1～14 年。双肩发病者 6 例,单肩发病者 80 例。

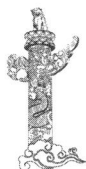

2 治疗方法

以肌间沟法行臂丛神经阻滞,亦可在肩周深层行局部浸润麻醉,压痛明显的肌腱起止点须重点浸润。待麻醉效果完全出现后,助手用双手固定患侧肩胛骨,术者用手抓住患侧肩部及上肢,分别作外展、内收、前伸、后伸、内旋、外旋、上举等运动,术中听到似撕布时的"咔哧"声,即表示粘连的组织已松解,终止手法。做上述各种运动的手法,宜轻柔缓慢,逐渐用力,不可使用暴力,切勿超过肩关节生理活动范围,以免发生肌腱损伤及骨折等意外。

术后每天进行肩关节功能锻炼(如爬墙、体后拉手等),同时每天做按摩治疗 1 ~ 2 周。

3 疗效标准及结果

3.1 疗效标准 ①痊愈:经手法松解 1 次,1 个月内(下同)肩关节疼痛消失,活动范围恢复到功能位者;②显效:肩关节疼痛基本消失,活动范围恢复到功能位的 80% 以上者;③有效:肩关节疼痛明显减轻,活动范围恢复到功能位的 50% 以上者;④无效:肩关节疼痛未减轻或减轻不明显,活动范围未恢复或无明显恢复者。

3.2 结果 本组痊愈 43 肩(46.7%),显效 38 肩(41.4%),有效 6 肩(6.5%),无效 5 肩(5.4%)。总有效率为 94.6%。

4 讨 论

冻结肩的主要病变为肩关节周围肌腱、韧带、滑液囊发生退变、粘连、挛缩、钙化,肌肉萎缩等。早期以剧痛为主,晚期肩关节功能明显受限,甚至肩关节固定,功能完全丧失。手法松解治疗冻结肩的机制,主要是使肩关节周围的软组织粘连得以松解,改善血液循环,辅以按摩,舒筋通络,消肿止痛,促进肩关节功能的恢复。手法松解不但可以消除疼痛,而且更重要的是恢复肩关节的功能活动,这是其他疗法无法解决的问题。本组疗效较佳,未发现副作用。

采用本疗法应注意下列事项:①术前要做肩关节 X 射线检查,以排除骨关节病变;②术后必须每天进行肩关节功能锻炼和按摩治疗,以促进肩关节功能恢复,防止松解组织再度粘连,本组无效的 5 肩,均与术后未能积极进行肩关节功能锻炼有关;③对有严重心脏疾患者应慎用此术。

(1992 年发表于《沈阳部队医药》杂志第 5 卷第 2 期)

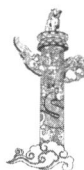

13 化瘀通络法治疗一氧化碳中毒迟发脑病 1 例报告

郭志红,王小平

化瘀通络法已普遍用于脑血管病的治疗,并有很多成功的经验,但用于治疗一氧化碳中毒所致迟发脑病的报道却很少,笔者在宣武中医院进修期间曾遇一例,疗效堪称满意,特报道如下。

1 病例介绍

患者女,49 岁,住院号 4992。1985 年 10 月 30 日因急性一氧化碳中毒而昏迷,经某医院高压氧舱等治疗两天后清醒,恢复正常工作。同年 11 月 28 日生气后再次出现失语,表情呆板,时笑,二便失禁等。又到某医院高压氧舱治疗 60 余次,辅以维生素 C、复合维生素 B、谷氨酸、烟酸、维脑路通(曲克芦丁)等药治疗 2 个月,症状略有缓解。本人要求中医治疗,于 1986 年 2 月 25 日入北京宣武中医院。入院时病人神情呆滞,表情淡漠,反应迟钝,仅能回答简单问话。体检:颈项强直,四肢僵硬、拘急、屈伸不利,双上肢震颤,舌震颤,舌质红绛无苔,脉弦细。西医诊断:一氧化碳中毒迟发脑病。中医诊断:痉病(柔痉)。辨证属气血阻滞,血不养筋,虚风内动。初投以补益气血,熄风止痉之剂,用人参补津汤合栝楼桂枝汤加减:太子参 15 g,五味子 12 g,天冬、麦冬各 20 g,生地 20 g,当归 10 g,粉葛根 15 g,甘草 10 g,生龙骨 20 g。水煎煮,每日 1 剂。服 8 剂后食欲改善,余症无明显转归。主症不见好转,考虑辨证有误。根据病人表现,应辨证为气血阻滞,脉络不通为主,故改用有化瘀通络作用的身痛逐瘀汤辅以行气养阴方药:桃仁 10 g,红花 10 g,当归 12 g,川芎 12 g,香附 12 g,没药 10 g,地龙 10 g,牛膝 12 g,生地 20 g,玄参 15 g,葛根 30 g,蜈蚣 2 条,甘草 10 g。水煎服,每日 1 剂。服药 1 周后病人排便已有感觉,10 d 后颈项强直好转,左手能梳头,双下肢可抬高。继服前方,2 周后二便均有知觉,开始与人对话;3 周后大小便均能自控,且能下床站立;5 周后双上肢可举过头顶并能自己行走,6 周后语言流利,思维能力基本恢复,8 周后肌肉恢复正常,10 周后生活完全自理。治疗过程中基本守方不变,酌情加丝瓜络、鸡血藤、赤芍等药,主要加强活血通络作用。

2 讨 论

此例一氧化碳中毒所致迟发脑病,其病理是由于一氧化碳与血红蛋白结合成一氧化碳血红蛋白而使血液中氧分压降低,且一氧化碳血红蛋白又能阻碍氧合血红蛋白的

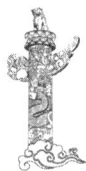

离解。高浓度的一氧化碳还能与细胞色素氧化酶中的二价铁相结合,直接抑制细胞内呼吸,造成脑细胞缺血、缺氧,以致脑细胞损害。根据中医理论,属于血瘀证的范畴,为秽浊之气侵袭人体致气血运行不畅,瘀血内阻,新血不生。盖脑为元神之府,又为髓之海,脑髓由肾精所化生,精血同源,瘀血内阻,精不得化生,故髓海空虚,脑失所养,见神呆、失语等症;又因肝藏血主筋,血瘀之后,肝血亏虚,筋失所养,则见肢体筋脉拘急、震颤、四肢不用。故只有化瘀通络,去瘀生新,才能精血旺盛,脉络畅通,上煦清阳,下荣肢体,各得所复。根据现代医学研究,活血化瘀药物最主要的作用是改善血循环,解除微循环障碍,减轻血液的浓、黏、凝、聚程度,改善毛细血管通透性,抑制炎症反应,促进损伤组织的修复,调节血流分布,增加血流量等。故能起到畅通脑血管、改善脑组织的缺氧状况,促进脑细胞的代谢,加速损伤组织的修复作用。同时,由于中医辨证施治为整体治疗,可全面调整机体功能,临床症状恢复较快而且完全,再次证实了活血化瘀法在疑难病症中的重要治疗价值。

(1992 年发表于《中级医刊》第 27 卷第 4 期)

14　心脑宁胶囊治疗气滞血瘀型冠心病心绞痛的临床疗效观察

雷晋

　　冠心病(coronary heart disease,CHD),是指冠状动脉粥样硬化导致心肌缺血、缺氧而引起的心脏病。冠状动脉粥样硬化发展到一定程度,将影响到心肌的血供,当心肌供氧和需氧不平衡导致心肌缺氧时,则出现心绞痛[1]。中医把冠心病心绞痛归属于"胸痹、真心痛"等范畴。并根据临床表现辨证施治,气滞血瘀型为冠心病心绞痛的主要病症之一,我们选用中药制剂心脑宁胶囊治疗气滞血瘀型心绞痛 102 例,并与 80 例服用常规治疗的患者做临床对比观察,现将结果报告如下。

1　资料与方法

1.1　一般资料　全部病例均系解放军 309 医院在 2011 年 2 月至 2011 年 10 月期间就诊患者共 182 例,采用随机法分设两组。其中治疗组 102 例,对照组 80 例。治疗组中男性57 例,女性 45 例,年龄(46~75)岁,平均(63.8±7.6)岁;病程 1 个月至 20 年;对照组中男性 48 例,女性 32 例,年龄(48~76)岁,平均(64.2±6.8)岁,病程 3 个月至 18 年。两组患者在性别、年龄、病程以及心绞痛程度等方面,经统计学处理无显著性差异,具有可比性。

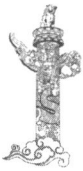

1.2 诊断标准

1.2.1 西医诊断标准：入选病例符合 WHO《缺血性心脏病命名及诊断标准》[2]冠心病劳累性稳定性心绞痛Ⅰ级、Ⅱ级标准，以及1979年全国中西医结合防治冠心病、心绞痛、心律失常援救座谈会修订的《冠心病心绞痛及心电图疗效评定标准》[3]。

1.2.2 中医辨证分型：参照卫生部制定的《中药新药治疗胸痹的临床研究指导原则》[4]，冠心病心绞痛中医分型气滞血瘀证：症见胸痛胸闷，胸胁胀满，心悸，唇舌紫暗，脉沉。

1.2.3 排除标准：排除恶化型劳累性心绞痛，自发性心绞痛，严重心力衰竭，重度心肺功能不全，严重心律失常，对中药过敏者，未按时服药，无法判断疗效，或资料不全等影响疗效判断者。

1.2.4 试验终止标准：在试验期间有严重不良事件发生者，未按试验计划随诊者，观察过程中因病情变化，必须改变治疗者，对试验药物发生过敏反应者，观察过程中违背研究计划或使用不利于评价观察药物疗效的药物者，依从性差者。

1.3 治疗方法

1.3.1 分组：两组患者均给单硝酸异山梨酯片（鲁南贝特制药有限公司，生产批号：100722）；拜阿司匹林肠溶片（拜耳医药股份公司生产，生产批号：100301,）每次100 mg，每天1次；治疗组：治疗组在此基础上加服心脑宁胶囊（贵州安泰药业有限公司生产；生产批号20100302，规格0.45 g）每次3粒，每日3次，8周为一疗程。

1.3.2 观察指标：观察治疗前后中医症候变化，心绞痛发作次数、程度、持续时间和治疗前后心电图变化。

1.4 疗效标准 显效：症状消失或基本消失，心绞痛发作次数减少80%以上，心绞痛分级改善2级或心电图正常者。有效：症状减轻，心绞痛发作次数减少50%~80%，心绞痛分级改善1级或心电图ST段回升≥0.05 mV者。无效：症状无改善，心绞痛发作次数减少50%以下，心绞痛分级不变或恶化，心电图无改善者。

1.5 统计学方法 疗效观察采用百分比，计量资料采用t检验，等级资料用χ^2统计分析。

2 结 果

2.1 两组心绞痛改善疗效比较（见表1）

表1 两组心绞痛改善疗效比较 　　　　　　　　n(%)

组别	n	显效	有效	无效	总有效率(%)
治疗组	102	34(33.3)	52(51)	16(15.7)	86(84.3)
对照组	80	26(32.5)	28(35)	24(32.5)	54(67.5)

注释：两组治疗对心绞痛均有较好疗效，且组间比较有显著性差异，$P<0.05$.

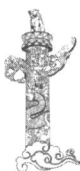

2.2　两组治疗前后中医症候改善疗效比较(见表2)

表2　两组治疗前后中医症候改善疗效比较　　　　　　　　　　　　　　n(%)

症候	组别	n	显效	有效	无效	总有效率(%)
胸痛	治疗组	102	36	56	12	92(90.2)*
	对照组	80	19	44	17	63(78.7)
胸闷	治疗组	102	42	50	10	92(90.2)*
	对照组	80	20	42	18	62(77.5)
心悸	治疗组	102	34	54	14	88(86.2)
	对照组	80	18	43	19	61(76.3)
气短	治疗组	102	32	49	21	81(79.4)
	对照组	80	20	35	25	55(68.7)
头晕	治疗组	102	36	54	12	90(88.2)**
	对照组	80	15	23	42	38(47.5)
头痛	治疗组	102	32	47	22	79(77.4)**
	对照组	80	7	27	46	34(42)

注释:两组患者经治疗后的胸痛、心悸等症候均有明显改善,治疗组对改善胸闷、胸痛,头晕,头痛等临床症候疗效显著,与对照组比较,$**P<0.01$; $*P<0.05$。

2.3　两组治疗前后心电图改变比较(见表3)

表3　两组治疗前后心电图改变比较　　　　　　　　　　　　　　n(%)

组别	n	显效	有效	无效	总有效率(%)
治疗组	102	39	38	25	76(74.5)
对照组	80	31	27	22	58(72.5)

注释:两组治疗后均对心电图有一定的改善作用,但组间比较无显著性差异。

3　讨　论

　　冠心病心绞痛属于中医学的"胸痹""心痛"范畴[5]。中医认为其病机是由气滞血瘀,血脉闭阻不通引起的虚实夹杂以实为主的病症,故治当以活血化瘀,疏通经络,兼以行气安神。以求血达气行,以达瘀去新生,脏腑血脉得养的目的。

　　心脑宁胶囊由银杏叶、丹参、大果木姜子、小叶黄杨、薤白组成。其中方以银杏叶为君药,银杏叶功能活血化瘀,止痛,用于冠心病,心绞痛,高血脂所出现的血瘀证。丹参、大果木姜子为臣药。其中丹参功善活血化瘀,凉血安神,对于血瘀引起的一切病症均有良好疗效,尤其对心、脑血脉瘀阻之证效果显著。此外,丹参还能凉血安神,对以上病症中出现的心悸失眠有良效。大果木姜子功能温中散寒,理气止痛。二药合用,既可活

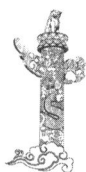

血,又可理气,气行则血行,帮助君药活血化瘀的作用。方以小叶黄杨、薤白为佐药。小叶黄杨功效为行气活血,通络止痛。用于气滞血瘀所致的胸痹心痛,冠心病。薤白功效可理气,宽胸,通阳,散结。用于治疗胸痹心痛彻背。《本草纲目》言其能"治少阴病厥逆泄痢,及胸痹刺痛"。此二药功效主要在理气,兼有活血作用,增强其他药物的活血理气化瘀作用。以上诸药合用,以活血为主,理气为辅,理气有助于活血,活血有助于行气,使气行血行,瘀血得去,经络得通,诸症自去,以治疗气滞血瘀,血脉闭阻所致的胸痹心痛、脑卒中、中风、眩晕等病症。

现代药理学及实验表明,银杏叶有效成分黄酮类和萜内酯,对血管及脑代谢有利并抑制血小板活化因子;银杏苦内酯和银杏内酯能明显提高脑细胞耐氧作用和增强局部脑流量,银杏内酯保护神经的作用很强[6]。丹参可抑制血小板聚集、扩张冠状动脉,增加侧支循环的开放,改善心肌缺氧状态,亦有较好的氧自由基清除作用[7]。大果木姜子实验表明,大果木姜子油能使心肌梗死面积缩小,并能降低梗死后血清乳酸脱氢酶水平,对心肌缺血具有保护作用。还可使动脉收缩压和舒张压缓慢下降,心率减慢,心输出量减少[8]。薤白能抑制血小板聚集同时还具有降低血清过氧化脂质及降低血脂等的作用[9]。小叶黄杨据有扩张冠状动脉,改善心肌缺血,降低氧耗等作用[10]。

本研究共纳入冠心病心绞痛患者 182 例,随机分成治疗组和对照组,经过 8 周治疗,临床结果表明:治疗组心绞痛疗效总有效率、心绞痛发作次数时间以及中医症候改善方面均有较好疗效,优于对照组,尤其在改善胸痛、胸闷、头晕、头痛等症候方面具有显著优势。且治疗前后血压及心率无明显变化,治疗过程中未见明显不良反应,提示本药安全性良好。不失为治疗冠心病心绞痛的一种有效而安全的药物。

参考文献

[1]陈在嘉,高润霖.冠心病[M].北京:人民卫生出版社,2002:1-2.

[2]国际心脏病学会和协会及世界卫生组织临床命名标准化联合专题组.缺血性心脏病的命名及诊断标准[J].中华心血管杂志,1981,9(1):75-76.

[3]中西医结合防治冠心病心绞痛、心律失常座谈会.冠心病心绞痛疗效评定标准[J].医学研究通讯,1979,(12):17.

[4]郑筱萸.中药新药临床研究指导原则(试行)[M].北京:中国医药科技出版社,2002:68-73.

[5]杨建华.冠心病心绞痛的中医治疗[J].四川中医,1994,(9):9-11.

[6]孙婷,杨书良,周晓辉,等.银杏叶的药理及临床应用[J].哈尔滨商业大学学报(自然科学版),2003,8(19):4.

[7]周晓明,陆再英,王文道,等.丹参防治实验性在狭窄及机制的初步研究[J].中西医结合杂志,1996,16(8):480.

[8]邱德文,杜茂瑞.贵州苗药大果木姜子研究及产业化[J].贵阳中医学院学报,2003,3(25):48-51.

[9]姜勇,王乃利,姚新生.中药薤白的研究进展[J].天然产物研究与发展,1999,12(5):74-78.

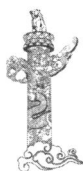

[10]姚惠琴,刘元波,杨建华,等.黄杨宁治疗冠心病心绞痛100例临床观察[J].中国中医药信息杂志,1997,10(4):26.

(2012年发表于《中国医药导刊》第14卷第5期)

15 平衡阴阳口服液抗疲劳、抗应激的实验研究

张玉亮,张贞良,朱成全,荣向路

平衡阴阳口服液有益气生津、健脑补肾、增强记忆、平衡阴阳等功效,临床上用于消除疲劳,恢复体力,适用于病后体虚,注意力不集中等病证。我们进行了平衡阴阳口服液抗疲劳、抗应激及对免疫功能影响的药理研究,现将结果报告如下。

1 材料与方法

1.1 对小鼠游泳时间的影响[1]   取体重18~22 g雄性NIH系小鼠50只(由广东省医用实验动物场提供,动物合格证号:2000A025)。随机分成5组,每组10只,平衡阴阳口服液(由421医院提供,批号:001222)。3组剂量(低、中、高)分别为每天1.67 g/kg、3.33 g/kg、6.67 g/kg(相当于成人剂量5、10、20倍);贞芪扶正冲剂(甘肃定西扶正制药有限公司,批号:001015)组,剂量每天4.29 g/kg;对照组,给予等体积的生理盐水。连续给药15 d,末次给药前称体重和禁食12 h,给药后30 min,将鼠尾根部缚以动物自身体重10%的铅块,投入水深20 cm、水温为(30±2)℃的恒温水槽中游泳,以沉于水面下10 s不再上升为死亡指标,记录游泳时间。

1.2 对小鼠耐常压缺氧作用的影响[1]   取NIH系小鼠50只,雌雄各半,体重18~22 g,分组方法、给药剂量及给药时间同1.1项,最后1次给药30 min后小鼠分别单个放入250 ml的广口瓶内,内加适量钠石灰并加盖,用凡士林密封瓶口,观察记录动物死亡时间。

1.3 对大鼠骨骼肌糖代谢的影响[2,3]

1.3.1 训练方案:选用SD雄性大鼠(由广东省医用实验动物场提供,动物合格证号:2000A026),体重(240±30)g,购进后静养观察数日,筛选出不能参加训练的异常鼠。将大鼠随机分为安静对照组(C)、大强度耐力训练组(T)和训练加PYK组(M)。C组安静笼饲,自由饮食;T、M组于动物跑台上先进行5周的适应性训练,再进行2周的大强度耐力训练。适应训练期间每天训练20 min,每周5 d,坡度为0,跑速每周递增,分别为15 m/min、22 m/min、27 m/min、31 m/min和35 m/min,共5周;强化训练期间每天训练30 min,每周7 d,坡度为0,速度为35 m/min,共2周。M组按每天3.33 g/kg的剂量灌胃

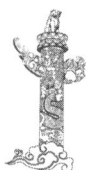

平衡阴阳口服液。

1.3.2 收集样品：安静对照组于第 8 周第 1、2 d 上午各处死 5 只进行取材,均取大鼠右后腿股四头肌肌肉;训练组及训练加药组于第 8 周第 1、2 天上午,分别将动物随机分为安静态、运动至疲劳的即刻、恢复 3 h 和恢复 24 h 组,至疲劳动物采取 38 m/min,坡度为 0 的跑台运动 35 min,安静态动物于安静状态处死,其余各组分别按要求于运动后不同时间处死,均取大鼠右后腿股四头肌肌肉,所取各样本均置液氮中保存。

1.3.3 测试指标和方法：本研究中肌糖原浓度采用蒽酮法测定;磷酸果糖激酶(phosphofructokinase,PFK)和苹果酸脱氢酶(malate dehydrogenase,MDH)均采用杨奎生等改良 COSTILL 组织酶比色法测定。

1.4 统计学方法 数据采用配对 t 检验、q 检验,统计值以均数±标准差表示($\bar{x}±s$)。

2 结果与分析

2.1 小鼠抗疲劳及耐缺氧实验 小鼠游泳时间的试验表明,平衡阴阳口服液可显著地延长成年雄性小鼠游泳时间,提示该药有抗疲劳作用。小鼠耐常压缺氧的试验表明,平衡阴阳口服液可使成年小鼠耐缺氧的时间明显延长,见表 1。

表 1 各组疲劳游泳时间和耐缺氧时间($\bar{x}±s$)

组别	n	游泳时间(min)	耐缺氧时间(min)
空白对照组	10	3.75±1.42	31.8±3.25
贞芪扶正组	10	12.16±5.47△	33.4±6.69
低剂量组	10	14.22±5.94△	41.6±7.34△*
中剂量组	10	19.61±6.23△*	45.3±7.45△*
高剂量组	10	14.71±5.62△	47.8±9.34△*

注:与空白对照组比较△ $P<0.01$;与贞芪扶正冲剂组比较* $P<0.01$。

2.2 大鼠肌糖原含量的变化 大强度耐力训练及训练加服口服液可使安静大鼠股四头肌糖原含量明显增加;疲劳运动后即刻肌糖原含量明显减少;恢复 24 h 后储量超过了运动前,见表 2。

表 2 大鼠股四头肌糖原含量、PFK 活性、MDH 活性的变化($\bar{x}±s$)

组别	n	糖原量(mg/g* ww)	PFK 活性(U/g* ww)	MDH 活性(U/g* ww)
C	5	2.56±1.19	1.65±0.61	1.65±0.27
T	5	3.89±1.61*	1.76±0.32	1.97±0.16*
M	5	3.75±1.59*	1.96±0.64	1.86±0.17*
TAE	5	2.64±0.85*	2.67±0.64##	1.94±0.35

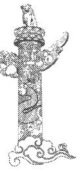

续表2

组别	n	糖原量(mg/g* ww)	PFK 活性(U/g* ww)	MDH 活性(U/g* ww)
MAE	5	1.94±0.75△	2.48±0.63△△	1.38±0.22△△
TE3	5	2.19±0.34#	2.56±0.59##	2.17±0.25#
ME3	5	2.22±0.27	2.08±0.47	2.34±0.26△△
TE24	5	4.37±0.82##	1.74±0.49	1.48±0.17*
ME24	5	4.24±1.56△	1.79±0.43	2.27±0.45△△

注:C 代表安静对照组,T 代表训练安静组,M 代表训练加服药安静组,TAE 代表 T 组运动后即刻,MAE 代表 M 组运动后即刻,TE3 代表 T 组运动后 3 h,ME3 代表 M 组运动后 3 h,TE24 代表 T 组运动后 24 h,ME24 代表 M 组运动后 24 h;与 C 组相比 $*P<0.05$;与 T 组相比 $\#P<0.05$;与 T 组相比 $\#\#P<0.01$;与 M 组相比 $\triangle P<0.05$;与 M 组相比 $\triangle\triangle P<0.01$。

2.3　大鼠 PFK 活性的变化　长达 7 周的训练对 PFK 活性没有明显的影响;疲劳性运动后即刻,无论训练还是训练加口服液该酶的活性均明显增高;运动后 3 h 训练加口服液该酶活性下降;运动后 24 h,各组酶活性已恢复至安静水平,见表2。

2.4　大鼠 MDH 活性的变化　对于 PFK 同样组别的大鼠股四头肌 MDH 的活性进行测定,结果是训练及训练加口服液可明显提高安静时该酶活性;训练组疲劳性运动后即刻,与安静组相比差别不大;运动后 3 h,该酶活性出现增高,高于运动后即刻和安静时的酶活性;该组疲劳性运动后即刻该酶活性下降,恢复 3 h 上升,24 h 约保持在较安静值稍高的水平,见表2。

3　讨　论

运动性疲劳既与机体能源物质的消耗有关,也有神经、内分泌、免疫各系统平衡失调的参与。中医学则认为与人体气化失司、津液不布有关,尤其与肝气失于疏泄、肾气失于摄纳有着重要的关系[4,5]。因此,以中药抗疲劳或促进疲劳恢复时,应重在调补肝肾,以理气、补益立法。我们选用平衡阴阳口服液,观察其对小鼠力竭游泳时间、耐缺氧时间,大鼠大强度耐力训练及一次性疲劳运动后骨骼肌糖代谢某些指标的影响,以了解该药对抗应激及促进疲劳恢复的意义。

从我们的实验结果来看,平衡阴阳口服液能显著地延长成年雄性小鼠游泳时间,可使成年小鼠耐缺氧的时间明显延长。该口服液由西洋参、麦冬等组成,现代药理证实,给小鼠灌服西洋参口服液 5 g/kg 或腹腔注射西洋参总皂苷 60 mg,均能明显延长小鼠游泳时间和缺氧条件下的生存时间[6];麦冬亦可提高小鼠缺氧耐力和有氧能力,加速乳酸代谢,降低心肌耗氧量,改善心力储备,增强心肌收缩力和减慢心率作用[7,8]。

本研究表明,在一次性大强度耐力运动至疲劳即刻,服药及不服药大鼠骨骼肌中 PFK 活性均明显提高,说明此种运动主要以糖代谢供能,故此糖酵解途径的关键限速酶的活性提高。而随着恢复时间延长,糖分解逐渐减慢,24 h 已恢复至安静水平。这可以避免肌糖原在运动后的继续消耗。平衡阴阳口服液对 PFK 活性运动训练的适应性变化并无明显影响,但可加快抑制疲劳性运动后 3 h 的 PFK 活性。而 MDH 不是糖氧化分解

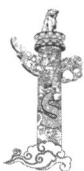

的限速酶,故其活性的变化较少。对该酶活性在运动后 3 h 时反而高于运动后即刻,我们认为可能与某些代谢产物需经有氧氧化被消除有关。恢复 24 h 时,MDH 活性降至安静水平以下。在服平衡阴阳口服液的大鼠其骨骼肌中 MDH 活性在运动后即刻明显下降,运动后 3 h 明显上升,而运动后 24 h 仍保持较高水平。这可能意味着平衡阴阳口服液对 MDH 活性在运动后的恢复有所帮助。

此外,服用平衡阴阳口服液可以使运动后即刻肌糖原水平降至更低,这可能是该药可使肌肉更多地动用糖原来供能,有利于大强度耐力运动时肌肉能量供给的保证,但该药对运动后肌糖原的恢复似乎没有影响。运动后即刻及恢复过程中肌糖原含量的变化情况,其原因可能是这种大强度耐力运动,主要由糖分解供能,故在疲劳即刻肌糖原量明显低于安静时水平。而随着运动的停止,恢复的开始,对糖的分解减少,糖原合成加快,故在 24 h 时肌糖原已超过运动前安静水平。这与目前普遍认同的超量恢复现象一致[9]。

上述结果表明,平衡阴阳口服液具有抗应激、抗疲劳和促进体力恢复等作用,本研究为该口服液临床上用于治疗各种虚弱病证提供了药理学依据。

参考文献

[1]陈奇.中药药理研究方法学[M].北京:人民卫生出版社,1993:438-520.

[2]王筠默.中药药理学[M].上海:上海科学技术出版社,1994:110-236.

[3]张爱芳,徐晓阳,武桂新,等.理气扶正中药对运动训练大鼠糖、氨基酸代谢有关指标的影响[J].中国运动医学杂志,2000,19(1):33-36.

[4]杨维益.健脾理气法对骨骼肌能量代谢影响的研究[J].中国运动医学杂志,1994,13(1):28-31.

[5]曹建民.补脾活血中药对小鼠运动时物质代谢机能的影响[J].北京体育大学学报,1995,18(1):28-33.

[6]张树臣.中国人参与西洋参药理作用的比较[J].中医杂志,1980(10):35.

[7]上海中医学院附属曙光医院内科冠心病防治组.麦冬治疗冠心病的临床疗效及实验观察[J].新医药学杂志,1997(5):39.

[8]韦德蕙.麦冬注射液对大鼠心肌细胞团搏动的影响[J].第一军医大学学报,1986,6(4):306.

[9]AKIR A. Effect of endurance exercise training on muscle glycogen supercompensation in rats[J]. J Appl Physiol,1997,82(2):711-715.

(2002 年发表于《海军医学杂志》第 23 卷第 1 期)

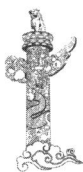

16 仙人掌治疗消化性溃疡 61 例临床观察

张玉亮

我们根据中医理论和现代药理研究,应用鲜仙人掌煎剂治疗消化性溃疡取得较好效果。现将临床资料总结如下。

1 一般资料

男性 54 例,女性 7 例;年龄最小 19 岁,最大 68 岁;19 ~ 30 岁 29 例。31 ~ 40 岁 13 例,41 ~ 50 岁 16 例,51 岁以上 3 例;病程最短 8 个月,最长 18 年;全部病人均经胃镜或 X 射线检查明确诊断。

2 诊断标准

(1)有周期性发作和节律性上腹部疼痛。
(2)伴恶心呕吐、泛酸嗳气等胃肠道症状。
(3)X 射线检查局部可见到龛影或变形。
(4)经胃镜检查胃或十二指肠诊断有明确溃疡者。

3 中医辨证分型

3.1 气滞型 21 例,占 34.43%,症见胃脘部胀闷作痛,连及两胁,嗳气则舒,舌质淡,苔白,脉弦。

3.2 阴虚型 17 例,占 27.87%,症见胃痛隐隐,口干不欲饮,舌质红,苔少,脉细数。

3.3 虚寒型 19 例,占 31.15%,症见胃痛隐隐,喜温喜按,得热则舒,遇寒加重,泛吐清水,大便溏薄,舌质淡,苔白,脉细数。

3.4 血瘀型 4 例,占 6.55%,病程较长,上腹部疼痛如针刺,痛有定处,拒按,大便色黑,舌质紫暗,脉细涩。

4 治疗方法

鲜仙人掌 300 g,去刺,洗净切片,加水 1 500 ml 煎煮,待煎开后再小火煮 30 min,即可服用。每日服 3 ~ 6 次,一天服完。服药期间,禁服用辛辣等刺激性食物。疼痛重者可服少量解痉止痛药。30 d 为一疗程。

5 治疗效果

5.1 临床治愈 症状体征全部消失,X 射线钡餐龛影消失,或纤维胃镜检查溃疡已形成

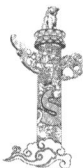

瘢痕(愈合),49 例,占 80.33%。

5.2 好转 症状体征基本消失,X 射线或胃镜检查见溃疡面缩小为好转 11 例,占 18.03%。

5.3 无效 临床症状体征无改变,胃镜检查溃疡无变化 1 例,占 1.54%。

总有效率为 98.36%。

6 典型病例

患者男,30 岁,干部,住院号 026836。患者于 1991 年 12 月上旬感上腹部疼痛,来我院首次治疗,次年 10 月又感上腹部不适疼痛,纳少,经胃镜检查见十二指肠球部 0.3～0.4 cm 大小的溃疡面,于 1992 年 11 月收住我科。入院时上腹疼痛且胀,尤以下半夜及空腹时痛甚,伴口泛酸水,纳差,每因疼痛而影响休息。

体检:神志清楚,精神欠佳,心肺无异常,腹软,肝脾未及,剑突下压痛明显。

入院后经用鲜仙人掌煎剂治疗,服药 28 d 时,复查胃镜,原溃疡面消失。随访一年未复发。

7 讨 论

消化性溃疡属于中医胃痛范围,此病发病率较高,多发生于青壮年,舰艇部队、高原部队发病率也较高。常因饮食失调,精神因素刺激,脾胃升降功能失调,以及药物的影响所致。虽然胃痛的发病原因各有不同,但"不通则痛"及幽门螺杆菌感染是消化性溃疡病发病的共有机制。

根据《中草药大辞典》记载,仙人掌入心、肺、胃三经,具有行气活血,清热解毒,治心胃气痛等作用。试验证明,仙人掌有止血和保护创面的作用,同时有抗病毒和杀灭幽门螺杆菌的作用。临床上用于治疗胃、十二指肠溃疡。

仙人掌的行气活血作用能帮助脾胃升降,增强胃肠蠕动和分泌,使血液循环增快,改善微循环,达到行气活血的作用。仙人掌的清热解毒和直接杀灭幽门螺杆菌的作用,使胃的黏膜屏障得以恢复,阻止氢离子和胃蛋白酶反渗,促进溃疡愈合,同时周围的炎症也随之消失。

有关资料表明,仙人掌营养丰富,利用价值很高,食用 200 g 即能满足正常人维生素 A 的 0.5%,铁的 0.7%,维生素 C 的全日需要量。现代研究证明,仙人掌对巨噬细胞的吞噬功能有明显的促进作用。从而提高肌体的免疫功能。改善全身的功能状态。这可能也是溃疡愈合的一个重要因素。同时仙人掌和仙人果具有抗癌、抗衰老的作用和益寿延年之功。因此,仙人掌是具有发展前途的中草药之一。

(1995 年发表于《海南医学》第 6 卷第 2 期。军队医疗成果四等奖,97B4141)

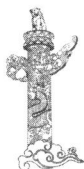

17 仙灵生脉散辨证治疗室性早搏137例临床观察

张玉亮,赵泽红,范翎翔,吴君,梁云莲,李波,王伟,欧阳卫东,徐舒

2000年2月—2003年1月,我院根据"阳虚不能宣通脉气,阴虚不能荣养心血"的理论,以协定处方仙灵生脉散治疗室性早搏(期前收缩)137例,并与胺碘酮治疗96例进行对照,疗效比较满意,报道如下。

1 临床资料

1.1 诊断标准　根据"中药新药治疗心悸的临床研究指导原则"[1]及1979年全国中西医结合防治冠心病、心绞痛、心律失常研究座谈会修订的《常见心律失常病因、严重程度及疗效判断标准》[2]拟定。常规检查心电图、动态心电图、胸片、B超、血常规和肝肾功能,明确诊断,排除合并有严重心、肺、肝肾功能障碍的病例。中医分型:参照1994年国家中医药管理局颁发的《中医病证诊断疗效标准》进行辨证[3]。

1.2 一般资料　233例大部分为住院患者,小部分来源于门诊,随机分为2组:仙灵生脉散(以下简称仙灵散)组与胺碘酮组。仙灵散组137例,男88例,女49例;年龄20～86(54±16)岁;冠心病48例,高血压44例,肺心病15例,病毒性心肌炎10例,心肌病8例,风湿性心脏病3例,无器质性心脏病9例;中医辨证痰瘀互结40例,气虚血瘀36例,阴虚火旺20例,气阴两虚29例,心虚胆怯12例。胺碘酮组96例,男70例,女26例;年龄22～83(52±15)岁;冠心病33例,高血压30例,肺心病10例,病毒性心肌炎9例,心肌病5例,风湿性心脏病2例,无器质性心脏病7例;中医辨证痰瘀互结28例,气虚血瘀25例,阴虚火旺14例,气阴两虚20例,心虚胆怯9例。两组年龄、性别、病情、中医证型等均无显著性差异。

1.3 治疗方法　仙灵散组给予仙灵散,方剂组成:仙灵脾(淫羊藿)10 g、生晒参6 g、麦冬15 g、生地20 g、五味子6 g、炙甘草12 g、桂枝9 g。痰瘀互结加远志10 g、胆南星10 g、苦参10 g、半夏10 g、丹参12 g、延胡索10 g;气虚血瘀加黄芪15 g、白术15 g、茯苓20 g、丹参12 g、川芎12 g;阴虚火旺重用生地40 g,加玄参10 g、黄连6 g、知母10 g、黄柏10 g;气阴两虚加黄芪15 g、玉竹15 g、功劳叶12 g;心虚胆怯加酸枣仁15 g、柏子仁15 g、琥珀3 g(另冲)。每日1剂,水煎服,疗程4周。胺碘酮组应用胺碘酮0.2 g,3次/d(江苏晨牌药业有限公司生产,0.2 g/片,批号303404)。两组均不用其他抗心律失常药物。

1.4 观察指标　①临床疗效:疗效判定参照1979年全国中西结合防治冠心病、心绞痛、心律失常研究座谈会修订的《常见心律失常病因、严重程度及疗效判断标准》[2],显效为

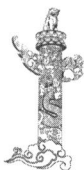

用药后早搏消失,有效为用药后早搏次数较原有减少 50% 以上或减轻 1 度,无效为用药后无变化,恶化为发作次数较原有增加 50% 以上。②静息血压和心率的变化。③对主要症状的改善作用:主要观察治疗前后心悸、胸闷、头晕、乏力和气短等症状。参照中华人民共和国卫生部药政局制定的《中医证的计分法》的疗效标准[4]评定疗效。

1.5　统计学处理　计数资料用 χ^2 检验,计量资料用 t 检验。

2　结　果

2.1　临床疗效　治疗 4 周后两组疗效比较,见表 1。

表 1　两组临床疗效比较 例(%)

组别	n	显效	有效	无效	恶化	总有效
仙灵散组	137	66(48.2)	52(37.9)	17(12.4)	2(1.5)	118(86.1)[①]
胺碘酮组	96	43(44.8)	30(31.2)	15(15.6)	8(8.3)	73(76.0)

注:①与胺碘酮组比较,$P < 0.05$。

2.2　对血压与心率的影响　两组治疗前心率和血压无显著性差异;治疗后心率和血压均有明显下降,两组之间无显著性差异,见表 2。

表 2　两组对血压与心率的 影响($\bar{x} \pm s$)

组别	n	HR/次·min^{-1}		SBP/ mmHg		DBP/ mmHg	
		治疗前	治疗后	治疗前	治疗后	治疗前	治疗后
仙灵散组	137	96±11[①]	80±7[①②]	139±37[①]	121±25[①②]	82±4[①]	76±11[①②]
胺碘酮组	96	98±12	82±8[②]	136±37	117±23[②]	80±15	71±110[②]

注:①与胺碘酮组治疗后比较,$P > 0.05$;②与同组治疗前比较,$P < 0.05$。

2.3　对主要症状的改善作用　仙灵散组对心悸、胸闷、头晕、乏力和气短症状改善作用明显优于胺碘酮组,见表 3。

表 3　对主要症状的改善作用($\bar{x} \pm s$)

症状	n	仙灵散组		胺碘酮组	
		治疗前	治疗后	治疗前	治疗后
心悸	125	2.0±0.7	0.3±0.5[①②]	1.8±0.6	0.4±0.6[①]
气短	123	1.9±0.6	0.3±0.5[①②]	1.7±0.7	0.6±0.7[①]
胸闷	128	1.9±0.6	0.3±0.5[①②]	1.8±0.7	0.5±0.7[①]
乏力	93	1.8±0.6	0.3±0.5[①②]	1.8±0.7	0.8±0.8[①]
头晕	95	1.9±0.7	0.4±0.5[①②]	1.8±0.7	0.7±0.6[①]

注:①与同组治疗前比较,$P < 0.05$;②与胺碘酮组治疗后比较,$P < 0.05$。

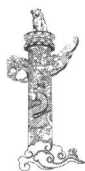

3 讨 论

近年来,现代医学对心律失常的发生、发展有了比较深入的认识,特别是心电生理的研究和介入治疗的应用,部分心律失常的控制得到了明显的提高,但有一定的适应证和使用局限性,药物仍是临床治疗常用的手段,不过长期服用有较大的副作用,耐受性和依从性较差,对生存率也没有明显的益处。祖国医学无早搏(期前收缩)及其他心律失常病名,该病属中医"心悸"范畴,相关记载尚散见于"怔忡、眩晕和脱证"等。究其成因,有本脏自病、它病及心两类。本脏自病或责于实,求诸于痰结、瘀阻、火扰、水气凌心;或归于虚,缘由气血阴阳不足。它病及心可从肝、脾、肺、肾着手[5]。综合病机主要为气虚阴亏血瘀、心脉不畅,同时胸阳不振、痰浊内阻。

仙灵散是笔者以传统的治疗心悸的古方"生脉散"和"炙甘草汤"为基础,根据"阳虚不能宣通脉气,阴虚不能荣养心血"的理论,去麻仁、阿胶、生姜等,加仙灵脾组成。方中仙灵脾、生晒参温阳益气通脉为君,生地、麦冬滋阴养血复脉为臣,炙甘草、桂枝甘温化阳,与五味子养阴安神为佐。诸药阴阳互补,刚柔并济,共收温阳益气、养阴复脉之功,则悸可宁脉可复。药理研究炙甘草对实验性心律失常具有类似钙通道阻滞剂的作用,人参、麦冬能减少心肌缺血和再灌注时心肌损伤,减轻心肌不应性离散,对抗心律失常。临床观察显示,仙灵散能明显减少室性早搏的发作,同时改善心悸、胸闷、头晕、乏力和气短等主要症状,疗效优于胺碘酮,治疗后心率和血压也均有明显下降,治疗过程中未发现明显的副作用,表明仙灵散治疗心律失常安全有效。

参考文献

[1]中华人民共和国卫生部.中药新药临床研究指导原则[S].1993:91.

[2]陈可冀,廖家桢,肖镇祥.心脑血管疾病研究[M].上海:上海科学技术出版社,1988:298-301.

[3]张继东,高洪春,李长华.心血管病当代中医治疗[M].济南:济南出版社,1996:219.

[4]中华人民共和国卫生部药政局.新药(中药)治疗老年病临床研究指导原则[J].中国医药学报,1989,4(3):72.

[5]周玉萍.中医药治疗心律失常的思路与方法[J].中医杂志,1996,37(10):624-626.

(2004 年发表于《现代中西医结合杂志》第 13 卷第 5 期)

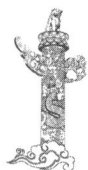

18 加味举元煎治疗脾虚型功能失调性月经紊乱 86 例

王勇,孔建娅

功能失调性月经紊乱(功能失调性子宫出血病,简称功血)系指女性内分泌调节系统的功能失常所导致的经期紊乱和经血量多异常。我们于 1986—1995 年从就诊的 216 例功血病例中,对 86 例脾虚型功血患者,采用加味举元煎进行治疗,取得了满意的疗效,现报道如下。

1 临床资料

1.1 一般资料 86 例中,年龄 12 ~ 47 岁,其中 12 ~ 18 岁 32 例,19 ~ 45 岁 15 例,45 岁以上 39 例;初诊 47 例,复诊(指经西医治疗疗效不佳者)39 例;病程:9 个月—6 年,其中 9 个月—1 年 5 个月 31 例,1 年半—3 年 23 例,4—6 年 32 例;门诊病例 53 例,住院病例 33 例;学生 38 例,工人 19 例,干部 14 例,其他 15 例。

1.2 诊断依据 根据陈贵廷等主编《实用中西医结合诊断治疗学》[1]一书之标准确诊,本组病例均符合脾虚型功血诊断标准。其中无排卵型功血 64 例,有排卵型功血 22 例。

1.3 临床表现 月经周期提前 8 ~ 15 d 者 23 例,16 ~ 20 d 者 31 例;延迟 8 ~ 15 d 者 13 例,16 ~ 20 d 者 19 例。经期在 8 ~ 10 d 者 26 例,11 ~ 15 d 者 33 例,16 ~ 33 d 者 27 例。伴神疲气短、面色㿠白 28 例,面浮肢肿 24 例,手足不温 37 例,纳呆或便溏 27 例,舌质淡胖 67 例,舌边齿痕 39 例,舌苔薄白 54 例,舌苔白稍厚 32 例;脉弱 49 例,脉沉弱无力 37 例。

2 治疗方法

2.1 方药组成 炙黄芪 40 g,潞党参 30 g,炙甘草 10 g,炙升麻 6 g,炒白术 30 g,乌贼骨 12 g,菟丝子 15 g,盐炒续断 15 g。

2.2 加减 面浮肢肿者加茯苓 30 g,荆芥穗 12 g;手足不温者加炮姜 6 g,桂枝 6 g;纳呆便溏者加炒麦芽 20 g,炒扁豆 15 g;血虚(血红蛋白减少者)加鸡血藤 30 g,杭白芍 15 g;无规律出血,淋漓不尽者加荆芥炭 9 g,益母草 10 g,煅龙骨 15 g。

2.3 服法及疗程 每日 1 剂,水煎服。14 d 为 1 疗程,一般服用 1 ~ 3 个疗程。

3 治疗结果

3.1 疗效标准 依照陈贵廷等主编《实用中西医结合诊断治疗学》[1]中疗效标准判定。

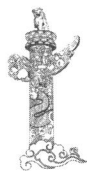

痊愈:指经量、经期、周期恢复正常,青春期、育龄期有连续 2 次排卵,黄体期 12～14 d,停药后仍维持 3 个月经周期以上者;更年期患者经期、经量维持 3 次以上正常,或稀发至闭经。有效:经量减少 1/3～1/2,经期 10 d 以内,有 1～2 个月经周期正常。育龄期排卵次,黄体不足者有改善;无排卵者,出现黄体期变化;更年期经期缩短,经量有所减少。无效:经量、经期、周期均无好转。

3.2　治疗结果　自接受治疗到 6 个月内定期 跟踪随访,86 例中,痊愈 64 例,占 74.42%;有效 12 例,占 13.95%;无效 10 例,占 11.63%;总有效率为 88.37%。治疗 1 个疗程者 27 例,2 个疗程者 33 例,3 个疗程者 19 例,治疗不足 1 个疗程而失去联系者 7 例。

4　讨　论

功血是一种常见的妇科疾病,可分为两类:一为无排卵功血,另一为有排卵功血,前者约占功血的 80%,最常见于青春期和更年期,后者大多数发生于生育年龄的妇女。根据本病的临床表现主要属于中医学崩漏范畴,亦见于月经先期、月经过多、月经先后无定期等。本组资料表明,脾虚型功血约占 39.81%(86/216),其发病原因与过度劳累或忧思伤脾有关。"脾统血",脾伤则气陷,统摄无权,冲任失调,不能制约经血,以致经来量多或先期而至,甚则发为崩漏。治法当补气摄血、养血调经。举元煎出自《景岳全书》,加味方中黄芪、白术、党参并用意在益气补脾;配升麻升下陷之元气;炙甘草补中健脾而益气;炒续断补肝肾,行血脉,以固本止崩漏;乌贼骨收敛止血,固精止漏;菟丝子补阳固精,补脾止漏;诸药合用共奏健脾益气,摄血止漏调经之效。现代药理研究证明,黄芪尚有促雌激素样作用和镇静作用,对于因雌激素水平低下的功血有一定的指导意义,该药的加强子宫收缩和镇静作用也有利于子宫出血的治疗;党参有促凝血作用,白术有抗凝血作用,二者结合应用,可防止发生抗凝血机制的紊乱;升麻对子宫平滑肌有抑制作用,通过调节子宫平滑肌而止血[2]。该方对于内分泌系统的调节作用机制尚缺乏理论依据,有待进一步深入研究。

参考文献

[1]陈贵廷,杨思澍.实用中西医结合诊断治疗学[M].北京:中国医药科技出版社,1991:988-996.

[2]江苏新医学院.中药大辞典[M].上海:上海科学技术出版社,1986:452,671,1838,2036.

(1997 年发表于《山西中医杂志》第 13 卷第 4 期)

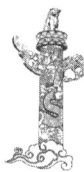

⑲ 边缘学科拓出新天地

郑军

一直以来,对于疗养康复医学究竟存不存在,认不认可,是不是一门独立的医学学科,有着不同的看法。医学实践证明,我国的疗养康复医学是中华人民共和国成立60年、改革开放30年,尤其是军队联勤体制建立5年来,在党和政府、军队卫生部门的正确决策引领下,顺应人民群众和部队官兵日益增长的健康需求,遵循医学科学发展的客观规律,由疗养医学和康复医学逐步交叉、渗透、整合而形成的一门新型边缘学科。在其发展进程中带着鲜明的中国特色,呈现出勃勃生机。

1 疗养康复医学的来龙

疗养医学和康复医学是两门相互独立而又密切关联的学科,具有各自不同的理念与内涵。迄今为止,在西方医学文献中很难找到把"疗养康复"作为一门专门学科的相关报道。即便是在疗养医学源头的俄罗斯、"疗养文化"盛行的日本及疗养资源丰富的德国、法国、奥地利等国,"疗养康复"虽术语盛行,但有机构、有章程、有体系的"疗养康复医学"学科却仍未建立。然而在我国,却自20世纪80年代后建立了"疗养康复医学"学科机构,近年来兴起了学科建设和学术交流的热潮。

我国"疗养康复医学"学科的建立和兴起,一是取决于顶层决策的正确引导,二是借助于"替代医学"的悄然兴起,三是成就于跨科重组的胸襟理念。

1.1 顶层决策的正确引导,是"疗养康复医学"创立的坚实基础 在党的十一届三中全会精神的指引下,20世纪80年代初我国引进了现代康复医学。国家卫生部曾经多次组团访问欧、美、日等国,了解康复医学的进展情况和立法、管理工作经验,为我国开展康复医学工作做了学术思想和专业人才上的准备。1982年初,国家卫生部提出选择若干疗养院、综合医院试办康复医疗机构的计划,通过试点,逐步推广。此后,国务院有关部委的领导对康复医学工作多次做了指示,并且陆续制定颁布了有关法规和规划,促进康复医学事业的发展[1]。经国家卫生部批准,1983年中国康复医学会成立,1985年中华医学会物理康复学会成立,两个学会均设立了疗养康复专业委员会分支机构。2005年10月,我军召开了全军第六届疗养医学专业委员会会议,总结"十五"工作,讨论"十一五"期间全军疗养院技术建设规划,提出到"十一五"末实现基本建成以"以医促疗、以疗促医、疗治结合、协调发展"的具有我军特色的现代化疗养康复基地的建设目标[2],在全军疗养医学专业委员会下设立了疗养康复专业分会,疗养康复医学学科建设提到重要位置。政府和军队的顶层决策,是"疗养康复医学"学科创建的坚实基础,促进了"疗养康复医学"科学、有序、可持续发展。

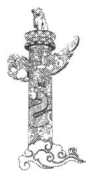

1.2　"替代医学"的悄然兴起,是"疗养康复医学"创立的强劲东风　相对于西方的主流医学(mainstream medicine),以针灸、按摩、气功、草药等多种治疗方法构成的其他各国传统医学及其治疗方法被称为非主流医学、替代医学(alternative medicine)或补充医学(com-plement medicine)[3]。近年来,西方发达国家中"替代医学"的治疗方法尤其是有着五千年历史和文化底蕴的中华民族传统医学越来越受到群众欢迎,据调查,美国有60%以上的成年人试用过"替代医学"。现实驱使美国卫生部高度重视这一问题,1997年美国国立卫生院属下设立了一个非主流医学办公室,指定19人组成"替代医学"委员会,并在全国设立了16个研究中心,1999年开始对"替代医学"进行政策性研究,2002年出台了美国政府发展"补充和替代医学"的纲领性文件《白宫补充和替代医学的医政报告》。2007年2月27日,美国食品药品监督管理局(Food and Drug Administration,FDA)发布了《补充和替代医学产品及FDA管理指南》草案,顺应了近年来美国国内补充和替代医学医疗实践快速发展的现状。美国这些举动不仅受到本国朝野的欢迎,也受到西方其他国家的关注,兴起了提倡主流医学与"替代医学"主动配合,共同为病人服务的热潮。"替代医学"的兴起,打破了疗养医学和康复医学彼此隔膜的理念界限,加强了东方与西方医学、主流与非主流医学、疗养与康复医学的交流,使疗养康复医学呈现出多姿多彩的局面。

1.3　跨科重组的胸襟理念,是"疗养康复医学"创立的不懈动力　任何一门新兴医学,都是由多个边缘医学相互交叉、渗透、跨科、重组而来。纵观历史,疗养医学与康复医学有着最密切的亲缘关系,本属同源。自古以来,就有使用自然因子(如日光和水)、身体活动(如导引、拳术、医疗体操等),以及被动的活动(如按摩针灸等)强身疗疾的记录[4],是为疗养康复之萌芽。20世纪50年代疗养医学先由俄罗斯引进,80年代康复医学后由欧美国家移入,康复医学在我国最早萌生的载体就是1982年国家卫生部指定的试验基地鞍山汤岗子、北京小汤山、广东从化三家疗养院,可以说我国康复医学的萌芽就根植于疗养医学的母体之中。经过30多年历练,康复医学日趋成熟,由边缘学科步入主流学科,但遍地开花纵横结果的康复科室、康复中心、康复医院也大多出现在疗养院或由疗养院转型而来。康复医学之所以过去发源于疗养地,现在出现于疗养院,将来也会兴旺于疗养学,就是因为疗养医学与康复医学在理念上有许多融会贯通之处。二者虽然在医疗对象、方法、目的三方面有所不同,但疗养医学的战略扩展与康复医学的战略前移使二者在服务群体上相互交叉,疗养医学的学科优势与康复医学的技术特长使二者在治疗方法上相互渗透,疗养医学的终极目的与康复医学的长远目标使二者在医疗方向上相互趋同。疗养与康复医学共同覆盖了预防、保健、临床、康复四大领域,你中有我,我中有你,共同演化成"疗养康复医学"这一新学科[5]。近年来,北京军区天津疗养院刘国庭院长提出"大疗养观",概括和诠释了疗养医学与康复医学跨学科、多领域、大团队、整合腾飞的胸襟和理念,展示出疗养康复医学必将成为受益人群最多、适应范围最广、治疗方法最灵活、社会效应最好、最有潜力、最具希望、最有魅力、最具活力的医学边缘学科之一的美好前景。

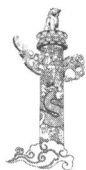

2 疗养康复医学的去脉

在"大疗养观"理念指导下,疗养学、康复学由双学科整合重塑成一门新型的边缘学科——"疗养康复医学"。"十一五"以来,疗养康复医学展示出以下进展和态势。

2.1 疗养康复学术机构的创建,使疗养康复医学必定"根深蒂固" 疗养康复医学目前不属于一级学科。疗养康复医学的学术机构分设在3个主流学科之下。一是中国康复医学会(China Association Rehabilitation Medicine,CARM),二是中华医学会物理医学与康复医学分会(Chinese Society of Physical and Rehabilitation Medicine,CSPRM),三是中国人民解放军疗养医学专业委员会。殊途同归的是,上述3个学术机构都设立了"疗养康复专业委员会"分支机构,有的还在"疗养康复医学委员会"下成立了更细的各省市的分支机构。"疗养康复医学"学术机构横跨疗养医学和康复医学两个领域,遍布全国全军,网络丰富,体系健全,人数众多,展示出根深蒂固的态势。

2.2 疗养康复医学模式的创新,使疗养康复医学必然"枝繁叶茂" 疗养康复医学的主要基地在疗养院,它的构成有多种模式[6]。简而述之:一是在疗养科引进康复项目,把疗养康复医学做细。如广州军区武汉疗养院疗养一科引进截瘫康复治疗项目,南京军区鼓浪屿疗养院二科进行骨关节病康复项目等;二是在疗养院建立康复科室,把疗养康复医学做深。目前几乎全军各疗养院均建立了从综合康复到专病康复等不同类型的康复科室,进行专病或整体疗养康复临床实践;三是在疗养院创立康复中心,把疗养康复医学做强。康复中心是疗养康复医学的战略制高点,人才密集、设备精良。2008年在原有3个全军疗养康复中心基础上,总后勤部(简称总后)卫生部组织专家评审,又批准建立了"全军软组织疾病诊疗康复中心""全军神经疾病诊疗康复中心""全军战创伤康复中心"3个全军疗养康复中心;四是在疗养院建立康复医院,把疗养康复医学做大。2004年三军联勤后,出现了在编医院纳入疗养院直接管理和疗养院接受撤编医院的新情况,为疗养康复医学大手笔运作、大幅度跨越带来了机遇,沈阳军区大连疗养院成立了全军最大的"康复医院",沈阳军区兴城疗养院建立了"八一软伤疼痛医院"。康复项目、康复科室、康复中心、康复医院在疗养院的建设,使疗养康复医学不断做细、做深、做强、做大,展示出"枝繁叶茂"的态势。

2.3 疗养康复医学学术的交流,使疗养康复医学必将"欣欣向荣" 国内三大主渠道疗养康复医学专业委员会建立以来,学术活动十分活跃,仅"十一五"期间,中国康复医学会疗养康复专业委员会就先后在无锡、大连、深圳召开了第18、19、20届全国疗养康复学术会议;中华医学会物理医学与康复医学分会疗养康复专业委员会也先后在克拉玛依等地召开了第8、9、10次全国学术会议;全军疗养医学专业委员会疗养康复分会紧跟学术前沿,把握学术思想,扣紧学科主题,先后在昆明、海南、峨眉山召开了第1、2、3次疗养康复学术会议,全军各疗养院主要业务领导、专家、专业技术干部200多人踊跃参加,大会及书面交流论文308篇,交流推广疗养康复医学新理论、新业务、新技术、新方法,反响大、效果好,受到总后保健局、科训局领导和疗养医学专业委员会的赞誉和肯定。我国疗养康复医学的学术活动,呈现出欣欣向荣的态势。

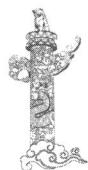

纵观疗养康复医学的来龙去脉,可以清楚地看到,疗养康复医学是疗养医学与康复医学交叉、渗透、整合而成的一门新型的边缘学科,在我国政府和军队医疗卫生部门的正确决策下,疗养康复医学创办了自己的学术机构,创新了自己的学科模式,创立了自己的学科技术和方法,并且在预防、保健、治疗、康复领域中对健康、亚健康、慢性疾病、伤残人员的身心健康起到了很好的促进作用,在各种突发性事件的医学应对中体现了贡献社会的核心价值,边缘医学拓出新天地。

参考文献

[1]陈仲武.我国康复医学事业20年[J].现代康复,2001,10(5):31-32.

[2]李建华.思发展谋发展保发展努力把军队疗养院建设提高到新水平[J].解放军医院管理杂志,2005,12(6):1-3.

[3]赵英凯,崔蒙,范为宇,等.补充替代医学发展现状与趋势分析[J].中国中医药信息杂志,2007,10(4):1-2.

[4]王茂斌.康复医学的过去、现在和将来[J].中国疗养医学,2004,4(13):99-100.

[5]郑军.疗养康复医学的动态与进展[J].中国疗养医学,2009,1(18):3-5.

[6]桑进.军队疗养院联勤疗养新模式构想[J].解放军医院管理杂志,2004,3(11):275-276.

(2010年发表于《中国疗养医学》第19卷第1期)

20 老年病从脾论治

雷晋

"老年治脾"是长期中医临床实践的经验总结,而以补脾为中心的调整脾胃法则是"老年治脾"的核心所在,故从"老年治脾"的缘由和老年脾虚的病理机制来探讨补脾诸法及其老年虚证的联系,对丰富老年病的防治及治疗法则和补虚抗老,益寿延年,将有积极意义。

1　老年治脾之缘由及老年脾虚之病机

李东垣《脾胃论》[1]指出:"内伤脾胃,百病由生。""治脾胃即可以安五脏。""善治病者,唯在调和脾胃。"《医林绳墨》亦云:"人以脾胃为主,而治疗以健脾为先。"道出了老年治脾,应以补脾为先的真谛。

1.1　脾胃为后天之本,老年更以调理养胃为切要　宋代医学家陈直认为:"脾胃者,五脏之宗也,四脏之气皆察于脾,故四时皆以胃气为本。"人身元气是健康长寿之本,脾胃为气血生化之源。脾胃的强弱,决定着元气的盛衰,脾胃病则元气衰,元气衰则人命折。

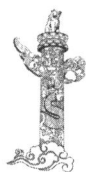

故"年老之人,当以养元气,健脾胃为主"(《寿世保元》)。调养脾胃元气,维护后天之本,是防病抗衰,延年益寿的一条重要原则。

1.2 饮食为安身之本,老年全仰饮食以资气血 安身之本,必资于食。"高年之人,真气耗竭,五脏衰弱,全仰饮食,以资气血。"(《寿亲养老新书·卷一》)饮食物是人体赖以生存的必要条件,饮食赖胃以消磨,精微藉脾以输,饮食进入人体后,由脾胃消谷散精以养形体。

1.3 百病横夭,多由饮食 饮食之患,过于声色。节饮食以安胃,是养生防病,益寿延年的主要措施之一。而饮食之患过于声色,"声色可绝之逾年,饮食不可废之一日。"其"多益亦多,为患亦切""饮食不节,以生百病"(《秘康集·养生论》),"甘脆肥浓为腐肠之药"意即在此。

1.4 老人皆厌于药而喜于食,老年病防治应以食疗为先 "善治病者,不如善慎疾;善治药者,不如善治食"(《食治养老序第十三》)。说明食治胜于药治,因为食物性多平和,药物性多猛烈,年老体弱之人,胜食而不胜药,故"凡老人有患,宜先以食治之,食治未愈,然后命药"。以食代药,先食而后药,是益寿养老之一大原则。

1.5 劳倦过度易伤脾气,情志不和肝易犯脾 "形体劳倦则伤脾,脾病则怠惰嗜卧,四肢不收。"老年体弱,而常壮年不已,不知老之已至,脑力和体力皆易过劳,常致伤气损脾。七情内伤以"忧思"为主,苦思难释则伤脾。老年人性急易怒,常因小故而气不舒。忧郁恼怒伤肝,疏泄失调,则肝气郁滞,横逆犯脾。

1.6 老年阳衰体弱,好静恶动,脾胃多失健运之能 年迈之人,形老体衰,好静恶动,惯于久坐久卧,易致脾胃运化失常。水反为湿,谷反为滞;水谷不化易致饮食停滞,水湿不运易招停饮生痰。脾虚湿盛,终成虚湿盛夹杂之顽症。

1.7 脾胃是升降之枢纽,善治病者,唯在调理脾胃 《圣济总录》曰:"升降出入,无器不有"。人体五脏之间亦具有升降作用。脾具坤静之体,而有乾健之运,故能使心肺之阳降,肝肾之阴升而成天地交泰。脾胃正是这种升降的枢纽。老年之脾胃虚弱,五脏之升降失常,就会产生呕吐、泄泻等一系列病症,从而影响健康长寿。诚如《慎斋遗书》所言:"诸病不愈,必寻到脾胃之中,方无一失。""养病家第一先须于脾胃上着力,侮治他病,切须照顾脾胃,不可一意攻伐,忘其根本。"(《中外卫生要旨·卷一》)。

人体由壮而老,脏腑衰虚,血气亏少,阴阳偏颇,内邪易生,这是生理病理变化的一般规律,然"诸病多由脾虚。"故老年脏腑亏虚,多从脾虚开始,脾胃一虚,余脏无所受益,百病易生,寿健必损;顺理治之,则病易除,方可寿健长生。其病理特点主要表现为脾气虚和脾阳虚。但常因体质差异和发病因素的不同,临床上又具体表现为脾气虚弱,脾气下陷,脾不统血,脾虚不运、脾虚不化、脾阳虚衰、肝郁脾虚等不同类型。

2 老年治脾补法

老年诸病多由脾虚,故治脾诸法上以补脾为宗,健脾为要。现结合老年脾虚诸证,将临床常用之补脾方法简述如下。

2.1 补气健脾法(脾气虚弱证) 脾胃为气血生化之源,脾虚气必弱。脾虚当健,气虚

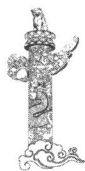

当补。故脾气虚弱一证,应根据"虚者补之,损者益之"的治疗原则,当以补气健脾为法,使中焦健运,正气充旺,自然无恙。然老年人脾气久衰,每见倦怠乏力,少气懒言,动则气喘,面色萎黄,食欲欠佳,肠鸣便溏,舌淡脉弱等证。临床常宜选用人参、党参、白术、茯苓、甘草、山药、黄芪、砂仁、白蔻仁等药补气健脾。如四君子汤、参苓白术散等方剂。

2.2 升陷益脾法(脾气下陷证) 脾胃居中焦,为人体气机升降之枢纽。若老年脾虚气陷,上见少气懒言,气短难以呼吸;下见脱肛,便血,崩漏带下,小便失禁或不通等证,均宜以升陷益脾为法,补中焦之气,举下陷之阳,使气机复其常态。故本法常在补气健脾的基础上,配伍升麻、柴胡等升阳药物组成。短气是诊断中气不足,清阳下陷的要点之一,而黄芪即能补气,又能升阳,故许多治疗气虚下陷之方剂,黄芪几乎是必用之品。体现本法之补中益气汤,即以功具甘温益气,升阳举陷之甘温三味(黄芪、人参、炙甘草)为主。张锡纯之升陷汤、醒脾升陷汤等亦属本法之常用方法。

2.3 引血归脾法(脾不统血证) 在正常情况下,营血之所以能运行于经脉之中而不泛溢于脉外,有赖于卫气的固护和统帅作用。若卫外的阳气虚损,则脉中的营血失去卫护而外漏,形成阳虚失血和气虚失血。在脾气虚弱证的基础上兼有衄血、便血、咯血、尿血、崩漏者,为脾气虚弱的脾不统血,可用引血归脾法。临床上多以归脾汤、固冲汤等方随症加减。

2.4 除湿运脾法(脾虚不运证) 寒湿困脾,脾虚不运,证见脘痞腹胀,大便溏薄,舌苔白腻,身重酸痛,恶心呕吐,不思饮食等,法当运脾除湿,振奋已困之脾阳,温化中焦之寒湿。宜选用苍术、白术、厚朴、陈皮、半夏等运脾化湿药与茯苓、泽泻等淡渗利湿药组成除湿运脾法治疗。常用方剂如平胃散、平胃二陈汤、补气运脾汤、苓桂术甘汤、甘姜苓术汤等。脾虚不能运化水湿,脾不胜湿而生痰。故以胸闷泛恶为主的湿痰证,常用半夏、胆南星、苍术、白术之类以燥湿化痰,代表方剂如二陈汤、二术二陈汤等,亦属除湿运脾法之一。

2.5 消中启脾法(脾虚不化证) 消中启脾法适用于饮食停滞于胃,或积滞中焦,胸脘痞满,腹胀时痛,嗳腐吞酸,噫气如败臭;恶食,或呕吐泄泻,或大便不爽等证。此类证型,若属实而不虚,可根据"客者除之"的治疗原则,当用消积导滞之品,去其积以复脾胃运化之常,常用保和丸之类。饮食积滞,必然影响脾胃的其他生理功能而呈气滞湿阻现象,故本法方剂常配健脾除湿的白术、半夏、茯苓;行气的枳实、陈皮之类药物,以照顾到脾胃的生理功能。

2.6 开胃醒脾法(脾胃呆滞证) 老年脾虚不运,易致脾胃呆滞证,常见纳呆,腹胀、饮食乏味,饥不欲食,即食见饱,大便溏薄,胃脘痞闷不舒等症。临床常用补脾益气之人参、白术、茯苓、甘草等加行气化滞、燥湿醒脾和胃之陈皮、藿香、木香、砂仁、蔻仁等药组成开胃醒脾法,五味异功散、香砂六君子汤即可体现这一法则。

2.7 和中调脾法(脾胃不和证) 《脾胃论·脾胃胜衰论》曰:"脾胃不足之源,乃阳气不足,阴气有余。当从元气不足升降浮沉法,随证用药治之。"李东垣认为老人生理之特点是升少降多,长少消多,主张培补元气,调理脾胃,升发清阳,多用温养之剂以延年益寿。若脾胃不和,升降失调,胃的浊阴不降而呕,脾的清阳不升而泻的呕吐、泄泻等证,宜用升

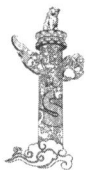

清降浊、调和脾胃的和中调脾法,使中焦得和,升降复常而吐泻可止。本法常用藿香、紫苏、白芷、桔梗等,配茯苓、通草、薏苡仁、半夏、厚朴、槟榔等降逆及利湿药合五味异功散,如调中丸,藿香正气散,即属本法的常用方剂。

2.8 温中补脾法(脾胃虚寒证) 脾胃虚寒亦即脾阳虚衰,此证是老年病临床常见证型之一。以呕吐、泻痢、脘腹疼痛、得温痛减、苔白不渴、脉沉迟或弦紧等为主要见证。根据"寒者热之"的治疗原则,此类证型宜选用干姜、丁香、吴茱萸、肉桂等温中散寒药,与党参、白术、甘草、砂仁等补气健脾药组成温中补脾法,如温中补脾汤和理中丸,吴茱萸汤,大、小建中汤即为代表方剂。

2.9 温肾暖脾法(脾肾阳虚证) 《华佗食论》云"食物有三化:一火化,烂煮也;二口化,细嚼也;三腹化,入胃自化也。"而老年唯藉火化。因为年老之人,牙齿多有脱落,口化不及;脾胃功能减退,腹化无力,全赖脾肾阳盛,火化烂煮,使其易于磨运。由于肾阳衰弱不能温养脾阳,或脾阳久虚,损及肾阳,导致脾肾阳虚。临床常见之五更泄泻,或大便滑脱不禁,食不消化,或腹痛喜温喜按,腰酸肢冷,神疲乏力,舌淡苔白,脉沉迟无力等症,宜采用温肾暖脾法治疗,桂附理中丸、四神丸等即是常用方剂。

2.10 疏肝实脾法(肝郁脾虚证) 老年性僻多疑,易于肝郁,肝郁则气滞,肝郁则可乘脾,以致脾虚。临床常见精神抑郁,烦躁易怒,胁肋胀痛,口苦咽干,四肢倦怠乏力,纳差、腹胀、便溏、舌淡胖嫩,脉弦等症。根据"见肝之病,知肝传脾,当先实脾"的原则,应采用疏肝实脾法。此法多由疏肝理气的柴胡、木香、郁金、枳壳及平肝的白芍药等与健脾和中的茯苓、半夏、白术、甘草等药组成,柴芍六君汤、逍遥散等方即体现这一法则。

2.11 节食寿脾法(饮食伤脾) 《黄帝内经》曰:"饮食自倍,肠胃乃伤",说明饮食得当则可养人五脏,失节则会伤人五脏。因此《黄帝内经》首先提出了"谨和五味""食饮有节"的食养原则。其目的在于顾护脾胃,帮助消化,不使后天之本有伤。节食首先要注意食量适中,"量腹节所受""宁少毋多";其次要注意冷热适宜;三要注意老年食宜,如食宜早、食宜缓、食宜少、食宜淡、食宜暖、食宜软、食宜专致、食宜畅情、食宜细嚼等均是节食寿脾的经验总结。

2.12 小劳行脾法(久卧伤脾) 形体动则脾胃健,食易消。老年阳衰体弱,好静恶动,脾胃多失健运之能。因此常欲小劳,不使过极,对于恢复脾胃的运化功能有十分积极的意义。如饭后缓行,食后忌卧,饱勿急行,饭后摩腹等法均为饭后保养、固护脾胃后天之本的行之有效的方法。

2.13 清心养脾法(思虑伤脾) 郑官应在《中外卫生要旨》中指出:"夫心为一身之宰,脾为万物之母,养心养脾最为切要。"李东垣[24]亦云:"凡忿怒、悲、思、恐惧,皆损元气。"说明心理(情志)密切关系着生理变化,尤其容易损伤胃功能。若能静心寡欲则可使脾胃平和,脾胃平和则元气发生之根本。李东垣提出"安于淡薄,少思寡欲,省语以养气,不忘作劳以养形,虚心以维神,寿夭得失安之于数,得丧既轻,血气自然谐和",确属清心养脾的经验之谈。

综上所述,老年诸病多由脾虚,老年治脾多以补脾为先。临床又多以补气健脾法、引血归脾法、除湿运脾法、消中启脾法、温中补脾法、疏肝实脾法等六法为常用。"从来养性

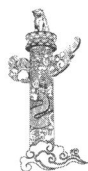

延年药,只是中和效更长"。此六法用之临床实践,既符合老年药饵"温平、顺气、补虚、和中"这一原则,而且也体现了脾胃病治疗当"补其虚、温其阳、除其湿、导其滞、调其气"的法则。即脾气虚弱之证,当以补气健脾为法,补其虚;脾不统血之证,宜以引血归脾为法,摄其血;脾虚不运之证,拟以除湿运脾为法,除其湿;脾虚不化之证可以消中启脾为法,导其滞;脾阳虚衰之证,常以温中补脾为法,温其阳;肝郁脾虚之证,多以疏肝实脾为法,调其气。据此灵活运用,老年补脾之法备矣。

参考文献

[1]湖南省中医药研究院.《脾胃论》注释[M].北京:人民卫生出版社,1976:5.

[2]裘沛然,丁光迪.中医各家学说教学参考书[M].北京:人民卫生出版社,1992:161.

[3]柯新桥,丁艳蕊,陈林艳,等.论脾胃在脏腑学说中的主导地位[J].中国中西医结合消化杂志,1995,3(1):37-39.

[4]董振华.李东垣对脾胃学说的贡献[J].中国中医药现代远程教育,2005,11(3):18-21.

（发表于 2007 年《中华中医药杂志》第 22 卷第 11 期）

㉑ 耳针为主戒烟 100 例

徐学斌,李志勇,张信

我们自 1986 年 11 月以来,以耳针为主对 100 例志愿戒烟者的疗效进行了临床观察,效果满意,现报告如下。

1　一般资料

100 例戒烟者中,男 89 例,女 11 例;年龄最大 78 岁,最小 14 岁;烟龄最长 56 年,最短 1 年半,烟量最多每日 40 支,最少每日 10 支。

2　治疗方法

戒烟者取坐位,耳郭常规消毒后、取口、肺、神门穴为主,视戒烟者的整体情况,可配气管、内分泌、肾上腺等穴,用 0.5 寸毫针、针与皮肤呈 45°角,快速捻转进针,深达软骨,留针 15～20 min,此期间可运针 1 次。每日 1 次,两耳交替。针刺后,另取对侧与针刺相同耳穴,贴压王不留行籽,嘱戒烟者每日按揉 2～3 次,每次 3～5 min,需有痛感。

3　疗效观察及分析

3.1　疗效标准　经 10 次以内治疗(下同),完全不吸,半年后随访完全戒除者为全戒,经治疗吸烟量明显减少,稍加控制即可不吸为显效;经治疗烟量减少 1/2 以上为有

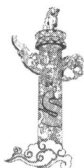

效;经治疗烟量减少 1/2 以下或无明显变化为无效。

3.2 治疗结果 全戒 30 例(占 30%),显效 26 例(占 26%),有效 29 例(占 29%),无效 15 例(占 15%),总有效率 85%。

4 典型病例

患者男,60 岁,1987 年 4 月就诊,自述吸烟 45 年,烟量每日 40 支左右,时有胸闷,咳嗽,痰多。用上述方法治疗 3 次,吸烟即觉烟味变淡、变苦、口干,并伴有轻度恶心,烟量明显减少。继续治疗,共 7 次便完全戒除。半年后随访,效果巩固,并告饭量增加,胸闷、咳嗽、痰多亦明显减轻。

5 体 会

本疗法操作简单、价廉、疗效较好,无副作用。

(1990 年发表于《中国针灸》杂志第 2 期)

㉒ 拟杏林和胃汤治疗幽门螺杆菌相关性胃病的临床观察

张玉亮

幽门螺杆菌(helicobacter pylori,HP)与慢性胃炎和消化性溃疡等胃病的关系十分密切[1,2]。临床虽有铋剂和多种抗生素治疗 HP 感染,但停药后复发率高且存在或多或少的副作用,使其应用受到一定的限制。为此,我们选用对 HP 敏感的中药组成杏林和胃汤(现已制成和胃宝胶囊,科临字 9903 号),以清热解毒,制酸和胃,治疗 HP 相关性胃病,进行了临床症状、HP 抑杀及病理组织学等观察对照,以探讨其疗效及机制。

1 资料与方法

1.1 观察对象 治疗前均有消化道症状,根据《慢性胃炎的分类及纤维胃镜诊断标准》[3],经胃镜、病理和快速尿素酶试验,确诊为 HP 阳性的慢性胃炎与消化性溃疡患者,按就诊顺序随机分为两组。

治疗组 42 例,男 31 例,女 11 例;年龄 18～42 岁,平均 24.4 岁;病程<1 年者 12 例,1～5 年者 22 例,6～10 年者 6 例,>10 年者 2 例;其中浅表性胃炎 20 例,胆汁反流性胃炎 6 例,萎缩性胃炎 3 例,消化性溃疡 13 例。对照组 34 例,男 24 例,女 10 例;年龄 19～43 岁,平均 25.1 岁;病程<1 年者 13 例,1～5 年者 13 例,6～10 年者 6 例,>10 年者 2 例;其中浅表性胃炎 17 例,胆汁反流性胃炎 6 例,萎缩性胃炎 3 例,消化性溃疡 8 例。

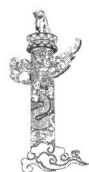

两组资料经统计学处理无显著性差异($P>0.05$)。

1.2 治疗方法 治疗组用我院制剂室提供的杏林和胃汤(每 100 ml 汤剂内含苦参 10 g,白及 10 g,淮山 30 g,白芍 15 g,大黄 10 g,甘草 10 g 等),每次 50 ml,每日 2 次,饭前 1 h 口服。对照组用丽珠得乐冲剂,由珠海丽珠制药厂生产,批号 980502(每包含枸橼酸 铋钾 110 mg),每次 1 包,1 日 4 次冲服。两组疗程均为 4 周。治疗期间停用其他中西药 物。分别在治疗前 2 d 内及治疗后停药 3 d 内做胃镜、病理及 HP 尿素酶检测。

1.3 检测方法 初复查用日本 Fujinon 的 EG-200FP 型纤维胃镜与活检钳,在胃窦距幽 门 3 cm 处取 2 块黏膜组织,分别采用病理组织切片 Warthinstarry 银染色及快速尿素酶 试验行 HP 检查。镜下 HP 量多少参照 Marshall 分级方法[4]。O 级:无菌;Ⅰ级:在光镜 高倍视野下 HP 少数散在;Ⅱ级:HP 成团存在;Ⅲ级:HP 成团存在并连成片。尿素酶诊 断试验采用福建三强生物化工有限公司提供的 SQH104 半定量试剂,5 min 后观察结 果,颜色不变为阴性,淡黄色为(+),深黄色为(++),橘红色为(+++)。若二者结果不相 符,以病理 Warthinstarry 银染色为准。菌量减少为好转,HP 消失为阴性。

1.4 统计学方法 分别采用 t 检验、方差分析及 χ^2 检验。

2 结 果

2.1 疗效标准 参照 1989 年 11 月南昌会议制定的"慢性胃炎中西医结合诊断、辨证和 疗效标准"[5]。

临床治愈:临床症状消失或基本消失,HP 阴转,胃镜和病理检查黏膜活动性炎症消 失,慢性炎症达轻度,胆汁反流消失。

显效:症状改善Ⅱ个级度以上,HP 降Ⅱ个级度;黏膜急性炎症消失,慢性炎症程度 好转Ⅰ个级度。

有效:症状及炎症程度改善Ⅰ个级度以上,HP 降Ⅰ个级度。

无效:症状及黏膜炎症改善或改善不明显,HP 无改变。

2.2 症状疗效 对两组患者的常见症状如上腹痛、胃脘痞满、嗳气、嘈杂、泛酸、呕恶、纳 差等疗效作一比较,治疗组 42 例治愈 20 例(47.6%),显效 12 例(28.6%),好转 8 例 (19.0%),无效 2 例(4.8%),总有效率 95.2%。对照组 34 例治愈 5 例(14.7%),显效 9 例(26.5%),好转 8 例(23.5%),无效 12 例(35.3%),总有效率 64.7%。两组比较有 显著性差异($P<0.01$)。

2.3 胃镜与病理疗效比较 治疗后胃镜下与病理检查黏膜炎症改善情况,治疗组 42 例,治愈 7 例(16.7%),显效 16 例(38.1%),有效 9 例(21.4%),无效 10 例 (23.8%),总有效率 76.2%。对照组 34 例,治愈 3 例(8.8%),显效 8 例(23.5%),有效 7 例(20.6%),无效 18 例(52.9%),总有效率 47.1%。两组比较有显著性差异($P<0.01$)。

2.4 HP 抑杀疗效比较 治疗组 42 例,阴转 9 例(21.4%),显效 14 例(33.3%),有效 10 例(23.8%),无效 9 例(21.4%),总有效率 78.6%;对照组 34 例,阴转 7 例 (20.6%),显效 6 例(17.6%),有效 5 例(14.7%),无效 16 例(47.1%),总有效

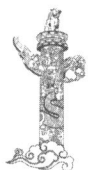

47.1%,两组比较有显著性差异($P<0.01$)。

3 讨 论

自从 1990 年悉尼第九届世界胃肠病会议正式将 HP 定为慢性胃炎的致病菌[1]以来,HP 感染与消化性溃疡发病的密切相关性也获诸多证据支持[2],因此,根除 HP 以治疗相关性胃病也被人们所广泛重视。目前西医治疗通常选用铋剂(如丽珠得乐)和对 HP 敏感的抗生素以三联或四联的形式用药,虽短期根除率可达 90%,但一年后复发率亦达 80%[6],长期联合应用抗生素的安全性值得考虑,且易产生诸多副反应。而疗效好、毒性低、可以长期服用的中药在这方面具有独特的优势。

HP 相关性胃病,从临床辨证来看多属热证或脾虚胃热,临床表现为虚实夹杂,正所谓"邪气所凑,其气必虚"。HP 属"邪气"范畴,其致病与脾虚即免疫功能的强弱有关。故选用健脾益气、清热解毒、且对 HP 敏感的中药组方,可在调节整体功能的同时,调治局部病理。方中苦参、大黄清热解毒,对 HP 有较强的杀灭作用[7,8];白芍、甘草、白及对 HP 均有一定程度的抑制或杀灭作用;淮山健脾益气,白芍、甘草柔肝健脾,缓急止痛,现代医学证实甘草具有保护胃黏膜屏障的作用,配合白及收敛生肌,可减轻黏膜炎症渗出,促进病变组织修复。综合全方具有清热解毒、健脾和胃、缓急止痛、收敛生肌之功效,对 HP 阳性之胃病的胃黏膜炎症改善、HP 转阴等方面疗效均优于对照组。在临床症状方面,该方对患者上腹痛、胃脘痞满、嗳气、嘈杂、泛酸、呕恶、纳差等症状均有明显的改善,其有效率达 95.2%,提示本方对 HP 相关性胃病确有疗效。另外,对 27 例好转病人进行一年后随访,均无复发,说明中药治疗复发率低,优于对照组。

在分析临床治疗结果时,我们发现 HP 相关性胃病通过杏林和胃汤治疗,其临床症状缓解率与胃镜、病理、HP 阴转率并不完全一致。临床症状缓解的一些病例,仍有 HP 阳性,部分组织学炎症尚未完全清除,是否提示,该方的治疗机制在抑杀 HP、促进局部病变修复的同时,更以调节整体功能为主。继续服药可否进一步提高 HP 阴转率、该方的远期疗效及其药理机制与毒性,尚待进一步观察。

参考文献

[1]潘国宗,张锦坤,姚光弼,等.第九届世界胃肠病学大会综合报道[J].中华消化杂志,1991,11(3):161.

[2]杨海涛,周殿元,方国存,等.幽门螺杆菌与慢性胃炎和消化性溃疡发病学关系的研究[J].中华医学杂志,1988,68(7):366.

[3]李益农,萧树东,张锦坤,等.慢性胃炎的分类及纤维胃镜诊断标准[J].中华内科杂志,1983,22(5):261.

[4]MARSHALL B J,WARREN J R. Unidentified curved bacilli in the stomach of patients with gastritis and paptic ulcerations[J]. Lancet,1984,323(8390):1311-1315.

[5]周建中.慢性胃炎中西医结合诊断和疗效标准[J].中西医结合杂志,1990,10(5):318.

[6]姚希贤,蒋树林.灭幽门螺杆菌胶囊结合低剂量标准三联法治疗慢性胃炎作用的研

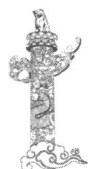

究[J].中国中西医结合脾胃杂志,1997,5(3):131.

[7]徐州,周德端,段国勋,等.中药对幽门螺杆菌抑杀作用的实验研究[J].中国医药学报,1993,8(5):25.

[8]王绪霖、缴稳玲、吕宗舜,等.抑制幽门螺杆菌中药的初步筛选[J].中国中西医结合杂志,1994,14(9):534.

（2000 年发表于《海军医学杂志》第 21 卷第 2 期。军队医疗成果三等奖,200331911）

㉓ 壮医点灸法治疗带状疱疹

王华,任建生

笔者采用壮医药线点灸法治疗带状疱疹 102 例,疗效迅速可靠,并与西药组进行对照,现报告如下。

1　临床资料

172 例病人随机分成两组。药线组 102 例,男 84 例,女 18 例。年龄最大 87 岁,最小 16 岁,平均发病天数 6.87 d。伴感染、发热者 4 人。对照组 70 例,男 61 例,女 9 例。年龄最大 75 岁,最小 17 岁,平均发病天数 7.09 d。伴感染、发热者 2 人。

2　药线制作及用法

2.1　药线制作　自选具有镇痛、止痒、清热燥湿的中药龙胆草、大黄各 100 g,明雄黄、冰片各 20 g 等,烘干研粗颗粒状,用 75% 酒精 2 000 ml,浸泡原药 20 d,再将直径约 0.7 mm 麻线 25 g 投入药液中泡 20 d 后成为所用药线。置于少许药液中待用。

2.2　灸治方法　采用壮医药线点灸法,将带有火星的药线头触烧穴位皮肤,再很快拿开,为点灸一壮。上肢取合谷、内关、曲池;下肢取三阴交、足三里、承山。疹发腰以上加支沟穴,腰以下加阳陵泉。每两穴灸两壮。疱疹局部采用围灸法,即点灸局部疱疹及周边皮肤,每日 1 次。对照组口服消炎痛(吲哚美辛)25 mg,每日 3 次,每日服泼尼松 30 mg、肌内注射维生素 $B_1$50 mg、维生素 B_{12}50 μg。紫外线照射隔日一次。感染者加用抗生素治疗。

3　疗效标准及结果

3.1　疗效标准　痊愈:症状消失,皮疹结痂。显效:水疱大部分消退,疼痛明显减轻。无效:治疗 6 d 症状无改善且皮疹继续发展。

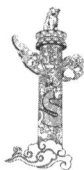

3.2 结果

3.2.1 药线组:102 例,1 d 内愈者 8 例,2 d 内愈者 24 例,4 d 内愈者 99 例(治愈率 97.1%),6 d 内愈者 101 例,总治愈率 99%。无效 1 例。平均治愈天数 3.03 d。

3.2.2 对照组:70 例,3 d 内愈者 3 例,4 d 内愈者 9 例(12.9%),6 d 内愈者 13 例,总治愈率 19%。显效 13 例,无效 57 例,平均治愈天数 10.72 d。

二组 4 d 治愈率之比 97.1%:12.9%,$P<0.001$;总治愈率比较 $P<0.0001$,差异都非常显著,均有统计学意义。

3.2.3 典型病例:患者男,58 岁。1990 年 6 月 25 日来诊。左胸背部疱疹 6 d,疼痛难忍,夜不能寐。院外投以维生素 B_1、维生素 B_{12}、聚肌胞、索米痛片(去痛片)等治疗,皮疹继续发展。刻诊:体温 37.9 ℃,舌红,苔黄腻,脉弦数。左胸第 3～4 肋间及腋下、背部呈带状排列约黄豆大小集簇性水疱、脓疱,局部红肿,腋下淋巴结肿大。诊断为带状疱疹。即烧灸合谷、曲池、三阴交、足三里,每穴二壮,疱疹局部及周边红肿处采用围灸法,每处一壮,每日一次。首治,灼痛大减,当晚安睡。二治,疱疹停止发展,干燥结痂,红肿渐消,体温正常。三治,疼痛基本缓解,淋巴结消退。4 日而告痊愈。

4 讨 论

带状疱疹属中医蛇丹、缠腰火丹,目前西医无特效疗法。本法具以下优点:①见效快、疗程短。药线组与对照组 2 次治愈率之比是 32:0,4 日治愈率之比是 97.1:12.9;平均治愈天数之比 3.03:10.72。②无副作用,适应者广。对照组在治疗期间出现胃脘痛者 38 例,大便隐血阳性者 3 例,药疹者 2 例。药线组未见任何毒副作用,且治疗前后查肝肾功能无一例异常,无论体质强弱都能接受。③镇痛快、止痒灵。药线组全部患者均在治疗当天疼痛、痒感明显缓解或消失,当夜安睡,愈后不残留神经痛。④能控制继发感染。对照组 2 例伴感染发热者均加用抗生素,而药线组 4 例未用,随着皮疹干燥结痂,感染即得以控制。

带状疱疹的发病机制是潜伏在体内的水痘-带状疱疹病毒及多种因素的作用下,机体免疫功能下降而发病。本法原理是刺激穴位和局部,疏通经络,调整气血,提高机体抗病能力而治愈本病。

(1991 年发表于《四川中医》第 10 期)

24 论中医学中的内稳态

吴小春

1853 年,有人明确提出活的机体存在"内环境"的概念,阐述了人体内环境总是保持在一种动态的相对稳定的非平衡状态,即"内稳态"[1]。内稳态包含着深刻的系统论、信

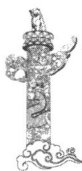

息论和控制论观点与方法。健康机体必须保持内环境稳定。笔者认为,当今一切医疗手段的目的也就在于保持和达到机体内环境稳定。

本文试从以下几方面探讨中医对"内稳态"的认识与运用。

1　阴阳五行学说与内稳态

中医把人体健康看成是人体阴阳最优协调的综合表现,这种协调就是非平衡稳态。如果失控便构成了病象。五行生克制化作用则是协调人体正常功能活动、保持内稳态的基本条件。因此,五脏六腑、骨、肉、筋、津、精无一不受五行生克制化,保持在一种相对稳定的非平衡状态。阴阳相互依存是阴阳学说理论特点之一。人体生命特征表现以物质为基础,功能由物质所化生,物质又依赖于功能而演化的一种不停地新陈代谢现象。所以古人谓之"无阳则阴无以生,无阴则阳无以化""阴在内,阳之守也;阳在外,阴之使也",以此阐述了人体的内稳态特征。

有机体内稳态是一种相对恒定的状态,但并不是机械的平衡,体内各种物质总是以不平衡形式存在。以生物细胞活性物质环磷酸腺苷(cyclic adenosine monophosphate,cAMP)与环磷酸鸟苷(cyclic guanosine monophosphate,cGMP)为例,阳虚者血中 cAMP 降低,cGMP 增高,cAMP/cGMP 比值下降;阴虚则反之[2]。常态情况之下,上述两种物质也并不是以绝对平衡状态存在,而是各自保持在一种相当水平,形成一定比值,总处在轻微不平衡状态,或许可以认为这就是"阴平阳秘"之谓。根据控制论的反馈机制,两者必然不断地以自身或其他活性物质为调节剂,发生反馈现象,努力达到一种生理需要的"度"。同理,体内的神经体液调节,细胞的生成与代谢,细胞的极化状态,血液的循环输布,人的情志变化等等,无论其功能与结构归于哪个脏腑,也不论它属于西医哪个系统,但都显现为阴阳两个方面,离不开对立面的制约与调节作用,此乃中医阴阳消长变化规律。由于阴阳消长现象在活的机体中始终存在,亦即阴阳调控作用,促使机体长期保持人体最佳内环境稳定状态。阴阳控制作用是中医运用阴阳理论从整体上把握内稳态的关键。中医反复从论述阴阳消长、转化、互根的辩证关系入手,指导分析人体生理现象,不言平衡,而十分明确地将非平衡稳态观点全方位的活用于临床辨证施治,其立法、处方无不遵循这一根本原则,因此,病理上突出了"阴阳失调""阴损及阳,阳损及阴"的变化;诊断上讲求"先别阴阳"的辨证方法;治疗上,则强调"谨察阴阳所在而调之,以平为期"的总体法则。需要指出的是,中医之"平",并非平衡,实为舒顺之意。总之,中医全面地从功能与物质、正气与邪气方面把握住非平衡稳态。

五行学说是中医学的方法论。生命机体要保持内环境稳定,需要五脏六腑相互间生克制化作用来完成。笔者认为,中医这种生克制化机制,突出了中医的整体观,并包含了宏观调控的科学要旨,从理论上阐述了人体非平衡稳态机制,成为指导临床诊断与治疗的重要理论与方法。

2　肝在人体内稳态中的地位

中医之肝(胆)是一个完整的生理、病理体系。肝主疏泄,通利气、血、水,调理精、

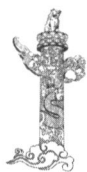

气、神。肝为五脏之首,乃五行首尾相接之脏,性喜条达,主疏泄。现代微观研究知道肝是体内三大营养素代谢、激素的灭活、出血与止血、免疫功能的增减、各种有害物质的消除等的重要场所。所以,肝实属宏观调控机体各种生理功能之脏。即所谓"春气升则万化安"。所以,五脏之中,唯肝之功重在疏泄,疏泄实为调理疏通之意,它涉及体内各脏腑组织的生理活动,调节控制着整个机体新陈代谢的动态变化,有效地保持机体内环境始终处于良好的非平衡稳态。

3 中医立法、处方、用药原则与内稳态

祖国医学治疗疾病的特长是以调整功能为主,多以证为治疗的主要目标,而不是以消除致病因子或逆转病理变化为主。所以,中医立法、处方、用药是根据临床辨证结果所决定。辨证求因、审因立法、依法选方、据方遣药成了中医治病的根本法则。

长期以来,祖国医学概括治疗的八大方法即"汗、吐、下、和、温、清、消、补",如果我们结合现代研究,融汇病理、药理,通观临床疗效,无疑八法贯穿了一个畅通、消散、化解及调和的基本原则,八法的主旨在于调节,调节是八法之法和八法所要达到的目的。以汗法为例,中医论感冒有风寒、风热、兼虚之别,然总的治疗原则是发汗解表,开泄腠理,调和营卫,具体设辛温解表、辛凉解表和扶正解表方药,临床处方体现出寒者热之、热者寒之、虚者补之、实者泻之的调节方法。现代药理研究表明,常用解表方剂或单味中药主要作用在于有效成分能够调节体温,改善微循环,抗病毒,抗过敏,镇痛以及调节机体免疫功能等。中医汗法实质就是采用合理的调节方法,扶正祛邪,保持机体内稳态。

数以万计的中药方剂,均显主辅佐使结构,重点突出,主次分明,针对性强。这种严谨的组方原则不断地繁衍出众多新方,无论经方还是时方,其成分非常复杂,它们对疾病的疗效绝不是某个单一成分效应,而是整体的多成分的协同和协调作用所为。因此,我们可以认为有效的中药方剂就是机体在失去稳态(七情、六淫致病)情况下使用的调解剂。多少年来,国内外广大医药界学者对众多的中医经方与时方以及单方展开了广泛的深入研究,进行了大量药理实验、成分分析和临床观察,证明大量方剂发挥显著疗效的机制在于它们具有双向调节作用[3]。兹以"芍药甘草汤"为例,其中白芍一方面能使体内各种紧张状态的组织松弛而解痉止痛,另一方面又能对于体内衰弱松弛的细胞发生兴奋赋活作用;甘草则有类固醇激素样作用,又有对考的松的拮抗作用。所以芍药甘草汤具有镇静、镇痛、解痉、抗炎和抗溃疡等综合作用。诸如桂枝汤、真武汤、葛根汤、五苓散、小青龙汤等,都具备双向调节功能[3],用之得法,效如桴鼓。另外,中医方中的"反佐"法也是极具调节稳态功能的科学方法,这对西医来说是比较难于做到的。

统观中医的理、法、方、药,其整体观、辨证施治的内核离不开运用内环境稳定的基本观点。祖国医学强调从功能上认识人体生命与疾病现象,认为健康时其功能态势处于稳定,疾病时其功能态势发生偏倚。对于功能紊乱现象,失去稳态的机体即表现出相应的证来,中医运用各种手段(包括药物、针灸、气功、导引、按摩等)去调理气血阴阳,扶正祛邪,使之向稳定状态发展,最后达到"以平为期"的健康水平。

参考文献

[1]刘汝深.中医学辩证法概论[M].广州:广州科技出版社,1983:27.

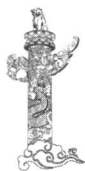

［2］辽宁省中医研究院.伤寒论方证研究［M］.沈阳:辽宁科技出版社,1984:4.

（1997 年发表于《湖南中医杂志》第 13 卷第 3 期）

25　扶脾养胃汤治疗小儿伤食症 586 例

汪宗发

10 余年来,笔者应用自拟"扶脾养胃汤"治疗小儿伤食症 586 例,临床观察,疗效甚佳,现报道如下。

1　一般资料

586 例中,男性 348 例,女性 238 例;年龄最小者 2 个月,最大者 1 岁,以 1～10 个月为多病程最短者 1 d,最长者 10 d。临床以不思乳食、腹部胀满、嗳腐吞酸为其主要特征。分虚实两种,实者因伤食致脾虚,虚者因脾虚致停食。按其病因病理、临床表现、实验室检查为确诊依据。

2　治疗方药

以消食导滞,健脾益气,和中运脾为治则。方用扶脾养胃汤:焦三仙各 3 g,莱菔子 2 g,法半夏 1.5 g,茯苓 3 g,陈皮 2 g,连翘 1.5 g,太子参 3 g,白术 3 g,山药 3 g,谷芽 3 g,炒鸡内金 3 g,甘草 2 g。水煎服,日服 1 剂,3 次分服。7 d 为 1 个疗程,不作任何加减。

3　疗效观察

本组病例,经治疗后症状体征消失,大便化验正常者为治愈;治疗后症状体征消失,大便化验有少量未消化乳瓣者为显效;治疗后症状体征明显减轻,大便化验见有未消化乳瓣者为好转;治疗后无变化者为无效。按以上疗效标准统计,治愈 428 例(占73.04%);显效 98 例(占 16.72%);好转 52 例(占 8.87%);无效 8 例(占 1.37%)。总有效率为 98.63%。

4　病案举例

患者男,8 月龄。1996 年 5 月 10 日初诊。不思乳食,脘腹胀满 2 d。患儿 2 d 前因乳食不节而开始不思乳食,尔后脘腹胀满,拒按。伴呕吐 2 次,为胃内容物,腹泻每日 3～4 次,为稀水样便,无黏液脓血或里急后重,吐泻物为酸臭乳瓣,且烦躁啼哭,夜卧不安,掌心发热等不适。去××县医院儿科检查诊断为消化不良症,给予禁食、补液等处理无效,家人送入我院就诊。望其患儿面色青黄,烦躁不安,手掌心热,脘腹胀,拒按,吐泻物有酸臭味,舌苔厚腻,指纹紫滞,大便化验见有未消化乳瓣,余阴性。诊断:消化不良

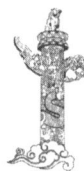

症。辨证属伤食实证。治宜消食导滞,健脾益气,和中运脾。方用自拟扶脾养胃汤。服药3剂,病情已减。守方3剂,诸症已除,大便化验正常,病告痊愈。

5 讨 论

小儿伤食症,相当于现代医学中消化不良症,是指小儿乳食不节,停聚不化,气滞不行所致的一种消化功能紊乱的综合征。临床分实证和虚证两种,实者因伤食而致脾虚,虚者因脾虚而致停食。由于小儿脏腑娇嫩,脾常不足,若乳食不节,或过食肥甘厚味、生冷瓜果等损伤脾胃,使脾胃运化失职,不能正常地腐熟水谷,食积中焦,而形成本病。胃主受纳,脾主运化。脾胃之气壮,则多食而不伤;若脾胃之气弱,乳食入胃,不能运化,即使乳食停滞不消。脾胃虚弱,易使乳食停聚,乳食不节,易使脾胃受伤,都可造成乳食不化,壅塞中焦,气机不畅,升降失调,脾虚不运,水湿壅遏,郁而化热,诸证由此丛生。脾虚与食积,食积与脾虚互为因果,虚实错杂,故在临床上出现不思乳食,腹部胀满,嗳腐吞酸为其特征。笔者根据发病因素、临床表现、化验室检查,则在治疗上以消食导滞、健脾益气、和中运脾为治法。自拟方中焦三仙、谷芽、莱菔子、炒鸡内金善于消食;法半夏、茯苓、陈皮行气化滞,和胃利湿;连翘散结清热;太子参扶脾养胃,补益中气,使脾胃健旺,运化力强,资生气血;白术健脾燥湿,扶助运化;山药补脾;甘草补中和胃,调和诸药。盖实者宜消,以消为补,积去而脾胃功能自然恢复;虚者宜补,以补为消,脾阳健运而乳食自化,达到行其滞,调其气,补其虚,除其湿,两和脾胃,诸症自除的目的。同时在治疗过程中应注意,实者不宜忘补,虚者不得妄攻,二者兼顾。本方经过586例临床验证,疗效满意,无1例发生毒副反应。其中有8例无效,是因发生其他变证。

(1998年发表于《四川中医》第16卷第8期。获全国优秀论文一等奖)

26 克痤灵治疗痤疮90例疗效观察

徐成林,李爱芳

0 引 言

痤疮是毛囊皮脂腺慢性炎症,病程长,时轻时重。我们采用中药自拟方克痤灵治疗本病90例,疗效满意,报告如下。

1 对象和方法

1.1 对象 门诊治疗痤疮患者120例,随机分为治疗组和对照组,治疗组90例,男性42例,女性48例;年龄最小15岁,最大31岁,平均年龄23岁,病程最短3个月,最长10年以上。呈瘢痕状者25例。对照组30例,男性11例,女性19例,平均年龄22岁,病

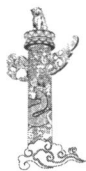

程 3 个月~8 年,呈瘢痕状者 8 例。

1.2　方法　治疗组:服用自拟克痤灵。处方组成:白花蛇舌草,丹皮、地骨皮、桑白皮、白鲜皮、当归、川芎、生地、赤芍,随证加减:肺热加黄芩、鱼腥草;脾胃湿热加苦参;伴感染或脓疱加银花;囊肿状或瘢痕加连翘;冲任失调加益母草、柴胡,每日一剂,水煎,早晚分服。对照组:西药红霉素 0.5 g,口服,3 次/日。两组均为 7 d 一疗程,每疗程之间间隔 3~5 d。轻症观察 2 个疗程,重症 4 个疗程后判断疗效。

1.3　疗效标准　治愈:丘疹、结节完全消失,仅存在少量瘢痕或色素沉着。显效:皮损基本消失,偶有新疹出现。好转:皮损大部分消失,仍有少量新疹出现,残留瘢痕或色素沉着。无效:治疗 2 个疗程,皮损等无变化。

2　结　果

两组疗效比较见表 1,治疗组疗效明显优于对照组($P<0.01$)。

表 1　克痤灵治疗痤疮 90 例疗效比较

组别	n	治愈	显效	好转	无效	总有效率/%
治疗组	90	53	26	92	2	97.8[#]
对照组	30	5	7	11	7	76.7

[#]$P<0.01 vs$　对照组。

3　讨　论

痤疮病因多为肺经风热,熏蒸肌肤;或脾胃湿热蕴积、上熏于肺,外犯肌肤;或肝郁气滞、冲任失调等,方中白花蛇舌草清热解毒、利湿,丹皮、地骨皮清热凉血,桑白皮清肺泻热,白鲜皮清热燥湿解毒,生地、赤芍、当归、川芎等凉血活血化瘀,为提高疗效,临证尚须随证化裁。本组病例,轻症一般连续用药 2 个疗程,重症 4 个疗程即可痊愈。通过二组比较,治疗组疗效显著优于对照组($P<0.01$),说明克痤灵是治疗本病的有效方剂。

(1999 年发表于《第四军医大学学报》第 20 卷第 4 期)

㉗　疗养康复医学的动态与进展

郑军

疗养康复医学是由疗养医学、康复医学相互交叉渗透而形成的一门新兴的边缘型综合性医学分支学科[1]。起步于 20 世纪 40 年代,兴旺于 20 世纪 50 年代,以后逐渐沉寂。随着社会的文明进步和经济的发展,以及人类不断增长的健康需求和随之而来的

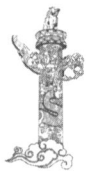

医学理念和医学模式的转变,现代疗养康复医学有了重新振兴的势头。

从多种数据库中对"疗养康复医学"的动态和进展进行检索,都难有所获。但实际上,与疗养康复相关的医学活动十分丰富多彩,疗养康复医学的动态与进展散见于疗养医学或康复医学的许多文献报道当中,之所以难以检索到,是由于疗养康复医学学科新,且目前还没有进入主流学科,没有被医学权威机构和数据库确认为专有名词。因此,只能就有限的文献资料和有限的阅读能力,从以下 4 个方面归纳和展开对疗养康复医学动态和进展的认识和理解。

1 疗养康复医学的新理念

一门新学科的诞生必然伴随着一种新的理念出现,疗养康复医学也是如此。疗养康复医学的新理念应当从三方面探索:一是探寻疗养与康复医学的概念与区别,二是探查疗养与康复医学的交叉与渗透,三是探索疗养与康复医学的结合与发展。

1.1　疗养与康复医学的概念与区别

1.1.1　疗养医学与康复医学的概念

1.1.1.1　疗养医学:疗养医学是一门为人们增强体质、防治疾病、促进康复,从而研究自然疗养因子的性质,作用机制、作用效果、应用方法,并科学地利用各种疗养措施的专门科学[2]。

1.1.1.2　康复医学:康复医学是一门为伤病残者恢复功能、回归社会、回归家庭,从而应用医学技术以诊断和处理任何原因造成的、影响身体的任何系统的能力障碍或能力丧失的疾病的专门科学[3]。

1.1.2　疗养医学与康复医学的区别:二者在医疗对象、方法、目的三方面都有所不同。①在医疗对象上:疗养医学主要针对的是健康、亚健康及疾病恢复期群体(以治未病为主);康复医学主要针对的是因损伤、疾病而导致残疾和障碍的群体(以治末病为主)。②在医疗方法上:疗养医学的核心技术是自然因子疗法、体疗和理疗;康复医学的主要手段是物理疗法、作业疗法以及工程技术和工艺疗法。③在医疗目的上:疗养医学的目的是增进人体健康,提高生活质量,恢复体力精力,焕发工作能力;康复医学的目的是改善功能障碍,提高生活能力,最终使患者回归家庭、回归社会。

1.2　疗养与康复的交叉与渗透　疗养康复医学交叉与渗透应当从三方面理解:一是疗养医学的战略扩展与康复医学的战略前移,使二者在服务群体上相互交叉;二是疗养医学的学科优势与康复医学的技术特长,使二者在治疗方法上相互渗透;三是疗养医学的终极目的与康复医学的长远目标,使二者在医疗方向上相互趋同。

1.2.1　疗养医学的战略扩展与康复医学的战略前移,使二者在服务群体上相互交叉:疗养医学的治疗方法由于简单天然,由于分科不细,由于高科技的技术含量不高,曾经主要是以针对健康与亚健康人群的、以治"未病"为主的预防医学与保健医学分支学科。随着社会的进步和医学的发展,疗养医学的整体医疗理念和非药物治疗手段因其科学、合理、绿色、环保而出现了螺旋式上升的局面,其治疗疾病的范畴,不仅仅局限于"未病",而且向治"已病""末病"实施了战略扩展;相反,康复医学回归社会回归家庭的理念

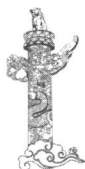

及物理疗法、作业疗法、工程技术等工程化治疗手段,越来越早地进入疾病的早期干预,有效地促进了人体功能恢复,使康复医学出现了战略前移,进入治"未病"和治"已病"的一、二级预防医学领域。疗养医学的战略扩展与康复医学的战略前移,使二者在服务群体上相互交叉,共同覆盖了预防、保健、临床、康复四大领域[4],你中有我,我中有你,演化成疗养康复医学新学科。

1.2.2 疗养医学的学科优势与康复医学的技术特长,使二者在治疗方法上相互渗透:疗养医学的学科优势,在于它的自然、天然、欣然、畅然。疗养医学运用空气、气候、阳光、海水、森林、洞穴、温泉、泥沙等纯天然疗法,以及运动、物理、心理等非药物疗法,解决了许多现代西医学甚至高科技医学解决不了的问题,具有更深厚的底蕴[5];康复医学的技术特长在于其更多地借鉴了工程、物理、工艺、计算机等医学领域之外的科学技术,具有更广泛的发展空间。疗养医学的纯天然优势和康复医学的高科技特长相互渗透,避免了化学、生物、基因等治疗方法的弊端和不足,共同在治疗医学领域中占据了半壁山河,合练成疗养康复医学新学科。

1.2.3 疗养医学的终极目的与康复医学的长远目标,使二者在医疗方向上相互趋同:疗养医学的目的是增进人体健康,提高生活质量,恢复体力精力,焕发工能力;康复医学的目的是改善功能障碍,提高生活能力,最终使患者回归家庭、回归社会。小目标看似不同,实则终极目的和长远目标都是"人人享有健康""人人都有高生存质量"。疗养医学使健康者更健康,使亚健康者恢复健康的目的和康复医学使残疾者回归社会,使障碍者回归家庭的目标,共同面向人类的医学科学宗旨,凝聚成疗养康复医学新学科。

疗养医学与康复医学的交叉与渗透使疗养与康复医学逐渐融为一体,成为受益人群最多、适应范围最广、治疗方法最灵活、社会效应最好、最有潜力、最具希望、最有魅力、最具活力的医学边缘学科之一。

1.3 疗养医学与康复医学的结合与发展 疗养医学与康复医学的结合与发展应当从三方面感悟:一是在疗养院引进康复技术,疗养技术与康复技术结合发展;二是在疗养院建立康复科室,疗养科室与康复科室结合发展;三是在疗养院建立康复医院,疗养院与康复医院结合发展。

1.3.1 在疗养院引进康复技术,疗养技术与康复技术结合发展:临潼疗养院徐莉等[5]指出:"要改变疗养院在医院—宾馆模式中徘徊的态势,改善疗养院业务建设现状,加快疗养院发展前景,就应在疗养院中引进康复理念和技术和方法。"临潼疗养院与第四军医大学康复医学系紧密联系,在疗养院引进了康复技术,这是一种对疗养医学发展的"醒悟"层次,产生了 1+1＝2 的效应。

1.3.2 在疗养院建立康复科室,疗养科室与康复科室结合发展:武汉疗养院刘朝华等[7]提出:"要以疗养康复为龙头,实现疗养院的跨越式发展;康复医学可以在疗养院成为重点科室"。武汉疗养院在疗养院建立了康复科室,这是一种对疗养医学发展的"觉悟"层次,产生了 1+1≥2 的效应。

1.3.3 在疗养院建立康复医院,疗养院与康复医院结合发展:大连疗养院尹宝玉等[8]指出:"由于疗养院的工作性质与特点,在业务发展上不能与综合性医院争锋,而要发挥

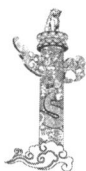

优势,以康复科室为龙头,以理、体疗和中医、心理科室为两翼,全院共同参与,在疗养院建立大康复医学。"大连疗养院不但建立了全军康复中心,还建立了康复医院,形成了疗养康复医学临床和研究实验基地。这是一种对疗养医学发展的"彻悟"层次,产生了1+1>2 的效应。

2 疗养康复医学的新视野

一门新学科的诞生必然带来一种新的视野,疗养康复医学也是如此。疗养康复医学的新视野应当从三方面开阔:一是用温故知新的眼光看疗养医学的动态与进展,二是用"器旧图新"的眼光看康复医学的动态与进展,三是用博采创新的眼光看疗养康复医学动态与进展。在疗养康复众多的动态与进展中,应着重于其重点、亮点与热点。

2.1 用温故知新的眼光看疗养医学的动态与进展 故中有新,温故而知新,知故能创新,疗养医学动态与进展的重点、亮点、热点如下。

2.1.1 疗养医学的重点——环境养生医学:广州中医药大学陈佶等[9]在《中国环境养生在康复医学的应用》中指出:环境养生在康复中的应用主要体现在疗养上,并重点从"自然环境与健康""居住环境与健康""室内环境与健康"三方面探讨宏观环境对人类健康的影响;从新兴的地球生物学研究微观环境对人体健康的影响,如土地中不同比例的微量元素及某些放射性元素对人体的病理生理作用,地磁场对人脑电磁场及细胞有序化作用等,揭示了疗养医学中环境养生学的新进展。

2.1.2 疗养医学的亮点——医疗气象医学:济南军区烟台疗养院刘世宝[10]在《医疗气象医学在疗养康复中的应用》中指出:医疗气象学就是顺应现代医学涵盖与人类疾病健康相关的全部因素的要求,寻找和消除破坏人体与环境之间平衡状态的各种因素,维护和修复被破坏的健康平衡,增加健康潜能,预防疾病发生。阐述了医疗气象学的意义、程序、内容、特征、与三大疗养因子(自然、人工、社会心理)的关系及对人体功能的影响,展示了疗养医学中医疗气象学的新动态。

2.1.3 疗养医学的热点——社会心理医学:这是疗养医学领域最热的动态,不但包括心理行为的保健治疗,还包括健康有益的外环境影响,大家都很熟悉,而且全军疗养医学专业委员会也设立了疗养心理分会,在此就不详叙了。

2.2 用"器旧图新"的眼光看康复医学的动态与进展 旧中有新,既要器重旧的,又要开创新的,是为"器旧图新"。康复医学动态与进展的重点、亮点、热点如下。

2.2.1 康复医学的重点——物理疗法:物理疗法(包括自然的和人工的)在康复医学中占重要地位。它能同时作用于机体多个系统,对其最重要的被加重负荷的系统产生定向作用,改善许多调节系统,动员储备能力达到抗应激效应。大连疗养院康复科张福今等[11]在《物理疗法在国外的临床应用》中,介绍了电、磁、超声波、光、冷五大类 20 种物理疗法新技术、新进展,令人耳目一新。如电疗法中的深部脑刺激(deep brain stimulation,DBS)将电极置入丘脑不同神经核,采用频率为 60 Hz,脉宽 ms,脉冲高度2.05～0.45 mV 的电流,进行双侧丘脑神经核点刺激,治疗晚期帕金森病,患者运动功能明显改善。磁疗法中的经颅磁刺激(transcranial magnetic stimulation,TMS)将不同形状的

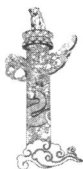

磁盘放于头部不同部位,将磁场作用于不同部位脑组织,治疗脑血栓、脑栓塞、癫痫等疾病,取得明显效果。还有磁处理自体血液回输疗法,治疗高血压、冠心病、动脉硬化、脑卒中等,取得显著疗效。揭示了康复医学中物理疗法的进展。

2.2.2　康复医学的亮点——康复工程:康复工程是研究运用工程技术提高残障人士生存质量的生物医学工程分支科学,是现代科技与人体康复需求相结合的产物。国家医疗保健器具工程技术研究中心林光平等[12]在《现代康复工程的发展概述》中,介绍了几个具有代表性的新进展,包括假肢技术、康复机器人、功能电刺激与神经康复、虚拟现实(virtual reality,VR)技术。其中虚拟现实互动技术是康复医学崭新的技术动态方向。VR 的人机界面可以高度逼真地模拟人在自然环境中视、听、动等行为。将 VR 技术引入到康复治疗中来,可以实现三个结合的显著疗效:一是游戏和治疗结合,二是心理引导和生理治疗结合,三是使康复器材产生被动牵引和主动训练相结合所产生的显著疗效。VR 的出现,促进了计算机和认知科学更高层次的结合,在认知障碍康复评定和训练方面,表现出了传统方法无法比拟的优势。提示了康复医学中康复工程的新动向。

2.2.3　康复医学的热点——运动创伤:复旦大学附属华山医院康复医学科俞晓杰等[13]在《运动创伤的康复治疗进展中》指出运动医学研究中一个很重要的方面就是运动创伤的治疗康复。它不只是为运动员服务,而是逐渐扩大到正常人群。俞晓杰从运动伤康复程序、RICE 常规(局部休息,rest;冰敷,ice;加压包扎,compression;抬高患肢,elevation)、膝关节开链和闭链训练、支具和支持带的应用等方面介绍了运动创伤康复治疗的进展。显示了康复医学中运动创伤的新视角。

2.3　用博采创新的眼光看疗养康复医学的动态与进展　博采众长,方能迸发创新理念,疗养康复医学动态与进展的重点、亮点、热点如下。

2.3.1　疗养康复医学的重点——综合运动疗法:运动疗法是疗养医学与康复医学在治疗手段方面共同的方法。疗养医学偏重与接近自然的太极、气功、拳剑等传统的运动疗法,康复医学偏重于使用评估、检测、处方等手段的现代运动疗法。疗养康复医学兼蓄并用,综合了这两种方法的优势,成为综合运动疗法。这是其一大进展。

2.3.2　疗养康复医学的亮点——中医养生康复:中医养生康复在我国有深厚的底蕴,也是中国特色疗养康复医学的亮点。中医养生康复的优势和亮点是:人体健康与自然环境统一,人体健康与社会环境统一,形体健康与精神健康统一的"整体康复观"和辨证与辨病相结合指导康复的"辨证康复观"。中西医结合的疗养康复,更是亮点中的亮点。上海中医药大学姚成增等[14]在《中医康复》中指出:中西结合心血管诊治研究,是近年医学研究的亮点之一。并提出从改善心血管患者生活质量入手,从中医时辰学入手,从中医防治经皮冠状动脉介入术(percutaneous coronary intervention,PCI)术后再狭窄入手,从现代医学尚不能解决的高血压靶器官损害入手,从建立中西结合康复医学模式和评估体系入手,把握中医养生康复动态。

2.3.3　疗养康复医学的热点——心脑肺疗养康复:疗养康复医学和临床医学、康复医学一样,都以心脑肺等重要脏器为研究热点。

　　在心脏疾病的疗养康复上,除了心肌梗死康复程序和运动康复的深入研究外,许多

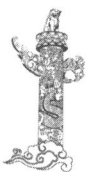

学者结合心血管领域的研究新进展,将改善动脉硬度作为心血管疾病防治的一个重要新靶点[15]。在心血管危险和血管弹性评估上即提倡用体重指数、腰身指数、腰臀指数、踝-臂指数等简易方法,又建议用超声检测颈动脉内膜中层厚度(intima-media thickness,IMT)和多排螺旋CT一站式完成冠状动脉钙化、狭窄及心功能的评价。指出颈动脉IMT是观察全身动脉粥样硬化的窗口。

在肺部疾病的疗养康复上,国际主题为肺部炎症的"肺水清除"和新药开发,提出血液净化与体外膜氧结合治疗急性呼吸窘迫综合征。中国煤炭工人北戴河疗养院"双肺大容量灌洗治疗尘肺"的新技术挽救了3 000多例尘肺患者的残肺[16]。

在脑卒中的疗养康复上,"脑卒中的三级康复研究"模式能明显提高卒中康复的治疗效果;强制性运动疗法(constraint-induced movement therapy,CIMT)、丰富环境刺激疗法、减重步行训练、运动再学习方案都是疗养康复的国际前沿课题和最新研究成果[17]。

3 疗养康复医学的新尝试

一门新学科的诞生必定伴随着一些新的尝试,疗养康复医学也是如此。疗养康复医学尤其是我军疗养康复医学的新尝试应当从四方面感受:一是联勤疗治、双向转诊;二是专病疗养、专科康复;三是健康管理、健康体检;四是着眼军事、着重软伤。

3.1 联勤疗治、双向转诊(大连模式) 沈阳军区大连疗养院杨伟光等[18]报告:2003年起接受总部联勤疗治双向转诊试点工作,军队干部在治疗医院急重疾病基本稳定后,即转入疗养院进行康复工作。4年来收治脑血管病恢复期患者200余例,经早期采取综合疗养康复方法有效防止关节脱位、挛缩、肌力低下、骨质疏松等废用综合征,提高患者坐、立走等行动能力。

3.2 专病疗养、专科康复(北戴河模式) 北京军区北戴河疗养院邓湛芦等[19]总结:该院以总后卫生部"十五"计划中提出的,"探索专科化疗养模式,实施按疗养类型、疾病系统分科收容"的任务指导为要求,对高血压、糖尿病、冠心病患者进行分科专病疗养。利用良好的环境,把疗养与康复结合起来,把健康教育、药物调整、科学运动、合理膳食、学会自测这"五驾马车"运用到每个疗养员中,形成了专病疗养、专科康复特色,大大提高了整体疗养效益。

3.3 健康管理、健康体检(杭州模式) 南京军区杭州疗养院空勤疗区利用多年积累和形成的为空勤人员进行健康体检和健康管理的优势面,向长三角地区开展对外健康体检和健康管理,不但取得了巨大的经济效益,而且取得了良好的社会效益,打响了具有优美环境和优质服务的疗养院式健康管理、健康体检品牌。

3.4 着眼军事、着重软伤(兴成模式) 沈阳军区兴城疗养院着眼部队,探索用中西结合的办法治疗软组织伤,为解决部队训练作战中出现的损伤提供了一系列成功办法。并率先成立了全军软伤治疗中心,成为我军疗养康复医学的一大特色。

4 疗养康复医学的新成果

一门新学科的诞生必定带来一批新的成果,疗养康复医学也是如此。疗养康复医

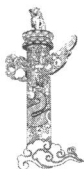

学的新成果应当从四方面收获:一是建立新模式,二是创出新学科,三是踏入新领域,四是走出新路子。

4.1 建立新模式——中西结合疗养康复模式 疗养医学的治疗手段主要是自然疗法的模式,康复医学的治疗手段主要是工程科技疗法的模式,而疗养康复医学走出了一条与众不同的模式——中西结合疗养康复模式,用传统医学的方法康复,用现代医学的方法检测、评估,或用现代高科技的方法深化对传统方法的研究,已经成为所有有作为、有影响、出成果的疗养院中最常采用的模式。

4.2 创出新学科——军事题材疗养康复学科 多年来,由于总部对军队疗养开发事业的关注与重视,经常在政策上给予支持,在经济上加大投入,军队的疗养康复临床和基础研究比其他地方更活跃,最先叫响了"疗养康复"专业术语,成立了疗养康复学会,规范了疗养康复病例,编写了疗养康复技术常规,并在"把疗养院建成我军战斗力的再生基地"的理念指导下,逐渐改变了疗养康复群体,由以离退休干部为主逐渐转变为以在职指挥员为主,组织了一批又一批成边指挥员、航天员、抢险救灾英模等进行疗养康复,即保障了部队的战斗力,又为疗养院积累了丰富的疗养康复实践经验,开创了军事题材的疗养康复医学专门学科。

4.3 踏入新领域——健康管理生存质量领域 随着现代医学的发展,重视健康管理和提高生存质量越来越多地被重新审视的"医学目的"说关注,人们不仅期望"寿",更加渴望"康"。疗养康复医学比临床医学更快更早地踏入了健康管理和提高生存质量的领域,先尝了治疗医院想做而有无暇去做的事,并且比治疗医院有更好的发展空间和条件。

4.4 走出新路子——军地结合疗治结合路子 军队疗养院在总后卫生部战略决策的指导下,结合部队的联勤实际,已先行一步地走出了疗治结合,双向转诊的路子,并取得了阶段性的成果,部队疗养院还结合工作实际,与属地的地方医院、院校结合,争取教、科、研的技术支撑,走出了军地结合、疗治结合的路子。

疗养医学学科的建立,经历了几代人的努力,而疗养康复医学这个新生的重要"亚学科"的发展,更是需要几代人的付出,面对充满生机和前景的疗养康复医学事业,我们有责任、有义务、有能力,通过不懈的努力推动其发展,为我军的疗养康复医学事业做出自己的贡献。

参考文献

[1]赵曦光,杜玉奎.疗养康复护理学[M].北京:人民军医出版社,1999:1-2.

[2]高显恩.现代疗养学[M].北京:人民军医出版社,1988:1-2.

[3]陈景藻.疗养学[M].西安:第四军医大学出版社,2004:1-10.

[4]王强,郭全民.中国康复医学模式的思考[J].继续医学教育,2003,20(33):21-33.

[5]曹国英.疗养技术操作常规[M].北京:人民军医出版社,1999:18-23.

[6]徐莉,杨增惠,唐梦雨,等,探讨军队疗养院疗养康复的发展[J].中国疗养医学,2007,16(4):195-197.

[7]刘朝华,张善纲,吴峰,等,以康复医学为龙头,实现疗养院的跨越[J].中国疗养医学,2007,1(16):1-3.

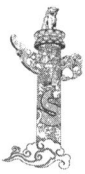

[8]尹宝玉,顾春红.军队疗养院重点学建设的特点与对策[J].解放军医院管理杂志,2003,10(3):275-277.

[9]陈佶,赖新生,余瑾,等.中国环境养生学在康复医学中的应用[J].现代康复,2001,11(5):22-23.

[10]刘世宝,张瑢,王庆涛,等.浅谈医疗气象信息分析在疗养康复工作中的作用[J].中国疗养杂志,2006,10(15):347-348.

[11]张福今,由广旭.物理疗法在国外的应用[J].中国临床康复,2003,7(2):183-184.

[12]林光平,叶宁国,阎丽,等.虚拟现实技术应用于认知康复领域的国际研究综述[J].医疗保健用具,2007,14(5):13-14.

[13]喻晓杰,吴毅.运动创伤的康复治疗进展[J].国外医学·骨科学分册,2004,25(2):71-74.

[14]姚成增,石见喜,蒋梅先,等.心血管疾病中西医结合研究切入点初探[J].中医杂志,2005,46(11):803-805.

[15]马志敏.第一届国际血管健康学会亚太地区会议纪要[J].中华老年医学杂志,2006,25(9):708-709.

[16]王蕾,张桂丽.中国煤矿尘肺病治疗基金会.以人为本,关爱生命[J].中国疗养医学,2007,16(10):2-3.

[17]张琳瑛.脑卒中康复治疗技术的研究进展与应用[J].中国临床康复,2004,8(34):7768-7769.

[18]杨伟光,吴晓华,吴媚,等.综合疗养康复对双向转诊脑卒中患者的效果观察[J].临床军医杂志,2007,35(5):740-741.

[19]邓湛芦,熊丽君,李凯,等.糖尿病专病康复的组织与管理[J].解放军医院管理杂志,2006,13(4)375-376.

（2009年发表于《中国疗养医学》第18卷第1期。其核心内容以"疗养医学发展现状与展望"为题,作为全军"十一五"期间疗养医学领域学术总结发表于《解放军医学杂志》2010年第9期）

㉘ 尿毒净液延缓慢性肾功能衰竭的实验研究

张玉亮,肖烈钢,何本夫,薛松,郭亚平,张彩兰,朱成全

近年本院应用自制的尿毒净液口服和灌肠联合治疗慢性肾功能衰竭患者取得了较好效果,为进一步证实其疗效,笔者以非巯基血管紧张素转化酶抑制剂——洛丁新治疗作为对照,观察了中药复方延缓5/6肾切除大鼠慢性肾功能衰竭(chronic renal failure,CRF)进程的作用,现报道如下。

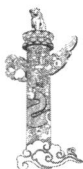

1　材料与方法

1.1　**动物**　雄性 SD 大鼠 40 只,体质量 185 ~ 210 g,购于第一军医大学实验动物中心。

1.2　**药物**　中药复方尿毒净液由制附子、生大黄、煅牡蛎、蒲公英、丹参等中药组成,由本院制剂室加工成成药备用,200 ml/瓶,约含生药 130 g。洛丁新为瑞士诺华制药有限公司生产,批号:011400。

1.3　**慢性肾功能衰竭模型的制备及分组**　取 30 只大鼠,在乙醚麻醉和无菌条件下,经腹部正中切口结扎暴露肾脏,剥离肾包膜,右肾结扎切除、左肾切除上下级后,创面用明胶海绵止血并关闭腹腔。1 周后随机分为 3 组,每组 10 只。中药组术后即日起灌服中药 4 g/(kg·d),洛丁新组灌服洛丁新 34 mg/(kg·d);对照组每天灌饲蒸馏水 2 ml/只。另 10 只正常大鼠同时饲养作为空白对照组。4 组大鼠均喂养 12 周。

1.4　**标本采集**　在术前和术后第 3,6,9,12 周在乙醚麻醉下断尾采血,分离血清,在代谢笼中接 24 h 尿,于 -70 ℃冰箱中保存待检。

1.5　**生物化学指标的测定**　血清尿素氮、肌酐、24 h 尿肌酐均用全自动生化分析仪测定,用肌酐及 24 h 尿肌酐值计算出肌酐清除率,24 h 尿蛋白定量用磺基水杨酸法测定。

1.6　**统计处理**　数据以均数±标准差($\bar{x}$±s)表示,采用方差分析,组间比较采用 Q 检验。

2　结　果

2.1　**肾功能的变化**　实验前各组大鼠血清尿素氮、肌酐和肌酐清除率无明显差异。术后血清尿素氮和肌酐浓度进行性增加,肌酐清除率进行性下降。经中药复方和洛丁新治疗后,血清尿素氮和肌酐浓度增加趋势缓解,以中药组最明显,洛丁新组次之,但中药组和洛丁新组均高于正常组(P<0.01)。中药组和洛丁新组肌酐清除率与对照组比较有所增高,第 12 周时中药组与对照组比较有明显差异。具体结果见表 1 ~ 表 3。

表 1　各组大鼠血清尿素氮的变化($\bar{x}$±s,mmol/L)

组别	术前	术后 3 周	术后 6 周	术后 9 周	术后 12 周
正常组	8.7±1.9	8.5±2.0	8.5±2.0	8.9±1.5	8.5±2.0
中药组	8.5±1.5	19.0±3.5①	15.0±3.2①②	16.9±3.00①③	21.5±3.9①③④
洛丁新组	8.6±1.4	8.7±1.5	18.0±3.0①	18.0±3.2①	19.0±2.2①③
对照组	8.5±1.5	20.0±2.1①	21.5±4.5①	35.0±5.0①	53.0±5.2①

注:①与正常组比较,P<0.01;②与对照组比较,P<0.05;③与对照组比较,P<0.01;④与洛丁新组比较,P<0.01。

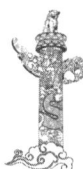

表2 各组大鼠血清肌酐的变化（$\bar{x}\pm s$,mmol/L）

组别	术前	术后3周	术后6周	术后9周	术后12周
正常组	78.4±5.5	77.3±6.6	79.1±4.5	80.2±5.6	79.4±4.5
中药组	80.5±6.5	85.2±5.0①	91.2±5.8②③	99.8±7.1①④	101.8±11.7①④⑤
洛丁新组	79.2±4.5	91.7±7.2①	97.5±11.00①	108.0±12.4①③	120.4±22.7①④
对照组	75.4±6.5	101.4±6.8①	11.7±22.8①	163.6±17.5①	218.0±14.50①

注:①与正常组比较,$P<0.01$;②与正常组比较,$P<0.05$;③与对照组比较,$P<0.05$;④与模型组比较,$P<0.01$;⑤与洛丁新组比较,$P<0.05$。

表3 各组大鼠血清肌酐清除率的变化（$\bar{x}\pm s$,mmol/L）

组别	术前	术后3周	术后6周	术后9周	术后12周
正常组	0.35±0.02	0.32±0.05	0.33±0.07	0.43±0.07	0.35±0.08
中药组	33±0.04	0.16±0.08①	0.18±0.05①②	0.18±0.02①	0.18±0.05①②
洛丁新组	0.40±0.05	0.16±0.0③	0.19±0.03①	0.15±0.05①	0.12±0.07①
对照组	0.37±0.03	0.16±0.05①	0.16±0.06①	0.16±0.05①	0.08±0.04①

注:①与正常组比较,$P<0.01$;②与对照组比较,$P<0.05$。

2.2 尿蛋白定量的变化 术前各组尿蛋白定量无明显差异,术后尿蛋白量明显增加（$P<0.01$）,经中药复方和洛丁新治疗后,尿蛋白明显减少,具体结果见表4。

表4 各组大鼠血清24 h尿蛋白定量的变化（$\bar{x}\pm s$,mg/d）

组别	术前	术后3周	术后6周	术后9周	术后12周
正常组	6.5±1.4	6.7±1.6	6.8±1.5	7.0±1.8	7.4±1.8
中药组	6.7±1.5	12.6±2.2①	24.0±18.6①②	39.0±15.6①③	43.2±16.3①③④
洛丁新组	6.8±1.4	15.5±5.5①	16.8±7.8①③	51.2±20.0①③	75.2±14.2①③
对照组	6.8±1.6	15.3±4.1①	33.0±6.3①	94.2±25.3①	113.0±24.6①

注:①与正常组比较,$P<0.01$;②与对照组比较,$P<0.05$;③与对照组比较,$P<0.01$;④与洛丁新组比较,$P<0.01$。

3 讨 论

目前国际上用以治疗CRF的药物首推血管紧张素转化酶抑制剂,其能有效地降低血压,改善肾小球的血流动力学异常,减少尿蛋白,减轻肾小球硬化,延缓慢性肾功能衰竭进展。本研究从术后即日起进行实验性治疗,动态地观察了肾功能、尿蛋白诸方面的指标,结果证明中药复方和洛丁新能延缓CRF的进展,改善CRF动物的氮质血症,减少尿蛋白。本文中药复方组大鼠血尿素氮、肌酐、尿蛋白定量等指标改善情况优于洛丁新组,术后第12周尤其明显。

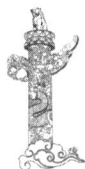

CRF 多属本虚标实、虚实夹杂之证，主要是脾肾阳虚、气血瘀滞、湿浊内停、化生水毒。治当正邪兼顾，扶阳泻浊，活血解毒。尿毒净液方以大黄为主药，兼有攻补双相作用，一能健脾胃之升降，配合附子温阳化瘀，调和脏腑，扶助正气；二能协助蒲公英加强解毒泻浊、利尿消肿、促使毒物从肠道排泄作用，三能配合丹参活血化瘀，缓解血液高凝状态，降低血黏度，减轻或消除肾血管的淤塞，改善微循环，保护血管壁及肾小球基底膜，促进肾脏的排钠利尿[1]。牡蛎收涩，能通过肠壁吸附血中毒物随便排出[2]，并可调节钙磷代谢，有助于防止肾性骨病[3]。全方可使衰败的脏腑功能得到调节。有实验研究证实，中药大黄制剂具有减慢或阻止 CRF 恶化作用，其机制是：可使 CRF 动物脂质代谢状态改善，肾耗氧量下降，血肌酐及尿素氮上升速度下降，并能抑制由精氨酸诱导的高滤过效应[4]。笔者研究认为尿毒净液能较好地调节 CRF 动物体内脂质代谢紊乱，提高其抗氧化能力。因此尿毒净液能改善患者临床症状，提高生活质量，降低血尿素氮、肌酐含量，改善肾功能。其机制可能为：①方中某些成分参与了体内蛋白代谢，特别是抑制体内蛋白分解，并直接增加了氮质代谢产物的排泄；②改善体内脂质代谢，延缓 CRF 进展；③通过活血化瘀，改善微循环，从而可能抑制了肾脏病变的进展；④清热解毒抑菌消炎，改善机体免疫功能；⑤调节钙磷代谢。但上述机制是否正确有待进一步研究证实。

参考文献

[1]吴继良.中西医结合治疗慢性肾功能衰竭疗效观察[J].实用乡村医生杂志,2000,7(3):32-33.

[2]陈贤.以温阳泄浊为主治疗尿毒症15例[J].新中医,1986,18(3):23.

[3]焦富英.自制大黄附子龙牡汤灌肠治疗尿毒症30例[J].辽宁中医杂志,1999,26(6):254.

[4]王海燕.中华医学会肾脏病学第三次会议纪要[J].中华内科杂志,1992,31(10):605.

（2004 年发表于《现代中西医结合杂志》第 13 卷第 20 期）

㉙ 尿毒康治疗慢性肾衰竭 448 例疗效观察

朱白，朱学研，姚秀松，李琦

慢性肾衰竭的治疗，现代医学应用透析及肾移植技术，使病人的症状改善，生命得以延续，但巨额的医疗费用，成为家庭和社会的又一个沉重负担。大部分慢性肾衰竭的病人因无经济条件而不能接受透析或肾移植的治疗，很快失去了生命。14 年来，我们对 448 例尿毒症前期的病人以尿毒康为主，采取中西医结合的方法，系统的监护指导治疗，使之病情稳定，延缓了慢性肾衰竭的进展，取得了明显的疗效。

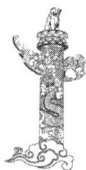

1 临床资料

448 例病人,其中男 304 例,女 144 例。年龄 19～76 岁,平均 47.6 岁。慢性肾小球肾炎 306 例,慢性肾盂肾炎 78 例,高血压性肾小球硬化 35 例,多囊肾 22 例,肾结核 7 例。B 超检查提示双肾萎缩 397 例,同位素肾图全部为重度受损,治疗前血尿素氮(blood urea nitrogen,BUN)平均为 21.1mmol/L,肌酐(creatinine,Cr)平均为 396 μmol/L,二氧化碳结合力(carbon dioxide binding capacity,CO_2-CP)平均为 14.6 mmol/L。448 例平均住院 29 d,出院后均在监护下继续接受家庭治疗,治疗时间为 3 个月至 13 年,平均治疗 26 个月,现仍生存良好的 276 例。

2 治疗方法

2.1 饮食 低蛋白饮食,严格限制高磷及非必需氨基酸物质的摄入。

2.2 中药 尿毒康冲剂(本院自制,内含人参、黄芪、当归、益母草、熟地、枸杞、肉桂、牛膝、大黄、元明粉等),每次 10 g,每日 3 次,冲服。

2.3 西药 血压高者给予波依定、代文,全部病例均常规服用碳酸氢钠、碳酸钙,其中 315 例酸中毒严重者,每周 2 次 5% 碳酸氢钠 150 ml 静脉滴注。284 例贫血严重患者给予促红细胞生成素(erythropoietin,EPO)(3000 U,每周 2～3 次皮下注射)。

3 治疗结果

448 例病人经 1 个月的治疗后,临床症状、实验室检查均明显改善。详见附表 1、表 2。

表1 448 例病人治疗前后症状对比 (例)

症状	治疗前	治疗后
恶心	401	27
呕吐	103	4
皮痒	138	7
水肿	28	3
高血压	281	49

说明:一般用药一个月后,症状基本控制,恶心、呕吐、水肿症状消失,体力增强,生活状态改善。

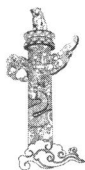

表2　448 例治疗前后病人化验结果平均值对比

项目	治疗前	治疗后 15 d	治疗后 1 个月	治疗后 1 年
Hb(g/L)	55	54.5	71	101
BUN(mmol/L)	22.1	14.2	14.4	13.9
Cr(μmol/L)	396	314	308	301
CO_2-CP(mmol/L)	14.6	20.2	22.4	20.6

4　讨　论

中医学认为,慢性肾衰竭是脾肾阳虚、湿浊内困,化而成毒所致,为本虚标实之症。肾精亏损,气血不足,脾虚不运为其本;湿浊瘀血为其标。与现代医学对慢性肾衰竭存在的贫血、体内代谢产物潴留,高凝状态,水、电解质紊乱等认识相一致。所以,在治疗上,我们采取了温肾健脾益气,活血化瘀泻浊的治则。尿毒康中所含人参、黄芪、熟地、肉桂能温肾健脾益气,有补元气血,治脾肾阳虚,有利尿之功;当归、益母草有逐瘀血,生新血之力;枸杞滋肾养肝增强免疫;牛膝补肾引药下行治小便不利;大黄、元明粉通腑泻浊,补充微量元素。药理实验证明人参有保护红细胞膜不被氧自由基等破坏的作用。伍用波依定、代文以控制和稳定血压,碳酸钙及碳酸氢钠以降低血磷,升高血钙,纠正酸中毒。如此标本兼治,补泻同施,促进体内代谢产物的排出,尿素氮、肌酐水平下降,酸中毒纠正,贫血改善,病人的症状减轻,有效的延缓了慢性肾衰竭的进展,推迟了透析和肾移植的时间,使病人的生命得以延续。

（2006 年发表于第十九次全国中医肾病学术交流会论文汇编）

㉚ 刺络拔罐贴灸治疗肱骨外上髁炎56例

徐成林,李爱芳

1　一般资料

本组 56 例中,男 24 例,女 32 例;年龄最小 25 岁,最大 62 岁,病程短者 1 月,长者 3 年。

2　治疗方法

2.1　乌虫散配制　川乌、蜜虫各 15 g,乳香、没药各 10 g,血竭 5 g,上药混合共研极细末,装瓶备用。

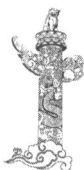

2.2 治疗方法 在肱骨外上髁上方之痛点常规消毒,用消毒梅花针在其痛点及周围皮肤(直径 2~3 cm)上反复叩击,直至局部皮肤充血及点状渗血。随之取直径 2.5~4.0 cm(火罐大小依患者胖瘦及痛点范围而定)抽气火罐置于被叩打部位皮肤,以抽气皮球反复抽出罐内空气,使火罐紧紧吸附于皮肤,留罐约 10 min,留罐期间间断抽吸罐内残气 2 次,起罐以消毒棉球擦去瘀血,取乌虫散贴敷于患处,以 7 cm×10 cm 大小麝香壮骨膏固定(其他关节镇痛膏也可),再用艾条在敷贴处悬灸 10 min。间隔 4~5 d 重复上述治疗 1 次,2 次为一疗程,治疗期间避免患肢旋转、用力及腕关节屈伸运动。

3 疗效观察

3.1 疗效标准 治愈:疼痛、压痛症状消失,手握力恢复正常;好转:疼痛基本消失,功能明显改善;无效:症状体征无改善。

3.2 治疗结果 经 1~3 个疗程治疗,治愈 41 例(73.2%),好转 12 例(21.4%),无效 3 例(5.4%),总有效率 94.6%。半年后随访其中 35 例,3 个月复发者 2 例,6 个月复发者 1 例。

4 体 会

肱骨外上髁炎病因多为慢性损伤,采用刺络拔罐贴灸法局部治疗,可激发和调节经络功能,具有温经散寒、舒筋通络、调气活血、消肿定痛之功,集多种治法于一体,形成治疗的综合效应,故疗效较好。

(1999 年发表于《中国针灸》杂志,第 19 卷第 5 期)

---

31 金龙利咽口服液的药理学研究

张玉亮,朱成全,荣向路

金龙利咽口服液能滋阴生津、清热祛风、利咽止咳,临床用于感冒后余热未清、咽痒咳嗽,急慢性咽炎,扁桃体炎,口臭,便秘等症。笔者对该药抗菌、抗病毒、止咳化痰作用进行了药理学研究,现将结果报道如下。

1 材料和对象

1.1 试剂 金龙利咽口服液(广州海军四二一医院提供,批号 010625),磷酸可待因(沈阳市试剂一厂提供,批号 000513),标准菌株、临床分离株及病毒株(中山医科大学微生物教研室提供),胃膜素胶囊(济南生物化学制药厂提供,批号 010224),氨茶碱(上海第十六制药厂生产,批号 980902)。

1.2 主要仪器 722 型光栅分光光度计(上海第三分析仪器厂生产),402 型玻璃喷雾

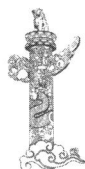

器(上海合力医疗器械厂生产)。

1.3　对象　NIH系小鼠(由广东省医用实验动物场提供,动物合格证号:2000A025)。

2　方法与结果

2.1　镇咳试验(浓氨水引咳法)[1]　选NIH系小鼠60只,体质量18~22 g,雌雄各半,随机分成6组,分别按表1所示的剂量给药(相当于成人剂量5,10,20倍,下同),2次/d,连续3 d,于最后一次给药后1 h,将小鼠置于密封的玻璃罩内,用玻璃喷雾器恒压喷浓氨水于罩内,时间为10 min,以小鼠腹肌收缩及张口为咳嗽指标。记录小鼠给药前后咳嗽潜伏期及3 min内咳嗽次数,计算潜伏期可延长时间。结果金龙利咽口服液低、中、高3个剂量组均具有明显的镇咳作用,可延长小鼠咳嗽潜伏期和3 min内咳嗽次数,且呈剂量依赖关系($P<0.01$)。见表1。

表1　金龙利咽口服液对浓氨水致小鼠咳嗽及气管酚红排泌量的影响($\bar{x}\pm s$)

组别	n	剂量(mg/kg)	潜伏期延长时间(min)	3 min内咳嗽次数	酚红排泌量(mg/L)
生理盐水组	10	—	2.3±1.2.	4.6±0.5	0.08±0.02
可待因组	10	25	15.4±3.2*	83.1±17.4*	—
氨茶碱组	10	100	—	—	0.23±0.04*
金龙低剂量组	10	547.5	10.2±2.4*	62.2±17.3*	0.16±0.03*
金龙中剂量组	10	1 095	17.5±2.70△	77.3±14.4*△	0.18±0.04*
金龙高剂量组	10	2 190	21.3±5.9*△▲	96.8±19.7*△▲	0.22±0.03*△

注:与生理盐水组比较*$P<0.01$,与金龙低剂量组比较△$P<0.01$,与金龙中剂量组比较▲$P<0.01$。

2.2　祛痰试验(酚红排泌法)[1]　选取NIH系小鼠60只,体质量18~22 g,雌雄各半,随机分成6组,按表1所示的剂量2次/d,连续3 d,于实验前一天饥饿过夜,只供饮水,距最后一次给药0.5 h后,注射酚红生理盐水500 mg/kg,30 min后处死动物,背面固定,分离气管,取组间气管相等的一段,放入装有生理盐水的小烧杯中振荡30 min。将溶液吸入试管内,加0.1 ml的1 mol/L的NaOH使溶液呈碱性,在λ=546 nm处比色,与酚红标准曲线比较,计算出酚红排泌量。结果金龙利咽口服液低、中、高3个剂量组均可促进小鼠呼吸道分泌,增加酚红排泌量,且呈剂量依赖关系($P<0.01$)。见表1。

2.3　抗菌、抗病毒试验

2.3.1　体内抗菌试验[2]:分别取NIH系小鼠100只,体质量18~22 g,雌雄各半,随机分5组,每天给药一次,剂量为0.2 ml/10 g体质量,连续给药3 d末次给药后1 h,将5.5×10^7CFU/ml金黄色葡萄球菌液以每鼠0.5 ml剂量给予,且另设模型组对照。感染后24 h,各组再连续给药5 d,继续观察2周,记录动物的死亡数。结果金龙利咽口服液高剂量组能够对金黄色葡萄球菌感染小鼠起到保护作用,降低小鼠的死亡率($P<0.01$)。见

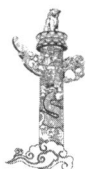

表2。

表2 对金黄色葡萄球菌感染小鼠的保护作用

组别	n	剂量（g/kg）	死亡数（只）	死亡率（%）
模型组	20	—	18	90.0
庆大霉素组	20	0.025	4	20.0[*]
金龙低剂量组	20	5.475	13	65.0
金龙中剂量组	20	10.95	12	60.0
金龙高剂量组	20	21.90	5	25.0[*]

注：与模型组比较[*]$P<0.01$。

2.3.2 对流感病毒感染小鼠肺质量的影响[2]：将病毒（FMI 株）50 μl 接种于 18～22 g NIH 系小鼠 10 只，待动物出现发病症状及死亡时，取发病鼠放血处死，取肺脏研磨成 10% 匀浆，2 000 r/min 离心，测定滴度置 −80 ℃ 保存，为病毒液。另取 18～22 g 小鼠 60 只分 5 组，于感染前一天给药，连续 5 d，动物在乙醚浅麻醉下滴鼻感染病毒液 50 μl （1∶320），在感染后 96 h 称体质量（禁食禁水 8 h）及肺脏质量。结果金龙利咽口服液中、高剂量组感染鼠的肺指数显著低于模型对照组，说明有明显的抑制流感病毒所致肺病变的效果（$P<0.05$）。见表3。

表3 对流感病毒感染小鼠肺病变的影响（$\bar{x}±s$）

组别	n	剂量（g/kg）	肺质量平均值（mg）	肺指数（肺质量/体质量×100）
空白对照组	12	—	147±26	0.91±0.15
病毒对照组	12	—	220±40	1.61±0.34
病毒唑组	12	0.07	176±20	1.24±0.17[*]
金龙低剂量组	12	5.48	193±23	1.46±0.21
金龙中剂量组	12	10.95	184±19	1.31±0.19[*]
金龙高剂量组	12	21.90	178±21	1.20±0.14[*△△]

注：与病毒对照组比较[*]$P<0.05$，与金龙低剂量组比较[△△]$P<0.01$。

3 讨 论

以上药效学实验结果表明：金龙利咽口服液可延长小鼠咳嗽潜伏期和 3 min 内咳嗽次数，增加酚红排泌量，呈剂量依赖关系，这提示金龙利咽口服液具有止咳化痰的作用。该口服液对金黄色葡萄球菌感染小鼠起到保护作用，可降低小鼠的死亡率及感染鼠的肺指数，有明显的抑制流感病毒所致肺病变的效果，说明该药有一定的抗菌、抗病毒作用。这为该口服液用于感冒、咳嗽、急慢性咽炎、扁桃体炎等病症提供了试验依据。

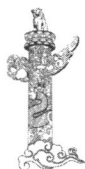

参考文献

[1]徐淑云,卞如濂,陈修.药理实验方法学[M].北京:人民卫生出版社,1982;907-928.

[2]陈奇.中药药理研究方法学[M].北京:人民卫生出版社,1993:667.

（2002 年发表于《现代中西医结合杂志》第 11 卷第 12 期。获军队医疗成果三等奖,200231661）

32　浅谈通腑化瘀法在治疗急性黄疸型肝炎中的应用

吴小春

祖国医学将急性黄疸型肝炎(以下简称急黄肝)列为黄疸一症之阳黄范畴。阳黄乃湿热症。急黄肝虽病位在肝,但其病理生理变化却波及于六腑,且气滞血瘀、微循环障碍贯穿了全过程[1]。结合现代医学病理特点,笔者将急黄肝分为黄疸期、无黄疸期和恢复期,进行分期论治取得了满意疗效。

急黄肝黄疸期之病理改变首先影响的是胆腑,乃表里相应,病人常有寒热往来,口苦胁痛;由于湿阻中焦,证见肝胃不和,胃气上逆作呕;当肝经湿热移行肠腑,常致便结或大便不爽;肝失疏泄,胆液不循常道则下流膀胱,表现为尿黄如橘色。上述诸证皆肝病及腑。我们经 5 年来临床近 3 000 例病人的治疗观察,发现腑气不通之证多表现于黄疸期,前人告诫:"六腑以通为用",故此该期在清热利湿的基础上,需侧重于通腑之法设方。方中并入承气汤及通利膀胱之车前子、泽泻、六一散为好。腑通湿热清,腑通瘀可散,一般经投药 5 剂左右,肠腑通,小便利,呕恶止,纳食增加,黄疸见退,诸症大减。该法之所以有立竿见影之效。以现代医学推论,黄疸期通腑,促进了胆汁排泄,能减轻肝内瘀滞,有利于肝细胞充血、水肿、变性等炎性改变的消退。又肠腑通,胆汁能循肠道排泄,有利于胃肠受纳和运化,消化道症状便随之迅速消失。其次,通利小便,可取异法同功之效,相应改善循环障碍状况,因此对于缩小增大的肝脏可发挥一定作用。由此可以认为,通肠腑,利小便是临床治疗急黄肝黄疸期的有效方法。

无黄疸期,病人各类症状已不多,血胆红素及谷丙转氨酶恢复常态,但实验室检查肝功能其他项目仍不正常。该期瘀证现象相应突出,此由黄疸期湿热交蒸,阻滞气机,耗伤阴液,损蚀正气有关[2]。前已述及,气滞血瘀,微循环障碍实际上是贯穿急黄肝全过程的一种病理变化,但其理有别,黄疸期主要是炎性组织变性、肿胀、压迫、破坏。本期则为新生的肝组织结构紊乱,功能无力之故。临床表现肝功能持续不能复常,肝区满闷或隐痛不解,少数患者皮肤可出现蜘蛛痣,面色晦暗,眼眶黧黑等,治疗当以疏肝化瘀为主,兼以扶正清除余邪,方中尤需注意重用赤芍或丹参,选用郁金、三棱、虎杖、鳖甲、桃红

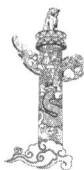

之类,同时辅以参芪补气之品,以达"气行则血行",增加活血化瘀效果。临床遇到难治病人,此期延续时间较长,需注意虚实偏倚,调整用药,但总不离疏肝化瘀之法。中期化瘀,肝内循环改善,从而使受损的肝组织得到充足营养,并且能调整人体免疫功能和有利于清除免疫复合物的有害作用[3]。

一般经过 20 余天治疗,患者进入恢复期(临床治愈初期),肝功能各项指标均正常,仅部分病人尚见脾胃虚弱症状存在,此期肝细胞生成胆汁促进消化的能力和参与体内其他代谢的能力还不十分健旺,治疗应以健脾益气、滋补肝阴为主,大多用参苓白术散加减以善其后。

笔者对急黄肝按上述分期辨证处方治疗,经 602 例资料统计,临床治愈率达97.2%,治愈者平均服药 23.8 d±7.7 d,与有关资料报道比较似有明显优势[4,5],因此,我们认为,治疗急黄肝,除清热利湿经典法则之外,同时采用通腑化瘀,可能是缩短病程,提高疗效及治愈率的重要方法之一。

参考文献

[1]刘广宏.活血化瘀法治疗慢性肝炎的近况[J].中医药信息,1988(4):13-14.

[2]沈庆法.湿热病理的探讨[J].上海中医药杂志,1987(10):8-10.

[3]王子骧,卢青.病毒性肝炎微循环障碍的临床研究[J].中华传染病杂志,1991,9(2):102-103.

[4]陈治,水杨光,樊英诚,等.茵陈平胃汤治疗急性黄疸型肝炎 1000 例[J].中医杂志,1988,29(9):33-34.

[5]李赛美,李培荫,黄明舫.三种不同治法治疗急性肝炎的疗效比较[J].中医杂志,1988,29(11):37-39.

(1993 年发表于《中医药研究》第 1 期)

33 试论中医现代化与中西医结合

杨素丹,王凤美,朱艳平,林俊碧,宁静,徐成林

中医和西医由于观察事物的角度和思维方式的差异以及文化背景的不同而形成了不同的理论体系。虽然对医学的见解不同,但理论都是从不同的侧面反映人体生命活动和疾病的客观规律。科学史表明,越是新生的学科,其发展速度越快;而传统的学术,在发展过程中,都有其饱和点和边际效应。欲使中医学的科学形态跃上高层次,就必须更新观念,引进现代科学技术为发展的中介,实现以超越和创新为目标的中医现代化。简言之,中医现代化,就是以现代科技装备中医。

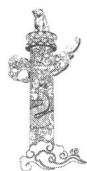

1　对中医理论的超越和创新

要超越,有两种片面观念应予澄清:一是经典决定论或理论的"先成论":认为现代一切中医理论乃至治疗方法,早在《内经》等经典著作中完备至善了。因此只把它当作被挖掘的宝库,进行有限的采掘;二是对中医学理论的缺陷不敢于正视,而只是在发扬和特色上下功夫。扬长还须补短,其理论才更臻完善。未来的中医学主要由两部分组成:一部分是过去的延续;另一部分是理智的创造。延续是发扬特色,而理智的创造则包括新时代对医学要求的回答,以及弥补固有理论和技术的不足。中西医结合方法的运用,为中医现代化奠定了坚实的基础,它是促进中医现代化的唯一途径。

2　运用现代科学手段,促进中医现代化

21世纪高科技时代对保健的需求及当前生物医学模式的改变,疾病谱的变化,人口老龄化以及国际上"回归大自然"、"重视天然药"的热潮为中医发展都提供了很好的机遇。中医学理论讲求与环境和谐,与世界可持续发展的战略相一致。现代医学所追求的发展目标,正是中医的特色和优势。对中医的诸多特色和优势通过实验研究加以发掘提高,将对现代医学的发展有重要的促进作用。如何将分析所得的实验结果回归到整体层次上来,是微观和宏观结合的问题。只要我们以中医理论和临床实践为依据进行实验设计,选择指标,从整体出发指导分析,采用多学科、多层次、多指标同步测试方法,在分析研究基础上,再进行综合又回归整体,正确的评价所得的分析结果,即所谓综合—分析—综合的方法,就可以比较好地解决宏观与微观之间存在的某些"脱节""断层"现象。

2.1　对中医证的研究运用现代科技手段　通过实验研究,阐明了中医的肾阳虚证、脾虚证、心气虚证、血瘀证、寒证、热证、肝阳上亢证、阴虚火旺证等的发病机制;揭示了扶正固本、通里攻下、清热解毒等治则治法的部分药理作用。推动了脉诊、舌诊、腹诊客观化;提高了中医临床疗效。如中医的血瘀证,具有身体缺血、缺氧、血液流变学改变,细胞萎缩和纤维组织增生等病理改变。其活血化瘀疗法可以增加组织供血供氧,改变血液的流变性和血液动力,抑制纤维增生,促进细胞再生等作用。中医的清热解毒疗法不但可抑菌、杀菌、抗毒、解毒,还有清除氧自由基和增强免疫功能的作用。在研究过程中结合中医病因病机,临床证候表现等、复制动物模型近150种;在临床通过病与证结合、以病带证或以证带病,初步摸索出一套研究证的病生机制的实验研究方法。

2.2　宏观和微观互补,创建中西医结合的理论体系　因其两者各有短长,故中西医在理论上可以互补和整合。例如,中医学特别强调整体观,即宏观;发病学上:重视正邪斗争、阴阳失调、升降失常等;在治疗方面则从整体上强调辨证施治。而西医学在病位上侧重局部病变;发病学上则重视生物因素;在诊治上则突出局部组织器官及微观组织学的改变。因此在理论上中西医有很强的互补性。既重视生物因素,又注意平衡失调整体与局部、宏观与微观兼顾,可显著提高临床疗效。完善中、西医结合理论体系。

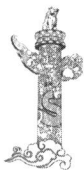

3 吸收科技信息，完善医学新模式

当代的西医学运用分子生物学、免疫学及先进的影像技术等对机体、病证和药物治疗的研究上达到细胞水平和分子水平。其医学模式由原来的生物医学模式向自然因素（六淫、生物）—心理因素（七情）—社会因素模式发展，从整体上揭示生命规律与疾病的本质这一新的医学模式与中医学的整体理论相结合。

中医学已经走出了经验医学的属域，步入了实验研究的新时代，它运用多种科学手段和方法，来探讨经典理论各命题的内涵，在基础科学研究方面，通过建立"动物模型"来说明理论和经验、方剂、中药；在临床方面，中医药治疗的病种与日俱增。

4 中西医结合的主要途径

4.1 中西医结合的诊断模式——辨病与辨证结合　辨病与辨证结合吸取了中、西医学之长，融会贯通，把西医侧重病因和病理形态的诊断与中医侧重全身生理病理的疾病反应的诊断有机地结合起来，使医生对整个病情有了更全面的了解，增强了诊断的深度和广度，既可使着眼于整体宏观的中医辨证进一步深入走向微观化、客观化和定量化；又可使侧重局部微观的西医辨病走向整体化和综合化。这种辨病与辨证结合的诊断模式，既揭示了在特定病因作用下机体所产生的细胞病理学和分子生物学的微观变化，又可反映机体对病因的抗病能力和整体疾病反应态势及其临床症候的综合表现；既遵循了中医理论的基本要素，具有中医特色，又促进了中医辨证的现代化和标准化，是辨证论治的深入发展和延伸，尤其把四诊的宏观症候与各种实验室的微观指标结合起来，对病情有了更为全面系统的认识，反映了对病因、病机、病位和病性的综合概念。

4.2 临床疗效是开展中西医结合的突破口　临床上协其所同，存其所异，避其所弊，强调疗效好、副作用少、经济实惠等医患双方的共同需求，是中西医寻找的共同点及中西医结合的基础，中西医结合首先要立足于临床疗效。在对肾本质的研究中发现"肾"的本质与内分泌、免疫、神经系统有关（如肾阳虚患者内分泌、免疫、神经兴奋性降低），于是将"肾"本质的理论再回归、指导临床，如指导哮喘的防治、治疗肾病综合征、慢性再生障碍性贫血、肾上腺皮质激素撤减等（即补肾阳）。如近几年来对瘀血证进行了研究，发现其常存在着血栓前状态、血瘀状态。中医血瘀证和血管内皮、血小板、凝血、纤溶有关，而益气活血药有利于上述症状的改善及缓解，特别是防治血栓前状态。临床实践证明，中西两法合用，不是简单的西医诊断加中医治疗，或中药加西医，而是根据系统整体协调的需要，有机结合综合运用，产生最佳效应。用一句话概括，即从临床开始—理论升华—再用于临床。

4.3 中西医结合拓展了治病途径，提高了疗效，改变了传统的治疗观念　中西医结合极大地丰富了治病的途径，显著地提高了临床疗效，改变了以往传统的治疗观念。应用中西医结合治疗疾病，分别针对不同的发病环节，发挥各自的优势，互补彼此的不足，而且疗效稳定，副反应少，不易复发。例如中西医结合治疗不稳定型心绞痛和急性心肌梗死的疗效优于单一疗效，应用活血化瘀方药既能对缺血性的心脑血管病有效，也对充血性

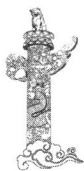

的心脑血管病有效；多年来，几种常见急腹症的中西医结合疗法得到广泛使用，对急性重症胆管炎和重型出血性坏死性胰腺炎也取得了良好的疗效，提高了治愈率；中西医结合治疗肿瘤所显示的独特优势，已引起国内外的关注，分别针对肿瘤及机体的邪正盛衰的程度，应用中药祛邪扶正结合手术、放疗、化疗等治疗恶性肿瘤，可以延长患者的生存期，降低放化疗的副反应，增强患者的免疫功能等；还有中西医结合治疗多脏器衰竭、动静结合治疗骨折，感染性疾病、皮肤病及针麻和针刺镇痛原理研究及其临床应用；抗疟新药青蒿素的研究、中药砒霜（三氧化二砷）治疗急性白血病及其分子生物学基因水平机制研究等，均居国际领先水平。中西医结合治疗免疫性疾病、消化系统疾病、肾病、生殖内分泌疾病等，均取得了令人瞩目的成果。所有这些，越来越显示出中西医结合不仅可发挥中医与西医药学两方面的优势，提高临床疗效及防治疾病、保护和增进人民健康的能力，而且通过中西医结合研究，可带来知识创新和科技创新，创造新观点、新学说、新概念、新理论和新方法、新技术等。

当今是科学技术一体化发展的时代，互相渗透，共同前进，是现代科学技术的一大特色。实践证明中西医不但可以互补、可以结合，而且必须结合和必然结合。中西医结合要向高层次发展，要树立参与意识、超前意识、多学科意识和现代化意识等，就要依靠相关学科的介入。团结中、西医这两支力量，吸收新信息、新知识、新方法，扬长避短，在西医发展的同时，求得中西医结合的发展。中医现代化的实现之日，就是中西医结合理论体系的形成之时，建立我国现代化的新医学。

㉞ 参麦注射液对吸毒者戒断综合征的疗效观察

王华，卫丽

由于参麦注射液特有的药理作用，对许多疾病都有很好的疗效。但对吸毒者戒断后综合征治疗方面的报道较少。现用参麦注射液治疗戒断后综合征 60 例，取得较好的疗效，报道如下。

1　资　料

60 例全部为住院患者。诊断均符合中国精神疾病分类与诊断标准（CCMD-2-R）的阿片类物质依赖诊断标准。随机单盲法将 60 例分为治疗组和对照组各 30 例。治疗组男 21 例，女 9 例，年龄 17～48 岁，平均年龄 22.34 岁，吸毒时间平均为 8.12 年。对照组男 23 例，女 7 例，平均年龄 21 岁，吸毒时间平均为 7.23 年。两组性别、年龄、吸毒时间、方式、种类比较，$P>0.05$，具有可比性。

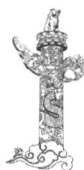

2 方 法

脱毒治疗前全部查三大常规,肝肾功能,心电图、胸透。在各项检查正常情况下进行治疗。10 d 为一疗程。

2.1 药物 两组均服戒断药,654-2 片 20 mg,每日 3 次,戒 Ⅱ 号胶囊 4 粒,每日 3 次,戒 Ⅲ 号 40 mg,每晚 1 次。治疗组给予参麦注射液(雅安三九药业有限公司,批号 990203)30~50 ml+10% 葡萄糖液 250 ml 静脉滴注每日 1 次。

2.2 评定标准 显效为治疗后 5 项症状改善 4 项;有效为治疗后改善 3 项;无效为治疗后症状改善低于 2 项或无改变。

3 结 果

参麦注射液静脉应用后,治疗组显效 18 例,有效 9 例,无效 3 例,总有效率 90%。对照组显效 10 例,有效 7 例,无效 13 例,总有效率 57.3%。

4 讨 论

海洛因是阿片类物质的提纯物,中医认为毒品对脏腑、气血津液有损害,现选用参麦注射液治疗戒毒后戒断综合征,能有效地改善戒毒后的"瘾发症"。"瘾发症"的控制是吸毒者复吸的重要环节。参麦注射液是由红参、麦冬组成,其有效成分主要为人参皂苷、麦冬苷。人参具有大补元气,可兴奋中枢神经系统,提高机体非特异性抵抗力的功效。有效地减轻戒毒者气短神疲,乏力等症,治疗后患者当天精神状态明显改善,可下床行走。人参还具有补脾益气的功效。治疗次日大便成形,食纳增加。尤其对咳嗽气喘患者人参能补肺气、定虚喘。戒毒后心悸不适,心率偏快,人参入心经、补心气、益心血,对心脏有双向调节作用,加之麦冬有生脉之效,共使心脉平和,心率减慢。脱毒后患者多心绪不宁、失眠多梦,人参能调整和加强大脑皮层功能,起到安心神、益心志,改善患者心脾两虚引起的失眠头痛,惊悸健忘等症。而麦冬能加强养阴润肺、清心除烦,共提高脱毒患者的机体免疫功能,改善"瘾发症"的各项不适。

(2001 年发表于《华西药学杂志》第 16 卷第 2 期)

㉟ 药食同源忘忧草

孟建秋

忘忧草又名黄花菜、金针菜、萱草花、健脑菜、安神菜……为百合科多年生草本植物,是一种营养价值高、具有多种保健功能的花卉珍品蔬菜。

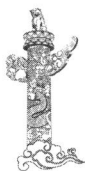

1 药食同源,治病强身

药食同源是中医学理论之一,其特点就是"有病治病,无病强身"。

名医张锡纯在《医学衷中参西录》中所说"食疗病人服之,不但疗病,并可充饥,不但充饥,更可适口,用之对症,病自渐愈,即不对症,亦无他患"。

也就是说,利用食物性味的偏性,有针对地用于某些病症的辅助治疗,调整阴阳气血,使之趋于平衡,有助于疾病的治疗和身心的康复。

忘忧草亦食亦药,药食两用,食可裹腹强身,药用忘忧疗疾。

1.1 裹腹强身 在中国医学 3 000 多年的食疗历史中,忘忧草被列为常用食疗食品之一。

宋代苏颂《图经本草》载:"萱草处处田野有之,五月采花,八月采根。今人多采其嫩苗及花跗作为菹食"。

南宋林洪在《山家清供》中介绍了一道采用萱草苗的食用方法:"春采苗,汤焯过,以酱油、滴醋作为齑,或燥以肉。"取名"忘忧齑"。

明代朱橚《救荒本草》将萱草叶作为救饥菜蔬,云:"叶味甘。救饥:采嫩苗叶煠熟,水浸淘净,油盐调食。"

明代《野菜笺》描述:"盐三分、糖霜一钱、麻油半盏,和起作拌菜料头。或加捣姜些许,又是一制。凡花菜采来洗净,滚汤焯,起,速入水漂一时,然后取起榨干,拌料供食,其色青翠不变如生,且又脆嫩不烂,更多风味"。

清代王士雄《随息居饮食谱》云:"萱萼,名黄花菜,一名金针菜,甘平。利膈,清热,养心,解忧,释忿,醒酒,除黄。荤素宜之,与病无忌。"

……

1.2 忘忧疗疾 2000 多年前的《诗经》即有忘忧的含义,《诗经·卫风·伯兮》:"焉得谖草,言树之背。"

嵇康《养生论》云:"萱草忘忧"(出自《述异记》)。

南朝梁任昉《述异记》卷下:"萱草一名紫萱,又呼为忘忧草。"

南北朝齐·王融诗:" 思君如萱草,一见乃忘忧"。

《博物志》:"萱草,食之令人好欢乐,忘忧思,故曰忘忧草。"

《诗札》亦载:"自后人以谖草为萱草,遂起萱草忘忧之说。"汉·毛氏传:"谖草令人忘忧。背,北堂也。"

唐· 李白诗:" 忘忧当树萱"。

白居易诗:" 杜康能散闷,萱草解忘忧"。

宋· 刘敞诗:" 种萱不种兰,自谓忧可忘"。

苏颂《本草图经》:"萱草,俗谓之鹿葱,处处田野有之。味甘无毒,主安五脏,利心志,令人好欢乐无忧,轻身明目,五月采花,八月采根用,今人多采其嫩苗及花跗作菹,利胸膈甚佳。"……

从上述典籍中可见,古人早已知道萱草具有忘忧的功效。

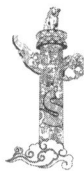

《本草纲目》记载忘忧草(萱草)"苗花气味甘、性凉、无毒,治小便赤涩、身体烦热,除酒疸,消食,利湿热。作菹,利胸膈、安五脏,令人好欢乐无忧,轻身明目"。

2010 庚寅年,甘肃舟曲 8.7 特大泥石流灾害 1 481 人遇难,失踪 284 人,累计门诊治疗 2 315 人;人均 1.4 元的忘忧草缓解了灾民泛发的抑郁情绪。

2 现代研究

现代研究证明,忘忧草(萱草)具有抗抑郁、抗肿瘤、抗氧化、抗寄生虫、肝保护和分解脂肪的作用;还有较好的健脑,抗衰老功效,是因其含有丰富的卵磷脂,这种物质是机体中许多细胞,特别是大脑细胞的组成成分,对增强和改善大脑功能有重要作用,同时能清除动脉内的沉积物,对注意力不集中、记忆力减退、脑动脉阻塞等症状有特殊疗效,故人们称之为"健脑菜"。另据研究表明,忘忧草具有安神等功效,能够防治失眠,因此一定程度上可缓解抑郁情绪;忘忧草能显著降低血清胆固醇的含量,有利于高血压患者的康复,可作为高血压患者的保健蔬菜;忘忧草中还含有效成分能抑制癌细胞的生长,丰富的粗纤维能促进大便的排泄,因此可作为防治肠道癌瘤的食品。此外,忘忧草还有抑菌、抗结核,改善动脉粥样硬化的功效。

黑龙江中医药大学,郭冷秋等,通过对国内外近 20 年来的文献查阅、整理与分析,阐述有关忘忧草根和忘忧草花的化学成分和药理作用的研究概况。结果:忘忧草的主要成分为蒽醌和 2,5-二氢呋喃酰胺衍生物,还含有生物碱、黄酮、萘酚、甾醇、皂苷、脂肪族、单苯环衍生物等化学成分。忘忧草根应用于对血吸虫病的治疗,也具有抗结核、抗菌、抗肿瘤等药理作用。忘忧草花的主要药理作用是镇静安神,也具有抗抑郁、预防肝炎等作用。结论:忘忧草含有多种于人体有益的化学成分,具有极佳的营养价值及药用价值(摘《中华中医药学刊》2013 年 01 期)。

日本医学界认为忘忧草是"健脑花卉",这是说忘忧草具有益智、健脑、抗衰老的作用。日本饭野节夫教授在其专著中列举了 8 种健脑副食,居首位者便是忘忧草(萱草)。他说:"金针菜具有获得营养平衡的健脑效果,因此,也可以把它叫作健脑菜……对于神经过度疲劳的现代人类说来,应该大量食用"。

36 胆石碎石排石仪与中药"排石煎"治疗胆石症 65 例临床观察

李振川,李恒菊

1989 年 7 月至 1990 年 5 月采用胆石碎石排石仪配合中药"排石煎"及耳压等中西医结合治疗各型胆石症 65 例。临床观察,结石排净者 10 例,排净率 15.4%;部分排出者

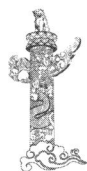

43 例,好转率 66.2%;总有效率 81.6%;无效 12 例,无效率 18.4%。排石最大为 0.7 cm;最多者百余粒,此疗法安全易行,无副作用,病人易于接受。现报告如下。

1　临床资料

1.1　发病年龄、性别、病程及病位　本组胆石症 65 例,男性 27 例,女性 38 例;男女之比 1:1.4。年龄 22 ~ 80 岁,以 30 ~ 50 岁年龄组发病为多(51/65)。病程最短数月,最长 30 余年。胆道结石 9 例,胆囊结石 51 例,胆道、胆囊混合性结石 5 例。平均治疗 2 个疗程。

1.2　诊断标准

1.2.1　有胆石症症状、体征。

1.2.2　B 超检查发现胆囊或胆道结石影像。

1.3　适应证

1.3.1　胆总管、肝内胆管<1.0 cm 结石或泥沙样结石。手术难以治愈者(无严重并发症)。

1.3.2　胆囊内结石<2.0 cm,胆囊收缩功能较好者。

2　治疗方法

2.1　胆石碎石排石仪治疗方法

2.1.1　治疗前 30 min 用高脂餐(油煎鸡蛋或猪蹄汤)。

2.1.2　治疗前 15 min 服 33 % 硫酸镁 20 ~ 30 ml。

2.1.3　将磁件固定于胆结石所在部位的体表投影处。

2.1.4　根据结石所在部位让患者采取右侧或平卧位或坐位。

2.1.5　治疗每日一次,每次 25 ~ 30 min,25 ~ 30 次为一疗程。

2.1.6　脉冲电针、分别夹在左、右耳之肝胆穴位上,与治疗仪同步治疗。

2.2　耳穴压贴

2.2.1　穴位:神门三角,消化三角,肝胆三角,皮质三角和迷根三角[1]。

2.2.2　方法:将王不留行贴于小方块胶布上,尔后贴压在上述耳穴,隔日一次,两耳交替,疗程同仪器。

2.3　中药(自拟清胆排石煎)

2.3.1　治则:清胆利湿,疏肝解郁,软坚散结,行气止痛,活血祛瘀,益气健脾,重在疏导与泄下。

2.3.2　主方:茵陈30 g,金钱草50 g,黄芩10 g,醋柴胡20 g,川楝子10 g,木香20 g,枳壳10 g,郁金20 g,姜黄15 g,内金10 g,虎杖9 g,白芍10 g,黄芪50 g,丹参10 g,茯苓15 g,大黄10 ~ 30 g(后下),甘草10 g。

　　用法:水煎服,每日一剂,早晚分服。

2.3.3　随症加减:痛甚加元胡10 g,香附10 g;腹胀加厚朴10 g,玄参10 g;纳差加神曲15 g;黄疸者加大茵陈量;热象者加银花10 g,连翘10 g,栀子10 g;结石在 1.5 cm 以上者

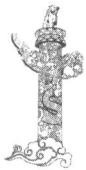

加威灵仙 15 g。

3 疗效分析

3.1 疗效标准

3.1.1 临床治愈:排出全部结石,结石影像消失。

3.1.2 好转:排出部分结石,结石影像缩小,数量减少,临床症状、体征改善。

3.1.3 无效:未排出结石,结石影像无变化。

3.2 结果

3.2.1 疗效:本组 65 侧,结石排净者 10 例(15.4%),临床症状改善,排出部分结石者 43 例(65.2%);总有效率 81.6%(总排石率);无效 12 例(19.4%)。

3.2.2 排石情况:最快者于治疗次日排石:排石最大 0.7 cm;最多者百余粒:颜色有浅黄、棕黄、黄褐、黑、灰白等:形状有椭圆、颗粒样、泥沙状、片状等。部分结石样品表面有裂口,内部呈网眼状结构。

3.3.3 胆石化学定性分析:鉴定 16 例,其中混合性(胆固醇、胆红素)结石 6 例,胆固醇类结石 9 例,胆红素类结石 1 例。

4 典型病例

病例 1:患者女性,48 岁,教师。因"右上腹隐痛反复发作 30 余年",于 1989 年 11 月入院。B 超检查示:胆囊内、右肝前叶多发性结石,最大直径 0.6 cm。治疗过程中冲洗大便拣到结石,经整定为胆固醇类结石。

病例 2:患者女性,60 岁,工人。因"上腹部隐痛 1 年",于 1989 年 11 月 6 日入院。B 超检查示:胆囊内多发性结石,最大直径 0.6 cm。经治疗第 16 天时出现胆绞痛发作,无寒热,未做处理自行缓解,第 18 天时复查 B 超示"结石影像消失,胆总管内清晰"。在外院复查 B 超亦证实。胆绞痛发作后次日,淘洗大便拣到百十粒结石。

病例 3:患者女性,48 岁,干部。因"右上腹隐痛 3 年",于 1989 年 11 月 6 日入院。B 超检查示:肝内、肝总管、胆囊内广泛结石,最大直径 1.0 cm。经治疗 60 d,复查 B 超示"肝内外管系及胆囊内结石影像全部消失"。患者出院后继续消炎利胆治疗以巩固疗效。

5 讨论与体会

5.1 磁疗治疗胆结石症原理探讨 系应用的是 HS-I-Ⅲ型胆石碎石排石仪(河北省石家庄东方科技软件服务所制)磁场强度 3 000~4 000 GS。该型磁疗机的治疗机制主要是采用交变脉冲磁场的变化,使结石中导磁物质的分子重新排列,并增加结石溶解度,以致结石疏松、破碎,在 B 超直观下观察,磁场对胆管扩张、胆囊收缩都有一定的作用,有资料[1]比较手术取出与磁疗排出的结石,发现经磁疗排出的结石结构较疏松,并有许多内部连通的空洞,其间有许多裂纹,提示胆石经磁场作用,以及胆汁磁化对结石的冲刷,可能使得一部分胆色素、胆固醇重新溶解于胆汁中,导致胆石结构的松裂和空洞出

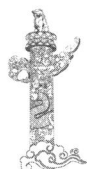

现。磁化胆汁能抑制结石生长[2]。加之中药、耳压、高脂餐和硫酸镁能促进胆汁分泌、胆囊收缩,增加胆囊和胆道内压,促使胆胰壶腹括约肌舒张、胆汁冲刷细小和颗粒样结石下移,最终结果使结石排入肠道。

在治疗过程中观察发现病人排出的部分颗粒状结石为肉眼可见的网眼状结构。B超所见为较大结石,而排出时呈小颗粒或泥沙样、片状结石,说明该疗法确有碎石排石之作用,并能缓解和改善临床症状,起到消炎止痛作用。但排净率尚不高,原因可能与适应证选择不严或疗程短有关。总之,此项工作还有待于进一步观察和研究。

5.2　影响排石的因素和排石反应

5.2.1　结石大小:一般而言,肝外胆管结石<1.0 cm,胆囊结石<0.4 cm较易排出,反之,较难。观察到排出的结石标本均在0.7 cm以下。

5.2.2　结石多少:胆囊充满或几乎充满及萎缩性胆囊炎伴结石者效果较差,另外,观察发现B超检查变化不大,但实际上患者确有结石排出,只是B超无法明确提示。胆结石的自然排石率10%左右,本组总排石率81.6%,明显高于自然排石率,说明治疗有效,但排尽率偏低。因此,其治疗方法有待于进一步研究改进。

5.2.3　结石部位:胆总管结石排出率最高,其次为胆囊,肝内胆管结石排出率较低,可能与肝内管系曲折,内径较细有关[3]。

5.2.4　结石性质:鉴定了16例结石,以胆固醇类结石最多,混合性次之,胆红素类结石仅1例,观察例数太少,尚不能说明问题。

5.2.5　机体的敏感性:观察发现在治疗过程中,排石呈周期性变化,开始排石率较高,尔后逐渐减低,间歇后又重复此类现象。提示可能与机体对磁疗的敏感性有关。据此,应采取间歇性治疗[1]。

5.2.6　高脂餐与排石:高脂餐的作用在于促进胆汁分泌和胆囊收缩、胆道扩张、括约肌松弛,有利于排石。观察发现,猪蹄汤的作用优于油煎鸡蛋,用脂餐的时间最好在治疗前15 min,每次200 ml猪蹄汤或4个油煎鸡蛋[3]。

5.2.7　耳穴压贴与排石:有资料报道[4],在B超下观察刺激排石三角,可见胆囊及肝胆管显示出强烈舒缩图像,这说明刺激耳穴能增强胆囊舒缩和胆汁排泄功能。增强奥狄氏括约肌和肝胆管良性双向调节作用,可促进排石。

5.2.8　排石反应:治疗过程中,部分病人出现短暂的胆绞痛发作症状,对症处理或结石排出后便自然消失,故称排石反应[1],倘若症状持续不减,则可能结石进至胆总管或发生嵌顿,甚至出现黄疸、高热,必要时应进行手术治疗。为防患于未然,要严格选择病例适应证,胆道狭窄者应慎用此疗法。

参考文献

[1]严惠民,赵建云.磁场治疗胆石症465例观察[J].中华理疗杂志,1989,12(4):225-226.

[2]张沪生等.磁场疗法破碎胆结石的机理探讨[C].磁力防治胆石症技术有关资料汇编(武汉)1988:30.

[3]刘孟陶.以磁场为主治疗胆石症的临床探讨[J].中国针灸,1980(5):1-3.

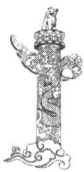

[4]张育西,张丽英,高丽珍,等.耳穴电针治疗胆结石 510 例临床报道[J].中国针灸, 1986(5):5-7.

(1991 年发表于中国人民解放军总参谋部炮兵部医疗卫生学术论文集)

37 桃核承气汤泻下作用的实验研究

徐学斌,张信,李在邠,路明

桃核承气汤出自《伤寒论》,具有泻热下瘀之功,主治表邪化热入里,血热瘀结于下焦的蓄血证。我们对桃核承气汤进行了泻下作用的实验研究,现报告如下。

1 药 品

桃核承气汤水煎剂自制,浓度 100%,pH 为 6.6。10%炭末混悬液仿文献[1]现用现配。

2 方法与结果

2.1 对实热型便秘的泻下作用 取昆明种小鼠 20 只,体重 25.2 g±2.8 g,雌雄不拘,用小鼠自身粪便制成 10%混悬液,1 ml/d,灌胃 2 d,致小鼠便秘,实验前禁食(不禁水)。12 h 后,将小鼠随机均分成实验组和对照组。实验组小鼠经口灌服桃核承气汤水煎剂 0.2 ml/10 g,对照组灌服生理盐水 0.2 ml/10 g。30 min 后记录各组小鼠排出第一粒粪便的时间和 4 h 内排便总粒数。结果表明,对照组排出第一粒粪便时间 40.3 min±11.9 min,4 h 内排便总粒数 2.6 粒±0.9 粒;实验组分别为 23.9 min±5.9 min 和 6.1 粒±1.8 粒,两组差异有非常显著意义($P<0.01$,$P<0.001$)。

2.2 对燥结型便秘的泻下作用 取昆明种小鼠 20 只,体重 23.7 g±3.7 g,雌雄均用。限其食用大米,不饮水,连续 3 d,致小鼠便秘。然后如前法分组、给药、观察与记录。结果表明,对照组排出第一粒粪便的时间 65.7 min±35.9 min;实验组 42.9 min±11.3 min,两者无明显统计学差异($P>0.05$)。4 h 内实验组排便总粒数为 9.5 粒±4.3 粒,对照组为 3.6 粒±1.8 粒,58.9%±4.4%,两者差异有显著统计学意义($P<0.01$),表明桃核承气汤对排便时间虽无明显影响,然排便总量增加显著,而起到泻下作用。

2.3 对脾胃虚寒型便秘的泻下作用 取昆明种小鼠 20 只,体重 29.1 g±2.6 g。小鼠经口灌服 10%活性炭 2 ℃的冰水,剂量为 1 ml/d,连续 3 d,致小鼠便秘。实验前禁食(不禁水)12 h。然后分组、给药、观察和记录,方法同前。结果表明,对照组排出第一粒粪便时间 58.7 min±19.2 min,4 h 内排便总粒数 8.6 粒±2.0 粒;实验组分别为 37.2 min±10.8 min 和 28.8 粒±2.2 粒,两组差异有非常显著意义($P<0.01$,$P<0.01$)。

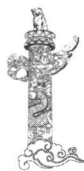

2.4　对寒结型便秘的泻下作用　取昆明种小鼠 20 只,体重 28.3 g±2.7 g。实验前禁食(不禁水)12 h,并经口灌服 10% 活性炭 2 ℃ 冰水 1 ml/次,连续 3 次,每次间隔 30 min。末次灌服冰水后 30 min,按前法分组、给药、观察和记录。结果表明对照组排出第一粒粪便时间 95.3 min±3.7 min,4 h 排便总粒数 3.6 粒±2.0 粒;实验组分别为 30.4 min±3.7 min 和 10.0 粒±2.4 粒,与对照组比较差异有非常显著意义($P<0.01$,$P<0.01$)。

2.5　增强肠壁蠕动的作用　取昆明种小鼠 16 只,体重 18.0 g±1.8 g,雌雄各半,随机分成实验组和对照组。实验组小鼠经口灌服桃核承气汤水煎剂 0.2 ml/10 g,对照组小鼠经口灌服等容量生理盐水。15 min 后两组小鼠均由口灌服 10% 炭末悬液 0.2 ml/10 g。20 min 后剖腹取全段小肠,记录炭末悬液推进长度的百分率[3]。结果表明实验组肠腔内炭末推进长度的百分率为 65.5%±2.3%,对照组为 58.9%±4.4%,两者差异有非常显著意义($P<0.01$)。

2.6　增多肠腔内容物的作用　取昆明种小鼠 16 只,体重 18.0 g±1.8 g,雌雄各半,随机分成实验组和对照组。实验组小鼠经口灌服桃核承气汤水煎剂 0.2 ml/10 g;对照组小鼠经口灌服等容量生理盐水。15 min 后,剖腹结扎小肠两端并取出称重。结果实验组小肠重量为 2.0 g±0.3 g,对照组为 1.66 g±0.3 g,两者差异有显著意义($P<0.05$)。

3　讨　论

按中医理论模拟出的实热型、燥结型、脾胃虚寒型和寒结型便秘等动物模型,是研究中药方剂泻下作用的新方法。据文献记载[2],大黄仅对实热型便秘的小鼠有泻下作用,对其他型便秘无泻下效应。本实验表明,大黄同桃核、桂枝,甘草和芒硝配伍(桃核承气汤)不仅对实热型便秘有泻下作用,而且对其他型便秘亦有明显的泻下作用。实验结果表明这与该药增加肠内容物和刺激肠壁蠕动增强有关。本实验结果为临床治疗便秘性疾病提供了实验依据,并充实了传统的中医药理论。

参考文献

[1]徐淑云,卞如濂,陈修,等.药理实验方法学[M].北京:人民卫生出版社,1982:865.

[2]鄢顺琴.动物(小鼠)便秘模型的复制及其中药的治疗效果[J].中药通报,1988,(8):43.

（1990 年发表于《沈阳部队医药》杂志第 3 卷第 2 期）

38　原发性低血压中医辨治十法

李恒谋

原发性低血压属中医学眩晕、心悸、厥证等范畴。轻者多归属眩晕,重者多归属厥

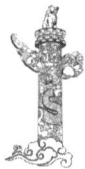

证。中医学认为,本病病机主要为脾肾两亏,清阳不升,血不上荣,髓海空虚所致。治疗多以健脾补肾、益气升阳、补气养血、填精益髓等法,常规可选用附子理中汤、补中益气汤、人参养荣汤、十全大补丸、右归丸等方加减。临证中笔者常从以下 10 型辨证治疗,并以 10 d 为 1 个疗程,一般经过 1~2 个疗程治疗,患者头晕、胸闷、气短、神疲乏力等自觉症状明显改善或消失,血压均有不同程度的上升,临床疗效良好。

1　心脾两虚,气阴不足型

治以健脾补中、益气升阳,方用补中益气汤合生脉散加味。处方:党参、黄芪各20 g,白术 15 g,升麻、柴胡、当归、陈皮、麦冬、五味子、桔梗、葛根各 10 g,甘草 6 g。加减:阳气虚甚加桂枝、附子;气阴两虚加黄精、熟地黄。

2　脾胃虚弱型

治以温中健脾、理气升压,方用桂枝汤加味。处方:白芍、党参各 12 g,炙甘草、生姜、当归、玉竹、枳实各 10 g,大枣 7 枚,桂枝、陈皮各 6 g。加减:气虚明显加黄芪;气阴两虚加沙参、太子参;腰膝酸冷加续断、肉桂。

3　气阴不足,心阳不振型

治以益气养阴、扶阳强心,方用参附汤加味。处方:党参、黄精各 30 g,制附子(先煎)10 g,甘草 15 g。

4　气血不足,阳虚气滞型

治以益气补血、行气通阳,方用炙甘草汤加减。处方:炙甘草 15 g,党参 20 g,生地黄18 g,桂枝 9 g,麦冬、阿胶(烊化)、生姜、大枣各 10 g,厚朴 8 g,炙麻黄 3 g。

5　肝脾不调,气虚郁滞型

治以疏肝解郁、益气活血,方用四逆散加味。处方:柴胡、枳实、白芍、黄芪各 10 g,川芎、炙甘草各 6 g。

6　脾虚湿停型

治以健脾利水、益气温阳,方用茯苓泽泻汤加味。处方:茯苓、川芎、白术、生姜各12 g,泽泻 18 g,黄芪 15 g,桂枝、炙甘草各 9 g。

7　痰湿中阻,心神失养型

治以理气化痰、养心安神,方用十味温胆汤加减。处方:法半夏、陈皮、炙远志、炙甘草各 6 g,炒枳实 9 g,茯苓、熟地黄、炒酸枣仁、生姜各 10 g,大枣 5 枚,人参(另煎)5 g。

8　气血两虚,营卫不和型

治以益气养血、和营通脉,方用四合一汤加减。处方:黄芪、党参、麦冬、当归、甘草、

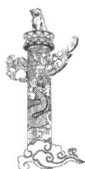

大枣各 15 g,五味子 10 g,制附子(先煎)、桂枝、白芍、阿胶(烊化)各 12 g。

9 心阳不振型

治以助阳复脉,方用桂枝甘草汤加味。处方:桂枝、肉桂、枳实、甘草各 9 g。

10 中气下陷型

治以升阳举陷,方用升陷生脉散加减。处方:党参 20 g,生黄芪 30 g,升麻、柴胡、桔梗、知母、五味子、陈皮各 10 g,麦冬、山药各 15 g。

(2005 年《新中医》第 37 卷第 12 期)

㊴ 透析病人的中西医结合治疗

朱白,朱学研,李琦

透析病人在医生指导下中西医结合治疗,可以改善症状,稳定病情,延长生命。

尿毒症病人是由于肾功能衰竭,体内代谢的废物、有毒物质和多余水分不能排除,发生尿毒症引发的全身各脏器系统病症而危及生命!唯一有效的治疗,就是透析。而透析又分为腹膜透析和血液透析,两者疗效相似。前者更安全、无血源交叉感染、经济、居家腹膜透析可以回归社会工作、生活质量更高、外出旅游不受限制,在特殊条件下如地震、洪涝灾害、停水、停电、疫情防控期间血透无法进行时,而居家腹透不受任何影响,彰显了腹透的优势。

1 血液透析与腹膜透析

1.1 血液透析 血液透析(hemodialysis,HD;简称血透)俗称人工肾(artificial kidney),是一种替代肾脏功能的装置,一种用机器透析的方法,主要用于治疗肾功能衰竭和尿毒症。通过事先做好的动脉-静脉内瘘或插入的中心静脉导管,建立血液透析通道。穿刺或通过导管引出血液,通过透析机将血液持续泵入中空纤维的透析器中与透析液进行弥散、超滤、对流、吸附、膜分离等原理,清除体内过多的含氮化合物、水及代谢废物或逾量药物等,调节电解质平衡,然后再通过回路将净化后的血液回输体内(图 1)。这个过程大约有 350 ml 血液在体外运行,每次透析大约损失 10 ml 血液,通常每次透析治疗 4 h 左右,每周 2~3 次。

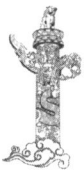

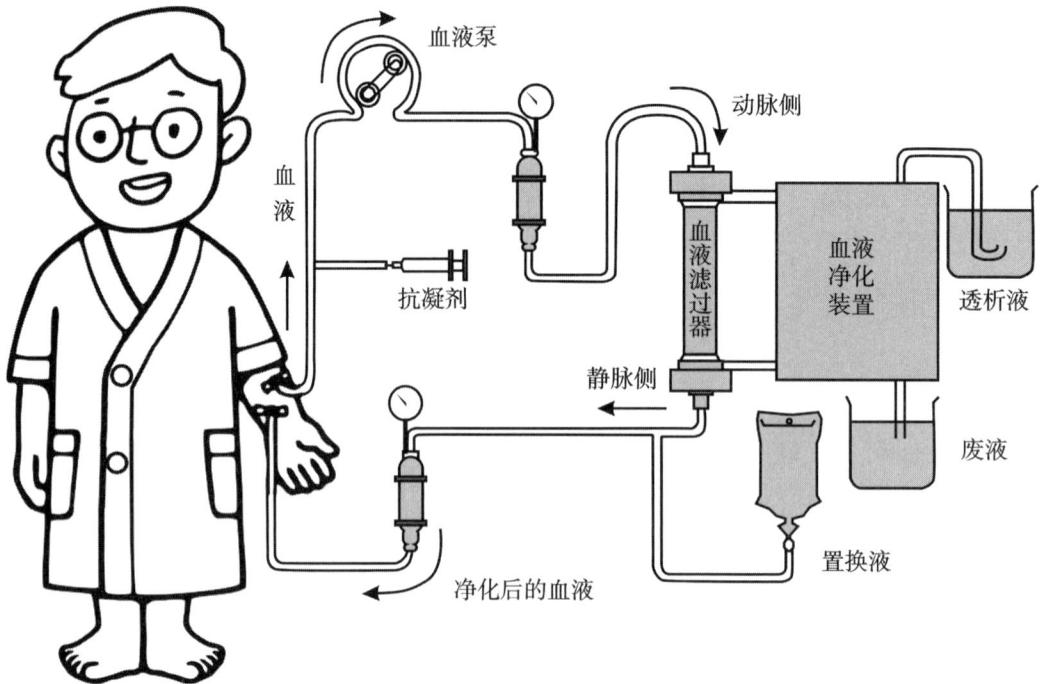

图1 血液透析示意

1.2 腹膜透析 腹膜透析(peritoneal dialysis,PD;简称腹透)全称为持续性不卧床腹膜透析(continuous ambulatory peritoneal dialysis,CAPD),是利用人体自身的腹膜作为透析膜的一种透析方式。通过灌入腹腔的腹膜透析液(简称"透析液"或"腹透液")与腹膜另一侧的毛细血管内的血浆成分进行溶质和水分的交换,清除体内潴留的代谢产物和过多的水分,同时通过透析液补充机体所必需的物质。通过不断地更新透析液,达到肾替代或支持治疗的目的。腹膜透析治疗的时候,通过腹膜透析导管将腹膜透析液灌进腹腔;腹腔内腹膜的一侧是腹膜毛细血管,内含人体代谢产生的废物和多余水分的血液,另一侧是腹膜透析液,通过渗透、交流、超滤的作用使血液里的废物和多余的水分透过腹膜进入透析液里;一段时间后,把含有废物和多余水分的腹膜透析液从腹腔里放出来,再灌进去新的腹膜透析液,这样不断地循环,达到肾替代或支持治疗的目的(图2)。施行腹膜透析前要先建立透析液进出腹腔的顺畅通路,为此需通过一个小手术将一条长41~43 cm,柔软、有韧性,带有一个或两个卡伏,且组织相容性能好的带有显影线的硅胶腹膜透析管,置入腹腔直肠膀胱陷凹或直肠子宫陷凹处,外端通过皮下造一个隧道拉出体外,连接外导管,每次透析时与双联透析液自带的导管对接,成人每次灌入腹腔约2 000 ml透析液,把人体天然的展开面积约1.4 m^{2}的腹膜作为透析膜,通过弥散、渗透作用,清除血液中多余的水和毒素,每天透析3~5次,每次操作30 min,除换液时间外,病人均可以正常生活和工作(图3)。

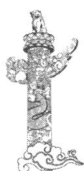

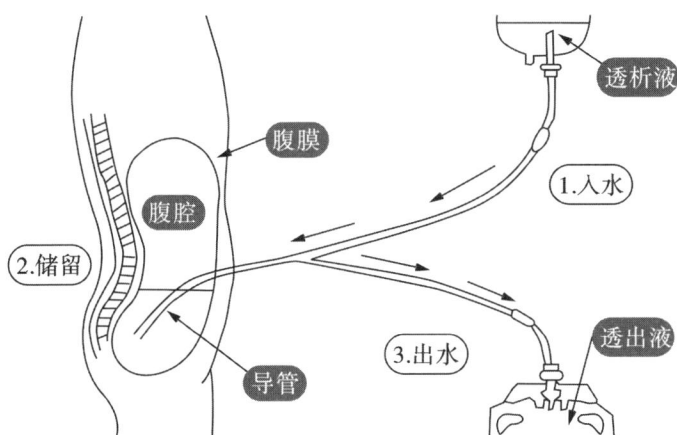

图 2　腹膜透析示意

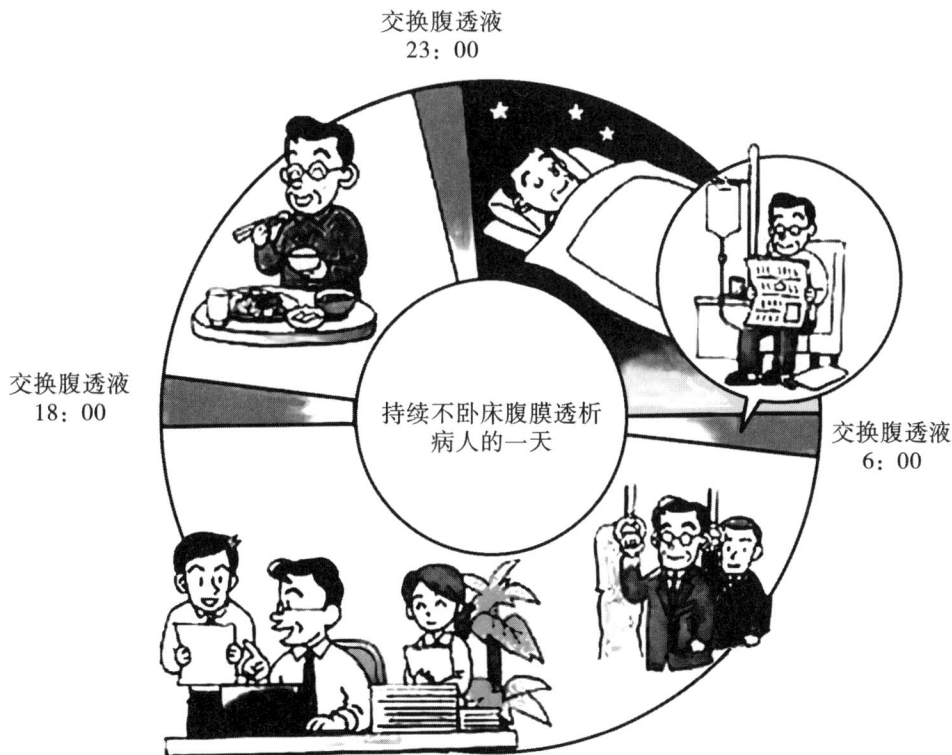

图 3　持续不卧床腹膜透析病人的一天

　　国内肾脏病专家认为 80% 以上的尿毒症病人适合首选腹透。国内外肾脏病专家推荐尿毒症病人首选腹透。在墨西哥 95%、中国香港近 90% 的尿毒症病人选择了腹透,美国、加拿大、印度、泰国、新加坡等世界许多国家和地区腹透的比例也很高。至于选择哪种透析方式来作为病人的肾替代治疗,可能会受到病人自身条件、所居住区域医疗

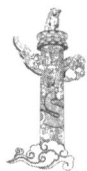

技术的影响,在两种方式都开展很好的医院,医生会根据病人的实际情况协助病人做出合适的选择。

2 透析病人配合中医药治疗

尿毒症病人透析前一直是药物治疗,透析后有个误区"认为已经透析了,可以少吃或不吃药了",其实透析仅仅是替代肾脏部分排除体内废物和水分功能,有些是替代不了的,视病情医生下医嘱的药,还是一定要吃的。

透析病人免疫功能低下,阴盛阳衰,本虚标实,更需要扶正祛邪! 中医温补脾肾,通腑泻浊的方法可以通过肠道清除更多废物,配合透析,进而改善症状、食欲、纠正营养不良。这方面经过几十年基础和临床研究与观察,使用安全有效的中成药"尿毒清颗粒""肾衰宁胶囊"可以很好配合透析,两者交替选用,酌情加减,可长期服用。

单纯的中药对尿毒症是无效的,单纯的透析治疗效果也是差的。而在透析基础上配合中医药治疗可以调脏腑,显著改善多脏器系统受累的复杂症状,但是合理中医药治疗,一定是要在有经验的医生辨证施治下进行,不可道听途说,随意乱用偏方草药会恶化加重病情!

透析病人配合中医药治疗常用方法有以下几种。

2.1 扶正支持 可以对残余肾功能起到一定的保护作用。常用药人参、党参、黄芪、枸杞、白术、当归等,中成药金匮肾气丸等,必须是医生辨证施治下应用。

2.2 温补脾肾,通腑泻浊 通过改善肠道功能,增加食欲,纠正贫血及营养不良。常用药有党参、茯苓、白术、大黄等,中成药"尿毒清颗粒""肾衰宁胶囊"等,在医生指导下应用。

2.3 中医药结肠透析、熏蒸、外洗 增进透析疗效,改善皮肤瘙痒等。

2.4 中医药内服、针灸、耳穴刺激 外治改善病人精神抑郁和失眠,不安腿等症。

透析病人配合中医药治疗在临床上已收到显著疗效,只要有效的系统治疗,生活中严格自律,就可以有较好的生活质量,病情稳定,延长生命,就可以尽享美好生活。

㊵ 益气活血通络汤治疗脑血栓形成 36 例

汪宗发

笔者从 1990 年以来,应用自拟益气活血通络汤治疗脑血栓形成 36 例,收效满意,现介绍如下。

1 一般资料

36 例中,男 29 例,女 7 例;年龄最小者 36 岁,最大者 79 岁;病程最短者 2 h,最长

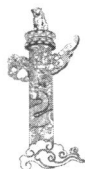

达 3 个月以上。主要特点为起病缓慢,以一侧肢体活动不灵开始,逐渐加重,伴肢体麻木不仁、语言不利、口眼歪斜等。多数病例无昏迷,脑脊液检查多正常。

2 治疗方法

以益气活血通络为治则,方用自拟益气活血通络汤:生黄芪 250 g,地龙、丹参、川牛膝、山楂各 15 g,当归尾、赤芍各 10 g,川芎、桃仁、红花、桂枝、甘草各 6 g。水煎服,日服 1 剂,3 次分服,不作加减。

3 疗效观察

本组 36 例,以临床症状消失,生活自理,肢体功能恢复,半年后未复发者为治愈;临床症状基本消失,生活自理,肢体活动稍受限为好转;临床症状肢体功能有所缓解,生活不能自理者为有效;临床症状、肢体功能无变化者为无效。按以上标准统计,36 例中,治愈 28 例(占 77.78%);好转 6 例(占 16.66%);有效 1 例(占 2.78%);无效 1 例(占 2.78%)。总有效率为 97.22%。服药最少者 10 剂,最多者 46 剂,平均 28 剂;显效最快者 6 d,最慢者 18 d,平均 12 d。

4 病案举例

患者男,48 岁,干部,1991 年 1 月 7 日初诊。3 d 前凌晨 2 时醒来,感觉右半身从头至脚麻木,不能自转侧,叫醒家人,送××县医院。当时血压 150/90 mmHg,经检查诊断为"脑血栓形成",治疗 3 d,症状未减,又出现语言不利,转入我院就诊。望其面色晄白,神志清楚,语言不利,不能自转侧,右半身知觉迟钝,右侧肢体不能活动,握力很弱,右膝腱反射亢进,Babinski 征阳性。舌质暗紫,苔薄白,脉沉细而涩。诊断:脑血栓形成,属气虚血瘀证。治宜益气活血通络,方用自拟益气活血通络汤。服用 6 剂后,右半身麻木减轻,肢体可活动,语言清晰。守方 20 剂后,诸证消失,生活自理,肢体功能恢复,腱反射及 Babinski 征均正常,血压 135/75 mmHg,病告痊愈。半年后复查未复发。

5 讨 论

脑血栓形成,临床多见。往往是在脑动脉内膜病变基础上产生,引起血管腔狭窄或闭塞,致使脑梗死(俗称脑梗塞)而出现偏瘫等神经症状。属于祖国医学中"中风"范围。多见于中年以上患者,起病缓慢,多在休息或睡眠时发病。本病的发生,主要在于心、肝、肾三脏阴阳、气血失调,加之忧思恼怒,或饮酒饱食,或劳倦过度等诱因。或正气素虚,气虚而血行迟缓,瘀血凝滞,阻塞经络;或气虚不能运血,气血瘀滞,风痰留阻经络;或肝风内动,痰浊壅盛,风痰上扰,阻塞经络;或肾虚精气不能上承;或肝肾阴虚,肝阳上扰,心火亢盛以及风痰阻络等等发病因素、导致本病的发生。其病理归纳起来为风、火、痰、虚、气、血之改变。笔者根据本病的诱发因素,病因病理以及临床特点,在治疗上以益气活血通络为治疗大法,应用自拟益气活血通络汤主治。本方最大优点是重用生黄芪为主,剂量达 250 g,能大补元气,使气旺血行;辅以归尾、川芎、赤芍、桃仁、红花、地龙、丹参、川牛

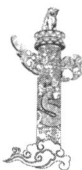

膝、山楂、桂枝等以活血祛瘀通络;甘草调和诸药。诸药合用,使气旺血行,瘀去络通,诸证自除。

(1996 年发表于《四川中医》第 14 卷第 4 期。获全国优秀论文二等奖。获乐山市夹江县科技进步奖一等奖)

㊶ "消癌祛噎康复丹"治疗中晚期食管癌 628 例

汤少玲

食管癌是消化道常见肿瘤之一,对晚期食管癌的治疗,最棘手的问题是严重的吞咽困难。我们在承用民间验方的基础上,研制成"消癌祛噎康复丹",治疗晚期食管癌、贲门癌 628 例,取得较好的效果。

1 对象和方法

1.1 患者情况 628 例均系空军济南医院食管癌专科门诊患者。其中女性 157 例,男性 471 例,年龄 34～87 岁,平均 63.3 岁。所有患者均经本院或外院胃镜或上消化道钡餐造影检查确诊。216 例胃镜下活检,病理报告证实 90.3% 为鳞状上皮癌,2.6% 为腺癌。

1.2 治疗方法 "消癌祛噎康复丹"由沉香 9 g、冰片 9 g、火硝 50 g、青礞石 15 g、硼砂 100 g、麝香 1 g、猫眼草 25 g 等组成,上述诸药研成细末,炼蜜为丸。每丸 1 g,油纸包好存于冰箱或阴凉干燥处,避免阳光照射。服药方法采用口中含化,根据患者吞咽困难的程度决定服用药量,轻度吞咽困难者每 6 h 含化 1 粒,严重吞咽困难至滴水不进者每 3 h 含化 1 粒,随着症状的缓解,逐渐改为 4～6 h 含化 1 次。注意事项:服药半小时内禁饮水,以免降低药物浓度。

1.3 疗效判断 根据吞咽困难的程度、进食状况,将病情分为四级:滴水不进者为一级;能进流质饮食者为二级;能进软食者为三级;能进普通饮食者为四级。根据患者进食变化情况判断疗效,由一级转为二、三级者判为有效,由一级转为四级者为显效,吞咽困难无改善者为无效。

2 结 果

(1)628 例治疗前为一级者 408 例,治疗 5～7 d 后转为二级者 326 例,治疗 10 d 后转为三级者 239 例,治疗 30 d 后,转为四级者 103 例。治疗前为二级者共 220 例,治疗后转为三级者 128 例,转为四级者 55 例。连续治疗 10～15 d,吞咽困难无改善者共 79 例。

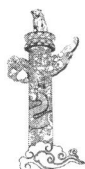

综合统计治疗 1 个月后,由一级转为二级者占 80.1%,转为三级者占 58.6%,转为四级者占 25.3%,无效者 12.6%,总有效率 87.4%。其中 5%~7% 患者恢复工作,体重增加 3~5 kg,20% 患者生活能自理,生存期延长 3 个月至 3 年不等。以延长 10 个月至 1 年者为多。

(2)治疗后 80% 的患者述一般情况改善,胸骨后疼痛、烧灼感减轻或消失。

(3)对 256 例做了治疗前后 X 射线钡餐造影或胃镜检查对照,其中 52% 的患者治疗 1 个月后食管腔隙不同程度的变宽,21% 的患者肿块缩小。

3　讨　论

(1)晚期食管、贲门癌的主要临床表现是由于梗阻引起的进行性吞咽困难,全身衰竭。不能耐受化学治疗及放射治疗。目前国内有采用经胃镜微波烧灼治疗[1]及在微波烧灼治疗的同时加局部注射化疗药物的报告[2],均能不同程度的缓解吞咽困难,其作用机制是微波作为生物效应热能,使局部癌组织发生凝固坏死,癌肿缩小变平,梗阻狭窄得以解除。"消癌祛噎康复丹"其主药火硝有消炎祛腐肉的作用,青礞石辛咸味淡可解宿食症瘕,麝香软坚散结,有通络开窍的功效,冰片则能止痛,防腐,易被食管黏膜吸收。蜜丸口中含化,随唾液缓缓而下,直接作用于食管黏膜及肿瘤组织表面,消炎止痛,祛腐散结,使肿瘤表面组织周围充血、炎症、水肿消失,腐烂组织脱落,进而扩大食管腔隙,改善吞咽困难,起到与微波治疗相同的作用。

(2)628 例中未发现上消化道出血、食管气管瘘等并发症,安全可靠,服用方便,与经内镜微波烧灼治疗法相比痛苦小,更易被患者接受。

(3)解决晚期肿瘤患者依靠静脉营养问题,改善生存质量。由于时间短,对 5 年生存率尚未进行随访和统计,有待进一步完善。

参考文献

[1]顾金森,张祥连,王波,等. 微波加温治疗消化系疾病的临床研究[J]. 中华消化杂志,1992,12(3):180-181.

[2]王连贵,殷少光,王晓春,等. 晚期食道贲门癌的内镜治疗[J]. 中华消化杂志,1992,12(3):175.

(1995 年发表于《人民军医》杂志第 12 期)

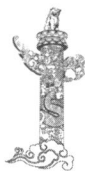

42 桑防蝉芩四物汤治疗急性肾炎 38 例疗效观察

吴小春

急性肾小球肾炎(急性肾炎)是一种自身免疫性疾病。以水肿、蛋白尿、血尿,高血压及程度不同的血液生化和肾功能改变为特征。属祖国医学"水肿病"范围。笔者近三年来自拟中药"桑防蝉芩四物汤"治疗急性肾炎 38 例疗效满意,并与同期西药治疗本病 32 例进行了对照,现总结如下。

1 临床资料

1.1　一般资料　治疗组 38 例,其中男 17 例,女 21 例。年龄在 5 ~ 42 岁,平均 15.6 岁,5 ~ 10 岁 18 例,在治疗组中所占比例最大。对照组 32 例,其中男 14 例,女 18 例。年龄在 3 ~ 40 岁,平均 18.7 岁,5 ~ 10 岁 12 例。

两组发病诱因大多数为上呼吸道感染(治疗组 19 例,对照组 18 例),其次是皮肤炎症所致(治疗组 16 例,对照组 10 例)。其余少数原因不明。

两组病人全部都有不同程度的颜面及下肢凹性水肿,个别被及全身。治疗组镜下有血尿者 72%;对照组 65%;两组病例小便化验均量现蛋白尿。

另外,治疗组测得 50% 的病例血压升高,平均超过正常值 4.8 kPa±1.9 kPa(收缩压),对照组血压升高占 64%,平均超过正常值 5.1 kPa±1.8 kPa。

1.2　治疗方法　治疗组用自拟中药桑防蝉芩四物汤为基本方随证加减,基本方:桑白皮、防风、蝉衣、黄芩、赤芍、生地、当归、川芎、白茅根、云苓组成,感染灶未愈选加金银花、鱼腥草、连翘、公英;上感咳喘,水肿而血压不高者加用麻黄,蛋白尿突出且血压高者多选用地龙、黄芪、土茯苓;初期水肿用车前子、泽泻;血尿甚者的选小蓟、丹皮之类;后期尿蛋白不退常选金樱子、芡实、乌梅或山楂之类。上方每日 1 剂,煎 2 次,分 2 ~ 3 次口服。同时用青霉素 80 万 U 肌内注射,每日 2 次,一般 5 ~ 10 d 停药。

对照组以青霉素 80 万 U 肌内注射,每日 2 次,少数加大剂量;血压高者用甲巯丙脯酸或利血平;水肿用呋塞米(速尿)或氢氯噻嗪利尿消肿;病程中均给潘生丁或路丁扩张血管以改善循环。部分加支持疗法。

1.3　疗效标准　水肿消失,血压正常,尿常规检验连续 2 次无异常为治愈;水肿消退,血压正常,尿常规检验轻度异常为好转;无效者临床症状、体征、化验均无改善,或恶化。

2 结 果

见表 1,治疗组总有效率为 94.7%,对照组总有效率为 81.3%,经统计学处理,$\chi^2 =$

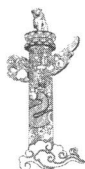

4.732，$P<0.05$，两组疗效有显著性差异。表2所示各组痊愈者症状体征消失时间，经统计学处理，$x^2=12.06$，$P<0.01$，其症状与体征恢复正常的时间有非常显著的差异。

表1 两组疗效比较

分组	痊愈		好转		无效	
	例数	%	例数	%	例数	%
治疗组	31	81.5	5	13.2	2	5.3
对照组	19	59.4	7	21.9	6	18.6

表2 痊愈者症状体征消失平均时间(d)

分组	例数	水肿消失	血压复常	蛋白尿消失
治疗组	38	5.7	6.6	10.7
对照组	32	7.5	10.9	21.1

3 讨 论

急性肾炎是由于变态反应所引起的肾小球炎性病变。以病因而论,目前中医学者基本倾向于外感热毒湿邪[1],桑防蝉芩四物汤以防风、桑白皮为主药旨在疏风泄热,辅以蝉蜕、黄芩散风清热,用四物汤诸味活血化瘀,白茅根、茯苓利水消肿,共为佐药,以图治本,纵观全方具有疏风清热解毒,活血利水消肿之功效,适用于风水肿患者。临床治疗上必须抓住以下几个要素。

3.1 清热解毒为治疗先导 急性肾炎病初常见皮肤病毒疮疡,或上呼吸道感染等,它们是导致急性肾炎的主要因素,只有消除上述病因才能控制本病发生,故病初必须把清热解毒放在治疗之首。方中选用黄芩、连翘、金银花、鱼腥草等清热解毒之品并合用青霉素消炎抗感染。但清热解毒法在本病中后期则可居次位。

3.2 疏散风邪是治疗关键 笔者认为桑防蝉芩四物汤有抑制机体变态反应作用,方中桑皮、防风、蝉衣、黄芩药理研究发现有很好的抗变态反应效果[2,3],上述药物配伍,有较强的祛风之功. 由此,治疗组疗效优于对照组。

3.3 强调淡渗利湿消水肿 按照中医观点,水肿的病机与肺、脾、肾三脏关系密切。作者以为急性肾炎水肿,肾的开阖最重要,因为外感热毒湿邪移行于肾,与气血壅结,致水湿停聚、气滞血瘀,继而肾气化无力,水湿不能正常下行膀胱,而泛溢肌肤有关,故临床见颜面与下肢乃至全身水肿。此即现代医学所证实的肾小球炎性病变导致肾小球滤过率降低,水钠潴留所致。经38例临床观察,我们认为肾炎水肿不同于脾失健运所生内湿,所以治疗上应强调淡渗利湿而不用健脾燥湿之法[4]。

3.4 活血化瘀贯穿治疗始终 热毒湿邪是急性肾炎的主要病因。现代医学发现肾炎发病全过程机体内血液存在着不同程度高凝状态[5]。因此,免疫反应导致肾实质微循环

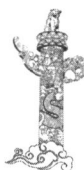

障碍是急性肾炎的基本病理。循环障碍是气滞血瘀证的实质所在。既然本病全过程存在气滞血瘀,治疗上就要始终把握活血化瘀这一原则。中药赤芍、生地、当归、川芎等能使瘀血流通,结滞消散,具有改善循环的功效,所以能达到祛瘀生新的效果。

参考文献

[1]刘宏伟.湿热在原发性肾小球疾病中的地位[J].中医杂志,1993,34(6):374.

[2]李秀敏.蝉蜕善治银屑病及血管神经性水肿[J].中医杂志,1994,35(5):261.

[3]顾梯成,濮存莹.柴芩蝉衣煎加味治疗过敏性紫癜68例分析[J].中医杂志,1994,35(6):349.

[4]赵绍琴.中医治疗肾病的体会[J].中医药研究,1994,10(4):46.

[5]李守明,李淑荣.肾病综合征血液高凝状态与肝素疗法[J].临床荟萃,1994,9(19):871.

(1996年发表于《当代医师杂志》第1卷第7期)

43 验案举隅

李振川

临证宗辨证施治之法,诊疗诸疾,每获良效,颇有所得。兹举验案四则,试论其理,以明吾见。

案一,顽固性呃逆治验

患者女,37岁。因呃逆半年于1986年3月24日来诊。诉半年前郁怒之后,始感咽部哽塞,继之呃声连连,不能自已,伴腹胀便干。曾四处求医,屡服中西药和行颈前神经节封闭术多次无效。就诊时呃声洪亮有力,声短而频,舌淡红苔白,脉弦滑。病系呃逆,证属肝气郁结,胃气上逆;治宜疏肝解郁,降逆止呃为主,方用柴胡疏肝散加减。处方:柴胡20 g,白芍10 g,香附10 g,木香10 g,降香9 g,枳实10 g,厚朴10 g,大黄5 g(后下),法半夏6 g,陈皮10 g,云苓15 g,代赭石30 g(先煎),竹茹12 g,生姜3片,大枣5枚。10剂,每日一剂水煎服。二诊,呃声减低,次数减少,守方10剂;三诊,偶有呃逆,且能自止,余证已去,原方去枳实,大黄,再服10剂而愈,随访数月无复发。

按:呃逆一证,或因饮食不节,情志不和,或久病体虚,影响于胃,致胃失和降,胃气上逆动膈而成。本例患者系因情志不和,使肝气郁结,横逆犯胃,胃气挟痰上逆而发为呃。呃声洪亮有力,冲逆而出,便干,脉弦滑,其证属实兼夹有热,故取柴胡疏肝散以理气疏肝解郁,加小承气汤以泻热除满通便,另与温胆汤化裁合用共奏疏肝解郁,健脾和胃,化痰降逆止呃之效,使症得除,病得愈。

案二,阳萎治验

患者,男,28岁,已婚,1986年3月3日初诊。半年前新婚后即阴器痿弱不举,房室

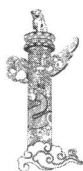

不能,且伴早泄,以致夫妻感情失和,精神忧虑烦躁,盗汗,便干,溲微黄。既往健康,无手淫史。查外生殖器无异常,舌淡苔白,边有齿印,脉沉弦,尺部弱。病系阳萎,证属肾阴不足,命门火衰,肝气郁结。治宜滋肾固精,壮阳兴欲,疏肝解郁。方用滋阴壮阳汤(自拟方)加味:熟地10 g,山药10 g,山萸肉10 g,茯苓10 g,枸杞子15 g,菟丝子15 g,麦冬10 g,补骨脂10 g,仙茅6 g,仙灵脾15 g,肉苁蓉10 g,巴戟天10 g,阳起石10 g,锁阳10 g,金樱子15 g,柴胡10 g,5剂,每日1剂,水煎,早晚分服。嘱忌房事,5日后二诊,诉晨间阴茎可勃起,但不坚,效不更方,继服5剂。三诊时精神转佳,仍盗汗。此为阳已得补,阴尚不足也。原方加女贞子10 g、旱莲草15 g,再服20剂,1个月后来诊,诉阴茎可随意勃起且坚,精神舒畅。巩固服药,以善其后,随访数月,阳事已遂。

按:阳萎(impotence)的病机主要当责之于肾精亏虚、肾阴不足、命门火衰、肾气不固、封藏失职。本例正是如此,且伴有阴虚内热之象。故治宜滋肾固精、壮阳兴欲,佐以疏肝解郁。予宗此法,以自拟滋阴壮阳汤为基本方化裁施治,方中以大队滋润之品滋阴补肾、填精益髓,加用温补之剂温肾壮阳、益火之源,使阳得阴助,阴得阳升;合固精、解郁之品为佐,达阴阳相济、肾气振奋、宗筋强健、精关固守、阳事得兴之效。守方出入服用30余剂,患者阳事得遂。(本验案1989年发表于《吉林中医药》杂志第4期)

案三,小儿叹息治验

患儿男,5岁。1986年3月4日来诊。其父母代述:患儿半年前因受幼儿园老师批评后,即闷闷不乐。终日长吁短叹,曾经西医诊查未见异常,服用谷维素,维生素B₁等药半年无效,故求中医诊治。查:患儿郁闷少言,叹息频作,不能自止,舌淡红苔白,脉沉小弦,此乃肝气郁结也。治宜疏肝解郁,方用逍遥散加减。处方:柴胡10 g,白芍20 g,云苓15 g,当归6 g,薄荷6 g(后下),沉香9 g,香附6 g,郁金6 g,白术10 g,甘草3 g。每日一剂,水煎服,六剂而愈。嗣后月余内先后两次受老师批评,叹息又作,仍以上方调治,五剂而叹息止。为巩固疗效,嘱其家长、老师配合治疗,随访数月,未再复发。

按:祖国医学认为小儿病因单纯,少受七情伤害,故有"脏气清灵,易趋康复"的特点。然该患儿却因逆言一句,致心情郁闷,情志不调而发叹息,实属少见。究其因,乃系患儿家长过于溺爱,使其性情孤傲,唯我独尊使然。故在施治时不可拘泥于古论,应以辨证为上。余从肝论治,使肝气得舒,情志调达,药到病除。即《景岳全书·小儿则》所云:"其脏气清灵,随拨随应,但能确得其本而摄取之,则一药可愈,非若男妇损伤和痼痴顽者之比"是也。

案四,鼓胀治验

患者女,37岁。1987年8月25日初诊。月余前无明原因始感左下腹部持续性胀痛,自觉扪及一包块,渐漫及全腹胀痛,伴恶心、呕吐,服多种中西药无效,当地诊所疑是"早孕",而做"人工流产"。术后下身流血淋漓不尽,腹胀满痛更甚,且伴头昏神疲,少气懒言,口苦咽干,纳呆,大便时干时稀3~4次/日,腹坠,无脓血。病后无寒热征,小便如常。否认肝炎、结核、心肾病史。查神萎形瘦,面色萎黄,腹大坚满,疼痛拒按,下肢、颜面无水肿,舌暗边有齿痕,苔黄腻,脉沉细涩。B超示:中等腹水,肝、脾、肾、子宫及附件正常,无包块影像。中医诊断:鼓胀,证属气血瘀阻,湿热脾虚;治宜健脾益气,清热利湿,行

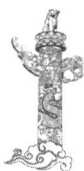

气化瘀止痛。方用五苓散加味:云苓 15 g,白术 12 g,泽泻 10 g,猪苓 20 g,桂枝 10 g,黄芪 20 g,厚朴 10 g,柴胡 10 g,香附 10 g,元胡 10 g,枳实 10 g,车前子 10 g(布包),知母 10 g,败酱草 15 g,丹参 30 g,白及 10 g,地榆 10 g,田七 10 g,炙甘草 6 g,鳖甲 15 g,每日一剂,水煎服,服药 15 剂。再诊时,仅有头昏,腹坠,下身少许流血,余症已除。查舌淡苔白,脉细:B 超示腹水消失。改用加味生脉散以益气敛阴善其后而愈,后无复发。

按:鼓胀一证因腹胀大如鼓而得名,以腹部胀大,皮色苍黄,甚则青筋暴露,四肢不肿或微肿为特征。多因酒食不节,情志所伤,感染虫疾、劳欲过度,以及黄疸,积聚失治,使肝、脾、肾功能失调,气、血、水淤积于腹内而成。该病家病因当责之于积聚失治,积聚多因气郁与痰血凝聚而成。失治则影响肝脾气血运行,以及肾与膀胱的气化,气血淤阻,水湿停聚遂成鼓胀。湿热互结,水浊停聚,故腹大坚满,疼痛拒按;湿热熏蒸肝胆,则口苦咽干;脾失健运,则清浊不分,大便时干时稀;脾不统血,则淋漓不尽;气血不足,形神失养,则神疲懒言,面黄肌瘦;舌暗有齿痕,苔黄腻,脉沉细涩乃气滞血阻,脾虚湿热之征。方用五苓散加味治之,意在益气健脾,清热利湿,清胀除满,行气化瘀止痛,药证贴切,大症皆除,又以加味生脉散益气健脾敛阴善后,病获痊愈。

验案四则,证虽不同,用药有异,但均属疗效颇佳之案,究其理,可见辨证施治之重要。只有临证时辨清认明,才能找出病患之症结,进而对症下药。药症贴切,则药到病除。

(1991 年发表于中国人民解放军总参谋部炮兵部医疗卫生学术论文集)

44 脾虚型慢性结肠炎、溃疡性结肠炎的病机特点及治疗规律

李恒谋

溃疡性结肠炎,又名非特异性溃疡性结肠炎,世界卫生组织称为特发性结肠炎。该病是一种以腹痛、腹泻、黏液便、血便为主要临床表现的非特异性炎症性结肠疾病。本病多发于 20～40 岁的青壮年。随着饮食结构、生活习惯和生活节奏的改变,诊检手段的提高(如纤维肠镜的推广应用),近年来中、老年发病有上升趋势,本病长期迁延不愈,有潜在恶变之可能。

本病目前病因尚不明确,一般认为与自身免疫反应和神经精神因素有关。患者受凉与饮食失调,情绪紧张,精神创伤,食物过敏及微生物感染等常为发病诱因。国内外文献报道对本病尚无特效疗法,且易复发,故如何提高本病的疗效,已为临床十分紧迫的课题。

中医文献无溃疡性结肠炎、慢性结肠炎的病名,但从其临床证候特点来看当属泄

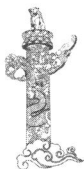

泻、肠风、下血的范畴。根据中医"脾主运化""泄泻属脾"的理论,结合我们治疗本病的临床体会,笔者认为应侧重从脾胃学说的角度,分析其病机特点,以理脾为中心环节,摸索其治疗规律,从而进一步提高疗效。

1 病机特点

在我们以中西医结合检查诊断的 530 例溃疡性结肠炎、慢性结肠炎的病例中,中医辨证属脾虚型的占 85% 以上,其临床证候如纳差、腹胀、神疲乏力、腹痛喜按、肠鸣、便溏、面色萎黄、舌淡、胖嫩有齿印、脉缓弱等与中医"脾虚泄泻"相近似。现结合脾虚型慢性结肠炎、溃疡性结肠炎的临证所见就其病机特点,试作如下综合分析。

1.1 脾气虚弱,谷气下流　脾气虚弱,中气不足,多由饮食失调,劳倦过度,情志内伤,以及其他急慢性疾患耗伤脾气所致。《素问·脏气法时论》曰:"脾病者,虚则腹满肠鸣、飧泄、食不化"。李东垣在《脾胃论》中亦指出:"形体劳役则脾病,病脾则怠惰嗜卧,四肢不收,大便泄泻"。这说明脾气虚弱对泄泻发病的影响。人以水谷为本,水谷运化属脾所主,若脾气虚弱,中气不足,健运失常,肠胃先虚,虚则六淫得以外侵,七情得以内伤。饮食不节,起居失常,脾胃受伤,纳化失司,输布精微无力,谷气下流,水停为湿,谷积为滞,清浊不分,并走大肠,合污而下遂成泄泻。同时由于脾胃相表里,脾气不足,胃气亦弱,腐熟功能失职,故纳呆食少。食后脾气益困,腹胀愈甚,所谓食入不运,其病在脾。脾主四肢肌肉,脾气不足,肢体失养,可见倦怠乏力。中气不足所以患者少气懒言。脾胃为气血生化之源,脾气不足,久延不愈,可致营血亏虚,而成气血两虚之证。气血两虚,肌肤失去血的濡养和温煦,可致形体逐渐消瘦,面色萎黄,舌淡苔白,脉缓弱等症。凡此皆因脾气虚弱、谷气下流所致。

1.2 脾阳不升,脾湿不运　李东垣《脾胃论·脾胃胜衰篇》云:"脾胃不足之源,乃阳气不足,阴气有余。"阳气不足,阴气何以有余? 这是因为脾胃居于中焦,是人体升降运动的枢纽,脾的运化功能,是以升清为主。升则上输于心肺,降则下归于肝肾。因而脾胃健运,才能维持"清阳出上窍,浊阴出下窍;清阳发腠理,浊阴走五脏;清阳实四肢,浊阴归六腑"的正常升降运动。谷气上升,脾气升发,元气才能充沛,生机才能活跃。若脾阳不升,则水谷不能化,就会出现脾湿不运,水湿不化,流于肠间,下降而久不能升,使生长之机陷于元气之匮乏,如有秋冬而无春夏。由此可知,脾阳不升,运化水湿之功能障碍,水反为湿,谷反为滞,脾虚湿盛,清不升,而浊不降,清浊混淆而下是形成泄泻的关键,前人所谓:"脾阳伤则泻""湿气胜,五泻成""脾寒则多溏泄""脾病不能制水则为泄"等等,诚非虚语。我们对溃疡性结肠炎、慢性结肠炎患者经纤维肠镜检查发现,有肠黏膜水肿者占检查病例的 84.7%。说明脾虚型溃疡性结肠炎、慢性结肠炎患者运化失常,组织失养及水湿内停,内溢组织器官,这和现代医学由于血管活性物(组胺、激肽类)细菌毒素,缺氧致毛细血管通透性增加及肠道疾患致蛋白质吸收障碍所引起血浆胶体渗透压降低的组织水肿相似。我们根据脾恶湿与黏膜水肿的联想,采取温阳健脾的方药治疗,使溃疡性结肠炎、慢性结肠炎水肿消失率分别占治疗前肠镜检查的 63% 和 72%,提示了肠黏膜水肿与脾阳不升,脾湿不运在本病发病中的内在联系。

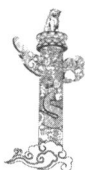

1.3　脾虚湿盛，湿蕴挟热　脾主运化，喜燥而恶湿，若饮食不节，恣食肥甘，饮酒无度，或素体湿热内蕴，或感受暑湿之邪，均能使脾之运化功能失常，水湿内生，脾虚湿盛，郁而化热，湿热蕴结大肠，腑气不利，气血凝滞，蕴而化脓，故见腹痛、腹泻、下利脓血等症，这又是脾虚泄泻的另一兼挟证候。此即《临证指南医案·泄泻篇》所说："泄泻，注下症也……溏泄之肠垢污积，湿兼热也。"说明脾而湿盛，湿蕴而挟热亦为本病之另一病机特点。

1.4　脾虚肝郁，木乘脾土　肝属木而主疏泄。能条达情志，疏泄气机和胆汁而助脾的腐熟运化。脾气主升主运化，脾气调畅，亦利肝气的疏泄，所以肝脾两脏在生理上密切相关，病理上互相影响。肝气疏泄正常，脾气运化强健，两脏相互协调制约，则人体气机调畅，消化吸收功能旺盛。若肝郁气滞，木郁乘土，影响及脾，则脾失健运；反之脾湿蕴积亦可影响肝之疏泄，脾病及肝，土壅侮木。临床上部分本病患者除表现有上述脾气虚弱，运化失职，消化吸收功能障碍的症状外，还常伴有胁痛不舒，肠鸣矢气，嗳气食少，痛则欲便，便则痛减，口苦脉弦的症候，就是脾虚肝郁，木乘脾土的表现。另外，从情志而言，"脾在志为思"（《素问·阴阳应象大论》），"思则气结"（《素问·举痛论》）。如果郁怒伤肝，肝气郁结，横逆乘脾亦可致泄。所以《景岳全书·泄泻篇》说："凡遇怒气便作泄泻者，必先以怒时挟食，致伤脾胃，故但有所犯，即随触而发，此肝脾二脏之病也。盖从肝木克土，脾气受伤而然。"本专科经治530例"溃结""慢结"中由情志失调，情绪紧张，精神创伤诱发的有127例（占24%），就是由于肝失条达，横逆乘脾所致。临床可据证择用抑木扶土、扶土抑木或疏肝健脾之法以治之。

1.5　脾病及肾，火不生土　脾为后天之本，肾为先天之本。脾之健运，化生精微，须借助于肾阳的温煦，故有"脾阳根于肾阳"之说；肾中精气亦赖于水谷精微的培育和充养，才能不断充盈和成熟，所以又有"后天养先天"之语。肾气强壮，丹田火盛，上蒸脾土，脾土温和，中焦自治。如肾阳不足，不能温煦脾阳，即釜底无薪，在本病则可见腹部冷痛，下利清谷，或五更作泄，形寒肢冷，小便清长，舌淡胖嫩，苔薄白，脉沉细弱等症。若脾阳虚衰，久延不愈，运化无力，不能化生精微以养肾，或水湿内阻，影响肾阳蒸化水液的功能亦可导致肾阳不足，脾虚及肾的病证。临床上此病多见于久病之后，且中老年发病有上升趋势，即是由于年老体衰，肾阳不足，命门火衰，脾失温煦，运化失常所致。

1.6　寒凝气滞，脾虚挟瘀　《灵枢·师传篇》说："肠中寒，则肠鸣飧泄。"《素问·气交变大论》亦曰："岁火不及，寒乃大行。……病鹜溏腹满，餐饮不下，寒中，肠鸣泄注。"气得寒则凝，得温则行；气行则血行，气滞则血凝。阴盛生内寒，寒则血凝泣，血凝泣则脉不通。形成本病寒凝气滞，气滞血瘀的情况，还由于脾胃虚则中气不足，气不足则血运无力，血行瘀滞，终成脾虚血瘀之证。由于脾虚挟瘀，所以部分"溃结""慢结"患者，除有脾气虚弱的表现外，还有腹痛有定处（多见左下腹或脐周），痛如锥刺，便下黏稠呈浆黑色，舌体胖嫩，舌质黯紫或有瘀点、瘀斑、脉细涩无力等表现。

1.7　饮食不节，传化失司　《素问·太阴阳明论》曰："饮食不节……则填满闭塞，下为飧泄，久为肠澼。"暴饮暴食，饮食过量，宿食内停；或过食肥甘，呆胃滞脾或多食生冷，误食不洁之物，损伤脾胃，受纳、腐熟、化物、传导功能紊乱，升降失调，即可发生泄泻。从本

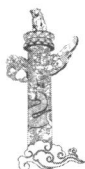

专科对 530 例溃疡性结肠炎,慢性结肠炎诱发因素综合统计分析来看,饮食不节占 310 例(68％),居于其他因素之首,即可说明饮食不节既是引起该病的主要病因。同时也是形成本病每见食物不化,矢气频多,嗳腐吞酸,胸腹饱闷等食滞症状的原因所在,从脾胃病防治角度言,注意饮食卫生,避免过食暴食,是预防本病发生的重要措施。

上述从脾胃学说角度概括了本病的病机特点,它可以脾胃本脏自病单独出现,亦可兼挟它脏为患错综复杂。总之本病主要病机仍属脾胃虚弱,阳气不足,阴气有余之证。其总的特点就是脾阳(气)不升,脾湿不运,脾胃升清降浊功能失常,传化失司。

2　治疗规律

基于前述对脾虚型慢性结肠炎、溃疡性结肠炎的病机特点的认识,我们在临床上紧紧抓住脾虚这个根本环节,从补中益气,温阳健脾立法,以甘温益气,健脾和胃治其本;以涩肠止泻,止痛止血,生肌消肿治其标。经过多年专科治疗本病,收到了较为满意的临床效果。兹结合病机特点,拟从以下几方面探索其治疗规律。

2.1　病机与脾胃气虚,谷气下流有关者　治疗应本着"劳者温之""损者益之""下者举之"的原则,以健脾益气为主,佐以升提为法,在具体处方用药上,主要以甘温三味(黄芪、党参、炙甘草)及怀山药、白术、茯苓、薏苡仁、扁豆等补脾益气药为主;以升麻、柴胡、羌活、葛根等升提药为佐。若腹泻次数较多者,可选用补骨脂、益智仁、赤石脂、禹余粮等。只要合并舌体胖嫩有齿印,脉细弱者,即可作为脾虚指征而重用黄芪等药。同时根据补脾先开胃的观点,可适当加些行气醒脾之药,如佛手、砂仁、草果、佩兰之类。

2.2　病机与脾阳不升,脾湿不运有关者　治疗应以"寒者温之"为原则,以温阳健脾立法,用建中、理中之辈。腹中冷痛较甚者,常加高良姜、炮姜、制香附或丁香、吴茱萸、肉桂、附子、荜茇(毕拔)等药温中理气止痛。若为无形之痛,在用温药的基础上加元胡、白芍、甘草;若为肠息肉、癌肿等有形之痛,可加三棱、莪术、乳香、没药等。若见脾虚湿盛,湿邪困脾症状明显者,我们根据《素问·藏气法时论》中关于"脾苦湿,急食苦以燥之"的原则,叶天士关于"太阴湿土,得阳始运"的观点,以健脾燥湿或升阳除湿为法,常选用苍术、厚朴、厚朴花、羌活、独活、防风、茯苓、猪苓、防己、车前子、泽泻等药以治之。

2.3　病机与脾虚湿盛,湿壅挟热有关者　治疗应本着清热不碍脾,利湿不伤阴的原则,以清热利湿解毒立法。若见黏液便或脓血便者,常选用白花蛇舌草、儿茶、刺猬皮、土茯苓、苦参、白头翁、白藓皮、白薇、青蒿、败酱草、薏苡仁、地榆、槐米等清热解毒利湿之品。口渴者,可加知母、葛根、花粉等药以解之。

2.4　病机若与脾虚肝郁,木乘脾土相投者　治疗应以《内经》"木郁达之"为法,采取扶土抑木,治肝安脾的原则,处方常以柴芍六君子汤或痛泻要方加减取效。肝气郁结明显者,常加佛手、郁金、川楝子、香橼、沉香、荔枝核等疏肝之药。若肠鸣症状较著者,可加防风、荆芥穗、白藓皮等清热利湿而祛风,防风用量可用至 12 ~ 15 g。若腹胀症状明显者,可在健脾运湿的基础上加用广木香、枳壳、砂仁、槟榔、大腹皮等行气之品。

2.5　病机与脾病及肾,火不生土,脾肾阳虚有关者　治疗又当以温肾健脾为法,肾阳得益,脾阳(气)自复。临床常以四神丸合桃花汤加减用之;阳虚明显者,可加台乌、肉桂等

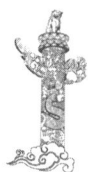

药。阳虚便秘者,可重用生白术至 30~50 g,决明子(草决明)、柏子仁、牛蒡子亦可酌情选用。

2.6 病机与寒凝气滞,脾虚挟瘀有关者 治疗应以温阳健脾,行气化瘀为法,李东垣的丁香烂饭丸每多取效,桃仁、红花、三棱、莪术、乳香、没药、田七、丹参、肿节风、乌梅、儿茶、土茯苓、浙贝等为常用之品。

2.7 病机与饮食不节,传化失司有关者 治疗应以"客者除之""积者消之"为原则,以消食强胃立法,以诸枳术丸加减化裁。枳术丸为健脾消食、消补平衡之剂,重在补正,故白术用量多于枳实用量,亦可用《医学正传》的曲麦枳术丸,或《摄生秘剖》的香砂枳术丸,临床亦可取《伤寒论》"损谷即愈"之意,节其饮食,则病亦痊。脘闷腹胀明显者,多加莱菔子以消胀除满。

总之,千变万化不离理脾,而理脾又以甘温益气为主,升阳除湿、固肠止泻、止痛止血为辅。

在上述根据病机立法用药的同时,我们还试图结合宏观脾虚辨证与局部微观纤维肠镜所见互为参合,以利辨证与辨病、宏观与微观的有机结合。如见肠黏膜水肿,我们从脾湿不运考虑,多采用生黄芪、白术、猪苓、茯苓、羌活、苍术、防己、防风等健脾燥湿、胜湿之药取效。若见黏膜充血,拟从营分挟有伏热考虑,用生地、赤芍、丹皮、重楼等清营凉血之药取效。如见黏膜溃疡、糜烂,我们从寒湿、湿毒考虑,多用台乌、淡吴茱萸、土茯苓、败酱草、刺猬皮等药治之。如见出血点,多以气不摄血,脾不统血论处,宜用生黄芪、炮姜炭、仙鹤草、茜草、白及、田七、阿胶、荆芥炭、侧柏炭等药。若见肠息肉,从气滞血瘀考虑,用乌梅、鸦胆子、肿节风、田三七、三棱、莪术、延胡索、荔枝核、白花蛇舌草等药治之。

所以,溃疡性结肠炎、慢性结肠炎的中医治疗,我们体会应从脾胃学说角度,结合病机特点,注意摸索其内在的治疗规律,以及从理脾入手,以温阳健脾立法,根据辨证求因,审因论治的原则,再结合具体病例的体质、病程、病变阶段具体分析,有所侧重的组方遣药,才能提高疗效。

(1998 年发表于《华人消化杂志》第 6 卷第 8 期)

45 温中健脾汤治疗胃脘痛脾胃虚寒型 459 例

汪宗发

1987 年以来,笔者应用自拟"温中健脾汤"治疗胃脘痛脾胃虚寒型 459 例,临床观察,疗效佳,现报道如下。

1 一般资料

459 例中,男性 382 例,女性 77 例;年龄最小者 21 岁,最大者 62 岁;病程最短者半

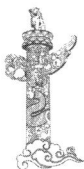

年,最长者 15 年以上。按病史、临床表现、X 射线钡餐检查及化验检查为确诊依据。

2 治疗方法

方用自拟温中健脾汤:炙黄芪、大枣、煅瓦楞子各 30 g,海螵蛸、生白芍各 20 g,玄胡 15 g,香附、郁金、炙甘草各 10 g,干姜、木香各 6 g,桂枝 3 g。水煎服,日服 1 剂,3 次分服,不作加减。服药期间忌生冷、辛辣等食物。

3 疗效观察

本组病例,经治疗后症状体征消失,X 射线钡餐检查及化验检查正常者为治愈;治疗后症状消失,X 射线钡餐检查及化验检查有明显好转者为显效;治疗后症状体征明显减轻,X 射线钡餐及化验检查无变化者为好转;治疗后无变化者为无效。按以上疗效标准统计:治愈 367 例(占 79.95%);显效 56 例(占 12.20%);好转 30 例(占 6.54%);无效 6 例(占 1.31%)。总有效率为 98.69%。

4 病案举例

患者男,46 岁,工人。1994 年 8 月 19 日初诊。间歇性上腹部疼痛反复发作 20 年,加重 1 个月。20 年前因饮食不节而开始上腹部疼痛,尔后反复发作,以灼痛为主,多发生于空腹时,并有嗳气泛酸,每年发作数次,每次 10～20 d 不等。发作时曾解过黑色大便,但无呕血史。上述症状逐年加重,病初服用小苏打之类药物可缓解,以后逐渐无效。一月前又因饮食不节而开始出现上腹部疼痛,解黑大便,去××县医院和××市医院检查大便潜血阳性,X 射线钡餐检查诊断为十二指肠球部溃疡,治疗半月,病情无明显改善,反而大便溏薄,故来我院就诊。望其面色萎黄,精神不振,上腹部偏右压痛,脘部较凉,四肢欠温,舌质淡,苔薄白,脉细。化验:血红蛋白 100 g/L;大便潜血阳性;X 射线钡餐检查发现十二指肠球部有一圆点状龛影,周围黏膜纹向龛影集中,十二指肠球部外形呈花叶状。诊断:十二指肠球部溃疡。辨证属脾胃虚寒,中阳不足之证。治宜温中健脾,理气止痛。应用自拟温中健脾汤水煎服,日服 1 剂,3 次分服。连续服用 49 剂,诸证已除,X 射线钡餐复查十二指肠球部溃疡愈合,未见花叶形,大便潜血阴性,病告痊愈。于 1996 年 3 月 7 日复查 X 射线钡餐检查,胃及十二指肠球部未见异常。

5 讨 论

胃脘痛,又称胃痛,是指上腹部近心窝处经常发生疼痛的病证。相当于现代医学中的急慢性胃炎、胃及十二指肠溃疡病、胃下垂、胃部肿瘤、胃神经官能症及胃黏膜脱垂等。本病的发生,常与寒邪犯胃,饮食不节,情志失调等因素有关。脾胃虚弱,是由于素体脾胃虚弱,或劳倦过度,或久病脾胃受伤,均可导致中焦虚寒而胃痛,若脾阳不足,寒邪内生,脉络失于温养,则为虚寒胃痛;若感外寒,内外合邪,则成寒积胃痛;若胃阴受伤,胃失濡养,又可成为阴虚胃痛。胃脘痛发生的原因虽有不同,但其发病有共同之处,即所谓"不通则痛"。故笔者对胃脘痛脾胃虚寒型的治疗,按病史、临床表现、X 射线钡餐检查

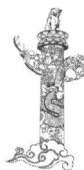

及化验检查设温中健脾、理气止痛为治法,方用自拟温中健脾汤。方中黄芪以健脾益气;桂枝、白芍、炙甘草、干姜、大枣以温中补虚,缓急止痛;木香、香附、郁金、玄胡以疏肝理气、活血止痛;海螵蛸、锻瓦楞子以制酸。诸药合用,全方既能健脾益气,又能温中补虚,也能理气止痛,并有制酸等作用。459 例胃脘痛脾胃虚寒型患者的治疗,无 1 例发生毒副反应,与其他治疗胃脘痛脾胃虚寒型的药物相比,温中健脾汤的疗效可靠。

(1997 年发表于《四川中医》第 15 卷第 12 期。获全国优秀论文一等奖。参与"胃脘痛研究项目"资料之一,获全军医疗成果三等奖)

46 隔药蜡灸治疗风湿痹痛 353 例临床观察

王华

风湿痹痛缠绵难愈,为临床一棘手问题。自 1990 年以来,我们自拟药方配以蜡疗,治疗风湿痹痛 353 例,疗效满意,报道如下。

1 一般资料

选择本院住院和门诊同期风湿痹痛患者 424 例,随机分为二组。隔药蜡灸组 353 例,男 156 例,女 197 例。年龄 19 ~ 81 岁,平均 46.5 岁。病程 1 个月 ~ 32 年,平均 7.2 年。肩关节周围炎 59 例(16.7%);腰背痛 236 例(66.9%);其他 58 例(16.4%)。单纯蜡灸组 71 例,男 34 例,女 37 例,年龄 21 ~ 77 岁,平均 45.8 岁。病程 1 个月 ~ 34 年,平均 7.7 年。肩关节周围炎 11 例(15.5%),腰背痛 47 例(66.2%);其他 13 例(18.3%)。

2 治疗方法

2.1 隔药蜡灸组 组方:生川乌、生草乌各 1 份。羌活、独活各 2 份,白芷 3 份,按以上比例将诸药烘干粉碎为末备用。用法:将药末用白酒或 50% 酒精喷润,至能粘成饼状为度。敷于患处,0.3 ~ 0.5 cm 厚。再用一塑料薄膜封盖。将融化之白蜡均匀涂于薄膜上,稍凝即涂,厚度以 1 ~ 2 cm 为宜。20 min 待蜡温接近皮温时,治疗完毕。每日 1 次,药粉 3 次一换,10 次为一疗程。

2.2 单纯蜡灸组 将融化之白蜡直接涂于患处,厚度、治疗次数,疗程同上。两组均口服吲哚美辛(消炎痛)片 25 mg,每日 3 次。

3 疗效判定标准

3.1 显效 局部肿痛消失或基本消失,关节功能基本正常。

3.2 有效 关节肿痛明显减轻,关节活动受限好转。

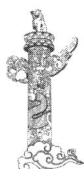

3.3　无效　连续用药 5 次,病情无变化者。

4　治疗结果

隔药蜡灸组总有效率为 89.51%,显效率 40.50%;单纯蜡灸组总有效率为73.23%,显效率22.53%。详见下表。

两组疗效比较

分组	临床分类	例数 n	显效		有效		无效		总有效率	
			例数	%	例数	%	例数	%	例数	%
隔药蜡灸组	肩周炎	59	22	37.3	31	52.5	6	5.0	53	89.0
	腰背痛	236	98	41.5	110	46.6	28	11.0	208	88.0
	其他	58	23	38.3	32	53.4	3	5.0	55	94.0
合计		353	143	40.50	173	49.00	37	10.48	316	89.51
单纯蜡灸组	肩周炎	11	2	18.2	5	45.5	4	36.3	7	63.0
	腰背痛	47	11	23.4	25	53.2	11	23.4	36	76.0
	其他	13	3	23.1	6	46.2	4	30.7	9	60.0
合计		71	16	22.53	36	50.70	19	26.76	52	73.23

隔药蜡灸组总有效率明显优于单纯蜡灸组,经 χ^2 检验,二者有显著差异,$P<0.05$。

5　讨　论

本组病例均属中医痹症范畴,痹乃闭阻不通。风、寒、湿邪侵袭人体,痹阻经络,气血遏阻,导致肌肉、关节等处疼痛、酸楚,肿胀和屈伸不利。中药生川乌、草乌为治风湿要药,善祛风寒湿邪,止关节痹痛。羌活可治头项脊背之痛,独活能疗腰腿足胫之痛。故有身半以上痛投羌活,身半以下痛宜独活之说,再配以白芷加强止痛之力。诸药相须为用,令全身痹痛可疗矣。

当今皮肤给药已成为临床一种重要的给药途径。药蜡组在单纯蜡疗的基础上再敷以药物,利用蜡疗的理化作用,助治疗药物直接穿透皮肤,减少了由于代谢途径不同造成的个体差异,避免了口服用药的一些毒副作用,短时间内可在病变部位达到较高的药物浓度,从而发挥最大的药效。故隔药蜡灸组疗效明显优于单纯蜡灸组,$P<0.05$。

药中加入酒精不但可使药末成形,而且有助药物有效成分溶出。另外,酒精的刺激作用及蜡疗的热力均可使患处皮肤血管和毛孔扩张,提高药物透皮吸收的速度及剂量。逐风、寒、湿邪,使痹阻之经络气血流通,痹痛立消。

隔药蜡灸,融理疗、药疗为一体,有药到痛除之效,且经皮治疗,有效避免药物的毒副作用,值得临床应用。

(1996 年发表于《四川中医》第 14 卷第 10 期)

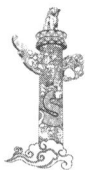

47 感悟中医

郭志红

　　很多人都非常喜爱中医,喜爱它历史悠久,喜爱它博大精深,喜爱它思维独特,喜爱它崇尚自然,喜爱它贴近生活,喜爱它简、便、验、廉。中医学的发展艰难曲折,而中医学的前景却非常广阔,正从中国走向世界。中医,是中华民族的骄傲,是世界人民的福音,它蕴藏了无限的生机,拥有着无穷的魅力。

　　中医学是我国的国粹。中医学是我国的传统医学,也是我国的原创医学,经历了数千年的发展,已成为中华文化瑰宝,世界文明的奇葩。自开天辟地生灵孕育以来,中医学就伴随生命的需求而逐渐产生完善。人们在与自然界、与疾病斗争的过程中,逐渐了解认识了大自然,逐渐发现了可以通过一些方法或食物来缓解身体的不适,于是我国也就逐渐形成了源远流长的中医学体系。

　　古代先贤们是中国传统文化的先驱,也是中国传统医学的原创者。我们常常谈起神农尝百草,黄帝著《黄帝内经》,伊尹备置汤液,雷公炮制药物。我们也常常赞叹扁鹊起死回生的本领,华佗神奇绝妙的医术。更有汉代先师张仲景的《伤寒杂病论》将辨证论治方法传播于世,东方很多国家都以它作为传统医学经典沿用至今。伟大的中医药学经过几千年的千锤百炼,兴衰起落,曲折发展,如今正接受着挑战与非议,同时也更加受到关注与热望。

　　学中医的人都知道四部经典,过去所指的四部经典是《黄帝内经》《难经》《伤寒杂病论》《神农本草经》,现在中医院校所用的四部经典去掉了《难经》《神农本草经》,改成了《温病学》。传统的中医师往往还是喜欢原先的四部经典。当我们把《黄帝内经》《伤寒杂病论》等四部经典学进去了,有了感悟,不由得被深深地打动,发自内心地赞叹先人的伟大!圣贤们对事物的神奇洞察,对疾病的预先把握,对药物的深知熟晓实在不是我们现代人可以比拟的;尤其是他们理论的精深,技能的奇妙,源自于他们能心怀宇宙、情系苍生,印证了大德与大智慧的共生。

　　在这些经典篇章的字里行间,我们可以体味出先贤们为大众摆脱疾病苦难的决心和甘愿奉献毕生研究实践传统医学的志向。我们现代这些传统中医的弟子难道不该为这样伟大的事业而倾注全心吗?中医学作为我国的国粹,也主导着世界传统医学领域。现在,很多人把中医作为时尚。很多跨行业的人,也对中医学产生了极大的兴趣。他们出于对中国传统科学独特思维方式的喜爱,流露出对中医的方法、技术体系及特殊疗效的赞赏,更有感于中国传统医学在自然科学层面上,所走出的一条独特的道路。"中医药"被称作一个"活化石",人们从中可以找到中国优秀文化传统的"活水源头"。中医学的博大精深实在是具有无穷的魅力。

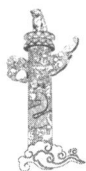

　　传统中医学也是现代创新医学。因为其中的很多方法及技术是别的国家所没有的,常常在外国专家眼中,被看作是新鲜事物,是技术创新。一些治疗手段如按摩点穴、针灸推拿、刮痧拔罐等,具有神奇的疗效,而且无毒、省钱、环保。传统中医学里面的宝贝太多了,但是很多没有被继承下来,如果不能及时抢救这些中医理论和技术,对中华民族将会是一个巨大的损失。

　　有人说中医学是经验医学,恐怕没有这么简单,如果没有一套完整的理论体系为支撑,中医学能持续数千年的发展是不可能的。中医学具有独特的理论体系,而这个理论体系,虽然古老,却又有很多是超前的,具有创新意义的。比如说,"天人相应"的整体思想,"辨证论治"的个体化治疗理念,"上工治未病"的预防原则,以及"冬病夏治"的时间医学观念等,这些无不体现着最先进的防病治病及养生的思想,鲜明显示着国内外医疗卫生界的最新提出的观念。

　　这一独特的理论体系有两个基本特点即"整体观念"与"辨证论治"。中医认为人体是一个有机的整体,脏腑组织器官在生理上相互联系,相互协调,相互平衡,共同完成人体的功能运转;病理上互相影响,在发生病变的时候,脏腑功能失常,可以通过经络反映于体表、组织或器官;相反,体表、组织或器官有病,也会通过经络,影响所属脏腑。

　　例如,一些膝关节不适的表现,有可能是因为胃部病变引起,因为足阳明胃经循行经过膝关节,胃部疾患好转后,膝关节不适也会相应改善;相反,膝关节病变也可以影响到胃。因此认为,人体局部的病变往往反映了全身脏腑、气血、阴阳的盛衰。因此在治疗上,对于局部的病变,也要从人的整体考虑。

　　同时人类生活在自然界中,自然界的变化(如季节气候、昼夜晨昏、地方区域等)又可以直接或间接地影响人体,而机体则相应地产生反应。同时一些疾病的发生也与季节气候及环境地域的影响密切相关。比如,春季多温病,夏季多痢疾、腹泻,冬季多伤寒等均与季节气候有关。某些地方病又与地理环境有关,如某地区因水土关系,易患地方性甲状腺肿;某地区因过于潮湿,易患风湿性关节炎等。当然,现在通过国家对水土环境的改造,使得一些地方病已经大大地减少了。

　　辨证论治是将四诊(望、闻、问、切)所收集的病史、症状、体征等详细资料,通过分析,找出疾病的本质,确立出它的证,也就是中医常说的"证候";然后根据这个证候给予恰当的治疗。也就是辩证地看待病和证候的关系,即看到一种病可以包括几种不同的证,又看到不同的病在不同阶段可以出现同一证候,而采取"同病异治、异病同治"的方法来处理。这种针对疾病发展过程中不同的矛盾用不同的方法去解决的法则,就是辨证论治的精神实质。有别于头痛医头、脚痛医脚的局部对症疗法以及不分主次,不分阶段,简单对号入座的治疗方法。

　　试举一例,中医都知道胃下垂是典型的中气下陷,应用补中益气汤进行治疗;可是,很少有人知道眼睛的角膜溃疡,亦有用补中益气汤治愈的。角膜溃疡出现中心凹陷,当采用"陷者升之"为法,服补中益气汤而获痊愈。由此,可以看到,不同的疾病,可以是同样的中气下陷证候,因此按中医辨证论治原则,同以补中益气法,而取得满意疗效。

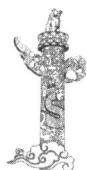

《黄帝内经》曰:"谨察阴阳所在而调之,以平为期"。"疏其气血,令其条达,而致和平"。这些话说出了中医治疗的最高准则,即中医通过各种各样的方法,包括用药物的偏性去纠正机体偏离正常的状态,达到阴阳平衡,脏腑调和,气血通顺。中医是用整体的、辩证的眼光去诊视人体,因此它所涵盖的内容非常广泛,除常诊的内容外,还应注意患者的性别、年龄、兴趣、爱好、生活条件、发病时令、地区差异等等,这些都与人体健康相互关联,都是中医师诊疗时所要考虑的。因此中医不仅是着眼于局部病变,而是以全方位的健康为诊疗目的。处处体现着人性化的特征。所以说中医的最大特色就是全面改善和提高人的体质。尤其重要的是在未发病前就能够有的放矢地去预防、阻止各种疾病的发生,而不是把重点放在生病后的处理。中医治疗不仅是躯体上的,更有精神上的,做到心身并治、防治结合,才能最有效地提高身体素质和生活质量。

中医的另一特点是简、便、验、廉。对于广大人民有着很强的适应性。它可以根据人体不同的需要,采用不同的治疗方法和对策。无论贫穷与富贵,老人与幼小,男人与女人,强壮与衰弱,保健与治疗,防病与抗衰,均有不同的思路与方法,最具针对性,最大限度的满足人们的各种需求,达到个性化治疗与养生保健的目的,这可以说是求医问药的最理想境界。中医的因人因地因时制宜原则,使得它能够整体地辩证地看待患者情况并加以解决,也就常常会达到出人意料的效果。

(2007 年发表于《今日科苑》第 23 期名医坐堂)

48 慢性头痛辨治思路与方法探析

郭志红

慢性头痛多指血管性及肌紧张性头痛。由于该病长期得不到根治,对患者的精神造成很大压力,严重影响学习及工作效率,生活质量明显下降。国内外对此进行了很多的研究和探讨,取得了一定的成绩,但远期疗效仍然是一个不太乐观的问题。比较起来,中医药对于远期疗效的解决有着更多的优势。笔者经过多年的临床实践,对慢性头痛的治疗积累了一定的经验,现就慢性头痛的辨治思路和方法探析如下,与同道互参。

1 证候学特征

1.1 慢性头痛多为本虚标实之证 本虚虚在阴血亏损,标实实在郁火上扰。研究表明,以脑力劳动及女性居多的患者群中,气阴不足、气血不足者占有较大比例[1],症状表现多为工作紧张或劳累后头痛发作或加重。也有在此基础上又遇情绪不畅,或稍感风寒等外邪之诱因,导致头痛发作或加重。常伴有乏力、心悸、失眠、口干、头晕、腰背酸软以及心烦等症状。从外表上看,这些患者往往并不像虚证,但仔细观察脉象、舌象,以及症状表现特征等,可以得知:其体质有一定的气阴不足或气血不足的基础,虽很轻微,但

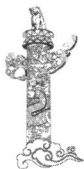

在遇有过劳、熬夜及过度紧张等情况时,上述症状就会明显表现出来,并发生头痛或头痛加重。

1.2　南方、北方证候分布不同　经临床观察及文献检索,发现南方、北方证候分布有所不同。慢性头痛在临床上属寒性的并不多见,而南方的一些文献显示,风寒头痛和肾阳虚头痛均占有一定比例,可能是与潮湿地区的阴证相对较多有关,正如患风寒湿痹证者以南方及潮湿地区人群较多。从某种意义上讲,头痛也可称之为"头痹",由头部的气血郁滞,运行不畅,痹阻经络所致。如能够做一个大规模的证候分布规律的流行病学调查研究,对于指导南、北方患者的用药会更加精切。

1.3　易感人群不同证候规律不同　临床观察表明,慢性头痛的证候分布在不同人群中亦不同。肝郁气滞型多见于女性,在中青年妇女中较为普遍,并常常伴有不同程度的月经失调或痛经,更年期妇女亦不少见;气血虚弱型多见于年老体弱患者,慢性头痛反复不愈,与本身正气不足有着密切联系;气阴不足型多见于脑力工作者,以及熬夜较多的人群,这部分人因用脑过度以及睡眠不规律,造成伤阴耗气,工作紧张时易头痛发作,工作松缓时症状可好转;另外,更年期妇女亦常见到此型,尤其与肾阴虚有密切关系;痰湿型多见于肥胖患者,并且往往是痰湿瘀血相互交结,以致迁延难愈;瘀血型在各个年龄阶段均较多见,头痛部位较固定,呈顽固性发作。但各型头痛常混合出现,因此应详加辨治,兼顾各方,综合治疗。

2　治疗方法

2.1　活血通络是治疗的关键　研究表明,治疗头痛应用最多的药物是川芎[2],一方面是作为引经药物,一方面是其活血疏风止痛的作用均较强;应用最多的方剂是四物汤及其类方。其中川芎用量较大,甚至用到 30 ~ 60 g[3]。头痛日久及头痛剧烈患者常常需要应用虫类药物,对于加强活血通络可起到重要作用,并可明显控制和缓解疼痛。

2.2　养血滋阴是保证远期疗效的关键　因慢性头痛属本虚标实之证,所以,要巩固疗效就有一个治本的问题。如何治本,这才是问题的关键。据统计,本虚主要是气虚、阴虚、血虚[1]。因此,纠正气虚及阴血的亏虚又是关键中的关键。由于劳累和紧张以及在此基础上的情绪波动及感受风寒是慢性头痛的常见诱发因素,如果要避免劳累和紧张以及在此基础上的稍触即发的情况出现,就要改善体质。根据肾主脑生髓的理论,要使头部的气血阴精充足,能够抵御不良因素,就要给予调理补充,也就是扶正。当然,这个度和这个时机很重要,过补就会壅滞,时机不对还未疏通好就补,也会造成相反的效果。如果酌情在症状缓解后间断或交替服用杞菊地黄丸、加味逍遥丸、天王补心丹、归脾丸等,对一些患者会起到很好的作用。

2.3　分期用药疗效较好　头痛发作期用药应与缓解期用药区别对待。根据致病诱因,发作期应采用作用较强的药物。如诱因为风寒、风热,则分别用祛风散寒或祛风清热的药物,常用药物有羌活、防风、白芷、细辛、葛根、菊花、薄荷等;如情绪波动,则用疏调情志的药物,如柴胡、枳壳、白芍、郁金、香附、合欢花、玫瑰花等;如因工作劳累而发病,则用西洋参、太子参、北沙参、黄芪、女贞子、山茱萸等;如因用脑过多、紧张熬夜等,则用枸杞

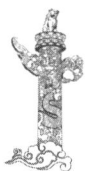

子、菊花、地黄、麦冬、天冬、五味子等;如因酒肉肥甘等引起发作,可用天麻、泽泻、泽兰、半夏、茯苓、竹茹等;疼痛剧烈、时间较久者,可加用虫类药物,如全蝎、地龙、僵蚕、蜈蚣、露蜂房等。发作期缓解后,宜采用扶正为主的方法。因劳累发病者,宜用八珍汤、归脾丸等;因用脑过度、熬夜引起发作者,可服用杞菊地黄丸、麦味地黄丸、天王补心丹等;因情绪波动发病者,可常服加味逍遥丸、四逆散等;因感受风寒而发作者,宜服用玉屏风散、桂枝汤等;痰湿体质可常服二陈汤、半夏白术天麻汤等;瘀血明显患者,可常服四物汤、血府逐瘀汤、通窍活血汤等。

2.4 注意风药应用的尺度 风药应用过多或过量,会延长头痛病程,并使病情逐渐加重。经观察,一些应用以风药为主的中成药治疗的患者,当时可见好转,随着服药的增多,其发作更频或更重。服用风药常常造成头脑空痛、昏痛、隐痛等,而且记忆力及工作能力下降,这是由于风药过用会造成伤阴、伤血、伤气,使得整体功能受到影响,以致迁延难愈。常用风药包括细辛、薄荷、羌活、荆芥、防风、天麻、川芎、白芷、全蝎、蜈蚣等。这些药对一些急性发作确实起到明显缓解头痛的作用,但急性期控制或好转后就应改用扶正为主或扶正祛邪并用的方法,才能从根本上杜绝病情的发展,对于体弱、女性、老年等患者,尤其要注意这点。临床上,有些医生习惯用大剂量川芎。笔者在多年的临床实践中体会到,治疗头痛,川芎虽为必用之药,但对于慢性头痛患者,并不需用很大量。研究表明,在慢性头痛中,虚证占有较大比例[4]。笔者观察发现,尤其气阴两虚和气血两虚较为多见[1],大量应用川芎则会伤气、伤血、伤阴,不利于慢性头痛体质的改善及愈后的恢复,并可能是远期疗效较差的原因之一。笔者认为,川芎除引经作用之外,主要取其活血疏风之效,而用钩藤、葛根等可起到同样的作用,且无伤正之虞,易获得较满意的远期疗效。要特别注意的是,在整体辨证的指导之下,调整患者体质的偏颇现象,纠正气血阴阳的失调,使得体内的发病因素得到彻底的改善,方能使慢性头痛得到彻底治愈。

3 小 结

对慢性头痛的辨证,以往多数医家常把注意力集中在"风",而忽略了"虚"。随着社会压力的增大,本病患者群不断增长,尤其是气阴不足、气血不足证候的增多,是慢性头痛在新时期与以往不同的特征之一;再者,过去很少有人关注南方与北方头痛证候的区别,如果从这点进行进一步的研究,一定会对指导治疗以及研发新药更为有利。

另外,临证用药还应注意几点:①活血化瘀药物。其中川芎是必用之药,但不宜长期大量使用。②疏风熄风药。外风者用疏风药,内风者用平肝熄风药物,后者更为重要。③虫类通络药。对于顽固性久治不愈及疼痛剧烈者有着显著的疗效,但不可久用。④祛湿化痰药。部分患者头昏头沉、头痛如裹,日久难愈,应用化痰利湿药可获得好的效果。⑤扶正补虚药。"久病多虚",需要酌情应用益气补血、养阴填精药,对于纠正体质、改善恶性循环、根治难愈的患者起着不可估量的作用,同时有助于改善脑力及提高工作效率。

参考文献

[1]郭志红,张蓉,陈洁.慢性头痛证候分布规律研究[J].中国中医药信息杂志,2005,12(11):95-96.

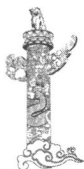

[2]杨洪军,王永炎.头痛方剂用药规律研究[J].中国中药杂志,2005,30(3):226-228.

[3]林锦洪.中医治疗慢性头痛疗效观察[J].辽宁中医杂志,2004,31(9):756-757.

[4]谢炜,陈宝田,赵云燕.180例慢性头痛证候分类与病因病机的分析[J].第一军医大学学报,1998,18(4):270.

（2006 年发表于《中国中医药信息杂志》第 13 卷第 6 期）

49 慢性疲劳综合征的中医辨证施治

徐成林,李爱芳

　　慢性疲劳综合征(chronic fatigue syndrome,CFS)是由美国疾病控制中心正式命名,并就此提出了 CFS 的诊断条件[1]。它是当今人类健康的又一杀手。CFS 也有人称为"灰色状态""第三状态""亚健康状态"[2]等。CFS 的病因尚未明了,治疗方面也缺乏有效的方法,而中医药对本病的治疗具有广阔的前景,笔者试图运用中医的理论,对 CFS 的辨证施治进行探讨。

1　临床症状与诊断[1]

　　虚弱疲劳感持续半年以上,排除其他病因性慢性疲劳。其临床症状有发热、咽痛、淋巴结肿大、头痛、肌肉及(或)四肢关节痛,失眠、健忘、抑郁、注意力不集中,烦躁易怒,甚则精神错乱等神经精神症状。

2　病因病机分析

　　本病在欧美、日本等发达国家发病率较高[2],近年来我国的发病率也不断上升。其原因与社会经济高速发展,生活节奏加快,因激烈竞争,导致长期精神紧张,破坏了人体阴阳平衡,使脏腑功能失调、升降失常、气机不畅、瘀血阻滞、久之脏腑功能衰退、气血亏虚,形成虚实错杂证等。本病早期多为实证而易被忽略,后期多表现为虚证。治疗当以调和阴阳、疏畅气机、活血化瘀;后期则以扶正固本,补益气血法治疗。

3　辨证施治

　　根据 CFS 的临床特点,结合中医理论分析,将其分为 4 个证型。

3.1　阴阳失调型　由于脏腑功能紊乱、气机升降失常、经络不畅、阴阳失调,证见疲乏、发热、咽干或痛、头痛、肢体酸痛、无力等,舌质淡红、苔薄黄、脉弦细数。治以疏通气机,调和阴阳,药用柴胡、黄芩、制半夏、党参、大枣、桂枝、白芍、葛根、甘草等。方如小柴胡汤、葛根加桂枝汤等。

3.2　肝郁脾虚型　由于肝郁气滞、脾虚失运、虚实错杂,证见疲乏无力、胸胁胀满、抑郁、

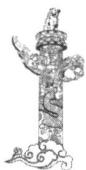

烦躁易怒、食少便溏、妇女乳房胀痛、月经不调等,舌红、苔薄白、脉弦。治以疏肝解郁,益气健脾、活血调经。药用柴胡、白芍、枳壳、当归、白术、茯苓、党参、香附、薄荷、桃仁、红花等。方如逍遥散、柴胡疏肝散等。

3.3　气血虚弱型　由于焦虑日久、心血暗耗、损伤心脾,证见乏力自汗、气短懒言、面色萎黄、心悸健忘、失眠多梦、思维不能集中、记忆力下降,妇女月经不调或闭经,舌淡、苔薄、脉细无力。治当补气养血。药如人参、黄芪、白术、茯苓、远志、当归、川芎、阿胶、酸枣仁、柏子仁、龙眼肉、木香、炙甘草等。方如归脾汤、八珍汤、十全大补丸、人参养荣丸等。

3.4　气阴两虚型　由于气虚日久、阴阳互损、肾水不足、虚火上炎,证见疲乏无力,头晕目眩、气短懒言、自汗、盗汗、手足心热、心烦口渴、腰膝酸软、大便秘结,舌质淡红、少苔,脉细数等。治以益气养阴。药如黄芪、人参、五味子、山药、熟地、天门冬、麦冬、天花粉、地骨皮、当归、炙甘草等。方如补心丹、补阴益气煎等。

　　以上根据 CFS 的临床特点,运用中医理论从三方面进行了探讨。在对 CFS 辨证论治中将其分为 4 个证型,对每个证型分别从病因、主证、治法、代表方药等方面进行了论述。意在弘扬祖国医学、充分发挥中医药的优势,为本病的治疗起到一个抛砖引玉的作用。

参考文献

[1](美)Lawrence M. Tierney(蒂尔尼). 慢性疲劳综合征//当代内科诊断与治疗[M]. 王贤才主译. 青岛:青岛出版社,1998:1605.

[2]王金山. 你有没有疲劳综合征[N]. 健康报,2002-10-12(2).

(2003 年发表于《中华临床荟萃杂志》第 14 卷第 7 期)

50　橄榄逍遥汤治疗乳腺增生症 46 例疗效观察

张玉亮,陈华东

　　乳腺增生症是妇女的常见病之一,近年其发病率不断增加。笔者依据本病的发病因素与特点,结合多年临床辨证诊治体会,拟用橄榄逍遥汤治疗,取得了满意的临床效果。现报道如下。

1　临床资料

1.1　一般资料　两组病例均来自门诊,按就诊时间顺序随机分组。治疗组 46 例,年龄最大 47 岁,最小 18 岁,平均 36 岁;单侧发病 26 例,双侧发病 20 例;病程最短 3 个月,最长 4 年,平均 1.7 年,以 6 个月—2.5 年最多。对照组 31 例,年龄最大 46 岁,最小 20 岁,平均 37 岁;单侧发病 18 例,双侧发病 13 例;病程最短 2.5 个月,最长 4 年,平均1.7 年。两组经均衡性检验,无显著性差异($P>0.05$)。

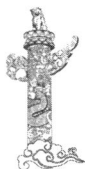

1.2 诊断标准 按照中华全国中医学会外科学会 1987 年制订的标准[1]。临床上有乳房肿块且多数伴有乳房疼痛等症状,连续 3 个月不能自行缓解,检查可触及大小不等、边界不清、质地韧而不硬、与周围组织分界不清的结节且有触痛,但排除生理性乳房疼痛。所有病例经过近红外线乳腺扫描检查与 B 超诊断,排除乳腺癌、乳腺纤维瘤等其他乳腺疾病。

1.3 治疗方法

1.3.1 治疗组:橄榄逍遥汤组成:柴胡 10 g、当归 15 g、白术 15 g、白芍 10 g、茯苓 15 g、郁金 15 g、香附 10 g、陈皮 10 g、浙贝 10 g、橄榄 6 枚,水煎服,每日 1 剂,连服 3 个月为 1 个疗程。停药后随访 3 个月。服药及随访期间嘱患者保持心情舒畅,避免精神刺激及过度紧张、劳累,忌服辛辣、油腻、刺激之品。

1.3.2 对照组:口服乳癖消胶囊(广东永康药业有限公司)每次 5 粒(0.3 g/粒),每天 3 次;维生素 E 每次 20 mg,每天 2 次。连服 3 个月,随访时间及服药期间注意事项同治疗组。

2 疗效观察

2.1 疗效评定标准 按照中华全国中医学会外科学会 1987 年制订的标准[1]。

治愈:肿块消失,疼痛消失,停药后 3 个月不复发。

显效:肿块最大直径缩小 1/2 以上,乳痛消失。

有效:肿块最大直径缩小不足 1/2,乳痛减轻;或肿块缩小 1/2 以上,乳痛不减轻。

无效:肿块不缩小或反而增大变硬者,或单纯乳痛缓解而肿块不缩小。

2.2 治疗结果 治疗组治愈 25 例,显效 10 例,有效 9 例,无效 2 例。治愈率为 54%,总有效率为 96%。对照组治愈 9 例,显效 11 例,有效 4 例,无效 7 例。治愈率为 29%,总有效率为 77%。经统计学处理,两组治愈率与总有效率比较,均有非常显著性差异($P < 0.01$)。

3 讨 论

乳腺增生症好发于中青年妇女,为乳腺组织的良性增生性疾病,中医学称为乳癖,表现为单侧或双侧乳房肿块,可伴有乳房疼痛,肿块与月经周期及情志变化密切相关。《类证治裁·乳证》认为:"乳症多主肝胃心脾,以乳头属肝经,乳房属胃经,乳汁为气血所化而源于胃,实水谷精华也"。说明乳癖与肝经、胃经关系密切。《外科正宗》曰:"乳癖乃乳中结核如丸卵,或重坠作痛,或不痛,皮色不变,其核随怒消长,多由思虑伤脾,恼怒伤肝,郁结而成……"。肝气郁结则气血不畅,肝络失宣;肝郁伤脾,脾胃不和,水湿不运,湿滞聚而成痰,痰气互结而成乳癖。

乳腺增生症的治疗,西医大多使用调整内分泌的药物,由于这种疗法本身又有致内分泌紊乱的副作用,其疗效并不理想,而外科手术更不为大多数患者所乐意接受。中医则根据乳癖的病机特点,依据《内经》"木郁达之"的治疗原则,治疗上宜顺其条达之性,开其郁遏之气,采用疏肝解郁,化痰散结,养血健脾为法。故而笔者拟橄榄逍遥汤加

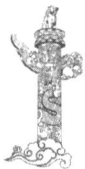

味。方用柴胡疏肝解郁,条达肝气,枢转气机;郁金、香附疏肝理气;橄榄以形制形散结;白芍养血敛阴、柔肝缓急;当归养血和血,且气香可理气;白术、茯苓、甘草健脾祛湿,实土抑木,湿去则痰无生化之源;陈皮理气化痰;浙贝清热化痰散结。诸药相伍,共奏疏肝解郁、化痰散结之功。临床疗效证实,橄榄逍遥汤对乳腺增生症具有较好的治疗作用,随症加减,可获满意疗效。

参考文献

[1]王净净,尤俊杰. 中医临床病症诊断疗效标准[M].长沙:湖南科学技术出版社,1993:153.

(2004 年发表于《现代中西医结合杂志》第 13 卷第 3 期)

51 踝–臂血压差与弦脉评估动脉硬化的对比研究

郑军

心血管疾病发病率、致残率高,是多数发达国家和许多发展中国家成人的主要死亡原因。而心血管病的基本病变是动脉硬化[1]。因此,探讨评估动脉硬化的指标和方法已成为临床关注的热点。我们自 2000 年以来,对 100 例经颅多普勒超声(transcranial Doppler,TCD)检测者进行了踝–臂血压测试和中医脉诊,旨在探讨踝–臂血压差(ankle brachial blood pressure difference,ABD)和弦脉在评估动脉硬化上的价值和差别,现报道如下。

1 临床资料

2000 年 1 月—2001 年 6 月入院体检,行 TCD 检测的 100 例受试者,按 TCD 诊断标准分为动脉硬化组 58 例和无动脉硬化组 42 例。动脉硬化组中男 42 例,女 16 例,年龄 39～77 岁,平均 62 岁。无动脉硬化组中男 30 例,女 12 例,年龄 38～74 岁,平均 62 岁。两组在性别、年龄上无显著差异,具有可比性。所有入选者均已剔除大动脉狭窄、闭塞性四肢血管疾病等影响踝–臂血压和脉象的因素。

2 观察方法

2.1 踝–臂血压测试 采用北京军区总医院医学计量中心、广东省医疗器械研究所和我院共同研制的四肢血压同步测试仪。患者于安静环境中取平卧位,将 4 个 24 cm×12 cm 的血压袖带分别缠于上臂中部,袖带下缘距肘横纹上 2 cm 处和小腿下部,袖带下缘距踝关节上方 2 cm 处。按下同步键钮,同时测量四肢血压,共测 3 次,取平均值作为

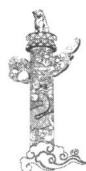

踝-臂血压读数,并计算其差值,以右踝-臂血压为观察统计数据。

2.2 中医脉诊 采用汉代张仲景提出的人迎(颈外动脉)、寸口(桡动脉)、趺阳(足背动脉)三部诊断法。患者取平卧位,手足伸展、放平,手心向上,医者三指平齐,呈弓行以指腹触按脉体。指下端直而长,如按琴弦为弦脉;从容和缓、柔和有力、不浮不沉、不迟不速、节律整齐,一息四至为平脉。

3 观察结果

3.1 两组踝-臂血压差值对比 见表1。

表1 两组踝-臂血压差值($\bar{x}\pm s$)　　　　　　kPa

项目	n/例	SBP※	DBP
有动脉硬化组	58	3.7±1.3	0.35±0.1
无动脉硬化组	42	1.6±1.2	0.34±0.1

与无动脉硬化组比较,※$P<0.01$。

3.2 两组踝-臂血压差和脉象分布 动脉硬化组58例中血压差>4.0 kPa者36例,发生率62.1%;弦脉34例占58.6%,两项结果相近,差异无显著性意义,$P>0.05$,见表2。

表2 两组踝-臂血压差和脉象分布　　　　　　例(%)

项目		动脉硬化组(n=58)	无动脉硬化组(n=42)
踝-臂血压差	<1.33 kPa	4(6.9)	26(29.1)
	1.33～4.00 kPa	18(31.0)	13(31.0)
	>4.0 kPa	36(62.1)	3(7.1)
脉象	弦脉	34(58.6)	4(9.5)
	平脉	14(24.1)	23(54.8)
	其他脉	10(17.4)	15(35.7)

4 讨 论

近年来,大动脉缓冲功能受损对心脑血管病发生、发展的影响和预测意义已日益引起重视。而大动脉缓冲功能受损的基础,在于包括粥样硬化和纤维样硬化在内的动脉硬化性疾病。颈动脉等大动脉的超声探测、脉搏波速度(pulse wave velocity,PWV)、颅内各血管段 TCD 检测均为精确而客观的高科技诊断动脉硬化的方法,但价格昂贵、技术复杂、不易普及。本研究采用的踝-臂血压差(ABD)评估法是借鉴国外近年来兴起的踝-臂血压指数(ankle-brachial index,ABI)作为冠状动脉硬化严重程度和心血管事件预测指标的研究报道,并予以改进而成;弦脉诊断动脉硬化,是中医源远流长的经验结晶[2]。

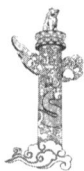

观察结果显示,踝-臂血压差和弦脉对动脉硬化均有较好的评估价值。结果提示,动脉硬化与踝-臂血压差及弦脉成正相关关系。

所采用的四肢血压同步测试仪,方便、实用、经济、快捷[3],值得在医院、疗养院和基层医疗单位推广。

参考文献

[1]施仲伟.心血管危险控制的内容与方法[J].中华心血管杂志,2001,29(7):441-442.

[2]袁志敏,刘运德.踝-臂血压指数为冠状动脉患者冠脉粥样硬化严重程度及心血管事件的预测指标[J].心血管病学进展,2001,22(2):27-128.

[3]何铁春,段俊法,王晓明,等.四肢血压同步测试仪的研制——技术基础与实践[J].遥控技术,2001,10:3-10.

(2002 年发表于《浙江中西医结合杂志》第 12 卷第 8 期)

52 辨病与辨证相结合治疗"瘀证"探讨

徐荣海,谭京恺,路明,姜胜基,徐成林

瘀证是指全身血液运行不畅或局部血液郁积及离经之血未能消散、瘀滞经脉、脏腑等组织器官内所致多种疾病的总称。它是某些疾病的病理产物,又是多种疾病的致病因素。根据瘀证形成的病理特点,临证体会,采用辨病与辨证相结合,对瘀证的治疗进行了探讨,并取得较好疗效,报道如下。

1 辨病施治

瘀证见于现代医学的多种疾病,涉及人体各个系统。当疾病发展到某种程度时,常影响气血的正常运行而导致瘀的病理改变,临床依瘀滞的部位不同,表现各异,现代医学的许多疾病如冠心病、肺心病、慢性肾炎、血栓性脉管炎、风湿及类风湿性关节炎、退行性骨关节病、某些精神病、糖尿病、肿瘤、某些过敏性疾病、妇科的多种疾病等的全过程或某个阶段均有不同程度的血液循环障碍。在积极治疗原发病的同时,采用疏通或改善微循环及活血化瘀的中西药治疗能较快地消除或改善症状,提高疗效。此类药物的西药血容量扩充剂如低分子右旋糖酐、羧甲淀粉(代血浆);抗凝血药物如醋硝香豆素、链激酶、蝮蛇抗栓酶、脉络宁、血塞通等。活血化瘀中药如丹参、川芎、赤芍、桃仁、红花、元胡、乳香、没药、三七等。活血化瘀的药物具有祛瘀生新、化瘀通络的作用,使瘀血得以消散吸收,阻塞的血管再通,组织的局部血液循环改善,从而促进机体功能活动的恢复。

现代医学研究发现活血化瘀中药具有改善微循环,使微血管扩张和血流速度改变,红细胞解聚,电泳增快,恢复红细胞的变形能力,减少和消除微血栓作用。活血化瘀疗法已广泛应用于临床各科,对某些久治不愈的慢性病、老年病、出血性疾病,慢性疼痛

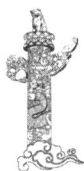

及中医所说的某些"怪病"等均可运用活血化瘀的方法治疗。

2 辨证施治

辨证施治是中医学术的基本特点,是理法方药运用的临床过程。瘀证总的治则是活血化瘀,但因其病因、病机、部位及程度的不同,其治法各异。结合我们的临床体会,采用分型论治,分述于下。

2.1 气滞血瘀型 情志所伤、肝郁气滞,闪挫外伤等致气机不畅,气血凝滞不通,证见胸胁或脘腹胀满刺痛,烦躁易怒,或癥瘕积聚,舌质紫暗或有瘀斑,脉弦涩等。治以行气活血、化瘀止痛,可用血府逐瘀汤加减;妇女月经不调或痛经属此型者,以少腹逐瘀汤化裁。

2.2 气虚(阳虚)血瘀型 气虚则血运无力,阳虚则经脉失温,脉络不畅,证见倦怠乏力,心悸、气短,心胸刺痛,或偏瘫水肿,四肢不温及血瘀的舌脉改变等。治宜益气活血化瘀。如中风后期以补阳还五汤治疗,方中重用黄芪,意在益气通阳,此乃"气帅血行"之理。

2.3 寒客血脉型 寒性凝滞而主收引,寒邪客于经脉,血液凝滞,证见心胸憋闷刺痛,或疼痛喜暖,得暖则痛减,形寒肢冷,舌质紫暗,脉沉迟涩。治宜温经活血化瘀,代表方如温经汤、当归四逆汤、少腹逐瘀汤等。

2.4 瘀热互结型 邪热滞留,经脉受损,血流不畅,瘀热互结,临床以血瘀血热互见,依其搏结部位不同,症状各异。如发热、神乱如狂,多处出血,或腹满胀痛,局部肿痛,灼热,舌红或暗有瘀斑等。治当清热解毒、凉血活血为主,代表方如桃仁承气汤、大黄牡丹皮汤等。

2.5 阴虚(血虚)血瘀型 阴血亏损、血脉不充;或瘀血阻滞,阴血化生不足。证见低热或五心烦热,头晕眼花,心胸或脘腹刺痛,舌质红或淡,有瘀点、瘀斑、脉细数等。治当滋阴养血,活血化瘀。代表方如桃红四物汤、六味地黄汤化裁。

2.6 痰瘀互结型 痰饮湿邪、阻遏气机,阳气闭塞、血行不畅,痰瘀互结,证见心胸憋闷刺痛、咳喘痰多,心悸气短,舌暗苔腻,脉沉迟涩等。治宜涤痰化瘀、辛温通阳,方如栝楼薤白桂枝汤加丹参、川芎、赤芍、降香等。

3 病案举例

病案1 气滞血瘀型:患者男,45 岁,患肝病 3 年余,乙型肝炎表面抗原(hepatitis B surface antigen,HBsAg)持续阳性,转氨酶增高,伴乏力,纳减。10 d 前因情志失调,两胁持续隐痛,伴心烦少寐,易激动,腹胀便溏,舌暗红,舌边有瘀斑,苔白润,脉细弦。证属气滞血瘀。肝脾同病,拟疏肝理气、活血化瘀兼以健脾。

处方:柴胡、砂仁、香附、郁金各 10 g,元胡、丹参、赤芍、白术、茯苓各 15 g,五味子 20 g、败酱草、垂盆草各 30 g,水煎服,每日一剂。

西药以能量合剂、丹参注射液静滴,肌苷片等口服,治疗 15 d,症状消失,转氨酶恢复正常。

病案2 气虚血瘀型:患者男,65 岁,右侧肢体麻木一年余,右侧半身不遂伴语言不

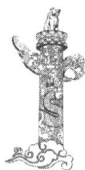

利 2 d。平素常有头昏乏力,近一年右侧肢体麻木,血压偏高,间断服降压药,3 d 前头晕较剧,自认为高血压所致,睡前服降压片及地巴唑各 2 片。第二天凌晨突然翻身困难,不能坐起,言语不清而就诊。查体:血压 128/76 mmHg,右侧肢体软弱无力活动困难,肌力 Ⅰ 级,腱反射减弱。舌质淡红、苔薄白,脉沉细,诊为脑血栓。

治疗经过:低分子右旋糖酐、能量合剂、蝮蛇抗栓酶静脉滴注,脑复康(吡拉西坦)、大活络丹口服;中药:黄芪 60 g,丹参、赤芍、鸡血藤各 30 g,川芎、川牛膝、石菖蒲各 15 g,当归、红花、地龙、僵蚕各 10 g,全蝎、甘草各 5 g,每日一剂,水煎服。电针以头针、体针加左侧语言区,辅以患肢按摩,住院 5 周,肌力 Ⅳ ~ Ⅴ 级,症状消失,语言恢复,痊愈出院。

病案 3　寒客血脉型:患者女,17 岁,学生,近两年来每于经期小腹剧痛,畏寒,四肢发凉,月经延期,量少,色暗挟小血块,舌质淡红,脉弦紧。证属寒滞经脉、瘀阻胞宫,拟温经止痛、活血化瘀。处方:附子、干姜、小茴香、没药、当归、生蒲黄、五灵脂、红花各 10 g,元胡、川芎、香附、怀牛膝、桃仁各 15 g,益母草 30 g,甘草 6 g。嘱其每于经前 5 ~ 7 d 开始服药,7 剂为一疗程,连服 4 ~ 6 个月经周期,半年后随访,除经期小腹有轻微隐痛不适外,其他症状消失,月经正常。

病案 4　瘀热互结型:患者男,28 岁,转移性右下腹痛 2 d,伴恶心、呕吐,麦氏点压痛,腰大肌试验阳性,舌质红,苔黄腻,脉滑数。拟清热解毒、化瘀消痈。方药:大黄 10 g,丹参、赤芍、桃仁、川楝子各 15 g,红藤、冬瓜仁各 20 g,败酱草、银花、薏仁各 30 g,水煎服,进上方 4 剂而愈。

病案 5　血虚挟瘀型:患者女,29 岁,产后恶露不尽 2 个月,色紫黑,有臭味,伴下腹钝痛,低热,心悸,头晕乏力,唇舌淡,脉细数无力。治疗:西药抗感染,内服益气养血、活血化瘀中药:当归、川芎、桃仁、阿胶各 10 g,熟地、丹皮、地骨皮、赤白芍、牛膝各 15 g,黄芪、鸡血藤各 30 g,三七、炙甘草各 6 g,水煎服。服 7 剂后流血渐止,诸证减轻,原方去熟地,继服 5 剂而愈。

病案 6　痰瘀互结型:患者男,62 岁,心慌、胸闷、气短、伴咳嗽、咳痰、出冷汗,四肢发凉 5 d 而就诊。右肺中下叶闻及细湿啰音,两肺散在哮鸣音,心律不齐,各瓣膜听诊区无杂音。舌暗有瘀斑,苔白腻,脉数结代。胸片示肺气肿,心电图各导联频发室性期前收缩。诊为冠心病,肺气肿,肺部感染。中医辨证为饮停心肺,痰瘀互结。治以通阳化饮、活血化瘀。西药给予止咳化痰平喘,抗感染,抗心律失常,支持疗法等。中药:桂枝、栝楼、川芎、茯苓各 15 g,薤白、法半夏、红花、降香、红参、附子、炙甘草、陈皮各 10 g,细辛 5 g,丹参、赤芍各 30 g,进上方 5 剂后随证加减,住院 15 d,诸证消失,心电图恢复正常。

以上对瘀证治疗的探讨,虽不能概括瘀证施治的全貌,但希望能有抛砖引玉之用。

第三部分 古籍整理——伤寒类证解惑

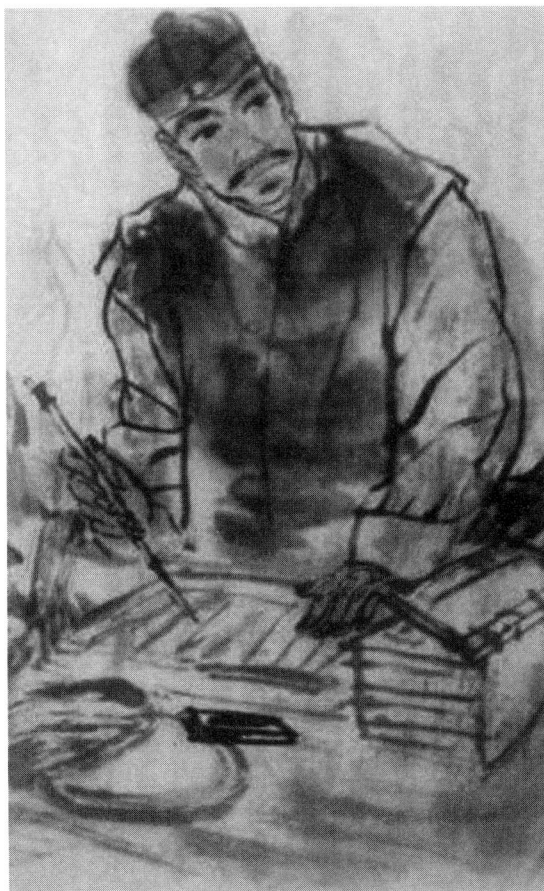

内容概览

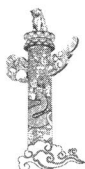

内容提要

  《伤寒类证解惑》为清乾隆年间太医张泰恒原著,成书于乾隆十年（1745 年）,于光绪十五年（1889 年）刊刻付梓。南阳周边数省广为流传。原著者认为《伤寒论》虽是中医典籍,但由于其"义理深奥,未易窥测",为了精研伤寒并更好地运用伤寒论,故著《伤寒类证解惑》一书,主要内容包括伤寒总论、伤寒类证解惑目次、伤寒类证解惑赋、"伤寒类证解惑赋"注、伤寒类证药方,分十八段注解,共载方药一百八十二方。其内容精练,条文详解,义理深奥。其根据医圣仲景《伤寒杂病论》的论述,结合作者的临床经验,诸条进行注评,并对前人注释中的一些谬误条文,进行更正。对类伤寒病证亦进行分类阐述,对后世辨病、辨证具有临床指导意义。

  原著者后世子孙张玉亮、张光建对《伤寒类证解惑》进行了重新整理,其在尊重原著的基础上加以断句、标点、校注,对一些错字进行修改,补充遗失的方药,并尽量保持原著特色。本书的出版对弘扬、传承中医文化和仲景学术思想有积极的意义。本书可作为中医教学与《伤寒论》研究者以及临床各级中医师和中医院校学生的参考书。

  嗟乎,伤寒之病,传变不常,杀人甚速。未易窥测,必平日熟悉其理,临时又加精察,方能奏效。古昔医圣先师立论著方,创生世未有之奇。此后王叔和之撰次、成无己之注释,与夫东垣、王好古、王安道、张兼善、赵嗣真、陶节庵、喻嘉言、程效倩、方有执、朱南阳、王三阳、王宇泰诸君子之绪论,虽纯杂不一,然莫不各有所发明。惟李氏作《活人指掌》,童氏为之注释,凌乱悖谬不可枚举,此类证解惑之所以作也。

——张泰恒

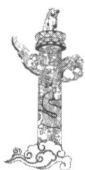

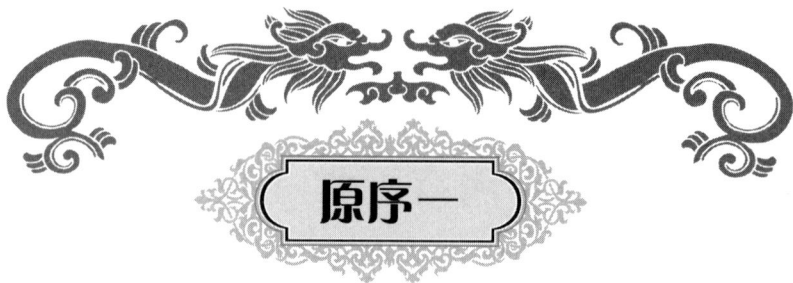

原序一

　　闻之作者为圣,述者为明。若予四高祖之所著述,且不敢当。况作者予四高祖讳泰恒,字德一,公慈祥人也。幼习儒业,颖悟过人,年甫弱冠(古人指二十岁的男子。见《礼记·曲礼上》:"人生十年日幼学,二十日弱冠……")游(指外出求学。见《三国志·吴书·士燮传》:"少游学京师,事颍川刘子奇。")泮水(泮宫的别称。周代称培养贵族子弟的学校为"泮宫"。明清时代,州县的学校也称"泮宫",生员入学称为"入泮"。《说文解字·水部》:"泮,诸侯乡射之宫,西南为水,东北为墙。"又见《诗经·鲁颂·泮水》),食廪(即廪食,官府所供给的口粮)至中岁,又登贤书,仁民爱物之心,宜枼(枼,古代用于占卜的器皿。宜枼即为预测)目可遂矣。孰意数次北上进取维艰,转思良相良医。其途虽殊,济世济人其心则一。于是,绝意宦途,留心岐黄。虽男妇老幼诸科无不精晓,而于仲景公《伤寒论》一书,尤加意揣摩。故当时之患此证者,一经公手罔不奏效若神。因于课读之暇将伤寒原委一一注解而讲明之,较《伤寒论》尤明白易晓,名之曰:《伤寒类证解惑》。每欲公诸斯世,施及后人,惜有志未逮,已捐馆矣。昨年秋,予有契友虎臣陈先生,素与如冰刘先生相善。一日,在刘先生家叙及此书之善意,欲刻梓广行。是夕,即梦公告之曰:"予所著其书,二先生既有意梓行,愿勿中止焉。"次日,二先生以所梦同,大奇之,遂告予。予叹曰:"予梦被公责屡矣,其如囊涩何!"二先生曰:"此善举也,但速为之。如以独力难成,吾二人解杖头相助,再募化邻亲,当无不应者。"予从其言,乃以是书付剞劂(jījué,刻书的雕版)。今而后,予四高祖之手泽,庶乎不斩,即后之学医者,亦有所取法云。

　　敬将助资人开列于后:

周维翰	尹作诰	惠亮采	张炳勋	王荣光	薛宅同
尹一德	乾元堂	何鸿勋	黄彭龄	王永正	张文洛
李德馨	张鹏霄	聂桂山	陈家山	段书林	张士仁
周宅堂	房元太	杨茂林	李谈道	张翼之	于景伦

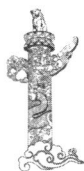

唐之贤　唐之哲　张凤安　段师训　刘恒德　李殿柱
常法尹　胡登云　胡新德　郝显龙　周文明　天保堂
协盛堂　罗喜顺　孙成性　唐有令
张氏后裔：
炳乾　炳成　炳敬　炳坤　炳信　履中　宗文
内七方药名未备暂缺以俟后人参考。
段培训　张炳义　刘惠清　陈炳文　印送

大清光绪十五年仲春月中旬

曾孙　张炳义

板藏邓州东急滩河西沙洼张炳义家

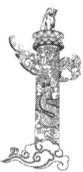

原序二

伤寒一门与他症别其为类也,多端而其传变也(副词,相当于"还")无常。业是道者,自非明理之至,心细如发,沉潜反复于其中者有年,往往毫厘之差谬以千里。粤古岐伯作《内经》,越人著《难经》,而伤寒之说有自来矣。然求其超前轶后、精入无伦者,独推长沙仲景,盖以其辨证察脉,条分缕析,无毫发遗憾也。第(副词,"但"意)其微词(委婉言词)奥旨(深奥)未易窥测,而且散亡遗失,略而不全。后之读其书发明其理者,如王叔和之撰次(编排。书刊书籍术语)成无己之注释,以及宋元以来诸家之绪论,非不择焉,求其精语焉,求其详。然未免有胶柱鼓瑟(成语。指其内容拘泥而无变通)、刻舟求剑之敝,总于疑似之间辨之,未明也。

　　盖天下事不外阴阳两端,然有阳中之阴,阴中之阳,而阴阳之中又有阴阳焉,岂可混而无辨乎? 譬之康节[邵雍(1012—1077年),字尧夫,谥康节,北宋理学家、数学家、诗人、易学大家]所云:"日月星辰为天之四象矣,而四象之中又有日之日、日之月、日之星、日之辰之类焉。水火土石为地之四象矣,而四象之中又有水之水、水之火、水之土、水之石之类焉。"诸如此类岂可以无辨乎? 又如乐有五音十二律,此其大略也。而五音之中每音各有十二律,十二律之中每律又各有五音,诸如此类岂可以无辨乎? 故一病也,所受有浅深所发,有迟速,而且有虚实寒热之不同,阴阳表里之各异。经纬错综不可方物,欲一概而施治焉,不可得也。世之人以鲁莽之学,粗通大义,遽(jù,急于、骤然)欲百发百中,一或不中,不自咎其所学之未工,反谓证危之本不可疗;不自责其见理之未真,反谓古人立言之不足,尽信者,亦见其惑也。惟张子德一,从予游有年,性嗜岐黄,他证固无不肄,而伤寒一门尤其所专攻者。其见书也博,其用心也密,其阅症也久,因之立言也最确。所著有《伤寒类证解惑》一编,既总赋其证于前,又逐段释其理于后。故其中阴阳有经焉;杂症有等焉;伤寒与中寒有别焉;正伤与类伤有辨焉;表里浅深有序焉;传变坏症有差焉;虚实寒热有据焉;温凉补泻有则焉。务使脉络分明,显然易晓,无复如向(上述)者。承讹袭

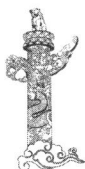

舛、胶柱鼓瑟、刻舟求剑之病，其亦孟子所谓："息邪说，距诐行，放淫辞"（见《孟子·腾文公（下）》其意为："消除荒谬学说，反对偏激行为，驳斥错误言论"）之意乎！程子有云："学者不知医，比之不孝不慈。予赋性偏僻，平日但肆内伤。至于风寒暑湿诸外感，全以他人为从违。"正有如程子所云者，幸张子德一于此道深得三昧（指造诣深湛，为"得三昧"），既已调护己身，亦且广济众人。故寻家凡有外感，延请诊视，动辄（副词。时时）响应。今年夏季持其《伤寒类证解惑》一册来相就正，予虽不肄斯其道，而观其分门别类，辨析无遗，亦未尝不了然于心目之间也。是张子上可为长沙之功臣，下可为后学之津梁。而济危扶颠，尤吾乡之福星也。因喜之为序云。

时　乾隆十年岁次乙丑孟秋之吉湍湄廖揽郁藻氏序

原序三

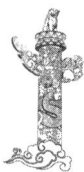

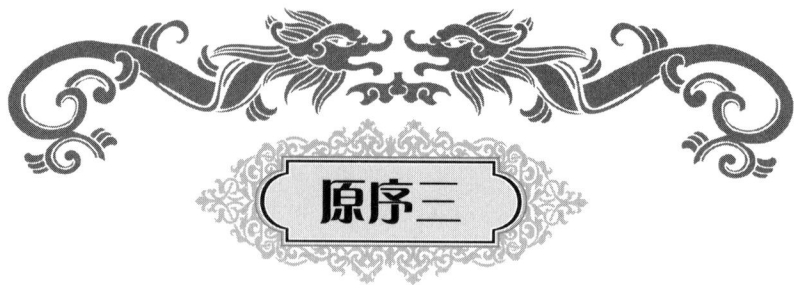

客岁(去年)秋,诸亲友令予刻是书,阅数月而始成。是书本予四高祖泰恒公所著,其中论病情由及用药等项,遵者(其后遵循行医者)固不致错认病证矣。但势时仓促,于是书之题目未变,逐节填明,更有药方缺略数条未及备载,虽刻是书,尚有遗憾。望祈(即祈望。"祈请"之意)有明于医道者,细加斟酌,再为添补,以全其事可也。

光绪十四年孟夏月　张炳义再序

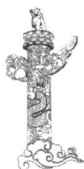

前　言

《伤寒类证解惑》一书为清代名医张泰恒原著,成书于清乾隆十年(公元 1745 年)。光绪十五年(公元 1889 年)刊刻付梓发行。

先祖张泰恒,字德一,南阳邓州人,生于康熙五十一年(1712 年),卒于乾隆三十四年(1769 年),享年 58 岁。乾隆朝太医,对伤寒类证颇有研究,在中医界享有盛名。其自幼聪慧勤奋,16 岁考取秀才,22 岁中举,获吏部颁发候选知县名分。后因病误了殿试,失掉了获取进士的机遇,从而淡于功名奋发学医,他博通经史,广览医籍,"不能为良相,亦当为良医"。后在京行医,因为怡亲王儿子和乾隆帝治病,而选入太医院任太医。回乡后为家乡群众治病,济世救人,并著成《伤寒类证解惑》一书,流传后世。

《伤寒类证解惑》,共四卷。卷一为《伤寒类证解惑赋》(十八门一百六十三证),以歌赋的形式将伤寒类诸病证的深奥病理、病因剖析得头头是道,并将辨证施治之法分一十八段详加表述。化深奥为浅显、化复杂为简单、见微以知萌、见端以知末,正所谓"智者,知也。独见前闻,不惑于事,见微知著者也"。使文章深入浅出、理清义明、朗朗上口、易于记诵。卷二、卷三则将《伤寒类证解惑赋》逐段、逐句解释。卷四为方剂的使用(书中所涉及的方剂共一百八十二首)。原书 7 万余字,全篇"既总赋其症于前,又逐段释其理于后。故其中阴阳有经焉,杂症有等焉,伤寒与中寒有别焉,正伤与类伤有辨焉,表里浅深有序焉,传变坏症有差焉,虚实寒热有据焉,温凉补泻有则焉。务使脉络分明显然易晓……"。

《伤寒类证解惑》属于研究张仲景学说的发挥类医学典籍,是一部内容丰富,医文并茂,伤寒和温病合论,理论与实践兼备,由博返约、雅俗共赏的学术专著。从《伤寒类证解惑》编写体例和内容可以看出,著作以辨证为主,目的在于鉴别伤寒与温病、伤寒与相兼症、伤寒与杂病的类似症,便于临证辨识比较。通观全篇不难看出著作"由浅入深、文采洋溢;探微索赜、独立见解;纲举目张、条分缕析;学识渊博、演习精深;寒温互研、经时

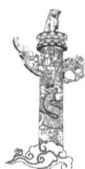

并用;注重临床、强调辨证"。

远祖父在书中写道:"嗟乎,伤寒之病,传变不常,杀人甚速。未易窥测,必平日熟悉其理,临时又加精察,方能奏效。古昔医圣先师立论著方,创生世未有之奇。此后王叔和之撰次、成无己之注释,与夫东垣、王好古、王安道、张兼善、赵嗣真、陶节庵、喻嘉言、程效倩、方有执、朱南阳、王三阳、王宇泰诸君子之绪论,虽纯杂不一,然莫不各有所发明。惟李氏作《活人指掌》,童氏为之注释,凌乱悖谬不可枚举,此类证解惑之所以作也。"书中又云:"嗟乎伤寒杀人甚于锋刀,扶顺持危只在须臾。维博洽无以击其理,维精明无以察其几。敛齐不敏聊讲此书,凡我同志敬而听之。伤寒为人生之大病,故前人多立论著方以垂后世。然文辞深晦、序次凌乱、议论浩繁、不便简阅。兹出《伤寒类证解惑》一十八段……"。远祖父友人廖谈认为《伤寒类证解惑》不但"条理分明,次第清晰",而且将伤寒诸症"分门别类、辨析无遗……上可为长沙之功臣,下可为后学之津梁,而济危扶颠尤吾乡之福星也……"。实谓泽被后人、功德无量。

整理过程中,在尊重原著的基础上加以断句、标点、校注,对一些错字进行修改;对遗缺的部分方剂和主治,根据书中原意,进行了补充,尽量保持原著特色。

在整理过程中得到廖国玉教授、陈建章教授的指导和帮助,在这里表示衷心的感谢! 我们相信该书的出版对弘扬中医文化和仲景学术思想及指导中医教学、临床实践都具有积极意义。同时也是南阳邓州中医文献的又一发掘。但在整理过程中,难免会有一些错误,请各位同道及广大读者批评指正。

张玉亮　张光建
2022 年 10 月

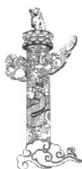

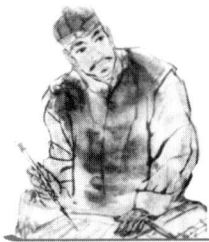

伤寒总论

客难于予曰："伤寒何以为大病也？"

予曰："天地之间，阴阳而已。阴阳不能不判，而为五行。五行不能不布，而为四时。春属风而温，夏属暑而炎，秋属燥而凉，冬属寒而厉，此则四时之正气也。人在天地之中，或身体稍虚，或摄养稍疎(shū,同疏)，则虽四时之正气，皆能感而为病。而独以伤寒为最重者，以其骏烈严凝之气，入人也最凶，杀人也最速。故南阳医圣先师，特著《伤寒论》，以示天下，遗后世。而后世之闻风兴起，各抒所见。以发明其理者，遂不下百十余家。岂非以伤寒为巨病，而未容忽视乎哉。"

曰："伤寒之为大病，既得闻命矣。敢问古人论伤寒，皆以足之三阳三阴为言，而手之三阳三阴无预焉。果伤寒但传足而不传手？"

予曰："伤寒传足不传手，俗医之见也。盖人之充满于一身者，无非血气使然。气自寅时，会于手太阴肺经，以次分布诸经。行三百六十五度，明日寅时，复会于手太阴，气之所至，血即随之。是人身之脏腑荣卫，皆运行流通，无有阻间(jiàn,去声,意隔阂)者也。所以一脉愆和，则百脉俱病。况伤寒暴厉之气，入人荣卫，中人藏腑，阴阳上下，任其冲突，夫焉有传足不传手者哉？而上古神圣论伤寒，乃俱以足之六经为言者，此亦有故。盖伤寒者，三冬之病也。冬日坎水用事，时则足太阳(膀胱)、少阴(肾经)正司其令。故触冒之者，则在此一经也。至于足少阳(胆经)、厥阴(肝经)，虽曰司风木之令，然必至春分以后，风木方旺，而木令实起，于大寒之节，正当十二月中，则与严寒之气相联续矣。故寒气亦伤之也。至于足阳明(胃经)、太阴(脾经)，中央土也，与冬时无预而亦伤之，何哉？缘土无定位，寄旺于四时。则四时之寒、热、温、凉皆能伤之。所谓万物归土也。由是观之，则足之六经，乃寒邪所入之门户境界也。若手之六经主于夏、秋，寒邪虽亦能由足而传焉。然而终非受伤之门户境界也。此古人论伤寒。所以言足而不言手乎也。"

曰："伤寒言足不言手，既有味乎其言之矣。敢开仲景之书，皆根柢于《内经》。然《内经》谓'人伤于寒，则为病热'。仲景乃谓'伤寒有热亦有寒'，果有说以通之乎？"

曰："《内经》谓伤寒有热而无寒。盖推中寒于伤寒之外，言常而不言变者也。仲景

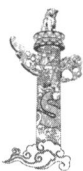

谓'伤寒有热亦有寒',盖列中寒于伤寒之中,备常变而非遗者也。缘夫风寒之邪,触于人身,非入于阳,即中于阴。入阳经则热,中阴经则寒。故有邪热始自太阳,终于厥阴。依序而传者(热证),又有邪热间经而传,不依乎其序者(热证),又有邪热始终只在一经,更不传他经者(热证)。又有三阳各受邪热,或各传其本腑者(热证);又有三阳受邪热,互相传其经腑者(热证);又有三阳合病者(热证);又有寒邪直中于阳腑者(寒证);又有三阴自受寒邪,不从阳经传入者(寒证);又有三阴自受寒邪,即中于阴脏者(寒证);又有三阴受寒邪,亦传阳经及阳腑者(寒证)。又有太阳受邪未及郁热,即传于少阴者(热证);又有少阴受邪,未能成寒,即传于太阳者(寒证);又有阴阳两感者(热证),如此之类,不易枚举。人焉能必风寒之入,人但成热而不成寒哉。此仲景有热有寒之论,所为较《内经》而更详也。刘河间作《热证论》,皆执《内经》之言。而以仲景论中之寒证,为服凉药过多之所致;夫过凉致寒固有之矣,而亦岂尽然哉?得不为王履之深訾(zī)哉。"

注:此段言伤寒有热亦有寒。

曰:"伤寒有热亦有寒,既详哉其言之矣。敢问伤寒所变之杂症,世人每谓当推之伤寒门之外,此说然乎?"

曰:"是说也,正所谓齐东野人之语也。盖风寒入于人身,当汗不汗,当下不下,以致邪气冲突,衡(横)行于荣卫脏腑之中,而各种杂症出矣。又或庸工不知虚实,不察表里,妄加方治,药与证违,以致邪气未出,而正气已衰,而各种杂症又出矣。然则以伤寒而变杂症,依然伤寒之杂症也,与内伤之杂症相去云泥矣。焉得推之伤寒之外乎!大抵病有标本,治有原委。症虽百变,而卒不可不求其根。即如便血、衄血、发黄、发斑、蛔厥、狐惑、结胸、痞气皆杂症,由伤寒而来者也。然则将以是为内伤之杂症,而与伤寒无干乎哉。说之谬妄,不经也明矣。"

注:此段言伤寒所变之杂症,仍当与伤寒为一门。

曰:"伤寒所变之杂症,仍当与伤寒为一门,理诚然矣。敢问伤寒治分表里,即'阳为表,阴为里'之说乎?"

曰:"不止如是而已也。盖以阳经络对阴经络而言,则三阳之经络为表,而三阴之经络为里。以阳腑对阴脏而言,则三阳之腑为表,而三阴之脏为里。此特大概之言耳。究之经络脏腑,则层匕(层次之意)有表里耳。盖太阳之经络行身之后,主皮毛之分野;阳明之经络行身之前,主肌肉之分野;少阳之经络行身之侧,主肌肉与脏腑交际之分野。至于三阴之经络,虽露其端于外,而实行乎身之中,主脏与腑联络之分野。故风寒入于太阳经,属表(表证)之表;入于阳明经,属表(表证)之里;入于少阳经,属半表半里(半表半里之证);入于三阴经,属里(里证)之表;由经络入于腑与脏,属里(里证)之里;而脏又深于腑,故难治也。"

注:此段言伤寒治分表里。

曰:"如此分别表里固精微矣。敢问邪气始自太阳,仲景用桂枝、麻黄治之。一经而有二药之别,其何故也?"

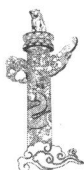

曰："在经虽一,而风寒荣卫之伤则异,故治有攸分耳。盖荣行脉中,所以为一身之荣养也。卫行脉外,所以为一身之护卫也。冬日有寒亦有风,风属阳,阳邪触人则伤卫,卫伤则脉浮而缓,发热恶风而自汗。缘太阳受风,不能固其腠理。腠理疎则汗自出,故用桂枝辛温之剂,以实其腠理,则汗微出而自止,邪无所容而自去矣。寒属阴,阴邪触人则伤荣,荣伤则脉浮而紧。发热恶寒而无汗,缘太阳受寒,闭固其皮肤,皮肤闭则汗不得出,故用麻黄轻扬之剂,以发其皮肤。则汗大出而邪自散矣。此治太阳表邪用药之别也。"

注:此段言伤寒伤风不同治。

曰："风寒在表,固宜桂麻二汤解之矣。敢问《内经》云:未满三日者汗之而已,其满三日者下之而已,日数果可拘乎? 在表者果尽当汗,在里者果尽当下乎?"

曰："日数既不可拘,而表里治法亦不尽于汗、下、中也。盖邪气之入人也,必由皮毛而筋肉,由筋肉而脏腑,正气之强弱不同,邪气之微甚亦异。有二三日之间已入里成实热者,有十余日仍在表而可汗者。拘于日数则入里者反汗之,在表者反下之,必致虚其表而里热愈甚,虚其里而引邪入深,危恶之症立见矣;至于病之在表,固所当汗,然邪微者微解之而汗自出。里寒者,热取之而汗自出。表虚者,温补之而汗自出。既不得执汗法以治表,至于表罢之后,介在表里之间者和之。入里不作实邪者清之。入里而成结胸者达之。入里而蕴于上焦者吐之。入里而聚于胃腑者下之。入里而结于膀胱者利之。入里而布护于肺胃之间者凉之。若直中阴经者温散之。直中阴脏者热劫之。气逆者抑而降之。下陷者升而提之。阳邪虽去真阴不足者滋之。阴邪虽去真阳不足者培之。况病有新久缓急,人有老幼虚实,妇人、女子有经水胎产,皆须随症施治,又岂得执下法以治里哉。"

注:此段言伤寒当随症施治。

曰："伤寒表里治法已备,举其大纲矣。敢问仲景所制解表之药,何以昔用之而效,今用之有效有不效,且或以致毙者,得毋伤寒与伤寒亦有两种欤(yú)?"

曰："善夫! 吾子之问也。盖伤寒者,感而即病之名也。感而即病寒邪外闭,非辛热轻扬之剂不足以达之。此仲景桂麻二汤所以为解表之神药也。若冬日感寒不即成病,其寒毒藏于肌肤,郁而成热,至来春感温气而后发,名曰'春温';又或至长夏感暑气而后发,名曰'温暑'。王履所谓'不即病之伤寒',今时所谓晚发,正谓此也。晚发与伤寒受病之时则同,故均谓之伤寒。其发动之时则异,故治法不可混而同也。伤寒为寒邪外入,治以辛热发散为主。晚发为热邪内出,治以清凉解散为主。世人不知仲景桂麻二汤,专为即病之伤寒设,不为不即病之伤寒设。乃既以此二汤治即病之伤寒,亦即以二汤治不即病之晚发无惑乎? 斑、衄、狂躁之症,纷然肆出而病愈笃矣,而乃以之咎仲景立法之不当,是犹失火而怨燧(suì)人,隳(huī,意毁坏)井而怨伯益,不亦误哉!"

曰："即病之伤寒与不即病之伤寒,既不同治矣,但不即病之伤寒,又有遇感冒而发者,且三时感冒亦伤寒类耳。又风、暑、湿三者或各成一症,或更相重沓(tà),其治皆与伤寒有别乎?"

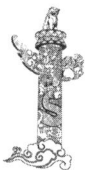

曰："温病感风寒而发者，此外寒内热合而成病，宜辛凉之剂通其内外而治之。辛热之剂终非所宜也。至于三时感冒之轻者，自应以清解为主，若有暴寒厉风闭人肌肤，则感寒之重，即不可以感冒言之矣。即应以正伤寒治之，而时令之说不必拘矣。若夫风、暑、湿，或各成一症，如中风、中暑、中湿，或更相重沓，如风温、风湿、湿温等类，皆须随症治之。与伤寒自不侔(sì)也。"

曰："伤寒与各种外感既有别矣。然内伤之症亦有发热、恶寒、头痛与伤寒相似者，又何以辨之乎？"

曰："此东垣老人辨之详矣。"

一辨之于寒热内伤之恶寒。由元气不足不能耐寒，但处于温室被以厚衣则无恶寒矣。若伤寒之恶寒为外邪所迫，虽重衣暖室逼近烈火，其淅沥恶寒终不已，必至邪气传里而后罢。内伤之发热，由阴火上冲，故发作有时。若袒衣露体居近凉处，其热即已。若伤寒之发热，乃寒邪所逼，非经汗散热无休时，直至传里而后罢。且内伤热则不寒，寒则不热。伤寒则寒热交作，其不同如此。

一辨之于头痛。内伤之头痛，不能牵连百骸而作止有时。伤寒之头痛，则腰脊百骸皆疼而更无休时，直至表罢而后止。其不同又如此。

一辨之于手心手背。内伤之饮食不节、房劳过度，则手心热，手背不热。伤寒之邪入荣卫，未传脏腑，则手背热，手心不热。其不同又如此。

一辨之于鼻息。内伤之鼻息，纵有阴火上炎而干者，然必通利无滞。伤寒之鼻息则干燥，壅塞而不通，或乍通乍塞而流清涕。其不同又如此。

一辨之于语言。内伤之人真气不足，语言之间声音必低。纵欲厉声而言，终是先重而后轻。伤寒之人鼻气并从口出。发言声壮厉，纵为轻妙之词，终是先清而后浊。其不同又如此。

一辨之于饮食。内伤之人，或不能食而渴，或口不知五谷之味。伤寒之人邪在表而未传里，则腹中和而口知味。能饮食而咽不干。其不同又如此。

一辨之于大小便。内伤之人，有获病而大小便即秘、即利者。伤寒初得则二便如常，必至表邪传里，里气不和，然后大小便或秘结而不通，或泄利而不止也。其不同又如此。

以此为辨，则虽乡村之老妪，田野之蠢夫，犹能了然于心目，而明辨于俄顷。况明如医者而独昧之乎？客闻之忻然起谢。

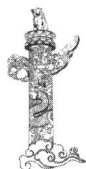

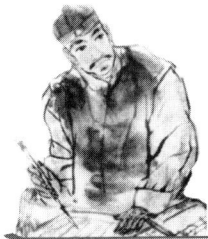

伤寒类证解惑目次

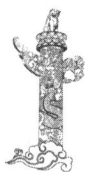

8. 旧有衄证

9. 亡血虚家

10. 热入血室

11. 旧有诸疮

12. 素有寒证

13. 风温湿温

14. 中湿中寒

15. 温毒发斑

16. 中风自汗

17. 大汗表虚

18. 少阳寒热

19. 邪盛于里

20. 六脉沉迟

四、不可下门

1. 动气在上

2. 动气在下

3. 动气在左

4. 动气在右

5. 咽中闭塞

6. 亡血虚家

7. 热入血室

8. 中寒而燥

9. 少阳寒热

10. 常多呕逆

11. 邪盛于表

12. 便难无热

13. 六脉浮虚

五、可汗门

1. 太阳表证喘呕

2. 太阳风寒两伤

3. 太阳表证身痒

4. 太阳表证身疼

5. 少阴脉沉发热

6. 太阳表证下利

7. 太阳表证无阳

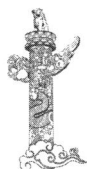

8. 太阳汗后复热

9. 战汗三症

10. 燥汗思饮

六、可下门

1. 阳明潮热

2. 阳明秘坚

3. 阳明胃热口燥

4. 阳明旁注清水

5. 阳明胁热

6. 太阴腹痛

七、汗多亡阳门

1. 亡阳胸满气逆

2. 亡阳肉𥆧筋惕

3. 亡阳叉手冒心

4. 亡阳脉结心悸

5. 汗多成奔豚

6. 火汗成惊狂

八、下早结胸痞气门

1. 水结胸

2. 寒结胸

3. 血结胸

4. 大实结胸

5. 小实结胸

6. 脏结

7. 支结

8. 食痞

9. 虚痞

10. 热痞

11. 寒痞

12. 痞硬下利不止

13. 痞硬噫气不息

九、吐症门

1. 虚烦

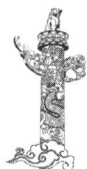

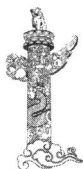

十二、各种虚热门

1. 拘急痿痹
2. 谵语郑声
3. 肺热痰嗽
4. 汗出漏风
5. 体倦肢惫
6. 寻衣撮空
7. 热遗包络
8. 热越心中
9. 气逆欲吐
10. 液竭便秘
11. 三燥
12. 百合

十三、各种水症门

1. 消渴
2. 水逆
3. 水溢作肿
4. 水浮作吐

十四、各种血症门

1. 衄血
2. 吐血
3. 便血
4. 竭血
5. 血聚发斑
6. 血蓄发狂

十五、愈后不守禁忌门

1. 阴易阳易
2. 女劳
3. 劳复食复
4. 重感

十六、伤寒至轻至重门

1. 四时感冒

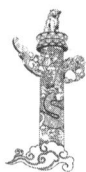

2. 两感伤寒

十七、伤寒兼杂症门

1. 夹气伤寒

2. 夹食伤寒

3. 夹阴伤寒

4. 夹劳伤寒

十八、内伤外感类伤寒门

1. 风温

2. 风湿

3. 中暍

4. 湿温

5. 痉病

6. 霍乱

7. 中湿

8. 温病

9. 瘟疫

10. 瘴疠

11. 疟疾

12. 脚气

13. 痰积

14. 食积

15. 痘症

16. 劳疾

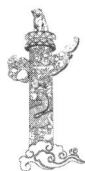

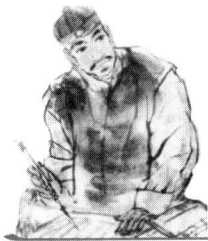

伤寒类证解惑赋

按：本赋文共分十八段，为便于读者阅读与理解，将十八段文以十八大项分开，依照原文及后者的注释，将其十八项标以醒目标题。

一、伤寒类证概略

霜降之后春分前，阴盛阳微气烈然。

触冒寒风与寒气，登时即病名"伤寒"。

注：统言一篇之大略。此段总冒下文。

二、正伤寒及阴证与杂症概略

寒伤三阳纯乎热，热入三阴更无寒。

若寒邪而中阴经，惟有温散之一法。

至伤寒而变杂病，又须随方而就圆。

注：此段言正伤寒及阴证、杂症之大略。

三、六经正伤寒现症及治疗法则

太阳则头痛身热脊强；阳明则目痛鼻干不眠；少阳耳聋胁疼，寒热呕而口为之苦；太阴腹满便实，尺寸沉而津不到咽；少阴舌干而口燥；厥阴烦满而囊拳（尺、寸俱微缓）。

注：此段言六经正伤寒之现症。

在表者宜发越而散；在中者宜和而痊。里未实者苦寒以折；里既实者攻下乃安（此言治法）。

太阳无汗麻黄为最；太阳有汗桂枝可先。葛根汤祛阳明之身热；柴胡汤理少阳之脉弦。四逆散治三阴之烦渴；六乙汤攻胃腑之痞坚。此是六经真热证，不与阴寒证同看。

注：此段言六经正伤寒。至六经未尽之旨及阴证、变症俱详下文。

四、正伤寒的合病与并病

合病者，三阳同时受病，不比传经有次第。并病者，二阳相并而居，讵（jù）较传经无

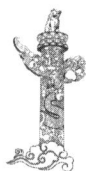

异同。合病或呕而或利。并病可汗亦可攻。

注：此段言合病、并病。合病、并病亦正伤寒之症，故次及之。

五、不可汗及各种可汗可下之症

不可汗本有数端，脉沉与杂症有碍。不可下自非一类，脉浮与杂症相牵。故夫小青龙善治喘呕，大青龙兼理风寒。桂麻各半疗身痒而汗不出，人参新加理身热而邪未消（言不可下症）。

少阴无热反发热，脉沉者麻黄附子。太阳误利故下利，脉促者葛根黄连。热以取汗，汗不出宜造阳以求解。汗以止热，热复生，可再汗以求痊（此言各种可汗之症）。战汗分数端，邪不传分表解即愈。燥汗止一症，饮及时分胃润则安。小承气正逐潮热，大承气专下秘坚。调胃汤润胃实而口燥，黄龙汤去旁注而便难。柴胡芒硝治阳明胁热不已，桂枝大黄治太阴腹痛难堪。胃热兼阴阳早知邪并于一，下症分缓急，用是等列为三（此言各种可下之症）。

注：此段从不可汗下推出种种可汗、可下之症。

六、汗多亡阳诸症

因知亡阳而筋惕，皆过汗所为。亡阳而心悸，亦强汗所致。身摇摇兮胸满气逆，惟桂苓为可疗。身振振兮肉𥆧（rún，古音舜，shùn。指肌肉抽动）筋惕，非术附则无济。养真汤治病人叉手冒胸，此汗多而宗气衰。复脉汤治病人六脉俱结，此汗多而心神悸。甘澜以降奔豚，可免肾气之凌。蜀漆以救惊狂，应叹火邪之厉。

注：此段言汗多亡阳诸症。

七、阴证、阳证下而致痞结诸症

至若阴证而下之速，因致痞气。阳证而下之早，乃成结胸。结有七种，痞非一宗。水结者，茯苓半夏。寒结者，白散理中。血结者，柴胡归芍。实结者，大小陷胸。脏结本无阳证，脐痛引阴为难治。支结原非全结，发热微呕不可攻。生姜泻心治食痞，而里气逆。甘草泻心理虚痞，而胃中空。黄半泻心疗热痞，而心逆满。附子泻心除寒痞，而身恶风。胸痞兮下利不止，服余粮而乃敛。心痞兮噫气不息，煮旋覆而立通（此段言下后痞诸症）。

注：此段言不可下而误下成痞结诸症。

八、各种吐症

虚烦宜微吐，栀子汤吐胸中懊憹不得眠。实烦宜快吐，瓜蒂散吐膈上冲突不得息。黄芩半夏治上焦烦呕为尤宜。栀子厚朴消胸腹烦满为最的。

注：此段言各种吐症。

九、寒热真假症

尝谓阴厥者阴之厉，阳躁者阳之刚。阳厥者，阳似阴而阳益炽。阴躁者，阴格阳而阴愈强。

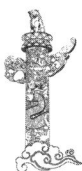

注:此段言寒热真假之症。

十、六经大热大寒诸症

三阳有寒亦有热,三阴宜温亦宜凉(此言六经大热大寒之症)。

【太阳】　即如太阳犯本则热蓄小腹;太阳受寒则冷结膀胱。

【阳明】　茱萸汤治阳明呕谷为至截;粟谷丸闭阳明洞泄独称良;阳明中寒不食者黑神散;阳明饮水无度者白虎汤;蛔厥因阳明之寒,虫攻咽及攻胃;狐惑因阳明之热,虫食脏及食肛。

【少阳】　少阳少眠而盗汗,脉弦衰者虚所使;少阳多眠而盗汗,脉弦盛者热所伤。

【太阴】　太阴有小便而无大便,脉涩者名脾约;太阴有头汗而无身汗,尿溢者必发黄;太阴脉浮而腹满痛,宜温经以取汗;太阴脉沉而兼吐利,急退阴以求阳。

【少阴】　半夏散发少阴客寒而咽中痛;苦酒汤敛少阴客热而咽中伤;少阴背恶寒当煮热附子;少阴烦不卧必求鸡子黄。呃逆原非一症,在少阴则回阳返本。厥逆岂仅一经,在少阴则四逆回阳。脓血见于少阴,稳则桃花为最。寒湿中于少阴,乃闻真武至强。

【厥阴】　厥阴干呕而头苦疼,吴萸佐以甘草;厥阴久寒而脉欲绝,吴萸更加生姜。水寒在厥阴,厥逆心悸兮,赤茯苓甘淡能泄。阳毒见厥阴下利后重兮,白头翁纯苦堪当。

注:此段言种种大热大寒之症。

十一、虚热诸症

加以拘急痿痹,症有攸异。郑声谵语,治各不同。金沸草专主邪热痰嗽,牛蒡根能疗汗时漏风。补中益气治病人五官俱惫,升阳散火治病人两手撮空。宁神益智治伤寒热遗包络,导赤各半治伤寒邪越心中。竹叶石膏治瘥后气逆而心欲吐,蜂蜜猪胆润直肠液竭而便不通。三燥者,眼目口鼻皆苦焦,总有三焦遗热。百合者,行住坐卧皆不定,号为百脉同宗(此段言种种虚热之症)。

注:虚热之症原不拘于一经,故赋言各种虚热之症亦未指定何经。

十二、诸水症

闻之饮多便少名消渴,水入转出因水停。水溢于下必作肿,湿盛矣,泄以牡蛎泽泻。水浮于上必作吐,土弱矣,补以白术茯苓。

注:此段言各种水症。

十三、诸血症

衄血者,欲愈之兆,衄而不止,芩连可取以散邪。吐血者,内热之征,吐而不休,柏皮可挹(yì)以安肺。阳明便血必无汗,贵有清导之功。少阴误汗故多血,能无厥竭之惧。血聚皮肤必发斑,发斑者,先见红而后见紫,必求青黛消斑。血蓄膀胱必发狂,发狂者,小便黄而大便黑,通用桃仁承气。

注:此段言各种血症。

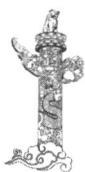

十四、病初瘥不守禁忌之症

阴易、阳易与女劳同一欲毒。劳复、食复较重感均属危灾。

注:此段言愈后之症。

十五、四时感冒与两感伤寒

夫推四时感冒,施以羌活冲和,已无虞也。若夫两感伤寒(即伤寒之阳证、阴证),纵投冲和灵宝,能必生哉。

注:此段言感冒两感。此段言伤寒有至轻者亦有至重者。

十六、伤寒兼杂症

他如行气香苏治夹气之伤寒;疏邪调中治伤寒而夹食。通脉四逆治夹阴之伤寒;调荣养卫治伤寒而劳力。

注:此段言伤寒兼杂症者。

十七、杂症类伤寒

有如风温类伤寒气喘者,服葳蕤而可定;风湿类伤寒体痛者,煮羌活而潜轻;中暍(yē,音噎。由于酷热而生病,如中暑)类伤寒,白虎人参疗脉虚而热不止;湿温类伤寒,白虎苍术除身热而胫如水;痓(zhì,音赤。古音读 cè,音测。筋脉僵痹无力之病)症类伤寒,多因中风而感寒湿;霍乱类伤寒,总由饮食而兼暑蒸;湿症类伤寒,尿涩者不可汗而可泻;温病类伤寒,口燥者不可汗而可清;瘟疫类伤寒,须分春夏秋冬以施治;瘴疠类伤寒,当审山水燥湿不同情;疟疾类伤寒,但寒热发作有定;脚气类伤寒,但足膝屈弱难行;痰疾类伤寒,但喘急吐涎而项不强;食积类伤寒,但膨闷恶食而身不疼;痘疹类伤寒,但热作不常,知胎毒之欲出;劳疾类伤寒,但蒸热无渴,乃相火之浮腾。

注:此段言内伤外感之类伤寒者。

十八、结语

嗟乎!伤寒杀人甚于锋刃。扶颠持危,只在须臾。非博洽无以罄(qìng)其理,非精明无以察其机。敛齐不敏,聊构此书。凡我同志,敬而听之。

注:此段总结上文。

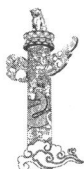

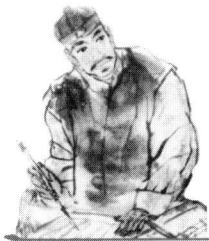

"伤寒类证解惑赋"注

伤寒为人生之大病,故前人多立论著,方以垂后世。然文辞深晦,序次凌乱,议论浩繁,不便简阅。兹出《伤寒类证解惑》十八段,其中条理分明,次第清晰,但义理未能畅发,方药未能完备,故复自注于后。

一、伤寒类证概略

霜降之后春分前,阴盛阳微气烈然。触冒寒风与寒气,登时即病名"伤寒"。

《阴阳大论》云:春气温和,夏气暑热,秋气清凉,冬气冷冽,此四时之正气也。凡伤于四时之气者皆能为病,惟冬日纯阴用事,阳道伏藏,水冰地坼(chè),寒气严凝,伤人尤甚。是以君子谨其居处,去寒就温,深自固密,则不伤于寒。若体虚之人,罔(wǎng,通不)知自爱,从霜降以后,至春分以前,触冒寒风寒气,登时即病者,名曰正伤寒耳。

二、正伤寒及阴证与杂症概略

寒伤三阳纯乎热(统言三阳热证)。

人有阴阳十二经。手太阴肺经、手少阴心经、手厥阴包络经,此手之三阴经也。手太阳小肠经、手少阳三焦经、手阳明大肠经,此手之三阳经也。足太阳膀胱经、足阳明胃经、足少阳胆经,此足之三阳经也。足太阴脾经、足少阴肾经、足厥阴肝经,此足之三阴经也。伤寒为病必自足六经起。故治伤寒者,但言足之六经,而不言手之六经。风寒之邪,或自太阳传入阳明与少阳,或经犯阳明传入少阳,或经犯少阳。此是天地之邪气与人身之津液蕴而为一,遂酿成热也。

热入三阴更无寒(统言三阳传三阴热证)。

寒邪在三阳已成热矣,若有三阳经传入三阴经,则热气所入愈深而愈炽。又安有寒乎?

若寒邪而中阴经,惟有温散之一法(统言三阴自受寒证)。

寒邪入阳经则热,入阴经则愈热。若寒邪直中三阴,不由阳经传入,虽有中经、中脏之不同,皆大寒之症也。惟有用温热之药以散之而已矣。

至伤寒而变杂病,又须随方而就圆(统言伤寒传变之杂症)。

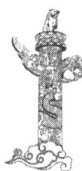

伤寒变杂病,仍是伤寒门之杂病也。非内伤之杂病也。缘伤寒为病,原无定所。表、里、上、下、荣、卫、脏、腑无所不至,其变症本不可测,况庸工不识病情妄加方治,药与症违,所以变出无穷之杂症。而且各项病症参互错综,更现叠出,不一其例。几非方药之所能防者,故必详审精察,随方就圆,以曲中病情乃能奏效。

三、六经正伤寒现症及治疗法则

太阳则头痛身热脊强(太阳表病)。

脉尺寸俱浮者,太阳受病也,当一二日发,以其脉夹脊上连风府,故头项痛而腰脊强,发热而恶寒,此太阳在经之邪,属表病。若由本经入本腑成热结膀胱之症,不在此例。

阳明则目痛鼻干不眠(阳明表病)。

脉尺寸俱长者,阳明受病也,当二三日发。以其脉夹鼻络于目,故身热恶寒、眶痛、鼻干不得卧,此阳明在经之邪,亦属表病。若由本经入本腑成胃实、便秘之症,不在此例。

少阳耳聋胁疼,寒热呕而口为之苦(少阳半表里病)。

脉尺寸俱弦者,少阳受病也,当三四日发。以其脉循胁络于耳,故胸胁疼而耳聋。往来寒热而呕,口苦咽干而目眩。此少阳经在经之邪,属半表半里病。若由本经入本腑,成胆热、多眠、盗汗之症,不在此例。

太阴腹满便实,尺寸沉而津不到咽(太阴里病)。

脉尺寸俱沉者,太阴受病也,当四五日发。以其脉布胃中络于咽,故腹满而咽干,或便秘或作胁热利,此太阴在经之邪,属里病。若传入本脏成脾热身目发黄之症,则热又深矣。至于太阴自受寒邪,不从阳经传来,则名直中太阴之症,属大寒,与此不同。

少阴舌干而口燥(少阴里病)。

脉尺寸俱沉者,少阴受病也。当五六日发,以其脉贯肾络于肺,系舌本,故口燥舌干而渴。此少阴在经之邪,属里病。若传入本脏成肾热不烦而躁、谵语便秘之症,则热愈甚矣。至于少阴自受寒邪不从阳经传来,则名直中少阴之症,属大寒,与此不同。

厥阴烦满而囊拳(厥阴里病)。

脉尺寸俱微缓者,厥阴受病也,当六七日发。以其脉循阴器络于肝,故烦满而消渴、舌卷而囊缩。烦满消渴者,厥阴在经之邪,属里病,若传入本脏成肝热,方有舌卷囊缩之症,则热已极矣。至于厥阴自受寒邪,不从阳经传来,则名直中厥阴之症,属大寒,与此不同。

注:此以上言六经所现之症,下文方言治法。

在表者宜发越而散(指太阳阳明而言)。

风寒初入人身,当在肌肤皮毛之间,未遽传里,切勿妄动其脏腑。但发其汗,则邪自毛窍而出,安有坏症哉。

在中者宜和解而痊(指少阳而言)。

伤寒在荣卫者,须渍形以为汗;入肠胃者,须涤荡以取利;其于不内不外,介于表里之间者,则非汗下所宜施。但从中和解则邪热已去矣。

里未实者苦寒以折(指三阴而言)。

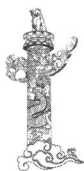

伤寒邪已传里,故有烦渴恶热之症。然邪热尚属布濩(hù,音户。布濩为散布)弥漫,未尝收敛入胃为实,故只当以苦寒之剂折之,且勿遽(jù,音据。突然)用攻下。

里既实者攻下乃安(指入胃而言)。

伤寒之邪热,自表至里已入于肠胃,收敛为实邪。须下去之方不为害。

《内经》言:"未满三日者,汗之而已。其满三日者,泄之而已",此言未可执也。盖人之血气不同,邪之传变亦异,有三日之间已入里成实热者,有十余日仍在表者,必须审脉、验证、辨名、定经。但见太阳症,即治太阳;但见阳明症,即治阳明;但见少阳症,即治少阳;但见三阴症,即治三阴。或汗,或下,或和,全在活法,岂可拘拘于日数以为治哉。

太阳无汗麻黄为最。

荣行脉中属阴血,天地之寒邪亦属阴,阴以从阴,故寒邪入于太阳则伤荣。荣血内涩不能外通于卫,卫气闭固津液不行,故发热无汗而恶寒,头项为之痛,腰脊为之强,四肢百骸皆拘急而困疼。宜用麻黄汤1* 或升麻发表汤2,以大发其汗,汗既出,邪即随之而出矣。

太阳有汗桂枝可先。

歌曰:正伤寒、正伤风、伤寒伤风不相同。伤寒无汗风自汗,伤寒恶寒风恶风。寒宜发表风实表,麻黄桂枝有神功。

卫行脉外属阳气,天地之风邪亦属阳,阳以从阳,故风邪入于太阳则伤卫,卫气外泄不能内护于荣。荣气虚弱津液不固,故发热自汗而恶风。头项亦痛,腰脊亦强,四肢百骸皆拘急而沉重,宜用桂枝汤3 或疏邪实表汤4,以密其腠理。腠理密,则风邪无所容,自随微汗而去矣。《难经》云:"阳维为病,苦寒热"。夫阳维主一身之表,风寒入于皮肤肌肉之间,正在阳维之地,则阳维之荣血卫气与外来之贼邪酿而为一,已成不可复分之势,故发吾身受伤之血气,使之为汗而出,正所以伐外来之贼邪也。而阳维得其安矣。抑又闻之肺主皮毛,脾主肌肉,风寒客于皮毛之间,虽属足太阳之经,实在手太阴之分野,故仲景桂枝、麻黄汤治太阳经病,实救肺之分野也。风寒客于肌肉之间,虽属足阳明之经,实在足太阴之分野,故仲景葛根汤治阳明经病,实救脾之分野也。此说盖体李时珍之意而变通之。

葛根汤祛阳明之身热(上所谓在表者宜发越而散)。

阳明经受邪,则邪已过皮毛而尽在肌肉,较太阳经为最深矣,或风寒自太阳传来,或风寒直犯此经,俱有目痛、鼻干、身热、不眠之症,宜用葛根汤5。柴葛解肌汤6,以发散其在经之邪,则汗出而安矣。

柴胡汤理少阳之脉弦(此所谓在中者宜和解而瘥)。

少阳或中风,或伤寒,或风寒,来自二阳或少阳,自受风寒,必有往来寒热,耳聋、目眩、心烦喜呕、微渴、口苦、胸胁满痛、默默不欲食之症。所以然者,以邪在表则寒热交加,邪在里则但热不寒,此邪在半表半里,邪正分争,故热往而寒来,寒往而热来也。邪在表则耳不聋目不眩,邪在里则耳聋无所闻,目乱无精光,此邪在半表半里随经上炎,故耳

---

*此篇文中阿拉伯数字编码均为方名序号,见后篇"伤寒类证治疗经方"。

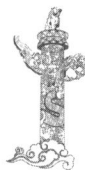

微聋而目微眩也。邪在表未曾入里,则不烦不呕,邪在里则烦满而多呕,此邪介表里之间,故心微烦而方喜呕也。邪在表未传于里,则口不渴不苦,邪在里则燔灼津液,口大渴而剧苦,此邪介表里之间,故津液不润而微渴,热气上腾而微苦也。邪在表则胸胁不满不痛,邪在里则通腹胀满而痛,此邪自表将之里,故胸胁苦满而痛,尚未至于通腹胀满而痛也。邪在表则困倦不安而能食,邪在里则烦躁不安而不能食,此邪自表将至里,故默默然不思饮食,尚未至于必不能食也。然数者之中亦不能必其悉具,缘邪在半表里未有定所,故所传不尽同也。医者但见一二症属少阳而参以脉之弦数,即当用小柴胡汤 7、柴胡双解散 8,从中清之,则诸症悉平矣。切不可用汗、吐、下三法,汗之则胃亡津液必发谵语,吐之则伤正气,气虚者悸,下之则伤阴血,血虚者故且或以成痞结之症,故小柴胡一名二禁汤。

柴胡症虽属半表里,然亦须视表里症孰多。假令脉浮而弦、头痛身重、往来寒热之症,是表多里少也,则和解之中参以汗散。若脉沉而弦、口苦发渴、胸满胁痛、便秘不食之症居多,是表少里多也,则和解之中参以苦寒。惟表里齐等或无表里但在中间,则柴胡施治无疑矣。

四逆散止三阴之烦渴(此所谓里未实者苦寒以折)。

邪自三阳经传至三阴经,则热已入里,故有咽干口燥烦满四逆等症,大便秘而恶热者大柴胡汤 9 下之,大便干而恶热者,四逆散 10 散之。

六乙汤攻胃腑之痞坚(此所谓里既实者攻下乃安)。

胃为中央土,万物之所归也,故邪之由经之腑,则传膀胱腑、胆腑者常少,而传胃腑者常多。传胃则无所复传,而胃热之症出矣。如日晡所发潮热,不恶寒,不能食,周身溅溅然汗出,手足溅溅然汗出,小便数多,大便秘结,腹中痛满胀痛,大渴饮水不止,谵语喘息不定,舌苔暗黑不红,舌面干涩不润或短气或烦躁不得卧,或绕膝硬痛手不可近,或自利纯青水,或目中不了了,睛不和,皆热聚胃腑,肠有燥粪之所为也。然亦不必待其悉具,但得数症而参以脉之洪数滑实,即当以六乙顺气汤 11 解下之。若畏出蒽(xì)而不敢下,则真阴尽耗矣。

此是六经真热证,不与阴寒证同看。

伤寒有传经者,有直中者,传经者实热,直中者真寒,上文所言皆六经正伤寒实热之症,不与直中之寒证同治也(直中之症见第九段)。

四、正伤寒的合病与并病

合病者,三阳同时受病,不比传经有次第(解见下文)。

并病者,二阳相并而居,讵较传经无异同(解见下文)。

问曰:病有传经,有并病、有合病,此何以分也?

曰:前贤之解多矣,然悉未当仲景也。今试释之传经者,乃此经先受病后又传于他经。而此经之病即罢。是由此经而尽传于彼经,故曰"传经"。并病者,乃此经先受病,后虽传于他经,而此经之病尚未罢,是由此经而相病于彼经,故曰"并病"。合病者,乃此经与彼经同时受病,不分乎先后之序,是相合为病,故曰"合病"。仲景之意确是

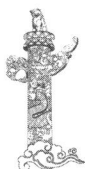

如此。虽以赵嗣真之明敏、陶节庵之傅洽,于此皆欠理解耳。合病有二阳者,有三阳者,并病只是二阳,三阴无合并。病若以阳经合并于阴经,即是两感症矣。

合病或呕而或利。

太阳与阳明合病,自下利者为二阳方,外实而不主里,里气自虚,故下利也。此邪但在经,可与葛根汤5以发之。若不下利但呕者,此里气上逆与邪争也,与葛根汤加半夏汤12以散表邪而降逆气。若喘而胸满者,以邪客二阳,阳气不宣,发壅而逆也,与麻黄汤1以发之。太阳与少阳合病,太阳属表,合于少阳者则属半表半里,非汗下所宜施。自下利者与黄芩汤13以解之。若呕者,胃气逆也,与黄芩加半夏汤14以解邪而降气。阳明与少阳合病,少阳属半表里,合于阳明腑则属里,自下利者以少阳木也、阳明土也,木来克土,二气不和,故下利也。脉滑而数者,有宿食也,承气汤(见后)下之。三阳合病阳明症,多者如腹满、身重、难以转侧,口不仁而谵语、面垢、遗尿是也,此属表里俱有邪,发汗攻表则燥热益甚,下之攻里则表邪内陷,若不经汗下自汗出者,与白虎汤15以解内外之热。

三阳合病少阳症多者,脉浮而大见于左关,但欲眠睡,目合则汗是也,此亦表里俱有邪,然多眠盗汗不已,则少阳之热为甚,与小柴胡汤7、黄芩泻胆汤16以解之。

并病可汗亦可攻。

太阳与阳明并病,如太阳汗出不彻传于阳明,太阳症不罢,面色绿绿正赤、烦躁、短气,痛处乍在腹前,乍在四肢是也,此二阳热气怫郁得越,但责以汗出不尽,重发汗则愈,葛根汤5主之。

太阳与少阳并病,如太阳传于少阳,太阳症不罢,头项强疼或眩晕,时如结胸心下痞硬是也,此属半表里症。汗之少阳之邪干胃,必作谵语。下之太阳之邪内陷,必成结胸,小柴胡7主之。仍刺大椎、肺俞、肝俞及期门。

阳明与少阳并病,如少阳病传于阳明,少阳症不罢,胸胁满而呕,心下急,郁郁微烦、潮热、微利是也,此邪热一半在表一半在里,大柴胡汤9之类服之。

五、不可汗及各种可汗可下之症

不可汗本有数端,脉沉与杂症有碍。

伤寒宜汗,然亦有不可汗者。

脉沉迟虚细,汗则荣血大虚。

热入血室,汗则虚其表,邪不去。

动气在上,汗则气上冲心。

动气在下,汗则无汗,心烦、骨节疼。

动气在左,汗则头眩、筋惕。

动气在右,汗则衄而渴饮即吐水。

咽中闭塞,汗则吐血,气欲绝而厥。

咽喉干燥,汗则液尽竭。

旧有淋证,汗多则胞热出血。

旧有疮身,疼汗则成痉。

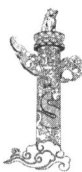

旧有衄症,汗则额上陷不能眴(jǔ)。

亡血虚家,汗则寒栗而振。

素有寒汗,则胃中冷必吐蛔。

大汗后汗,则恍惚心乱小便下阴疼。

风温,汗则烦躁、谵语、目无光。

湿温,汗则不能言,耳聋不知疼处。

温毒,汗则发斑。

发斑,汗则更增斑烂而死。

中湿,汗则成痓。

邪盛于里,汗则亡阴而死。

少阳症,汗则谵语胃中干。

中寒,汗则下厥上竭。

中风自汗,汗则亡阳或作痓。

不可下自非一类,脉浮则杂症相牵。

伤寒实热宜下,然亦有不可下者。

脉虚细浮迟,下则胃中大虚。

多呕,下则引邪入胃。

动气在上,下则掌握、烦热、身冷、汗泄。

动气在下,下则头眩、心痞、腹胀、利谷。

动气在左,下则腹内拘急,食不下。

动气在右,下则液竭、咽燥、头眩。

咽中闭塞,下则水浆不下,下利不止。

邪盛于表,下则成痞结诸症。

少阳症,下则潮热自利。

中寒而燥,下则阳绝身死。

亡血虚家,下则重虚。

热入血室,下则正气虚邪不去。

便难无热,下则泄不止、腹中疼。

故夫小青龙汤善治喘呕(可汗)。

伤寒表不解,心下有水气,水寒相搏,故干呕、发热而喘欬(kài)。此属伤寒饮冷、肺伤气逆所致。与小青龙汤 17 以发汗而散水。

大青龙兼理风寒(可大汗)。

太阳伤寒,脉浮而紧,为寒伤荣血,可服麻黄汤 1。太阳伤风,脉浮而缓,为风伤卫气,可服桂枝汤 3。若夫风寒两伤,荣卫俱病,则非桂枝麻黄之所宜。如太阳中风,脉浮而紧,此中风见寒脉也。浮则属表,紧则属寒。寒既伤荣,风又伤卫,荣卫俱病,故其人发热、恶风、恶寒、身疼痛、不汗出,而烦躁也。可与大青龙汤 18 以发荣卫之风寒。又如太阳伤寒脉浮而缓,此伤寒见风脉也,浮则属表,缓则属风。风既伤卫,寒又伤荣,荣卫俱

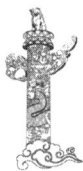

病,故其人发热、恶风、恶寒、身沉重、不汗出,而烦躁也。亦宜大青龙发之。

注:伤寒则身疼,中风则身重,虽云有别风寒兼湿无汗烦躁则一,为故同治。

桂麻各半疗身痒而汗不出(可微汗)。

太阳病得之八九日,发热恶寒,热多寒少,如疟状。若其人清便、不呕、脉微缓者,必自愈。若面上反有热色、身痒者,此热气壅于皮肤,不得小汗出故也。宜桂枝麻黄各半汤19以小发其汗。若血虚夹风身痒者,宜服羌防四物汤20。

人参新加理身疼而邪未消(可汗兼可补)。

身疼有表邪未尽者,有荣血不足者,有寒中阴经者,有湿气浸淫者,发汗后脉浮紧而身疼者,此表邪未尽间而致痛也。可仍以汗解。发汗后脉沉迟而身痛者,此荣血不足不能养筋,故疼也,宜益其血。若发汗后仍发热、恶寒、脉沉而身疼者,此邪既未尽而荣血又不足也。宜人参新加汤21以散邪气补荣血。至于初病恶寒不发热,脉细而身疼痛者,此寒中阴经也,宜温经以散寒。若初病时身浮肿不能转侧或大便快或小便不利脉来细,一身尽疼者,此湿气浸淫也,当于中湿、寒湿、风湿、湿温中求之(四种湿症见第十七段)。

注:邪未尽则当散邪,血不足则当补血,此邪未尽而血又不足,故当兼治。中寒宜散寒,中湿宜除湿,若寒湿相兼则兼治。

少阴无热反发热,脉沉者麻黄附子(可汗兼可温)。

头疼、身热、脉浮,属太阳经病。此无头痛而脉沉,故属少阴。少阴病始得之,当无热、恶寒,今反发热,则是寒邪在经,闭而生热也。可与麻黄附子细辛汤22以散邪而温经。又少阴病得之二三日,脉亦沉身亦发热,但比前症稍轻者,宜麻黄附子甘草汤23以微发汗而温其经。二汤原为少阴不应发热而发热者设,若少阴无热恶寒脉沉者,则宜温散,不可发散也。闻之赵嗣真曰:"仲景用四逆汤治太阳发热反脉沉,用麻黄附子细辛汤,治少阴之脉沉反发热,夫同一发热脉沉耳,何以一属太阳,一属少阴?今深究其旨,均是发热脉沉,以其有头痛,故名太阳病。阳证当发热脉浮,今反沉者,以里虚久寒正气衰微所致,故急以四逆汤救里也。均是发热脉沉,以其无头痛,故名少阴病。阴证当脉沉无热,今反热者,以寒邪在表,腠理郁闭所致,故用麻黄附子细辛汤治表也。盖太阳病,脉变而如少阴,少阴病症变而如太阳、脉证反常,故治法亦异。由此观之,少阴表邪浮浅,其发热之反常犹轻。太阳正气衰微,其脉沉之反常为重,此四逆汤不为不重于麻黄附子细辛汤也。又可见熟附配麻黄,发中有补;生附配干姜,补中有发。仲景之旨微矣!"

按:少阴之脉不达于首,故有身热而无头痛。厥阴之脉上通于督,故有头痛而无身热。若以身热兼头痛,其为太阳证无疑。今赵氏以有无头痛辨少阴太阳之发热脉沉,深得仲景之旨。但少阴病必初受寒邪即发热脉沉,而无头痛,方属表邪浮浅。若阴邪直中少阴经,不曾温散,以致阴极于内,格阳于外,亦令人发热、脉沉而无头疼。则不可以表邪浮浅目之。一是寒邪闭于经,一是寒邪聚于脏,所以发表温里治各不同。

太阳误利故下利,脉促者葛根黄连(可汗兼可清)。

太阳桂枝证,医反下之,虚其正气,引邪入内,当作结胸。若不结胸但利不止者,此作胁热利也。当斯时也,若表证已罢,脉见沉洪者,则为邪尽入里,可仍下之。若外证未尽去脉促者,则是里既有邪而表邪仍在也。宜与葛根黄连黄芩汤24,以散表邪除里热。又有表证误下之后,其人下利清谷不止,而表证仍在者,此与胁热利不同,乃里气因下而虚之,故自利外邪未于里也,急当以四逆汤25救里,里和然后以桂枝汤3解表。盖下利虽

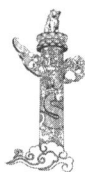

同,因乎误利而利之,虚实不同,药之寒热亦异,表邪入里不入里之别也。

若太阳表证脉变而似少阴,则又是不经误下、不曾下利,而里自寒矣。表实里虚与误下之后,下利清谷,表证仍在者症同,亦宜以四逆救里,桂枝解表。

注:此不因误下而表实里虚。

热以取汗,汗不出宜造阳以求解(补正以取汗)。

太阳为寒所拘,发热、恶寒、头痛、无汗,服辛热发汗之药,汗不出而脉反弱者,此以阳虚不能作汗故也。名曰"无阳症"。若强发其汗,则荣血卫气两竭之矣。可与再造汤26,补其血气,使荣卫冲和。然后汗之,则表易解矣。

注:此表实里虚之证当补者。

又有太阳表证,脉细而紧,举之浮甚,按之豁然而空者,此表实里虚也。其里之虚,皆表实所致,缘邪盛于表,在内之血气皆出而与邪争,故里自虚也。此不可责其里虚而补其正,但当责其表实而发其汗。得正汗出表邪去,则血气复还于里,里自不虚,脉自不空矣。此与无阳症为迥别。盖一则举按之皆弱,一则按之则中空而浮紧,所以有补虚发表之别也。

注:此表实里虚之当汗者。

汗以止热,热复生,可再汗以求痊(可重汗)。

伤寒发汗已解之后,半日许复烦而热,脉来浮数者,此表邪未尽故也。更发汗则愈,桂枝汤3主之。

凡亡阳之证,皆误汗所致。若表邪尚在,虽经屡汗,仍以汗散为主。有是证,便当有是治。但得正汗出,表邪尽,补之亦易也。若恐汗多致虚而不敢汗,表邪必内陷矣。

又有血虚生烦热者,愈汗则愈热,必是滋阴养血,其热乃除。与此证为迥别,所以然者,脉涩脉芤故也。

注:尝见汗出数次后,其人面红,耳前后连项皆有赤色,头仍疼者,此正汗未出,邪气怫郁于表也,既有此症自宜复汗。

战汗分数端,邪不传兮表解即愈。

病有发战汗出而解者;有振栗作寒汗出而解者;有蒸蒸而振发汗出而解者。发战汗出而解者,以其人本虚汗未遽出,故临汗时必发战也。振栗作寒汗出而解者,以其脉阴阳俱停,故临汗时不发战,但微振寒汗出而解。蒸蒸发热汗出而解者,以柴胡证具而误下之,柴胡证仍在者复与柴胡汤,必蒸蒸而振发热汗出而解也。

病人当发战、发振栗、蒸蒸发热之候,皆正汗将出之兆。若本人此时在寤(wù,同悟。睡醒),令其不可妄动。若本人此时在寐,旁人不可惊动,则正汗必透出而顿解。若一妄动、一惊动,则汗将出而复回,失此佳期矣。

燥汗止一症,饮及时兮胃润则安。

伤寒已经数日,未得正汗,其人忽然大热、大燥,急思饮冷水,六脉浮数或六部无脉者,此大汗将出之候也,因胃中不润,故汗不得出而发燥耳。一与之饮则大汗如雨,立安矣。所以断此症之为将汗者,以邪热入里作燥,则必有呕吐、胀满、疼痛、谵语、便秘诸里症。此无诸里症而忽然大燥,则非里实作燥,而为将汗作燥,可知矣。如天之欲雨,则必燥热蒸人,即其热之过甚,知其雨之将至,此阳为阴逼之理也。彼未汗者之忽然大燥,亦

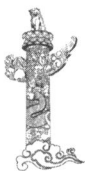

犹此理耳。切不可认为里热而妄治。

将汗时既大燥，思饮则汗后津液外去，必复作渴。此非有实热，宜少少与饮以润胃。勿过饮以成他病。

注：此大寒之后忽然身出小疱，中金水意拂之即破者，此以发汗过迟，致汗达于皮肤，未仍尽透于外，故旋为水疱而出也。出一二次必自止，切勿妄治。

小承气正逐潮热。

伤寒表证罢后，日晡所发潮热、谵语者阳明内实也，可攻之。然以其通腹未尝胀满，胸膈未当痞急，按其脐上未尝坚硬作痛，则知其肠胃犹未结为燥屎，故只与小承气汤27，以逐胃热。若服小承气汤后，其人转气下矢者，此肠间必有燥屎也。以小承气势缓不能攻燥屎，故但转矢气耳，宜大承气下之，若不转矢气者，大承气未可与也。

大承气专下秘坚。

伤寒胸中痞急、腹中胀满作痛、小便数、大便秘、潮热、谵语者，乃阳邪自经入胃，与糟粕酝而为实，成燥屎五六枚卡于肠胃之中，故致痞、满、燥、坚，四症毕具。痞则气不通，满则胀不休，燥则肠不开，坚则结不下，故必用大承气28以攻下之。

凡伤寒潮热、谵语即是可下之症。以潮热者，由阳明旺于申酉成阳明内实，故每至日晡而热作，如潮水之有信也。谵语者胃热蒸肺，肺主声音，肺热则谵语也。脉来洪实而见潮热、谵语，其为下症无疑，潮热不下则阳邪踞内，外逼真阴，必先冷，而后潮热矣，若再不下，则阳邪深藏不出，反逆冷而不热矣。至此则成阳厥恶症，可不惧哉(阳厥见第九段中)。

凡下症具而正气未衰，正可下之。可下不下，延至正气已衰，则下与不下两无所济矣。

调胃汤润胃实而口燥(可微下)。

邪热入胃，胃中津液不足，故口中燥渴，然以其非大实、大满，故只与调胃承气汤29。微溏以和其胃气。

若邪热未全入胃，胃虽热亦可遽下，恐成痞结诸病，故也切忌。

黄龙汤去旁注而便难(可下)。

伤寒有下利清谷者，有下利清水者；太阳伤寒医反下之，致下利清谷不止，身仍疼痛、发热、恶风者，此下后胃气太虚，邪却仍在表，未传里也。宜以四逆汤25温其里然后治表。

厥阴中寒自下利清谷，汗出而厥，身热者，此阴盛格阳也。宜通脉四逆汤30通阳散寒。若夫阳邪传里，心下硬痛，下利纯清水，谵语发渴者，则非里寒而利，缘阳明胃腑中有屎块卡于其间不得出，逐日所饮汤药汁从屎块之旁注流而下，故自利清水，色纯青也，名曰旁注症，亦曰热结利症。可与黄龙汤31以下实邪。

柴胡芒硝治阳明胁热不已(可清兼可下)。

伤寒过经不解，胸胁满而呕，日晡所发潮热，热已而微利。所以然者，以此本柴胡证，医反下之。虚其肠胃，邪气乘虚入腑，故日晡潮热，热已而利也。潮热下利虽为胃实当下，然胸胁之邪未已，呕逆之症犹存，柴胡证未尽除也。宜先以小柴胡汤7解半表里之邪，次以柴胡加芒硝汤32宽胸胁而逐胃热。

桂枝大黄治太阴腹痛难堪(可下兼可散)。

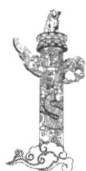

太阳病不解，医反下之，阳邪乘虚传于太阴，里气不和，故腹满而时痛。外证未尽去者，用桂枝加芍药汤 33 以散表而合里。若腹中大满、大痛，可与桂枝加大黄汤 34，以散表而攻里。缘此证非邪之所自为，由其误下，故太阳之邪一半在表，一半传于脾胃也。此属表里俱实，故以此汤治之。尝谓桂枝加大黄、柴胡加芒硝，皆仲景防变之方。本桂枝证不解而反下之，身仍热、腹满、时痛者，此表证未解而里证又急，故以桂枝解表加大黄以除里。本柴胡证不解而反下之，胸胁仍满潮热微利者，此半表里之证未解而里证又急，故以柴胡解半表里，加芒硝以除里。后人可由此触类而长之矣。

胃热兼阴阳早知邪并于一。

伤寒各经之邪，胃无不受。如太阳之经邪传于胃腑，谓之太阳阳明。阳明之经邪传于胃腑，谓之正阳阳明。少阳之经邪传于胃腑，谓之少阳阳明。又有太阳之经邪历阳明少阳之经以传胃腑者，又有阳明之经邪历少阳之经以传胃腑者，又有三阳之经邪历三阴之经以传胃腑者，是胃腑兼受六经之邪热也。邪既已传胃，则均属实热，其归并则一而已。

下症分缓急，用是等列为三。

攻下之法，仲景有大小承气、调胃承气、大柴胡之别者，以症之轻重缓急不同等也。如胃有燥粪，痞、满、燥、坚四症毕具，须枳以除痞、朴以泻满、黄以润燥、硝以软坚，故用大承气汤 28 之峻剂推之。胃中痞气燥满而不坚者，则不容峻泄，故用小承气汤 27。胃中干燥不润，未至于痞、满、坚、结者，亦不容峻泄，故用调胃承气汤 29。若邪热未尽入胃，犹带有柴胡证者，须微泄之，故用大柴胡汤 9。此攻下之三等也。用之得当，安有留邪。若病大而以轻剂攻之，则邪气不服。病小而以重剂攻之，则过伤正气。然不及还可再攻，过则不能复救，不可不慎哉。

六、汗多亡阳诸症

因知亡阳而筋惕，皆过汗所为（汗多损乎外）。

汗者筋之荣，发汗过多，卫气不固、荣血涸少、筋肉失养，故惕然而跳，瞤然而动，此曰亡阳。下文详之。

亡阳而心惕，亦强汗所致（汗多损乎内）。

汗者心之液。发汗过多，心血内竭，心神外散，胸中空虚，故时时惊惕，昼夜不安，此亦曰亡阳。下文详之。

问：寒邪在表，闭固真阳，汗之所以散阴邪，而助真阳也。若汗之过多，则阴血亏损。此当名曰亡阴。而古人反谓汗多亡阳，何也？

曰：阴血者，人身之津液，在内则养腑脏，在外则养筋肉。汗之过多，则心血虚而惊惕、不眠。荣血虚而瞤惕不安。此固可名之曰亡阴，然阳受气于胸中，而卫行气于脉外，汗之过多，则胸中阳气既散，而卫亦疏而不密，故神不能主持于内而心下悸，脉不能主持于外而身为振振摇，皆阳气外脱之所致也。然则谓之亡阳不亦可乎？

注：阴血未泄，未即致毙，阳气外脱，立见危亡。故汗多以亡阳为重。

问：邪热入胃，燔炽真阴。下之所以逐阳邪而救真阴也。若下之过多则真阳下泄，此

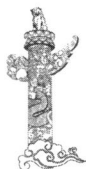

当名曰亡阳,而古人反谓下多亡阴。何也?

曰:阳气者,人身之真火。在内主温脏腑,在外主温肌肉。下之过多则阳气陷而腹冷疼,真火衰而体恶寒,此固可名之曰亡阳。然气无形而血有形,下之过多,则无形之阳气固脱,而有形之阴血亦泄。故肌肉枯焦而不光泽;咽喉干燥而成肺痿。皆津液走泄之所致也。然则谓之亡阴不亦可乎?故曰,汗多亡阴更亡阳,下多亡阳更亡阴。若但以汗多伤表为亡阳,下多伤里为亡阴。此真至粗之论耳。

注:阳气可以立壮,阴血难以骤复。故下多以亡阴为重。

身摇摇兮胸满气逆,惟桂苓为可疗(汗多内外俱损)。

大凡汗多亡阳,损则内外俱损,但其所现之症,有在外者,有在内者,有内外兼者,故分解之。

伤寒吐、下之后,复发汗致气上冲胸,心下逆满,起则头眩,身为振振摇者,表里之血气俱虚,不能为一身之维持也。与桂苓白术汤 35 以益惕气降逆气。

身振振兮肉瞤筋惕,非术附则无济(汗多损乎外)。

太阳病,医大发其汗,或汗后复发汗,逐漏汗不止,肉瞤筋惕、四肢拘急、小便难、恶风、头眩身动,振振欲擗地。盖汗多则血气不足以养腠理,故肉瞤筋惕。汗多则气血不足以达四末,故四肢拘急,难以屈伸,汗多则津液不足以内润,故小便难。汗多则卫气不固,故恶风。汗多则上焦虚,故头眩。汗多则阳虚不能主持诸脉,故身动振振欲擗地也。然是数者亦不必待其悉具,但得一二症而合以脉之微、濡、紧、细,或虚、涩、芤、迟,即应以亡阳证治之,如术附汤 36、真武汤 37、温经益元散 38 皆可用也。

养真汤治病人叉手冒胸,此汗多而宗气衰(汗多损乎内)。

阳受气于胸中,发汗过多损伤胸中阳气,心神大虚,故病人叉手冒胸心下悸,时时欲得人按之也。宜服养真汤 39 以调不足之气。

复脉汤治病人六脉俱结,此汗多而心神悸(汗多损乎内)。

伤寒吐下,发汗之后脉见结代者,血气衰惫,故不能接续也。心中动悸者,真气内虚,不能自定也。宜与复脉汤 40 以润养之。

促、结、代三脉迥然大异。促者,脉来数而时一止,止无常数,一止即来,此谓能自还,主阳邪过盛,脉急反窒也。结者,脉来缓而时一止,止无常数,一止即来,此亦能自还,主血气虚衰脉不相续也。代者,脉来缓而时一止,止有常数,一止迟久方来,此不能自还,主一脏不至,他脏代至也。乍病宜峻补,久病无望矣。

甘澜以降奔豚,可免肾气之凌(汗多损乎内)。

发汗后,其人脐下悸者,此欲作奔豚也。奔豚者,肾气发动之名,发则脐下筑筑然悸动其气,自少腹直冲心下。欲上凌心,缘汗多损动真气,心脾皆虚,故肾积发动也。与茯苓桂枝甘澜汤 41 以降肾气,理中汤 42 去术加桂亦可服。

蜀漆以救惊狂,应叹火邪之厉(汗多损乎内)。

伤寒脉浮,医以火劫取汗,致汗出,心虚,火邪逼心。心神浮越、惊狂不安者,宜桂枝蜀漆救逆汤 43。大抵伤寒在表,切不可以火取汗,或熏,或灸,或加温针,则火气内入,两阳相灼,焦筋伤骨,此溃血、衄血、谵语、燥渴、惊狂所自来也。

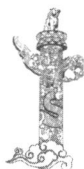

七、阴证、阳证下而致痞结诸症

至若阴证而下之速,因致痞气。

经曰:病发于阴,而反下之,因致痞。

阳证而下之早,乃成结胸。

经曰:病发于阳,而反下之,热入固作结胸。谨按阴阳二字,长沙公无明言,诸家之解龃龉弗合,终成疑案。成无己以寒热分阴阳,谓病发于阳,为寒伤三阳之阳证。病发于阴,为寒中三阴之阴证,而引仲景"发热恶寒,无热恶寒"一条以为据。殊不思三阴自受寒邪,纵投以四逆犹恐其迟,况误下之,岂仅作痞气而已哉!且热痞又何自而来也?则成氏之未足据明矣。陶节庵以风寒分阴阳,谓病发于阳为太阳桂枝证,应实表而反下之。风邪入里则作结胸,病发于阴为太阳麻黄证,应发表而反下之,寒邪入里因致痞,独不思仲景之论结胸,固有因中风误下而得者,亦有因伤寒误下而得者,其论痞症。固有因伤寒误下而得者,亦有因中风误下而得者。载在经文,明白可考。则节庵之未足据明矣。张兼善以表里分阴阳,谓病在表当汗散,而反下之,以引表入胸中因作结胸。病在半表里尚未入胃当清解,而反下之,使半表里之邪留于心下,因致痞。所误有远近,故为病有轻重。此说似为有理,但仲景论中明有因柴胡证误下而成结胸者,结胸岂尽是表证所陷?又明有因太阳证误下而成痞者,痞岂尽属半表里之证所留?则兼善之未足据明矣。学者但当识误下之后,胸中硬痛者为结;胸心下痞闷不舒者为痞。至于所以成痞结之故,因不必执一说以相定也。

结有七种。

结胸有大实结、小实结、寒结、水结、血结、支结、脏结之别。

痞非一宗。

痞气有食痞、虚痞、热痞、寒痞、痞利、痞意之分。

水结者,茯苓半夏。

结胸者无大热,心下怔忡,但头汗出者,谓之水结胸。盖实热收敛于里者,胸中必石硬而渴,此非实热,但因饮水过多,停于胸胁,故胸不硬而无大热也。怔忡者,水蓄而悸也。周身汗出,则水饮外泄,但头汗出而余处无汗,是水不得外泄,停留而不行也。与小半夏茯苓汤44以逐水而安中。

寒结者,白散理中。

阳证应以汗解,反以冷水噀(xùn)之、灌之,则邪气不得外泄,为寒水所制而结于胸中。心下硬痛无热证者,与三物白散45以攻之,枳实理中丸46亦可服。

血结者,柴胡归芍。

血结者,热入血室也。此症有四。

其一:妇人中风发热恶寒,若经水不来则入腑,而不入血室。因经水适来血室空虚,表邪乘虚归于膻中,结于乳下,胸胁苦满如结胸状,手触之则痛,谵语,此为热入血室。若脉迟、身凉者,属经已尽行于外,邪已尽结于阴脏,非汤剂之可,反当刺期门,随其实而泻之。

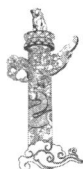

其二:妇人中风七八日,续得寒热发作有时,经水适来,来而适断,此为热入血室,邪与血搏,故寒热如疟而发作。有时血结不行,故经水适断,血未尽出,邪未尽入半表里证,也可与小柴胡汤 7 加减之,以行其血而彻其邪。

其三:妇人伤寒发热,经水适来,昼日明了,夜则谵语,如见鬼状。此为热入血室,邪入胃腑而与阳争,则夜安而昼烦。此邪入血室而与阴争,故昼安而夜烦。经水来而未断,则血不留结,血行则邪热随之而去,无用汗、吐、下以伤之,必自愈。

其四:男子阳明病,下血、谵语皆为热入血室。阳明病法,多汗以夺血者,无汗故,但头汗出,可利期门以泻之。濈(jí)然汗出则愈(此条虽云当刺,然行血泄热亦不用发)。所以男女均有此血结症者。以冲脉为血室,男女均有此冲脉,邪热传里与冲脉遇,故均成热入血室之症。冲脉得热血必妄行,在男子则后部下血、谵语;在女子则前部下血(亦有血结者),寒热似疟。是一者,俱胸胁苦满如结胸状。总用小柴胡加减治之为当。

挟血之脉乍涩、乍数,或伏,或沉,血热交并,则脉来洪盛。凡妊妇感中寒邪,须以护胎为主。胎气一动,所关非小。纵不得已,用汗下药者,亦须慎诸猛、烈、燥、毒等。至于新产之妇,荣卫衰于外,真元损于中,倘伤于寒,所入必深。若强汗之,邪必不除,反伤正气。须是峻补其血气。里既充实,客邪方可去也。

实结者,大小陷胸。

此条方是伤寒正结胸,无论太阳桂枝证、麻黄证、少阳柴胡证,俱未入胃腑为实(不得下),而医反下之,损其正气,胸中空虚。阳邪内陷结于胸膈,身无寒热、胸中硬痛、手不可近、短气烦躁、心中懊憹(可见尽结于上)。或从心至少腹皆胀满而痛不可忍。脉来沉、实、滑、数者(经来寸浮关沉),此名大实结胸。大陷胸汤47 主之。或恐太峻,用大陷胸丸48。若阳邪内陷之后,胸腹未尝通硬,但心下微结,按之则痛,不按不痛。脉来浮滑,此名小实结胸。小陷胸汤49 主之。

伤寒坏症莫甚于结胸,一误岂容再误。故认真必须急攻。然亦须视其表证,悉罢方是。邪热收敛于胸中,为实始可攻之。若表证未尽去,脉来浮虚者,邪未尽结也,攻之必死。若结胸症悉具,而又烦躁大喘者,正气散乱也,其死必矣。

注:前不当下而下,是一误也。此当下而不下是再误也。

脏结本无阳证,脐痛引阴为难治。

太阳伤寒,寒未变热而反下之。寒邪乘虚结于阴脏,故名脏结。其外症亦如结胸状,但结胸不能食而多烦。脏结饮食如故而常静,舌生白苔而滑,与结胸为有异也。既无表热之可汗,又无里热之可下,邪在阴脏,脏气闭塞而不流布,故不可治。又或病人素有痞积在脐旁,今则因伤寒入里与宿积相助,使脏气结而不通,其痛自脐旁引少腹入阴筋而死。

支结原非全结,发热微呕不可攻。

伤寒六七日,发热、微呕、恶寒、支节烦疼,此属外症未解。若呕而心下妨闷(妨碍、痞闷,意为胀闷烦躁如有物梗阻之意),支掌而结者,谓之支结。此与结胸之表罢而胸实者不同,宜柴胡桂枝汤50 以除表而和里。

大邪在表,安得有结胸恶症?其所以谓之支结者,以贼之大势在外,先遣一支之兵入

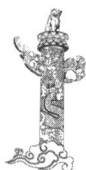

吾心下,故心下妨闷,支掌而结耳。此证应表里兼治。

生姜泻心治食痞,而里气逆。

伤寒汗出表解之后,其人心下痞硬、干噫、食臭,胁下有水气,腹中雷鸣而下利,所以然者,以胃为津液之主、阳气之根,大汗出后津液大去,胃中空虚,里气上逆,故使心下痞硬。胃虚则不能杀谷,故干噫、食臭;胃虚则不能胜水,故胁下有水气,腹中雷鸣而下利。此与邪热留于心下为痞者不同,故与生姜泻心汤51以去痞而益胃。

甘草泻心里虚痞,而胃中空。

伤寒中风,邪犹在表,医反下之。其人下利,日数十行,谷不化腹中雷鸣,心下痞硬而满。干呕、心烦不得安。所以然者,以大下之后胃中空虚,客气上逆。故使心下痞硬、烦呕不得安也。胃虚不能容物,故下利、谷不化而腹中雷鸣,此与邪热留于心下为痞者亦不同。故与甘草泻心汤52去痞而补虚。前繁汗、后胃虚而有食气,此系下后胃虚而泄不止,故治有微异耳。

黄半泻心疗热痞,而心逆满(黄半泻心,言大黄黄连泻心汤与半夏泻心汤也)。

此条是伤寒邪热作痞。凡结胸多是实热,痞气俱是虚热。如下后心下硬痛,寸浮关沉者,为实热结胸。若下后心下痞,按之濡,其脉关上浮者,为虚热伏于心下也。大便秘者,宜大黄黄连泻心汤53以导其热。

又如下后胸中硬满而痛,手不可近者,为实热结胸。若下后心下但满而不硬,按之亦不作痛者,为虚热留于心下作痞。宜半夏泻心汤54以导其热。

痞症有虚有热,胃虚里气上逆作痞者,虚痞也。其邪热潜伏心下为痞。无诸虚症者,热痞也。若外证未去,心下妨闷,只是支结非痞也。

附子泻心除寒痞,而身恶风。

心下痞皆属虚热内伏,若无头痛、项强诸表症,但恶寒、汗出者则是虚热。既伏于内,而阳气又虚于外也,宜附子泻心汤55以攻痞而固阳。

胸痞兮下利不止,服余粮而可敛。

伤寒误下之后,里气大虚,故下利不止。客气客于心胸,故心胸痞硬,宜先以泻心汤攻其痞,痞去而利不止者,宜赤石脂禹余粮汤56以涩下焦而镇洞泄。若复利不止者,当利其小便。

前虚痞下利属中焦胃虚,此客痞下利属下焦肠虚。故治有攸殊耳。

心痞兮噫气不息,煮旋覆而立通。

伤寒若吐、若汗、若下之后,大邪悉解,然以曾经汗、吐、下,胃气弱而未和,虚气上逆,故使心下痞硬,噫气不除,与旋覆代赭汤57以降虚气而和胃。

若痞硬、噫气兼下利者,宜生姜泻心汤51。

八、各种吐症

虚烦宜微吐,栀子汤吐胸中懊恼不得眠(可微吐)。

伤寒有虚烦者,有实烦者,此条先言虚烦伤寒,或汗或吐,下之后其人身热不去,心烦不安。若剧者,必反复颠倒、心中懊恼、结痛而不眠,此皆谓之虚烦。所以然者,以汗下之

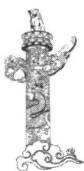

后,邪气乘虚客于胸中,布于膈上。上焦为热所扰,是以烦而不安,心恶热,热甚必神昏。是以剧者,必反复颠倒,懊憹而不得眠也。结痛有似结胸,然结胸乃邪热悉收敛于里为实,其外热必去,此身热未去而心中结痛,则非结胸恶症,只是邪热乘虚散漫于膈上,烦郁而微疼也。与栀子豉汤 58 以吐其胸中之虚邪。

实烦宜快吐,瓜蒂散吐膈上冲突不得息（可大吐）。

病人发热汗出恶风,颇似桂枝证,但头不疼,项不强、胸中痞硬、气上冲、咽喉不得息、寸脉微浮,此名实烦之症。缘曾经汗、吐、下之后,其余邪乘虚留于胸上,则谓之虚烦。此不经汗、吐、下,其邪热自蕴郁于膈上,遂填塞而成实烦,所以上冲咽喉而不息也。与瓜蒂散 59 或一物瓜蒂散 60 以吐胸中之实邪。

黄芩半夏治上焦烦呕为尤宜。

伤寒发汗之后,外证已去,里证不实,胸中微烦而发呕,将指为少阳而无寒热,将指为痞气而不硬满,将指为结胸而不硬痛。此属未尽之余邪留于上焦,作微烦乃虚烦之轻者耳,不可吐之。宜黄半汤 14 以解之。

栀子厚朴消胸腹烦满为最的。

伤寒汗下之后,但腹满而不心烦,即邪气入胃腑为里实。但心烦而不腹满,即邪气留胸中为虚烦。若心又烦、腹又满,满则不能坐,烦则不能卧,知邪气壅于胸腹之间也。与栀子厚朴汤 61 吐其烦,泄其满。

结胸、痞气、实烦、虚烦之所以分者,以痞结之症,则身热悉去;实烦、虚烦,则身热未去。且结胸则胸中硬痛而不散,痞气只是痞满而不舒,实烦则膈上热聚而冲咽,虚烦只是膈上热漫而作憹。此结胸所以贵直达,痞气所以宜分解,实烦所以必快吐,虚烦所以但微吐也。

九、寒热真假症

尝谓阴厥者阴之厉（阴阳微乎内外）。

伤寒有传经者,有直中者,传经者实热,直中者真寒。如初得病无头疼、无身热,只恶寒引衣自覆,倦卧沉重,战栗腹痛,吐泄不渴,身疼如被杖,唇甲皆青色,四肢厥冷如石,脉来沉细迟微无力,此名阴厥之症,乃寒邪中于阴脏,内外纯乎寒者也。与阳经伤寒不可同日而语矣。自宜以四逆之类劫之。

阳燥者阳之刚（阳邪彻乎内外）。

伤寒三阳传里,聚于胃腑,必现身汗、腹胀、便秘、谵语、不恶寒反恶热之症。此名阳燥,须下其实火乃得,诸承气选用可也。

阳厥者,阳似阴而阳益炽（大热似寒）。

邪热自三阳经传之入胃,或阳经传阴以入胃,头痛、发热、恶寒之症已罢,现出大便燥实、谵语、发渴、扬手掷足、潮热自汗诸症。脉来洪滑有力,此是阳燥,人谁不知（此一层先以阳燥作热）。至于阳极发厥,不恶热反恶寒,四肢厥冷者,谓之阳厥乃阳极似阴也。外虽厥逆,内则实热耳。此则人罕知之（此一层指出阳厥）。缘大便坚结不曾攻下,以致阳邪独踞于内,真阴尽逼于外,故手足反见厥冷也。如火炼金,热极金反化水矣。厥微者热亦

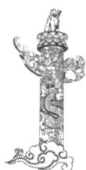

微,厥深者热亦深,宜诸承气汤以逐实火而下燥粪。阳邪既去,厥逆自止也(此一层言,所以成阳厥之故及治法)。欲认阳厥之法(此以下认阳厥之法),须观其目,发红而干燥,以实热上炽,故不似阴厥之清润,其面必常赤而发热。以实热上烘,故不似阴厥之清冷,其唇必重红而生痂。以环口属脾,脾火盛故环口燥裂,不似阴厥之淡红。其牙必重咬而有力,以牙龈属胃,胃热实故咬牙。声重不似阴厥之牙战,其舌苔必由白而黄,由黄而黑。以心热渐积渐盛,故不似阴厥之乍黑,其舌上必燥涩而不润。以实火耗其津液,故不似阴厥之光滑。其口必大渴而能饮,以胃热消水,故不似阴厥之无渴。其四肢必逆冷而乍温,以假寒不能掩其真热,故不似阴厥之常冷。其肚腹必胀满疼痛,手不可近,以实热结滞在内,故不似阴厥之喜人按而喜人揉。其发斑必由红变紫,颗粒渐长,以实热熏蒸于外,故不似阴厥之色不变而形不起。其小水必赤浊而觉热,以胃火下注,故不似阴厥之清澈而自如。其大便必红黄而胶黏,以胃炎下迫,故不似阴厥之青绿而稀瀣(xiè)。

注:自上及下次第不乱,由表测里周详不遗,且逐项推出所以然之故,又简该("该"应为"赅")而不烦("烦"字应为"繁"),视之自然爽豁,下条更透。

如是诸症,虽不必其各项之悉具,然亦必有数端之足凭,再观其脉之洪数、滑实,则其为阳极发厥无疑矣。不然阳厥误认为阴厥,则热剂一投速之死矣。

问:阳厥之症,有六部无脉者。既无脉,何所凭而断其为阳厥乎?

曰:大凡脉为真寒,所凝滞而不出者,其人目多闭、气必微、声必低、睡像多曲拳,精神必倦息。今其人外症厥逆而目反瞪、气反粗、声反壮、睡像反舒展、精神反健旺(此又即阳厥之无脉者,示以望闻之法),则知其六脉之俱无,必是为实热所固闭而不出也。故直断其为阳厥而不爽也。

阴燥者,阴格阳而阴愈强(大寒似热)。

三阴经自受寒邪,不自阳经传来,起来无头痛、无身热,便恶寒、倦卧、四肢厥冷、身如被杖、面如刀刮、腹痛吐泄、不渴、脉来沉细无力,此是阴厥,人谁不知(此光以阴厥作陪)。至于阴极发燥,不恶寒反恶热,手足自温、面戴赤色、烦躁而渴饮、坐卧于泥水井中者,谓之阴燥。乃阴极似阳也。外虽发燥,内则真寒耳。此则人罕知之(此正指出阴燥)。缘阴证不曾温散以致阴邪独踞于内,真阳尽格于外,故外症反发燥也。宜用白通汤62、白通加猪胆汁汤63、通脉四逆汤30,或回阳返本汤64、益元汤65以热劫之。真寒既除,发燥自止也(此言所以成阴燥之故及治法)。欲识阴燥之法,须观其(此以下言识阴燥之法):目虽红而反润,以内有真寒,故目若含泪,不似阳燥之干涩也。其两颧自觉甚热,他人按之则冷,以其为阴火上炎,故颧(自觉甚热)而反凉也。其面虽戴赤色,然变易不常,以无根浮阳,时升时降,故面色乍赤乍青,不似阳燥之常赤也。其唇虽燥而不崩裂,牙虽咬而若寒战,以脾胃无实热,故唇无厚痂而咬牙无力也。其舌苔或白、或黑,黑处皆滑,以水极胜火,故舌色本红而乍黑,常润而不涩也。其口虽燥欲饮水,饮必数而不多,以非实热作渴,故不至于饮水无度也。其嗳气必连续而短促,以胃气为真寒所遏抑,故多呃逆而无常嗳,不似阳燥之声浊有力也。其发斑必影于皮里而不出,始终色红而不紫,以真寒在内,逼其浮火游溢皮肤而成斑,故不能起长、不能变色也。其手足虽温,时复转凉,以脾寒不荣于四末,则四肢之假热必有已时也。其肚腹必胀疼而喜按,以虚寒作胀,按则里实而稍安,不似阳燥之手不可近也。其大便色必青、形必瀣,以肠胃无热。故所便不至于黄红而胶黏也。以是为

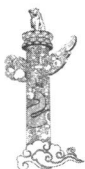

辨,而又参以脉之虚细微弱,则其为阴极发燥无疑矣(此又以阳厥之无脉者示以望闻之法)。不然阴燥误认为阳燥,则寒剂一投,死可立待。

问:阴燥之症,亦有两手无脉者,何所凭而定其为阴燥乎?

曰:大凡脉为实热所锢闭而不现者,其人目当瞪、气必粗、声当洪、睡像多舒展、精神当壮旺。今其人外症燥热,而目反闭、气反微、声反低、睡像反拘挛、精神反倦怠,则其两手之无脉,必是为真寒所凝滞而不现也。故直断其为阴燥而不爽也。

阳厥阴燥有宜舍症从脉者,有宜舍脉从症者。如病人厥逆、恶寒,复有舌涩、便热、斑实等症,此时脉见洪滑者,是舌涩等症与脉相符,而厥逆等症与脉不符也。夫既有洪滑之脉,而症反厥逆者,非阳邪逼而致厥乎?故当舍厥逆之假症,而从洪滑之真脉。若此时脉见沉微者,是脉与厥逆等症相符,而与舌涩等症不符也。夫既有舌涩等症而脉反沉微者,非阳邪闭而致微乎,故又当舍沉微之假脉,而从舌涩之真症。又如病人燥渴发热,复有舌滑、便绿、斑虚等症,若此时脉见沉细者,是舌滑等症与脉相符,而燥渴等症与脉不符也。夫既有沉细之脉,而症反燥渴者,非阴邪逼而致燥乎?故当舍燥渴之假症而从沉细之真脉。若此时脉见浮大者,是脉与燥渴等症相符,而与舌滑等症不符也。夫既有舌滑等症而脉反浮大者:非阴邪激而致大乎?故又当舍浮大之假脉而从舌滑之真症。要之:舍症从脉者十常八九,舍脉从症者十仅一二。

注:阳症的而见阴脉,当察有神与无神。阴症的而见阳脉,仍看厚力与薄力。

病至阳厥阴燥之候,已是危极存亡之秋,惟小心胆大者为能诊疗。盖症既不与脉对,脉复不与症对,故或舍症以从脉,或舍脉以从症,非小心精察则顾此失彼,能无错误乎?且假热即是大寒,假寒即是大热,故药性不嫌其过峻,分量必取其相当,非大胆施治则畏首畏尾,能无迟误乎!此时宜大有主张。

假热、假寒之症,生死在反掌之间。业伤寒者尤宜留意于此,故为数语以便记诵,又逐句解之。

语曰:外症之为厥、为燥难定其真假,内症之大热、大寒可验于指视。阳症的而见阴脉,当察有神与无神;阴症的而见阳脉,仍看厚力与薄力。阳盛无脉当察精神之衰旺,阴盛无脉亦看精神之有无。

解曰:外症之为厥为燥难定其真,假此言手足厥逆不知其为真厥假厥,燥热欲死不知其为真燥假燥也。内症之大热大寒可验于指视,此言其症上而面目下而两阴,内而胸腹外而四肢。详视皆有真迹之可据,其脉层次之浅深、形体之大小、至息之多寡、力量之有无,指下亦有真机之可寻也。阳症而见阴脉,当察有神与无神。此言阳症脉反沉细,当察是真细是假细。沉细有神则为假细,仍是阳症;若沉细无神,则真脉将坏矣。阴症的而见阳脉,仍看厚力与薄力,此言阴症脉反浮大,须看其是真大是假大,浮大力薄则为假大,仍是阴症。若浮大力厚则阴症不得矣,阳盛无脉当察精神之衰旺,此言燥热无脉,必察其人精神壮旺,方可断为阳邪固闭。若精神衰,未必非阴极发燥也,阴盛无脉亦看精神之有无。此言厥逆无脉必看其人,无精神方是阴邪凝滞。若有精神,未必滞,阳极发厥也。

凡用姜、桂、硝、黄之属治阳厥阴燥之症,中病即止,不可过度,过度反生他病矣。故

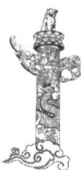

大邪既尽，当以和平之剂养之。

十、六经大热大寒诸症

三阳有寒亦有热。

三阳经寒热之症。俱有下文详之。

三阴宜温亦宜凉。

三阴经寒热之症。俱有下文详之。

【太阳腑热】 即如太阳犯本则热蓄小腹。

小腹属膀胱之地，或病在太阳经，误利小便犯其根本，邪热遂乘虚蓄于膀胱，或太阳表证不曾犯本，但因汗出不彻，遂由本经入本腑，蓄于膀胱；又或少阴病，忽然一身手足尽大热，已而尿血者，少阴传太阳也。太阳为诸阳，主气，故膀胱热则一身手足尽热。膀胱为多血之腑，血为热迫，故尿血，此又血蓄膀胱也。热蓄膀胱，宜以清凉利其水；血蓄膀胱，宜以苦寒破其血。其症治详下文水症、血症中。

【太阳腑寒】 太阳受寒则冷结膀胱。

太阳与少阳为表里，彼此有病可以经传，故少阴中寒传于太阳腑，名冷结膀胱之症，其小腹必满，按之必苦痛。凡小腹满而痛者，多属热。然膀胱热者，其手足必热，此手足逆冷，故为冷结膀胱也。宜服消阴散66，仍灸气海、关元穴，以通阳气而散阴寒。

【阳明腑寒】 茱萸汤治阳明呕谷为至截。

上焦主内，胃为之市。食谷欲呕者，或胃腑自受寒邪，或三阴寒邪入胃，或阳证服凉药过多以至胃寒，胃寒则不能化物，故既食而良久，复呕出原物也。可与吴茱萸汤67以温胃而止呕。

注：寒证呕迟而物现原形，热证呕而物有化迹，此是要诀，仍须以脉参之。

亦有胃热，食物而呕者，火气遏于食不能下，方下旋出，不似寒证。呕物之迟延，脉来洪实者，宜清胃，呕自止。

人知阳杀谷，阴不杀谷。故泥食谷不化而呕，为胃寒不能受物。不知真火杀谷，邪火不杀谷。故食谷不化而呕，为胃热遏逆使出也，此处最宜详辨。

【手足阳明腑寒】 粟谷丸闭阳明洞泄独称良。

伤寒胃无大热，医反下之，其人开肠洞泄，日夜无度，米谷不化，此肠胃寒滑之极、真阳将尽之候。故药物入腹直过而不存也。急与三物闭魄丸68以收涩上次服四逆汤。

治泄有四：寒而泄者，热补之；肠滑而泄者，壮涩之；膀胱不利而溏泄者，引导之；元气下陷而洞泄者，升提之。四者皆治肠胃虚寒之法。

【阳明腑寒】 阳明中寒不食者黑神散。

人知三阴有中寒之症，不知阳明亦有自中寒邪者。其症不能食，大便硬，小便不利，手足濈然汗出，此欲作固瘕。固瘕者，寒气结积之名。寒气将留结而为固瘕，则胃中冷不能杀谷，不能施化，是致不能食而小便不利，大便亦硬。然胃中既冷，则水谷不别，大便初硬，后亦必溏。宜服黑神散69以破寒结而分阴阳。

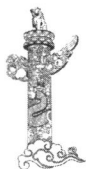

【阳明大热】 阳明饮水无度者白虎汤。

伤寒身热不已,恶风无时,为邪纯在表;身热已去,口燥、心烦,为邪纯在里。身本无热,背上恶寒,口中和者,为邪中在阴。若伤寒未经汗下,或已经汗下之后,身热未去而不大热时,或恶风而不常恶,背微恶寒而不甚寒,则既非纯在表,亦非纯在里,更非中于阴矣。盖当身有微热,恶风不常,背微恶寒之时,而已有舌上干燥、心烦、大渴欲饮水数斗之症,脉来又极洪数,此表证未尽罢,而热已入于胸胃之间,熏蒸焦、膈,肺金不堪当盛热,故其人大烦渴不解也。表里皆热,里热尤甚。然以其未尝收敛入胃为实,故先与白虎汤15、白虎加人参汤70,或如神白虎汤71以解肺胃之热。若无渴者,服此为大逆。

注:人知伤寒有虚邪、有寒邪,而不知伤寒有可虚、可实之邪如此。

阳明热证有表、中、里三等。在表者葛根之类是也。里实者,承气之类是也。若邪热弥漫于表里之中者,白虎之类是也。

【阳明腑寒】 蛔厥因阳明之寒,虫攻咽及攻胃。

蚘即蛔也。蛔厥者,病人素有寒,妄发其汗,或汗后复发汗,以致胃中虚冷,饥不能食。胃中无食,蛔则妄动。蛔上入膈,其人则烦。蛔或上或下,其人则乍烦乍静。蛔闻食具必出,故得食则呕而吐蛔,或吐小虫,或吐长虫。舌干、口燥、昏乱、烦躁欲死,六脉沉迟、足冷至膝。皆胃寒之所致也。又有虫因胃中无食,而食其腑脏之血者,其人胸胁津津作痛,撮眉、呻吟或时下血,如豚肝或如脓状,或昏沉不知人事者,皆凶兆也。宜先服理中汤42、甘草,次服乌梅丸72,或即服安蛔散73,以蛔性得甘则动,闻酸则静,见苦则安也。

又厥阴病消渴,气上冲,心饥不能食,食则吐蛔。夹蛔厥既属胃寒,而复有消渴之症,节庵以为热在上焦,中、下二焦则俱寒而无热,此至言也。故凡遇一切蛔症,虽有大热,不可投凉剂,必待蛔定方可治热。若误下之,利不止者,四逆汤。

【阳明腑热】 狐惑,因阳明之热,虫食脏及食肛。

狐惑者,犹豫不决之义也。因其症杀人甚速,生死难决,故名狐惑。缘阳证应汗不汗,以致邪气内攻,熏蒸肠胃,胃热不能食而空虚,于是三虫求食而食人也。虫食其肛为狐,下唇有疮其咽干;虫食其脏为惑,上唇有疮,其声哑。哑者俱恶闻食气,四肢沉重,默默目闭欲眠。舌白齿晦。面色乍白、乍赤、乍黑,变易无常,越人望而畏之,通用黄连犀角汤74、桃仁汤75,或用雄黄散76治之。

蛔厥、狐惑皆坏症也,二者正相反:蛔厥者不当汗而汗,致胃中虚冷不能食,食则蛔自出;狐惑者当汗而不汗,致胃中虚热不能食,虫因求食而食人。此虫不自出。蛔厥者十死一二,狐惑者十死八九。

【少阳热少虚多】 少阳少眠而盗汗,脉弦衰者虚所使。

病人无他症,但惊悸乱梦,恍惚不眠,眠则出盗汗,脉来弦衰者,此胆中虚也。盖夜以阴为主,阴气盛则目闭而卧安。若阴虚为阳所胜,则烦扰而不安,所谓虚则夜争也。盗汗者,寐则汗出,寤则止也。在杂症属阴虚生火,在伤寒为阳乘于阴(热伤血也)。然脉见弦数、有力,方为少阳实热。若弦衰无力,仍是胆虚心怯,神气不足。是以惊悸少眠而盗汗也,与茯神定胆汤77以滋阴而养神。

注:初病见浮脉为表证,若病久邪已入里,而脾胃脉浮者,即是脾胃有热。不得仍作表证。

不眠之症不一。有阳盛阴衰者,有阴盛阳衰者,有在表不得汗者,有在里为热蒸者。

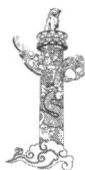

须观其兼见之症与所见之脉，知犯何逆以法治之。

【少阳腑热】 少阳多眠而盗汗，脉弦盛者热所伤。

阳主动、阴主静。病在阳则动而不眠，病在阴则静而多眠。然其症亦不一，如少阴病，但欲眠睡目合无汗，踽踽然畏寒，脉微细者肾气寒也。少阳病但欲眠睡，目合则汗蒸蒸然发热。脉弦盛者，胆有热也。宜小柴胡汤7、黄芩泻胆汤16主之。

若汗后身凉脉静而好眠者，愈之兆也。不须治之。

【太阴脏热】 太阴有小便而无大便，脉涩者名脾约。

趺阳脉浮而涩。浮则胃气强，涩则脾液少。小便必数，大便必难。此名脾约之症。盖趺阳者，脾胃之脉也。发汗利，小便之后阴血枯槁，脾亡津液，故曰脾约。脾约则不能滋润其肠胃，所有之液但输膀胱，所以脉见浮涩，大便秘而难下，小便数而无藏蓄也。然以其未尝结为实邪，故只与脾约麻仁丸78以通肠润燥。

【太阴脏热】 太阴有头汗而无身汗，尿溢者必发黄。

黄者土之正色也。脾为中央土，表邪传脾，热气熏蒸，土色外见，身目必黄。其症渴欲饮水，腹满但头汗出，身无汗至颈而还，小便不利缘周身汗出，则热有所越不能发黄。小便利则热有所泄，亦不能发黄。若身无汗而小便不利，利则外不得越，下不得泄，热气蓄于脾脏，蒸蒸不已，故必发身黄也。大便不实者茵陈蒿汤79，大便实者茵陈大黄汤80，若发热身黄，腹下满者，此热气未甚，与栀子柏皮汤81微解之。

凡身黄如橘色而明，一身不疼，此伤寒瘀热发黄也。身黄如烟熏而煤，一身尽疼，此中寒湿发黄也，阳黄阴黄之别如此。

上色黄故发(黄发黄俱是土)病，但要分热黄、寒黄、湿黄、实黄、虚黄以施治。

【太阴经寒】 太阴脉浮而腹满痛，宜温经以取汗。

脾为阴土，居于中央，故太阴受邪，其腹必满。有阳邪传于太阴(热证)而腹满者，有下后阳陷入阴而腹满者，有风寒直中(寒证)太阴而腹满者。阳邪传阴而腹满者，如前四逆散10、茵陈蒿汤79之类是也。阳陷入阴而腹满者，如前桂枝芍药汤33、桂枝加大黄汤34之类是也。若直中太阴而腹满者，必恶寒不渴，食不能下，腹痛而吐利也。然亦有浅深之异。脉浮者中经而浅者也，脉沉者中脏而深者也。脉浮当属太阳，然太阳必有头痛、项强、诸阳症。此无诸阳症而腹满作痛、吐利不食，故属太阴。太阴当脉沉而反浮者，以寒邪初入于阴经，尚未入于脾脏成大寒也，宜用桂枝汤3，或桂枝理中汤82微汗之。

【太阴脏寒】 太阴脉沉而兼吐利，急退阴以求阳。

上文言风寒入于太阴经，宜温经取微汗。若由太阴经中于太阴脏，必恶寒不已、腹满痛甚，吐利不止，脉必沉迟，宜加味理中汤83，甚者竟服四逆汤25。章其阴邪乃退，真阳乃复也。

【少阴经寒】 半夏散发少阴客寒而咽中痛。

少阴之脉循喉咙，寒邪直中少阴经，未入于少阴脏，且在上焦，未入中、下二焦，故无吐利、厥逆诸症。但咽中作痛，此非热气攻咽，乃寒气闭咽也。与半夏散84以散络寒。

【少阴经热】 苦酒汤敛少阴客热而咽中伤。

阳邪传于少阴，虽未于其脏，已伤其经络。经络干燥，肺气不能上宣，故咽中伤。生

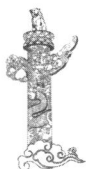

疮不能语言声不出也。可与苦酒汤85以解络热而愈咽疮。

若热传少阴咽痛下利胸满心烦者,以少阴之脉从肾贯膈入肺循喉咙。其支别者,出肺、络心、注胸中。阳邪传于少阴,虽入经而未入脏,其热已炽而未已。热气循经上行,则喉咙不利而咽痛,热气循经下行,则胸满心烦而作胁热利。可与猪肤汤86调阴散热。

热传少阴,但咽痛更无他症者,与甘桔汤87以清上焦之热。

【少阴经寒】 少阴背恶寒当煮热附子。

传经之阳明,口燥、心烦而渴,其背微恶寒者,邪热散布于阳分也(以白虎证陪)。传经之少阴,口燥、舌干而渴,其背不恶寒者,邪热蓄聚于阴分也(以承气证陪)。若得病一二日,口中和,不燥不渴,身无热,背恶寒甚者,寒邪直中于少阴经也。人之一身,背为阳,腹为阴。背恶寒者,阴寒气胜,阳气虚弱也。或身体痛、骨节疼,或手足寒而脉沉细,皆阴证之所为。然无吐利、腹痛诸里症,则寒邪在表,未曾于里也,宜服附子汤88以温散之。

若少阴表邪发热者,宜服麻黄附子细辛汤22,不发热者不可服。

【少阴经热】 少阴烦不卧必求鸡子黄。

太阳与少阴为表里,故太阳受邪未传少阳,阳明即间经而传少阴,少阴之脉络于心、注于胸中,阳邪传里虽未入脏,已蕴于心胸,故心中烦热不能安卧也,与黄连鸡子汤89以扶阴散热。

【少阴脏寒】 呃逆原非一症,在少阴则回阳返本。

注:此以数症陪叨呃逆,又从呃逆中聚出胃热、胃寒、胃疲(应为"痰")三症作陪。此段方正(应为"证")指少阴呃逆。

伤寒有呕者,有干呕者,有吐者,有哕者,有呃逆者。呕者,声物俱出。干呕者,有声无物。吐者,有物无声。哕者,亦有声无物,但其声浊、恶长而有力,直至气尽而后止,即干呕之甚者也。呃逆者,俗谓扯喉是也,缆发声于喉间则遽止,嗯嗯然连续数声,短促不长,与呕哕诸症大有别也。然其症亦不一,有因胃热失下而作者,宜泄胃。有因胃寒气逆而作者,宜温胃。有因胃中痰饮而作者,宜导痰。此呃逆皆从胃中起,上至于胸嗌者也,若其气自脐下直冲胸嗌间,作呃逆者,此少阴寒邪所为,其病不在胃矣,或下虚内伏阴火,或误服凉药冷极于下,迫其相火上冲喉间而为吃忒(吃忒,吃错食物之意)。其人烦躁,自觉甚热,他人按其肌肤则冷。此为无根失守之火散乱为热,非真热也。面色必通赤而乍青,两手必重温而乍凉,口中必思饮而不多,治用羌活附子汤90或回阳返本汤64急温其下。真阳既回,阴火乃降,呃逆渐止也。不然,若待其尺脉不至,寸关欲绝,额出冷汗,反发谵语,则死矣。

注:少阳无厥逆症,阳明厥逆多是实热,与少阴此迥别。

【少阴脏寒】 厥逆岂仅一经,在少阴则四逆回阳。

四肢者,诸阳之本。阴寒气盛致寒气不相顺接,则手足不温而成厥逆。太阳厥逆,以其为诸阳主气,膀胱冷,故手足皆冷。太阴厥逆,以脾寒不营于四末,故手足皆冷。厥阴厥逆,以肝寒血不养筋,故于手足皆冷。少阴厥逆,以肾主骨,肾脏寒则百骸皆寒,故手足无不厥逆也。宜四逆汤25或回阳救急汤91以温其脏。然少阴中寒,亦不必待其厥逆而后温,如脉沉细可温矣,背恶寒而温矣,但欲卧可温矣,口中和不烦而自欲吐可温矣(注:以各经厥逆陪少阴厥逆明晰)。于此不温而曰彼,未尝厥逆也。则中经之邪倏,而中脏必致阴

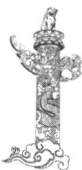

盛格阳,前脉沉今且浮大矣,前恶寒今且恶热矣,前欲卧今不得卧矣,前口中和,今燥渴不止矣,前不烦,今烦且燥矣。前欲吐,今吐且利矣。至于厥逆之症,有致死而不一见者,则何不圆之于早乎(注:此少阴阴极似阳也)?

【少阴脏寒】 脓血见于少阴,稳则桃花为最。

少阴病下利便脓血,腹中冷痛,小便不利,此与阳症大异。阳病下利便脓血者,阳邪迫而为胁热利也。少阴症下利便脓血者,下焦不约而里寒也。寒伤肠胃,正气虚滑,故下利不止。寒滞下焦血气留聚,故腐化而为脓血。寒在中焦,血气结滞不通,故腹中冷痛,寒在阑门,致水谷不别,故小便不利,脉沉无力者,宜三物桃花汤 92 以固阳补气而散寒。

痢症固多属热者,然亦有热痢,因服凉药过多而成。虚寒者亦有热痢。因泄久而成。虚寒者,亦有初得便属寒症者,凡痢见白色者气之痢也。见赤色者血之痢也,赤白兼者,血气俱病也。因痛而痢,痛一阵泄一阵者,邪气实也。因痢而痛,泄一阵痛一阵者,正气虚也。脉之虚实不同,症之寒热各异,谓痢症见血无寒,非笃论矣。

【少阴寒湿】 寒湿中于少阴,乃闻真武至强。

少阴自受寒邪二三日不已,至四五日,其邪已自经而入于脏,肾病不能制水,其寒湿必甚。寒湿甚于外者,必四肢沉重而疼痛。寒湿甚于内者,必腹痛小便不利而自下利,内外纯乎寒湿。可与真武汤 37 以温经助阳而除湿。

【厥阴脏寒】 厥阴干呕而头苦疼,吴萸佐以甘草。

阴脉至头而还,不能上达于首,惟厥阴之脉与督脉通,故寒邪直中厥阴则上攻而为头痛,其症必干呕而吐涎沫,以肝脏冷而攻胃也。与吴茱萸汤 67 以温里散寒。

【厥阴脏寒】 厥阴久寒而脉欲绝,吴萸更加生姜。

厥阴中寒手足厥逆,脉细欲绝者,以阳气外虚不温四末,阴血内弱脉来无力也。此寒邪中经而未中脏者,宜当归四逆汤 93 以助阳气养阴血。若其人内有久寒而更兼此症者,则邪中经而即中脏矣。宜四逆加吴萸生姜汤 94 以助阳生阴而散久寒。

注:厥阴之症种种似热然皆大寒,故仲景《厥阴篇》寒极多,言热者少,常见厥阴、消渴、发热等,舌尽红亦服凉药,十不存一。厥阴症热与厥多叠作,常一连厥数日,又一连多数日。厥则自利,热则止。厥阴症多热者易已,多厥者难已,以其症寒也。

【厥阴经寒】 水寒在厥阴,厥逆心悸兮,赤茯苓甘淡能泄。

厥阴中寒,四肢厥逆、心下悸悸者,水饮停心也。宜先以茯苓甘草汤 95 泄其水,后以热剂治其厥,不然,水清入胃必作利矣。

【厥阴经热】 阳毒见厥阴下利后重兮,白头翁纯苦堪当。

阳邪传于厥阴,故胁热下利。热毒伤血,后重不快,必得纯苦大寒之剂,以攻其热毒。宜服白头翁汤 96。

十一、虚热诸症

加以拘急痿痹,症有攸异。

拘急者手足不能自如,屈伸不便,肢体强几几。然也有阳症拘急,有阴症拘急,有汗多亡阳拘急,有汗多血虚拘急。阳症拘急者,太阳经为寒邪所闭,血气不能周流一身,故

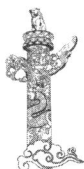

发热恶寒,肢体拘急不舒,脉浮紧得汗则愈。阴症拘急者,寒中阴脏,脏气不营四末,故手足厥冷而拘急也,脉沉紧宜服四逆汤。亡阳拘急者,汗多卫气虚,不能主持诸脉,故恶风而四肢拘急也。脉细无力者桂枝加附子汤97、温经益元散38皆可服。血虚拘急者,汗多营血大虚,不能滋养筋脉。故发热心烦而手足拘挛也。脉浮芤或涩者,宜大补其血,桂枝加四物汤98加减治之。

痿痹者,不仁也(痿痹有二因)。肢体顽痹痛痒不知、针灸不知也。视拘急之肢体强硬,屈伸不便者为大异。此因正气为邪所伏,故顽痹而不仁,亦因阴血、阳气两虚不能荣养一身之所致。或用辛甘之剂以散邪,或用甘温之剂以养正,使外邪尽失,血气周流,则身体柔和矣。散邪宜桂枝麻黄各半汤19,养正宜人参当归汤99,夹寒者人参养荣汤100,甚不可见寒凉,以寒剂愈凝滞其血气也。

郑声谵语,治各不同。

伤寒实则谵语,虚则郑声。谵语者乱言无次,幻言不实,而数数更端也。郑声者郑重频复,只将一句旧言重叠言之,终日不换他声也。盖邪虽实而神有余,则能机变而数数更端。邪未去而神已虚,则无机变,而只守一声。伤寒而见郑声,由汗下太过损伤元气,或病已经久所致,乃精气将夺之候,危恶之兆也。宜用参芪柴胡汤101以清虚热而补正气,犹或可生也。以谵语对郑声而言,则谵语实而郑声虚。然谵语又自有虚实:谵语而脉实者,可下;谵语而脉虚者,不可为矣。

又有狂言者、独语者。狂言者,少天无日之言。独语者,无人而自语也。狂言之邪热加重于谵语,独语之气虚亦郑声之类耳。凡狂言之症皆可下,惟狂言不食脉反弱者,为阳症见阴脉,乃邪气已胜,而正气将脱也。其死必矣。

注:此辨明谵语、郑声,又推出狂言、独语以判其主病。

金沸草专主邪热痰嗽。

邪热传于肺胃,因而生痰咳嗽者,金沸草散102散之。

又有痰与燥气郁于膈,上冲咽喉者,瓜蒂散59吐之。又有寒痰而嗽者,痰色必青,宜南星半夏汤103。又有水泛为痰者,其痰必清,宜服金匮肾气丸104,此皆有痰而嗽者也。又有里无痰涎,但肺热而嗽者,宜服麦门冬汤105,但肺寒而嗽者,宜服黄芪建肺汤106,至一切痰症详解,悉见痰积类伤寒条内。

注:寒证、虚证、虚痰皆作。

牛蒡根能疗汗时漏风。

发汗时覆盖不周,汗出漏风致手足腰背搐搦不已,牛蒡根散107治之。人参羌活散108亦可服。

又有伤寒邪热生风,风主乎动,故筋脉相引而手足伸缩。手足伸而缓者名曰瘛,手足缩而急者名曰瘲(chì,同瘛。即瘛瘲 chìzòng,痉挛、抽风是也),乃伤寒之恶候也。惟服养血祛风涤热之剂,间有生者。治法与症瘕仿佛。缘此风非外来之风,乃隧道之血为热所耗,是以血隧空虚,而生风生于内也(从汗出漏风推出血虚自生风)。欲治此风,必先养血。语云:"治风先治血,血足风自灭。"斯言要哉!虽然气阳而血阴,气夫而血妇,阳生则阴长,夫倡则妇随。补血而遗气,其血难生,须以养血为主,而以气药引之,以祛风涤热之药佐之,则隧道充实,不专于清热而热自清,不专于除风而风自除,手足瘛、瘲之症自止也。宜当归宁

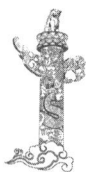

肢汤109,若阴血不养则风热不去,必致生痰、喘、吼而死。

补中益气治病人五官俱惫。

伤寒汗下之后数日,其人无他症,但头眩不能举,体倦不能起,四肢困惫不能舒,脉来虚弱者,正气损衰所致也,宜补中益气汤110。若体虚胁寒,脉来细迟者,宜人参养荣汤100。若虚热将尽未尽而血气已衰者,宜扶正除邪汤111加减治之。

凡治伤寒用攻用补皆有节度,不可凌乱。如邪气正盛,只宜除邪,勿遽补正。以邪热方炽而妄用补气之药,则参著之力,正气未受而邪气先受之矣,即归地滋阴亦徒然耳。若邪热既减,则除邪之中带以滋阴,以滋阴之药既不助热而益水,亦足以制火也。迨邪热将尽,则滋阴之中带以清凉,以清凉之品,即足以除将尽之微邪,而阴血亦易得养也。至邪气既尽,阴阳俱虚,则血气又当兼补,无忧参著之助热矣。此攻补之节度也。然不但攻补,贵得其宜也。大凡阳虚者,补血则滑;阴虚者,补阳则燥,即同一温补之中而气味之阴阳不同,性情之润燥各异。一或不当坏症立见。不徒寒热相左始为逆也。

升阳散火治病人两手撮空。

伤寒汗下之后五六日,上至十余日不解,其人叉手冒胸,寻衣摸床,谵语昏沉,不省人事者,此由邪热传于肝、肺二经。肺主元气,元气虚衰既不能为筋脉之主持。肝属风木,木又主乎动摇,故令两手不安,或寻衣,或摸枕,或摸床,或撮空也。若小便利,脉见弦者,为阳邪虽盛而真阴犹存,犹或可治也。与升阳散火汤112以养气益血而除邪热。若热气太甚,寻衣摸枕,惕而不安,微喘、直视,小便不利,脉来涩者,此阳邪既盛而真阴已枯,则不可治矣。

注:肺中气虚,肝中血虚,邪热扰之,所以如此。寒则伤气,故治寒证多气药。真阳在者,其人可治。热则伤血,故治血证多用血药。真阴在者,其人可治。

小便利为津液尚在,不利为津液枯竭。脉见弦为阴有余,脉见涩为阴不足。此阳盛阴衰之症,故视津液之存亡以卜生死。

宁神益智治伤寒热遗包络。

包络即膻中也。心为君主,包络为之使。伤寒若汗、若吐、若下之后,大邪既去,其余邪蕴于包络而不散。能使人昏沉迷闷,不省人事,身微热而小便黄,口微渴而不思食,与宁神益智汤113,以散其邪,其人即聪慧也。

导赤各半治伤寒邪越心中。

伤寒数日后,心下不痞,腹中不满,二便如常,身无寒热,神昏酣睡不语,或睡中独语一二句,目赤唇焦,舌干不饮水,稀粥与之则咽,不与则不思,形如醉人,此热传手少阴心经也。心藏神,心热所以神昏,名曰越经症,治用导赤各半汤114,以泻丙丁之火,以丙丁兄妹小肠热去,心火乃降也(心与小肠兄妹喻也)。

若瘥后劳神过度,以致胸中烦热,心神愦乱,兀兀欲吐,似懊憹状者,宜服朱砂安神丸115。

竹叶石膏治瘥后气逆而心欲吐。

伤寒瘥后余热未尽,津液不足,液不足则虚赢(léi),热未尽则伤气,故少气,气逆而温,温欲吐也。当以清胃生津为主,可服竹叶石膏汤116。

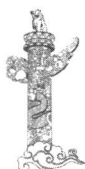

蜂蜜猪胆润直肠液竭而便不通。

病人便硬数日,于法为可攻,然必潮热谵语腹痛诸实症见者,乃可攻之。若发汗利小便,已无诸实症而便硬者,未可动也。缘胃为津液之主,汗多则津液外越,利小便则津液下泄,是致胃气不润,直肠乃硬。此非结热,故不可攻,当于自欲大便时,用蜜煎导117而通之。大猪胆汁118亦可为导。

注:大便不行有实热,结滞者有血虚,不润者此须分别。

三燥者,眼目口鼻皆苦焦,总由三焦遗热。

伤寒大下之后,其人更无他症。但目赤鼻干唇焦,时时微咽冷水。此是邪虽去,而三焦之余热未清故也,名为三燥之症。与三燥汤119以养血清热。

伤寒传经之邪,皆属于热邪。热全假真水以镇之,故滋阴养血之药,可施于邪热未尽之时,而健脾除湿之药,必俟诸邪热既尽之后,此要法也。

百合者,行住坐卧皆不定,号为百脉同宗。

百合者,百脉牵连。举身皆受病,无复经络传以,似寒非寒,似热非热,欲食不食,欲言不言,欲卧不卧,欲坐不坐,欲行不行,口苦便赤,药入即吐。谚所谓"百无是处"是也。伤寒经久不愈,虚热散布于三焦,身体虚劳,脏腑不平,遂成此症。宜用百合汤120、百合知母汤121、百合地黄汤122治之。

百合之为病,外而营卫,内而脏腑,无非虚热所布。既无表实之可汗,又无里实之可下。补之则反助其热,清之不能尽其邪。似难措手,不知肺如华盖,笼罩五脏六腑之上,为一身之主气,但治一肺,而各脏各腑自平矣。百合能益肺之气,生肺之阴,除肺之热,故以为宗主也。

十二、诸水症

闻之饮多便少名消渴。

饮水多而小便少者,谓之消渴,为其热甚能消水谷也。外证罢,谵语、潮热、不大便、消渴者,此热入胃腑也,诸承气下之。

少腹满,小便不利,消渴者,缘膀胱为津液之腑,热入膀胱(热在胞),灼其津液,故消渴也。身有微热,脉浮者,五苓散123、导赤散124泄之。身无热,脉沉者,猪苓汤125泄之。

若身有微热而不燥,小便黄赤而微涩,唇燥、眼干、消渴,脉来虚大或涩或芤者,此脏腑津液不足(阴虚),故生虚热而消渴,与实热消渴者不同,可服归芍调中饮126、八仙长寿饮127或大滋阴汤128,以养肝血而滋肾水。真阴既升,虚阳自灭,消渴乃止也。

消渴又有属寒症者(阳虚),谓之阳虚消渴。以真寒在下,激其浮阳在上,故舌赤、唇焦,消渴不止。盖上燥而无阴以济,皆下虚而无阳以温之也。审看厥逆脉微者,宜服诸四逆汤以温其下,则上焦浮阳自降,消渴自止也。

实热消渴(胃热胞热),其饮数而多;虚热消渴(阳血虚),其饮数而少,而脉亦不同。实热之脉洪而实,虚热之脉虚而涩;阳虚之脉沉而细。临病之上大宜精别。

水入转出因水停。

中风发热不解而烦渴欲饮水,得水即吐者,名曰水逆。缘里热者则能消水,水入则消

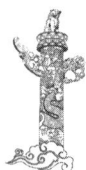

灼、耗散而不能逆(必小便不利故用五苓)，里热未甚则不能消水，水入则停蓄不散，而成水逆。惟里有微热，故渴欲饮水。惟里有停饮，故水入即吐。与五苓散123，以散停饮。

若大邪在表，上焦燥渴，膀胱本无热者，切不可利其水，利之名曰犯本。津液大去，燥渴转甚矣，甚至引邪入胞，遂成血结膀胱之症。即邪热入里，尚在他经，小腹不满，小水自利，是膀胱仍无热也。亦不可利其水，利之则走其津液，无以制火，火势愈炽矣。故五苓猪苓之属，必热入膀胱而后可用。或大小便俱热，则攻下之中兼清小水可也。

注：太阳无渴忌白虎，阳明汗多戒五苓。

水溢于下必作肿，湿盛矣，泄以牡蛎泽泻。

大病瘥后，从腰以下作肿者，湿热溢于下焦也。湿热相合，宜与牡蛎泽泻散129，以行水而除热。

若湿热发黄身肿者，宜茵陈五苓散130。若心下悸怔忡不安、身肿者，宜辰砂五苓散131。

水浮于上必作吐，土弱矣，补以白术茯苓。

大邪尽去之后，其人时时吐水，喜食干物，此脾胃湿气所致。与白术茯苓散132，以燥脾而除湿。

又病已瘥后，口中多淡水，日夜吐之不尽，吐之不暇者，此肠胃剩有湿热也，宜槐角饮133清之。

凡大汗出后，胃中燥欲得饮者少少与饮之，令胃气润则愈，切不可过饮，饮多则成水症。故有水气入肺作喘者，饮冷伤肺作嗽者，水停心下作悸者，水结胸中作痛者，脾中留湿作吐者，湿热相搏发黄者，水渍入胃自下利者，水溢皮肤身肿者，皆饮水过多之所致也，不可不慎与。

十三、诸血症

衄血者，欲愈之兆，衄而不止，芩连可取以散邪。

衄血者鼻中出血也(此言鼻衄之症)。阳经伤寒发热无汗，当以汗解。当汗不汗，热无从出，壅葚(rèn)于经，迫血妄行，必发鼻衄，衄乃愈。所以然者，以夺汗者无血，夺血者无汗。血即汗也，汗出则热随汗而出，是邪以汗解也。血出则热随血而出，是邪以血解也(此言鼻衄病愈之故)。故曰衄血者，欲愈之兆。衄而成流，热必尽彻。衄不成流，热仍不尽。若衄而成流久不止者，又恐荣血尽竭，急与生地芩连汤134清热止血。若势急者，以水纸叠加法止之。若人虚者，三黄补血汤135主之(此言止衄之法)。

凡伤寒饮水不欲咽者，皆衄血之兆。缘里有热者必大饮水，若但嗽水不吐、不咽，是里无热，热在上焦经络也。经络有热，故壅逆而为衄。宜先以犀角地黄汤136清其热，其鼻乃不衄也(注：此言衄血之症及停止之法)。

衄血之后有顿解者，有不解者。顿解者血出成流，脉来缓小，此邪已尽去，阳之轻者也。不解者血出成流，脉仍浮数，此邪气不尽阳之重者也，当微汗之。若滴点不成流者，阳邪不去，可知用药，汗、散无疑。但衄家不可大发其汗，汗之必额上陷，直视不能眴、不得眠，此荣血枯竭之甚也。芍药地黄汤137主之(注：此言衄后病有解不解之分，又即不解者以

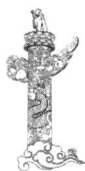

示以治法,并及其禁忌)。

伤寒衄血必久不止者,方可止之。切不可于方衄之时遽用凉水、寒药止之,止之则离经之血不得上越,必停蓄而为血结胸矣。蓄血之症,轻则和之,重则下之(注:此又言方衄不可遽止之故)。

吐血者,内热之征,吐而不休,柏皮可挹(yì)以安肺。

衄血者诸阳受热,当汗不汗热闭于经,壅而为衄。衄者表热也。吐血者,诸阳受热,当汗不汗,热毒入脏,瘀而为吐,吐者里热也,故吐血又重于衄血。瘀血在上焦作吐不止者,柏皮汤138、加味犀角地黄汤139、生地芩连汤134。瘀血在中焦作吐不止或下血不止者,加味黄连解毒汤140、阿胶泻红散141。瘀血在下焦则不吐,其人必发狂,大便必黑,桃仁承气汤142主之。

注:以衄血陪吐血轻重自分,此又将吐血分出三焦。

阳明便血必无汗,贵有清导之功。

阳明经血气俱多,故伤寒热毒入胃,迫血下行,流入大肠,必红赤成流。其症但头汗出,身无汗,小便自利,宜服阿胶泻红散141。

若头有汗身无汗,小便不利者,则是发黄症,非蓄血症矣。

少阴误汗故多血,能无厥竭之惧。

少阴中寒,但厥无汗,当温其下焦,医反强发其汗。阴症本无汗,虽汗之终不汗。但迫致上焦之血,使之妄行,或从口鼻出,或从目出。上焦津液尽溢下焦,寒邪独胜,此名下厥上竭,为难治,或用当归四逆汤93。一法服黑锡丹143治之。

血聚皮肤必发斑,发斑者,先见红而后见紫,必求青黛消斑。

伤寒在表,当汗不汗,阳邪干里。当下不下,以致邪热蓄于胃腑,蒸蒸不已,外透皮肤,血热不散,炽而成斑。以色言,初出者红,红必变紫,紫必变黑,黑者多不救;以形言,轻则如疹子,重则如锦纹,更重则皮肤斑烂,烂者皆不救。通用青黛消斑饮144加减治之。注:明发斑之故,并按其形色分轻重。

若发斑之甚者,乃热在三焦,闭塞经络,荣卫不通。故致身黄如丹,眼珠如火,燥渴欲死,鼻干齿黄,六脉洪大,微浮而数,此表里皆热。而表热已极者,急与三黄石膏汤145加减解之。若发斑之更甚者,必狂乱妄言,大喝叫喊,目瞪如珠,卯口张欲食人,大便燥实,上气喘急,舌卷囊缩,斑黑而烂,六脉洪大数实,此表里皆热而里热更极者。急以三黄巨胜汤146治之,间有生者。

注:此二条极言发斑之重。

又有里证寒甚,逼其无根浮火游溢于皮肤而生斑。此斑非实热熏蒸而成,故红而不变色,隐而不起长,与实热所发之斑色屡变而颗长出者迥不同也,谓之虚斑。当急温其里,真寒既除,虚阳自灭,其斑自消。

血蓄膀胱必发狂,发狂者,小便黄而大便黑,通用桃仁承气。

太阳病不解,脉见沉数。其人发狂、妄言、妄笑、登高而歌、弃衣而走。少腹硬满而痛,大便纯黑(切紧),小水自利(切紧),此血谛症也(先言蓄血发狂之症),缘太阳经也,膀胱腑也。膀胱少气多血,太阳之邪自本经真入本腑,与膀胱之血相搏,聚而不散,能使人神志躁乱,故发狂也(此言所以成蓄血之故)。少腹满而痛者,热结膀胱之象也。若小便不利,则

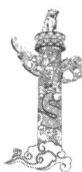

为邪热入脾成发黄症,膀胱为无瘀血矣。今小便自利,则是热不干脾,但干膀胱也,血色本赤,死则色黑。今大便纯黑则其为血结症无疑矣,与桃仁承气汤142,以下尽其黑物则愈。若便屎不黑,小便不利者,服此为大逆。

注:又以发黄症衬明蓄血发狂症,切要只在尿黄屎黑二端。

又有太阳之邪,随经入腑,结于膀胱,其人身目黄、唇口燥、小腹满、大便黑、神色不与人相当,名曰如狂症,盖未至于发狂也。小便下血者自愈,以血行则热即随之而出也。若血不下,小便自利,此热与血蓄聚而不散也,宜桂苓饮147、桃仁泻红散148以下尽其黑物。

注:此言如狂症乃血虚瘀。

尝谓血滑物也。故蓄血者,大便黑而反易小便黄而自利。

凡治血蓄之症,须视其表证悉罢乃可攻之,若表证未尽而辄攻之,虚其正气,表邪复陷则难为治。

若初起无头疼、无恶寒、少腹不硬不疼,只身热发渴、小便利、大便黑、口出无伦语,此心脾二经挟血使人昏迷沉重,非阳邪之内陷也。服冷药则误,宜当归活血汤149主之。

注:此又言蓄血之症有不因瘀既热结者,外症相似而实异,故不同治。

十四、病初瘥不守禁忌之症

阴易、阳易与女劳同一欲毒。

易者,交错换易之义。男子新病瘥(chài)未平复而妇人与之交,男子之病因易之于妇人,名曰阳易;女人新病瘥未平复而男子与之交,女人之病因易之于男子,名曰阴易。缘大邪虽去,血气未定,余热必有未尽者,男女相交,则淫欲之火鼓动余毒,故无病之人反得病也。其候:身重、气乏、头不能举、足不能移、四肢拘急、百节解散、热气冲胸、眼中生花。在男子则阳肿,入小腹攻刺;在女子则阴孔急痛,引小腹连腰胯。此皆淫欲损其真气,热毒熏蒸之所致也。若脉已离经者,必舌出数寸长而死。

女劳者房劳之谓也。男子大病甫瘥而妇人与交,损伤男子经络,热气复据,名为女劳复。女子大病甫瘥而男子与交,损伤女子经络,热气复据,旧病复发,亦名曰女劳复。此属病以继病,虚以重虚,为病则重。阴、阳易与女劳复,虽有相染复发之别,其因欲火以动余毒,故其治法亦同,通用烧裈散150、雄鼠粪汤151及阴阳逍遥散152以安正气而消邪热。

夫阴伤寒,属寒邪内结。阴、阳易与女劳复,属余热妄动,故有不同耳。若阴、阳易与女劳复其脉沉紧或细微者,亦属阴盛阳虚,又当与夹阴同治。

劳复、食复较重感均属危灾。

劳复者,大病新瘥,血气未定,余热未尽,但当息志安身、静观自养。乃早作动劳以致经络损伤鼓动余热,故名劳复。

食复者,大病新瘥,元气未复,脾胃不壮,但当节制饮食、滋养胃气,乃强食谷物,以致消化不及,新入之物与未尽之邪酝酿成热。故曰食复。

劳复则热气浮越而血气损,食复则积热蒸灼而真元伤,故多成危殆之症。劳复表里俱热者,可服加味双解散153。若热气微但虚惫者,用补中益气之剂养之。食复胃热有宿积者,宜服消谷清胃散154。若胃寒有宿积者,宜服枳附理中汤155。

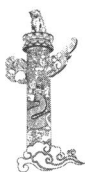

重感者,大病新瘥,真元未复,但当厚衣暖室谨避风寒。乃防护不密,复感风寒,故曰重感。夫以久病久虚之人,而得此重感之症,在内之血气万难支外来之邪贼,较劳复、食复其病尤重也。审看在表者亦当发散,入里者亦当清解,但寒不热者亦当温散,然总以培养元气为主。与初病之专务攻邪者自不同也。

凡治一切瘥后之症,皆以固元气为主。虽有余邪,不可峻攻。大病瘥后深藏不出、久坐久睡则愈养愈娇矣,亦须少劳形体,以活动其气血,但不可过劳滋病。

十五、四时感冒与两感伤寒

夫推之四时感冒,施以羌活冲和,已无虞也。

冬日严寒触冒之者,有发热头痛、恶寒身强之症。用桂枝等汤治之,固无不效。若四时感冒风寒较正伤寒为轻,故不必用桂枝、麻黄之重剂。但宜九味羌活汤156、羌活冲和汤157随时随症治之皆可愈矣。

若夫两感伤寒,纵投冲和灵宝,能必生哉。

伤寒有阳症,有阴症。阳症者,邪入三阳属大热。阴症者,邪入三阴属真寒。大热在表者,汗散之;大热在里者,下去之;真寒中经者,温散之;真寒中脏者,热劫之。皆法之易施者。惟是两感伤寒,乃是阴阳俱病,表里皆热。一日太阳受邪,即与少阴俱病。脉见沉大、头痛、口干、烦满而渴;二日太阳传阳明,少阴传太阴。脉见沉长,身热谵语、腹满不食;三日阳明传少阴,太阴传厥阴。脉见沉弦,耳聋囊缩而厥,至此则热气已极,水浆不入,荣卫不行脏腑,不过六日而死可立待。两感之重如此。将欲攻表,则里热甚急;将欲攻里,则表热又甚,不能措手。虽然人所禀有虚实,邪所感有轻重。虚而感之重者必死,实而感之轻者可活。若两感初起,发热头痛症多,口燥舌干症少,此阳经先受邪也,冲和灵宝汤158解之。若表症多而甚急者,竟用麻黄葛根。里症多而甚急者,竟用调胃承气,权其轻重,酌其缓急,十中容或活一二也。若表里症齐等不分先后,治者权以大羌活汤159兼而治之可也。

十六、伤寒兼杂症

他如行气香苏治伤夹气之寒。

大恼、大怒之时,伤于风寒,或已伤外邪又加忿怒,以致肝气凌冲、呼吸不顺、心腹微痛、饮食不下,或通腹皆胀而外邪发热、憎寒头痛,体酸未已,此名夹气伤寒,宜行气香苏散160治之。

疏邪调中治伤寒而夹食。

胃中素有宿食,更伤寒邪,或已伤于寒,犹强食谷物而眠,以致寒气郁于外,食气鼓于内,头痛身热而恶寒,腹胀疼痛而呕吐。脉来浮滑者,名夹食伤寒,用疏邪调中饮161以散外邪而消里积。至胃既有积,表邪必乘之入腑与宿物酿而为一,右关脉滑数者,诸承气下之。

通脉四逆汤治夹阴之伤寒。

男子入房后触冒风寒于是感之,寒邪不走阳经,直乘少阴之虚而入焉。寒固寒也,虚

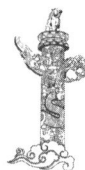

亦寒也,两寒交加,遂成夹阴伤寒。寒气独盛,或真阳不守,或身重体倦、四肢厥冷、额上背后冷汗时出,或烦渴发热、精神恍惚、如有所失。尤甚者,背寒不已,腹中绞痛、大小便结闭而不通,身体不能转侧,唇口爪甲皆青色,脉来微细欲绝,此真两寒交加所致也。急以四逆汤、通脉汤、回阳救急汤扶其真元,逐其寒邪,犹或可生也。若两手反正俱无脉者,通脉四逆汤主之。脉续出者生,暴出者死,续出者脉复还也,暴出者脉已脱也。

调荣养卫治伤寒而劳力。

劳力,辛苦之人血气不足,外感寒邪,表症悉见,脉则浮空而无力,此名劳力感寒症。若大发其汗,则荣卫太虚,轻变重矣。须于发散之中大加温补,斯为治之得者也。宜调荣养卫汤 162。

十七、杂症类伤寒

有如风温类伤寒气喘者,服葳蕤而可定。

伤寒邪热未已,更遇于风,脉阳浮而阴弱,名曰:风温。或素伤于风,因时伤热,脉浮者,亦曰风温。其症身热自汗不止,头痛喘息不定,四肢不收,发渴、昏睡,皆热气蒸灼所致也,宜服葳蕤汤 163、葛根龙胆汤 164 以清解之。若发汗后,身复灼热者,用知母葛根汤 165。风温之症切不可大发其汗。经云:"风温、湿温兮,发正汗则危恶难医。"若误汗致使谵语、烦扰、目乱无精光者,急用防己黄芪汤 166 敛之。

风温、头痛、身热、自汗似伤寒桂枝证,但初得即发渴、大喘、百体解散为不同也。

风湿类伤寒体痛者,煮羌活而潜轻。

风湿者,风于湿搏也,或先伤风而后伤湿,或先伤湿而后伤风,皆号风湿。风客于经必恶寒,不欲去衣,一身尽痛,或微肿不能转侧,小便难。风湿相搏必骨节痛,额上微汗出。此邪在表未入里也,宜汗之。若大发其汗,则药力暴,风去而湿留也。须发之,使微微似欲汗出状,则药力缓,风湿必俱去矣。羌活苍术汤 167 主之。若身烦痛无热恶寒者,此风湿夹寒也。桂枝附子汤 168 以除风而散寒湿。若汗出恶风者,风湿盛卫气疏也。用甘草附子汤 169 以散湿而固卫。若汗出不烦而疼者,无热恶寒,此风去而湿仍留也。用五苓散以利水。若热而烦渴者,邪已近里也,小柴胡加减治之。风湿之身疼恶寒与伤寒相似,但身肿不能转侧,小便不利,为有异,且伤寒之脉浮大而紧,风湿之脉浮虚而涩,亦有别耳。

中暍类伤寒,白虎人参疗脉虚而热不止。

中暍者,夏日暴中炎热病也。中暍、中热、中暑其名不同,其实则一。洁古、东垣曰,以动而受热名中热,谓久行于炎天烈日而得阳邪为中热;静而受寒名中暑,谓避暑于高楼大厦,而得阴邪为中暑,名不正言不顺矣。暑暍之症,身热自汗,大渴齿燥、昏倦无力,皆热燠气由表入里,燔灸正气之所为也。此属内外俱热,若发汗则恶寒甚,若下之则淋甚,宜服人参白虎汤、香薷饮 170、清暑益气汤 171 以补正气而清暑热。盖以暑暍之来耗血伤气,非益气生津不能除也。

中暑之发热,自汗与伤寒相似。但伤寒初得未即至于烦渴,中暑则初得即烦渴不止。且伤寒之脉浮盛,中暑之脉虚弱,或弦细芤迟者有之。经曰:"脉盛身恶寒,得之伤寒,脉

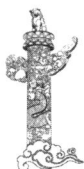

虚身恶热,得之伤暑。此之谓也。"

中暑之发热、口燥,与晚发之温病亦相似,而脉则不同,以温脉盛大、暑脉虚细故也。暑脉之虚细与温脉亦相似,而症则不同。以中暑必燥渴,中温则不渴故也。

湿温类伤寒,白虎苍术除身热而胫如水。

伤湿之后又中热,伤热之后又中湿,皆属湿与热搏,均属湿温,其状身热自汗而妄言。胸腹满而目痛,两胫冷痛倦怠而恶寒,慎不可汗,汗之则使人不能言,耳聋不知痛处,是医杀之也。脉实热急者,苍术白虎汤172;脉虚寒急者,术附汤。温湿之身热、恶寒、目痛、自汗,似伤寒阳明经病,但初得即胸腹满,上焦热而下焦寒。则不相似也矣。

湿病多发黄,而黄皆不同。湿温发黄者,以湿热熏蒸于里,里热达外,则身发黄。中湿发黄者,不关于热,但湿气伤脾,脾病则发黄也,若伤寒发黄,则又不关于湿,但热聚脾胃,小便不利,必发身黄也。

痉症类伤寒,皆因中风而感寒湿。

太阳病纯中风、纯伤寒皆不成痉,惟太阳中风不解,重感寒湿,乃成痉。痉者,强直不遂之谓也。风伤于上则身首热,面目赤独头摇,寒湿于下则足胫寒。风寒拘于经,则头项强急而背反张。风寒传于湿则紧而卒、口禁,是皆痉症也。又大发太阳桂枝证,亦成痉。大发湿家汗亦成痉。痉之发热、恶寒,虽与伤寒相似,而头摇、口禁、背张则迥异。且伤寒之脉浮而大,痉症之脉沉而细,亦不同也。中风重感寒,发热无汗而恶寒,为刚痉。中风重感湿,发汗、自汗不恶寒,为柔痉。痉通用小续命汤173、如圣散174加减治之。若口禁、咬牙、大便闭、脉实者,须下去之。

霍乱类伤寒,总由饮食而兼暑蒸。

霍乱之症由饮食不节、寒热不调,更遇暑、湿、风、寒及一切不正之气,致使清浊相干,阴阳乘膈,上吐下利,挥霍撩乱,故名为霍乱。其症发热、憎寒、身首疼痛,与伤寒颇相似,但初得时即心腹作痛、吐利不止,为有异耳。又有身热无寒热但吐利交作者,或吐而不利者,或利而不吐者,缘三焦为水谷之道路,邪在上焦,则吐而不利;邪在下焦,则利而不吐;邪在中焦,则既利且吐。甚至形削瘦筋转侧,则生死反手间耳。通用藿香正气散175治之。然霍乱有干湿之别,湿霍乱又有寒热之别。其吐利交作者,即湿霍乱也。或吐,或利,则所伤之物得以外出,故多生吐利,身热而烦渴。脉来实大者,此属热也,宜香薷饮、竹叶石膏清之。吐利不渴而四肢厥逆,腹痛脉来细微或沉伏者,此属寒也。宜六和汤、附子理中汤温之。若不吐、不利、面色青冷、腹中绞痛,即干霍乱也,一名搅肠沙。既不吐利,则所伤之物不得出,故多死,急刺委中穴、尺泽穴,仍用法吐之,使腹中之气少舒,则不死矣。凡霍乱皆属胃邪,切不可与米汤服之,盖得谷即死,以谷气能助胃邪气故也。

湿症类伤寒,尿涩者不可汗而可泄。

湿中有湿、寒湿、湿温之别,寒湿用真武汤(见第十段中)。风湿、温湿上文已见。此条单言中湿者,或冒久雨,或感露雾,或坐卧湿地,或久行水中,以致湿气浸湿,身体浮肿,骨节烦疼,此名湿痹之症。湿气内润,故大便快。湿气塞滞经络,故小便不利。昔人云:"治湿不利小便非其治也"。通用五苓散加减治之。若湿气发黄者,宜服茵陈五苓散。若水肿腹大已成臌疾,于臌疾症门求之。中湿骨节烦疼,与伤寒表症身疼相似,而身肿尿

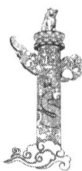

涩则异。且伤寒初得脉必浮紧,中湿则细沉而迟,亦不同也。痉症脉沉细,湿症脉亦沉细。但湿症则一身尽疼,痉症则不疼。痉病头摇背张,湿则无之耳。湿脉亦有浮大者,其症上身疼、额颅疼、发热、鼻塞而烦,腹中自和,能饮食,二便如常。此湿不能入脏腑,不在皮腠,但在头中也。以瓜蒂散揩鼻中,得黄水出即愈矣。

温病类伤寒,口燥者不可下而可清。

冬日触冒风寒,登时即病,是名伤寒。若冬日感寒,藏于皮肤,不遽发行,直至来春温暖之时而始发,是名春温,又或至夏日感暑气而始发,是名暑温。斯二者以其得之冬日,故皆谓之伤寒。以其发于春夏,故别号。不即病之伤寒,今人谓之晚发。仲景谓太阳病发热而渴,不恶寒,谓温病,正谓此也,但暑温重于春温耳。温病之发热头眩与伤寒相似,但伤寒乃寒邪自外至里,闭其皮肤成热,故发热、恶寒而不即渴。温病乃伏热自内至外,郁氲腠理成热,故发热而渴,不恶寒,为迥异耳。伤寒脉浮而紧,温病脉洪而盛,亦不同也。若以正伤寒治之而用桂枝麻黄,则斑疹、狂躁之症所不免矣,宜清凉酸苦之剂解之。春温可用柴葛白虎汤176加减治之。伤寒之邪自外入,必逆其势而不使之入。温病之邪自内出,必顺其势而使之尽出。若伏热不得外出。因复还于里,成胃实者,审其轻重,下之则愈。

凡温病、风温、湿温之毒及瘟疫中暍等症误下,固能为害。误汗变不可言,切宜慎之。

温疫类伤寒,分春夏秋冬以施治。

温疫者,毒病也。曰瘟疫、曰天行、曰时行、曰大家病。头面肿者,曰大头瘟。名虽不同,实是一症。皆时令不正之为也,如春应温而反大寒,夏应热而反大凉,秋应凉而反大热,冬应寒而反温,非其时而有其气,是以一岁之中,老幼男女之病皆相似,以其感之同而染之众也。凡此天行时疫,属寒者十无一二,属热者十常八九,切不可用温热之药,以助其毒。及大发其汗以伤其液,伤则轻病必重,重必死其三时。若果有烈风淫雨,使人感寒疫者,方可以温热之剂以散之。湿疫与温病脉皆洪盛,症皆大热,但温病得之平日而发之一旦,是自内达外。温疫感自时,今染自他人,是自外铄内,故不尽同。要皆以清凉解散为主。若凉不彻,布护于里者,皆宜苦寒折之。结滞于腑者,皆宜咸寒攻之。瘟疫之发热头疼,与伤寒初得相似,其传经之序亦相等。但伤寒以寒邪相闭,故初得时脉多浮紧,温疫是热毒来攻,故初得之时脉即洪盛,为不同也。医者须按表里之节,而察虚实之情,方无误治。

温疫固属大热。惟是大热,故治者用寒凉攻下之药,往往过猛、过多,致损元气,且或将热证治成寒证。证候既反,便当反治,又不得泥始得为瘟疫而不用温热之剂也。若泥其病源,未有不误者。

治瘟疫用攻下之法,与伤寒相仿佛。凡邪热在表者,半表里者,与传经未入胃者,并入胃而未尽入胃者,俱不可下。惟邪尽入胃,始可攻之,今人泥温疫之论,无论入胃不入胃,一概大下之不已。无怪乎邪气未除,正气已败,现出各种危症,因致不救,乃不悔悟。于此不救又施于彼,不知杀害多少生灵,良可慨也。

凡瘟疫之年,人人皆带有温疫而不成病者,以所染在皮肤之外也。一经凉气所来,暑气所迫,则瘟疫自毛窍而入腠理矣。故瘟令正行,不可贪乘凉风,过受暑气。

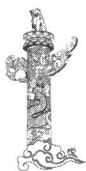

疟疾类伤寒,但寒热发作有定。

疟之为病,与少阳柴胡证相似,以少阳之寒热常无定期,而疟病之寒热固多应期而发者,亦有发无定期者,此其所以相混也。又与伤寒阳明承气证相似,以疟病之发作多是先寒而后热,而阳明之发潮固多但热不寒者,亦有先逆冷而后热者,此其所以相混也。且少阳伤寒脉多弦,而少阳疟疾脉亦弦;阳明伤寒脉必大,而阳明疟疾脉亦大,此中最难辨认。但疟疾之寒热迭作,每以汗退而仍不愈,少阳之寒热往来,一得正汗必自愈,且疟疾之寒热直至将退而后汗出,阳明之潮热则一发即便有汗出,此其所以不同也。

人谓无痰不成疟,又曰无食不成疟。然独痰独食不成疟,必外感之邪与在内之痰食酝而为一,藏而不出,然后怒激而寒热交作矣。又或其人素无痰食,但因肌表空虚,外来之寒暑乘之而入,直至脏腑交接之处、络脉募原之间而舍焉。邪亦深藏而不得出,则亦怒激而寒热交作矣。寒热交作者,阴阳乘也,阴阳合和。何寒、何热,惟阴阳乘违迭为胜负,纯阴用事则寒,纯阳用事则热。其寒热无论一日一作、间日一作、夜止昼作、昼止夜作,俾先寒后热,寒少热多者,是热邪将作而逼真阴于外,故先发寒。及热气自内透出,则不寒而转热矣。阳疟也,其先热后寒。热少寒多者,是寒邪将作而逼真阳于外,故先发热,及寒气自里透出,则不热而转寒矣。阴疟也,其症不一,其治亦异。治者须察其寒热,别其经脏,酌其久暂,量其强弱,随症施治,不可执泥。若发有定期,神曲清脾饮178。

脚气类伤寒,但足膝屈弱难行。

脚气之为病,头痛、发热而恶寒,肢节疼而呕逆,皆与伤寒相似。但初得病时,起于脚膝,屈弱不能动移,为有异耳。忌用补剂及淋洗。宜用加减续命汤179。脚气多属湿热,故禁补及洗,若寒湿脚气,则桂、附、姜又不在禁例矣。

痰疾类伤寒,但喘急吐涎而项不强。

痰疾憎寒壮热,恶风自汗,隐隐头疼,与伤寒相似,但身不疼、项不强、昏迷沉闷、上气喘急、口吐涎沫,与伤寒为有别也。痰病之原,有外感风寒而得者,有饮冷伤肺而得者,有膏粱积热而生者,有脾经留湿而生者,有肾水泛滥而生者,有神出舍空而成者。脉或寸浮,亦或寸伏,若见滑形,加味导痰汤180主之。

凡人风寒入肺未曾变热,则所嗽之痰必清瀣,此不必治痰,但温肺散寒而咳嗽自止。若寒已变热,则痰亦变为稠浊。又宜清肺而化痰,若外邪入里,胃有实热上蒸于肺,则所嗽之痰必稠浊而有沫。以火炼则浊鼎沸,则多沫也。此不可徒清其肺,须去尽胃热,使不灼肺,然后可得而清也。又痰有不嗽但呵者,以痰在肺则多嗽,在胃则多呵。缘肺系上通于喉,硬而多节,非嗽则不能出也。胃系上通于咽,软而无节,但呵之而痰自出也。故不嗽而多呵者,乃胃中有热,津液之在胃者,被热气煎炼而成稠痰,痰随气上行,粘于咽中,吐之不利,必张口用力呵之,而痰始出。此所以呵声之多也。若不去胃热,则胃脘之痰不尽。胃脘之痰不尽,则咽中之呵不止,必以苦寒之品去其胃热,则津液无煎炼不复成痰,已成之痰呵尽而呵自止。

凡人饮冷伤肺,生痰作嗽者,其痰亦清瀣,宜温肺而除湿,若未曾饮冷,因素有停饮生痰者,乃脾有留湿也。脾为生痰之母,则肺为停痰之器,故作嗽不已,宜健脾而除湿。

凡人贪食厚味,致膏粱积热生痰者,其痰必稠浊。痰腻气息道路,故多嗽而多喘。若

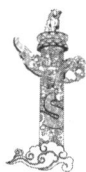

但化痰,非治也,必先消食清火,然后化痰。仍须清素自养、迨食消火,去痰尽则嗽止而喘定。若胃中虚,多津液停蓄而成痰,是寒痰也,又宜温胃而去寒也。

凡人时常吐清痰。痰味竟咸,两颧皆红,按之不热者,此水泛为痰也。缘命门相火衰微,不足制水。故致肾水泛滥而为痰。里无热,故痰清。痰属肾,故味咸。相火动,故颧红。非实火,故不热。宜金匮舒气汤181温其下焦水,安其澜,痰自止矣。

凡人肾水枯竭,相火无制,浮腾于上,致肺热空嗽而无痰,是火嗽也。火来克金,甚速甚急,以壮水之主,以镇阳光益肺之阴,以培肾源乃可有生,若相火挟众火以上攻,致肺热生痰作嗽者,较无痰而嗽差缓,亦宜补水而兼消肺。

至于神不守舍而生痰,因事惊吓而生痰者,但以养正为要。若夫痰涎流注与痰厥、卒倒之症,又当以治痰为急。总之,痰有寒热、风湿、清燥之异,有脏腑、腠理、上下之差,有新久、缓急、攻补之殊,非随症变通难以获效。

食积类伤寒,但膨闷恶食而身不疼。

食积之为病,亦头疼、身热而恶寒,与伤寒相似。但身不疼、项不强、腹中胀、不欲食。与伤寒初起为不同也。经曰:"饮食自倍,肠胃乃伤。"语云:"恶食不食,伤食明矣。"轻则消化,重则攻下,宜服加味调中饮182以开积而和胃。若脾虚不能化物者,又须补之。

治食贵分寒热,以有寒食凝滞者,以有积食成热者。治食又贵分强弱,以有宜先攻而后补者,以有宜先补而后攻者。

痘疹类伤寒,但热作不常,知胎毒之欲出。

痘疹之发热与伤寒相似,但痘疹之毒自内出,属阳气熏蒸而发热。其热时发时退,其人喜露头面而不恶寒。风寒之邪自外入,属阴气怫郁而发,其热常无休时,其人怕露头面而恶寒。且伤寒之来不过一经之症,先见痘疹之发必是五脏之毒齐出。此其所以异也。痘之为症,胎毒有轻重,血气有强弱,时令看脏否,杂症看有无寒热虚实,见症不齐治法亦异。在随症而消息。

劳疾类伤寒,但蒸热无渴,乃相火之浮腾。

男子诸虚,烦热、劳瘵、困惫,亦有恶寒、发热、头眩、体痛诸症,与伤寒相似。然伤寒系外邪内逼,每翕翕发热而恶见风寒。在表则发热不已,入里则饮水无度。劳症系相火上炎,每蒸蒸发热而恶见贼风。表热,必午潮子退。里热,必数饮不多。盖伤寒之热实,见寒凉则清润而得安。以热淫于内,宜折以苦寒也。劳疾之热虚,见寒凉则乍轻而旋剧。以龙雷之火得阴雨而茂盛也。且伤寒之脉,浮而紧。劳症之脉,虚而涩。故迥不同也。

凡治劳疾,必求其根。两肾属水,命门相火居中,水亏者不必泄火,但当滋水以配火。火里者,不必泄水,但当补火以配水,则水火均,而阴阳调和矣。肾居下焦,其系上属于心,故健忘、怔忡心病也。治心必治肾。遗精、便浊属肾病也。治肾,必兼治心。则心肾交而坎离既济矣。又肾为肝母,母能令子实,故滋肾即所以养肝。肝为肾子,子能令母虚,故养肝即所以补肾。又肺为母而肾为子,故补肾必须养肺。肺为门户而肾为根本,故补肺必须补肾。又肾属水而喜润,故燥脾不可防肾。脾属土而喜燥,故润肾不可防脾。全在活法,方不暇赘。

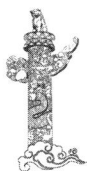

嗟乎,伤寒之病,传变不常,杀人甚速。义理深奥,未易窥测,必平日熟悉其理,临时又加精察,方能奏效。故昔医圣先师立论著方,创生世未有之奇,此后王叔和之撰次、成无己之注释,与夫东垣、王好古、王安道、张兼善、赵嗣真、陶节庵、俞嘉言、程郊倩、方有执、朱南阳、王三阳、王宇泰诸君子之绪论,虽纯杂不一,然莫不各有所发明。惟李氏作《活人指掌》,童氏为之注释,凌乱悖谬不可枚举,此类证解惑之所以作也。

前一赋一注,伤寒条例之大端,已几备矣,然病情之传变不常,临时之诊次无定,固非此书之所能防,亦并非言语文字之所能尽者。学者须随症施治,症与书合则依书治症,症不与书合则变化从心,尊其理而不泥其法。斯得引申触类之妙。何也? 医者,意也。许学士云:"予读仲景书,守仲景之理,而卒未用仲景之方,乃为深得仲景之意也。"云尔。

十八、结语

嗟乎,伤寒杀人,甚于锋刃。扶颠持危,只在须臾。非博洽无以罄其理;非精明无以察其机。敛齐不敏,聊构此书。凡我同志,敬而听之。

附:动气伤寒

动气者,谓筑筑然动跳于腹者是也。仲景论动气在上、在下、在左、在右俱不可汗、不可下,论之详矣。学者不可不于伤寒论细玩也。俞嘉言注谓:"当以温经为主。"然亦未言何药也。今特采《保命集方》录于后,以为用药规模。伤寒汗下后,脐左有动气者,宜防葵散;伤寒汗下后,脐下有动气者,宜茯苓散;伤寒汗下后,脐上有动气者,宜枳壳散;伤寒汗下后,脐右有动气者,宜前胡散。

脉分四纲

脉之层次有浅、深,如浮之浅,沉伏之深是也。脉之至息有疾、徐如促数之疾,迟、缓、结、代之徐是也。脉之形体有大小、长短,如洪之大、细微之小、长弦紧之长,短滑动之短是也。脉之力量有无厚薄,如实之有力,芤散弱濡虚涩之无力。牢之力厚、革之力薄是也。以此四纲统众目二十七脉,各有所属,较前人所配,似尤得其要领也。

脉之情状

浮者,轻取即得者也。

沉者,重按始得者也。

伏者,按之至筋骨而后见也。

数者,一息六至,上至七至、八至也。

促者,来数而中止,止无定止,一止即来,来而有力也。

迟者,一息三至不及正数者也。

缓者,不足四至,少快于迟也。

结者,来缓而中止,止无定数,一止复来,来而无力也。

代者,来缓而中止,止有定数,一止良久方来,来而无力也。

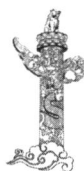

洪者,形之粗大,按之满指也。

细者,形之细小者也。

微者,形如蜘蛛丝,更甚于细也。

长者,过于本位,如循长绳也。

弦者,如弓弦一上一下也。

紧者,如转索无常,左右弹人手也。

短者,不及本位,短如指间也。

滑者,尤滑流利如珠滚指下也。

动者,形如豆状上下无头尾,厥厥动摇也。

实者,按之有力,而顶指也。

芤者,按之旁有而中空,如按葱筒也。

濡者,按之柔细,按之无力也。

散者,形无定位,至无定数,按而散,如杨花之散漫飞也。

弱者,沉而柔细,按之无力也。

虚者,形大力薄,按之不耐按也。

涩者,来之艰涩,如轻刀刮竹,滞而不利也。

牢者,重按坚强,有牢固之象也。

革者,举之硬而按之空,如按鼓皮也。

注:本文中阿拉伯数字是后文"伤寒类证治疗经方"序号。

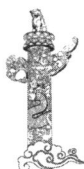

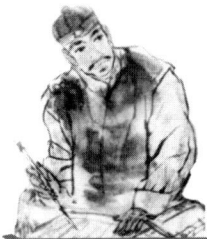

伤寒类证治疗经方

【第一】 麻黄汤(仲景)

治冬月正伤寒,头痛如斧劈,身热如火炽,腰脊骨节强疼,恶寒、无汗、脉浮紧。此太阳经病,属表。

麻黄(三钱) 桂枝(三钱) 杏仁(三钱) 甘草(二钱)

水煎温服取汗。

【第二】 升麻发表汤(节庵)

即麻黄汤加减治症同上。

麻黄(四分,去根节) 桂枝(三分) 杏仁(八分,去皮尖) 甘草(三分六) 白芷(八分) 防风(八分) 升麻(五分) 羌活(一钱) 川芎(一钱)

右(即"上",下同)九味用生姜三片、葱白二茎、豆豉一撮,热服被覆身首取汗。中病即止,不宜多服,多服则更生别病。发汗宜避风寒、忌生冷。

○若喘者去升麻加干姜,若身体尽疼者去杏仁加苍术、芍药。

○若胸中饱闷者加枳壳、桔梗。

○若感寒甚重者,服不作汗,可再服二三剂,汗仍不出者必死。

【第三】 桂枝汤(仲景)

治冬月正伤风,头痛、发热、恶风、脊强、自汗、脉来浮缓。此亦太阳经病,属表也。

桂枝(三钱) 白芍(三钱) 炙甘草(二钱) 生姜(五片) 大枣(三枚)

水煎温服须臾,食热稀粥一盏,以助药力。被盖取微汗,不可如麻黄汤之大发其汗也。

【第四】 疏邪实表汤(节庵)

即桂枝汤加减。治症同上。

桂枝(三分) 白芍(一钱,酒炒) 炙甘草(三分) 羌活(八分) 防风(八分) 川芎(八分)

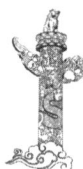

白术(一钱,炒)

上七味用生姜三片、枣二枚、胶饴二匙,水煎温服,取微汗愈。

○若喘者加柴胡、杏仁。

○若自汗不止者加黄芪。

《难经》云:"阳经为病,若寒热,夫阳维主一身之表,风寒入于皮肤肌肉之间,正在阳经之地。则阳维之荣血卫气,与外来之贼邪酝而为一,已成不可复分之势,故发吾身受伤之血气,使之为汗而出,正所以伐外来之贼邪也,而阳经得其安矣。"

抑又闻之肺主皮毛,脾主肌肉,风寒客于皮毛之间,虽属足太阳之经,实在手太阴之分野。故仲景桂枝麻黄汤治太阳经病,实就肺之分野也。风寒客于肌肉之间,虽属足阳明之经,实在足太阴之分野也,故仲景葛根汤治阳明经病,实救脾之分野也。此说李时珍之意而变通之。

【第五】 葛根汤(仲景)

治冬月正伤寒头痛、眼眶痛、鼻干不得卧。发热、恶寒、无汗,脉来微洪。此阳明经病,属表也。太阳与阳明合病,此汤亦主之。

葛根(一两) 麻黄(三钱) 甘草(二钱) 生姜(三片) 枣(二枚)

水煎温服,覆取汗。

【第六】 柴葛解肌汤(节庵)

即葛根汤加减。治症同上。

柴胡(三钱) 葛根(三钱) 黄芩(三钱) 竹叶(三钱,酒炒) 羌活(八分) 白芷(八分) 桔梗(七分) 甘草(三分) 生姜(三片) 枣(二枚) 石膏末(一钱)

水煎热服取汗,汗出者更莫复服。

○若无汗恶寒甚者,去黄芩加麻黄,若自汗恶风者去麻黄。

○若春日伤寒,减麻黄。

○若夏月秋天伤寒,以苏叶代麻黄。

○若治晚发温病,亦去麻黄,仍加倍石膏末。

【第七】 小柴胡汤(仲景)

治伤寒、伤风、耳聋、胁痛、胸中满而烦,往来寒热,呕而口苦,默默不思饮食,脉来弦数。此少阳经病,属半表半里也。

柴胡(三钱) 黄芩(三钱) 人参(三钱) 半夏(三钱,姜炒) 甘草(二钱) 生姜(三片) 枣(二枚)

水煎服。

【第八】 柴胡双解散(节庵)

即上方加减。治症同上。

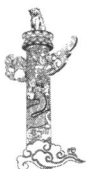

柴胡(一钱二分)　黄芩(一钱)　人参(五钱)　半夏(五分,姜炒)　甘草(三分)　陈皮(八分)　芍药(五分)　姜(三片)　枣(二枚)　生艾汁(三匙)

水煎服。

○若胸烦不呕,去半夏、人参,加瓜蒌仁。

○若渴者,亦去半夏,加知母、花粉。

○若痰多,加瓜蒌仁、贝母。

○若齿燥无津液,加石膏。

○若胁痛甚者,加青皮。

○若腹痛者,去黄芩加芍药。

○若小便不利,加茯苓。

○若寒热似疟表症多者,加桂枝。

○若胸胁痞硬者,去大枣加枳壳、桔梗。

○若虚嗽无痰者,加五味子。有痰而嗽者加金沸草。

○若烦虚,加竹叶、炒粳米。

○若呕多者,加生姜自然汁及竹沥。

○若妇人热入血室,加当归、红花。

○若男子热入血室,加生地黄。

○若表罢里急者,加大黄。

【第九】　大柴胡汤(仲景)

治伤寒表证罢后,热气微潮,烦渴自汗,大便秘结,脉来沉数。此阳邪传入三阴,未尽入腑,属里热虽聚而未剧也,以此汤微利之则愈。

柴胡(二钱)　黄芩(一钱)　芍药(一钱)　半夏(一钱半,姜炒)　枳实(一钱,麸炒)　大黄(一钱,生用,治老弱者酒炒)　生姜(三片)

水煎空心温服以利为度。

【第十】　四逆散(仲景)

治阳邪传于少阴,热气渐深,是致手足逆冷而不温,然以其未曾入胃,故只以此汤以散里热。

柴胡(三钱)　枳实(三钱)　芍药(三钱)　甘草(二钱)

以上四味等份为末,白饮和服。

【第十一】　六乙顺气汤(节庵)

即大承气汤加减。

治伤寒邪热传于胃腑,大便结实,口燥咽干,潮热自汗,谵语不食,胸腹硬满,绕脐疼痛,脉来洪数有力,乃攻下之圣药也。

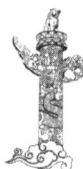

大黄(一钱一分,生用)　枳实(一钱,麸炒)　黄芩(一钱)　厚朴(一钱,姜炒)　柴胡(一钱)
芍药(一钱)　甘草(三分)　芒硝(一钱)

上八味,先煮前七味去渣,入芒硝微沸令化。临服入铁烙水三匙,取其沉重之义,最能坠热开结,乃千金不传之秘也。几服攻下,药不必尽剂。先服一半,大便快利、腹中宽松者即止后服。又仲景云:"涤荡积热,汤胜于丸散",亦不可不知。若伤寒日久及曾经下过,并老弱虚歉之人与妇人产后不得不下者,须于此方中去芒硝,下之则吉,以硝性最紧急故也。

【第十二】　葛根加半夏汤

邪气外甚,阳不主里,里气不和,气下而不上者,但下利而不呕。里气上逆而不下者,但呕而不下利。与此汤以散邪。加半夏以下逆气。

葛根(四两)　麻黄(一两,去节汤泡去黄汁焙干秤)　生姜(三两)　炙甘草(二两)　芍药(二两)　桂枝(二两,去皮)　大枣(十二枚)　半夏(半斤,洗)

右以水一斗,先煮葛根、麻黄减二升,去白沫,内诸药,煮取三升,去渣温服一升,覆取微汗。

【第十三】　黄芩汤

治太阳少阳合病自下利,为半表半里,非汗下所宜施,故与此汤。

黄芩(三两,味寒)　炙甘草(三两,味甘平)　芍药(二两,味酸平)　大枣(十二枚,擘,味甘温)

右四味,以水一斗,煮取三升,去渣温服一升。日夜再一服,若呕者加半夏、生姜。

【第十四】　黄芩加半夏汤(仲景)

治痢疾或泄泻,身热不恶寒,腹痛口苦,干呕;胆咳,咳而呕苦水者(张玉亮加注)。

黄芩　甘草　芍药　大枣(此黄芩汤)　(外加)半夏(半斤)　生姜(三钱)

其余分两水煮,俱依黄芩汤法服。

【第十五】　白虎汤(仲景)

治伤寒表证未罢,心烦大渴,欲饮水数斗,脉来洪大者。

石膏(五钱)　知母(二钱)　甘草(七分)　糯米(一盏)

上四味,用新汲水煎,米熟汤成,去渣温服。

【第十六】　黄芩泻胆汤(此药方原著缺失,张玉亮补遗)

治三阳合病,少阳病多者。

黄芩(三钱)　泽半夏(三钱)　生地黄(三钱)　远志(二钱)　茯苓(三钱)　生姜(三片)
甘草(二钱)

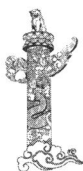

水煎服。

【第十七】 小青龙汤(仲景)

治伤寒表不解,心下有水气,干呕发热而咳,属水寒相搏。

麻黄(二钱,去节) 芍药(二钱) 五味子(八分) 干姜(二钱) 炙甘草(二钱) 桂枝(二钱) 半夏(八分,姜汁炒) 细辛(二钱)

上八味,先煮麻黄一沸,次入诸药,同煎温服。

○若渴者,去半夏,加花粉。

○若噎者,去麻黄,加熟附子。

○若喘者,亦去麻黄,加杏仁。

○若小便不利,微利者,加茯苓、薏仁,亦去麻黄。

【第十八】 大青龙汤(仲景)

治太阳中风脉浮紧,发热恶寒,身疼痛,不出汗而烦躁,属风寒两伤。热闭于经者亦治。太阳伤寒,脉浮缓,身不疼但重,乍有时轻不出汗,无少阳症,属风寒两伤。

麻黄(三钱,去根部) 桂枝(二钱) 杏仁(一钱半,去皮尖) 石膏(二钱) 炙甘草(一钱) 生姜(三片) 枣(二枚)

水煎温服,被盖身、头取汗,汗出不可服。

【第十九】 桂枝麻黄各半汤(仲景)

治太阳病数日,发热恶寒如疟状,面有热色,身痒,此属风寒两伤之轻者,宜此方以小发其汗。

麻黄(一钱,去根节) 桂枝(二钱) 杏仁(八分,去皮尖) 白芍(一钱) 炙甘草(一钱) 生姜(三片) 枣(二枚)

水煎温服。

【第二十】 羌防四物汤

治血虚挟风身痒。

羌活(一钱半) 防风(一钱) 当归(三钱,酒洗) 川芎(二钱) 白芍(二钱,酒洗) 熟地黄(二钱) 姜(三片) 枣(二枚)

水煎温服。

【第二十一】 人参新加汤(仲景)

治伤寒发汗后身疼痛,脉沉迟,属余邪未尽而荣血已虚者。

桂枝(三钱) 芍药(四钱,酒炒) 炙甘草(二钱) 人参(三钱) 生姜(四片) 枣(二枚)

水煎温服。

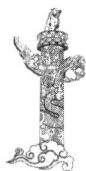

【第二十二】 麻黄附子细辛汤（仲景）

治少阴始得病，反发热、脉沉，均是发热。脉沉而有太阳、少阴之别，以有头疼则属太阳。太阳脉当浮，今反沉者，里久虚寒故也。脉既反，当舍症从脉，宜四逆以温里。若无头痛，属少阴，少阴当无热反发热者，寒邪闭于经故也。症既反，当舍脉从症，宜此汤以发其表。

麻黄（二钱，去节）　熟附子（一钱）　细辛（二钱）

水煎温服。

【第二十三】 麻黄附子甘草汤（仲景）

治少阴病始得发热、脉沉，但比前症少轻耳。

麻黄（二钱，去节）　附子（二钱，炮）　炙甘草（二钱）

水煎温服。

【第二十四】 葛根黄连黄芩汤（仲景）

治太阳伤风医误下之，引邪入里，不作结胸，但下利不止，而表症仍在，脉来沉者。

葛根（三钱）　炙甘草（二钱）　黄芩（二钱）　黄连（三钱）

上四味，先煮葛根一二沸，次下三味同煎服。

【第二十五】 四逆汤

治少阴病。四肢厥逆，恶寒蜷卧，神衰欲寐，腹痛下利，呕吐不渴，舌苔白滑，脉微细；或太阳病误汗亡阳（张玉亮加注）。

炙甘草（二钱）　干姜（一钱半）　生附子（一枚）

水煎服，热以取汗。汗不出宜造阳以求解，补正以取汗。

【第二十六】 再造汤（节庵）

治阳虚不能作汗，名曰无阳症。

炙芪（二钱）　人参（一钱）　桂枝（一钱）　附子（五分，炮）　细辛（五分）　炙甘草（三分）
防风（一钱）　川芎（一钱）　羌活（一钱）　芍药（一钱半，酒炒）　煨姜（三片）　枣（二枚）

水煎服。

【第二十七】 小承气汤（仲景）

治邪热入胃。未成大实大结者。

大黄（四钱，生用）　厚朴（二钱，姜炒）　枳实（二钱，麸炒）

以上三味水煎温服，取更衣为度。

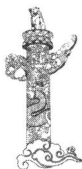

【第二十八】　大承气汤（仲景）

治邪热入胃,痞、满、燥、坚,四症毕俱者。

大黄（四钱,酒浸晒干）　厚朴（三钱,姜炒）　枳实（三钱,麸炒）　芒硝（一钱半）

上四味,先煮枳实、厚朴,次入大黄同煎,去渣下芒硝,更上火微沸,取下温服。取快利,利后更莫服。

【第二十九】　调胃承气汤（仲景）

治邪热入胃,胃气不润,未成结满者。

大黄（一钱,酒浸）　芒硝（八分）　炙甘草（三分）

先煮大黄,甘草去渣,下芒硝微煮令沸,少少温服之。

【第三十】　通脉四逆汤（仲景）

治寒邪直中少阴脏,寒极于内,外反发热,下利清谷。手足厥逆,身不恶寒,面有赤色,或脉微欲绝,或六部无脉者。

炙甘草（三钱）　生附子（二钱）　生干姜（四钱）

水煎冷服,面色赤色者加葱茎。

○若呕,加姜汁。

○若腹中痛者,去葱加芍药。

○若咽痛者,去芍药加桔梗。

○若利止脉不出者,去桔梗加人参。

【第三十一】　黄龙汤（节庵）

治阳明燥屎结实,下利纯清水,身有微热,名旁注病。若身热悉去,用六乙顺气汤11,年老血虚,去芒硝加桔梗。

大黄（一钱）　芒硝（一钱半）　厚朴（一钱,姜炒）　枳实（一钱,麸炒）　人参（一钱）　当归（一钱）　甘草（五分）　姜（一片）　枣（二枚）

煎之临热加桔梗,煎一沸服。

【第三十二】　柴胡加芒硝汤（仲景）

治伤寒柴胡证俱,医误下之,柴胡证未罢而已发潮热,作胁热利者。

柴胡（三钱）　黄芩（二钱）　人参（一钱）　半夏（一钱,姜炒）　甘草（五分）　芒硝（一钱半）　姜（三片）　枣（二枚）

煎前五味去渣,取汁下硝,上火微沸,服。

【第三十三】　桂枝加芍药汤（仲景）

治太阳证误下之,因而腹满时痛。属太阴。

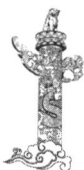

桂枝(三钱)　芍药(六钱)　炙甘草(二钱)　姜(三片)　枣(二枚)

水煎服。

【第三十四】　桂枝加大黄汤(仲景)

此治太阳误下传太阴,腹中实痛。

桂枝(三钱)　芍药(三钱)　炙甘草(二钱)　大黄(一钱)　姜、枣引

水煎服。

【第三十五】　桂苓白术汤(仲景)

治汗吐下后,气上冲胸,心下逆满,起头眩、身振摇者。此表里俱虚。

茯苓(四钱)　桂枝(三钱)　白术(二钱,炒)　甘草(一钱,炙)

水煎温服。

【第三十六】　术附汤

治亡阳诸虚症。

白术(四钱,炒)　附子(三钱,炒)　炙甘草(二钱)　姜、枣引

水煎服。

【第三十七】　真武汤(仲景)

治寒湿直中少阴经,小便不利、大便自利、腹疼、身疼者及太阳汗出、心悸、头眩、身𥆧动、振振欲擗地者。

茯苓(三钱)　芍药(三钱)　白术(二钱)　附子(一钱,炒)　姜引

水煎服。

【第三十八】　温经益元散(节庵)

治伤寒汗多亡阳,头眩、振振欲擗地,或肉𥆧筋惕,或汗出不止,或下后利不止、身疼痛者。

人参(一钱半)　肉桂(五分,去皮)　炙甘草(五分)　熟地黄(一钱)　生地黄(五分)　白术(一钱半)　当归(一钱,酒洗)　白芍(一钱,酒洗)　陈皮(八分)　炙芪(一钱半)　茯苓(八分)

姜、枣引,糯米一撮,水煎温服。

○若饱闷,去熟地黄加枳壳。

○若呕吐,加半夏。

○若恶风寒,去肉桂、生地黄,加桂枝、胶饴。

○肉𥆧身摇之甚者,去生地黄,加干姜、附子。

○若头疼加川芎、羌活。

○若下利不止,去归、芍,加升麻,倍白术。

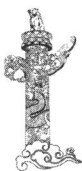

【第三十九】　养真汤

即两味桂枝汤(原名桂枝甘草汤)。治发汗过多,其人叉手自冒,心下悸,欲得按者(张玉亮加注)。

桂枝(三钱)　炙甘草(三钱)　大枣(三枚)

水煎服。

【第四十】　复脉汤

若内伤虚劳、肺萎,此方亦可治。引用姜、枣、水、酒各半,煎好纳胶烊,消尽温服。

麦冬(二钱,去心)　人参(三钱)　阿胶(一钱,炒)　桂枝(二钱)　生地黄(三钱)　麻仁(三钱,去壳)　炙甘草(一钱)

【第四十一】　茯苓桂枝甘澜汤(仲景)

治汗后奔豚。

茯苓(四钱)　桂枝(三钱)　炙甘草(一钱半)

以上三味先以甘澜水煮,茯苓次下。桂枝、甘草及大枣三个同煮,取汁服。

作甘澜水法:用水一石置大盆内,以勺扬之,水上有珠相逐,取用之。以足用为度。

【第四十二】　理中汤(仲景)

治太阴中寒,呕而便溏,或胃冷吐蛔,及感寒霍乱等症。

白术(三钱炒)　人参(二钱)　炮姜(一钱半)　炙甘草(一钱)　姜(三片)　枣(二枚)

水煎温服。

○若呕多者,减白术,加半夏。

○若腹满,去甘草,加枳实。

○若泄利腹痛者,加木香。

○若腹中不痛,但利不止者,倍白术。

○若沉重倦卧脉微者,加附子。

○若脐下筑筑然,气动而悸,此欲作奔豚也,去白术,加肉桂、茯苓。

【第四十三】　桂枝蜀漆救逆汤(仲景)

治伤寒脉浮应汗,医乃以火劫取汗,致津液外脱、邪气仍留。阳脱则心虚,邪留则并火邪而逼心,故其人惊狂、起卧不安,与此汤以散邪而固脱。

桂枝(三钱)　炙甘草(二钱)　蜀漆(三钱,洗去脚)　牡蛎(三钱,煅)　龙骨(二钱,煅)　姜、枣引

先煮蜀漆,次纳诸药同煎。温服。

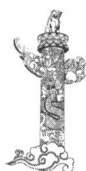

【第四十四】 小半夏茯苓汤

治水结胸,心下怔忡、头汗出、无大热者。

半夏(五钱,姜汁炒)　茯苓(三钱)

生姜自然汁同水煎,热服。

【第四十五】 三物白散(仲景)

治伤寒寒实结胸。

贝母(三钱,去心)　桔梗(三钱)　巴豆(一钱)

三味先以贝母、桔梗为末,次纳巴豆研和。以白汤调服之,强人服五分,虚人减半。病在膈上必吐,病在膈下必利也。若不利者,进热粥一盅助之。

【第四十六】 枳实理中丸

治伤寒吐下后寒邪内结、胸痞欲绝、膈高气急,痛不安者。

人参(五钱)　白术(五钱)　黑姜(五钱)　炙甘草(五钱)　枳实(六钱,麸炒)　茯苓(五钱)

【第四十七】 大陷胸汤(仲景)

治表邪误下后,邪热结于胸中,膈上硬痛,手不可近,或从心至小腹皆胀满痛,脉来沉紧滑数。此名大实结胸。非此快剂不足以达之。

大黄(三钱,生用)　芒硝(二钱半)　甘遂(五分)

水煎分二服,若一服胸宽则止。后服不宽者,尽服之,但此阳药数少而分量多,利药中最骏驰,审真大实结胸方可用之,若药与症稍不相对,祸不旋踵,医知慎之。

【第四十八】 大陷胸丸(仲景)

治下之太早,热入作大实结胸,项强如柔痉状,下之则和也。

大黄(五钱,生)　芒硝(二钱半)　杏仁(十二个,去皮尖)　葶苈(三钱,微炒)

先以葶苈、大黄为末,次砸杏仁、芒硝如泥,和前药末,丸如弹子大。每服一丸,入甘遂末七分,白蜜半匙,同白水煮一二沸,温服以利为度。

【第四十九】 小陷胸汤(仲景)

治下之太早,邪热正结心下。按之则痛,不按不痛。脉浮滑较大,结胸为热气差轻也。

半夏(四钱,姜炒)　黄连(二钱)　瓜蒌仁(五钱)

先用水煮瓜蒌仁,次入黄连、半夏,并姜五钱。同煎温服。若吐出黄涎者必愈。

【第五十】 柴胡桂枝汤(仲景)

治伤寒外证发热、恶寒、肢节烦疼,又兼里证微呕、心下妨闷而支结。此太阳例少阴

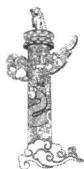

经药。

　　柴胡(三钱)　桂枝(二钱)　黄芩(一钱半,酒炒)　人参(一钱)　半夏(二钱,姜炒)　芍药
(一钱半)　甘草(五分,炙)　姜、枣引

　　水煎服。

　　○若恶寒甚者,倍桂枝。

　　○若呕多者,倍半夏、生姜。

　　○若饱闷甚者,加枳壳、桔梗。

【第五十一】　生姜泻心汤(仲景)

　　治汗后胃不和,心下痞硬,干噫食臭、胁下有水气、腹中雷鸣、下利者。

　　生姜(二钱)　半夏(二钱,姜炒)　人参(一钱)　干姜(八分,炒)　黄连(八分)　甘草
(一钱,炙)　黄芩(五分,酒炒)

　　用枣三枚,水煎服。

【第五十二】　甘草泻心汤(仲景)

　　治伤寒、伤风医反下之,致下利日数十行,谷不化,腹中鸣、心下痞硬满、干呕、心烦。

　　甘草(四钱)　半夏(二钱半,姜浸)　黄芩(二钱,酒炒)　黄连(一钱)　干姜(二钱,炒)　人参
(三钱半)　姜、枣引

　　水煎服。

【第五十三】　大黄黄连泻心汤(仲景)

　　治心下痞,按之濡,关脉浮。属虚热者。

　　大黄(二钱)　黄连(一钱)

　　以麻沸汤渍之,绞去渣温服。

【第五十四】　半夏泻心汤(仲景)

　　治误下之后,心下痞满而不痛者。

　　半夏(二钱半,姜汁炒)　甘草(二钱)　黄芩(二钱)　人参(二钱)　黄连(一钱)　干姜
(五分)　枣、姜引

　　水煎服。

【第五十五】　附子泻心汤(仲景)

　　治误下后,心下痞而复恶寒。汗出是虚热内伏,而阳气外虚者。

　　大黄(二钱)　黄连(一钱)　黄芩(一钱)　附子(八分,炮)

　　上三味绞去渣取汁,次煎附子取汁,合前汁中温服。

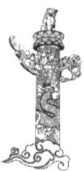

【第五十六】 赤石脂禹余粮汤 (仲景)

治伤寒服药后下利不止,心下痞硬。先以泻心汤攻其痞,次以此汤止泻。

赤石脂(三钱,打碎) 禹余粮(三钱,擀碎)

水煎温服。

【第五十七】 旋覆代赭石汤 (仲景)

治伤寒汗、吐、下后,心下痞硬,噫气不降。

旋覆花(三钱,去蒂) 代赭石(一钱) 炙甘草(三钱) 人参(一钱) 半夏(三钱半,姜炒)
姜(五片) 枣(三个)

水煎服。

【第五十八】 栀子豉汤 (仲景)

治伤寒,汗吐下后胸中虚烦、懊憹不眠。

栀子(七枚,捣碎) 淡豆豉(半斤)

先煮栀子,次入豆豉,同煮。绞汁服令微汗。

【第五十九】 瓜蒂散 (仲景)

治伤寒发热、恶风、头不疼、项不强、寸脉微浮、胸中痞硬、气上冲咽不得息,及内伤痰
涎壅盛,癫痫狂乱。并食填太阴,欲吐不吐等症。

瓜蒂(一钱,炽黄为末) 赤小豆(一钱,为末)

二味合为散,用香豉煮汁和散,或酸齑(jī)水和散,量人强弱顿服之。不吐少少加,得
快吐者即止。吐时须闭目紧束肚皮。凡诸亡血家及老人、产后俱不可服。

【第六十】 一物瓜蒂散

治症同上。

瓜蒂(一钱,炒黄色)

为末水调服,服法禁忌皆同上。

【第六十一】 栀子厚朴汤 (仲景)

治下后心烦、腹满、起卧不安者。

栀子(四钱) 厚朴(二钱,姜炒) 枳实(二钱,麸炒) 姜引

水煎服,得微汗、微泄者止后服。

【第六十二】 白通汤 (仲景)

治少阴病下利。

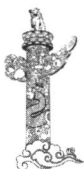

葱白(四茎)　干姜(二钱)　附子(二钱)

水煎去渣温服。

【第六十三】　白通加猪胆汤(仲景)

治寒邪直中少阴脏,下利不止,厥逆无脉,干呕而烦,非白通所能治者。缘腹内寒邪太甚,虽加以热剂亦格而不入。欲用咸苦寒物,和于热剂中为引导,则热味可入内而胜寒。但附生性猛烈,药症不对,祸不旋踵,医者慎之。

葱白(四茎)　干姜(二钱,生用)　附子(二钱,生)　童便(少许)　猪胆汁(少许)

上五味,先煮前三味去渣,候冷,内入童便、猪胆汁和服,无胆亦可用。

【第六十四】　回阳返本汤(节庵)

治阴盛格阳,阴极发燥,微渴面赤,脉来无力或全无脉者。

附子(一钱,炮)　干姜(一钱)　人参(一钱)　朕茶(五分)　炙甘草(五分)　五味子(二十个)　麦冬(二钱,去心)　陈皮(一钱半)

用澄清泥浆水煎服,服时入蜜五匙,顿冷服取汗为效。

注:朕,dié,音蝶。系农历二月的简称。朕茶,即二月谷雨前所采制的茶,故称"朕茶"或"雨前茶"。

【第六十五】　益元汤(朱肱)

治有身热无头疼,面赤不烦而燥。饮水不入口,此元气虚弱无根,虚火泛上,名曰戴阳症。

附子(一钱,炮)　干姜(一钱)　黄连(一钱)　人参(一钱)　甘草(五分)　艾叶(五分)　麦冬(一钱半,去心)　知母(一钱半)　五味子(二十个)

姜、枣引,葱白二茎水煎,服入童便。

【第六十六】　消阴散(此药方原著缺失,张玉亮补遗)

治手足逆冷,冷结膀胱。

桂枝(三钱)　人参(五钱)　生姜(三片)　大枣(三枚)　甘草(二钱)

水煎服。

【第六十七】　吴茱萸汤(仲景)

治食谷欲呕,得汤反剧,胃不受而上不纳。

吴茱萸(一升,洗,味辛热)　人参(三两,味甘温)　生姜(六两,味辛温)　大枣(十二个,味甘温)

水七升煮二升,去渣温服七合,日三服。娄氏云:得汤反剧者火也,当用生姜黄连治之。

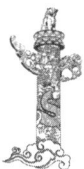

【第六十八】 三物闭魄丸（此药方原著缺失，张玉亮补遗）

治伤寒胃无大热，医误下之而洞泄，胃肠寒滑，真阳将尽之候。

大黄(250克)　干姜(160克)　巴豆(90克，去皮研末，除油)

上药各为细末，使药量成3：2：1，制成丸剂，每丸重1克，每服14岁以内者1丸，15岁以上者1~2丸，每4小时服1次。

【第六十九】 黑神散

治阳明中寒不食者(张玉亮加注)。

熟地黄　归尾　赤药　蒲黄　桂心　干姜　甘草(各三钱)　黑豆(半升去皮)

【第七十】 白虎加人参汤（仲景）

治伤寒邪热传里，布散手太阴之分野。胸膈燥、唇口干。烦渴不解，饮水无度，脉洪大，或曾经汗吐下后或微带表证或表证已罢者，此汤解之。渴有因于上焦者，此汤是也。渴有因于下焦者，五苓猪苓之类是也。故先贤云：太阳无汗喜渴，忌白虎。阳明汗多而渴，戒五苓。忌之者，谓大邪在表非真炽肺也；戒之者，谓阳明内实，膀胱无辜也。

石膏(五钱)　知母(二钱)　甘草(七分)　粳米(一盏)　人参(一钱)

水煎，米熟去渣服。

【第七十一】 如神白虎汤（节庵）

治症同上"白虎加人参汤"。

石膏(三钱)　麦冬(一钱半，去心)　知母(一钱半)　栀子(一钱半)　人参(八分)　五味子(十五粒)　甘草(四分)　姜(一片)　枣(一枚)　淡竹叶(七片)

水煎服。

○若心中烦者加竹茹。

○渴甚加花粉。

○胸中痞闷加枳壳。

○咽痛加桔梗。

【第七十二】 乌梅丸（仲景）

治蛔厥，久痢，厥阴头痛，或脾胃虚引起之胃脘痛，肢体瘦弱(张玉亮加注)。

十味捣筛合治之。以酒浸乌梅一宿，去核蒸之，五升米下饭，熟捣成泥，和药内。臼中与蜜捣三千下，丸如桐子大。先食饮服十丸，日三服。忌生冷、滑物、臭味等。

乌梅(二十个)　细辛(五钱)　干姜(一两)　黄连(一两)　当归(四钱)　蜀椒(四钱，去子)　栀子(五钱)　人参(一钱)　黄柏(五钱)

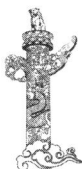

【第七十三】　安蛔散

治胃寒吐蛔(张玉亮加注)。

白术(二钱,炒)　人参(一钱)　炮姜(一钱)　茯神(一钱)　川椒(一钱)　乌梅(一钱)

水煎服。

【第七十四】　黄连犀角汤

治伤寒狐惑。唇口生疮,声哑,四肢沉重,恶闻食气,默默欲卧,目闭,舌白,面目间黑色,变易无常。虫蚀下部为狐,而唇下有疮,其咽干;虫蚀其脏为惑,上唇有疮,声哑(张玉亮加注)。

黄连(二钱)　犀角(二钱)　茵陈(一两)　黄芩(三钱)

水煎服。

【第七十五】　桃仁汤

治瘟疫热邪干于血分,溺血,小便频数,或小便自遗,或小便闭塞者(张玉亮加注)。

生艾　桃仁(去皮尖,双仁不用)　槐子(各一两,碎)　大枣(二十五个,去核)

水煎分三服。

【第七十六】　雄黄散

治风气入中,蕴积生热,口干目黄,时发潮燥;预防瘟疫;妇人阴中生疮;痈疽发背,紫晕疼痛;冷疮;蛇蝎蜈蚣所伤,痛不可忍(张玉亮加注)。

雄黄(二钱)　郁金(一钱)　巴豆(五个,去皮油)

【第七十七】　茯神定胆汤(原此药方缺失,张玉亮补遗)

滋阴而养神。治风经五脏虚,惊悸。

茯神(二两)　瓜蒌根(五两)　生麦门冬(五两)　生地黄(六两)　葳蕤(四两)　小麦(二升)　淡竹叶(三升,切)　大枣(二十个)　知母(四两)　远志(去心,五两)

以水三斗,煮小麦、竹叶,取九升,去滓下药,煮取四升,分四服,服不问早晚,但渴即进。

【第七十八】　脾约麻仁丸(仲景)

治趺阳脉浮涩,脾中津液不足,肠胃热气作燥,与此丸以润之。

麻子仁(三钱)　芍药(三钱)　大黄(二钱)　厚朴(三钱)　枳实(三钱)　杏仁(三钱)

【第七十九】　茵陈蒿汤(仲景)

治阳明瘀热在里,但头汗出而无身汗,剂颈而还,腹满口渴,大小便不利,身自发

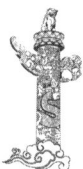

黄,脉沉实。此湿热熏脾胃而致然也。

茵陈(六钱)　栀子(四枚)　大黄(二钱)

水煎温服,大小便当俱利,尿如皂角汁状,色正赤,腹渐减,湿热悉去矣。

【第八十】　茵陈大黄汤(节庵)

即前汤加减,治症同上。

大黄(二钱)　山栀(二钱)　黄芩(二钱)　茵陈(二钱)　厚朴(一钱半)　枳实(一钱半)　甘草(三分)　姜(一片)　灯芯(一撮)

水煎热服,若大便自调者,去大黄厚朴,加腹皮,利小便清为效。

【第八十一】　栀子柏皮汤(仲景)

治伤寒身黄发热,属热在里面而未成实者,故不必动其大小便也。

栀子(五钱)　黄柏(三钱)　甘草(一钱)

水煎服。

【第八十二】　桂枝理中汤

治霍乱吐泻不渴,脾胃虚寒,呕吐清水,饮食不入,完谷不化(张玉亮加注)。

桂枝(三钱)　人参(三钱)　白术(三钱)　干姜(三钱)　陈皮(三钱)　甘草(二钱)

水煎服。

【第八十三】　加味理中汤(节庵)

治寒邪直中太阴,自利不渴,无热恶寒,手足温,脉沉无力,属脏寒。

人参(一钱半)　白术(二钱,炒)　干姜(八分,炒)　甘草(五分)　肉桂(五分,去皮)　陈皮(八分)　茯苓(八分)

水煎服,临服入陈壁土一撮,足以助脾胃正气。

○若呕吐者,加半夏倍生姜。

○若泄利腹痛者,姜汁磨木香调服。

○若四肢沉重,身倦怠或疼痛下利不止者,加附子。

【第八十四】　半夏散(仲景)

治少阴客寒咽痛。

半夏(姜洗)　桂枝　炙甘草(各等份)

三味各别捣末,合之,白饮和服方寸匕,日三服。

【第八十五】　苦酒汤(仲景)

治少阴咽中生疮,不能语言,声不出者。

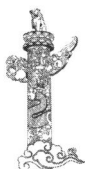

半夏(七枚,打碎,姜炒)　鸡子(一枚,去黄)　苦酒(即米醋)

三味先将鸡子卵开一孔,去黄存白清,纳苦酒令小满入半夏在内。却以鸡子置刀环中,安炭火煮三沸去渣。置杯中时时少咽之。极效。若不愈则可更服之三剂。

【第八十六】　猪肤汤(仲景)

治少阴下利,咽痛、胸满、心烦者。

猪肤(一两五钱)　白蜜(一两)　白粉(五钱炒香)

先煮猪肤去渣,纳白蜜、白粉,和相得,分温日六服。

【第八十七】　甘桔汤(仲景)

治少阴咽痛。

桔梗(二钱)　生甘草(四钱)

水煎分温再服。

【第八十八】　附子汤(仲景)

治少阴病一二日,口中和,其背恶寒者。

附子(二钱)　茯苓(三钱)　人参(二钱)　白术(四钱)　芍药(三钱)

以上五味,以水八升,煮取三升,去滓,温服升,日三服。

【第八十九】　黄连鸡子汤(仲景)

治阳邪传于少阴,心中烦不得卧(原名黄连阿胶汤)。

黄连(一钱)　黄芩(一钱)　白芍(一钱)　阿胶(一钱)　鸡子黄(半枚,去清)　五味子(一钱,先煮)

前三味去渣,纳阿胶溶化,俟大温,入鸡子黄搅匀,微温服。

【第九十】　羌活附子汤(仲景)

治阴症内寒,迫其相火呃逆不止,或但厥逆、恶寒而呕者。

干姜(二钱)　茴香(一钱,炒)　羌活(一钱)　丁香(一钱)　生附子(二钱)

水煎冷服。

【第九十一】　回阳救急汤

治寒邪直中少阴经,而即于阴脏,初病无身热头疼、恶寒不渴、上吐下利、战栗腹疼、身沉倦、四肢厥冷,或手、足、唇、口皆青色,脉沉迟至无脉者。

熟附子(一钱半)　炮姜(二钱)　人参(一钱半)　茯苓(一钱)　白术(二钱)　官桂(八分)　陈皮(八分)　半夏(一钱,姜炒)　五味子(五分)　炙甘草(三分)　姜(三片)

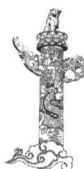

水煎服。临服入麝香三厘,调下以手足温和为至。不可多服,致生他病。若余邪未尽,以理中汤加减治之,自愈矣。

○若泄泻不止加升麻、黄芪。

○若呕吐不止,加生姜汁,或先向东陈壁土入罐内,以沸汤倾之,以口鼻伏罐口吸其气,然后服药。

○若腹中绞痛,口吐涎沫者,加盐炒吴茱萸。

【第九十二】 三物桃花汤(仲景)

治寒邪客于少阴,下利,便脓血,或便脓血而腹痛,小便不利者。

赤石脂(五钱,打碎) 干姜(二钱,微炒) 粳米(半盅)

水煎,米熟,去渣,赤石脂为末,纳方寸匕和服。若一服病止,更莫复服。

【第九十三】 当归四逆汤(仲景)

治厥阴伤寒,手足厥冷,脉细欲绝,少阴下厥、上竭,亦聊以此治之。

当归(二钱,酒洗) 桂枝(二钱) 芍药(二钱,酒炒) 细辛(二钱) 炙甘草(一钱) 通草(一钱)

用枣三枚,水煎服。

【第九十四】 四逆加吴萸生姜汤(仲景)

治素有久寒,寒邪又中厥阴,手足厥逆,脉细欲绝者,亦治少阴下厥、上竭。

当归(二钱) 桂枝(二钱) 白芍(二钱) 细辛(二钱) 甘草(一钱) 通草(一钱) 生姜(五片) 吴萸(二钱,盐炒去毒)

引同上,水煎服。

【第九十五】 茯苓甘草汤(仲景)

治汗出不渴,邪气不传里但在表而表虚。以此汤和表合卫。

茯苓(二钱) 桂枝(二钱) 甘草(五分) 生姜(二钱)

水煎温服。

【第九十六】 白头翁汤(仲景)

治厥阴热利下重,欲饮水,属阳症传里。里气为热伤而虚,虚故下利而重也。此汤以撤热而固下焦。

白头翁(一钱半) 黄连(一钱半) 黄柏(一钱半) 秦皮(一钱半)

水煎服。

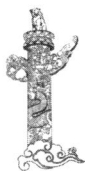

【第九十七】　桂枝加附子汤

治太阳病发汗太过,遂致汗出不止,恶风,小便难,四肢拘急,难以屈伸者(张玉亮加注)。

桂枝(三钱)　白芍(三钱)　炙甘草(二钱)　附子(一枚,去皮,破八半)　姜、枣引

水煎服。

【第九十八】　桂枝加四物汤

治妇人经来,外感风寒,发热有汗者(张玉亮加注)。

桂枝(二钱)　当归(三钱,酒洗)　熟地黄(三钱)　白芍(三钱,酒炒)　川芎(一钱半)

水煎温服。

【第九十九】　人参当归汤(此药方原著缺失,张玉亮补遗)

治产后烦闷不安,属虚或有热者。

人参(三钱)　桂心(三钱)　当归(三钱)　生地(三钱)　麦冬(三钱)　白芍(三钱)　粳米(五钱)　竹叶(三钱)　大枣(三枚)

水煎服。

【第一百】　人参养荣汤

治脾肺气虚,荣血不足,惊悸健忘,寝汗发热,食少无味,身倦肌瘦,色枯气短,毛发脱落,小便赤涩。亦治发汗过多,身振振摇,筋惕肉瞤(张玉亮加注)。

熟地黄(三钱)　白芍(一钱)　麦冬(一钱)　五味子(一钱)　黄柏(五分,酒炒)　远志(八钱)　陈皮(五分)　人参(四分)　白术(一钱)　茯苓(一钱)　归身(一钱,酒洗)　川芎(八分)

水煎服。

【第百零一】　参芪柴胡汤

治伤寒虚热未去,元气已衰,脉虚作郑声者。

人参(三钱)　炙芪(二钱)　当归(二钱)　白芍(二钱)　柴胡(二钱)　橘皮(一钱)　炙甘草(五分)

姜枣引,水煎温服。

○若渴加乌梅。

○若痰嗽加麦冬、五味子、贝母。

○若便不利加茯苓。

○若下利加升麻、白术。

○若不眠多惊者,加枣仁、茯神。

○汗出恶风加桂枝。

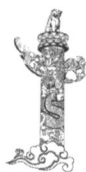

【第百零二】 金沸草散(朱肱)

治肺经伤寒风,头目眩疼,多痰嗽。

金沸草(一钱,去蒂) 前胡(一钱) 半夏(五分) 赤茯苓(六分) 赤芍(三分) 荆芥(一钱半) 甘草(半钱)

姜引,水煎。

○若胸中饱闷加枳壳、桔梗。

○若热加黄芩。

○若头疼加川芎。

○若伤寒余热生痰而嗽者,去荆芥,加麦冬、橘皮、竹沥。

【第百零三】 南星半夏汤

治伤寒邪热悉去,土虚不能生金,以致肺生寒痰而作嗽者。

南星(二钱) 半夏(二钱) 橘皮(一钱) 茯苓(一钱) 苍术(二钱,米汁浸泡) 白术(二钱,炒) 炒姜(一钱) 炙甘草(五分)

水煎服。

【第百零四】 金匮肾气丸

温补肾阳,化气行水。治肾虚水肿,腰膝酸软,小便不利,畏寒肢冷(张玉亮加注)。

熟地黄(四两) 白茯苓(三两) 牛膝(一两,酒洗) 肉桂(一钱) 泽泻(一两) 山茱萸(一两,酒洗) 山药(一两) 牡丹皮(一两) 大附子(五钱,炒)

为末,蜜丸梧子大,每服百丸,空心米饮送下。

【第百零五】 麦门冬汤

治伤寒邪热伤肺,肺气不安,其清润之。常故多嗽而无痰。

麦冬(三钱,去心) 桑皮(六钱,蜜炙) 黄芩(二钱) 桔梗(二钱) 甘草(五分) 杏仁(一钱,去皮尖) 人参(五分)

水煎服。

【第百零六】 黄芪建肺汤

治肺寒多嗽。

炙黄芪(三钱) 人参(二钱) 五味子(一钱半) 桂枝(一钱半) 干姜(二钱,炒) 白术(二钱) 炙甘草(五分) 姜、枣引

水煎服。

【第百零七】 牛蒡根散(朱肱)

治发汗时漏风挛搐不已。

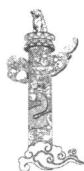

牛蒡根(十条)　麻黄(六分,去节)　牛膝(六钱)　天南星(六钱)

为末置石盆内捣极烂,用好酒一盏同研。新布绞去汁,更用炭火上烧一地坑令赤,扫净,倾药汁入坑内,再烧令黑色,取出于乳钵内研细。每服一钱温酒下,日三次,服以愈为度。

【第百零八】　人参羌活散

治手足挛搐。

羌活(一钱)　独活(一钱)　柴胡(一钱)　人参(一钱)　茯苓(一钱)　川芎(一钱)　枳壳(一钱)　地骨皮(五分)　前胡(五分)　桔梗(五分)　天麻(五分)

炙甘草(五分)　葱白(七根)

水煎服。

○治漏风挛搐,加荆芥、牛蒡根。

○温毒发斑,加紫草、生地黄。

【第百零九】　当归宁肢汤(此药方原著缺失,张玉亮补遗)

治伤寒邪热生风,筋脉相引,手足伸缩,血虚生风之症。

当归(三钱)　黄芪(一两)　牛膝(三钱)　独活(三钱)　白芍(三钱)　木瓜(三钱)　乌梢蛇(三钱)　鸡血藤(一两)　人参(三钱)　甘草(二钱)

水煎服。

【第百十】　补中益气汤(明之)

治伤寒邪热悉去,但元气虚惫,饮食减少无气以动,四肢沉困,身体倦怠,头目眩晕者乃内伤之圣药也。

炙芪(三钱)　人参(二钱)　当归(一钱半,酒洗)　白术(一钱半,炒)　陈皮(一钱)　炙甘草(五分)　升麻(三分)　柴胡(三分)　姜、枣引

水煎服。

○如血不足倍当归。

○头疼加川芎。

○如精神短少甚者,加人参、五味子。

○如肺热咳嗽,去参加麦冬。

○如脑巅疼,加藁本、细辛。

○如痰,加半夏、生姜。

○如肚疼,加白芍。

○如胃寒气滞,加白蔻、益智、青皮、木香。

○如肚胀,加枳实、厚朴、木香、砂仁。

○如泄泻,加茯苓、苍术、益智。

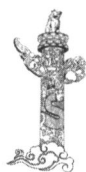

○如咽疼,加桔梗。

○如里寒,加肉桂。

○如湿盛,加苍术。

○如阴虚火动,加知柏、熟地黄、山药、山茱萸,去升、柴。

【第百十一】 扶正除邪汤(此药方原著缺失,张玉亮补遗)

治正气虚,邪气入。

人参(三钱) 半夏(三钱) 甘草(三钱) 白术(三钱) 茯苓(三钱) 柴胡(三钱)

水煎服。

【第百十二】 升阳散火汤(节庵)

治伤寒邪热散于肝经,因而乘肺元气虚衰,不能主持,其人叉手冒胸等症,以致不省人事,名撮空症。若小便利,阳邪虽盛而真阴犹存。犹可治也。

人参(八分) 当归(八分,酒泡) 白芍(八分,炒) 黄芩(一钱,酒炒) 麦冬(一钱,去心) 白术(一钱,炒) 柴胡(一钱) 陈皮(八分) 茯神(八分) 甘草(三分)

姜、枣入金首饰同煎热服。

【第百十三】 宁神益智汤

治小儿多动不安,性情执拗,冲动任性,语言冒失,注意力涣散,伴有形体消瘦,面色少华,食欲不振,遗尿(张玉亮加注)。

柴胡(一钱) 人参(五分) 麦冬(二钱) 知母(一钱) 五味子(一钱半) 竹茹(一钱) 茯神(二钱) 远志(二钱) 生地黄(一钱) 当归(二钱) 黄连(五分,姜汁炒) 甘草(三分) 姜、枣引

汤服。

【第百十四】 导赤各半汤

治心下不硬,腹中不满,大小便如常,身无寒热,热传手少阴心经,心火上而逼肺,渐变神昏不语,或睡中独语一二句,目唇赤焦,舌干不饮水,稀粥与之则咽,不与则不思,形如醉人(张玉亮加注)。

黄连(一钱) 黄芩(一钱) 甘草(八分) 犀角(一钱) 麦冬(二钱) 滑石(二钱) 山栀(一钱) 茯神(二钱) 知母(一钱) 人参(一钱)

引用姜、枣、灯芯一握,煎服。

【第百十五】 朱砂安神丸

治心烦懊憹、惊悸怔忡、胸中气乱。此血虚而火盛也。

朱砂(五钱,另研水飞) 当归(二钱半) 生地黄(一钱半) 黄连(六分,小上俱酒洗) 炙甘草

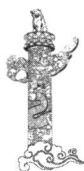

(二钱)

又方加人参、白术、茯神、枣仁、麦冬(去心)。

各等份为末,蜜丸如黍米大,每服五十丸,食遂米汤送下。

【第百十六】　竹叶石膏汤

治伤寒、温病、暑病余热未清,气津两伤症。身热多汗,心胸烦闷,气逆欲呕,口干喜饮,或虚烦不寐,舌红苔少,脉虚数(张玉亮加注)。

竹叶(二把,甘寒)　石膏(一斤,甘寒)　半夏(半升,甘温)　炙甘草(二两)　麦冬(一升,去心)　糯米(半升)

以水一斗煮六升去渣,纳米,煮米熟,汤成去米,温服一升。日三服。

【第百十七】　蜜煎导法

蜜七合一味纳铜器内,微火煎之稍凝似饴状,搅之勿合,焦着欲可丸,并手捻作挺,令颈锐大如指长二寸许,当热时急作,冷则硬,以纳谷道中,以手急抱,欲大便时乃去之。

【第百十八】　猪胆导法(大猪胆汁)

用大猪胆一个,取汁和醋少许,以灌谷道中,如一食顷,当大便出。

【第百十九】　三燥汤

治伤寒大下之后,其人更无他症。但目赤鼻干唇焦,时时微咽冷水。此实邪虽去,而三焦之余热未清故也,名为三燥之症。与三燥汤以养血清热(张玉亮加注)。

当归　生地黄　黄柏　黄连　苍术　陈皮　柴胡　猪苓　白术(各三钱,炒)

水煎服。

【第百二十】　百合汤

治肺气壅滞,咳嗽气喘,胸闷口渴,腰膝浮肿,小便淋涩(张玉亮加注)。

柴胡　人参　黄芩　百合　知母　茯苓　芍药(各三钱)　鳖甲(三钱,炒)　甘草(二钱)

水煎服。

【第百二十一】　百合知母汤

治百合病,发汗后,心烦口渴者(张玉亮加注)。

即上百合汤,重加百合、知母。

【第百二十二】　百合地黄汤

治百合病,阴虚内热,神志恍惚,夜游症,沉默寡言,如寒无寒,如热无热,时而欲

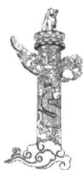

食,时而恶食,口苦,小便赤(张玉亮加注)。

即上百合汤,重加百合、生地黄。

【第百二十三】 五苓散(仲景)

治太阳表证未入经,邪传于膀胱,脉浮,小便不利。微热消渴及太阳表证未去里证已具,热气挪积饮上逆,故渴欲饮,入水即吐者,又治伤寒误下成水痞,口渴躁烦不已,小便不利。其中暑、霍乱、诸湿症,此以堪治。

猪苓(一钱半) 茯苓(一钱半) 白术(一钱半,炒) 泽泻(二钱) 桂枝(五分)

水煎服。

○若治杂症,去桂枝加肉桂。

○中暑心烦,加辰砂、灯芯。

○湿黄,加茵陈。

○寒湿,加苍术。

【第百二十四】 导赤散(节庵)

治症同上。

茯苓(一钱半) 栀子(一钱半) 白术(一钱半) 泽泻(一钱二分) 猪苓(二分) 甘草(五分) 桂枝(五分) 滑石(七分)

姜一片、灯芯一把,水煎服,临服入盐少许。

○若身黄,加茵陈。

○水结胸,加木通。

【第百二十五】 猪苓汤(节庵)

治表病已罢,邪气传里,下焦有剧热者,若亡阳胃实者禁用。

猪苓 茯苓 泽泻 滑石 阿胶(各二钱)

先煮前四味,去渣纳阿胶化服。以小便利为率。

【第百二十六】 归芍调中饮(此药方原著缺失,张玉亮补遗)

治食积类伤寒,但身不痛。

当归(三钱) 白芍(三钱) 苍术(三钱) 白术(三钱) 厚朴(三钱)

水煎服。

【第百二十七】 八仙长寿饮

治肺肾阴亏,潮热盗汗,咽干咳血,眩晕耳鸣,腰膝酸软,消渴(张玉亮加注)。

即六味地黄汤减泽泻,加五味子、麦冬、益智仁是也。

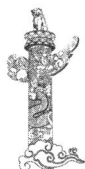

【第百二十八】　大滋阴汤

治肺肾阴亏,潮热盗汗,咽干咳血,眩晕耳鸣,腰膝酸软,消渴(张玉亮加注)。

四物汤加茯苓、枸杞、莲心、杜仲、故纸、牛膝、麦冬、牡丹皮、远志、甘草、牡蛎、黄柏、知母,以上各等份。

【第百二十九】　牡蛎泽泻散(仲景)

治大病瘥后从腰以下有水气,非脾剂能所疗。须渗泄而遂散者。

牡蛎(炒)　泽泻　瓜蒌根　蜀漆　葶苈　海藻(洗,去盐)　高陆根(炒)

上药等份,各捣末,合制。每白饮和服方寸匕,日三服,小便利,肿消殆尽则止后服。

【第百三十】　茵陈五苓散

治湿热黄疸,湿重于热,小便不利者(张玉亮加注)。

茵陈(一钱)　猪苓(一钱半)　泽泻(二钱)　白术(一钱半)　茯苓(一钱半)　肉桂(五分,即桂枝五分)

【第百三十一】　辰砂五苓散

治伤寒表里未解,头痛发热,心胸郁闷,唇口干焦,神思昏沉,狂言谵语,如见神鬼,及治瘅疟烦闷未省者(张玉亮加注)。

辰砂(一钱)加五苓散,分量与上同。

【第百三十二】　白术茯苓散

燥脾而除湿。闻之饮多便少名消渴,水入转出因水停。水溢于下必作肿,湿盛矣,泄以牡蛎泽泻。水浮于上必作吐,土弱矣,补以白术茯苓(张玉亮加注)。

白术(一钱)　茯苓(一钱)　扁豆(一钱,炒)　山药(一钱)　莲肉(七枚,去心)　桔梗(一钱)薏仁(一钱)　砂仁(五分)　炙甘草(五分)

水煎服。

【第百三十三】　槐角饮

病已瘥后,口中多淡水,日夜吐之不尽,吐之不暇者,此肠胃剩有湿热也,宜槐角饮清之(张玉亮加注)。

槐子(一两)　枳壳(炒)　黄柏(酒浸)　黄连(五分)　防风(五钱)　黄芩(五钱)　荆芥(五钱)　地榆(五钱)　归尾(酒洗)　侧柏叶(酒浸)

水煎服。

【第百三十四】　生地芩连汤(节庵)

治衄血成流久不止者及热毒入深吐血不止者,或去血过多错语失神,撮空闭目不省

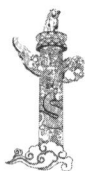

人事。

生地黄(二钱) 黄芩(一钱) 黄连(一钱) 山栀(一钱) 柴胡(一钱) 桔梗(八分) 白芍(八分) 川芎(八分) 甘草(三分) 犀角(磨汁一匙) 枣(一枚)

煎前九味去渣,纳犀角汁及茅根汁、京墨汁调服。无茅根者以藕汁代之。若服药不及者,先将栀子炒黑为细末,吹入鼻中,仍将凉水浸纸搭鼻中及额上,或披发入水中亦可。

○鼻衄若成流,少间自止,及鼻衄滴点不成流者,不在此门。

【第百三十五】 三黄补血汤(即泻心汤)

治心下痞热、心气不足、吐血、衄血。

大黄(三钱,酒浸) 黄芩(一钱半) 黄连(一钱半)

用百沸汤浸之,微煮一沸,以物盖定,候一饭顷,稍冷去渣服。

【第百三十六】 犀角地黄汤(严和用)

治邪热熠灸吐血、衄血、嗽血、便血、蓄血及阳毒发斑。

生地黄(二钱半) 白芍(二钱) 牡丹皮(八分) 犀角(八分,磨汁)

○热甚如狂加黄芩。

○若闷怒致血逆,加栀子、柴胡。

○若烦躁漱水不下咽,加当归、红花、桔梗、陈皮、甘草,临服入生藕汁。

【第百三十七】 芍药地黄汤(此药方原著缺失,张玉亮补遗)

清热解毒,凉血散瘀。治热扰心神,谵语出血。

生地(八钱) 白芍(三分) 牡丹皮(一两) 犀角(二钱,水牛角代,一两)

水煎服。

【第百三十八】 柏皮汤

治热吐血。

柏皮(二钱半) 黄连(二钱半) 黄芩(三钱,酒浸)

水煎服。

【第百三十九】 加味犀角地黄汤

治疹毒热甚,口鼻出血,目赤翳障,呕吐蛔虫,烦躁口渴,口疮牙疳,狂乱谵语,大便秘结,便血粪黑者(张玉亮加注)。

生地黄(一两半) 白芍(一两) 牡丹皮 犀角(各三钱) 当归 红花 桔梗 陈皮 甘草 藕汁(每服五钱)

水煎服。

○狂甚者,加黄芩。

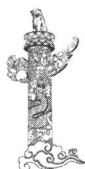

○因怒致血逆,加柴胡、栀子。

【第百四十】 黄连解毒汤(大仓)

治三焦邪火散布,口燥咽干,干呕心烦,错语呻吟,小便赤涩,然未当收敛入胃为实,大肠未当结秘难下,故只实凉解而不可寒泻也。

黄连(三钱半)　黄芩(二钱半,酒炒)　黄柏(二钱半)

水煎服。

【第百四十一】 阿胶泻红散

治伤寒热毒攻胃流入大肠,所下必红赤成流。

黄连(三钱半)　黄柏(一钱半)　栀子(五分)　阿胶(一钱半)

先煮前三味去渣,纳胶上火一沸服。

○若血虚,加当归、川芎。

○若腹痛,加芍药。

○若不止,加地榆。

【第百四十二】 桃仁承气汤(仲景)

治伤寒邪热传里,结于膀胱,其人如狂,小水自利,小腹满痛。大便黑、谵语、燥渴、脉沉有力,属血蓄症。宜此汤下尽黑物,则愈。若未服药以前而血自下者,必自愈。不必妄治也。

桃仁(二十个,去皮去尖)　桂心(二分,不用枝)　生大黄(三钱)　芒硝(二钱)　甘草(五分)

先煮桃仁、桂心、大黄、甘草,去渣纳硝,更上微火沸之。未食时服。

【第百四十三】 黑锡丹

升降阴阳,坠痰定喘。治真元亏惫,上盛下虚,痰壅气喘,胸腹冷痛(张玉亮加注)。

黑铅　硫黄(各二两)

将铅烙化渐入硫黄,候结成片,倾地上出火毒,研至无声为度。

【第百四十四】 青黛消斑饮(节庵)

治热邪传里,热气乘于皮肤,血滞不散,遂发赤斑,轻如疹子,重如锦纹,甚重则斑烂,俱以此汤治之。

人参(五分)　青黛(一钱)　黄连(五分)　犀角(一钱)　知母(一钱)　柴胡(一钱)　玄参(一钱)　山栀(一钱)　生地黄(一钱)　石膏(一钱半)　甘草(三钱)

姜枣引,水煎,临服入苦酒一匙调下。

○血热甚者,加蝉蜕、紫草。

○大便实者,去人参加大黄。

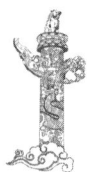

【第百四十五】 三黄石膏汤(节庵)

治伤寒当汗不汗,当下不下,或已经汗下过不解,或阳邪未去误投热药,以热表里皆热。三焦闭塞,狂叫欲死、烦躁、大渴,身黄如丹、眼珠如火、面目齿黄、鼻干鼻衄、谵语喘急、赤斑肆出,六脉洪数,其春温、温暑、发斑及温毒发斑,以此治之。但斑黑皮裂难治。

石膏(三钱半) 黄芩(一钱半) 黄连(一钱半) 黄柏(一钱半) 栀子(二钱) 麻黄(七分,去节) 香豉(七分)

姜、枣三枚,细茶(一撮),水煎服。

【第百四十六】 三黄巨胜汤(节庵)

治热毒发斑,大便燥实,上气喘急,舌卷囊缩难治者。

石膏(三钱半) 黄芩(一钱半) 黄连(一钱半) 黄柏(一钱半) 栀子(二钱) 大黄(二钱,酒浸) 芒硝(二钱)

姜、枣三枚,细茶(一撮),水煎服。

【第百四十七】 桂苓饮(节庵)

治热结膀胱,其人如狂。

猪苓(一钱) 泽泻(一钱) 白术(一钱) 柏皮(一钱) 甘草(一钱) 桂枝(一钱半) 知母(一钱二分) 苏叶(五分)

姜三片,水煎去渣,加滑石,再煎三沸服。

【第百四十八】 桃仁泻红散(节庵)

即桃仁承气汤加减,治症同。

桃仁(一钱半,去皮尖) 大黄(一钱半) 芒硝(一钱半) 柴胡(一钱半) 芍药(一钱) 枳实(一钱,炒) 甘草(三分) 当归(一钱,酒浸) 青皮(八分) 桂枝(五分)

上十味,先煮九味去渣,纳硝上火微沸,取下别以苏木,煎汁三匙调服。

【第百四十九】 当归活血汤(节庵)

治身热发渴,小便利,大便黑,口出无伦语,昏迷沉重。此心脾二经挟血而虚寒者。

当归(二钱,酒洗) 人参(一钱) 柴胡(一钱分) 熟地黄(二钱) 赤芍(一钱半) 枳壳(五分) 桃仁(一钱) 红花(三分) 炮姜(七分) 炙甘草(三分) 桂心(七分)

姜引煎,临服入酒三匙,二贴后去桃仁、红花、炮姜、桂心,加茯苓、白术。

【第百五十】 烧裈散

取妇人中裈近隐处,煎烧灰,以水和服。方寸匕,日二三服,小便即利,阴头微肿则

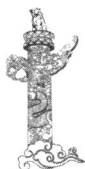

愈。妇人病取男子烧裈。

【第百五十一】　雄鼠粪汤

治劳复。

栀子(十四个)　雄鼠屎(二十五粒,两头尖是)　枳壳(三枚,炒)

为末,每服四钱,水中拌入葱白二寸,香豉二十个,同煎一盏,分二服。勿令病人知鼠屎。

【第百五十二】　阴阳逍遥散

治劳复(张玉亮加注)。

人参　知母　竹青　滑石　生地黄　韭根　柴胡　犀角　甘草(各一钱)

如卵缩腹痛,倍加黄连。

姜枣引,临服入烧裈裆末,一钱半调服,汗出为效。汗不出再服,以小水利,阴头肿即愈。

【第百五十三】　加味双解散

治劳复表里俱热者(张玉亮加注)。

荆芥　防风　麻黄　薄荷　川芎　黄芩　栀子　连翘　石膏(各二钱)　当归　白芍
桔梗　白术　甘草(各一钱)

【第百五十四】　消谷清胃散

治食复胃热有宿积者(张玉亮加注)。

神曲　麦芽　枳实　山楂　石膏　生地黄　牡丹皮　黄连　当归　升麻(各一钱)

【第百五十五】　枳附理中汤

治食复胃寒有宿积者(张玉亮加注)。

枳实(三钱)　附子(三钱)　人参(三钱)　白术(三钱)　干姜(三钱)　甘草(二钱,炙)
水煎服。

【第百五十六】　九味羌活汤

四时感冒风寒较正伤寒为轻,故不必用桂枝、麻黄之重剂,但宜九味羌活汤(张玉亮加注)。

羌活(一钱)　苍术(一钱)　防风(一钱半)　川芎(一钱半)　白芷(一钱)　细辛(三分)　黄芩(一钱)　生地黄(一钱)　甘草(一钱)

水煎服。

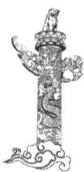

【第百五十七】 羌活冲和汤

上九味用葱姜煎服,热服,取汗。

○如腹中饱闷加枳壳、桔梗,去生地黄。

○夏月加石膏、知母。

○有汗,本方去苍术,加白术。不止,去细辛,加黄芪(蜜炙),即加减冲和汤。再不止,以小柴胡汤加桂枝、白芍(一钱),名神术散。如不作汗,本方加苏叶。喘而恶寒、身热,本方加杏仁、生地黄。

【第百五十八】 冲和灵宝汤

若两感初起,发热头痛症多,口燥舌干症少,此阳经先受邪也,冲和灵宝汤解之(张玉亮加注)。

羌活(三钱) 防风(三钱) 生地黄(三钱) 川芎(三钱) 细辛(一钱) 黄芩(三钱) 柴胡(三钱) 白芷(三钱) 干姜(三钱) 石膏(一两) 甘草(二钱) 煨姜(三片) 枣(三枚)

温服取汗。冬月加麻黄,去黄芩、石膏。

【第百五十九】 大羌活汤(张元素)

治表里两感,外感里热,症见头痛、发热恶寒,口干烦满而渴(张玉亮加注)。

羌活 防风 独活 细辛 防己 黄芩 黄连 苍术 白芷 甘草 知母 川芎 生地黄(各一钱)

每服五钱,热服。

【第百六十】 行气香苏饮

治内伤生冷厚味坚硬之物,胸腹胀满疼痛,及外感风寒湿气,发热恶寒,遍身酸痛,七情气逆,呕吐泄泻,饮食不下(张玉亮加注)。

紫苏(三钱) 陈皮(三钱) 香附(三钱) 乌药(三钱) 川芎(三钱) 羌活(三钱) 枳壳(三钱) 麻黄(二钱) 甘草(二钱) 生姜(三片)

水煎服。

○因湿,加苍术。

○外感风寒头疼,加葱白三根。

○内伤饮食,加山楂、神曲去麻黄。

【第百六十一】 疏邪调中饮(此药方原著缺失,张玉亮补遗)

治于食积类伤寒,头疼,发热恶寒,气口脉紧盛,但身不痛。

苍术(一钱半) 陈皮(一钱) 砂仁(一钱) 藿香(一钱) 芍药(一钱,炒) 甘草(一钱,炙) 桔梗(一钱) 半夏(一钱) 白芷(一钱) 羌活(一钱) 枳壳(一钱) 川芎(半钱) 麻黄(半钱) 桂枝(一钱)

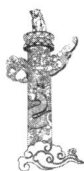

水煎服。

【第百六十二】　调荣养卫汤

即补中益气汤。

人参(三钱)　炙芪(一两)　当归(三钱)　川芎(三钱)　柴胡(三钱)　陈皮(三钱)　细辛(九分)　羌活(三钱)　防风(三钱)　白芍(三钱)　生地黄(三钱)　甘草(二钱)　姜、枣引

水煎服。

【第百六十三】　葳蕤汤

治风温兼疗冬温及春月中风伤寒、发热头眩疼、咽干舌强、胸内疼痞、腰背强。

葛根　白芷　麻黄　杏仁(去皮尖不用)　炙甘草(各三钱)　葳蕤(三钱)　石膏　羌活(各一两)　川芎(三钱)　青木香(一钱)

口服五钱,日三四服。

【第百六十四】　葛根龙胆汤

治风温脉弱,身重汗出。

石膏(五分)　甘草(七分)　胆草　桂枝(各一钱)　白芍(一钱半)　大青(一钱半)　葛根(二钱)　升麻(二钱)　葳蕤(三钱)

姜三片,煎服法同上。

【第百六十五】　知母葛根汤

治风温,身体灼热甚者。

杏仁(二钱)　羌活(二钱)　甘草(一钱)　黄芩(一钱)　木香(一钱)　升麻(一钱)　人参(一钱)　川芎(一钱)　石膏(六钱)　葛根(八钱)　知母(三钱)　葳蕤(三钱)　南星(二钱,炙)　麻黄(二钱,去节)　防风(二钱)

每服五钱,水煎服。

【第百六十六】　防己黄芪汤

治风水或风湿。汗出恶风,身重,小便不利,舌淡苔白,脉浮(张玉亮加注)。

防己(一钱)　黄芪(一钱)　白术(八分)　炙甘草(五分)

姜枣引,水煎服。

○腹疼加芍药,喘加麻黄。

○有寒,加细辛。

○气上冲,加桂枝。

○热肿,加黄芩。

○掣疼,加姜、桂。

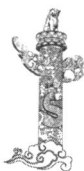

○湿盛,加茯苓、苍术。

○气满坚痛者,加陈皮、枳壳、苏叶。

【第百六十七】 羌活苍术汤

治瘴疠,腹满寒热(张玉亮加注)。

羌活(一钱半) 防风 半夏(各一钱) 升麻(一钱) 藁本(二钱) 苍术(二钱)

姜引,水煎服。

【第百六十八】 桂枝附子汤

治伤寒八九日不解,风湿相搏,身体烦疼(张玉亮加注)。

桂枝(三钱) 附子(三钱,炮) 生姜(三片) 甘草(二钱,炙)

一天尽。

【第百六十九】 甘草附子汤

治风湿相搏,骨节疼烦,掣痛不得屈伸,近之则痛剧,汗出短气,小便不利,恶风不欲去衣,或身微肿(张玉亮加注)。

炙甘草(二钱) 附子(二钱) 白术(二钱) 桂枝(四钱)

水煎热服。

【第百七十】 香薷饮

治阴暑。恶寒发热,腹痛吐泻,头重身痛,无汗,胸闷,舌苔白腻,脉浮(张玉亮加注)。

厚朴(五钱,姜炒) 扁豆(五钱,微炒) 香薷(五钱,去芒)

水中半煎,七分温服。

【第百七十一】 清暑益气汤

治暑热仍盛,气津已伤。平素气虚,感受暑湿,身热头痛,口渴自汗,四肢困倦,不思饮食,胸闷身重,大便溏泻,小便黄赤,舌淡苔腻,脉虚弱(张玉亮加注)。

炙芪(一钱) 苍术(一钱半) 升麻(一钱) 人参(五钱) 白术(五钱) 陈皮(五钱) 神曲(五钱) 泽泻(五钱) 炙甘草(三分) 黄柏(三分,酒炒) 青皮(三分) 麦冬(三分) 干葛(三分) 五味子(九钱)

水煎服。

【第百七十二】 苍术白虎汤(仲景)

治平生素虚及老人伤暑壮热、汗多不止(张玉亮加注)。

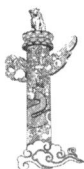

苍术(一钱)　石膏(五钱)　知母(二钱)　甘草(七分)　桂枝(一钱)　糯米(一盅)
水煎服。

【第百七十三】　小续命汤

治中风不省人事,神气溃乱,半身不遂,口眼㖞斜,手足战掉,言语謇涩(张玉亮加注)。

麻黄(一钱,去节)　人参(一钱)　酒芩(一钱)　酒芍(一钱)　川芎(一钱,酒浸)　杏仁(一钱,去皮尖)　防己(一钱)　炮附子(五分)　防风(五分)　桂枝(一钱)
甘草(一钱)
水煎服。

【第百七十四】　如圣散

治痉症类伤寒,皆因中风而感寒湿(张玉亮加注)。

羌活(一钱)　防风(一钱)　川芎(一钱)　白芷(一钱)　柴胡(一钱)　芍药(一钱)　当归(一钱)　乌药(一钱)　半夏(一钱)　黄芩(一钱二分)　甘草(二分)

水煎服,姜引临服入姜汁、竹沥。
○有汗是柔痉,加白术;无汗是刚痉,加麻黄、苍术。
○口噤咬牙,大便实,加大黄。

【第百七十五】　藿香正气散

治外感风寒,内伤饮食,憎寒壮热,头痛呕逆,胸膈满闷,咳嗽气喘。伤冷伤湿,疟疾中暑,霍乱吐泻。凡感岚瘴不正之气者,宜增减用之(张玉亮加注)。

藿香(二钱)　紫苏(一钱)　陈皮(一钱)　厚朴(一钱,姜炒)　半夏(一钱,姜炒)　白术(一钱,炒)　茯苓(一钱)　桔梗(一钱)　甘草(五分)　腹皮(一钱)　白芷(一钱)　姜、枣引

○霍乱转筋,加木瓜。
○腹痛,加炒白芍。
○寒痛,加官桂。
○冷甚,加干姜。
○饮食不化,心下痞闷,加香附、砂仁。
○米谷不化,加神曲。

【第百七十六】　柴葛白虎汤

治春温,外感高热(张玉亮加注)。
柴胡(二钱)　葛根(二钱)　石膏(五钱)　知母(二钱)　甘草(七分)　糯米(一盅)
水煎服。

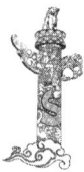

【第百七十七】 理脾驱瘴汤

治瘴气,水土不服(张玉亮加注)。

陈皮(一钱,炒) 白术(一钱,炒) 茯神(一钱) 黄芩(一钱,炒) 栀子(一钱,炒) 半夏(一钱,姜汁炒) 神曲(八分,炒) 山楂(一钱) 黄连(八分,姜炒) 前胡(五分) 苍术(八分,浸炒) 甘草(五分) 姜引

水煎服。

【第百七十八】 神曲清脾饮

治疟发有定期。

柴胡(一钱半) 半夏(一钱) 黄芩(一钱) 白术(一钱,腹满去之) 陈皮(一钱) 神曲(一钱) 茯苓(八分) 厚朴(八分) 甘草(五分) 姜、枣引

水煎服。

【第百七十九】 加减续命汤

治脚气类伤寒,头疼,身热恶寒,支节痛,便秘呕逆,脚软屈弱,不能转动者(张玉亮加注)。

防风(三钱) 白芍(三钱) 白术(三钱) 川芎(三钱) 防己(三钱) 桂枝(三钱) 麻黄(二钱) 苍术(三钱) 羌活(三钱) 甘草(二钱) 附子(三钱) 姜(三片) 枣(三枚) 灯芯(二十茎)

水煎服。

○暑中三阳,所患必热,脉数,去附子、桂枝、麻黄,加芩、柏、柴。

○寒中三阴,所患必冷,脉迟,加附子。

○起于湿者脉弱,加牛膝、木瓜。

○起于风者脉浮,加独活。

○元气虚,加参少许。

○大便实,加大黄。

【第百八十】 加味导痰汤

治痰疾类伤寒,湿热痰饮,头痛眩晕,心惕怔忡,昏沉多卧;内伤七情,致痰迷心窍,神不守舍,而憎寒壮热,头痛,昏沉迷闷,上气喘急,口出涎沫,名曰挟痰或吐痰,或气口大滑于人迎,其人喜暗恶明,痰证而致多卧,喜朝里睡。脉或寸浮,亦或寸伏,若见滑形,加味导痰汤主之(张玉亮加注)。

牛力壮盛,先用吐痰法,后服此汤。

茯苓(三钱) 半夏(三钱) 南星(一钱半) 枳实(三钱) 黄芩(三钱) 白术(三钱) 陈皮(三钱) 桔梗(三钱) 黄连(二钱) 瓜蒌仁(三钱) 人参(三钱) 甘草(二钱)

煎服,姜、枣引入,竹沥汁服。

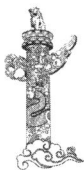

【第百八十一】　金匮舒气汤

治痰疾类伤寒,但喘急吐涎而项不强。凡人时常吐清痰。痰味竟咸,两颧皆红,按之不热者,此水泛为痰也。宜金匮舒气汤温其下焦水,安其澜,痰自止矣(张玉亮加注)。

熟地黄(三钱)　山萸肉(三钱)　山药(三钱)　茯苓(三钱)　牡丹皮(三钱)　泽泻(三钱)　附子(三钱)　肉桂(三钱)　车前(三钱)　牛膝(三钱)

水煎服。

【第百八十二】　加味调中饮

治食积类伤寒,头疼身热,恶寒,身不痛,气口脉紧盛。宿食口渴,胀满,嗳气如败卵,脉浮滑(张玉亮加注)。

苍术(三钱)　厚朴(三钱)　陈皮(三钱)　甘草(一钱半)　白术(三钱)　山楂(三钱)　神曲(三钱)　枳实(三钱)　草果(三钱)　黄连(二钱)　干姜(二钱)

姜、枣引,入竹沥、姜汁同煎服。

○腹中痛,加桃仁。

○大便实热,加大黄,去山楂、草果、神曲、干姜。

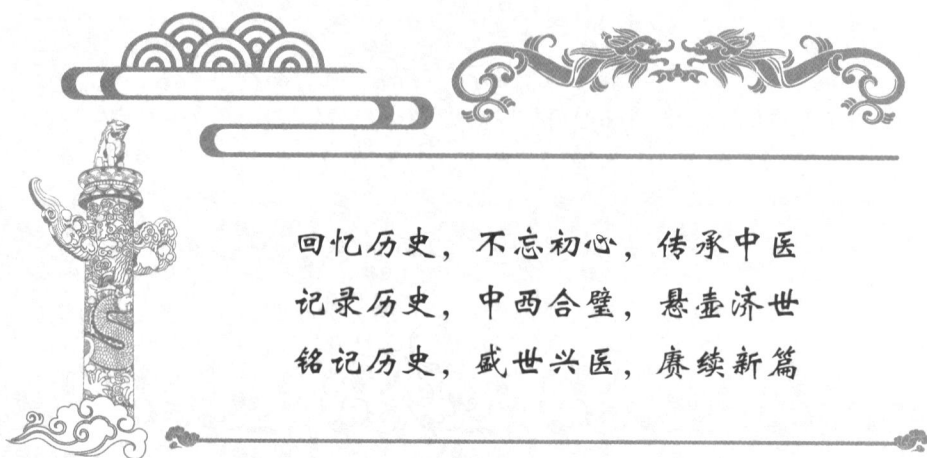

回忆历史，不忘初心，传承中医

记录历史，中西合璧，悬壶济世

铭记历史，盛世兴医，赓续新篇